REABILITAÇÃO EM PARALISIA CEREBRAL

REABILITAÇÃO EM PARALISIA CEREBRAL

Valéria Cristina Rodrigues Cury
Fisioterapeuta. Mestre em Ciências da Reabilitação pela Universidade Federal de Minas Gerais (UFMG). Formação no Conceito Bobath, Reeducação Postural e Método Pilates.

Marina de Brito Brandão
Terapeuta Ocupacional. Doutoranda em Ciências da Reabilitação pela UFMG, Mestre em Ciências da Reabilitação (UFMG) e Especialista em Terapia Ocupacional: Desenvolvimento Infantil. Professora Assistente da Universidade FUMEC. Coordenadora do Núcleo de Ensino e Pesquisa da Associação Mineira de Reabilitação (AMR).

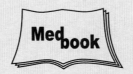

Reabilitação em Paralisia Cerebral
Direitos exclusivos para a língua portuguesa
Copyright © 2011 by
MEDBOOK Editora Científica Ltda.

NOTA DA EDITORA: As autoras desta obra verificaram cuidadosamente os nomes genéricos e comerciais dos medicamentos mencionados; também conferiram os dados referentes à posologia, objetivando informações acuradas e de acordo com os padrões atualmente aceitos. Entretanto, em função do dinamismo da área de saúde, os leitores devem prestar atenção às informações fornecidas pelos fabricantes, a fim de se certificarem de que as doses preconizadas ou as contraindicações não sofreram modificações, principalmente em relação a substâncias novas ou prescritas com pouca frequência. As autoras e a editora não podem ser responsabilizadas pelo uso impróprio nem pela aplicação incorreta de produto apresentado nesta obra.

Apesar de terem envidado o máximo de esforço para localizar os detentores dos direitos autorais de qualquer material utilizado, as autoras e os editores desta obra estão dispostos a acertos posteriores caso, inadvertidamente, a identificação de algum deles tenha sido omitida.

Editoração Eletrônica: REDB – Produções Gráficas e Editorial Ltda.

CIP-BRASIL. CATALOGAÇÃO-NA-FONTE
SINDICATO NACIONAL DOS EDITORES DE LIVROS, RJ

C988r

Cury, Valéria Cristina Rodrigues
  Reabilitação em Paralisia Cerebral / Valéria Cristina Rodrigues Cury, Marina de Brito Brandão. - Rio de Janeiro : Medbook, 2011.
  480p.

  Inclui bibliografia
  ISBN 978-85-99977-54-5

  1. Paralisia cerebral - Pacientes - Reabilitação. 2. Paralisia cerebral - Tratamento. 3. Lesão cerebral - Pacientes - Reabilitação. I. Brandão, Marina de Brito. II. Título.

10-4201.   CDD: 616.836
                 CDU: 616.8-009.11

23.08.10   27.08.10   021093

Reservados todos os direitos. É proibida a duplicação ou reprodução deste volume, no todo ou em parte, sob quaisquer formas ou por quaisquer meios (eletrônico, mecânico, gravação, fotocópia, distribuição na Web, ou outros), sem permissão expressa da Editora.

MedBook Editora Científica Ltda.
Rua Mariz e Barros, 711 – Maracanã
20270-004 – Rio de Janeiro – RJ
(21) 2502-4438 e 2569-2524
contato@medbookeditora.com.br – medbook@superig.com.br
www.medbookeditora.com.br

Dedicatória

A Deus, que me capacita
Meus pais, que me apoiam e amparam
Meus amores, Teu e Gabriel

Valéria Cristina Rodrigues Cury

Aos meus pais, cujas qualidades os fazem as pessoas mais importantes da minha vida

Marina de Brito Brandão

Colaboradores

Adriana Martins Gomes
Fonoaudióloga Especialista em Audiologia e Mestre em Fonoaudiologia. Coordenadora da Clínica Parlare – Fonoaudiologia e Reabilitação Auditiva. Professora do Curso de Especialização em Audiologia da PUC-Minas e FEAD-Minas. Responsável Técnica no Centro Mineiro de Reabilitação Auditiva (CEMEAR).

Alcendino Cândido Jardim Neto
Fisioterapeuta pela Universidade Estadual de Goiás. Mestrando em Engenharia Biomédica pela Universidade Federal do Rio de Janeiro.

Aline Cristina de Souza
Fisioterapeuta. Especialista em Fisioterapia Aplicada às Disfunções Neurológicas. Mestre em Ciências da Reabilitação pela UFMG.

Amélia Augusta de Lima Friche
Fonoaudióloga. Docente do Curso de Fonoaudiologia da UFMG. Mestre em Saúde Pública pela UFMG. Doutoranda em Saúde Pública (UFMG).

Ana Paula de Sousa
Fisioterapeuta. Formação no Conceito Bobath e Método Pilates.

Ana Paula Pereira de Melo
Terapeuta Ocupacional. Mestranda em Ciências da Reabilitação pela UFMG. Especialista em Terapia Ocupacional: Desenvolvimento Infantil (UFMG). Formação no Conceito Bobath.

Andréa de Jesus Lopes
Fisioterapeuta. Mestre em Ciências da Reabilitação pela UFMG. Especialista em Fisioterapia Ortopédica Esportiva e Neurológica pela UFMG. Formação em Técnicas de Fisioterapia Aquática. Docente do Centro Universitário Newton Paiva. Coordenadora e Ministrante de Cursos de Educação Continuada em Reabilitação na ProFuncional.

Andrew M. Gordon
PhD, Professor of Movement Science and Neuroscience and Education, Department of Biobehavioral Sciences. Teachers College, Columbia University, New York, USA.

Bruno Amaral Assis
Fisioterapeuta Especialista em Pediatria com Ênfase em Hipoterapia. Formação no Conceito Bobath. Professor do Curso de Especialização em Neurologia e Neuropediatria da UNI-BH.

Camila Rocha Simão
Fisioterapeuta Especialista em Fisioterapia Pediátrica pela Universidade Presidente Antonio Carlos (UNIPAC). Formação no Método Pilates.

Cintya Maria Louza Gondim
Fisioterapeuta do Centro de Reabilitação e Readaptação Dr. Henrique Santillo (CRER). Especialista em Fisioterapia Neurológica pela Universidade de Brasília (UNB). Formação no Conceito Bobath.

Carla Menezes da Silva
Fonoaudióloga Clínica. Especialista em Motricidade Oral CFFa. Mestre em Fonoaudiologia pela PUC-SP. Doutoranda em Ciências Aplicadas à Saúde do Adulto pela UFMG. Docente do Curso de Fonoaudiologia da PUC-Minas.

Cláudia de Almeida Ferreira Diniz
Fisioterapeuta. Mestre em Ciências da Reabilitação. Especialista em Recursos Terapêuticos Manuais e Reeducação Postural Sensoperceptiva, Formação em Cadeias Musculares de Léopold Busquet.

Cláudia Maria Byrro Costa
Fisioterapeuta. Formação no Conceito Bobath. Mestre em Ciências Biológicas e Fisiologia pela UFMG. Professora Assistente do Curso de Fisioterapia da PUC-Minas e da Faculdade de Ciências Médicas de Minas Gerais.

Cecília Ferreira de Aquino
Fisioterapeuta. Mestre em Ciências da Reabilitação pela UFMG.

Clarissa Byrro de Alcântara
Fisioterapeuta. Formação no Conceito Bobath. Coordenadora-Instrutora do Curso Básico do Tratamento Neuroevolutivo – Conceito Bobath.

Cristiane de Abreu Tonelli Ricci
Terapeuta Ocupacional e Fisioterapeuta. Professora do Curso de Fisioterapia da Faculdade Pitágoras. Formação no Conceito Bobath. Especialista em Fisioterapia Pediátrica com Ênfase em Hipoterapia pela Universidade Presidente Antônio Carlos. Mestranda em Saúde da Criança e do Adolescente pela UFMG.

Daniela Virginia Vaz
Fisioterapeuta. Professora Assistente do Departamento de Fisioterapia da EEFFTO da UFMG. Doutoranda em Psicologia Experimental no Center for the Ecological Study of Perception and Action, University of Connecticut, EUA.

Elyonara Mello de Figueiredo
Fisioterapeuta. Professora Adjunta do Departamento de Fisioterapia da EEFFTO da UFMG. Doutora em Ciências pela Universidade de Boston, EUA.

Fabiano Botelho Siqueira
Fisioterapeuta. Mestre em Ciências da Reabilitação pela UFMG. Especialista em Fisioterapia Ortopédica e Esportiva (UFMG).

Flávia Martins Gervásio
Mestre em Ciências da Saúde pela UFG-UNB. Docente no Curso de Fisioterapia da Universidade Estadual de Goiás. Coordenadora do Laboratório de Movimento da Universidade Estadual de Goiás. Fisioterapeuta no Centro de Reabilitação e Readaptação Dr. Henrique Santillo (CRER).

Helenice Soares de Lacerda
Fisioterapeuta. Formação no Conceito Bobath. Coordenadora-Instrutora do Curso Básico do Tratamento Neuroevolutivo – Conceito Bobath.

Heloiza Z. Goodrich
Terapeuta Ocupacional em São Paulo. Mestre em Terapia Ocupacional pela Universidade de Alabama, em Birmingham, Illinois.

Henrique de Alencar Gomes
Fisioterapeuta. Mestrando em Ciências da Reabilitação pela UFMG. Ministrante de Cursos de Educação Continuada em Reabilitação na ProFuncional.

Juliana de Melo Ocarino
Fisioterapeuta. Doutora em Ciências da Reabilitação pela UFMG. Mestre em Ciências da Reabilitação (UFMG).

Lívia C. Magalhães
Terapeuta Ocupacional. Doutora em Educação. Professora Titular do Curso de Terapia Ocupacional pela UFMG.

Marcela Guimarães Cavalcanti Ribeiro
Médica. Especialista em Neuropediatria pela Fundação Hospitalar de Minas Gerais (FHEMIG). Membro do Conselho Técnico Científico. Professora do Curso Avançado de Equoterapia da Associação Nacional de Equoterapia (ANDE).

Maria Cristina França Pinto
Fonoaudióloga – Terapeuta Hanen.

Maria Cristina de Oliveira
Terapeuta Ocupacional. Mestre em Ciências Médicas pela Unicamp.

Maria Fernanda Mafra Pereira

Terapeuta Ocupacional. Formação no Conceito Bobath. Especialista em Terapia Ocupacional Aplicada à Neurologia. Integrante da Escola de Educação Especial – Avivar.

Maria Inês Paes Lourenção

Especialista em Terapia da Mão pela Faculdade de Medicina da Universidade de São Paulo (USP). Mestre em Ciências da Saúde (USP). Doutora em Ciências da Saúde (USP).

Maria Madalena Moraes Sant'Anna

Mestre em Distúrbios do Desenvolvimento pela Universidade Presbiteriana Mackenzie.

Marina de Brito Brandão

Terapeuta Ocupacional. Doutoranda em Ciências da Reabilitação pela UFMG. Mestre em Ciências da Reabilitação (UFMG) e Especialista em Terapia Ocupacional: Desenvolvimento Infantil (UFMG). Professora Assistente da Universidade FUMEC. Coordenadora do Núcleo de Ensino e Pesquisa da Associação Mineira de Reabilitação (AMR).

Marisa Cotta Mancini

Terapeuta Ocupacional. Professora Titular do Departamento de Terapia Ocupacional da EEFFTO da UFMG. Doutora em Ciências pela Universidade de Boston, EUA. Pós-Doutorado no Center for the Ecological Study of Perception and Action (CESPA), University of Connecticut, EUA.

Mônica Bicalho Alves de Souza

Mestranda em Ciências da Reabilitação pela UFMG. Especialização em Fisiologia e Biomecânica do Movimento (Universidade Veiga Almeida) e em Fisioterapia Respiratória (FCMMG). Formação no Conceito Bobath e Maitland. Professora da Universidade FUMEC.

Natália Hermeto Mendes Braga

Fisioterapeuta. Mestre em Ensino pela PUC-Minas. Professora do Curso de Fisioterapia da PUC-Minas.

Nelson Morini Junior

Mestre em Reabilitação pela UNIFESP-EPM. Especialista em Traumatologia pela UNIMEP. Instrutor Internacional do Método Kinesio Taping.

Paula Silva de Carvalho Chagas

Fisioterapeuta. Professora Adjunta da Faculdade de Fisioterapia da Universidade Federal de Juiz de Fora. Doutora em Ciências da Reabilitação pela UFMG.

Priscila Carvalho e Silva

Fisioterapeuta. Especialista em Fisioterapia Neurológica pela UFMG. Formação no Conceito Bobath e Método Pilates.

Raquel Etrusco Luz

Terapeuta Ocupacional. Especialista em Desenvolvimento Infantil.

Rosana Ferreira Sampaio

Professora Associada do Departamento de Fisioterapia da UFMG. Doutora em Saúde Pública e Pesquisadora do CNPq.

Sabrina Oliveira Viana

Fisioterapeuta. Especialista em Ativação de Processos de Mudança na Formação Superior do Profissional de Saúde (ENSP/MS). Mestre em Ciências da Reabilitação pela UFMG.

Tatiana Pessoa da Silva Pinto

Fisioterapeuta. Especialista em Fisioterapia com Ênfase em Neurologia pela UFMG. Mestre em Ciências da Reabilitação (UFMG). Formação no Conceito Bobath e Método Pilates.

Teresinha F. de Almeida Prado

Terapeuta Ocupacional. Instrutora Sênior de Terapia Ocupacional do Conceito Neuroevolutivo Bobath. Especializada em Psicopedagogia.

Thales Rezende de Souza

Fisioterapeuta. Especialista em Fisioterapia com Ênfase em Ortopedia e Esportes pela UFMG. Mestre e Doutorando em Ciências da Reabilitação (UFMG).

Valéria Cristina Rodrigues Cury

Fisioterapeuta. Mestre em Ciências da Reabilitação pela UFMG. Formação no Conceito Bobath, Reeducação Postural e Método Pilates.

Viviane Cardoso Sampaio
Fonoaudióloga e Psicóloga. Especialista em Motricidade Orofacial com Enfoque em Disfagia – CEFAC-MG. Especialista em Psicopedagogia pela Faculdade São Luís. Especialista em Psicologia Médica – Psicossomática pela UFMG. Fonoaudióloga da AMR.

Wellington Fabiano Gomes
Fisioterapeuta. Mestre em Ciências da Reabilitação pela UFMG. Especialista em Fisioterapia Ortopédica Esportiva. Professor Efetivo na Universidade Federal do Vale do Jequitinhonha e Mucuri (UFVJM) Coordenador do Laboratório de Estudos em Reabilitação Aquática (LERA). Formação em Técnicas de Fisioterapia Aquática.

Apresentação

É uma honra termos sido, entre tantos, distinguidos para prefaciar este belo trabalho.

Guardadas as devidas proporções, pedir a alguém para apresentar um livro é como pedir a este alguém que apresente um de nossos filhos. Dedicamos ao nosso livro todo o conhecimento e a experiência adquiridos ao longo da nossa vida profissional, acrescentando amor, carinho e, sobretudo, zelo. Segundo Caldas Aulete, zelo refere-se a empenho e cuidados excessivos dispensados ao desempenho de determinadas tarefas, deveres e obrigações. Vigiar com o máximo cuidado, interesse e até mesmo com uma dose de ciúme. Por estas e outras, achamos difícil nos manifestar nas páginas iniciais desta obra. Por outro lado, conhecendo e convivendo quase que diariamente com as autoras, nos tornamos mais à vontade para nos expressarmos.

São muitas as vantagens que os invernos e os cabelos brancos trazem. Entre elas, nos levam além de protagonistas, expectadores aguçados dos fatos e, por que não dizer, da vida? Acompanhamos as dras. Valéria e Marina há muito tempo.

Valéria chegou ainda quase de tranças ao ambulatório de Paralisia Cerebral do Hospital das Clínicas da UFMG pedindo para ficar. Ficou. Desde então, seguimos seus passos e pudemos testemunhar sua ascensão pessoal e profissional meteórica tanto na sua Diferencial, como também no seu curso em Chicago com o dr. Luciano Dias e em seu mestrado na área de Ciências da Reabilitação da UFMG.

Marina, nós nos conhecemos em Uberlândia, por ocasião de uma reunião científica. Profissional já pronta e trabalhando na AACD. Desde o primeiro momento, não foi difícil reconhecê-la como uma pessoa única. Seu interesse em pesquisas, colocações claras, posições bem definidas nos fizeram pensar em como convencê-la a transferir-se para Belo Horizonte. Não demorou e, não mais que de repente, lá estava ela. Nós, seus amigos, o Núcleo de Ensino e Pesquisa da AMR, seus professores do curso de mestrado concluído na área de Ciências da Reabilitação da UFMG e seus alunos da FUMEC agradecemos.

Não são, entretanto, as qualidades, os elogios nem mesmo esta obra que tornam as dras. Valeria e Marina diferentes. O que as distingue são a abnegação e a dedicação devotadas às crianças diuturnamente, estas sim merecedoras de toda atenção.

Acompanhamos de perto o nascimento deste livro. Os seus objetivos, as primeiras ideias, as primeiras linhas, as primeiras formas e os primeiros capítulos. A escolha destes últimos e de seus autores feita de maneira criteriosa visou sempre à procura e à valorização do conhecimento e da experiência de cada um em sua respectiva área. A seção I, dedicada aos Conceitos Básicos, e a seção II, dedicada às Abordagens e Técnicas de Tratamento, traduzem de modo claro a preocupação das autoras com a apresentação de vários métodos, seguindo sempre os princípios de tratamento da criança com paralisia cerebral. Estes princípios mudaram pouco nas últimas décadas, enquanto os métodos mudam constantemente. O conhecimento e o entendimento dos princípios de tratamento da criança com paralisia cerebral são os fatores que possibilitam e permitem o desenvolvimento de novos métodos. A fidelidade aos princípios de tratamento é a tônica desta obra, que já nasce forte, vigorosa e destinada a ocupar um lugar de destaque.

Há muitos anos, o Prof. José Henrique da Mata Machado, hoje não mais entre nós, afirmava que no campo da Ciência *recebemos de alguém e temos que passar para alguém*.

E é isso o que Valéria, Marina e todos os demais colaboradores têm muito a passar.

Dr. Cesar Luiz Ferreira Andrade Lima

Prefácio

Nossa motivação inicial ao organizar o livro *Reabilitação em Paralisia Cerebral* partiu da observação da escassez de informações acerca dos diferentes métodos e técnicas voltados para o tratamento de indivíduos com paralisia cerebral. Tal escassez parece decorrer não somente do fato desta literatura advir de procedência estrangeira, mas também da compartimentalização na provisão de informações.

De um modo geral, o conhecimento na área de reabilitação é transmitido por meio de cursos práticos ou manuais com descrições de procedimentos terapêuticos. Tais informações são úteis para facilitar o emprego da técnica utilizada de forma detalhada, entretanto não fornecem subsídios acerca dos pressupostos teóricos que norteiam tal intervenção ou das evidências científicas de eficácia da mesma. Por outro lado, informações advindas de artigos científicos centrados na comparação e análise de eficácia de intervenções, não incluem descrição aprofundada dos procedimentos de implementação da técnica, bem como da diversidade das necessidades verificadas na prática clinica. Deste modo, torna-se necessário que o profissional de reabilitação agrupe diferentes fontes de informação, o que dificulta, ou até mesmo inviabiliza a utilização de diferentes abordagens.

A excelência na prestação de serviços em reabilitação requer equilíbrio entre a obtenção de conhecimentos científicos e o aprimoramento e eficiência na implementação de técnicas. O lidar com alunos e profissionais de reabilitação, tanto no contexto clinico quanto acadêmico, possibilitou-nos observar a dificuldade encontrada pelos mesmos para buscar informações acerca de diferentes técnicas terapêuticas, avaliar a eficácia das mesmas, escolher entre as diversas opções e implementá-las em sua prática clinica. Desta forma, vimos a importância de elaborar um material que agrupasse essas informações de forma clara, objetiva e centrada nas particularidades de nossa clientela.

Reabilitação em Paralisia Cerebral tem como propósito ser um instrumento de consulta para profissionais de Fisioterapia, Fonoaudiologia e Terapia Ocupacional e auxiliar a tomada de decisões clínicas no tratamento de indivíduos com paralisia cerebral. A obra foi subdividida em duas seções. Na seção I, tivemos por objetivo fornecer informações teóricas das distintas especialidades bem como das principais bases teóricas em reabilitação e princípios da prática baseada em evidências. Na seção II, foram abordadas técnicas comumente utilizadas no atendimento ao indivíduo com paralisia cerebral visando relatar, de forma equilibrada, as bases teóricas e evidências científicas que respaldem sua utilização, assim como informações acerca da implementação.

Nosso intuito foi contemplar a diversa gama de técnicas disponíveis para o tratamento de reabilitação, sabendo que importantes abordagens não puderam ser contempladas nesta obra. Escolhemos incluir técnicas tradicionalmente utilizadas em reabilitação, abordagens recentemente propostas para esta clientela e aquelas com potencial de aplicação para indivíduos com paralisia cerebral. Para tanto, alguns cuidados foram tomados tanto na escolha dos colaboradores como no formato do conteúdo apresentado. No sentido de homogeneizar a apresentação do conteúdo, propiciando ao leitor maior organização e fluidez das informações, contamos com o empenho e dedicação dos colaboradores na produção e na revisão do material. Este trabalho em parceria culminou na apresentação de informações relevantes e aprofundadas em cada capítulo. Registramos nosso agradecimento a todos os colaboradores da obra.

Esperamos que esta obra auxilie na formação e capacitação dos diferentes profissionais de reabilitação e que seja um ponto de partida para a maior produção científica na área. Além disso, desejamos que a disponibilização de tais informações possa contribuir para a provisão de serviços de reabilitação de qualidade, centrados nas necessidades de crianças e adolescentes com paralisia cerebral e de suas famílias.

Valéria Cristina Rodrigues Cury
Marina de Brito Brandão

Sumário

SEÇÃO I – CONCEITOS BÁSICOS, 1

Capítulo 1
Funcionalidade Humana e Reabilitação, 3
Aline Cristina de Souza
Sabrina Oliveira Viana
Rosana Ferreira Sampaio

Capítulo 2
Fisioterapia em Paralisia Cerebral, 13
Valéria Cristina Rodrigues Cury

Capítulo 3
Fonoaudiologia em Paralisia Cerebral, 31
Carla Menezes da Silva
Amélia Augusta de Lima Friche

Capítulo 4
Terapia Ocupacional em Paralisia Cerebral, 45
Marina de Brito Brandão
Ana Paula Pereira de Melo

Capítulo 5
Bases Teóricas em Reabilitação, 61
Paula Silva de Carvalho Chagas
Daniela Virginia Vaz

Capítulo 6
Prática Baseada em Evidências em Reabilitação, 71
Marisa Cotta Mancini
Elyonara Mello de Figueiredo

SEÇÃO II – ABORDAGENS E TÉCNICAS DE TRATAMENTO, 79

Capítulo 7
Intervenção Visomotora na Paralisia Cerebral, 81
Teresinha F. de Almeida Prado

Capítulo 8
Deficiência Auditiva e Paralisia Cerebral, 95
Viviane Cardoso Sampaio
Adriana Martins Gomes

Capítulo 9
Eletroestimulação Neuromuscular, 105
Maria Inês Paes Lourenção

Capítulo 10
Equoterapia na Paralisia Cerebral, 115
Marcela Guimarães Cavalcanti Ribeiro
Bruno Amaral Assis
Cristiane de Abreu Tonelli Ricci

Capítulo 11
Fortalecimento Muscular e Condicionamento Físico, 133
Tatiana Pessoa da Silva Pinto
Valéria Cristina Rodrigues Cury
Thales Rezende de Souza

Capítulo 12
Uso de Alongamentos, 161
- Juliana de Melo Ocarino
- Cecília Ferreira de Aquino
- Fabiano Botelho Siqueira

Capítulo 13
Terapia de Integração Sensorial na Paralisia Cerebral, 169
- Lívia C. Magalhães
- Heloiza Z. Goodrich
- Maria Cristina de Oliveira

Capítulo 14
Método Pilates, 189
- Ana Paula de Sousa
- Camila Rocha Simão
- Valéria Cristina Rodrigues Cury

Capítulo 15
Modelo Lúdico, 213
- Maria Madalena Moraes Sant'Anna

Capítulo 16
Bandagem Terapêutica, 231
- Nelson Morini Junior

Capítulo 17
Tecnologia Assistiva, 247

Parte A
Mobilidade, Posicionamento, Adaptações, 247
- Ana Paula Pereira de Melo
- Priscila Carvalho e Silva

Parte B
Comunicação Alternativa, 264
- Maria Fernanda Mafra Pereira
- Viviane Cardoso Sampaio

Capítulo 18
Treinamento Intensivo da Função Manual, 283
- Andrew M. Gordon
- Marina de Brito Brandão

Capítulo 19
Terapia de Suspensão Parcial de Peso Corporal, 301
- Flávia Martins Gervásio
- Alcendino Cândido Jardim Neto
- Cintya Maria Louza Gondim

Capítulo 20
Tratamento Neuroevolutivo – Conceito Bobath, 315
- Clarissa Byrro de Alcântara
- Cláudia Maria Byrro Costa
- Helenice Soares de Lacerda

Capítulo 21
Programa Hanen para Pais e Cuidadores da Criança com Paralisia Cerebral, 349
- Maria Cristina França Pinto

Capítulo 22
Órteses para os Membros Inferiores, 359
- Valéria Cristina Rodrigues Cury

Capítulo 23
Órteses para Membros Superiores, 387
- Raquel Etrusco Luz

Capítulo 24
Terapia Manual, 399

Parte A
Método Maitland: Mobilização Articular em Crianças com Paralisia Cerebral (PC), 399
- Mônica Bicalho Alves de Souza

Parte B
Reeducação Postural Global, 419
- Natália Hermeto Mendes Braga

Parte C
Osteopatia, 426
- Natália Hermeto Mendes Braga

Parte D
Cadeias Musculares, 432
- Cláudia de Almeida Ferreira Diniz

Capítulo 25
Reabilitação Aquática na Paralisia Cerebral, 439
- Andréa de Jesus Lopes
- Wellington Fabiano Gomes
- Henrique de Alencar Gomes

Índice Remissivo, 455

REABILITAÇÃO EM PARALISIA CEREBRAL

Seção I

Conceitos Básicos

Funcionalidade Humana e Reabilitação

Capítulo 1

Aline Cristina de Souza • Sabrina Oliveira Viana • Rosana Ferreira Sampaio

■ INTRODUÇÃO

A interação com pessoas que apresentam algum tipo de incapacidade faz parte do cotidiano dos profissionais de reabilitação. Avaliar, diagnosticar, mensurar e intervir para reverter ou minimizar o processo de incapacidade são objetivos desses profissionais. Para cumprir o ciclo de reabilitação, que compreende desde a avaliação inicial à elaboração de um plano terapêutico ou de tratamento, é preciso conhecer bem o objeto de interesse, ou seja, o processo de incapacidade e os fatores predisponentes. Mas como a incapacidade é tratada na área da reabilitação? Ao fazer um resgate histórico do conceito nos textos produzidos nos últimos 40 anos, depara-se com a multiplicidade de definições e a ausência de consenso entre os autores, o que gera dificuldade de aplicação e má interpretação do fenômeno[1-4]. É fato que a incapacidade ou o processo de incapacidade vem sendo foco de interesse nas pesquisas há alguns anos; contudo, é no mínimo difícil aceitar que para um termo tão usual na área da reabilitação ainda exista tanta divergência conceitual.

Fenômenos complexos, como a incapacidade, resultantes da interação entre diferentes fatores, geralmente são representados por meio de modelos. Um modelo é uma aproximação simplificada da realidade, uma representação esquemática contendo os possíveis fatores que se relacionam entre si para explicar ou produzir determinado fenômeno[5]. O fenômeno em questão pode representar um conceito, um comportamento, assim como um processo.

No caso da saúde, modelos conceituais constituem a base na qual é construída a pesquisa, a prática clínica e as políticas. Na pesquisa, são usados para gerar hipóteses sobre a inter-relação entre as diferentes variáveis e para guiar a seleção e mensuração dos dados. Na prática clínica, a inexistência de um modelo norteador tornaria as ações dos profissionais não mais que intuição ou tentativa e erro e, igualmente, as políticas de saúde seriam fadadas ao fracasso. Quando bem elaborados, os modelos contêm três componentes: uma base filosófica, conceitos-chave e suas inter-relações e aplicabilidade clínica. Na área da saúde, os modelos conceituais auxiliam na escolha de instrumentos de avaliação e na definição de estratégias de tratamento[2,6].

Para serem incorporados ao cotidiano da clínica, os modelos devem ser econômicos e usar um número mínimo de conceitos possíveis. Os conceitos representam um consenso social sobre um fenômeno e permitem a comunicação do conhecimento entre profissionais; quando são abstratos e simbólicos, denominam-se construtos e são mais difíceis de serem medidos. Uma das características mais importantes de um modelo é que quanto mais facilmente ele for compreendido pelos profissionais, maior a probabilidade de ser adotado na prática. O principal obstáculo na compreensão e aplicação dos modelos é que neles são usados conceitos nem sempre bem definidos e muitas vezes desconhecidos pelos profissionais[6].

Vários modelos conceituais foram elaborados na tentativa de representar o processo de incapacidade e, mais recentemente, de funcionalidade humana. O modelo médico, um dos mais difundidos, define a incapacidade como um evento causado diretamente por uma doença, trauma ou outro problema de saúde, reflexo da patologia dos sistemas e tecidos corporais; essencialmente um atributo da pessoa ou um problema do indivíduo[1,7]. Por considerar a incapacidade uma questão diretamente ligada à doença, o foco do tratamento estaria no indivíduo, o que inviabilizaria mudanças mais estruturais. É plausível pensar que, nessa perspectiva médica dominante, abordagens centradas na prevenção e tratamento da pessoa que, apresenta alguma incapacidade seriam suficientes para permitir a sua reintegração na sociedade.

Em outra direção, o modelo social de incapacidade trata o fenômeno como um problema criado socialmente. É a sociedade que define e dá significado à incapacidade. Configura-se ao mesmo tempo como uma condição do corpo e um problema decorrente de um ambiente não adaptado ou pouco flexível. Sob essa ótica, entende-se incapacidade como uma questão política, ideológica e de atitude, que exige ação social e responsabilidade coletiva[8]. Discussões mais atuais sobre o tema enfatizam que nenhum dos modelos, isoladamente, dá conta da complexidade do fenômeno. A incapacidade não é só uma questão corporal ou biológica ou um problema social. A concepção de um modelo mais abrangente que inclua as dimensões biológica, individual e social parece mais próxima da realidade do fenômeno que está sendo discutido. Esses modelos tendem a ser híbridos dos modelos médico e social e são denominados biopsicossociais.

Um dos modelos biopsicossociais que mais receberam atenção dos pesquisadores foi o da Classificação Internacional de Deficiência, Incapacidade e Desvantagem (CIDID). Introduzido em 1980, consistiu na primeira formulação conceitual compartilhada internacionalmente e o primeiro sistema internacional de classificação das consequências das doenças. De acordo com a CIDID, as consequências das doenças poderiam ser descritas, classificadas e analisadas em três níveis hierárquicos: deficiência, incapacidade e desvantagem.

Nesse contexto, deficiência é definida como qualquer perda ou anormalidade da função psicológica, fisiológica ou estrutura anatômica, enquanto incapacidade compreende qualquer restrição ou falta de habilidade (resultante da deficiência) para desempenhar uma atividade conforme um padrão considerado normal para o ser humano. A desvantagem é consequente à presença de deficiência e/ou incapacidade e representa a limitação ou impedimento do desempenho de um papel social que é considerado normal para aquele indivíduo, de acordo com sexo, idade, fatores sociais e culturais.

Apesar de inicialmente bem aceito tanto por profissionais quanto por pessoas com incapacidade, o modelo foi amplamente criticado nos anos subsequentes à sua publicação. Entre as principais críticas, cita-se a relação direta, causal e unidirecional sugerida pela sua representação gráfica, embora o texto propusesse interações múltiplas entre os três níveis de consequências da doença. Somando-se a essa suposta lógica de linearidade a escolha de terminologia claramente negativa, a sobreposição dos níveis do modelo e a definição ambígua de desvantagem também foram motivos de críticas.

Ainda no que concerne à desvantagem, sua ocorrência está condicionada à experiência de saúde. Por conseguinte, as características próprias do indivíduo como raça, sexo, condição socioeconômica e cultural não são consideradas, mesmo reconhecendo-se que esses aspectos podem, em parte, modificar a natureza e magnitude da desvantagem. Da mesma forma, o papel dos fatores ambientais na gênese da incapacidade não foi explicitamente reconhecido.

Mediante as críticas apresentadas, iniciou-se o processo de revisão da CIDID, que culminou na Classificação Internacional de Funcionalidade, Incapacidade e Saúde (CIF). A nova classificação, aprovada na 54ª Assembleia Mundial da Saúde, em 2001, preservou a estrutura básica dos três níveis de funcionalidade e incapacidade; todavia, os nomes dados aos níveis foram substituídos por termos neutros ou positivos e a interação entre eles assumiu caráter multidirecional e dinâmico. Adicionalmente, representa importante avanço, por introduzir uma subdivisão nos fatores contextuais (ambientais e pessoais) que influenciam a funcionalidade e incapacidade humana[9].

CLASSIFICAÇÃO INTERNACIONAL DE FUNCIONALIDADE, INCAPACIDADE E SAÚDE (CIF)

A CIF retrata uma importante mudança nas prioridades da OMS que, antes focalizada no controle de infecções e redução da mortalidade, passou a reconhecer a incapacidade como um problema de saúde pública mundial e um importante indicador da sobrecarga associada às condições crônicas de saúde[10]. Qualquer ser humano, em algum momento da sua vida, pode sofrer declínio da saúde e, por conseguinte, experimentar algum tipo de incapacidade.

O processo de desenvolvimento da CIF foi baseado em estudos de campo sistemáticos e contou com ampla participação internacional, envolvendo mais de 1.800 especialistas representantes de centros colaboradores da OMS e redes internacionais. Ao todo, cerca de 50 países se envolveram nesse processo, que teve início na década de 1990 e se estendeu até maio de 2001, quando foi aprovada para uso internacional e disponibilizada nos seis idiomas oficiais da OMS. No Brasil, foi traduzida em 2003 pelo Centro Brasileiro de Classificação de Doenças da Universidade de São Paulo (Centro Colaborador da OMS para a Família das Classificações Internacionais). Atualmente, encontra-se disponível em várias línguas[9,11].

A CIF constitui um sistema de classificação baseado em um modelo biopsicossocial de funcionalidade e incapacidade. Nesse modelo, a funcionalidade é tratada como uma experiência humana universal, na qual corpo, indivíduo e ambiente (físico, social e atitudinal) estão intimamente interligados[12]. Da mesma forma, a incapacidade faz parte da condição humana e não deve ser entendida apenas como consequência de uma doença, e sim como uma experiência que ocorre em ambientes opressores e depende de recursos pessoais[13]. Assim, evitando o reducionismo sociológico e biomédico, a CIF representa tanto o ponto de partida para um entendimento amplo e integral da funcionalidade e da incapacidade quanto um deslocamento do eixo da doença para o eixo da saúde.

Além de oferecer um modelo para a compreensão dos estados de saúde e de condições relacionadas com a saúde, bem como de seus determinantes e efeitos, a CIF busca estabelecer uma linguagem comum para a descrição da experiência de saúde de um indivíduo, favorecendo a comunicação entre os diferentes usuários. Como ferramenta estatística, pode servir para a apresentação e comparação de dados entre momentos diferentes ao longo do tempo ou entre países, disciplinas e serviços de saúde. A classificação fornece também um esquema de codificação para sistemas de informações de saúde; entretanto, o uso desse sistema de codificação ainda é incipiente no Brasil.

Segundo a OMS, a CIF tem caráter universal, abrange toda a extensão ou aspectos da vida de uma pessoa e caracteriza-se por ser etiologicamente neutra. É integradora e rejeita a interação linear entre saúde e funcionalidade, introduzindo um novo modo de compreender a situação de saúde de indivíduos ou populações, mais dinâmico e complexo, compatível com a multidimensionalidade que envolve a experiência completa de saúde[9].

A CIF tem duas partes (funcionalidade e incapacidade e fatores contextuais), cada uma com dois componentes. Cada um dos componentes (estrutura do corpo, função do corpo, atividade e participação e fatores ambientais) é subdividido em domínios e em cada domínio há várias categorias, que são as unidades de classificação. A saúde e os estados relacionados com a saúde de um indivíduo podem ser classificados por meio da seleção do código ou códigos apropriados dentro da categoria. Cada código é seguido por um ou mais qualificadores sem os quais não tem significado. Um qualificador comum é usado para todos os componentes e especifica a gravidade do problema apresentado pela pessoa naquele aspecto específico: 0 – nenhum problema; 1 a 4 – problema leve a completo; 8 – não especificado (usado quando a informação existente é insuficiente para especificar a gravidade do problema); 9 – não aplicável. Para o componente "estrutura do corpo", outros dois qualificadores podem ser usados para informar a natureza e a localização do problema. Quando precedido por um código de fator ambiental, o qualificador será interpretado como facilitador, se o sinal que o antecede for uma cruz (+), ou como barreira, se for um ponto (.)[9].

A primeira parte, "funcionalidade e incapacidade", subdivide-se nos componentes "estrutura e função do corpo" e "atividade e participação". É importante lembrar que, se, por um lado, tais componentes podem indicar aspectos neutros (não problemáticos) da saúde e dos domínios relacionados com a saúde reunidos sob o termo "funcionalidade", eles também podem indicar desvios, perdas, problemas ou dificuldades, designados pelo termo genérico "incapacidade"[9].

As estruturas do corpo são suas partes anatômicas, como órgãos, membros e seus componentes, e as funções do corpo são as atribuições fisiológicas dos sistemas orgânicos (inclusive as psicológicas, uma vez que o cérebro e suas funções também são considerados). As funções e as estruturas do corpo são classificadas em duas seções diferentes; todavia, podem ser utilizadas paralelamente. Por exemplo, as funções do corpo incluem sentidos humanos básicos como as "funções da visão", e as estruturas relacionadas aparecem na forma de "olho e estruturas relacionadas"[9].

A anormalidade, o defeito, a perda ou outro desvio importante em relação a um padrão considerado normal para as estruturas ou funções do corpo são chamados de deficiências, que podem ser temporárias ou permanentes, progressivas, regressivas ou estáveis, intermitentes ou contínuas. O desvio em relação ao padrão geralmente aceito como normal pode ser leve ou grave e pode variar ao longo do tempo. Essas características podem ser explicitadas no sistema de codificação por meio dos qualificadores[9].

A atividade representa a execução de uma tarefa ou ação, e as dificuldades que um indivíduo pode encontrar ao executá-la caracterizam uma limitação da atividade. Participação pode ser definida como o envolvimento do indivíduo em uma situação da vida real, e os problemas que ele pode experimentar nesse envolvimento são considerados restrição social. Esses componentes incluem desde ações e tarefas simples até áreas mais complexas da vida, como aprendizagem e aplicação do conhecimento, tarefas e demandas gerais, comunicação, mobilidade, cuidados pessoais, vida doméstica, relações e interações interpessoais, áreas principais da vida e vida comunitária, social e cívica[9].

São usados dois qualificadores nos domínios desse componente: desempenho e capacidade. O qualificador de desempenho descreve o que o indivíduo faz no seu ambiente de vida habitual. Esse ambiente inclui um contexto social e também pode ser entendido como "envolvimento numa situação de vida" ou "a experiência vivida" das pessoas no cenário real em que vivem. O qualificador de capacidade descreve a aptidão de um indivíduo para executar uma tarefa ou ação. Esse construto visa indicar o nível máximo provável de funcionalidade que a pessoa pode atingir em um dado domínio em um momento específico. Para avaliar a capacidade plena do indivíduo, é necessário um ambiente "padronizado" para neutralizar o impacto variável dos diferentes ambientes[9].

As limitações ou restrições são avaliadas em comparação com um padrão populacional. O padrão ou a norma com o qual se compara a capacidade ou desempenho de um indivíduo corresponde à capacidade ou desempenho de uma pessoa sem a mesma condição de saúde (doença, perturbação ou lesão etc.). Em outras palavras, a limitação ou restrição encontrada mede a discordância entre o desempenho observado e o esperado[9].

A segunda parte, "fatores contextuais", inclui os fatores ambientais e pessoais. Os primeiros são externos aos indivíduos e constituem o ambiente físico, social e atitudinal em que eles vivem e conduzem sua vida. Podem ter influência positiva ou negativa sobre a função ou estrutura do corpo, sobre a sua capacidade de executar ações ou tarefas individualmente ou sobre o seu desempenho como membro da sociedade[9].

Os fatores ambientais ainda abrangem itens referentes a produtos e tecnologia, ambiente natural, como clima, luz e som, apoios e relacionamentos com a família imediata, cuidadores e assistentes sociais, atitudes individuais e sociais, normas e ideologias, serviços, sistemas e políticas de previdência social, saúde, educação, trabalho, emprego, transportes, entre outros[9].

Os segundos, os fatores pessoais, representam o histórico particular e o estilo de vida e englobam as características do indivíduo que não são parte de uma condição ou estado de saúde. Apesar de sabidamente interferirem na funcionalidade ou incapacidade em qualquer nível, os fatores pessoais não são classificados na CIF, devido à grande variabilidade social e cultural associada a eles. São exemplos sexo, raça, idade, outros estados de saúde, condição física, estilo de vida, hábitos, educação recebida, diferentes maneiras de enfrentar problemas, antecedentes sociais, nível de instrução, profissão, experiência passada e presente, padrão geral de comportamento, características psicológicas e outras que podem desempenhar algum papel na incapacidade em qualquer nível[9].

O modelo da CIF é representado visualmente por meio de um organograma que assume uma relação multidirecional entre os seis termos que o constituem: condição de saúde, funções e estrutura do corpo, atividades, participação, fatores ambientais e fatores pessoais. As condições de saúde aparecem na parte superior do organograma e consistem em um termo guarda-chuva que se refere a doenças (agudas ou crônicas), desordens, lesão ou trauma, além de outras circunstâncias, como gravidez, envelhecimento, estresse e anomalias congênitas. Na parte inferior, encontram-se os fatores ambientais e pessoais, que em interação com as condições de saúde determinam a funcionalidade. Esta última, localizada centralmente no organograma e expressa sob os termos estrutura e funções corporais, atividade e participação, pode, igualmente, exercer influência positiva ou negativa sobre o indivíduo e sua condição de saúde[9].

Tendo em vista seu objetivo geral, que é retratar os aspectos de funcionalidade, incapacidade e saúde das pessoas, a CIF adquire caráter multidisciplinar e o interesse pela sua aplicação, em especial na área da reabilitação, é refletido pelo crescente número de publicações na área[14].

■ CLASSIFICAÇÃO INTERNACIONAL DE FUNCIONALIDADE, INCAPACIDADE E SAÚDE PARA CRIANÇAS E JOVENS (CIF-C-J)

São recentes as experiências práticas publicadas abordando o uso da CIF na população pediátrica[15]. Entre os trabalhos já realizados que trataram dessa temática, os pesquisadores salientam especificidades do período da infância e adolescência não contempladas nos domínios da CIF.

A incapacidade nas crianças apresenta características peculiares por causa das mudanças relacionadas com o desenvolvimento, que interagem entre si influenciando as condições crônicas de saúde e sendo influenciadas por elas. Essa interação complexa tem importantes implicações para a reabilitação, pois, uma vez que apresenta o potencial de modificar as necessidades da criança, altera, consequentemente, os objetivos e as estratégias de tratamento[16].

Outro aspecto importante é a relevância dos fatores ambientais para a participação e envolvimento de uma criança nas diferentes situações de sua vida. Esses fatores incluem o ambiente físico e a participação e atitudes dos cuidadores ou dos membros da família[17]. Por isso, em resposta às questões apresentadas, a OMS promoveu a elaboração de uma versão da CIF para crianças e jovens (CIF-C-J), publicada em 2007. Essa versão é mais sensível às mudanças associadas ao desenvolvimento e às características dos diferentes grupos etários e dos aspectos mais significativos para crianças e jovens. A classificação adaptada obedeceu a estrutura e organização da CIF original e apresenta 237 novos códigos distribuídos nos componentes "atividades e participação" e "fatores ambientais". Os códigos apresentam conteúdos específicos e relevantes na infância e na adolescência[18].

Um exemplo disso é o código d1200 (explorar objetos com a boca) descrito na CIF-C-J, componente "atividades e participação", capítulo 1 (Aprendizagem e Aplicação do Conhecimento). Na versão original, a respectiva categoria com mais detalhamento é representada pelo código d120 (outras percepções sensoriais intencionais). Modificações similares a essa também foram feitas na categoria "educação escolar" (d820) do capítulo 8 (Áreas Principais da Vida), no qual se acrescentaram novos códigos que descrevem categorias mais específicas da educação escolar, como acesso, frequência, progressão e conclusão do programa educativo[18].

■ IMPLICAÇÕES NA PRÁTICA CLÍNICA

Atuar na área da reabilitação exige contínuo esforço dos profissionais em relação à compreensão de um conceito de incapacidade abrangente e ao mesmo tempo preciso e passível de mensuração. Duas das implicações da CIF para a prática em reabilitação são a seleção e a utilização de medidas capazes de quantificar os diferentes componentes da funcionalidade e incapacidade humana, além de servirem como referencial para o desenvolvimento de instrumentos de avaliação. A crescente ênfase na prática em saúde baseada em evidências é acompanhada pela necessidade de medidas de avaliação funcional úteis na descrição e documentação das mudanças funcionais ao longo do tempo, que sejam clinicamente viáveis e capazes de captar os resultados ou efeitos da intervenção. Avaliação funcional pode ser definida como a medida de um comportamento ou ação intencional do indivíduo em interação com o ambiente[19].

Recentemente, alguns instrumentos de avaliação têm sido desenvolvidos para mensurar os diferentes aspectos da incapacidade em crianças utilizando como referencial o modelo biopsicossocial e a CIF. Para os instrumentos criados anteriormente à publicação da CIF, pesquisas vêm sendo conduzidas com o objetivo de fazer uma análise comparativa (*linking*) entre seus itens e a classificação, na tentativa de compreender que aspectos da incapacidade esses instrumentos abrangem. Na reabilitação pediátrica, diversos instrumentos já estão disponíveis para uso clínico: Inventário de Avaliação Pediátrica de Incapacidade (PEDI), Medida da Função Motora Grossa (GMFM), School Function Assessment (SFA), entre outros[20,21].

Avaliações funcionais não devem se restringir à aplicação de instrumentos padronizados; medidas observacionais são importantes e complementares. Entretanto, pouco adiantaria ao profissional ter posse dos dados obtidos após uma avaliação e não ser capaz de proceder ao raciocínio clínico. Raciocínio clínico pode ser definido como o processo em que o profissional, interagindo com o paciente e outros, constrói propostas, metas e estratégias de intervenção baseadas nos dados clínicos, nas preferências do usuário e no conhecimento e julgamento profissional[22]. Essa etapa, primordial no processo de avaliação, contribui para o entendimento da relação entre os problemas e necessidades levantados e as características do indivíduo e do ambiente onde vive e para a exploração do caminho pelo qual essas variáveis interagem e produzem incapacidade.

A percepção da incapacidade pela pessoa que a vivencia é uma das formas de se interpretar a realidade. Recomenda-se incorporar essa dimensão subjetiva ao processo de avaliação e é por essa razão que se fortalece, a cada dia, o uso de avaliações centradas no cliente. A abordagem centrada no cliente enfatiza papéis e funções que o indivíduo é capaz de desempenhar. Ao mesmo tempo, identifica limitações nas suas habilidades com o objetivo de reduzir barreiras à participação integral na sociedade, o que se contrapõe à abordagem centrada na doença, em que o processo se inicia com a doença e culmina com a incapacidade.

Presume-se, então, a partir do exposto, que uma boa avaliação deve considerar a experiência do profissional, o uso de instrumentos padronizados e das melhores evidências científicas, as preferências e desejos do indivíduo e da família, o raciocínio clínico e, certamente, um referencial teórico norteador embasado numa abordagem biopsicossocial do processo saúde-doença-incapacidade.

▢ RELATO DE CASO

Um reconhecido propósito da CIF, conforme apresentado neste capítulo, é servir como referência conceitual para guiar o raciocínio e a tomada de decisão clínica. Cabe ao profissional vencer o desafio de integrar os avanços científicos à prática clínica em benefício das pessoas que necessitam de cuidados em reabilitação. Para tornar as intervenções mais efetivas nos casos que envolvem condições de saúde complexas, como aquelas encontradas em indivíduos com paralisia cerebral, é primordial o olhar de uma equipe interdisciplinar, não restrito à especialidade. Ressalta-se que os relatos de caso a seguir foram adaptados dos estudos de Palisano (2006)[22] e Goldstein et al. (2004)[23], para facilitar a compreensão do que foi exposto em relação ao uso e à aplicabilidade do modelo biopsicossocial da CIF.

Palisano (2006)[22] apresenta o caso de uma criança de um ano e cinco meses de idade, com diagnóstico de paralisia cerebral, nascida com 31 semanas de idade gestacional e peso de 1.570 gramas. Ela mora com os pais e cinco irmãos e o ambiente familiar é favorável no que diz respeito à disponibilidade de brinquedos para as crianças e às relações entre os membros da família. A criança apresenta deficiências na estrutura e funções do sistema neuromusculoesquelético, que parecem influenciar a manutenção e a mudança das posições do corpo, principalmente relacionadas com sentar e ficar de pé. Os pais procuraram o auxílio de um profissional e desejam saber quando a criança irá andar. Uma representação esquemática do caso baseada no modelo da CIF é apresentada na Fig. 1.1[22].

O estudo de Palisano (2006)[22] ilustra como as necessidades, prioridades e preferências da criança e da família mudam ao longo do tempo, bem como modificam as relações e interações entre os componentes de funcionalidade e incapacidade, a condição de saúde e os fatores contextuais. O caso é descrito em três momentos e retrata a criança aos 17 meses, 4 e 10 anos de idade. Em cada fase são apresentadas as expectativas e as necessidades da criança e da família, resultados de avaliações e evolução e as etapas envolvidas na estruturação e implementação do plano de tratamento.

O caso apresentado permite compreender a incapacidade e a funcionalidade como um processo dinâmico e destaca o papel do terapeuta ao longo de todo o processo[22].

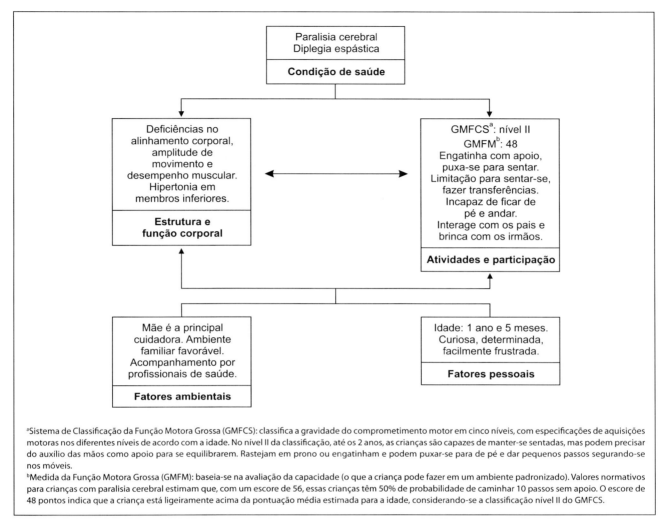

Fig. 1.1. Relações entre os componentes de funcionalidade, fatores ambientais e pessoais importantes para a criança aos 17 meses de idade. *Fonte*: adaptado de Palisano (2006).

No estudo de Goldstein et al. (2004)[23], a criança tem 7 anos de idade e está cursando o terceiro ano do ensino fundamental. Ela apresenta diagnóstico de paralisia cerebral diplégica espástica e relata limitações na marcha em ambientes externos e na comunidade (nível III no GMFCS), sendo necessário o uso de órteses de tornozelo-pé articuladas bilateralmente, além de um andador. Sua família procurou uma equipe de reabilitação com a expectativa de aumentar a participação da criança nas atividades da família, de lazer e na rotina diária. Neste exemplo, a mobilidade parece ser o principal fator que interfere na participação nos diversos ambientes e atividades. Além de usar instrumentos de avaliação padronizados e observação clínica, o terapeuta utilizou um roteiro de perguntas com o objetivo de explorar o nível de participação da criança em casa e na escola. Como exemplo, pode-se citar a questão dois: "onde a criança tem mais dificuldade para andar e como isso afeta sua participação?"[23] (Fig. 1.2).

Em ambos os casos apresentados, pode-se destacar a importância dada pelos autores ao papel que os fatores ambientais exercem no desenvolvimento da criança. Uma questão relevante é que os ambientes das crianças mudam ao longo da infância e essas mudanças possibilitam novas interações que interferem na aquisição de habilidades cada vez mais complexas[17]. Os casos relatados partem do desejo e expectativa das crianças e das famílias e da avaliação e implementação de estratégias de intervenção em ambientes naturais ou habituais para a criança, como a própria casa, a escola e a comunidade.

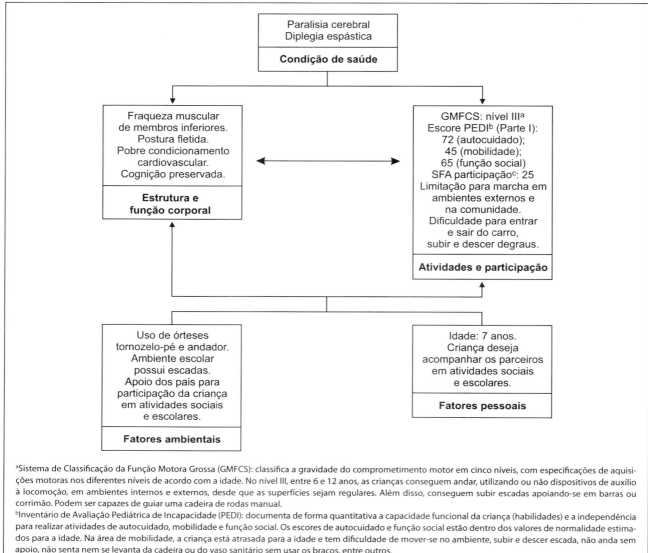

Fig. 1.2. Relações entre os componentes de funcionalidade, fatores ambientais e pessoais importantes para a criança aos 7 anos de idade. *Fonte*: adaptado de Goldstein et al., 2004.

Um entendimento contemporâneo de saúde e incapacidade exige análise da influência que os fatores ambientais e psicossociais podem ter na percepção e na saúde dos indivíduos[21]. Nesse sentido, a atenção deve estar direcionada para o papel que os fatores contextuais desempenham no processo de incapacidade e funcionalidade humana, em detrimento do simples levantamento dos tipos de fatores existentes. Para definir a influência dos fatores ambientais no desenvolvimento da criança, três aspectos devem ser considerados: o primeiro engloba as características físicas e sociais do local onde a criança vive e incluem não apenas o ambiente natural e construído, mas também as práticas sociais e culturais daquele local; o segundo aspecto são os costumes relacionados com os cuidados e com a educação da criança; finalmente, os valores e as crenças dos pais e cuidadores[17].

O modelo da CIF é um entre vários outros disponíveis, que pode ser utilizado pelo profissional para nortear um processo avaliativo e a elaboração de um plano adequado de tratamento e para fundamentar a escolha de instrumentos de avaliação. Os casos exemplificados anteriormente mostram como os achados clínicos podem ser relacionados com os componentes do modelo e ao mesmo tempo demonstram o uso do modelo conceitual como ferramenta que orienta a escolha de medidas clínicas e funcionais. Entretanto, a adoção de um modelo norteador na prática clínica não é suficiente para que o profissional conduza um caso de forma eficaz. Após avaliar e relacionar os resultados da avaliação tendo como suporte um modelo conceitual, é o raciocínio clínico que permitirá elaborar hipóteses a partir dos achados. Estabelecer uma ou mais hipóteses facilitará a definição dos objetivos de tratamento. Alguns questionamentos podem auxiliar o profissional nesse momento: qual é o problema principal? Como ele se relaciona com os demais achados clínicos e com a expectativa do indivíduo e da família? Quais fatores aceleram e retardam o processo de incapacidade?

Sem dúvida, eleger prioridades selecionando problemas-alvo e estabelecer metas e tempo para alcançá-las é fundamental para elaborar planos de tratamento preventivos, curativos e reabilitadores. A integração das melhores evidências científicas às prioridades da criança e da família é estratégia que deve fundamentar a tomada de decisão clínica em todas as etapas do tratamento.

Sabe-se que aplicar modelos conceituais na prática é, para muitos, uma tarefa extremamente árdua. A esse desafio acrescenta-se o fato de que não existe apenas um modelo, mas vários que podem ser úteis aos profissionais da reabilitação. O ponto crítico talvez não esteja na escolha do modelo em si, mas na capacidade de compreender e utilizar o de sua preferência em consonância com todos os elementos que se fazem importantes na condução de um caso clínico: instrumentos de avaliação padronizados, raciocínio clínico, prática baseada em evidências, preferências e desejo do cliente e experiência profissional. A busca pela formação em saúde com ênfase em uma abordagem mais holística e contextualizada do ser humano, ao lado de um pensar clínico crítico e reflexivo, é um caminho potencial para conscientizar e aproximar os profissionais desse grande desafio.

REFERÊNCIAS

1. Raman S, Levi SJ. Concepts of disablement in documents guiding physical therapy practice. Disabil Rehabil 2002; 24(15):790-7.
2. Jette AM. Physical disablement concepts for physical therapy research and practice. Phys Ther 1994; 74(5):380-6.
3. Masala C, Petretto DR. From disablement to enablement: Conceptual models of disability in the 20th century. Disabil Rehabil 2008; 30(17): 1233-44.
4. Badley EM. The genesis of handicap: definition, models of disablement, and role of external factors. Disabil Rehabil 1995; 17(2): 53-62.
5. Portney LG, Watkins MP. The role of theory in clinical research. In: Portney LG, Watkins MP (eds.). Foundations of clinical research: applications to practice. 2 ed. New Jersey: Prentice Hall Health, 2000: 21-31.
6. Krefting LH. The use of conceptual models in clinical practice. CJOT 1985; 52(4):173-8.
7. Barnes C, Mercer G, Shakespeare T. Exploring disability: a sociological introduction. Cambridge: Polity Press; 1999. Apud: Sampaio RF, Luz MT. Funcionalidade e incapacidade humana: explorando o escopo da classificação internacional da Organização Mundial de Saúde. Cad Saúde Pública 2009; 25(3):475-83.
8. Fine M, Asch A. Women with disabilities. Philadelphia: Temple University Press; 1998. Apud: Sampaio RF, Luz MT. Funcionalidade e incapacidade humana: explorando o escopo da classificação internacional da Organização Mundial de Saúde. Cad Saúde Pública 2009; 25(3):475-83.
9. Organização Panamericana da Saúde, Organização Mundial da Saúde (Eds.). Classificação Internacional de Funcionalidade, Incapacidade e Saúde. São Paulo: Edusp, 2003: 325.
10. Cieza A, Stucki G. The International Classification of Functioning Disability and Health: its development process and content validity. Eur J Phys Rehabil Med 2008; 44(9):303-13.
11. Di Nubila HBV, Buchalla CM. O papel das classificações da OMS: CID e CIF nas definições de deficiência e incapacidade. Rev Bras Epidemiol 2008; 11(2):324-35.
12. Bickenbach JE, Chatterji S, Bradley EM, Üstün TB. Models of disablement, universalism and the international classification of impairments, disabilities and handicaps. Soc Sci Med 1999; 48:1.173-87.
13. Grimby G, Melvin J, Stucki G. A unifying model for the conceptualization, organization and development of human functioning and rehabilitation research. J Rehabil Med 2007; 39:277-8.
14. Stucki G, Cieza A. The International Classification of Functioning Disability and Health (ICF) in physical and rehabilitation medicine. Eur J Phys Rehabil Med 2008; 44(9):299-302.
15. Battaglia M, Russo E, Bolla A, Chiusso A, Bertelli S, Pellegri A et al. International Classification of Functioning, Disability and Health in a cohort of children with cognitive, motor, and complex disabilities. Dev Med Child Neurol 2004; 46:98-106.
16. Wiart L, Darrah J. Changing philosophical perspectives on the management of children with physical disabilities – their effect on the use of powered mobility. Disabil Rehabil 2002; 24(9):492-8.
17. Simeonsson RJ, Leonardi M, Lollar D, Bjorck-Akesson B, Hollenweger J, Martinuzzi A. Applying the International

Classification of Functioning, Disability and Health (ICF) to measure childhood disability. Disabil Rehabil 2003; 25(11-12):602-10.
18. Centro de Psicologia do Desenvolvimento e Educação da Criança, Faculdade de Psicologia e de Ciências da Educação da Universidade do Porto. Classificação Internacional de Funcionalidade, Incapacidade e Saúde: versão para crianças e jovens. Editora 2007: 104.
19. Halpern AS, Fuhrer MJ. Functional assessment in rehabilitation. Baltimore: Maryland, 1984: 1-43.
20. Chagas PSC, Mancini MC. Instrumentos de classificação e de avaliação para uso em crianças com paralisia cerebral. In: Lima MA CL, Fonseca LF (eds.). Paralisia cerebral: neurologia, ortopedia, reabilitação II. 2 ed. Rio de Janeiro: Guanabara Koogan, 2008:459-99.
21. Jones M, Edwards I, Gifford L. Conceptual models for implementing biopsychosocial theory in clinical practice. Man Ther 2002; 7(1):2-9.
22. Palisano RJ. A collaborative model of service delivery for children with movement disorders: A framework for evidence-based decision making. Phys Ther 2006; 86(9):1.295-305.
23. Goldstein DN, Cohn E, Coster W. Enhancing participation for childrenwith disabilities: Application of the ICF Enablement framework to Pediatric Physical Therapist Practice. Pediatr Phys Ther 2004; 16(2):114-20.

LEITURA COMPLEMENTAR

Sampaio RF, Luz MT. Funcionalidade e incapacidade humana: explorando o escopo da classificação internacional da Organização Mundial de Saúde. Cad Saúde Pública 2009; 25(3):475-83.

Sampaio RF, Mancini MC, Fonseca ST. Produção científica e atuação profissional: aspectos que limitam essa integração na fisioterapia e terapia ocupacional. Rev Bras Fisioter 2002; 6(3):113-8.

Fisioterapia em Paralisia Cerebral

Capítulo 2

Valéria Cristina Rodrigues Cury

■ INTRODUÇÃO

Os indivíduos com paralisia cerebral (PC) apresentam um espectro variado de incapacidades que afeta primariamente o desenvolvimento do controle motor e postural. A lesão cerebral interfere na realização de atividades motoras e na qualidade do movimento, com impacto na forma como a mobilidade é realizada e em outras situações do desempenho funcional[1].

Apesar da natureza não progressiva da lesão cerebral, as alterações musculoesqueléticas presentes nos indivíduos com PC podem piorar com o passar do tempo. Estas deficiências são descritas como alterações secundárias e denominadas desordens do crescimento[3]. De modo geral, após períodos de crescimento rápido em estatura, há falha no crescimento longitudinal dos músculos esqueléticos, levando a alterações musculares e ósseas de caráter progressivo[2,3]. Assim, crianças com PC que, geralmente, não apresentam deformidades após o nascimento e durante os primeiros anos de vida podem desenvolver contraturas e anormalidades ósseas com o passar do tempo. As alterações musculoesqueléticas progressivas podem levar a torção dos ossos longos, instabilidade articular e mudanças degenerativas prematuras nas articulações em descarga de peso, predispondo adolescentes e jovens adultos com PC a processos de dor e problemas articulares degenerativos[3]. Estes aspectos devem ser considerados e abordados preventivamente nos programas de reabilitação.

A reabilitação de indivíduos com PC é de grande complexidade, pois além de abordar a melhora de componentes neuromotores, no nível da estrutura e função corporal dos indivíduos, deve capacitá-los para o desempenho de atividades e tarefas em sua rotina e possibilitar sua participação social[4]. Com frequência é necessária a indicação de recursos adaptativos, assim como modificações no ambiente, com o objetivo de ampliar o processo de intervenção e promover a independência e funcionalidade do indivíduo em situações de sua vida diária[5]. A prestação de serviço se fundamenta em três pilares essenciais[4]:

1. *Reabilitação baseada em evidências*: refere-se ao uso do melhor conhecimento científico disponível associado à experiência clínica para guiar o processo de tomada de decisões no contexto individual do paciente (ver Capítulo 6, *Prática Baseada em Evidências em Reabilitação*).
2. *Abordagem centrada na criança e sua família*: os objetivos terapêuticos são programados a partir da colaboração entre os profissionais de reabilitação, o paciente e sua família. O tratamento deve ter resultados significativos para essas pessoas.

3. *Abordagem funcional*: a aprendizagem das habilidades motoras é ampliada do ambiente terapêutico para o ambiente em que o indivíduo vive, brinca, aprende e trabalha[4].

Além da deficiência física, indivíduos com PC podem apresentar problemas associados, como a deficiência mental, visual, auditiva, dificuldades de aprendizagem, alterações na função sensorial, problemas comportamentais e crises convulsivas, que também influenciam as experiências obtidas pelas crianças, à medida que crescem e atuam no meio ambiente[5]. Essas incapacidades devem ser abordadas de forma integrada na reabilitação por meio do trabalho em equipe, característico da *abordagem interdisciplinar*[6]. Este modelo possibilita a atuação integrada entre os diferentes profissionais que lidam com o paciente e permite que um profissional específico seja capaz de intervir nas demandas presentes em diferentes subsistemas do indivíduo, sem restringir o foco primário de sua especialidade[6]. A família e o paciente também constituem parte da equipe e auxiliam na programação dos objetivos terapêuticos. O programa de reabilitação é planejado de forma dinâmica, com base em prioridades, para não sobrecarregar o paciente e sua família com um grande número de sessões terapêuticas e consultas médicas. Entretanto, a *abordagem interdisciplinar* exige ampla formação técnica e boa integração entre os membros da equipe de reabilitação, além da pactuação de protocolos clínicos e definição conjunta de indicadores de resultados. Em acréscimo aos requisitos citados, é papel do profissional a capacitação técnica para realizar diferentes abordagens e procedimentos terapêuticos, selecionados de acordo com a necessidade do paciente e obtidos pela participação em diversos cursos complementares. As metas terapêuticas são programadas conjuntamente com a equipe, o paciente e sua família, sendo documentadas por parâmetros objetivos, estabelecidos na avaliação. A sistematização dessa metodologia facilita o processo de raciocínio clínico e a tomada de decisões terapêuticas[5].

A estrutura proposta pela Classificação Internacional de Funcionalidade, Incapacidade e Saúde (CIF) tem sido utilizada como referência na reabilitação[7] (ver Capítulo 1, *Funcionalidade Humana e Reabilitação*). A utilização do modelo neste capítulo será de auxílio para nortear o processo de avaliação, raciocínio clínico e tomada de decisões.

ATUAÇÃO FISIOTERAPÊUTICA

Conceitos contemporâneos em reabilitação sugerem que o tratamento fisioterapêutico utilize intervenções com foco na atividade e promovam a mobilidade, modificações no estilo de vida e independência de indivíduos com PC. Resultados potenciais do tratamento englobam: (1) melhora da função física e prevenção de deficiências musculoesqueléticas secundárias; (2) desenvolvimento emocional, cognitivo e social do indivíduo; e (3) desenvolvimento, manutenção e restauração de padrões e estruturas neurais[8].

A melhora da função física e a prevenção de deficiências musculoesqueléticas secundárias são as expectativas de resultado que possuem maior respaldo clínico e científico. A realização de atividades físicas de forma regular e intensa durante toda a vida contribui para a saúde e funcionalidade de todos os indivíduos, incluindo aqueles com PC. O aprimoramento da capacidade física proporciona melhor saúde e prevenção ou redução de deficiências secundárias. Em contraponto, restrições no desempenho físico podem produzir consequências deletérias para o sistema musculoesquelético e cardiorrespiratório dos indivíduos. Estas deficiências contribuem para um círculo vicioso, no qual a incapacidade leva ao mau condicionamento físico, que por sua vez acentua o nível de incapacidade. Músculos necessitam ser alongados aos seus limites e submetidos à carga de forma adequada e frequente para manter o comprimento muscular e a capacidade de geração de força. Da mesma forma, ossos necessitam cargas compressivas para manterem-se fortes e o coração e os pulmões exigem exercícios regulares em níveis moderados a intensos, para manterem a resistência e boa forma física. Indivíduos com PC encontram-se em desvantagem para realizar níveis adequados de função física devido às restrições na mobilidade. Em acréscimo, o processo de envelhecimento para qualquer indivíduo envolve declínio gradual da força muscular, flexibilidade e densidade óssea, podendo ser potencialmente devastador para indivíduos com PC. É grande o número de pacientes que perdem a capacidade de marcha no início da idade adulta e apresentam limitações na independência em momento mais precoce que indivíduos da mesma idade sem PC[8].

Outro aspecto refere-se à importância da atividade de mobilidade no desenvolvimento global da criança. A função motora é necessária para a interação do indivíduo com o meio ambiente. Em pessoas com PC, restrições na mobilidade podem impactar negativamente o desenvolvimento emocional, cognitivo e social. O pressuposto clínico de enfatizar a qualidade do movimento sobre a mobilidade e a funcionalidade não apresenta respaldo científico. Deste modo, estratégias terapêuticas atuais têm como foco favorecer a participação social e a independência, a partir da utilização de dispositivos de suporte para a marcha, cadeiras de rodas e recursos de mobilidade[8]. Cadeiras motorizadas para indivíduos do nível IV e V do GMFCS têm sido indicadas com maior frequência, assim como a utilização de diferentes dispositivos de mobilidade pelo mesmo paciente, para possibilitar a independência em vários contextos sociais[9]. Estudos também demonstram que crianças que possuem maior mobilidade, mesmo que a partir da utilização de recursos adaptativos, apresentam características de personalidade mais ativas que indivíduos de mobilidade restrita[10].

O terceiro resultado potencial relacionado com o tratamento fisioterapêutico reconhece o papel da atividade no desenvolvimento, manutenção e restauração do sistema nervoso central (SNC). Avanços recentes em neurociências têm salientado a importância da atividade motora para o estabelecimento e a consolidação de padrões neurais[11]. Na PC a lesão ocorre durante o processo de maturação do SNC, quando há maior potencial para a neuroplasticidade e resposta a intervenções terapêuticas. Neste período a formação de conexões neuronais é intensa e ocorre de modo a favorecer a consolidação de padrões mais utilizados e a eliminação de padrões não utilizados ou utilizados em menor frequência. Os primeiros movimentos realizados por indivíduos com PC são claramente diferentes de indivíduos sem comprometimento neurológico. Se esses movimentos persistem e são reforçados, o desenvolvimento e a consolidação de padrões neuronais podem restringir opções futuras de movimentos e afetar negativamente o prognóstico motor. Embora essas mudanças não sejam necessariamente imutáveis, a reversão dos padrões consolidados pode tornar-se difícil e o tratamento precoce torna-se imprescindível[8].

■ AVALIAÇÃO

Avaliação é um processo complexo, específico e individualizado de adquirir informações com objetivo de identificar potencialidades e dificuldades de indivíduos e interpretar esses achados para se estabelecer um programa de tratamento efetivo[12]. O encaminhamento de um indivíduo com PC para avaliação fisioterapêutica levanta uma série de questões e exige habilidade do profissional para obter as informações necessárias ao planejamento do programa de intervenção. Respostas a perguntas como: os objetivos da criança e da família são realistas frente às suas habilidades?; quais informações normativas e prognósticas elucidam o planejamento de objetivos terapêuticos?; o que é relevante avaliar, por que e como?; devem ser respondidas nesse processo. Durante a entrevista e a partir do encaminhamento para avaliação e escuta da queixa do paciente e sua família, é estabelecida a metodologia necessária para a obtenção de informações.

A realização de testes é um componente desse processo, que também exige a coleta de dados sobre a história trazida pelos pais, crianças, adolescentes e outros profissionais, além da observação do indivíduo em seu ambiente. Deste modo, em acréscimo à utilização de escalas classificatórias e testes padronizados, a adoção de questionários e informações descritivas do desempenho do indivíduo proporciona perspectiva mais ampla de sua funcionalidade. Esta estratégia permite o estabelecimento de respostas a perguntas como: o desempenho do indivíduo é similar em diferentes ambientes, como em casa, clínica, escola e comunidade?; a capacidade avaliada reflete o desempenho descrito e observado em outras situações?; quais são as adaptações/modificações necessárias na atividade, no ambiente e no indivíduo, para facilitar a funcionalidade?; há necessidade de intervenções de outras especialidades?; existem problemas associados que podem interferir no desempenho motor?[13]. Assim, o processo de avaliação é amplo e imprescindível para a efetividade do tratamento e envolve (1) investigação das razões para o encaminhamento, (2) obtenção de informações sobre a história do paciente, (3) seleção e utilização de instrumentos apropriados de avaliação, (4) administração de testes, (5) síntese dos resultados obtidos a partir da utilização de escalas, instrumentos padronizados e observação clínica, (6) interpretação dos achados da avaliação, (7) planejamento do programa de intervenção e (8) avaliação dos resultados[12]. Quando visitamos um centro de reabilitação e observamos o paciente durante a sessão fisioterapêutica, a complexidade do processo de avaliação que norteou a escolha da atividade trabalhada muitas vezes não é evidente, mas é este processo que fornece subsídios para a estruturação do programa de intervenção e possibilita a efetividade das ações terapêuticas.

ESCALAS CLASSIFICATÓRIAS

A utilização de escalas classificatórias permite que pacientes com a mesma condição diagnóstica sejam agrupados em subcategorias de desempenho funcional, ou seja, demonstrem características específicas e quadro clínico semelhante. Desse modo, a diversidade de incapacidades presentes em indivíduos com PC é restrita e a generalização dos resultados verificados em programas de intervenção e pesquisa científica pode ser mais seguramente transferida para a prática clínica. Outros benefícios obtidos a partir da utilização de escalas classificatórias incluem maior facilidade na comunicação entre os profissionais de saúde e o estabelecimento de linguagem comum entre a equipe de reabilitação[13].

O Sistema de Classificação da Função Motora Grossa (GMFCS)[14] foi desenvolvido especificamente para indivíduos com PC. Esta escala classifica a função motora de crianças desde o nascimento até os 18 anos de idade, divididas em cinco grupos etários distintos: até 2 anos, entre 2 e 4, 4 e 6, seis e 12 e 12 e 18 anos. A classificação é baseada nos seguintes aspectos: estabilidade do tronco na postura sentada, transferências entre a posição sentada e outras posturas e formas de locomoção. São descritos cinco níveis:

Nível I: a criança é capaz de sentar no chão com as mãos livres para manipular objetos, transfere-se para o sentado no chão ou para cadeiras, sem necessidade de assistência de adultos, apresenta marcha independente sem restrições, mostrando limitações somente em atividades motoras mais elaboradas, como correr e pular.

Nível II: a criança é capaz de sentar no chão com as mãos livres para manipular objetos, mas pode apresentar dificuldades para se equilibrar. Transfere-se para o sentado em cadeiras ou para a posição de pé, sem necessidade de assistência de adultos, mas necessita de superfície estável para se puxar com os braços durante essas transferências, apresenta marcha sem utilização de dispositivos de suporte, com limitações durante a marcha em ambientes externos e na comunidade.

Nível III: a criança é capaz de sentar no chão, mas utiliza com frequência o "sentar em W" para melhorar a estabilidade nessa postura. Precisa de auxílio para assumir a postura sentada, consegue sentar em cadeira não adaptada, mas pode necessitar de suporte no tronco e na pelve para facilitar o uso bimanual. Transfere-se para a posição sentada ou para de pé, mas necessita de superfície estável para se puxar com os braços durante a transferência. Apresenta marcha com utilização de dispositivos de suporte e limitações durante a marcha em ambientes externos e na comunidade.

Nível IV: a criança é capaz de sentar no chão quando colocada, mas não mantém a postura sem o uso das mãos para apoio. Necessita de suporte no tronco e na pelve para facilitar o uso bimanual, transfere-se para o sentado em cadeiras ou para de pé, mas necessita de superfície estável ou da assistência de adultos para se puxar com os braços durante essa transferência. Pode apresentar marcha com dispositivos de suporte em ambiente interno e com a supervisão de adultos, mas demonstra limitações na mobilidade em ambiente externo: a criança é transportada ou utiliza cadeira de rodas motorizada para locomoção na comunidade.

Nível V: a criança apresenta grandes limitações para manter a estabilidade da cabeça e do tronco durante a postura sentada e em atividades da mobilidade, mesmo com o uso de tecnologia assistiva[14].

Mais informações podem ser obtidas no *site* da CanChild Centre for Disability Research[14]: www.canchild.ca.

A Escala de Mobilidade Funcional (FMS) foi desenvolvida para classificar o desempenho da mobilidade de crianças de 4 a 18 anos, com base na utilização de dispositivos de suporte[15]. A locomoção é classificada, por meio de entrevista com os pais, cuidadores ou paciente, levando em consideração três distâncias específicas: 5, 50 e 500 metros, que representam respectivamente os ambientes casa, escola e comunidade. Os indivíduos recebem pontuação de 1 a 6 de acordo com a estratégia de mobilidade utilizada, indicando marcha independente em todas as superfícies (classificação 6), marcha independente em superfícies niveladas (classificação 5), uso de bengalas (classificação 4), uso de muletas (classificação 3), uso de andador (classificação 2) e cadeira de rodas (classificação 1) (Fig. 2.1). A FMS também pode ser utilizada para detectar mudanças ao longo do tempo ou após intervenções cirúrgicas[16].

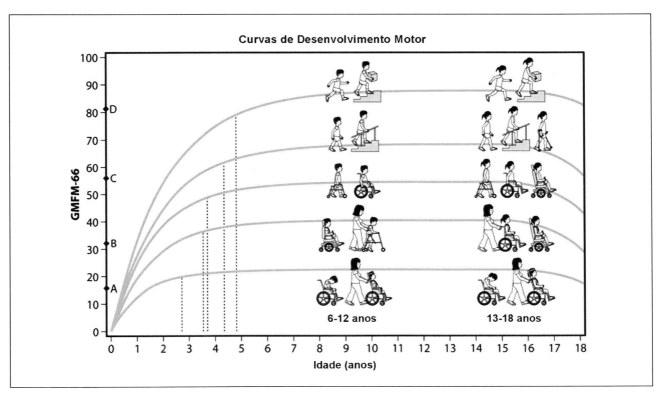

Fig. 2.1. A linha sólida da curva indica a média do desempenho no teste GMFM-66 para cada nível do GMFCS. As linhas pontilhadas na vertical indicam a idade-90, correspondente à idade de 4 a 8 m (nível I), 4 a 4 m (nível II), 3 a 7 m (nível III), 3 a 5 m (nível IV) e 2 a 7 m (nível V). Os diamantes no eixo vertical representam quatro itens do GMFM-66 e predizem quando a criança terá 50% de chance de completá-lo. Diamante A (item 21): mantém cabeça na posição vertical, com o tronco suportado pelo terapeuta quando sentada; diamante B (item 24): mantém-se sentada no colchão sem apoio dos membros superiores por 3 segundos; diamante C (item 69): dá 10 passos independente; diamante D (item 87): desce quatro degraus alternando os pés, sem apoio dos membros superiores. *Fonte*: Rosembaum PL, Walter SD, Hanna SE, Palisano RJ, Russell DJ, Raina P, Wood E, Bartlett DJ, Galuppi BE. Prognosis for gross motor function in cerebral palsy. Creation of motor development curves. JAMA 2002; 288(11):1.357-63. Ilustrações: Copyright Kerr Graham, Bill Reid, Adrienne Harvey.

A versão em português da FMS pode ser obtida no *site* do Hugh Williamson Gait Laboratory. The Royal Children's Hospital: www.mcri.edu.au/pages/gait-ccre/resources/resources.asp.

■ PROGNÓSTICO DA FUNÇÃO MOTORA

Perguntas como: "Meu filho vai andar?", são frequentes durante a avaliação fisioterapêutica. Informações prognósticas oferecem subsídios para programar o tipo e a intensidade da intervenção fisioterapêutica, além de oferecer dados objetivos para planejar o futuro de indivíduos com PC[5]. Estudos recentes proporcionaram evidências sólidas de prognóstico da função motora para indivíduos com PC de 0 a 18 anos[17-19]. A partir destes trabalhos foram desenvolvidas curvas de desenvolvimento motor para indivíduos classificados nos diferentes níveis do GMFCS (Fig. 2.1). Os dados foram obtidos em estudo prospectivo de Rosembaum e colaboradores[17], com amostra de 657 crianças, estratificadas pela idade e habilidade motora grossa e avaliadas periodicamente pelo teste GMFM – Gross Motor Function Measure[20,21]. As curvas de desenvolvimento motor representam o padrão de desenvolvimento médio para cada nível do GMFCS. As linhas pontilhadas representam a idade-90, ou seja, a idade na qual espera-se que a criança alcance 90% de seu potencial motor. A média dos escores preditivos da idade-90 varia de 4 anos e 8 meses para as crianças classificadas no nível I, 4 anos e 4 meses para as classificadas no nível II, 3 anos e 7 meses para os indivíduos do nível III, 3 anos e 5 meses para o nível IV, e 2 anos e 7 meses para o nível V, sendo que valores menores indicam progressão mais rápida para o limite de desenvolvimento[17] (Fig. 2.1).

FMS

Escala de Mobilidade Funcional
The Functional Mobility Scale
(2ª versão)

Para crianças de 4 a 18 anos com paralisia cerebral

Desenvolvido pelo
Hugh Williamson Gait Laboratory
The Royal Children's Hospital
Melbourne, Australia
Parte do Gait CCRE
www.rch.org.au/gait

Murdoch Childrens Research Institute
Healthier Kids. Healthier Future.

The Royal Children's Hospital Melbourne

Referências

1) Graham H. K., Harvey A., Rodda J., Nattrass G. R., Pirpiris M. (2004). *The Functional Mobility Scale (FMS). JPO* 24(5): 514-520.

2) Palisano R. J., Tieman B. L., Walter S. D., Bartlett D. J., Rosenbaum P. L., Russell D., Hanna S. E. (2003). *Effect of environmental setting on mobility methods of children with cerebral palsy. Dev. Med. Child Neurol.* 45: 113-120.

Para maiores informações ou mais cópias, favor entrar em contato com:
Hugh Williamson Gait Laboratory
The Royal Children's Hospital
Flemington Road
Parkville, 3052
Melbourne, Australia

email: gait.lab@rch.org.au

Fone: +61 3 9345 5354

www.rch.org.au/gait

© The Royal Children's Hospital, Melbourne 2004

ERC 060734

Exemplos

a) Uma criança que anda independentemente em casa em todas as superfícies, mas usa muletas no pátio da escola e cadeira de rodas para longas caminhadas ou passeios com a escola, é classificada como:

6   3   1

b) Uma criança que usa muletas dentro de casa, andador no pátio da escola e cadeira de rodas para ir ao shopping centre, é classificada como:

3   2   1

c) Uma criança que anda independentemente em todas as superfícies em casa incluindo escadas sem corrimão, mas na escola e para longas distâncias costuma perder o equilíbrio em superfícies com desnível ou na multidão, é classificada como:

6   5   5

d) Uma criança que usa andador em casa e na fisioterapia, mas em outras situações usa cadeira de rodas, é classificada como:

2   1   1

e) Uma criança que anda independentemente sem equipamento de auxílio em casa somente em nível térreo e usa duas bengalas na escola, na sala de aula e no pátio e um andador para longas distâncias, é classificada como:

5   4   2

Capítulo 2 ■ Fisioterapia em Paralisia Cerebral

Introdução

A Escala de Mobilidade Funcional (FMS) foi desenvolvida para classificar a mobilidade funcional em crianças, levando-se em consideração a variedade de equipamentos de auxílio que uma criança pode usar.

A escala pode ser usada para classificar a mobilidade funcional das crianças, documentar mudanças ao longo do tempo na mesma criança e para documentar mudanças após intervenções, por exemplo cirurgia ortopédica ou rizotomia dorsal seletiva.

A FMS classifica a habilidade de locomoção em três distâncias específicas, 5, 50 e 500 metros (ou 5, 50 e 500 jardas). Essas distâncias representam a mobilidade da criança em casa, na escola e na comunidade. Portanto, considera diversos equipamentos de auxílio usados pela mesma criança em ambientes diferentes.

A avaliação é feita pelo clínico com base nas questões feitas para a criança e aos pais (não por observação direta). A habilidade de locomoção da criança é classificada em cada uma das três distâncias de acordo com a necessidade de equipamentos de auxílio tais como muletas, andadores ou cadeira de rodas. Aparelhos ortopédicos usados regularmente devem ser incluídos para classificação.

A FMS é uma medida de desempenho. É importante classificar o que a criança realmente faz no momento da avaliação, não o que ela pode fazer ou costumava ser capaz de fazer.

Perguntas

O modo em que as perguntas são feitas para a criança ou aos pais é importante para se conseguir respostas que reflitam o desempenho. As perguntas que usamos para obter as respostas adequadas são:

1. Como sua criança se locomove em curtas distâncias em casa? (5m)
2. Como sua criança se locomove na sala de aula e entre as salas na escola? (50m)
3. Como sua criança se locomove em longas distâncias, como por exemplo para ir ao shopping centre? (500m)

As distâncias são um guia. O ambiente é o mais relevante.

Qualificadores

A diferença entre 1-4 é auto explicatória, entretanto a diferença entre 5 e 6 não é tão clara.

5 metros: as crianças que precisam de corrimão para usar escadas são classificadas como 5 e as crianças que não precisam de corrimão ou ajuda são classificadas como 6.

50 metros: as crianças que podem andar em todas as superfícies incluindo superfícies desniveladas e degraus, principalmente na escola, são classificadas como 6 e as crianças que precisam de ajuda nessas superfícies, mas podem andar em superfícies terrenas sem ajuda são classificadas como 5.

500 metros: as crianças que podem andar em todas as superfícies incluindo terreno rudimentar, calçadas, degraus e ambientes com multidão na comunidade sem ajuda são classificadas como 6, e as crianças que somente andam distâncias longas em superfícies terrenas e têm dificuldade para andar em multidões são classificadas como 5.

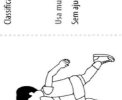

Classificação **6**

Independente em todas as superfícies:

A criança não usa apoio para locomoção e não precisa de ajuda de outra pessoa para andar em todas as superfícies, incluindo terreno desnivelado, calçadas etc e em ambiente com multidão.

Classificação **3**

Usa muletas:

Sem ajuda de outra pessoa.

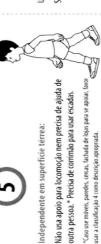

Classificação **5**

Independente em superfície térrea:

Não usa apoio para locomoção nem precisa de ajuda de outra pessoa. *Precisa de corrimão para usar escadas.

*Caso use móveis, paredes, cercas, fachada de lojas para se apoiar, favor usar a classificação 4 como descrição apropriada.

Classificação **2**

Usa andador:

Sem ajuda de outra pessoa.

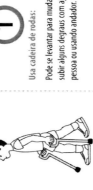

Classificação **4**

Usa bengalas (uma ou duas):

Sem ajuda de outra pessoa.

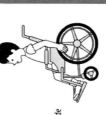

Classificação **1**

Usa cadeira de rodas:

Pode se levantar para mudar de lugar, pode subir alguns degraus com ajuda de outra pessoa ou usando andador.

Distância	Classificação: selecione o número (1-6) que melhor descreve a função atual
5 metros (jardas)	
50 metros (jardas)	
500 metros (jardas)	

Classificação **C**

Engatinhando:

A criança engatinha para se locomover em casa (5m).

Classificação **N**

N = sem classificação

Por exemplo, a criança não completa a distância (500 m).

Fig. 2.2. Escala de Mobilidade Funcional.

Outra informação prognóstica que pode ser obtida a partir das curvas de desenvolvimento motor refere-se à aquisição de habilidades motoras específicas. Foram selecionados quatro itens do teste GMFM-66 e representados no eixo vertical do gráfico como quatro diamantes, enumerados de A a D (Fig. 2.1). O diamante A representa o item 21 do GMFM-66, que avalia se a criança é capaz de manter sua cabeça na posição vertical, com o tronco suportado pelo terapeuta quando sentado. Espera-se que uma criança com escore no GMFM-66 de 16 pontos tenha 50% de chance de realizar essa tarefa. Os diamantes B, C e D representam, respectivamente, o item 24, que avalia se a criança consegue manter-se sentada no colchão sem apoio dos membros superiores por 3 segundos, o item 69, que mede a capacidade de a criança realizar 10 passos de forma independente e o item 87, que avalia a capacidade de descer quatro degraus de uma escada alternando os pés, sem apoio dos membros superiores. A idade estimada para que uma criança seja capaz de desempenhar os itens representados pelos diamantes varia de acordo com sua classificação no GMFCS, assim como a capacidade de realização da habilidade motora descrita pelo item representado[17].

A partir dessas evidências, mudanças esperadas na função motora ao longo do tempo e variações no desempenho de indivíduos de um mesmo nível classificatório do GMFCS podem ser avaliadas. A aplicação clínica desses dados pode auxiliar profissionais de reabilitação e familiares a identificar desfechos terapêuticos consistentes com o potencial da criança e planejar intervenções considerando as expectativas geradas pela idade e nível classificatório do GMFCS[5]. Mais informações sobre as curvas de desenvolvimento motor podem ser obtidas no *site*: www.fhs.mcmaster.ca/canchild[17].

TESTES PADRONIZADOS

Além da utilização de escalas classificatórias, é importante que as ações fisioterapêuticas sejam avaliadas de forma objetiva. Para tal, a literatura oferece uma diversidade de instrumentos que devem ser selecionados em congruência com a intervenção realizada. Alguns testes padronizados são indicados com este propósito e devem ser utilizados para detectar mudanças em desfechos estabelecidos a partir da avaliação clínica e trabalhados como metas terapêuticas. Além de oferecerem medida objetiva, esses instrumentos favorecem a comunicação e a linguagem comum entre a equipe de reabilitação[22].

A seleção do teste padronizado a ser utilizado depende de informações sobre o seu propósito, das características do indivíduo que será testado, dos aspectos do desenvolvimento e/ou funcionalidade que necessitam ser avaliados, do ambiente no qual o mesmo será aplicado e das facilidades em relação aos equipamentos necessários para sua utilização, necessidade de treinamento, custo e adequação à população de interesse para sua aplicação[23]. Em acréscimo, sabemos que instrumentos adequados de avaliação devem passar por processo de padronização, com conteúdo fixo e especificações claras. Este processo tem como objetivo garantir a uniformidade na administração do teste, pontuação dos itens e possibilitar comparações dos dados em diferentes situações[24].

O conhecimento das propriedades psicométricas do teste eleito, incluindo validade e confiabilidade, também é necessário. Validade é a capacidade do teste para avaliar o que se propõe e indica também se o instrumento é de boa operacionalização dos conceitos teóricos no qual foi originado[23,24]. Confiabilidade refere-se à consistência ou reprodutibilidade do instrumento. Isto implica a obtenção de resultados similares a partir da aplicação sucessiva do mesmo instrumento em dias diferentes (confiabilidade intraexaminadores), ou quando mais de um examinador aplica o mesmo teste (confiabilidade interexaminadores)[23,24]. Além das características citadas, os testes padronizados podem ser desenvolvidos por norma ou critério de referência. Testes normativos são baseados em ampla coleta de dados em um grupo de referência e comparam o desempenho individual ao grupo normativo[23,24]. Como exemplo, citamos o teste AIMS – Alberta Infant Motor Scale[25]. Testes de critério de referência possuem itens elaborados para refletir etapas na aquisição de determinada habilidade, sendo capazes de descrever o nível de desempenho do indivíduo[24]. Um exemplo de teste critério de referência é o GMFM – Gross Motor Function Measure[20,21].

Os testes mencionados constituem instrumentos utilizados com frequência por fisioterapeutas. O profissional deve selecionar o teste padronizado, conhecê-lo em profundidade e realizar o treinamento específico sugerido para sua aplicação. A avaliação dos índices de confiabilidade inter e intraexaminadores também é indicada.

O AIMS é um teste padronizado utilizado para avaliar o desenvolvimento motor grosso de crianças desde o nascimento até os 18 meses de idade[25]. O AIMS é um teste observacional que mede o desenvolvimento motor grosso, incluindo o controle postural e a movimentação espontânea da criança em quatro posições (prono, supino, sentado e de pé) e foi normatizado a partir dos dados de 2.220 crianças canadenses. Este teste é composto de 58 itens apresentados em forma de desenhos prospectivos em cada posição testada. Os itens são pontuados com base na distribuição de peso corporal, alinhamento postural e movimentos antigravitacionais realizados pela criança. O examinador identifica os itens mais e menos desenvolvidos observados durante a avaliação e determina os limites para a *janela de habilidades motoras,* que é estabelecida para cada posição avaliada ou subescala. Em cada *janela de habilidades motoras,* os itens são classificados como: *observado* (O) e *não observado* (NO), sendo atribuído o escore 1 ponto para cada item observado dentro da *janela*. Estes pontos são somados aos itens anteriores à *janela*, que também recebem escore de 1 ponto e resultam em um escore bruto para cada posição ou subescala avaliada. Os escores são somados e colocados em um gráfico na folha de teste, no qual é possível identificar o percentil de desempenho motor grosso da criança frente aos dados normativos da avaliação[25]. O percentil pode variar de 5% a 90%, sendo que percentis inferiores a 10% aos 4 meses de idade e 5% aos 8 meses de idade podem ser considerados como indicativos de atraso no desenvolvimento motor[26]. O AIMS possui excelentes propriedades psicométricas e não necessita de equipamentos especiais para sua administração, que exige de 20 a 30 minutos[25-27].

O GMFM é um teste padronizado que tem como objetivo documentar quantitativamente mudanças longitudinais na função motora grossa de crianças com PC e tem sido extensivamente utilizado na prática clínica e em pesquisas científicas[20,21]. Este teste apresenta-se em duas versões, uma composta de 88 itens e outra versão reduzida, composta por 66 itens (GMFM-66), que foi desenvolvida a partir da análise Rasch e pode ser utilizada por meio do *software* GMAE (Gross Motor Ability Estimator)[20]. Os itens testados são agrupados em cinco dimensões: deitado e rolando; sentado; engatinhando e ajoelhado; de pé; andando, correndo e pulando, sendo pontuados com escore de 0 a 3 pontos. Espera-se que uma criança com desenvolvimento motor "normal" consiga desempenhar todos os itens com a idade de 5 anos[20,21]. O GMFM pode ser utilizado em indivíduos com PC em qualquer faixa etária e apresenta excelentes propriedades psicométricas[22].

Enquanto administra um teste padronizado observacional, como os descritos, o fisioterapeuta tem a possibilidade de simultaneamente avaliar a qualidade do movimento e o planejamento motor do paciente, à medida que ele realiza as atividades solicitadas. Com base nesta observação, a avaliação de componentes específicos, como força e/ou comprimento muscular, processamento sensorial, alinhamento ósseo, desordens de movimento, entre outros, pode ser necessária. Esses procedimentos dão sequência ao processo de avaliação e fornecem subsídios para o raciocínio clínico[23].

OUTRAS ESCALAS

Algumas medidas de desfechos também têm sido utilizadas na literatura para oferecer documentação objetiva do desempenho de atividades relevantes, trabalhadas no contexto da intervenção fisioterapêutica. A seguir, serão descritos alguns destes instrumentos.

Teste de caminhada de 6 minutos

O teste de caminhada de 6 minutos tem sido utilizado em indivíduos com PC como medida submáxima para avaliar a capacidade funcional da marcha durante distâncias prolongadas[28-30]. A utilização deste teste possibilita a avaliação da capacidade de tolerância aos exercícios, necessária para a realização da mobilidade na comunidade e do desempenho de atividades de vida diária[29,30].

Os participantes são solicitados para caminhar em velocidade autosselecionada e confortável, de forma independente ou utilizando seu dispositivo de suporte para a marcha, órteses e calçados habituais. A marcha deve ser realizada em superfície plana, durante a maior distância possível, sendo permitidos períodos de descanso, se necessários. Não é aceito correr durante o trajeto.

Um avaliador acompanha o participante durante o percurso e oferece palavras de encorajamento a cada 30 segundos. Um segundo avaliador anota a distância percorrida e monitora o tempo do teste.

É reportada a distância percorrida (em metros) e calculada a velocidade da marcha (velocidade = distância percorrida/tempo)[28-30].

Teste da marcha rápida de 10 metros

Este teste tem capacidade de proporcionar informação clínica válida a respeito das habilidades da marcha e pode ser utilizado de forma segura, fácil e não dispendiosa[30]. A distância de 10 metros corresponde à distância mínima necessária para marcha funcional[29-31].

O início da distância de 10 metros é demarcado com uma fita adesiva em um corredor de 14 metros de comprimento. O final da distância é demarcado com uma fita adesiva posicionada horizontalmente ao corredor, para prevenir que o participante altere sua velocidade ao visualizar esta demarcação em seu percurso[29-31].

Os participantes são posicionados atrás da linha de largada e instruídos a caminhar em velocidade o mais rápida possível, sem correr, até que sejam solicitados para parar. O comando "pare" é fornecido aproximadamente 2 metros após a linha de chegada para evitar que o participante desacelere antes do final da marcha de 10 metros[29-31].

Um avaliador é posicionado ao lado do participante e o instrui para que inicie a marcha quando estiver preparado, encorajando-o para que continue caminhando o mais rápido possível. Outro avaliador é posicionado no final do percurso e opera o cronômetro. É permitido que o participante pratique a tarefa, não sendo permitida a corrida durante o teste[29-31].

Este teste apresentou bons índices de confiabilidade quando medidos em indivíduos saudáveis e que sofreram lesão cerebral traumática[32]. Entretanto, apesar de utilizado com frequência em indivíduos com PC, existem controvérsias quanto aos índices de confiabilidade desse teste nessa população[29,30,33].

Teste timed up and go

Este teste é um método prático e rápido de testar o equilíbrio e a mobilidade básica tanto em crianças com incapacidades como com desenvolvimento típico. O Timed Up and GO é baseado na tarefa funcional de se levantar de uma cadeira na qual os joelhos e quadris são mantidos em flexão de 90 graus e os pés apoiados no chão[28,33].

O participante deve se levantar da cadeira, andar a distância de 3 metros, virar em torno de uma marca no chão e retornar para a posição sentada na cadeira. No início da tarefa é oferecido o comando verbal: "pronto, 1, 2, 3 e vai". É registrado o tempo em segundos necessário para completar a tarefa. Tempos menores indicam melhores habilidades funcionais[33].

O Timed Up and Go é uma medida específica e sensível para identificar indivíduos em risco para quedas e apresenta boa confiabilidade inter e intraexaminadores (ICC = 0,99)[28].

COMPONENTES MUSCULOESQUELÉTICOS

A avaliação de componentes específicos, como força muscular, amplitude de movimento, processamento sensorial, condicionamento físico, entre outros, será descrita nos capítulos subsequentes deste livro. A literatura fornece uma gama de escalas e instrumentos que devem ser utilizados com propósito claro e treinamento específico. A seleção deles segue os parâmetros descritos no processo de tomada de decisões que norteia a avaliação fisioterapêutica.

MARCHA

A avaliação da marcha e as estratégias de tratamento para sua melhora também devem ser de domínio do fisioterapeuta. Entretanto, o aprofundamento neste tema foge ao escopo deste livro. Como leitura complementar, sugerimos as referências a seguir:

- Gage JR. Gait analysis in cerebral palsy. London: MacKeith Press, 1999.
- Gage JR, Schwartz MH, Koop S, Novacheck TF. The identification and treatment of gait problems in cerebral palsy. 2 ed. London: Mc Keith Press, 2009.
- Miller F. Physical therapy of cerebral palsy. Wilmington: Springer Science Business Media, 2007.
- Perry J. Gait analysis normal and patological function. Thorofare: Slack Incorporated, 2002.

TRATAMENTO FISIOTERAPÊUTICO

A partir da avaliação, as estratégias de tratamento são programadas de forma individualizada.

Neste processo, o fisioterapeuta deve eleger as técnicas de tratamento apropriadas e os diversos recursos terapêuticos recomendados ao seu paciente. A seleção dos mesmos baseia-se nos objetivos terapêuticos, nas características da família e paciente, na formação e capacitação técnica do profissional e na disponibilização dos recursos e equipamentos necessários à reabilitação.

A intensidade do tratamento e a necessidade semanal de sessões terapêuticas podem variar. Atualmente, discutem-se os benefícios obtidos a partir de programas de reabilitação realizados com maior intensidade e frequência alta de sessões em intervalos descontínuos, comparados a programas regulares e continuados de 1 a 3 sessões semanais[34,35]. Entretanto, a literatura não é conclusiva quanto aos benefícios de uma modalidade de intervenção em relação à outra [34,35].

Considerando-se as informações obtidas a partir das curvas de desenvolvimento motor[17], o tratamento fisioterapêutico pode ser programado a partir de dados prognósticos sólidos e planejado em dinâmica diferente para indivíduos de cada nível do GMFCS (Fig. 2.1). As curvas prognósticas informam que indivíduos classificados no nível I do GMFCS apresentam idade-90 correspondente a 4 anos e 8 meses[17]. Dessa forma, espera-se que o ritmo de desenvolvimento motor ocorra rapidamente até esta fase, seguido de estabilidade ou declínio[17,19]. Em indivíduos deste nível, o tratamento fisioterapêutico deve priorizar a qualidade do desempenho motor assim como a realização de atividades dinâmicas como pular, correr, atividades de coordenação e equilíbrio. A melhora dos aspectos qualitativos da marcha também é ponto importante abordado no tratamento fisioterapêutico. No final da infância e início da adolescência, em período geralmente concomitante à alta do tratamento fisioterapêutico, é importante que o paciente seja encaminhado ou que mantenha a realização de atividades esportivas de sua escolha, para estimular a manutenção da boa forma física e participação social. O acompanhamento fisioterapêutico posterior ocorre por meio de avaliações e orientações em trabalho integrado com o educador físico e a família.

No nível II, os indivíduos geralmente apresentam desempenho funcional satisfatório, mas as alterações secundárias do sistema musculoesquelético são mais evidentes. Esses aspectos fazem com que a execução de movimentos em padrões compensatórios, a médio e longo prazos, possa levar ao aparecimento de contraturas e deformidades, com consequente perda funcional. O equilíbrio entre a promoção da funcionalidade e a manutenção dos aspectos qualitativos do desempenho motor é objetivo primordial de tratamento fisioterapêutico. A partir da idade-90, que ocorre aos 4 anos e 4 meses, o ritmo de desenvolvimento motor tende a ser mais estável; entretanto, são frequentes as perdas nos aspectos qualitativos da função motora e marcha[17]. O trabalho de fortalecimento muscular e condicionamento físico adaptado e programado para preservar o desempenho qualitativo da mobilidade e alinhamento biomecânico do sistema musculoesquelético é indicado para minimizar as alterações secundárias e prioritário no programa fisioterapêutico.

Nos níveis III e IV, quando a idade-90 ocorre aos 3 anos e 7 meses e 3 anos e 5 meses, respectivamente, os indivíduos apresentam maior gravidade do comprometimento motor e risco de alterações secundárias, como contraturas e deformidades do sistema musculoesquelético, se comparados ao nível II[17]. A mobilidade é realizada com a utilização de dispositivos de suporte e adaptações no ambiente. A promoção da funcionalidade é aspecto primordial do tratamento e deve focalizar atividades como transferências de posturas, marcha e atividades de vida diária. É frequente a necessidade de auxílio dos cuidadores durante as situações funcionais. A promoção da independência e o aumento da velocidade no desempenho de tarefas do dia a dia também são aspectos importantes a serem incorporados no programa de fisioterapia. A partir da idade-90, verifica-se tendência a declínio na função motora, fazendo com que os indivíduos não consigam realizar ou apresentem insegurança e restrição da velocidade para desempenhar atividades anteriormente possíveis[19]. Esses aspectos provocam prejuízo na funcionalidade e na independência, com maior impacto emocional para os pacientes e sobrecarga para os cuidadores, à medida que as crianças tornam-se adolescentes e jovens adultos. Sugere-se a continuidade do tratamento fisioterapêutico durante essa fase. A variação de técnicas terapêuticas proporciona maior diversidade e estímulo para os mesmos. A promoção da independência e da mobilidade funcional, a manutenção dos aspectos qualitativos da função motora e da marcha e da capacidade de acompanhar os parceiros durante situações escolares e sociais são objetivos funcionais que devem ser promovidos e mantidos.

No nível V, a idade-90 ocorre mais cedo (2 anos e 7 meses)[17]. Esses indivíduos apresentam comprometimento grave da função motora e necessitam de adaptações extensas para o desempenho de qualquer atividade funcional. A necessidade de recursos adaptativos de posicionamento é extrema, e a prevenção de deformidades do sistema musculoesquelético é objetivo imprescindível do tratamento fisioterapêutico. Neste nível, o uso de tecnologia assistiva e adaptações para favorecer a comunicação e a resposta visual são dispositivos essenciais para integrar a criança no ambiente, vinculando-a ao seu meio familiar e social. O tratamento fisioterapêutico tem como base magnificar as possíveis respostas e potenciais encontrados na criança. Deve-se prevenir o aparecimento de deformidades musculoesqueléticas, que ocorrem com maior frequência neste grupo, podem causar dor e comprometer a qualidade de vida dos pacientes. O trabalho integrado com a família e contextualizado no ambiente da criança permite que o uso dos recursos adaptativos seja de fato inserido em sua rotina diária. Em acréscimo, atividades que favoreçam a qualidade da postura, manutenção do comprimento muscular e prevenção de deformidades musculoesqueléticas devem ser realizadas durante a rotina diária pelos cuidadores, sem gerar sobrecarga para a família.

Após a estruturação das orientações domiciliares na rotina diária do paciente e sua família, a frequência de sessões fisioterapêuticas pode ser reduzida, e o trabalho de acompanhamento e orientações periódicas pode ser implementado. Entretanto, o acompanhamento fisioterapêutico deve ser realizado de forma contínua e dinâmica, buscando otimizar o tempo dispendido pelos cuidadores na realização das orientações domiciliares, oferecendo-as de maneira sucinta e eficiente.

Entre as diversas intervenções interdisciplinares necessárias aos indivíduos com PC, alguns procedimentos, como a aplicação de toxina botulínica A (TBA) e a realização de cirurgias ortopédicas, são indicados com maior frequência e exigem a intensificação do tratamento fisioterapêutico. Estes procedimentos devem ser programados em conduta interdisciplinar para otimizar os resultados planejados.

A TBA é um composto derivado do agente *Clostridium botulinum* e administrado por via intravenosa com objetivo de diminuir o tônus na parte ativa, não fibrótica do músculo[36]. Em indivíduos com PC, é indicada quando há presença de encurtamento muscular dinâmico, mas não são identificadas contraturas ou deformidades fixas. Sua ação possui efeito transitório, com duração de 3 a 6 meses, podendo ser reaplicada a partir desta data. A associação da TBA, o uso de órteses e o tratamento fisioterapêutico podem provocar mudanças consistentes no desempenho motor de indivíduos com PC que extrapolam o período de ação do medicamento[36]. Esses ganhos podem acarretar melhora na espasticidade, amplitude de movimento, capacidade de realização de movimentos seletivos, facilitar o posicionamento, função motora e marcha[3]. Após a aplicação da TBA, o protocolo sugerido é a intensificação do tratamento fisioterapêutico nos primeiros 2 meses após a aplicação e posterior retorno à frequência habitual de sessões terapêuticas. A orientação à família e a confecção de órteses e equipamentos de posicionamento, quando necessários, são imprescindíveis e devem ser providenciadas anteriormente à aplicação da TBA, para garantir os resultados planejados[36]. Um importante benefício advindo da utilização da TBA foi a possibilidade de postergar ou mesmo eliminar a necessidade de cirurgias ortopédicas[3]. Deste modo, a TBA é utilizada preferencialmente nas crianças mais novas, de modo geral, no período anterior à idade-90[36].

Outro procedimento que exige a intensificação do tratamento fisioterapêutico é a correção cirúrgica de deformidades musculoesqueléticas. As cirurgias ortopédicas têm como objetivo corrigir alterações estruturais do alinhamento, que podem envolver uma ou mais articulações[3,36]. De forma ideal, esse procedimento deve ocorrer a partir da idade-90, quando é verificado platô da função motora grossa[36]. Estudos indicam que quanto mais tarde é realizada a cirurgia, menor o risco da necessidade de outra intervenção cirúrgica futura. Há também recomendação técnica para que os procedimentos cirúrgicos ocorram em um só tempo e abordem conjuntamente diferentes grupos musculares e segmentos ósseos, o que é denominado cirurgia ortopédica em múltiplos níveis[16]. Este procedimento facilita a reabilitação, pois exige um momento pós-operatório[3].

Cada abordagem cirúrgica necessita de protocolo específico de tratamento fisioterapêutico e requer a programação interdisciplinar da intervenção, o uso de órteses e recursos para posicionamento (adquiridos antes do procedimento), além do adequado esclarecimento da família e paciente. O programa de tratamento fisioterapêutico é intensivo no primeiro trimestre do pós-operatório, ocorrendo redução lenta e progressiva da frequência de sessões semanais, mediante a evolução do paciente e modificações no padrão motor. No pós-operatório, ocorre período de instabilidade da função motora para posterior desenvolvimento de padrão de movimento mais elaborado e qualitativo, com consequente melhora do desempenho da mobilidade[3,36]. Deste modo, espera-se que após a intervenção cirúrgica ocorra perda no desempenho motor, com retorno aos níveis funcionais de mobilidade entre 6 meses e 2 anos, dependendo do procedimento realizado[16].

CASOS CLÍNICOS

A seguir serão descritos dois casos clínicos para elucidar o processo de avaliação, raciocínio clínico e tomada de decisões terapêuticas. A seleção dos casos tem como objetivo ilustrar a escolha dos instrumentos de avaliação e demonstrar como as necessidades e prioridades do indivíduo com PC e sua família podem se modificar ao longo do tempo.

Caso 1

João é uma criança de 11 meses de idade corrigida, com história de prematuridade (nascimento com 32 semanas de gestação). O paciente encontra-se em acompanhamento neurológico e não apresenta outras intercorrências como crises convulsivas ou déficit visual. João recebeu o diagnóstico de PC diplégica espástica, GMFCS nível III. A criança possui irmão com 3 anos de idade e seus pais trabalham no comércio, em local próximo à sua residência. João possui uma cuidadora, que também auxilia sua mãe na realização de tarefas domésticas e cuidados com o irmão. O ambiente domiciliar é orientado para as necessidades dos filhos, com brinquedos e carrinho de bebê. A interação familiar é positiva e os pais preocupam-se em oferecer todo o suporte necessário às crianças.

Avaliação

Durante entrevista inicial os pais mostraram-se apreensivos quanto ao acometimento motor e possíveis sequelas futuras, solicitando informações se João seria capaz de ficar de pé e andar. O desejo de possibilitar o tratamento e proporcionar recursos para favorecer o desenvolvimento da criança era evidente. As seguintes necessidades e prioridades foram identificadas pelos pais: (1) informações sobre o prognóstico motor (marcha), (2) melhora da capacidade de manter a postura sentada sem apoio, (3) hipertonia dos membros inferiores e apoio na ponta dos pés quando posicionado de pé, (4) dificuldades no manuseio com o membro superior direito ("rigidez" durante as atividades de vida diária como troca de roupas, dificuldades na preensão e manipulação de objetos) e (5) recomendações sobre o que fazer para estimular a criança.

Na avaliação, optamos por aplicar o teste GMFM-66 e documentar o desempenho qualitativo das atividades motoras realizadas durante o mesmo. A criança apresentou escore de 24,66% (Fig. 2.3). Foi observada hipertonia dos membros inferiores (MMII) e assimetria na função manual com maior dificuldade na movimentação ativa e preensão com o membro superior direito (MSD). Em supino, a criança realizava alcance com o membro superior esquerdo (MSE) cruzando a linha média, mas mantinha o MSD próximo ao corpo (itens 6 e 7 do GMFM-66). Os movimentos antigravitacionais com os MMII eram restritos, sendo os mesmos mantidos próximo ao chão em postura preferencial de adução do quadril (maior à D) e flexão plantar. Foi verificada espasticidade dos adutores e flexores plantares (maior à D), documentada pela escala modificada de Asworth, com escore 1 à esquerda e 1+ à D, para os dois grupos musculares testados[37] (Fig. 2.4).

A criança era capaz de elevar a cabeça (item 10 do GMFM-66) e estender o tronco quando colocado em prono; entretanto, realizava maior descarga de peso à esquerda, mantendo o membro superior direito próximo ao corpo, com movimentação ativa reduzida. Não apresentava mobilidade nesta postura ou transferia-se para postura de gato ou sentado.

■ Normal	0
■ Aumento no final da ADM	1
■ Aumento a partir da metade da ADM	+1
■ Aumento por toda a ADM	2
■ Movimento Passivo Prejudicado	3
■ Rigidez	4

Fonte: Bohannon RW, Smith B. Interrater reliability of a modified Ashworth scale of muscle spasticity. Phys Ther 1987; 67:206-7.

Fig. 2.3. Escala de Asworth modificada.

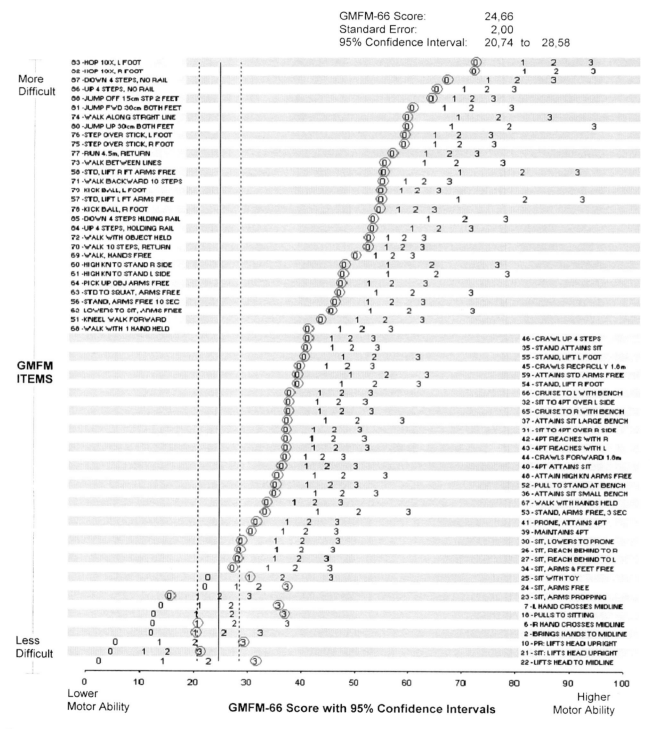

Fig. 2.4. Teste GMFM – Mapa de Itens. Caso 1. Resultado no teste GMFM-66 obtido pela utilização do *software* GMAE. Os itens testados são dispostos por ordem de dificuldade. A linha sólida na vertical indica o escore da criança, as linhas pontilhadas, o desvio padrão. A pontuação obtida pela criança em cada item está circulada. *Fonte:* Russell DJ, Rosenbaum PL, Avery LM, Lane M. Gross motor function measure (GMFM-66 & GMFM-88) User's manual. Canchild Centre for Childhood Disability Research. McMaster University. Hamilton: Mc Keith Press, 2002.

Conseguia rolar para o lado direito, a partir de supino, para alcançar um objeto, mostrando interesse pelo mesmo.

João reconhecia seus familiares, mostrava-se atento aos eventos de sua rotina e falava algumas palavras como: "mamãe", "bola", "quero", "não", "tchau" etc. Em situações de brincadeiras, proporcionadas no contexto da avaliação, a criança mostrava-se interessada; entretanto, demonstrava sinais de frustração, chorando por não conseguir alcançar objetos colocados à distância e manipulá-los de formas variadas, como trocando objetos entre as mãos e mudando-os de posição. Nestas situações, a criança desistia das brincadeiras oferecidas e perdia o interesse pelo objeto. A aceitação do toque e do manuseio no MSD não era prazerosa para a criança, que também não apresentava atenção visual para o membro, mesmo quando estimulada.

Quando colocado sentado, mantinha essa postura de forma independente por 1 segundo e não era capaz de realizar apoio com os membros superiores (MMSS) em caso de desequilíbrio (itens 23 e 24 do GMFM-66). A hipertonia dos MMII favorecia a postura em retroversão da pelve, flexão dos joelhos e flexão plantar. A criança mantinha-se em flexão do tronco com movimentação restrita do mesmo. Os MMSS também apresentavam movimentação ativa reduzida nesta postura. A escápula era inclinada anteriormente e abduzida, o cotovelo mantinha-se fletido e a mão frequentemente fechada. Se um objeto era colocado em sua mão D, a mesma não conseguia mantê-lo ou ele não direcionava o olhar para o objeto. Quando posicionado de pé, João apresentava adução e semiflexão dos quadris bilateralmente, extensão dos joelhos e flexão plantar, com apoio em equino. O exame das amplitudes de movimento (ADM) dos membros superiores e inferiores não demonstrou encurtamentos musculares.

Durante a rotina diária, a criança era mantida preferencialmente na postura deitada em supino, no carrinho de bebê ou colo. O posicionamento no carrinho ou no colo favorecia o suporte passivo do tronco e a postura em retroversão da pelve, flexão dos joelhos e flexão plantar.

A partir dos dados da avaliação de João, foi realizada a interpretação dos achados obtidos e planejamento do programa de intervenção. Este processo ocorreu por meio de raciocínio clínico e teve como objetivo possibilitar o estabelecimento de metas terapêuticas e responder aos anseios da família.

Durante a entrevista inicial, os pais demonstraram interesse em obter informações sobre o prognóstico motor da criança, principalmente em relação à capacidade de manter-se sentado de forma independente e marcha. A resposta a essas perguntas pôde ser oferecida a partir das informações geradas pelo nível classificatório do GMFCS e pelas curvas do desenvolvimento motor[9,17]. De acordo com esses dados, a classificação de João no nível III do GMFCS indica que a criança provavelmente terá capacidade de marcha com auxílio de dispositivos de suporte e que seu ritmo de desenvolvimento ocorrerá de forma mais rápida até os 3 anos e 7 meses, correspondente à IDADE-90. A capacidade de manter-se sentado no colchão sem apoio dos membros superiores por 3 segundos (diamante B) terá 50% de chance de ocorrer a partir da idade de 1 ano. Entretanto, a família deve ser esclarecida que essas informações foram geradas a partir de probabilidades e representam a média dos indivíduos testados durante a elaboração do estudo e não deve ser compreendida de forma rígida ou determinista.

A Fig. 2.5 apresenta a relação entre os componentes de funcionalidade e fatores contextuais relevantes para João. O processo de raciocínio clínico para identificar a interação entre esses componentes permitiu a elaboração de hipóteses que nortearam a seleção de estratégias terapêuticas. Deste modo, o tratamento de João teve como objetivo favorecer o desempenho de atividades autoexploratórias e brincadeiras nas posturas prono e sentado e transições entre o deitado e sentado. Os aspectos qualitativos do desempenho motor também foram abordados, como o alinhamento do tronco e durante as posturas sentada e de pé e a movimentação voluntária global da criança, incluindo movimentos com o MSD. Neste ponto, o fisioterapeuta deve selecionar técnicas e recursos terapêuticos para possibilitar a aquisição dos objetivos propostos. O programa deve incluir estratégias para a melhora de componentes neuromotores da criança e proporcionar modificações e adaptações durante o desempenho de atividades da rotina. Por exemplo, modulando o suporte externo na postura sentada para favorecer a estabilidade e o alinhamento qualitativo do tronco e MMII e possibilitar a função manual, selecionando objetos e dispondo-os no ambiente com objetivo de facilitar

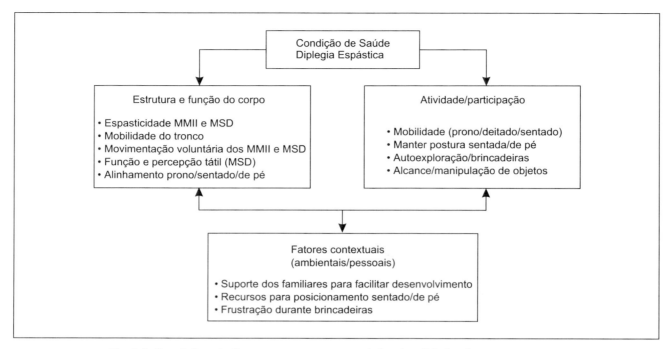

Fig. 2.5. Caso João: relação entre os componentes de funcionalidade e fatores contextuais.

o alcance, preensão e manipulação dos mesmos e orientando estratégias para favorecer a mobilidade e transições de posturas. Essas ações devem ser programadas em conjunto com a terapia ocupacional, especialidade também indicada para a criança. O encaminhamento para avaliação e acompanhamento pelo ortopedista é sugerido para programar estratégias que favoreçam a qualidade do alinhamento dos MMII durante o posicionamento de pé e programar o acompanhamento futuro nesta especialidade.

Caso 2

Eduardo é um adolescente de 16 anos de idade, GMFCS nível III e diagnóstico de diplegia espástica decorrente de história de prematuridade (29 semanas de gestação). O paciente estuda em escola regular e atualmente cursa o 2º ano do ensino médio, com desempenho satisfatório. É independente para a realização da maioria das atividades de vida diária, entretanto necessita da ajuda da mãe para vestir os MMII e colocar suas órteses suropodálicas. Durante os finais de semana, costuma frequentar a casa de seus colegas e passear no *shopping*. Também gosta de comunicar-se pela *internet* e jogar *videogame* com os amigos.

Eduardo locomove-se em casa segurando-se nas paredes ou em barras fixas posicionadas em lugares estratégicos. Utiliza bengalas de quatro pontos, como auxílio para a marcha no dia a dia, e andador durante as atividades de educação física. A classificação na FMS é de 4, 2, 4[16]. Durante as atividades em ambiente externo, como o passeio no *shopping*, Eduardo sente-se cansado após deambular uma distância de aproximadamente 150 metros. Nessas situações, solicita aos amigos que parem um pouco e o esperem descansar. Segundo o adolescente, seus parceiros são compreensivos e não resistem em esperar ou ajudá-lo durante a marcha. Entretanto, Eduardo demonstra desejo de acompanhá-los com mais eficiência.

Avaliação

De acordo com a queixa do paciente, optamos por utilizar medidas de desfechos que retratem o condicionamento físico e a capacidade de marcha em situações funcionais. Foram realizados o Teste de Caminhada de 6 Minutos[29], sendo percorrida a distância de 120 metros, calculada a velocidade da marcha (velocidade = 20 metros/minuto) e índice de gasto energético (IGE)[29,38,39], com escore de 3 batimentos/metro (valor de referência = 0,4 a 0,6 batimento/metro) (ver Capítulo 11, *Fortalecimento Muscular e Condicionamento Físico*). A marcha foi classificada como equinismo aparente[40], caracterizada pelo aumento da flexão dos joelhos e quadris durante a fase de apoio (ver Capítulo 22, *Órteses para Membros*

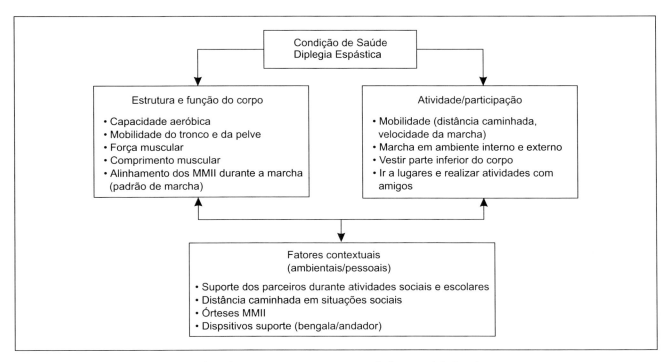

Fig. 2.6. Caso Eduardo: relação entre os componentes de funcionalidade e fatores contextuais.

Inferiores). O teste de força muscular manual foi realizado nos extensores dos joelhos (escore = 3 bilateralmente), glúteo máximo (escore = 2 bilateralmente), glúteo médio (escore = 2+ bilateralmente) e flexores plantares (escore = 2 bilateralmente)[41]. O exame das amplitudes de movimento demonstrou encurtamento de 30 graus bilateralmente para o músculo ileopsoas, ângulo poplíteo de 70 graus bilateralmente, amplitude de abdução de 30 graus bilateralmente e flexão plantar de + 5 graus bilateralmente[42]. Não foram observadas alterações do alinhamento do tronco, entretanto a pelve mantinha-se em postura retrovertida durante o posicionamento sentado e de pé. Os movimentos de rotação do tronco eram restritos durante as atividades de mobilidade.

A Fig. 2.6 mostra a interação entre os componentes de funcionalidade e fatores contextuais relevantes para Eduardo. Os objetivos do tratamento incluem a melhora do condicionamento físico e o trabalho de componentes neuromotores para favorecer a qualidade da marcha e o desempenho da mobilidade. Discussões sobre a satisfação com os dispositivos de suporte utilizados pelo paciente podem ser necessárias. As técnicas e os recursos terapêuticos selecionados têm como objetivo possibilitar a aquisição das metas propostas.

REFERÊNCIAS

1. Rosembaum P. Controversial treatment of spasticity: exploring alternatives therapies for motor function in cerebral palsy. Journal of Child Neurol 2003; 18(1):89-94.
2. Gage JR, Novacheck TF. An update on the treatment of gait problems in cerebral palsy. Journal of Pediatric Ortopedics 2001; 10:265-74.
3. Graham KH, Selber P. Musculoskeletal aspects of cerebral palsy. J Bone Joint Surg 2003; 85(2):157-66.
4. Palisano RJ. A collaborative model of service delivery for children with movement disorders: a framework for evidenced-based decision making. Phys Ther 2006; 86(9):1.295-305.
5. Palisano RJ, Snider LM, Orlin MN. Recent advances in physical and occupational therapy for children with cerebral palsy. Seminars in Pediatric Neurology 2004; 11(1):66-77.
6. Reilly C. Transdisciplinary approach: and atypical strategy for improving outcomes in rehabilitative and long term acute care settings. Rehabilitation Nursing. 2001; 26(6):216-44.
7. Organização Panamericana da Saúde, Organização Mundial da Saúde (eds). Classificação Internacional de Funcionalidade, Incapacidade e Saúde. São Paulo: Edusp, 2003: 325.
8. Damiano DL. Activity, activity, activity: rethinking our physical therapy approach to cerebral palsy. Phys Ther 2006; 86(11):1.534-40.
9. Rosembaum PL, Palisano RJ, Bartlett DJ, Galuppi BE, Russell DJ. Development of the gross motor function classification system for cerebral palsy. Dev Med Child Neurol 2008; 50:249-53.

10. Butler C. Effects of powered mobility on self-iniciated behaviors of very young children with locomotor disability. Dev Med Child Neurol 1986; 2:325-32.
11. Hadders-Algra M. The Neuronal group selection theory: promising principles for understanding and treating developmental disorders. Dev Med Child Neurol 2000; 42:707-15.
12. Huber JC, King-Thomas L. The assessment process. In: King-Thomas L; Hacker. A therapist's guide to pediatric assessment. Boston/Toronto: Little, Brown and Company, 1987.
13. Palisano RJ, Campbell SK, Harris SR. Evidence-based decision making in pediatric pyisical therapy. In: Campbell SK, Palisano RJ, Vander Linden DW. Physical therapy for children. 3 ed. Missouri: Saunders Elsevier, 2006.
14. Palisano R, Rosembaum P, Walter S, Russell D, Wood E, Galuppi B. CanChild Centre for Childhood Disability Research, Institute for Applied Health Sciences, McMaster University. Website: www.canchild.ca
15. Graham KH, Harvey A, Rodda J, Nattrass GR, Pirpiris M. The functional mobility scale. J Pediatr Orthop 2004; 24:514-20.
16. Harvey A, Graham KH, Morris ME, Baker R, Wolfe R. The functional mobility scale: ability to detect change following single event multilevel surgery. Dev Med Child Neurol 2007; 49:603-7.
17. Rosembaum PL, Walter SD, Hanna SE, Palisano RJ, Russell DJ, Raina P, Wood E, Bartlett DJ, Galuppi BE. Prognosis for gross motor function in cerebral palsy. Creation of motor development curves. JAMA 2002; 288(11):1.357-63.
18. Hanna SE, Bartlett DJ, Rivard LM, Russell DJ. Reference curves for the gross motor function measure: percentiles for clinical description and tracking over time among children with cerebral palsy. Physical Therapy 2008; 8(5):596-607.
19. Hanna SE, Rosembaum PL, Bartlett DJ, Palisano RJ, Walter SD, Avery L, Russell DJ. Stability and decline in gross motor function among children and youth with cerebral palsy aged 2 to 21 years. Devel Med Child Neurol 2009; 51:295-302.
20. Russell D, Gowland C, Hardy S, Lane M, Plews M, McGarvin H, Cadman D, Jarvis S. GMFM – Gross Motor Function Measure Manual. 2 ed. Hamilton, Ontário: Children's Developmental Rehabilitation Centre, McMaster University, 1993.
21. Russell DJ, Rosenbaum PL, Avery LM, Lane M. Gross Motor Function Measure (GMFM-66 & GMFM-88) User's manual. Canchild Centre for Childhood Disability Research. McMaster University. Hamilton: Mc Keith Press, 2002.
22. Chagas PSC, Mancini MC. Testes padronizados na avaliação da criança com paralisia cerebral. In: Lima CLA, Fonseca LF. Paralisia cerebral – fisioterapia neurologia e reabilitação. RJ: Medsi/Guranabara Koogan, 2008.
23. Tieman BL, Palisano RJ, Sutlive AC. Assessment of motor development and function in preschool children. Mental Retardation and Developmental Disabilities 2005; 11:189-96.
24. Rogers JC. Selection of evaluation instruments. In: King-Thomas L, Hacker BJ. A therapist's guide to pediatric assessment. Boston: Little, Brown and Company, 1987: 19-33.
25. Piper MC, Darrah J. Motor assessment of the developing infant. Philadelfia: WB Saunders Company, 1994.
26. Darrah J, Piper M, Watt ML. Assessment of gross motor skills of at-risk infants: predictive validity of alberta infant motor scale. Devel Med Child Neurol 1998; 40:485-91.
27. Darrah J, Redfern L, Maguire TO, Beauline P, Watt J. Intraindividual stability of rate of gross motor development in full term infants. Early Human Development 1998; 79:119-25.
28. Andersson C, Grooten W, Hellsten M, Kaping K, Mattsson E. Adults with cerebral palsy: walking ability after progressive strength training. Devel Med Child Neurol 2003; 45:220-8.
29. Provost B, Dieruf K, Burtner PA, Phillips JP, Beddingfield A, Sullivan KJ, Bowen CA, Toser L. Endurance and gait in children with cerebral palsy after intensive body weight-supported treadmill training. Pediatr Phys Ther 2007; 19:2-10.
30. Thompson P, Beath T, Bell J, Jacobson G, Phair T, Salbach N, Wright VF. Test-retest reliability of the 10-metre fast walk test in ambulatory school-aged children with cerebral palsy. Devel Med Child Neurol 2008; 50:370-6.
31. Dodd KJ, Foley S. Partial body-weight-supported treadmill training cam improve walking in children with cerebral palsy: a clinical controlled trial. Devel Med Child Neurol 2007; 49:101-5.
32. Watson MJ. Refining the ten-metre walking test for use with neurologically impaired people. Physiotherapy 2002; 88:386-97.
33. Katz-Leurer M, Rotem H, Keren O, Meyer S. The effects of a "home-based" task-oriented exercise programme on motor and balance performance in children with spastic cerebral palsy and severe traumatic brain injury. Clinical rehabilitation 2009; 23:714-24.
34. Christiansen AS, Lange C. Intermittent versus continuous physiotherapy in children with cerebral palsy. Dev Med Child Neurol 2008; 50:290-3.
35. Trahan J, Maloin F. Intermittent intensive physiotherapy in children with cerebral palsy: a pilot study. Dev Med Child Neurol 2002; 50:233-39.
36. Heinen F. Desloovere K, Schroeder AS et al. The updated European Consensus 2009 on the use of Botulinum toxin for children with cerebral palsy. Eur J Paediatr Neurol 2010; 14(1):45-66.
37. Bohannon RW, Smith B. Interrater reliability of a modified Ashworth scale of muscle spasticity. Phys Ther 1987; 67:206-7.
38. Damiano DL, Abel MF. Functional outcomes of strength training in spastic cerebral palsy. Arch Phys Med Rehabil 1988; 79:119-25.
39. Schlough K, Nawoczenski D, Case LE, Nolan K, Wifflesworth JK. The effects of aerobic exercise on endurance, strength, function and self-perception in adolescents with spastic cerebral palsy: a report of three case studies. Pediatric Physical Therapy 2005; 17:234-50.
40. Rodda J, Graham HK. Classification of gait patterns in spastic hemiplegia and spastic diplegia: basis for a management algorithm. Eur J Neurol 2001; 8(suppl. 5):98-108.
41. Hislop HJ, Montgomery J. Daniels e Worthingham – Provas de função muscular. 6 ed. Rio de Janeiro: Guanabara Koogan, 1996.
42. Magee DG. Avaliação musculoesquelética. 4 ed. São Paulo: Manole, 2005.

Fonoaudiologia em Paralisia Cerebral

Capítulo 3

Carla Menezes da Silva • Amélia Augusta de Lima Friche

■ INTRODUÇÃO

O objetivo deste capítulo é apresentar como é desenvolvida a intervenção fonoaudiológica em indivíduos com paralisia cerebral (PC).

Tentando fazer um recorte dentro do tema central abordado neste livro, procuramos verificar como a fonoaudiologia pode contribuir para a reabilitação desses indivíduos, no campo da motricidade orofacial e da linguagem. Apresenta-se também a perspectiva atual de reabilitação fonoaudiológica com enfoque nas *disfagias orofaríngeas* nas crianças com PC, que ultimamente, é reconhecida como área prioritária da intervenção fonoaudiológica, considerando a manutenção da qualidade de vida da criança, seu estado nutricional, de hidratação e a redução do risco de aspiração de alimentos (Furkim, 2000).

Devido à multiplicidade do quadro clínico apresentado por esses pacientes, acredita-se que somente uma equipe com formação especializada, composta por diversos profissionais, poderá traçar o prognóstico e tratamento adequados para cada caso. Assim, na reabilitação de crianças com PC, torna-se imprescindível a *abordagem interdisciplinar,* com o conhecimento dos objetivos terapêuticos de cada área, bem como os instrumentos de avaliação e tratamento utilizados pela equipe. Desta forma, esses profissionais, juntamente com a família e o paciente, são capazes de eleger as prioridades terapêuticas de maneira dinâmica e eficaz, buscando essencialmente o desempenho funcional das habilidades.

Na primeira parte deste capítulo são apresentadas as diferentes abordagens que norteiam a atuação fonoaudiológica nas áreas citadas anteriormente. As etapas do processo de reabilitação fonoaudiológica englobando avaliação e tratamento, a partir de um caso clínico, são mostradas em um segundo momento.

■ CLÍNICA DA MOTRICIDADE OROFACIAL

PC é o resultado de uma lesão ou mau desenvolvimento do cérebro, de caráter não progressivo, existente desde a infância. A deficiência motora se expressa em padrões anormais da postura e dos movimentos, associados às alterações do tônus. A lesão que atinge o cérebro, quando ainda é imaturo, interfere no desenvolvimento motor normal do indivíduo (Eicher e Batshaw, 1993).

Os distúrbios motores na PC são frequentemente acompanhados de distúrbios da sensação, percepção, cognição, comunicação, comportamento, epilepsia e por problemas musculoesqueléticos secundários (Rosenbaum et al., 2007).

A dificuldade de controle motor global e oral é comum nessa população, o que provoca alterações no desenvolvimento das funções do sistema estomatognático (SEG). Este sistema formado pela boca (estoma) e mandíbula (daí a terminação gnático, do grego *gnathos*) é composto por estruturas estáticas ou passivas e estruturas dinâmicas ou ativas que, equilibradas e controladas pelo sistema nervoso central (SNC), serão responsáveis pelo funcionamento harmônico da face. As estruturas estáticas ou passivas são representadas pelos arcos osteodentários, maxila e mandíbula, relacionados entre si pela articulação temporomandibular (ATM). Ainda fazem parte dessas estruturas outros ossos cranianos e o osso hioide. As estruturas dinâmicas ou ativas são representadas pela unidade neuromuscular, que mobiliza as partes estáticas (Tanigute, 1998). Estas estruturas interligadas formam um sistema com características próprias e são responsáveis pelo desenvolvimento das funções alimentares de sucção, mastigação e deglutição, de respiração e fala. Essas funções, além dos estímulos genéticos, oferecem estímulos externos para o crescimento da face.

Enquanto as funções respiração, sucção e deglutição são inatas e inicialmente controladas de forma reflexa, a mastigação e a fala são funções aprendidas e dependentes de inúmeros fatores. Por isso, destaca-se a importância do conhecimento da anatomofisiologia típica de tais funções para melhor compreensão do desenvolvimento atípico frequentemente encontrado no indivíduo com PC.

Sugere-se bibliografia específica sobre este tema para aprofundamento acerca das funções estomatognáticas: *Tratado de fisiologia aplicada à fonoaudiologia* (Douglas, 2002) e *Fundamentos em fonoaudiologia – aspectos clínicos da motricidade oral* (Marchesan, 1998).

CLÍNICA DAS DISFAGIAS OROFARÍNGEAS

Disfagia é qualquer dificuldade de deglutição, decorrente de processo agudo ou progressivo, que interfira no transporte do bolo da boca até o estômago. A deglutição pode ser prejudicada devido a processos mecânicos, neurogênicos, como parte natural do envelhecimento do ser humano ou pelo efeito de medicamentos (Costa, 1998). Entre os grupos de risco se destacam as crianças com PC, além das crianças com desordens cardiorrespiratórias, anomalias estruturais, problemas comportamentais e por privação sensorial (Imhoff e Wigginton, 1991).

As crianças com PC podem apresentar disfagia orofaríngea, desde o nascimento, ficando impedidas de receber alimentação por via oral nas primeiras semanas após o nascimento, devido à incoordenação entre sucção, deglutição e respiração e consequente risco de aspirações (Hernandez, 1996; Hernandez, 2009). O enfoque da intervenção fonoaudiológica é na função sucção. Esta se destaca como a primeira função estomatognática responsável pelo crescimento e desenvolvimento craniofacial, além de garantir o aporte nutricional do bebê nos primeiros 6 meses de vida.

A avaliação do bebê deve se iniciar com uma minuciosa coleta de dados sobre a gestação e o parto, a história familiar de problemas neurológicos, a história clínica e a evolução do bebê até o momento, além de informações sobre a dinâmica familiar (Hernandez, 2009). A condição clínica do bebê deve ser considerada, observando-se os parâmetros fisiológicos objetivos, como nível de saturação de oxigênio, frequência cardíaca, cor da pele, atividade global e reatividade do bebê. Devem ser observadas ainda a estabilidade do sistema nervoso autônomo, a capacidade de regulação dos estados de consciência e a manutenção do estado de alerta, fatores determinantes para a função alimentar segura (Comrie e Helm, 1997).

A avaliação direta das estruturas e das funções do SEG deve ser realizada antes dos horários de alimentação, ou seja, quando o bebê estiver com fome e de preferência no estado de alerta. Devem ser observadas as características anatômicas da face, bem como a integridade das estruturas orais, o tônus postural global e oral e a presença e completude dos reflexos orais.

O reflexo de procura está presente desde a 37ª semana de vida intrauterina (VIU) até o 3º mês de idade; é considerado um precursor da sucção e sua principal função é possibilitar à criança efetuar a pega no seio materno (Neiva, 2006). Pode ser eliciado tocando-se as comissuras labiais direita e esquerda ou a região medial dos lábios superior e inferior com respostas laterais em direção à bochecha, para cima e para baixo, respectivamente (Hernandez, 1996).

O reflexo de sucção acompanha o bebê desde a VIU, aparecendo por volta da 17ª semana de gestação. Ocorre por meio de um padrão consistente de eclosões de sugadas alternadas com pausas e, a partir do 3º ao 4º mês de vida, torna-se um ato voluntário. Apresenta-se de maneira diferenciada frente a estímulos de sucção nutritiva (SN) e de sucção não nutritiva (SNN). Na SN ocorre aproximadamente uma sugada por segundo; já na SNN, o ritmo é maior, ocorrendo até duas sugadas por segundo (Hernandez, 1996). A avaliação do reflexo de sucção é feita inicialmente por meio da SNN. Avaliam-se a tensão/tônus e a postura da língua, das bochechas e dos lábios, o vedamento labial, a mímica facial, a força e o ritmo de sucção. A melhor maneira para avaliar a SNN é utilizar o dedo enluvado embebido em solução glicosada ou leite, se for possível. A avaliação da SNN fornece informações sobre a possibilidade de se iniciar a via oral em bebês em uso de sondas gástricas para a alimentação.

Se o bebê estiver em bom estado geral e apresentar condições mínimas para a avaliação por via oral, avalia-se a SN. A avaliação de SN deve ser realizada de preferência com pequena quantidade de líquido (leite materno/fórmula, soro glicosado a 5% ou água destilada) oferecida por meio de sonda acoplada à seringa e presa ao dedo mínimo do examinador. Devem ser observados, além dos fatores já citados na avaliação da SNN, a coordenação entre sucção, deglutição e respiração. É importante verificar ainda a presença de escape oral de líquidos, o tempo de duração das eclosões de sucção, o índice médio de sugadas por eclosão/minuto, as pausas, o índice médio de deglutições por sugada e a presença de sinais de desconforto respiratório ou qualquer sinal de estresse (Hernandez, 2009). Avaliar o ritmo de sucção é de suma importância, pois alterações nele podem ser indícios de lesão cerebral ou imaturidade inicial. Vale ressaltar que alterações na forma de alimentação, como seio e mamadeira ou mesmo a troca de bicos utilizados, bem como tamanho do furo, podem gerar grandes variações no ritmo de sucção (Xavier, 1998).

O reflexo de deglutição é uma das primeiras respostas motoras da faringe e tem seu início por volta da 10ª a 11ª semana de IG (Xavier, 1998). A deglutição, juntamente com os reflexos de busca e de sucção, permite o transporte do alimento do meio externo para o gástrico (Hernandez, 2001). A deglutição é dividida em três fases: oral, faríngea e esofágica. No neonato, todas as fases são reflexas até que o bebê adquira maior controle da sucção e da região anterior da boca, o que permite que a fase oral se torne volitiva (Hernandez, 2001). A deglutição e a sucção no bebê são estreitamente relacionadas e é praticamente impossível dissociá-las, devendo-se avaliar essas duas funções conjuntamente.

O terapeuta deve considerar a funcionalidade da alimentação do bebê para verificar se a energia despendida durante a mesma não é excessiva, comprometendo o ganho de peso. Quando necessário, o fonoaudiólogo pode apoiar-se na avaliação instrumental, como a videonasofibroscopia da deglutição, a ausculta cervical, o ultrassom e a videofluoroscopia da deglutição, padrão-ouro para a avaliação dos distúrbios da deglutição (Hernandez, 2003). Após feita a avaliação, deve-se elaborar o tratamento com base nas informações obtidas e nos exames complementares, caso tenham sido realizados. É importante ressaltar o caráter interdisciplinar tanto da avaliação quanto da intervenção.

A melhora do quadro clínico, com ausência de suporte respiratório e balanço calórico de pelo menos 90 cal/kg/dia são critérios que devem ser observados ao se iniciar a estimulação motora oral com o bebê, assim como os estados de consciência (Xavier, 1995).

Várias técnicas terapêuticas têm sido descritas como benéficas no tratamento de distúrbios da alimentação em neonatos. Entre elas, destacamos: manuseio global do bebê, visando a adequação da postura, tensão/tônus e mobilidade das estruturas orais, especialmente durante a avaliação; utilização de manobras posturais para compensação das dificuldades de deglutição; estimulação tátil/gustativa/térmica, uso de técnicas de manuseio oral, como o *tapping* e estimulação dos reflexos e automatismos orais, visando a adequação da sensibilidade e consequentemente melhor desempenho motor e funcional; estimulação da SNN, objetivando a transição da alimentação para a via oral; manejo dos aspectos relacionados com a via de alimentação (oral, sonda ou mista), tipo de sonda (nasal, oral ou outra), volume, temperatura e consistência do alimento; controle das pausas entre as sucções, necessárias a boa coordenação sucção-deglutição-respiração.

O emprego dessas técnicas é variável e depende, além do estado geral, como citado anteriormente, de outros fatores, como a ocorrência de eventos que favoreçam ou agravem o quadro. A amamentação ao seio deve sempre ser preconizada e estimulada. Quando necessário, as mães devem ser encaminhadas para assistência em banco de leite materno, onde poderão receber orientações mais específicas sobre ordenha e estocagem do leite materno.

Em relação à gravidade da disfagia em crianças com PC, podem-se encontrar casos agudos, crônicos e de incoordenação. Geralmente, o risco de aspiração e penetração laríngea torna-se o principal fator etiológico de problemas respiratórios associados, considerando também o baixo ganho de peso e, como consequência, falha no crescimento e desenvolvimento da criança. Os riscos de desidratação, desnutrição e infecções pulmonares recorrentes são usualmente vistos como decorrentes da PC e em consequência não recebem diagnóstico nem tratamento diferenciados (Furkim, 1999).

Entre os principais sinais e sintomas da disfagia temos: abertura diminuída da cavidade oral, dificuldade na mastigação, reflexo de deglutição ausente ou reduzido, elevação ineficiente da laringe, tosse, engasgos, incompetência velofaríngea, vedamento labial ineficiente, resíduo alimentar em cavidade oral, em valéculas e seios piriformes, alteração de propriocepção e sensibilidade intraoral e faríngea, disfunção de paladar, xerostomia, aumento da consistência salivar, pneumonias de repetição, picos febris e perda de peso (Logemann, 1983).

As dificuldades de alimentação na população pediátrica também sofrem interferência de fatores ambientais, como estresse dos cuidadores, depressão ou instabilidades familiares, ansiedade do cuidador no momento da dieta, refeições realizadas com muito esforço e longa duração, trazendo problemas significativos para a criança.

Nas crianças com PC, a ausência do alinhamento biomecânico traz como consequência posturas corporais inadequadas e frequentemente padrões orais com alterações na sensibilidade e na motricidade. Estas alterações orais são encontradas nos diversos tipos de PC, o que provoca transtornos na respiração, sucção, mastigação, deglutição e fala. É comum encontrarmos habilidades motoras orais específicas de acordo com o diagnóstico topográfico da PC, como protrusão de língua, hiper ou hiporreflexo de *gag*, hipersensibilidade oral, reflexo de mordida tônica, disfunção de lábios e língua; porém, observa-se, na prática clínica, que esses quadros variam de paciente para paciente.

A função que exige tratamento específico, criterioso e que, por muitas vezes, tem um diagnóstico complicado e tardio, é a deglutição. Os sinais clínicos das disfagias aparecem em função das dificuldades na obtenção e ingestão dos alimentos. Mais comumente encontramos alterações nas fases oral e faríngea da deglutição. Tais dificuldades somadas a impossibilidade de manutenção do vedamento labial, ausência de lateralização da língua e incapacidade de centralização do bolo alimentar resultam em aumento do tempo total de refeição e diminuição da quantidade de alimento ingerido. O atraso no tempo de deglutição resulta em ineficiência da deglutição e maior risco de aspiração (Frazão, 2004).

Outro fator que também interfere no processo de deglutição é a alteração na mastigação, que antecede a deglutição propriamente dita. A dificuldade motora das crianças com PC altera, significativamente, a coordenação da musculatura orofacial para a trituração e controle oral dos alimentos. A mastigação se caracteriza como fase preparatória da deglutição. Geralmente, os padrões funcionais assumidos por essas crianças promovem, em consequência, alterações oclusais importantes, além de deformidades ósseas e dentárias. A função mastigatória é prejudicada por não ter uma base óssea adequada. Neste momento destaca-se a importância do conhecimento da área odontológica para investigação clínica da oclusão. A partir dessa avaliação discutem-se propostas de intervenção no campo da ortopedia funcional e ortodontia para garantir estabilidade e alinhamento dos dentes para a realização da função mastigatória (Naspitz, 2002).

Atualmente, a disfagia é uma especialidade da fonoaudiologia e possui extensa bibliografia relacionada com a população pediátrica. Muitos fonoaudiólogos destacam-se nessa área como precursores dessa intervenção específica. A intenção, neste capítulo, é nortear o aprofundamento do tema incluindo também áreas afins como a otorrrinolaringologia, gastroenterologia, pneumologia, neuropediatria, além dos profissionais de reabilitação (nutricionista, fisioterapeuta, terapeuta ocupacional, psicólogo).

Inicialmente a avaliação clínica fonoaudiológica estabelece como meta conhecer a causa da disfagia, o motivo da aspiração, a capacidade de a criança com PC proteger as vias aéreas, além da capacidade de se alimentar por via oral. Em seguida, realizam-se encaminhamentos necessários precisos para complementação diagnóstica para as diversas clínicas médicas. Dessa forma, o fonoaudiólogo desenvolve o gerenciamento do paciente disfágico com uma atuação conjunta com os outros profissionais. O trabalho da equipe interdisciplinar tem como objetivo comum proporcionar melhora no quadro clínico da criança com PC. Assim, o nutricionista determina o grau de nutrição; o otorrinolaringologista e o gastroenterologista investigam a presença de alterações estruturais anatômicas e funcionais na faringe, laringe e no esôfago, e o neuropediatra avalia e trata a incidência de quadros convulsivos associados, bem como o estado de desenvolvimento geral da criança.

A avaliação clínica fonoaudiológica inicia-se com a coleta de dados sobre a história da criança com PC. A principal questão aqui abordada é a dificuldade na alimentação. Essa dificuldade pode estar presente desde o nascimento, acompanhando seu desenvolvimento até a atualidade. O foco da investigação neste momento é conhecer com detalhes o diário alimentar da criança e se há algum tipo de aversão alimentar. Busca-se compreeender a presença de alguns sinais clínicos sugestivos de dificuldades na ingestão de alimentos, como recusa alimentar, presença de náuseas e vômitos, antes, durante ou após a alimentação, resistência na mudança de consistências e texturas diferenciadas, sabores e temperaturas dos alimentos, mudanças de comportamentos corporais, presença de choro, tosses e engasgos e qualquer outro tipo de estresse, relacionados com a quantidade de alimento ingerido, utensílios utilizados e posicionamento durante cada refeição.

O conhecimento das habilidades de comunicação da criança, assim como a qualidade das interações que estabelece com a família e seus cuidadores, permite averiguar como a criança está inserida na família, ou melhor, como este ambiente acolhe as dificuldades apresentadas por ela e quais estratégias são utilizadas na interação social. Pode-se também compreender como a família se disponibiliza para a especificidade do tratamento relacionado com a disfagia, quais são suas reais expectativas para adesão a esse programa de reabilitação e como pode aceitar os cuidados e orientações diárias na devolutiva realizada durante e após o processo de avaliação.

Segue-se então para a avaliação estrutural e funcional, verificando a integridade das estruturas envolvidas na deglutição e em sequência analisa-se o processo de deglutição/alimentação. Na avaliação vocal, sinais clínicos sugestivos de aspiração e/ou penetração laríngea são observados e, diante desses sinais, há o encaminhamento para os diferentes especialistas da área médica, como citado anteriormente.

A avaliação da dinâmica da deglutição é realizada por meio da videofluoroscopia da deglutição (VFD), considerada padrão-ouro, e nasofibrolaringoscopia. Geralmente, utilizam-se também escalas de graduação da gravidade da disfagia. Estas escalas têm por objetivo manter alguns critérios de descrição e graduação da gravidade da disfagia, permitindo também a troca de informações entre os membros da equipe que avaliam a criança em diferentes momentos. As escalas mais utilizadas são: escala de gravidade da disfagia descrita por O'Neil e cols. (1999), escala de penetração e aspiração, desenvolvida por Rosenbek e cols. (1996), citada por Robbins e cols. (1999) (Santini, 2008).

É importante ressaltar a existência de protocolos diferenciados e criteriosos desenvolvidos em muitos serviços e hospitais no caso da realização da VFD. O objetivo é colocar o fonoaudiólogo a par do processo de raciocínio clínico que fundamenta a conduta terapêutica diante de crianças com PC disfágicas. Assim, é interessante enfatizar que os dados coletados na entrevista inicial guiarão o terapeuta para os aspectos clínicos que deverão ser observados e analisados minuciosamente na avaliação clínica. A avaliação complementar, por meio da realização de exames, confirma esses achados clínicos e fornece informações objetivas sobre a anatomia e fisiologia do processo alterado de deglutição.

A terapia fonoaudiológica da criança com PC que apresenta disfagia é muito particular. Existem poucos estudos que comprovem a utilização de técnicas específicas, principalmente os manuseios corporais globais e dos órgãos fonoarticulatórios, que podem auxiliar na adequação da função deglutição. Estes manuseios são baseados em dados empíricos da reabilitação e, na prática clínica atual, tais técnicas ainda são largamente utilizadas, pois enfocam o tratamento global da criança, além da disfagia (Morris e Klein, 1987; Woods, 1995). Assim, estudos devem ser realizados para avaliar a eficácia dessas técnicas na disfagia.

Entre as diversas técnicas, destacam-se o conceito neuroevolutivo Bobath (Bobath, 1976) e a terapia de regulação orofacial preconizada pelo conceito Castillo Morales (1999) para referenciar o enfoque terapêutico do controle postural global. O objetivo da utilização dessas técnicas é garantir alinhamento biomecânico, estabilidade da cintura escapular e da mandíbula. Em sequência aos manuseios globais, o complexo orofacial pode receber técnicas orais específicas para estimulação sensorial, proprioceptiva e de movimentos funcionais dos órgãos fonoarticulatórios. Este tratamento oral favorece boa eficiência da fase oral da deglutição, que se caracteriza pela ejeção do alimento da boca até a faringe. As mudanças na alimentação, com a escolha adequada dos alimentos pela consistência, volume, textura, temperatura e sabor, são sugeridas pelo fonoaudiólogo, buscando melhor adequação diante do tratamento das disfagias. Além dos utensílios utilizados na alimentação, o posicionamento global durante a alimentação pode melhorar as habilidades orais e todo o processo de deglutição.

A terapia envolve mudança de comportamento alimentar, garantindo, além da segurança, momentos de conforto e prazer para o indivíduo. A boa interação da criança com uma pessoa que lhe seja familiar, neste momento, influencia diretamente na alimentação da mesma (Tuchman e Walter, 1994).

O tratamento oral nas crianças com PC é dividido em duas etapas e se refere à terapia indireta e direta (Groher, 1984). Fussi e Furkim (2008) também apontam uma analogia entre os termos "indireto" e "direto" e terapia "não nutritiva" e "nutritiva", como nos casos de neonatos. Apesar de nomenclaturas diferentes, os objetivos são os mesmos em relação à população adulta. De forma esquemática, apresentamos:

- *Terapia indireta*: são realizados exercícios para o ganho de eficiência muscular, melhorando força, coordenação e amplitude de movimento das estruturas orais e faríngeas. É feita estimulação sensorial: térmica, tátil e gustativa (digital e do reflexo de deglutição) e exercícios de mobilidade e resistência, principalmente de lábios e língua (para melhora do controle oral do bolo).
- *Terapia direta*: refere-se à adequação de consistência, volume, temperatura dos alimentos e/ou líquidos. São utilizadas manobras posturais antes e após a deglutição e manobras facilitadoras da deglutição para melhora do controle oral, mobilidade faríngea e laríngea (Groher, 1984).

A frequência do tratamento fonoaudiológico depende do estado clínico da criança, objetivo da terapia, isto é, se está em estado agudo, crônico ou em internação. Durante o período de internação, a criança com PC deve ser acompanhada e estimulada pelo fonoaudiólogo diariamente, no mínimo, em uma dieta, independente da via de alimentação utilizada.

A *eficiência* do procedimento terapêutico fonoaudiológico em disfagia orofaríngea é definida pelo efeito que a técnica terapêutica ocasiona nos mecanismos fisiológicos da deglutição. A *eficácia* está relacionada com o resultado final que a técnica e demais procedimentos da equipe multidisciplinar ocasionam no quadro clínico geral do paciente disfágico (Silva 1999). O fonoaudiólogo que se ocupará dessa reabilitação necessita de formação especializada devido à especificidade do tratamento das disfagias orofaríngeas.

O prognóstico da disfagia depende fundamentalmente da adesão familiar ao programa de reabilitação, organização do processo terapêutico envolvendo também a área médica e outros profissionais, estabilização do quadro clínico, com redução de distúrbios respiratórios (broncopneumonias) e garantia de aporte nutricional, muitas vezes com o auxílio de vias alternativas de alimentação.

CLÍNICA DA LINGUAGEM

O aspecto linguístico que envolve a linguagem, a fala e a comunicação é investigado por meio de suas manifestações clínicas e tratado na terapêutica a partir de vertentes teóricas, muitas vezes, diferenciadas que buscam fundamentar a aquisição e o desenvolvimento da linguagem da criança com PC.

A clínica da linguagem também ultrapassa a proposta de tratamento baseada exclusivamente na utilização de técnicas para a manutenção do controle postural, nas quais os manuseios corporais favorecem as funções motoras orais (conceito neuroevolutivo e Castillo Morales). De fato, essas abordagens estão voltadas para a adequação postural global e oral, especificamente dos órgãos fonoarticulatórios, considerando a mobilidade, força e tônus dos mesmos, além do desenvolvimento das funções alimentares, de respiração e de fala. Porém, é de fundamental importância investigar, não obstante a presença de alterações sensoriomotoras significativas, quais as condições que o sujeito tem de se manifestar pela linguagem, ou melhor, no mundo das relações, por meio da sua comunicação.

Assim, o fonoaudiólogo deve ter em mente o processo de aquisição e desenvolvimento normal da linguagem, para identificar os possíveis distúrbios presentes, que se relacionam com uma razão primária, e justificam a alteração – neste caso, a PC.

Essa alteração pode afetar um ou todos os aspectos da linguagem: fonologia, semântica, morfossintaxe e pragmática.

A fonologia é o estudo dos sons (fonemas) da língua e de sua utilização como unidades distintivas, sendo relacionada com a organização e a produção dos diversos sons na fala encadeada (Bishop e Morgford, 2002). A semântica é a ciência que estuda o signo linguístico quanto ao significado. É também o aspecto da linguagem relacionado com o conteúdo, o significado das palavras, ou seja, é a capacidade de formar conceitos. Segundo Befi-Lopes e Takiuchi (2000), a semântica é a primeira habilidade linguística a se manifestar na oralidade e depende da capacidade de representação simbólica.

O desenvolvimento morfossintático caracteriza-se como a construção da linguagem pela criança, no mundo da gramática e suas regras. Ela usa substantivos, verbos, advérbios, adjetivos e artigos a partir de sua evolução e de seu domínio da língua. Em relação à sintaxe, há utilização de frases afirmativas e negativas, que gradativamente se tornam mais elaboradas e complexas.

A pragmática refere-se à intenção comunicativa da criança, à função da comunicação e à habilidade em usar a língua em diferentes contextos. O ambiente preenche o significado, ou seja, dependendo do contexto, um enunciado fará ou não sentido para o interlocutor (Bishop e Mogford, 2002).

É importante ressaltar que os aspectos do desenvolvimento da linguagem são utilizados como parâmetros para a avaliação da comunicação da criança com PC. O fonoaudiólogo deve possuir um conhecimento profundo das teorias de aquisição e desenvolvimento da linguagem para observar, identificar e interpretar os atos comunicativos utilizados pela criança, bem como as situações de interação estabelecidas com a sua família. Sabemos que a criança, independentemente de apresentar o quadro de PC, desde o início, constrói suas relações por meio do diálogo estabelecido com a mãe. O bebê age sobre sua mãe e, deste modo, adapta-a, modelando-a às suas necessidades. Mesmo a criança com PC, com suas possíveis dificuldades motoras e perceptivas, é capaz de estabelecer esse vínculo inicial que resultará em uma primeira experiência de troca e manifestação de necessidades e desejos. Pode, assim, começar a entender o meio social em que vive e modificar seu comportamento de forma intencional ou não. O meio, por sua vez, na figura da mãe e dos outros familiares, amplia esses momentos de interação e influencia as ações e percepções da criança (Heymeyer, 2000).

Na clínica fonoaudiológica, procura-se também conhecer os aspectos emocionais que envolvem as crianças com PC. Para tanto, busca-se suporte na psicologia, que também aborda essa população. Porém, existem poucos estudos sobre os comportamentos e aspectos emocionais dessas crianças, pois ainda há dificuldades na sistematização de uma avaliação que abranja o funcionamento psíquico. Existe uma divisão entre os aspectos cognitivos e afetivos e a avaliação do desenvolvimento emocional, compartimentalizando o indivíduo. Ainda assim, é possível verificar que essa disfunção apresenta um espectro de possibilidades em suas manifestações, ou seja, podemos encontrar tanto uma criança com quadro motor grave e inteligência preservada como outra com quadro motor leve, mas com grave deficiência mental. E, ainda, há uma diversidade de comportamentos que podem estar relacionados com outros comprometimentos neurológicos, o uso de medicamentos anticonvulsivantes e a inadaptação da criança ao meio. Assim, todas as alterações sensoriomotoras encontradas interferem no desenvolvimento emocional da criança, uma vez que suas experiências são limitadas, restringindo-a e impedindo-a de vivenciá-las com maior autonomia, o que garantiria um equilíbrio entre momentos de satisfação e frustração (Braga, Souza e Willadino, 2000).

O fracasso da habilidade comunicativa, causado pelo déficit expressivo e compreensivo da linguagem do PC, pode causar distorções motivacionais cognitivas e emocionais, já que a criança não consegue adquirir novas capacidades motoras e mobilizar seu potencial, para fazer novas descobertas e estabelecer relações que a levem a compensações do seu meio ambiente (Heymeyer e Ganem, 1993).

Limongi (1998) considera em seus estudos as dificuldades de comunicação das crianças com PC, que podem ser desde ausência de atitude comunicativa, com alterações orais (práxicas), que impedem a articulação de sons, palavras e frases, até distúrbios no nível da linguagem (sintaxe e semântica). Considera, ainda, casos nos quais a comunicação oral pode estar totalmente ausente, mas as atitudes comunicativas estão presentes por meio de gestos, sinais, poucas vocalizações e aproximações fonêmicas, como também os casos em que a linguagem desenvolve-se de maneira próxima ao considerado normal e as dificuldades residem na área da fala. Neste caso, ela é definida como parte do processo semiótico, ou seja, refere-se à evocação representativa.

Buscando maior abrangência do trabalho fonoaudiológico, além de promover melhor interação entre pais e crianças, especialmente no campo da linguagem, é possível a aplicação de técnicas específicas e envolver os pais como *facilitadores da linguagem*. Para tanto, pode-se utilizar o método proposto pelo Centro Hanen, que implementou uma abordagem interacionista, baseada no princípio de que a linguagem da criança se desenvolve no ambiente familiar, frente a estímulos contínuos e necessidades da vida diária. As oportunidades que surgem nesse ambiente natural são mais frequentes e efetivas do que as que são feitas no ambiente terapêutico. Assim, este método desenvolveu algumas estratégias com o objetivo de conscientizar melhor os pais sobre o desenvolvimento da linguagem de seus filhos e sobre perfis de comunicação, as quais podem ser vivenciadas no dia a dia (Manolson, 1984). O método Hanen busca conscientizar e modificar as condutas dos pais, por meio da atuação do profissional fonoaudiólogo no próprio ambiente domiciliar e na rotina diária da criança, pontuando aspectos relevantes que favorecem situações interacionais (ver Capítulo 21, *Programa Hanen para pais e cuidadores da criança com PC*).

Existem implicações da abordagem descrita anteriormente no que se refere ao processo de aquisição de linguagem, considerando as diferenças nos graus de acometimento da PC. Na clínica fonoaudiológica, devido às características singulares dos pacientes, muitas perguntas feitas pelos pais referem-se à ausência da oralidade (ausência de fala oral articulada), justificada pela presença de lesões nos centros motores da fala. A partir dessa premissa, o fonoaudiólogo procura então traçar algumas estratégias para a utilização da *comunicação suplementar e/ou alternativa (CSA)*. A CSA é um recurso utilizado por um grupo de pessoas acometidas por algum tipo de alteração que impede o uso da fala nas situações cotidianas de vida, ou seja, independentemente da patologia é necessário explorar as possibilidades comunicativas (Manzini, 2000).

Para a comunicação oral necessitamos da organização dos conceitos, de sua formulação simbólica e expressão, exteriorização do pensamento pela fala, com a intenção de coordenar funções motoras, como respiração, fonação, articulação e prosódia, e programação dessas habilidades motoras na produção voluntária dos sons individuais da fala e sua combinação para formar as palavras (Brown, 1978).

Diante de qualquer alteração em uma dessas etapas, temos transtornos na fala e/ou linguagem com efeito na comunicação. A comunicação por meio da linguagem, característica exclusivamente humana, consiste na capacidade de compreender e enviar mensagens. Cabe ao fonoaudiólogo, tendo a linguagem como objeto de trabalho, selecionar, adequar e implementar recursos alternativos de comunicação para usuários com PC de forma funcional e efetiva.

A área de CSA é bastante recente, com envolvimento de diversos profissionais com diferentes objetivos e pesquisas norteadoras para sua implementação (Nobre, 2005; Silva e Reis, 2008). Alguns pré-requisitos para a utilização de sistemas gráficos em indivíduos com PC devem ser observados, como acuidade visual e auditiva, percepção auditiva e visual, desenvolvimento emocional e social, compreensão oral (potencial receptivo), desenvolvimento cognitivo, controle postural e desenvolvimento motor, além da necessidade de se comunicar (Chun, 1991). Em acréscimo, o nível de representação simbólica e o desempenho cognitivo interferem na indicação do sistema a ser utilizado (Fernandes, 1999) (ver Capítulo 17, *Tecnologia assistiva*, Parte B – *Comunicação alternativa*).

SISTEMA DE CLASSIFICAÇÃO FUNCIONAL DA COMUNICAÇÃO

Atualmente está em desenvolvimento a escala classificatória Communication Function Classification System (CFCS) (Hidecker et al., 2008). O objetivo desta escala é caracterizar o desempenho diário da comunicação de crianças com PC e segue os mesmos princípios das escalas Gross Motor Function Classification System (GMFCS) (Palisano et al., 1997) e Manual Ability Classification System (MACS) (Eliasson et al., 2005), descritas respectivamente nos Capítulos 2, *Fisioterapia em PC* e 4, *Terapia ocupacional em PC*.

A CFCS classifica o desempenho comunicativo em cinco níveis e tem como referência o modelo clássico de comunicação que envolve o emissor e o receptor de mensagens em diferentes ambientes, incluindo casa e comunidade. A comunicação acontece quando um remetente transmite uma mensagem e um receptor consegue compreender o que lhe foi dito. A CFCS também utiliza como referência a Classificação Internacional de Funcionalidade, Incapacidade e Saúde (CIF) (OMS, 2003), que classifica no nível de *estrutura e função do corpo*, a anatomia e fisiologia dos sistemas e subsistemas responsáveis pela função da linguagem, no nível *atividade e participação*, o cumprimento de tarefas relacionadas com a comunicação nos ambientes casa, escola, trabalho e/ou comunidade, além de abordar *fatores pessoais* (idade, motivação e desejo) e *ambientais* (cenários da casa ou comunidade, familiaridade com o parceiro da comunicação).

Determinar o nível de comunicação com a utilização da CFCS da criança não exige aplicação de testes nem substitui avaliações padronizadas de linguagem. A mãe, o cuidador e/ou o profissional mais familiarizado com a comunicação da criança selecionam o nível de desempenho comunicativo baseando-se em situações cotidianas. Todos os métodos de comunicação utilizados pela criança são considerados para se determinar o nível em que a mesma é classificada e podem incluir a fala, gestos, comportamentos, olhar, expressões faciais e comunicação suplementar e/ou alternativa.

Futuramente, a CFCS pode ter aplicação clínica e de pesquisa. Quando combinada com outras escalas (GMFCS e MACS), pode proporcionar uma compreensão melhor das habilidades funcionais diárias dos indivíduos com PC.

Mais informações sobre o grupo responsável pela pesquisa podem ser obtidas no endereço eletrônico: http://www.msu.edu/~hidecke1/ReliabilityStudy.PDF. Os autores disponibilizam para análise o atual desenho da escala de classificação, as principais implicações clínicas, direcionamento de estudos futuros, além do levantamento de dados atualizado.

◼ CASO CLÍNICO

A seguir será descrito um caso clínico para ilustrar o tratamento fonoaudiológico enfocando o processo de avaliação, raciocínio clínico e conduta terapêutica. A apresentação deste caso tem como objetivo apontar as informações importantes que foram obtidas na anamnese, bem como os procedimentos escolhidos e os resultados obtidos nas avaliações, conclusões diagnósticas e condutas. Demonstra também as necessidades e prioridades da criança com PC e de sua família e as decisões conjuntas tomadas diante dos impedimentos.

M.S.A., 3 anos, histórico de prematuridade com 28 de semanas de gestação. Ficou em unidade de terapia intensiva durante 4 meses, apresentando durante esse período quadro de hipotonia, ausência de controle de cabeça, reflexos orais exacerbados e via alternativa de alimentação (uso de sonda nasogástrica), além de história de problemas respiratórios e presença de sinais clínicos de refluxo gastroesofágico. Atualmente, iniciou controle da postura sentado, com pobre retificação do tronco. Tem dificuldade específica de coordenação na manipulação de objetos, presença de tremor no tronco e membros superiores. Na alimentação, tem preferência por alimentação pastosa heterogênea e adocicada. Apresenta regurgitação e vômito durante todo o dia, otites de repetição e engasgos frequentes. Estas manifestações clínicas são bem significativas para a família e, em especial, para a criança, que se irrita facilmente diante das dificuldades apresentadas em sua rotina diária de alimentação. Em relação à linguagem, apresenta vocabulário restrito, nomeia objetos e pessoas familiares. Sua fala é monótona, com imprecisão articulatória para as consoantes, o que interfere na inteligibilidade. A queixa atual da família refere-se às dificuldades na comunicação da criança e presença de engasgos na alimentação, com pouca variação dos tipos e consistências de alimentos.

Inicialmente o fonoaudiólogo realiza a coleta da *história pregressa*, na qual podem ser encontrados dados clínicos de relevância para o entendimento das alterações atuais da criança. Já neste momento, é possível inferir algumas considerações da história clínica colhida e considerar a necessidade de encaminhamentos necessários para complementação diagnóstica. Neste caso, pode-se relacionar a presença dos reflexos orais exacerbados e o uso prolongado da sonda nasogástrica durante os primeiros meses de vida como fatores prejudiciais à introdução da alimentação por boca. Pode-se então perceber a interferência de tais fatores no desenvolvimento da função de sucção. O momento da internação em UTI pediátrica pode demandar a necessidade de uma intervenção específica para a estimulação da sucção e coordenação sucção/respiração/deglutição. O quadro de hipotonia global dessa criança impediu a adequação postural, especificamente da flexão de tronco e membros para a realização de sucção adequada. Ainda em UTI pediátrica, é de suma importância a avaliação neurológica para o diagnóstico clínico das alterações primárias da postura e do movimento, bem como identificação de qualquer intercorrência que possa sinalizar algum dano neurológico no bebê prematuro.

Esta criança recebeu o diagnóstico de PC quadriplegia atáxica, GMFCS nível IV, após avaliação clínica e posteriormente confirmação do diagnóstico na realização de exames objetivos de imagem. Não apresentou nenhuma alteração neurológica associada, como, por exemplo, crises convulsivas, alterações visuais e auditivas.

É necessário abordar o quadro de refluxo gastroesofágico (RGE) frequente desde o período neonatal. O RGE é um dado muito frequente em crianças com distúrbio neurológico pela alteração do tônus da musculatura abdominal. Comumente existem crianças com RGE secundário ao uso prolongado de sonda nasogástrica e orogástrica devido à dilatação do esfíncter esofágico superior. Como essa criança ainda apresenta sinais sugestivos de RGE pela regurgitação e vômito, é fundamental o encaminhamento para o gastroenterologista para avaliação clínica. Com o auxílio de exames objetivos são estabelecidos o diagnóstico e as possibilidades terapêuticas. Em muitos casos indica-se farmacologia adequada ou até mesmo tratamento cirúrgico (funduplicatura). O fonoaudiólogo pode orientar o posicionamento sentado da criança para alimentação, evitando compressão abdominal e dietas administradas de forma fracionada, com diminuição do volume de cada refeição e maior frequência durante o dia. Diante de aversão aos estímulos orais, o fonoaudiólogo deve interromper a estimulação durante sua intervenção terapêutica.

A presença de otites de repetição e problemas respiratórios deve ser investigada pelo otorrinolaringologista. A avaliação complementar da orelha média (imitanciometria) permite o conhecimento da integridade da membrana timpânica, relacionando possíveis alterações estruturais a perdas auditivas. Estas perdas podem ter impacto negativo no desenvolvimento da linguagem da criança.

A etapa que se segue caracteriza a *avaliação fonoaudiológica* da criança. Os procedimentos escolhidos, de forma esquemática, direcionam a investigação para:

- Conhecer as habilidades motoras globais e funcionais.
- Verificar a manutenção da postura sentada e do controle de tronco.
- Observar a presença de movimentos incoordenados na manipulação de objetos.
- Realizar avaliação estrutural dos órgãos fonoarticulatórios (OFAs).
- Acompanhar a alimentação da criança nas consistências líquida, pastosa e sólida, verificando também os utensílios utilizados.
- Classificar o tipo e modo respiratório em tarefas espontâneas e dirigidas.
- Descrever a comunicação e a interação que estabelece com o terapeuta e com a família, bem como caracterizar a qualidade das brincadeiras e atitudes comunicativas.

Os resultados obtidos na avaliação confirmaram os seguintes achados clínicos:

- Pobreza no controle do tronco na postura sentada, com predomínio de flexão. Esta postura interfere na alimentação, principalmente no uso das mãos para alimentação, necessitando sempre de ajuda máxima do cuidador para manuseio do copo e colher e controle do alimento.
- Na avaliação estrutural de OFAs foi possível observar sensibilidade normal, simetria facial, postura de lábios entreabertos, nenhum desvio mandibular em abertura e fechamento, língua com baixa resistência muscular, com presença de fasciculações e tremor nos movimentos de protrusão, movimentos de oclusão de lábios realizados com esforço sem coordenação. Alteração na mobilidade de lábios e língua.
- Na avaliação funcional da alimentação iniciada com a consistência pastosa, observou-se boa captação do bolo da colher, deglutição com anteriorização da cabeça para favorecer a ejeção, escape extraoral e deglutições múltiplas. Na alimentação sólida, a mastigação ocorreu de forma lenta, com movimentos mandibulares limitados sem grande amplitude, predomínio de movimentos verticais, dificuldades no controle oral do bolo e lateralização da língua e escape prematuro do alimento. Como este não estava totalmente triturado, houve presença de engasgos e vômitos na tentativa de o paciente recomeçar a organização e deglutição do bolo. A deglutição aconteceu com vedamento

labial ineficiente. O líquido foi administrado com muita dificuldade pelo cuidador, com escape extraoral, extensão da cabeça e controle oral lateral. Não conseguiu êxito nesta consistência, desistindo de ingerir todo o conteúdo do copo, que não era adaptado. A criança engasgou bastante. Manteve respiração mais superior, curta, mista (nasal e oral) em repouso. Durante a fala espontânea, não teve reabastecimento suficiente para uma boa coordenação pneumofonoarticulatória.

- A criança apresentou intenção comunicativa nas atividades propostas, mas sua fala às vezes entrecortada e monótona, com trocas articulatórias, comprometeu a inteligibilidade de fala. Intensidade vocal baixa, fraqueza na coaptação glótica, articulação imprecisa com tônus diminuído de OFAs e ressonância com maior distribuição nasal.

A avaliação realizada neste formato, ainda sem aplicação de testes específicos de linguagem e fala, justificou-se pelo atraso motor global da criança com uso restrito de objetos utilizados na análise da representação simbólica e pela aquisição tardia das habilidades linguísticas.

A partir dos dados da anamnese e avaliação de M.S.A, o planejamento do programa de intervenção teve como meta abordar o alinhamento biomecânico do tronco na postura assentada. Elegeu-se esta postura tanto para ativação da musculatura abdominal e do gradil costal para a função respiratória, como para ganho do controle da cintura escapular, da cabeça e do pescoço para a alimentação. Foi importante adequar o mobiliário para o momento de alimentação, em que a criança pôde ter o apoio dos pés no chão. Este apoio permitiu controle antigravitacional e extensão do tronco para os movimentos mandibulares exigidos na mastigação. Como a criança apresenta tremor de língua específico, a estabilidade do tronco permitiu sustentação do eixo corporal para a movimentação da língua. Os exercícios isométricos na musculatura da língua potencializam a realização de movimentos anteroposteriores coordenados e com maior pressão para o desencadeamento do reflexo de deglutição. Dessa forma, as possibilidades de engasgos diminuíram e como consequência ocorreu com boa captação do bolo e condução do alimento para a faringe.

Os exercícios de mobilidade de lábios, língua e palato, realizados de forma lúdica pela idade da criança, permitiram conscientização dos pontos articulatórios corretos para a fala. Atividades de treino articulatório foram solicitadas nas brincadeiras e narrativas de histórias, buscando também discriminação auditiva dos fonemas, compreensão e expressão da linguagem de forma espontânea. O trabalho de estimulação da linguagem também visa ao aumento do vocabulário e à ampliação da competência linguística. A família deve participar efetivamente deste trabalho. Ela é capaz de estimular o uso correto da fala em situações do cotidiano em um ambiente mais natural para a criança.

A respiração deve ser trabalhada intensamente para o direcionamento do fluxo aéreo para a fala. Exercícios de sopro (curto, longo, intermitente) promoverão o aumento do tempo máximo de fonação, interferindo na fluência e inteligibilidade da fala.

Em consonância com a família, foi sugerida a realização de uma avaliação nutricional complementar para escolha de alimentos mais adequados e variados que poderiam ser apresentados na rotina da criança sem nenhuma restrição. A incoordenação de língua presente devido ao tremor pôde ser corrigida e modificada com os exercícios propostos anteriormente e desenvolvimento da função mastigatória. Ainda foram incluídos líquidos mais grossos na composição da dieta enquanto o controle oral dessa consistência se encontra em evolução.

CONSIDERAÇÕES FINAIS

A ênfase da terapia fonoaudiológica para crianças com PC é adequar funções alimentares de sucção, mastigação e deglutição, além da função respiratória. O estímulo da fala correta e funcional, quando possível, permite a externalização de uma função superior, a linguagem, demonstrando a capacidade interativa dessas crianças e possibilitando a expressão de suas ideias, pensamentos e sentimentos. Quando há ausência da oralidade, o trabalho fonoaudiológico direciona-se para a implementação de sistemas alternativos de comunicação para garantir o desenvolvimento da comunicação. Ao término da avaliação fonoaudiológica, após se identificar as possíveis alterações e limitações funcionais da criança, cabe ao profissional apresentar as possibilidades terapêuticas, bem como discutir com a família a indicação de exames objetivos complementares e/ou outros tratamentos. A meta principal é a evolução da criança na terapia, sendo que esse processo deve ser de alta motivação para todos os envolvidos.

REFERÊNCIAS

Furkim AM. O papel do fonoaudiólogo na avaliação e tratamento das disfagias orofaríngeas em crianças com paralisia cerebral. In: Castro LP, Savassi-Rocha PR, Melo JRC, Costa MMB (org.). Tópicos em gastroenterologista: deglutição e disfagia. Rio de Janeiro: Médica e Científica, 2000.

Eicher PS, Batshaw ML. Parálisis cerebral. Clínicas Pediátricas de Norteamérica. México: Nueva Editorial Interamericana, 1993.

Rosenbaum PL. A report: The definition and classification of cerebral palsy. Dev Med Child Neurol Suppl 2007; 109:8-14.

Tanigute CC. Desenvolvimento das funções estomatognáticas. In: Marchesan IQ. Fundamentos em fonoaudiologia – aspectos clínicos da motricidade oral. Rio de Janeiro: Guanabara-Koogan, 1998: p.1-6.

Douglas CD. Tratado de fisiologia aplicada à fonoaudiologia. São Paulo: Editora Robe, 2002.

Marchesan IQ. Fundamentos em fonoaudiologia – aspectos clínicos da motricidade oral. Rio de Janeiro: Guanabara-Koogan, 1998

Costa MMB. Dinâmica da deglutição: fases oral e faríngea. In: Costa MMB, Lemme E, Koch HA. Deglutição e disfagia – abordagem multidisciplinar. Rio de Janeiro: Supraset, 1998: 1-11.

Imhoff SM, Wigginton VM. Identifying feeding and swallowing problems young infants. Clin Commun Dis 1991; 1(2):56-67.

Hernandez AM. Atuação fonoaudiológica com recém-nascidos e lactentes disfágicos. In: Hernandez AM, Marchesan I. Atuação fonoaudiológica no ambiente hospitalar. Rio de Janeiro: Revinter, 2001: 1.

Hernandez AM. Atuação fonoaudiológica com sistema estomatognático e a função de alimentação. In: Conhecimentos essenciais para atender bem o neonato. Pulso Editorial. S. José dos Campos, 2003: 47-78.

Hernandez AM. Neonatos. In: Tratado de deglutição e disfagia – no adulto e na criança. Rio de Janeiro: Revinter, 2009: 238-320.

Conrie JD, Helm J. Commom feeding problems in the intensicare nursery: maturation and management strategies. Seminars in Speech and Language 1997; 18(3):239-60.

Neiva FCB, Leone CR. Sucção em recém-nascidos pré-termo e estimulação da sucção. Pró-fono 2006; 18:141-50.

Xavier C. Assistência à alimentação de bebês hospitalizados. In: Basseto MCA, Brock R, Wajnsztejn R. Neonatologia – um convite à atuação fonoaudiológica. São Paulo: Lovise, 1998: 255-75.

Furkim AM. Fonoterapia nas disfagias orofaríngeas neurogênicas. In: Furkim AM, Santini CS (orgs.). Disfagias orofaríngeas. Carapicuíba: Pró-fono, 1999.

Logemann JA. Evaluation and treatment of swallowing disorders. San Diego (CA): College-Hill Press, 1983.

Frazão YS. Disfagia na paralisia cerebral. In: Ferreira LP, Befi-Lopes DM, Limongi SCO. Tratado de fonoaudiologia. São Paulo: Roca, 2004: 370-85.

Naspitz N. Respiração oral: avaliação e tratamento ortodôntico. In: Junqueira P, Dauden ATBC. Aspectos atuais em terapia fonoaudiológica. São Paulo: Editora Pancast, 2002.

Santini CRQS. Documentação da avaliação das disfagias. In: Furkim AM, Santini CS (orgs.). Disfagias orofaríngeas. Carapicuíba: Pró-fono, 2008; 2:55-76.

Bobath K. A deficiência motora em pacientes com paralisia cerebral. São Paulo: Manole, 1976.

Bobath B. Actividade postural reflexa anormal causada por lesiones cerebrales. Buenos Aires: Medica Panamericana, 1973.

Morales RC. Terapia de regulação orofacial. São Paulo: Memnon Edições Científicas, 1999.

Tuchman DN, Walter RS. Disorders of feeding and swallowing in infants and children. San Diego (CA): Singular Publishing Group, 1994.

Groher ME (ed.). Dysphagia diagnosis and management. Stoneham (MA): Butterworth, 1984.

Fussi C, Furkim AM. Disfagias infantis. In: Furkim AM, Santini CS (orgs.). Disfagias orofaríngeas. Carapicuíba: Pró-fono, 2008; 2:89-114.

Morris SE, Klein MD. Prefeeding skills. Tucson: Therapy Skill Builders, 1987.

Woods EK. The influence of posture and positioning on oral motor development and dysphagia. In: Rosenthal SR, Sheppard JJ, Lotze M. Dysphagia and the child with developmental disabilities; medical, clinical and family interventions. San Diego: Singular Publishing Group, 1995.

Silva RG. A eficácia da reabilitação em disfagia orofaríngea. In: Felix VN, Furkim AM, Viebig RG (orgs.). Arquivos de motilidade digestiva e neurogastroenterologia 1999; 2:63-73.

Bishop D, Morgford K. Desenvolvimento da linguagem em circunstâncias excepcionais. Rio de Janeiro: Revinter, 2002.

Befi-Lopes DM, Takiuchi N, Araújo K. Avaliação da maturidade simbólica nas alterações de desenvolvimento da linguagem. JBF 2000; 1(3):6-15.

Befi-Lopes DM, Takiuchi N, Araújo K. Maturidade simbólica e linguagem – estudo *follow-up*. In: Sociedade Brasileira de Fonoaudiologia. Atualização em Voz, Linguagem, Audição e Motricidade Oral. São Paulo: Frontes, 2000: 1-15.

Heymeyer U. Os aspectos psicoafetivos do bebê paralítico cerebral e o trabalho de linguagem e comunicação. In: Limongi SCO (org.). Paralisia cerebral: processo terapêutico em linguagem e cognição (pontos de vista e abrangência). Carapicuíba: Pró-fono, 2000: 3-24.

Braga LW, Souza LMN, Willadino R. A avaliação psicológica e a criança com paralisia cerebral. In: Limongi SCO (org.). Paralisia cerebral: processo terapêutico em linguagem e cognição (pontos de vista e abrangência). Carapicuíba: Pró-fono, 2000: 221-32.

Heymeyer U, Ganem L. Observação do desempenho. São Paulo: Memnon, 1993.

Limongi SCO. Paralisia cerebral: linguagem e cognição. 2 ed. Carapicuiba: Pró-fono, 1998.

Manolson A. It takes two to talk – a parent's guide to helping children communicate. The Hanen Centre, Toronto, Ontário Canadá, 1984.

Manzini EJ. Conceitos básicos em comunicação alternativa – aumentativa. In: Carrara K. Universidade, sociedade e educação. Marília: Unesp Publicações, 2000: 163-78.

Brown DA. Alteraciones motrices del habla. Buenos Aires: Editorial Panamericana, 1978.

Nobre ED. Linguagem e comunicação suplementar e alternativa na clínica fonoaudiológica. Dissertação (Mestrado em Fonoaudiologia). PUC-SP, São Paulo, 2005.

Chun RYS. Sistema Bliss de comunicação: um meio suplementar e/ou alternativo para o desenvolvimento da comunicação em indivíduos não falantes portadores de paralisia cerebral. Dissertação (Mestrado em Linguística). USP, São Paulo, 1991.

Silva CM, Reis NMM. Utilização da comunicação suplementar e/ou alternativa na paralisia cerebral. In: Lima CLA, Fonseca LF. Paralisia cerebral – neurologia, ortopedia e reabilitação. 2 ed. Rio de Janeiro: MedBook, 2008: 407-15.

Fernandes AS. Protocolo de avaliação para indicação de sistemas suplementares ou alternativos de comunicação para crianças portadoras de paralisia cerebral. (Tese). São Paulo: Universidade Federal de São Paulo – Escola Paulista de Medicina, 1999.

Hidecker MJC et al. Developing the communication function classification system. American Speech-Language-Hearing Association Convention, Chicago, 2008.

Palisano RJ, Rosenbaum P, Walter S, Russell, Wood E, Galuppi B. Development and reliability of a system to classify gross motor function in children with cerebral palsy. Dev Med Child Neurol 1997; 39:214-23.

Arner M, Elliasson A, Rosbald B, Rosembaum P, Beckung E, Sundhol LK. Manual ability classification system fo children ith cerebral palsy, 2005. Disponível em http//www.macs.nu

Classificação Internacional de Funcionalidade, Incapacidade e Saúde, CIF. Organização Pan-americana de Saúde, Organização Mundial de Saúde, Editora da Universidade de São Paulo, 2003.

Terapia Ocupacional em Paralisia Cerebral

Capítulo 4

Marina de Brito Brandão • Ana Paula Pereira de Melo

INTRODUÇÃO

A paralisia cerebral (PC) é uma condição que compromete diferentes funções e estruturas do corpo, podendo acarretar limitações em atividades relevantes ao contexto do indivíduo e de sua família, bem como restringir a participação do mesmo em casa, na escola e na comunidade[1]. A atuação da terapia ocupacional no atendimento à criança ou adolescente com PC relaciona-se com o desenvolvimento de habilidades necessárias para o desempenho de atividades da vida diária, adaptação de equipamentos que promovam a independência funcional e orientação aos cuidadores, no sentido de otimizar o suporte da família para promoção de habilidades funcionais[2]. Dessa forma, o papel principal do terapeuta ocupacional é graduar e adaptar ocupações e atividades, promovendo aquisição de habilidades e modificando o ambiente, permitindo ao indivíduo desenvolver competências em seus papéis sociais, familiares e ocupacionais[3].

A intervenção da terapia ocupacional, voltada para permitir o engajamento do indivíduo em ocupações que dão suporte à sua participação em contextos de relevância, como casa, escola e comunidade, vai ao encontro da perspectiva da Organização Mundial de Saúde, por meio da Classificação Internacional de Funcionalidade (CIF). A CIF considera o desempenho de atividades e a participação do indivíduo como características importantes dos processos de incapacidade e funcionalidade[3,4]. A definição de participação proposta pela CIF, isto é, envolvimento do indivíduo em situações da vida, aponta para a importância da relação entre vida diária do indivíduo e saúde. Essa perspectiva corrobora um dos pressupostos centrais da terapia ocupacional, o de que as ocupações influenciam a saúde dos indivíduos[5].

Outra importante contribuição da CIF para o entendimento e a sistematização das ações de reabilitação direcionadas ao indivíduo com PC refere-se ao reconhecimento da importância dos fatores contextuais enquanto barreiras ou facilitadores do desempenho. Em consonância com essa perspectiva, o foco de atenção da terapia ocupacional, voltado para ocupações importantes para cada pessoa em seu ambiente, pode envolver ações centradas no ambiente da criança e de sua família, no sentido de promover a participação do indivíduo na sociedade[6].

Um dos contextos de grande relevância para a criança e o adolescente é a família, uma vez que esta é considerada o contexto principal no qual o indivíduo se desenvolve[1]. O reconhecimento do ambiente familiar como fator essencial para o bem-estar e participação da criança é o foco principal da prática centrada na família[7], uma abordagem que vem sendo considerada a melhor prática em reabilitação infantil[8]. As premissas básicas dessa abordagem envolvem o reconhecimento de que os pais têm conhecimento das necessidades da criança, o entendimento de que as famílias são únicas e que a funcionalidade da criança ocorre no contexto específico da família[7]. Assim, no processo de reabilitação da criança e do adolescente, a colaboração de pais e terapeutas é essencial no processo terapêutico[9,10].

A atuação do terapeuta ocupacional considera que o desempenho de atividades significativas para a criança e sua família, bem como a participação em diferentes ambientes, depende não somente das habilidades físicas, perceptocognitivas ou emocionais da criança, mas da inter-relação entre essas características e os fatores do ambiente que podem atuar como barreiras ou facilitadores do desempenho. Além disso, ações centradas nos ambientes social, físico e atitudinal podem contribuir para a promoção do engajamento do indivíduo em atividades que dão suporte à participação.

AVALIAÇÃO EM TERAPIA OCUPACIONAL

A avaliação refere-se ao processo de obtenção e interpretação de informações, sendo considerada um processo dinâmico que se inicia com o encaminhamento ao serviço até a alta do paciente[11]. A avaliação de crianças deve ser ecológica e culturalmente válida e ter como elemento central as prioridades delas e da família[11]. Tem por objetivo aprofundar o entendimento da participação da criança em ocupações significativas. Dessa forma, pode apresentar diferentes funções: auxiliar no delineamento do plano de intervenção, funcionar como triagem para decidir sobre a necessidade de outras avaliações, decidir a elegibilidade para a terapia ocupacional e auxiliar no processo diagnóstico, reavaliar e determinar o progresso da criança em terapia, avaliar a eficácia de serviços de intervenção e os desfechos de reabilitação[11].

De acordo com a Associação Americana de Terapia Ocupacional[12], a avaliação da terapia ocupacional ocorre por meio da delimitação do perfil funcional do cliente e da análise do desempenho ocupacional. Este processo exige a abordagem *top-down*[13], na qual o processo de avaliação inicia-se com a coleta de informações acerca dos interesses e necessidades do cliente no desempenho em áreas de ocupação, no intuito de compreender o nível de participação do indivíduo em suas atividades de rotina[14]. Inicialmente, o terapeuta, por meio de entrevistas, questionários, testes e observação direta, adquire informações sobre habilidades, prioridades e interesses do cliente. Após a identificação das áreas de ocupação mais importantes para a criança ou o adolescente e sua família, o terapeuta ocupacional avalia as habilidades e os padrões de desempenho essenciais para o processo[15]. Na perspectiva *top-down*, os componentes de desempenho são avaliados à medida que interferem no desenvolvimento das tarefas relevantes e na participação do indivíduo em situações do dia a dia[14]. Assim, a abordagem *top-down* prevê uma estrutura para auxiliar na articulação do processo de avaliação congruente e centrada na ocupação, além de esclarecer os diferentes níveis de análise que devem ser considerados no entendimento do engajamento da criança em ocupações significativas[16].

A avaliação da terapia ocupacional pode incluir diferentes métodos de obtenção de dados. Para a escolha dos instrumentos, é necessário clareza a respeito dos objetivos da avaliação. Os métodos incluem uso de instrumentos estandardizados, observações da criança nos diferentes ambientes de sua rotina, entrevistas e questionários[17].

O uso de instrumentos padronizados em reabilitação pode ser útil para oferecer informações que suportam o raciocínio clínico, pois fornece medidas precisas acerca do desempenho da criança em áreas específicas[18]. Eles podem auxiliar na definição da natureza e dimensão dos problemas clínicos, documentar mudanças que ocorrem como resultado do processo terapêutico, avaliar a eficácia das intervenções realizadas em serviços de reabilitação e desenvolver direções para melhoria da qualidade dos serviços prestados[19]. Além disso, o uso de testes estandardizados pode contribuir de forma essencial para o processo de avaliação, por oferecer uma linguagem comum entre os profissionais de reabilitação na discussão sobre características e progressos da criança. Eles podem também monitorar o progresso desenvolvimental da criança por meio de escores normativos, o que permite comparar seu desempenho com o de seus pares de mesma faixa etária. Finalmente, esse tipo de avaliação permite examinar a resposta da criança a uma determinada intervenção, possibilitando a análise da eficácia da mesma[18]. Por outro lado, o uso de testes padronizados não deve ser considerado medida única, uma vez que observações da criança em atividade, entrevistas e o julgamento clínico podem auxiliar no significado e interpretação dos escores numéricos obtidos por meio do uso de testes padronizados[18].

A observação da criança e do adolescente na execução de atividades funcionais oferece informações importantes acerca do desempenho funcional. Essa fonte de informações oferece possibilidade de observação dos fatores relacionados com as características da criança/adolescente, com as demandas da atividade e com os fatores do contexto que facilitam ou limitam o desempenho funcional[11].

A observação do desempenho pode ser realizada de forma estruturada ou livre[20]. Na observação estruturada, o terapeuta seleciona a atividade para que o indivíduo a realize e analisa o seu desempenho. Esse procedimento oferece informação sobre a qualidade do desempenho em um contexto controlado, mas não determina como a mesma atividade é realizada em diferentes contextos. Na observação livre ou ecológica, obtém-se informação no ambiente natural no qual a atividade ocorre. Nesta situação, o terapeuta avalia as habilidades da criança/adolescente para realizar a atividade e as características dos ambientes físico, social e cultural em que a atividade ocorre. A observação no ambiente natural, embora apresente grande demanda de tempo, oferece uma gama de informações importantes referentes às habilidades do indivíduo, aos componentes de desempenho e tipos de assistência e adaptação utilizados nessas situações[20].

A entrevista com a criança ou adolescente, com os pais, professores e outros adultos que acompanham o dia a dia do indivíduo é um importante método de avaliação utilizado em conjunto com outras formas de avaliação[11]. Este método permite a troca de informações significativas e precisas entre profissionais e clientes, provendo uma oportunidade única para crianças, adolescentes e pais identificarem tópicos importantes a serem discutidos e avaliados. Portanto, o foco principal da entrevista é a percepção do indivíduo sobre suas habilidades, a influência de eventos específicos e as prioridades de intervenção[11].

As entrevistas podem ser estruturadas ou abertas. A entrevista estruturada inclui questões específicas a serem investigadas, permitindo ao terapeuta obter informações específicas em um curto período de tempo[11]. A entrevista aberta é uma forma de coleta de dados baseada no discurso livre do entrevistado, com possibilidade de revelação de singularidades, concepções e ideias do cliente[21].

Na relação colaborativa estabelecida entre o cliente e o terapeuta ocupacional, o cliente apresenta suas experiências de vida e expectativas em relação ao tratamento, enquanto o terapeuta associa essas informações ao seu conhecimento teórico e experiência profissional[12] para orientar o processo de tomada de decisão clínica[12,22]. No caso do indivíduo com PC, o fornecimento de informações relevantes pode ser feito pelos pais ou cuidadores. Conforme a gravidade da condição de saúde, pode ocorrer de a própria criança/adolescente ser o informante direto ou complementar dados e expectativas trazidos por seus responsáveis. O raciocínio clínico auxilia o terapeuta ocupacional a estruturar a análise e a solução dos problemas manifestados na clínica. Para tanto, ele oferece uma estrutura que possibilita ao profissional, criticamente, observar, analisar, descrever e interpretar o desempenho humano, no intuito de definir o plano de tratamento mais adequado[12]. Assim, esse processo auxilia o terapeuta ocupacional a direcionar suas decisões clínicas e a prever resultados clinicamente esperados[12,17].

Após a realização da avaliação, as ações terapêuticas serão destinadas a solucionar os problemas especificados nesse processo. Neste momento, as informações coletadas são adicionadas ao repertório teórico e clínico do terapeuta, o que favorece a identificação dos fatores limitantes dos objetivos terapêuticos traçados e a seleção das estratégias mais pertinentes para abordar esses fatores limitantes[23]. O raciocínio clínico que permeia o processo de terapia ocupacional permite, por fim, que o profissional analise o impacto e a pertinência das decisões clínicas tomadas.

A abordagem do cliente na terapia ocupacional ocorre a partir da forma como ele interage com suas ocupações. A complexidade de cada ocupação depende de diferenças individuais que delineiam o modo como o cliente lida com as atividades de sua rotina diária[23]. Entre os diversos instrumentos de avaliação disponíveis, a Medida Canadense de Desempenho Ocupacional (Canadian Occupational Performance Measure – COPM) é um instrumento padronizado, centrado no cliente, que auxilia terapeutas ocupacionais a atendê-lo com base nas prioridades estabelecidas por ele e/ou sua família[24]. Em formato de entrevista semiestruturada, a COPM pontua a importância, o desempenho e a satisfação do cliente na execução de atividades categorizadas em áreas de ocupação. Nesse sentido, a COPM permite que a terapia seja individualizada e direcionada às áreas de ocupação de maior necessidade, além de oferecer um meio efetivo de medida dos desfechos terapêuticos. Esta avaliação tem como objetivo detectar mudança na autopercepção do cliente sobre seu desempenho ocupacional ao longo do tempo[24]. Em se tratando de crianças ou adolescentes com PC, as três grandes áreas de ocupação de interesse são atividades da vida diária (AVDs), escola e brincar[25,26]. Cada uma delas pode ser investigada por instrumentos de avaliação específicos que orientam a definição de metas terapêuticas.

AVALIAÇÃO DAS ÁREAS DE OCUPAÇÃO

Atividades de vida diária (AVDs)

As AVDs são atividades voltadas ao cuidado do indivíduo consigo mesmo e incluem tarefas como tomar banho, vestir-se, comer, mobilidade funcional, cuidado com dispositivos pessoais e higiene pessoal[12].

A avaliação das AVDs inicia-se com a análise do desempenho ocupacional da criança/adolescente com PC, o que pode ser feito por meio de entrevistas, observações diretas e estruturadas, bem como pela aplicação de testes padronizados[20]. Essas diferentes fontes fornecem direcionamento valioso sobre como o desempenho ocorre em diferentes contextos[20]. Na entrevista, o terapeuta coleta informações como objetivos e desejos da criança/adolescente, habilidades, padrões de desempenho (hábitos, rotinas e papéis) e características do ambiente em que as AVDs ocorrem[20]. As observações, tanto diretas quanto estruturadas, possibilitam que o terapeuta visualize a forma como a criança/adolescente planeja, define a sequência e executa a atividade-alvo, além de identificar o nível de assistência e as modificações necessárias para a realização da atividade[20].

O Inventário de Avaliação Pediátrica de Disfunção (Pediatric Evaluation of Disability Inventory – PEDI)[27-31] é um dos instrumentos tradicionalmente utilizados na prática clínica e em investigações científicas para avaliação de AVDs, sob o ponto de vista de desempenho e assistência recebida. Adaptado e validado para as especificidades socioculturais brasileiras por Mancini[32], o PEDI é um teste padronizado que avalia habilidades funcionais de autocuidado, mobilidade e função social e assistência do cuidador por meio de entrevista estruturada com os pais ou cuidadores da criança. Além disso, uma terceira categoria, a de modificações, documenta e quantifica o tipo e a extensão de equipamentos e outras modificações ambientais que possam dar suporte ao desempenho da criança. Na Parte I, *Habilidades funcionais*, investiga-se se a criança é ou não capaz de desempenhar a atividade em questão, de modo que os itens que ela realiza são pontuados com 1 e os itens não realizados são pontuados com 0. Na Parte II, *Assistência do cuidador*, avalia-se a quantidade de ajuda dada à criança pelo cuidador em oito tarefas de autocuidado, sete tarefas de mobilidade e cinco tarefas de função social, por uma escala de seis pontos, em que 5 refere-se à independência da criança e 0 reflete dependência completa em relação ao cuidador. Os escores intermediários entre a independência e a assistência total refletem níveis progressivos de assistência do cuidador. Na Parte III são apontadas as adaptações e modificações do ambiente utilizadas na rotina diária da criança, sendo classificadas em adaptações voltadas à criança, modificações de reabilitação e modificações extensivas[32].

Escola

Educação é uma área de ocupação que inclui atividades necessárias ao aprendizado e à participação no ambiente escolar. Nessa área, é considerada a participação em atividades acadêmicas, por exemplo, leitura e escrita; atividades não acadêmicas, extracurriculares e vocacionais[12].

Nesta área de ocupação, a avaliação do terapeuta ocupacional tem como objetivo delinear o perfil ocupacional do estudante, por meio de informações sobre o desempenho e a participação no ambiente escolar e o modo como a incapacidade afeta esses dois níveis de ação[14]. A obtenção dessas informações tem início com a entrevista do estudante (conforme sua condição e idade), quando são questionados aspectos como seus interesses, valores e necessidades. O professor e os pais também devem ser entrevistados quanto às suas expectativas em relação ao estudante na escola[14]. Essas informações auxiliam o terapeuta a elaborar suas impressões iniciais sobre as dificuldades do estudante, o que pode ser útil para direcionar os procedimentos posteriores de avaliação[14].

Um instrumento padronizado comumente utilizado na avaliação da participação da criança na escola é a Avaliação da Função Escolar (School Function Assessment – SFA)[33]. O SFA é um instrumento de avaliação utilizado para examinar a habilidade do estudante em desempenhar tarefas funcionais que dão suporte à participação em aspectos acadêmicos e sociais da escola[14,33]. Além disso, esta avaliação identifica os aspectos que afetam positiva ou negativamente suas habilidades para atender às expectativas da escola. O SFA é composto de três partes. A Parte I, *Participação*, avalia o nível de participação do aluno em seis principais ambientes de atividades escolares: sala de ensino comum ou especial, pátio ou recreio, transporte para e da escola, atividades no banheiro, transições para e da sala de aula e horário da refeição ou lanche. A pontuação de participação em cada ambiente consiste em uma escala de 6 pontos, variando de participação extremamente limitada (escore 1) à participação completa (escore 6), com valores intermediários. A Parte II, *Auxílio no desempenho de tarefas*, avalia o suporte frequentemente fornecido ao aluno nas tarefas físicas e cognitivo-comportamentais. Nesta parte, dois tipos de auxílio são avaliados separadamente: assistência-ajuda do adulto e adaptações-modificações do ambiente ou do programa educacional. Na Parte II, os escores em cada tarefa variam de 1 a 4, sendo que o escore 1 refere-se à assistência/modificação extensiva; o escore 4 indica ausência de assistência/adaptação. Na Parte III, *Desempenho de atividades*, avalia-se o desempenho do aluno em atividades funcionais específicas, físicas e cognitivo-comportamentais, relacionadas com a escola[33]. O desempenho da criança em cada uma das tarefas escolares é pontuado numa escala de 4 pontos, variando de escore 1, situação em que não realiza a atividade, a escore 4, no qual há desempenho consistente na tarefa[33].

Brincar

O brincar é a primeira ocupação da criança e é considerado uma atividade espontânea ou organizada, que provê satisfação, entretenimento ou diversão[34]. Algumas características importantes que diferenciam o brincar de outras ocupações referem-se à motivação intrínseca presente nessa ocupação, o foco centrado no processo e não no resultado, a possibilidade de suspensão da realidade e a necessidade de participação ativa do indivíduo[35].

Autores da terapia ocupacional propõem diferentes avaliações do brincar, que devem ser escolhidas de acordo com o objetivo da avaliação. Podem medir habilidades específicas por meio do brincar, o entretenimento e as habilidades desenvolvimentais[36,37]. No que se refere às avaliações designadas para observar uma área de habilidade específica, como função cognitiva ou interação social, esses instrumentos utilizam locais e materiais estruturados, observações sistematizadas e materiais específicos. Nesta perspectiva, a análise de como a criança brinca fornece informações importantes em relação a competências cognitivas, motoras ou sociais.

Alguns autores avaliam habilidades desenvolvimentais a partir da observação do brincar. Uma das escalas mais conhecidas é a Escala Lúdica Pré-Escolar, desenvolvida por Susan Knox[37]. Esta escala observacional descreve habilidades desenvolvimentais observadas durante o brincar de crianças, ao longo dos primeiros seis anos de idade. Ela é composta por quatro dimensões: direção espacial (atividade motora grossa e interesse), direção material (manipulação, construção, objetivo e atenção), faz de conta ou simbólica (imitação e dramatização) e participação (tipo, cooperação, humor, linguagem)[36]. Esta avaliação é realizada por meio da observação da criança brincando em ambientes interno e externo.

Na avaliação do envolvimento da criança em atividades do brincar, devem-se considerar três elementos importantes que caracterizam o brincar: motivação intrínseca, controle interno e suspensão da realidade[38]. A motivação intrínseca refere-se a aspectos próprios da atividade que fazem com que a criança envolva-se na atividade, sendo que a recompensa para este envolvimento é o brincar. O senso de controle interno refere-se à percepção do indivíduo como responsável por suas ações, interações e iniciativas. A suspensão da realidade consiste na habilidade do indivíduo criar uma realidade interna, livre de regras e limites durante o brincar[38]. A combinação desses elementos caracteriza o contínuo do brincar da criança e a presença de entretenimento. Nesta perspectiva, um instrumento direcionado para esses elementos do brincar é o Teste de Entretenimento, proposto por Anita Bundy[38]. Direciona-se a crianças e adolescentes até 15 anos de idade e examina quatro elementos principais: motivação, controle, suspensão da realidade e enquadramento (sucesso em ler e dar pistas sociais). O brincar da criança é avaliado nas escalas de extensão, intensidade e habilidade, sendo que a pontuação pode ocorrer por observação direta ou pela análise de filmagens da criança brincando de forma livre[37].

AVALIAÇÃO DOS FATORES QUE INTERFEREM NO DESEMPENHO

Após a identificação dos interesses e dificuldades da criança ou adolescente com PC em uma ou mais áreas de ocupação, e a definição das metas terapêuticas em parceria com o cliente e sua família, o terapeuta ocupacional direciona seu raciocínio clínico no sentido de identificar os fatores limitantes do desempenho ocupacional. De acordo com Mancini e Coelho[22], esses fatores podem ser centrados no cliente, na atividade ou no contexto. Fatores limitantes centrados no cliente referem-se a componentes específicos ou habilidades que interferem no desempenho funcional, como nível de compreensão, atenção, coordenação visomotora e força muscular. Com relação à complexidade da atividade ou da tarefa, os fatores que restringem o desempenho podem estar relacionados com o sequenciamento, a organização ou a complexidade de etapas específicas da tarefa-alvo, o que pode comprometer a autonomia e independência do cliente. Finalmente, as limitações das ações podem estar centradas no contexto, o que inclui os ambientes físico, social e pessoal[22].

A identificação dos fatores limitantes é seguida por avaliação dos componentes de desempenho que definem esses fatores. Essa conduta possibilita a documentação e/ou mensuração objetiva dos aspectos que serão alvos da intervenção. Alguns testes são frequentemente utilizados na clínica e em pesquisas com crianças e adolescentes com PC[39]. Entre eles, pode ser citado o Albert Infant Motor Scales (AIMS)[40], que consiste em uma escala observacional que permite a identificação de componentes motores específicos de bebês desde o nascimento até os 18 meses de idade. Outro teste que pode ser utilizado para avaliação de habilidades motoras grossas e finas é o Peabody Developmental Motor Scale (PDMS)[41], dirigido a crianças desde o nascimento até os 5 anos de idade. Um teste específico para crianças com PC, que avalia a qualidade dos padrões de movimento de membros superiores, é o Quality of Upper Extremity Skills Test (QUEST)[42]. Este teste apresenta quatro domínios: movimentos dissociados, preensão, extensão protetora e descarga de peso[39]. Outros testes padronizados que avaliam componentes de desempenho são frequentemente utilizados de acordo com a abordagem de intervenção utilizada pelo terapeuta.

USO DE CLASSIFICAÇÕES EM PC

O perfil funcional de indivíduos com PC pode ser classificado por meio de instrumentos dirigidos a essa clientela. Tais classificações têm por objetivo descrever, categorizar e prever aspectos do desempenho funcional, bem como documentar mudanças do indivíduo ao longo do tempo[43,44]. Entre os diversos sistemas de classificação dirigidos a crianças e adolescentes com PC, destacam-se o Sistema de Classificação da Função Motora Grossa (GMFCS)[45] e o Sistema de Classificação da Função Manual (Manual Ability Classification System)[46]. O GMFCS é descrito detalhadamente no Capítulo 2.

O MACS é um sistema de classificação da função manual, designado para classificar como crianças e adolescentes com PC usam as mãos para manipular objetos nas suas atividades diárias, como alimentação, vestir e brincar[46]. Este instrumento é dirigido a crianças e adolescentes com PC, nas idades entre 4 e 18 anos. No MACS, a função manual pode ser classificada em cinco níveis. No nível I, a criança é capaz de manusear diferentes objetos sem dificuldade ou restrição na independência em atividades diárias. No nível II, ela manuseia grande parte dos objetos, mas apresenta qualidade e velocidade reduzidas. No nível III, a criança necessita de preparação e/ou modificação na atividade para que possa manusear os objetos com qualidade do desempenho, que é lento e com sucesso limitado. A criança do nível IV manuseia uma quantidade limitada de objetos colocados em situações adaptadas e necessita de suporte e assistência para desempenhar parcialmente a atividade. Por último, no nível V, ela não manuseia os objetos e apresenta habilidade limitada grave para desempenhar até ações simples, com necessidade de assistência total[46].

PLANEJAMENTO DA INTERVENÇÃO

Uma vez que as informações relevantes sobre o cliente foram coletadas durante a avaliação, elas serão associadas a princípios teóricos pertinentes, no intuito de nortear o processo de intervenção[12]. A intervenção é o conjunto de ações do terapeuta ocupacional, em colaboração com o cliente, que visa facilitar o engajamento em ocupações relacionadas com a saúde e a participação[12]. No processo de intervenção da terapia ocupacional, a promoção da participação da criança pode ocorrer por meio de (1) ações que aumentem o desempenho da criança, (2) adaptações de atividade e modificações do ambiente e (3) ações de consultoria e orientação[15]. Tais estratégias são frequentemente aplicadas em conjunto, visando à promoção da funcionalidade do indivíduo.

Ações direcionadas ao desempenho funcional da criança e do adolescente envolvem a promoção de habilidades e maior participação do indivíduo no contexto[15]. Para tanto, alguns elementos e estratégias de intervenção devem ser contemplados. Um elemento importante refere-se à necessidade do engajamento ativo da criança e do adolescente na sessão terapêutica. Esse engajamento direciona a ação da criança para a atividade, com sustentação da atenção voltada à tarefa. Uma das formas de promover maior engajamento do indivíduo na tarefa é a possibilidade de escolha das atividades a serem desenvolvidas e estabelecimento conjunto dos objetivos a serem alcançados no processo terapêutico. Outro elemento importante refere-se à provisão de desafio adequado ao indivíduo durante a realização das atividades na sessão terapêutica. Para tanto, as atividades devem estar de acordo com as habilidades e interesses da criança/adolescente, devendo haver desafio no nível de desempenho atual, visando à superação das dificuldades de desempenho apresentadas[15]. Um terceiro elemento que dá suporte ao desenvolvimento de habilidades funcionais refere-se à relação terapeuta-paciente. Essa relação de confiança a ser estabelecida com a criança ou com o adolescente pode encorajar e motivar a sua participação, uma vez que o terapeuta dá suporte e facilita o desempenho, permitindo ao indivíduo aceitar os desafios propostos durante a sessão terapêutica. Para tanto, o terapeuta ocupacional deve respeitar os sentimentos e interesses da criança e oferecer assistência, de forma que ela sinta-se segura e motivada para envolver-se nas atividades propostas[15]. Diferentes estruturas de referência e abordagens de intervenção que podem ser utilizadas no atendimento a crianças e adolescentes com PC, visando à promoção de habilidades funcionais, estão descritas na Seção II, *Abordagem e técnicas de tratamento*.

Ações direcionadas à adaptação de atividades e do contexto têm por objetivo alcançar a congruência entre as habilidades do indivíduo e as demandas das tarefas, permitindo o desempenho satisfatório e maximizando a participação[47]. Essas estratégias podem envolver a adaptação da tarefa ou a modificação do contexto físico ou social. No que se refere às adaptações da tarefa, essas são propostas quando as habilidades do indivíduo não são suficientes para a realização com sucesso da atividade e exigem a análise das demandas específicas da tarefa e das limitações funcionais do indivíduo[47]. Com relação às modificações ambientais, essas podem ser necessárias não somente para promover a participação da criança no ambiente, mas também para assegurar o conforto e a segurança, permitindo a acessibilidade do indivíduo aos diferentes contextos[15]. Na Seção II deste livro, serão abordadas intervenções direcionadas à implementação de adaptações e acessibilidade.

A terceira estratégia de intervenção relaciona-se com serviços de orientação e consultoria. Essa intervenção envolve ações diretas com pais, cuidadores, professores ou outras pessoas que fazem parte da rotina da criança ou do adolescente. O objetivo do terapeuta está centrado no auxílio ao desenvolvimento de soluções que sejam adequadas ao ambiente da criança e na promoção da transferência das habilidades que a criança adquire na sessão terapêutica para os diferentes ambientes da sua rotina diária[15]. Para tanto, o terapeuta deve trabalhar para ampliar o conhecimento dos cuidadores acerca da condição de saúde da criança ou do adolescente, de forma a auxiliá-los a identificar soluções frente aos problemas que possam surgir na rotina diária e garantir que as orientações oferecidas pelos terapeutas sejam seguidas nos outros contextos da vida. Um importante local de consultoria é o ambiente escolar, no qual o terapeuta ocupacional pode auxiliar na implementação de acessibilidade nos diferentes ambientes da escola (sala de aula, pátio, banheiro, refeitório), no desenvolvimento e adaptações de materiais e tarefas escolares e na colaboração para mudanças de atitude em relação à criança/adolescente com deficiência[15]. Paralelamente à implementação da intervenção, é importante que o terapeuta ocupacional monitore as respostas da criança/adolescente ao planejamento terapêutico proposto[12]. Nesse sentido, a atenção da terapia ocupacional ao cliente é um processo contínuo de reavaliação e revisão do plano de ações terapêuticas estabelecidas, o que inclui análise da eficácia do serviço e do alcance dos objetivos do cliente[12]. A revisão da intervenção inclui reavaliação do plano e de como sua implementação está favorecendo os desfechos terapêuticos, modificação do plano de tratamento, se necessário, e análise de se a intervenção da terapia ocupacional deve ser continuada ou finalizada, assim como o encaminhamento ou não a outros serviços[12].

CASOS CLÍNICOS

Caso 1

Lucas é uma criança de seis anos de idade e tem diagnóstico de PC do tipo hemiparesia à esquerda, MACS nível III. É acompanhado por neuropediatra e ortopedista infantil e apresenta outras intercorrências clínicas, como crise convulsiva. Além disso, nunca foi submetido a procedimentos como aplicação de toxina botulínica A (TBA) ou cirurgia no membro superior esquerdo. Mora com seus pais e uma irmã de 2 anos de idade. Estuda em escola comum, em uma sala com 15 colegas.

Lucas recebe tratamento de terapia ocupacional desde os 3 anos e 6 meses de idade e, desde esse período, já foram trabalhadas e alcançadas metas como maior participação da criança no vestir/despir partes superior e inferior do corpo e amarrar cadarço, e qualificação do uso bimanual ao usar garfo e faca em tarefas de alimentação. Neste momento do tratamento, a professora e a coordenadora pedagógica solicitaram uma visita da terapeuta ocupacional à escola de Lucas.

Avaliação

A COPM foi realizada com os pais da criança. Foi relatada dificuldade de Lucas em usar os materiais escolares tesoura e borracha. Nos escores de 1 a 10, o uso dos dois materiais recebeu a mesma pontuação em "importância" (10), "desempenho" (4) e "satisfação" (5).

Na escola, a professora e a coordenadora pedagógica relataram, em entrevista, que Lucas está apresentando grande dificuldade para usar a tesoura em tarefas em sala de aula, o que tem levado a recortes imprecisos que descaracterizam o conteúdo a ser recortado. Além disso, observaram que essa dificuldade tem levado a criança a experimentar frustração, sendo que, algumas vezes, Lucas desistiu de recortar. De acordo com essas profissionais, foi observado que a criança deixava muitos materiais desnecessários em cima da carteira nos momentos das atividades de recorte. Acreditando que isso poderia comprometer o uso do material, elas orientaram e supervisionaram, durante aproximadamente um mês, para que a criança mantivesse em sua carteira apenas os recursos necessários para cada atividade proposta pela professora. Embora tenham percebido que essa conduta deixou mais espaço útil na mesa e que a criança passou a organizar os próprios materiais com autonomia, não foi observada melhora na qualidade do recorte produzido.

A SFA foi realizada com a professora. Foram aplicadas as Partes I, II (tarefas físicas) e III (tarefas físicas) desse instrumento. Na Parte I, *Participação*, a pontuação recebida para "participação em classe regular" foi 4, o que significa "participação em todos os aspectos com assistência ocasional". De acordo com a professora, é necessário segurar o papel para Lucas e, muitas vezes, ajudá-lo fisicamente, segurando em sua mão direita, para usar a tesoura. Os demais itens dessa parte receberam pontuação máxima (6), que significa participação total. Na Parte II, *Auxílio no desempenho de tarefas – tarefas físicas*, o item "uso de materiais" recebeu pontuação 2 em relação à assistência recebida, o que significa que Lucas recebe "assistência em poucas atividades difíceis". De acordo com a professora, não são feitas adaptações para facilitar o uso da tesoura em sala de aula. Na Parte III, *Desempenho de atividades – tarefas físicas*, o item "uso de materiais" foi aplicado, e as seguintes tarefas não receberam pontuação máxima (4 – desempenho consistente): corta com tesoura em linha reta (3 – desempenho inconsistente); corta e aplica um fita (3); desmancha escritos a lápis sem rasgar o papel (2 – desempenho parcial) e corta figuras de contornos simples (2).

Em seguida, foi realizada observação livre da criança em sala de aula. A terapeuta ocupacional identificou que Lucas é bastante interessado nas tarefas de recorte propostas em sala, logo pegou a tesoura em sua pasta e providenciou a retirada de outros materiais, como lápis e canetinha, da carteira. Foi identificada dificuldade da criança em estabilizar o papel com a mão parética (mão esquerda) e grande dificuldade em abrir a tesoura com a mão dominante. Essas dificuldades faziam com que a tesoura "mascasse" e, em vez de recortar de fato, a partir de certo momento da atividade, a criança usava a força para fazer a tesoura seguir, rasgando, assim, o papel.

Após a realização dessa atividade, a terapeuta ocupacional solicitou à professora que sugerisse algum trabalho com lápis e borracha à turma. Conforme identificado na aplicação da SFA, Lucas chegou a amassar e rasgar o papel ao usar a borracha, porque o apoio com a mão parética foi insuficiente para estabilizá-lo.

Discussão dos resultados

A partir das informações coletadas com a família, a professora e a coordenadora da escola, pode-se concluir que, neste momento, a área de ocupação que representa dificuldade para Lucas é a educação. Em sessão de terapia ocupacional, foi identificado que as habilidades funcionais comprometidas, para realizar as atividades de recortar e usar a borracha, são as de abrir a mão direita em movimento voluntário e direcionado e usar a mão esquerda como apoio. Podem ser identificados fatores limitantes na criança (fraqueza da musculatura intrínseca da mão direita, dificuldade de fazer descarga de peso no membro superior esquerdo e de uso bimanual), na tarefa (tesoura inadequada para o nível de habilidade atual da criança) e no ambiente (a carteira plana pode desfavorecer o desempenho, já que a criança precisa manter o cotovelo esquerdo fletido a, aproximadamente, 90 graus).

A definição da meta terapêutica deve ocorrer considerando-se a unidade de análise da terapia ocupacional: o indivíduo em atividade num contexto[22]. Considerando-se a situação problematizada, o objetivo da intervenção pode ser definido como qualificar o uso de tesoura e borracha em tarefas de sala. O planejamento da intervenção será fundamentado em ações centradas na aquisição de habilidades, adaptação do ambiente e consultoria à escola (Fig. 4.1).

Caso 2

Carlos é um menino de 5 anos e 9 meses de idade, com diagnóstico de PC discinética, GMFCS IV e MACS III. A criança nasceu com 35 semanas de gestação, evoluindo para problemas respiratórios e sepse precoce. Apresentou quadro de icterícia tardia com tratamento por fototerapia. É filho único e frequenta ensino regular de educação infantil. Atualmente, é acompanhado por fisioterapeuta, terapeuta ocupacional, fonoaudióloga, neurologista infantil e ortopedista infantil. Apresenta epilepsia controlada por medicamentos, estrabismo divergente e não houve indicações de procedimentos cirúrgicos ortopédicos ou aplicação de toxina botulínica.

Carlos é uma criança com diversas limitações motoras, necessitando de auxílio para permanecer

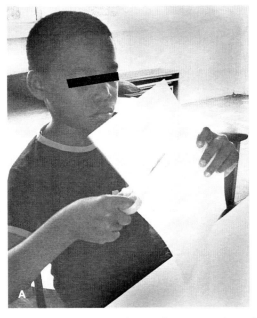
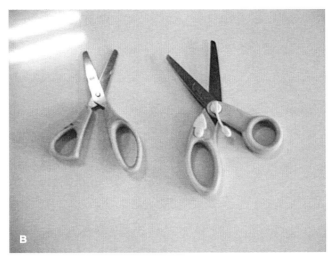

Fig. 4.1A e B. Uso da tesoura adaptada para facilitar o desempenho da atividade de recorte.

Quadro 4.1. Atividades de maior importância relatadas pela mãe de Carlos

Problemas de desempenho ocupacional	Importância	Desempenho	Satisfação
Uso da colher na alimentação	10	3	5
Comunicar-se com as pessoas da família	10	2	5
Brincar com outras crianças	7	3	5
Auxiliar na atividade de banho	7	1	2
		Média: 2,25	Média: 4,25

na posição sentada e explorar objetos. É capaz de alcançar e apreender objetos, embora evidenciem-se movimentos involuntários que dificultam a ação da criança. Carlos é capaz de comunicar-se por gestos específicos para sim e não e por meio do olhar. É capaz de compreender sentenças e ações solicitadas, mas não consegue comunicar-se verbalmente. Apresenta frustração e comportamento voluntarioso, principalmente quando não é compreendido por outras pessoas.

Avaliação

A COPM foi aplicada à mãe da criança com objetivo de observar as expectativas e demandas funcionais da família (Quadro 4.1).

A entrevista para aplicação do teste PEDI foi realizada com a mãe da criança. A criança apresentou escores normativos menores que 10, revelando atraso em relação a crianças com desenvolvimento típico em todos os domínios de função. No que se refere às habilidades funcionais de autocuidado, as habilidades que seriam esperadas que já estivessem sido incorporadas ao repertório funcional da criança estão centradas nas tarefas de alimentação, higiene pessoal e banho (Fig. 4.2). São elas: levar colher à boca (Fig. 4.2, item 6), levar escova de cabelo à cabeça (Fig. 4.2, item 21), lavar as mãos (Fig. 4.2, item 32) e tentar lavar partes do corpo durante o banho (Fig. 4.2, item 34).

Com relação às habilidades funcionais de mobilidade, a criança apresenta repertório funcional li-

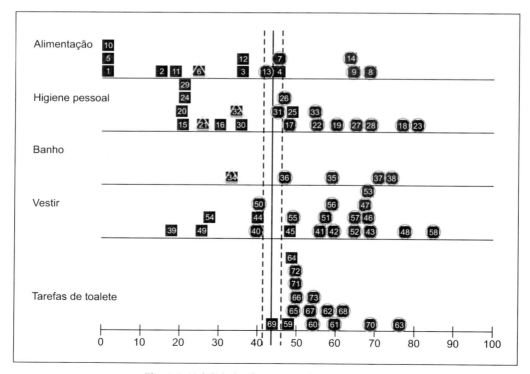

Fig. 4.2. Habilidades funcionais de autocuidado.

mitado. No que se refere às tarefas de transferência, consegue permanecer sentada com apoio. Para locomoção, move-se em ambiente interno arrastando-se, sendo capaz de mover-se nos diferentes cômodos da casa, além de andar, com apoio, curtas distâncias com auxílio do cuidador (Fig. 4.3).

Nas habilidades funcionais de função social, apresenta dificuldades relacionadas com a comunicação, interação social e atividades de casa/comunidade (Fig. 4.4). No que se refere à comunicação, é capaz de compreender ações, descrições e eventos, mas apresenta dificuldades para expressar-se verbalmente, não sendo capaz de combinar palavras (itens 18 e 19). Além disso, apresenta dificuldades para interagir com outra criança em atividade simples do brincar (Fig. 4.4, item 33). Em funções de casa/comunidade, não é capaz de informar seu nome (Fig. 4.4, item 41) e não mostra cuidado apropriado próximo a escadas (Fig. 4.4, item 56).

No que se refere à independência em atividades funcionais, observa-se que a criança recebe algum tipo de assistência do cuidador na maioria das

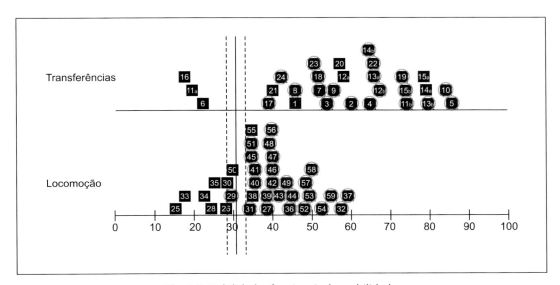

Fig. 4.3. Habilidades funcionais de mobilidade.

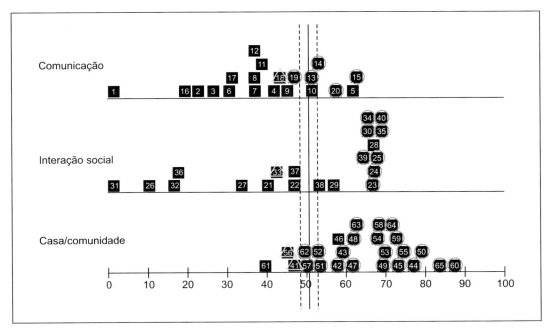

Fig. 4.4. Habilidades funcionais de função social.

tarefas da rotina diária. Em autocuidado, recebe assistência total nas tarefas de vestir, controle urinário e intestinal, e assistência máxima em alimentação, higiene pessoal, uso do banheiro e banho (Fig. 4.5).

Nas tarefas de mobilidade, a criança é totalmente dependente nas atividades de transferência, locomoção em ambiente externo e uso de escadas. Recebe assistência máxima em mobilidade na cama e é independente em locomoção em ambiente interno (Fig. 4.6).

No que se refere à função social, a criança compreende situações familiares e recebe assistência mínima para comunicação funcional. Para expressar-se, resolver problemas e brincar com outras crianças, recebe assistência máxima, necessitando da presença e interferência do cuidador na maior parte do tempo. Quanto às tarefas de segurança, é totalmente dependente da mãe (Fig. 4.7).

Com relação às modificações do ambiente, em autocuidado, faz uso de modificações centradas na

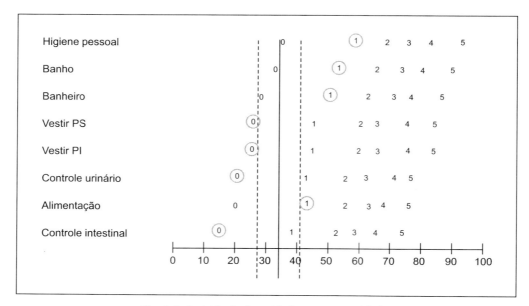

Fig. 4.5. Assistência do cuidador em autocuidado.

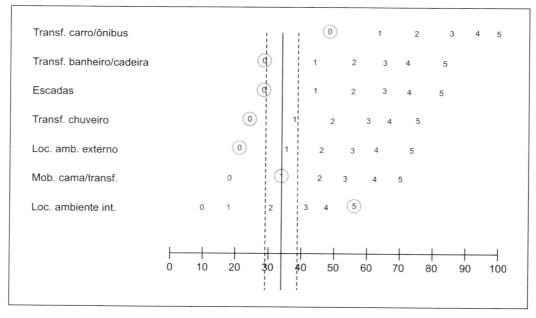

Fig. 4.6. Assistência do cuidador em mobilidade.

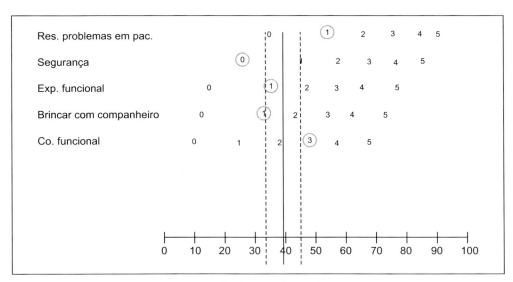

Fig. 4.7. Assistência do cuidador em função social.

criança, como escova de dentes e de cabelo infantis, e de reabilitação, como o uso de fraldas. Não possui cadeira de banho, mas é colocada em banheira infantil durante o banho. Para mobilidade, possui cadeira de rodas manual. Em função social, a criança não faz uso de adaptação ou modificação no ambiente.

Após aplicação dos testes COPM e PEDI, por meio de entrevistas com a mãe de Carlos, foi realizada observação da criança em sessão terapêutica. As tarefas analisadas foram a de alimentação e brincar. A observação do desempenho da criança na atividade de alimentação foi realizada com a criança sentada em sua cadeira de rodas adaptada. A mãe levou, para a sessão, um iogurte da preferência da criança e a colher que ela utiliza em casa. Foi possível observar que ela apresentou interesse inicial para participar da atividade, reconhecendo o uso da colher e levando-a à boca. Com o prato posicionado à sua frente, a criança apresentou dificuldade para colocar o alimento na colher. Uma vez posicionado, levou o alimento à boca, mas apresentou dificuldade para colocá-lo na boca, uma vez que a colher era grande e a criança não foi capaz de virar o talher de forma a colocá-lo na boca, o que resultou no derramamento do alimento na mesa e em seu corpo. A criança vocalizava sons incompreensíveis, mas que expressavam insatisfação cada vez que o alimento era derramado. Além disso, diante dessa situação, fazia gestos para que a atividade fosse interrompida. A atividade foi concluída com o auxílio da terapeuta.

O desempenho da criança na atividade de brincar foi observado em atividade de jogo de pares, no qual ela localizava figuras iguais e diferentes de animais. A atividade foi realizada com a criança sentada, com uso de prancha de ímã em plano diagonal e peças imantadas em pares (Fig. 4.8). Foi capaz de localizar os pares de figuras, gesticulava positivamente quando encontrava a figura correspondente e realizava contato visual com a terapeuta para mostrar as figuras que apresentavam interesse em alcançar. Quando solicitado a apreender uma figura específica, Carlos foi capaz de reconhecê-la, dirigiu seu braço à peça e, embora apresentasse dificuldade para graduar a força para apreender a figura, foi capaz de arrastá-la até o par correspondente. Durante a realização da atividade, a criança mostrou-se interessada e motivada a descobrir os pares dos animais, mostrando satisfação em conseguir encontrar as figuras. Ele foi capaz de vocalizar sons de animais conhecidos, mas não foi capaz de nomeá-los verbalmente. Apresentou agitação e insatisfação nos momentos em que não conseguia expressar o que desejava, muitas vezes desistindo de comunicar suas intenções.

Em seguida, foi realizada observação livre da criança em casa, para investigação dos fatores que influenciavam o desempenho das atividades. Na atividade de alimentação, foi possível observar que a criança é posicionada na cadeira de rodas ou no sofá. Uma vez que demora muito tempo para levar o alimento à boca e, na maioria das vezes, ele é derramado, a mãe realiza a maior parte da tarefa. A única contribuição da criança é levar biscoitos ou alimentos com a mão até a boca.

A atividade de banho é realizada em banheira infantil. A banheira é posicionada no chão do banhei-

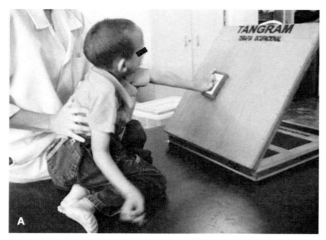
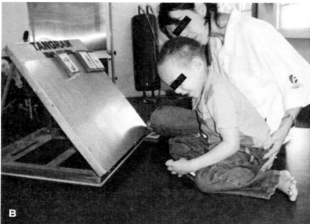

Fig. 4.8A e B. Atividade proposta de pareamento de figuras de animais para avaliação da criança.

ro, sendo que a mãe necessita agachar-se e curvar-se para realizar a atividade. Como a banheira é pequena para Carlos, ele fica incomodado, agitado e nervoso, não colaborando para o desempenho da tarefa.

Discussão dos Resultados

A partir das informações obtidas pelo relato da mãe, pelas avaliações COPM e PEDI e pela observação direta da criança em casa e em sessão terapêutica, é possível observar que a área de ocupação de comprometimento relaciona-se com as atividades de vida diária, especificamente tarefas de alimentação, banho e comunicação. Os fatores limitantes para o desempenho destas atividades referem-se à incoordenação para levar colher e virá-la na boca durante a alimentação, dificuldade para graduar força e precisão do alcance de objetos do brincar, dificuldade para expressão verbal, comportamento agitado e voluntarioso no desempenho das atividades. É possível considerar que esses comportamentos parecem decorrer da frustração que a criança experimenta por não conseguir expressar verbalmente seus interesses e preferências. Um importante fator limitante, centrado na atividade, consiste na colher utilizada para alimentação, que é grande para a criança. Os fatores do contexto, limitantes para o desempenho, referem-se ao uso infrequente da cadeira de rodas com mesa na alimentação e à inadequação da banheira para a atividade de banho. Assim, os objetivos de tratamento que devem ser priorizados no atendimento de terapia ocupacional são: estimular maior participação da criança no uso da colher para alimentação (Fig. 4.9), introduzir o uso de comunicação alternativa (Fig. 4.10), para facilitar sua expressão em ação conjunta com a fonoaudióloga da criança, e propor modificações ambientais que favoreçam a maior participação na atividade de banho. O plano de intervenção poderá incluir intervenções centradas na aquisição de habilidades e em adaptações e modificações ambientais, visando a maior participação da criança nas tarefas de autocuidado.

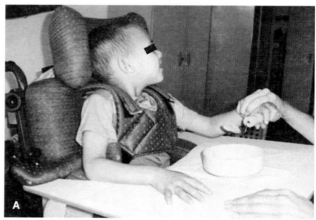
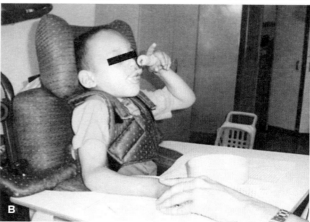

Fig. 4.9A e B. Uso de colher adaptada para auxiliar o desempenho da tarefa de alimentação.

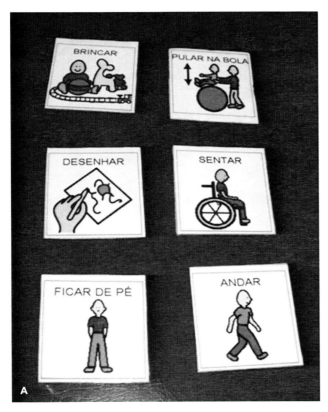 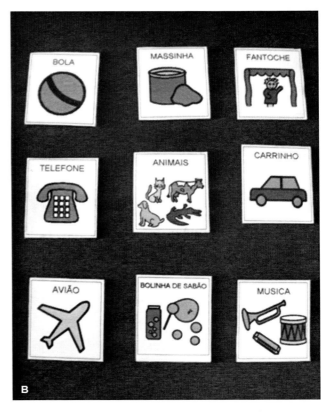

Fig. 4.10A e B. Trabalho de implementação da comunicação alternativa, em conjunto com a fonoaudióloga, para facilitar a escolha da criança nas atividades do brincar.

REFERÊNCIAS

1. Rosenbaum P, Stewart D. The World Health Organization International Classification of Functioning, Disability, and Health: a model to guide clinical thinking, practice and research in the field of cerebral palsy. Seminars in Pediatric Neurology 2004; 11(1):5-10.
2. Steultjens EMJ, Dekker J, Bouter LM, van de Nes JCM, Lambregts BLM, van den Ende CHM. Occupational therapy for children with cerebral palsy: a systematic review. Clin Rehabil 2004; 18:1-14.
3. Rodger S, Ziviani J. Children, their environments, roles and occupations in contemporary society. In: Rodger S, Ziviani J (eds.). Occupational therapy with children: understanding children's occupations and enabling participation. Oxford: Blackwell Publishing, 2006: 3-21.
4. Organização Mundial de Saúde. Classificação Internacional de Funcionalidade, Incapacidade e Saúde. São Paulo: Edusp, 2003.
5. Hemmingson H, Jonsson H. An occupational perspective on the concept of participation in the International Classification of Functioning, Disability and Health – some critical remarks. Amer J Occup Ther 2005; 59:569-76.
6. Law M. Participation in the occupations of everyday life. Am J Occup Ther 2002; 56(6):640-9.
7. Rosenbaum P, King S, Law M, King G, Evans J. Family-centred service: a conceptual framework and research review. Phys Occup Ther Pediatr 1998; 18(1):1-20.
8. King S, Teplicky R, King G, Rosenbaum P. Family-centered service for children with cerebral palsy and their families: a review of the literature. Seminars in Pediatric Neurology 2004; 11(1):78-86.
9. Law M, Hanna S, Hurley P, King S, Kertoy M, Rosenbaum P. Factors affecting family-centred service delivery for children with disabilities. Child: care, health and development 2003; 29(5):357-66.
10. MacKean GL, Thurston WE, Scott CM. Bridging the divide between families and health professionals' perspectives on family-centred care. Health Expectations 2005; 8:74-85.
11. Stewart KB. Purposes, process, and methods of evaluation. In: Case-Smith J, O'Brien JA (eds.). Occupational therapy for children. 6 ed. Missouri: Mosby Elsevier, 2010: 193-215.
12. AOTA. Occupational therapy practice framework: domain and process – 2nd edition. Am J Occup Ther 2008; 62(6):625-83.
13. Weinstock-Zlotnick G, Hinojosa J. Bottom-up or top-down evaluation: is one better than the other? Am J Occup Ther 2004; 58(5):594-9.
14. Basik S, Case-Smith J. School-based occupational therapy. In: Case-Smith J, O'Brien JA (eds.). Occupational therapy for children. 6 ed. Missouri: Mosby Elsevier, 2010: 713-43.
15. Case-Smith J. An overwiew of occupational therapy for children. In: Case-Smith J, O'Brien JA (eds.). Occupational therapy for children. 6 ed. Missouri: Mosby Elsevier, 2010: 1-21.

16. Coster W. Occupation-centered assessment of children. Am J Occup Ther 1998; 52(5):337-44.
17. Case-Smith J. Pediatric assessment. OT Practice 1997;24-39.
18. Richardson PK. Use of standardized tests in pediatric practice. In: Case-Smith J, O'Brien JA (eds.). Occupational therapy for children. 6 ed. Missouri: Mosby Elsevier, 2010: 216-44.
19. Benson J, Schell B. Measurement theory: application to occupational and physical therapy. In: Van Deusen J, Brunt D (eds.). Assessment in occupational and physical therapy. Philadelphia: W.B. Saunders Company, 1997: 3-24.
20. Shepherd J. Activities of daily living. In: Case-Smith J, O'Brien JA (eds.). Occupational therapy for children. 6 ed. Missouri: Mosby Elsevier, 2010: 474-517.
21. Rocha EF, Brunello MIB. Avaliação qualitativa em terapia ocupacional: princípios, métodos e técnicas de coleta de dados. In: Cavalcanti A, Galvão C (eds.). Terapia ocupacional: fundamentação e prática. Rio de Janeiro: Guanabara Koogan, 2007: 44-8.
22. Mancini MC, Coelho ZAC. Raciocínio clínico em terapia ocupacional. In: Drummond AF, Rezende MB (eds.). Intervenções. Belo Horizonte: Editora UFMG, 2008: 13-24.
23. Rogers JC, Holm MB. Occupational therapy diagnostic reasoning: a component of clinical reasoning. Am J Occup Ther 1991; 45(11):1.045-53.
24. Law M, Baptiste S, Carswell A, McColl MA, Polatajko H, Pollock N. Canadian Occupational Performance Measure. 2 ed. Ottawa: CAOT Publicatioins ACE, 1998.
25. Novak I, Cusick A, Lannin NA. Occupational therapy home programs for cerebral palsy: double-blind, randomized, controlled trial. Pediatrics 2009; 124(4):606-14.
26. Rigby PJ, Ryan SE, Campbell KA. Effect of adaptive seating devices on the activity performance of children with cerebral palsy. Arch Phys Med Rehabil 2009; 90(8):1.389-95.
27. Vasconcelos RLM, Moura TL, Campos TF, Lindquist ARR, Guerra RO. Avaliação do desempenho funcional de crianças com paralisia cerebral de acordo com níveis de comprometimento motor. Rev Bras Fisioter 2009; 13(5):390-7.
28. Ostensjo S, Bjorbaekmo E, Carlberg EB, Vollestad NK. Assessment of everyday functioning in young children with disabilities: an ICF-based analysis of concepts and content of Pediatric Evaluation of Disability Inventory (PEDI). Disabil Rehabil 2006; 28(8):489-504.
29. Vos-Vromans DCWM, Ketelaar M, Gorter JW. Responsiveness of evaluative measures for children with cerebral palsy: The Gross Motor Function Measure and the Pediatric Evaluation of Disability Inventory. Disabil Rehabil 2005; 27(20):1.245-52.
30. Ostensjo S, Carlberg EB, Vollestad NK. The use and impact of assistive devices and other environmental modifications on everyday activities and care in young children with cerebral palsy. Disabil Rehabil 2005; 27(14):849-61.
31. Ostensjo S, Carlberg EB, Vollestad NK. Everyday functioning in young children with cerebral palsy: functional skills, caregiver assistance, and modifications of the environment. Dev Med Child Neurol 2003; 45:603-12.
32. Mancini MC. Inventário de Avaliação Pediátrica de Incapacidade (PEDI) – manual da versão brasileira adaptada. Belo Horizonte: Editora UFMG, 2005.
33. Coster W, Deeney TA, Haltiwanger JT, Haley SM. School Function Assessment: user's manual. San Antonio: Therapy Skill Builders, 1998.
34. Bryze K. Contribuições das narrativas ao histórico lúdico. In: Parham LD, Fazio LS (eds.). A recreação na terapia ocupacional pediátrica. São Paulo: Editora Santos, 2000: 23-34.
35. Rigby P, Rodger S. Developing as a player. In: Rodger S, Ziviani J (eds.). Occupational therapy with children: understanding children's occupations and enabling participation. Oxford: Blackwell Publishing, 2006: 177-99.
36. Knox S. Desenvolvimento e uso corrente da Escala Lúdica Pré-escolar de Knox. In: Parham LD, Fazio LS (eds.). A recreação na terapia ocupacional pediátrica. São Paulo: Editora Santos, 2000: 35-51.
37. Knox S. Play. In: Case-Smith J, O'Brien JA (eds.). Occupational therapy for children. 6 ed. Missouri: Mosby Elsevier, 2010: 540-54.
38. Bundy AC. Recreação e entretenimento: o que procurar. In: Parham LD, Fazio LS (eds.). A Recreação na terapia ocupacional pediátrica. São Paulo: Editora Santos, 2000: 52-66.
39. Chagas PSC, Mancini MC. Instrumentos de classificação e de avaliação para uso em crianças com paralisia cerebral. In: Fonseca LF, Lima CLA (eds.). Paralisia cerebral: neurologia, ortopedia, reabilitação. 2 ed. Rio de Janeiro: Editora MedBook, 2008: 459-500.
40. Piper MC, Darrah J. Motor assessment of the developing infant. Philadelphia: WB Saunders Company, 1994.
41. Folio MR, Fewell RR. Peabody Developmental Motor Scales, Examiner's manual, second edition (PDMS-2). Austin: Pro-Ed, 2000.
42. De Matteo C, Law M, Russell D, Pollock N, Rosenbaum P, Walter S. QUEST: Quality of Upper Extremity Skills Test. Hamilton: McMaster University, 1992.
43. Morris C, Bartlett D. Gross Motor Function classification System: impact and utility. Dev Med Child Neurol 2004; 46:60-5.
44. Morris C. Current and future uses of the Gross Motor Function Classification System: the need to take account of other factors to explain functional outcomes. Dev Med Child Neurol 2009; 51(12):1003.
45. Palisano R, Rosenbaum P, Walter S, Russell D, Wood E, Galuppi B. Development and reliability of a system to classify gross motor function in children with cerebral palsy. Dev Med Child Neurol 1997; 39:214-23.
46. Eliasson AC, Krumlinde-Sundholm L, Rosblad B, Beckung E, Arner M, Ohrvall AM et al. The Manual Ability Classification System (MACS) for children with cerebral palsy: scale development and evidence of validity and reliability. Dev Med Child Neurol 2006; 48(7):549-54.
47. Case-Smith J, Law M, Missiuna C, Pollock N, Stewart D. Foundations for occupational therapy practice with children. In: Case-Smith J, O'Brien JA (eds.). Occupational therapy for children. 6 ed. Missouri: Mosby Elsevier, 2010: 22-55.

Capítulo 5

Bases Teóricas em Reabilitação

Paula Silva de Carvalho Chagas • Daniela Virginia Vaz

■ INTRODUÇÃO

Para nos tornarmos profissionais competentes (fisioterapeuta, terapeuta ocupacional ou fonoaudiólogo), temos que ter uma base teórica forte e sustentável para basear nossas condutas terapêuticas[1,2]. As teorias são um conjunto de conceitos inter-relacionados, definições, ou proposições sobre variáveis e representam uma visão sistematizada sobre determinado fenômeno[1,3]. É uma forma de estruturação de ideias ou corpo de princípios que podem ser usados para guiar e interpretar um conjunto de fatos[4]. Estas ideias correspondem às explicações sobre determinado fenômeno por parte de uma pessoa, um grupo ou uma profissão. Teorias na área de desenvolvimento motor têm origem em nossas observações e experiências clínicas, e por meio de pesquisas na área de movimento humano que nos guiam para as nossas ações terapêuticas[5].

As teorias têm quatro funções: descrever um fenômeno (com o que se parece), explicar (por que acontece assim), predizer (como será no futuro) e aplicá-lo na vida prática (o que podemos fazer para que este fenômeno aconteça)[1]. Uma base teórica sustentável nos fornece o significado e as explicações aos fatos frequentemente observados ao longo do desenvolvimento infantil[6]. As teorias sobre desenvolvimento motor são capazes de predizer os padrões de habilidades motoras emergentes e explicar por que determinado comportamento pode ou não ser observado[7].

As teorias e pesquisas na infância são desenvolvidas para explicar quando as estruturas e funções corporais se modificam e emergem, como ocorre a trajetória do desenvolvimento (se e como muda com a idade), e quais os fatores que influenciam o seu desenvolvimento[8]. Segundo Cole e Cole (2003)[4], existem três questões fundamentais que devem ser respondidas em relação ao desenvolvimento infantil: (1) quais são as contribuições relativas ao ambiente e da aprendizagem/experiência para o desenvolvimento?; (2) as mudanças desenvolvimentais correspondem a um processo contínuo ou descontínuo?; e (3) o que ocasiona as diferenças individuais? Um conhecimento aprofundado sobre desenvolvimento motor normal deve ser a base de referência para que os profissionais da área de reabilitação entendam e identifiquem as alterações no desenvolvimento normal, e com isso formulem novas técnicas de tratamento[7]. As pesquisas em desenvolvimento motor e reabilitação infantil permitem que estas e outras questões sejam respondidas e que as teorias sejam comprovadas ou refutadas. Logo, as teorias norteiam a prática clínica de forma a permitir que as intervenções empregadas sejam explicadas de acordo com o marco teórico de cada terapeuta.

Nas ciências de reabilitação, as estratégias de intervenção na área pediátrica devem ser baseadas em um contexto teórico que proporcione as bases para o entendimento da condição de saúde da criança e quais técnicas deverão ser empregadas na prática clínica em reabilitação infantil. Neste capítulo serão abordadas duas teorias frequentemente citadas como base de tratamentos na área de reabilitação infantil: a *teoria neuromaturacional* e a *abordagem dos sistemas dinâmicos*. Estas teorias seguiram a seguinte estrutura didática: introdução, histórico, pressupostos básicos, aplicações teóricas para o tratamento da criança com paralisia cerebral (PC) e reflexões acerca de cada uma dessas teorias.

TEORIAS

Teoria neuromaturacional

Introdução

A teoria neuromaturacional, conhecida como o modelo tradicional de desenvolvimento motor, consiste na base teórica original de diversas técnicas de tratamento empregadas na reabilitação de crianças com disfunções motoras[9-13] e em crianças com atraso no desenvolvimento motor[14,15]. O princípio básico desta teoria é que a maturação do sistema nervoso central (SNC) é o principal responsável pelas mudanças motoras observadas ao longo da vida, ou seja, a estrutura precede a função[16]. A maturação caracteriza-se pelo aumento na mielinização do SNC, e concomitante inibição dos núcleos subcorticais pelo maior funcionamento do córtex cerebral[7,16]. Nesta teoria, todas as mudanças são endógenas, internas ao organismo, caracterizadas como uma consequência dos genes que a pessoa herdou[4]. Para tal, o papel do ambiente é secundário na determinação de mudanças no desenvolvimento infantil, podendo influenciar o comportamento, mas não determiná-lo por si só[4,7,17].

Histórico

Os primeiros relatos desta teoria datam do início do século XX e se tornaram conhecidos na área de desenvolvimento motor principalmente pelos estudos de Arnold Gesell (1945)[18] e Myrtle McGraw (1943)[19]. Estes estudiosos acompanharam longitudinalmente vários lactentes e documentaram as etapas de desenvolvimento da criança, entre elas o comportamento motor, estipulando curvas de desenvolvimento normal aos, até hoje difundidos, marcos motores do desenvolvimento infantil como rolar, controlar a cabeça, sentar, engatinhar e andar, entre outros.

Gesell (1985) descreve que as fases do desenvolvimento motor se desenvolvem em um fluxo contínuo em uma espiral ascendente, ora demonstrando um padrão motor mais amadurecido, ora um padrão menos amadurecido[17]. Segundo esta teoria, as crianças muitas vezes retornam aos estágios anteriores do desenvolvimento motor para proporcionar o amadurecimento da etapa seguinte (p. ex., retornam ao engatinhar após os primeiros passos da marcha independente, retornam ao alcance bimanual quando já iniciaram o alcance unimanual). Alguns autores apontam que apesar de Gesell ser maturacionista em essência, sua visão do desenvolvimento em uma espiral já refletia visões contemporâneas sobre o desenvolvimento[16,20]. Além disso, Gesell determinou que a sequência do desenvolvimento era invariante entre indivíduos, apesar de acreditar que existam diferenças individuais entre as crianças, porém estas eram influenciadas prioritariamente pelos sistemas biológicos da criança, tendo alguma ou quase nenhuma influência da família, escola ou cultura em que esta vivia[16,20].

Enquanto isso, McGraw, conhecida pelo estudo longitudinal dos gêmeos Johnny (que foi estimulado em diferentes situações) e Jimmy Woods[21] (gêmeo não estimulado, servindo como controle), fez relatos determinando que o córtex cerebral não está funcionando ao nascimento, sendo o movimento inicialmente somente reflexo, que o desenvolvimento ocorre na direção cefalocaudal e que o desenvolvimento cortical depende da maturação dos centros inibitórios[16,19]. Estas afirmações caracterizaram esta pesquisadora como maturacionista[22,23], apesar de alguns estudiosos discordarem desta conotação[24-28], por ela já relatar a importância e influência do ambiente e da funcionalidade no desenvolvimento desde seus primeiros relatos[19,21]. Diversos pesquisadores debatem até hoje os pressupostos e pensamentos descritos por estes dois pesquisadores[20,22-32].

Pressupostos básicos da teoria e suas implicações

Quatro pressupostos básicos caracterizam a teoria neuromaturacional[7,16]:

1. Os movimentos progridem de um padrão primitivo, de padrões reflexos e movimentos em massa, para movimentos controlados, voluntários.

2. O desenvolvimento motor progride no sentido cefalocaudal.
3. Os movimentos são primeiramente controlados proximalmente e depois distalmente.
4. A sequência do desenvolvimento é consistente entre crianças, e o ritmo de desenvolvimento é constante para cada criança.

Estes pressupostos serão apresentados e discutidos separadamente.

Movimentos reflexos para movimentos voluntários

De acordo com esta perspectiva teórica, o neonato apresenta padrões de movimentos primariamente reflexos, como o reflexo de preensão palmar e plantar, o de marcha reflexa, reflexo de sucção e reflexo de Moro. Todos os movimentos ocorrem de forma estereotipada, seguindo um padrão de estímulo-resposta, baseado no princípio de Sherrington. Os movimentos inicialmente ocorrem dessa forma, pois os reflexos são controlados por níveis inferiores do SNC, nos núcleos subcorticais localizados no tronco encefálico. Com o passar dos primeiros meses de vida, o SNC apresenta-se mais maduro e pode passar a controlar os movimentos, consequentemente inibindo os centros inferiores[7,16].

Testes desenvolvidos até a década de 1980, tidos como testes tradicionais de avaliação de bebês nos primeiros três meses de vida, testam a presença e permanência de reflexos, como sinais indicativos da maturação do SNC (p. ex., Movement Assessment of Infants – MAI)[33]. Após o quarto mês de vida os reflexos desaparecem e os movimentos voluntários começam a emergir, assim como o seu refinamento, devido à maturação do SNC. Se os reflexos persistirem além do quarto mês de vida (com exceção do reflexo de preensão plantar, que permanece até o final do primeiro ano de vida), a criança é interpretada como sendo anormal, demonstrando falha na maturação do SNC e incapacidade de controle sobre os centros inibitórios inferiores. Nestes casos, geralmente a criança é encaminhada para acompanhamento e tratamento terapêutico (fisioterapia e terapia ocupacional).

Desenvolvimento na direção cefalocaudal

A partir da observação de lactentes sendo acompanhados longitudinalmente, concluiu-se que o desenvolvimento progride no sentido cefalocaudal, sendo que o lactente primeiro adquire controle da cabeça, depois da cintura escapular, membros superiores, depois do tronco e da pelve, e por último dos membros inferiores. McGraw (1943), tomando como base esta teoria, explicou que os centros superiores responsáveis pela cabeça, tronco e membros superiores amadurecem primeiro que os centros responsáveis pela pelve e membros inferiores[19]. Este pressuposto teórico tem influência em alguns métodos para o tratamento de desordens motoras, tendo como princípios básicos que os objetivos terapêuticos devem ser direcionados inicialmente para o controle de cabeça e tronco, antes de progredir para o controle da pelve, da posição ortostática e marcha, de forma a replicar a sequência de desenvolvimento normal.

Desenvolvimento proximal-distal

Este pressuposto está de acordo com o anterior. Assim como o movimento desenvolve-se na direção cefalocaudal, é necessário primeiro ter controle proximal para o controle distal poder se desenvolver. Ou seja, antes de ter controle fino de mãos, deve-se ter controle do tronco e da cintura escapular, e antes de ter controle dos membros inferiores para engatinhar, deve-se ter controle da pelve. Dessa forma, esta teoria preconiza que as habilidades motoras grossas se desenvolvem antes, e servem de base para o desenvolvimento das habilidades motoras finas. Nos tratamentos baseados neste pressuposto, esta sequência deve ser priorizada e seguida, não se esperando um bom controle distal antes de o proximal ser alcançado.

Ritmo e sequência de desenvolvimento motor

Ritmo refere-se ao período de tempo necessário para uma habilidade motora se modificar para outra, e sequência refere-se à ordem de desenvolvimento que será seguida. Esta teoria acredita que cada bebê tem um ritmo próprio de desenvolvimento e que este ritmo se mantém estável na transição de todas as habilidades motoras, de forma linear. Além disso, é amplamente aceito que todos os bebês apresentam a mesma sequência cronológica de desenvolvimento dos marcos motores, iniciando no controle de cabeça, seguido do rolar, depois sentar, arrastar, engatinhar, passar para pé, andar de lado, até o início da marcha independente. Baseando-se nesta ordem, quaisquer desvios ou atrasos no desenvolvimento de qualquer habilidade representam uma alteração ou atraso no desenvolvimento motor[7,16].

Para caracterização do ritmo de desenvolvimento motor, vários lactentes foram avaliados, o que permitiu o desenvolvimento de padrões normativos para as faixas etárias de desenvolvimento de cada habilidade. Alguns testes normativos estão disponíveis no mercado, como o Bayley Scales of Infant Development[34], o Peabody Developmental Motor Scale I e II[35,36], Denver Developmental Screening Test[37], e o Alberta Infant Motor Scale[7]. Estes testes permitem que as faixas etárias para o desenvolvimento das habilidades motoras sejam conhecidas, e que fundamentado na teoria neuromaturacional, cada criança manterá o mesmo ritmo de desenvolvimento para cada habilidade motora emergente, assim como para o crescimento das medidas antropométricas. Qualquer desvio no ritmo de desenvolvimento gera preocupação, e muitas vezes, indicação para o início da intervenção terapêutica.

Gesell (1985) argumenta que apesar de as normas demonstrarem um padrão de desenvolvimento normal, elas não instituem um padrão absoluto[17]. São padrões de referência sobre o desenvolvimento motor normal, com os quais podemos comparar as crianças, assim como as de altura e peso. Geralmente, as crianças tendem a seguir um ritmo constante no seu desenvolvimento, podendo estar acima ou abaixo da média[17]. É necessário um conhecimento aprofundado sobre desenvolvimento motor normal para identificar uma criança com atraso ou alteração neste curso e a necessidade de intervenção[7].

Implicações no tratamento da criança com paralisia cerebral

Segundo a teoria neuromaturacional, a PC é resultante de lesão no sistema nervoso central, resultando em perda do controle cortical sobre os motoneurônios espinhais, da sincronização de músculos sinérgicos e do controle antecipatório, presença de cocontração excessiva entre agonistas e antagonistas, dificuldade no controle postural, e anormalidades tônicas e reflexas[13]. Apesar de a persistência dos reflexos primitivos ser útil para o diagnóstico da condição clínica de paralisia cerebral, estes reflexos não têm valor para informar os terapeutas sobre a capacidade funcional da criança[13].

Os modelos de intervenção baseados nos pressupostos desta teoria priorizam, em seus procedimentos de avaliação, que sejam testadas a presença e a integridade dos reflexos e reações corporais, assim como a sequência das etapas do desenvolvimento motor, frequentemente observados em bebês com desenvolvimento normal[16]. Crianças com PC, avaliadas segundo esta teoria, apresentam alteração no tônus muscular, permanência dos reflexos primitivos, ausência de reações posturais de equilíbrio e proteção, atraso no desenvolvimento motor e padrões anormais de movimentos. Os métodos de tratamento que se baseiam na teoria neuromaturacional, hierárquica, preconizam a normalização do tônus, a facilitação de reações posturais e padrões motores normais e a inibição dos reflexos primitivos. Além disso, terapeutas que seguem essa teoria acreditam que é necessário que a criança com PC passe pelas etapas de desenvolvimento seguindo sua ordem desenvolvimental específica, não podendo alcançar outra fase motora até que a anterior se encontre consolidada.

Reflexões a respeito da teoria e considerações finais

A teoria neuromaturacional é muito bem aceita pela população, pois reflete a opinião de grande parte dos profissionais na área da saúde, é facilmente entendida, e corresponde à principal teoria difundida nos meios de comunicação social. Grande parte dos livros nacionais e internacionais sobre desenvolvimento humano usa essa teoria como explicação para as mudanças observadas ao longo do desenvolvimento infantil, assim como para explicar os desvios da normalidade. Outro ponto positivo da teoria neuromaturacional é a capacidade de prever o desenvolvimento futuro em crianças que se encontram adequadas aos padrões normativos difundidos, facilmente caracterizadas pelas curvas de desenvolvimento. Apesar dessa teoria ser bastante difundida, o termo "normal", hoje em dia, não é muito bem aceito, principalmente porque sabe-se que diferenças individuais existem e que muitas vezes essa teoria falha em explicá-las[6]. Em qualquer idade, e em qualquer nível de desenvolvimento, crianças consideradas "normais" são diferentes entre si.

O primeiro pressuposto questionado da teoria neuromaturacional é em relação a terminologia *reflexos*. Touwen (1998)[28] argumenta que o termo *reações* representa melhor a funcionalidade do SNC em indivíduos normais. O cérebro normal não funciona como um aparato de estímulo-resposta. Os reflexos são comportamentos estereotipados e frequentemente exacerbados em condições patológicas. Porém, no desenvolvimento normal, temos uma quantidade variável de possibilidades de reações, padrões motores que se modificam rápida e adequadamente de acordo com as modificações ambientais[28]. O conceito de variabilidade na forma de apresentação dos conhecidos reflexos primitivos é contrário ao pressuposto desta teoria[7,28].

O segundo pressuposto questionado é em relação à sequência do desenvolvimento ocorrer na direção cefalocaudal e proximal para distal. Um estudo longitudinal realizado por Horowitz e Sharby (1988)[38], em 20 lactentes a partir da 8ª semana de idade até a 28ª semana, demonstrou que estes lactentes não desenvolvem a extensão em prono na direção cefalocaudal, sendo que o desenvolvimento da extensão da cabeça é seguido pela extensão dos membros inferiores, diferentemente do que diz a hipótese da teoria neuromaturacional. Além disso, a postura de extensão em prono não se demonstrou como pré-requisito para ganho de estabilidade para o desenvolvimento da postura de prono sobre os cotovelos e extensão em prono sobre as mãos, levando a questionamentos sobre os métodos de tratamento para a reabilitação infantil que se baseiam nesses pressupostos com o objetivo de replicar o desenvolvimento normal[38].

Outros pontos de reflexão sobre esta teoria são em relação ao desaparecimento dos reflexos primitivos, à sequência e ao ritmo de desenvolvimento motor. Estudos têm demonstrado que se o reflexo de marcha for estimulado e praticado diariamente, ele pode ser mantido ao longo de todo o primeiro ano de vida[31,32,39,40]. Além disso, bebês africanos que foram estimulados diariamente por suas mães a sentar e andar, conseguiram alcançar estes marcos motores anteriormente a bebês que não foram estimulados, apesar de demonstrarem atraso, de acordo com os padrões normativos, no desenvolvimento na postura prona[41]. Estes estudos nos levam a questionar os pressupostos da teoria neuromaturacional, pois demonstram que as práticas maternas, caracterizadas como estímulos ambientais, assim como as técnicas de intervenção de reabilitação, podem favorecer a manutenção de um padrão motor caracterizado como *reflexo*, e modificar o ritmo e a sequência de aquisição das etapas do desenvolvimento motor[32,39-41].

Abordagem dos sistemas dinâmicos
Introdução

O desenvolvimento infantil é marcado por continuidades e descontinuidades. Ao longo do crescimento da criança, e à medida que ela interage em diferentes ambientes, a estabilidade de um padrão de comportamento se modifica de forma que esse padrão deixa de ser preferencial enquanto outros se tornam mais estáveis e dominantes[42]. As sequências típicas de mudanças do comportamento motor durante a infância foram descritas com grande riqueza de detalhes por estudiosos como Gesell (1938)[43] e McGraw (1943)[19]. Esses estudiosos propuseram que tais mudanças comportamentais refletiam diretamente mudanças neurofisiológicas, especificamente um controle cortical cada vez maior sobre reflexos originados em níveis mais inferiores do sistema nervoso[19].

Essa explicação, baseada em uma associação causal direta entre a atividade do SNC e o comportamento motor, entretanto, se tornou seriamente deficiente depois que Bernstein (1967)[44] apontou alguns importantes problemas em relação a esses pressupostos.

Bernstein chamou a atenção para a complexidade do aparato sensório motor e questionou como um organismo com centenas de articulações e músculos, bilhões de nervos e células e um número imenso de combinações de posições dos segmentos corporais pode encontrar uma maneira de fazer com que esses inúmeros componentes (nomeados graus de liberdade) trabalhem como um conjunto harmonioso para produzir os padrões de movimento coordenados que observamos. Bernstein argumentou que a ideia de que o movimento reflete uma relação direta e linear entre comandos nervosos, a contração de fibras musculares e o padrão de movimento precisava ser rejeitada[44]. O motivo para a rejeição dessa ideia é que o mesmo movimento pode ser gerado por diferentes padrões de atividade muscular, e a mesma atividade muscular pode gerar diferentes movimentos, de acordo com variações do contexto específico em que as contrações e os movimentos ocorrem[22]. Isso ocorre porque outras forças, além daquelas geradas internamente pelo organismo, também determinam o movimento. A gravidade é uma dessas forças, cuja influência varia de maneira não linear com a mudança de posição dos segmentos corporais. As forças reativas, que são forças transmitidas de um segmento que está sendo movido a outros segmentos adjacentes, também variam de maneira não linear, dependendo da velocidade e orientação do movimento, entre outros fatores[45]. A combinação dessas forças não controladas pelo SNC resulta em padrões irregulares de influências determinantes no movimento. Assim, a complexidade de um sistema com inúmeros graus de liberdade associada à impossibilidade de uma relação direta entre comandos motores e padrões de movimento torna muito problemáticos os modelos de comportamento motor que atribuem exclusividade à atividade do sistema nervoso como explicação para as mudanças motoras observadas ao longo do desenvolvimento infantil[22].

Histórico

Nos anos 1980, uma perspectiva alternativa para o desenvolvimento motor foi proposta: a abordagem dos sistemas dinâmicos. As origens dessa abordagem se encontram na matemática e na física, mas formulações mais recentes expandiram suas aplicações para o estudo de uma variedade de sistemas complexos, incluindo sistemas biológicos. Inspirados pelos problemas levantados por Bernstein, os autores Kugler, Kelso e Turvey (1980, 1987)[46,47] foram os primeiros a vislumbrar as possibilidades oferecidas pela aplicação dessa teoria para o estudo do movimento. Mais tarde, Thelen e colaboradores estenderam a aplicação dos mesmos princípios e conceitos para o desenvolvimento infantil[48].

A abordagem dos sistemas dinâmicos fornece uma nova maneira de conceituar o desenvolvimento motor. Em vez de considerar os diferentes padrões de comportamento observados ao longo do desenvolvimento como o desenrolar de padrões predeterminados ou prescritos pelo SNC, essa perspectiva compreende o comportamento motor como um fenômeno que emerge da interação dinâmica de vários subsistemas do organismo, do contexto e das demandas impostas pela tarefa a ser executada, de forma que o movimento não depende da existência prévia de instruções contidas em um único subsistema. Assim, não há *status* privilegiado ou hierarquia de um sistema sobre outro para determinação do comportamento motor[45]. O sistema nervoso, portanto, é visto como um elemento necessário, mas não suficiente para explicar as mudanças motoras no desenvolvimento infantil[49].

Pressupostos básicos da teoria e suas implicações

Nos primeiros estudos que inspiraram aplicações da abordagem dos sistemas dinâmicos no estudo do desenvolvimento motor, Thelen e colaboradores investigaram a natureza dos movimentos do andar automático (conhecido também como marcha reflexa) do recém-nascido e que, frequentemente, deixam de ser observados por volta da 6ª semana de vida[50,51]. A explicação tradicional, de acordo com a teoria neuromaturacional apresentada anteriormente, atribuía o desaparecimento do andar automático exclusivamente à maturação do SNC, que provocaria a inibição ou integração de reflexos primitivos. Thelen e colaboradores verificaram, no entanto, que o desaparecimento desse comportamento ocorria em uma época em que os bebês ganham massa corporal rapidamente, especialmente de tecido adiposo, sem concomitante aumento de força muscular. Com manipulações experimentais da massa dos membros inferiores, através da adição de pesos ou da submersão em água, era possível "inibir" ou "restaurar", respectivamente, o andar automático, simulando as mudanças motoras do desenvolvimento apenas por meios físicos simples[50,51]. Esses estudos tornaram obsoletas as explicações baseadas unicamente em maturação neurológica e ilustraram que o desenvolvimento motor tem natureza multicausal[22].

De acordo com a abordagem dos sistemas dinâmicos, nenhum sistema isolado contém as instruções específicas para a produção do movimento, assim como nem os pesos ou a água continham instruções para o andar automático[45]. O movimento coordenado, em vez disso, emerge da confluência de múltiplos elementos que se inter-relacionam de acordo com restrições e recursos do organismo, da tarefa e do ambiente. A tarefa de locomoção, por exemplo, demanda manter postura ereta estável, deslocamento para frente, e ainda contato periódico com a superfície de suporte para impulsionar o movimento. Tais demandas já restringem a uma classe reduzida as soluções possíveis. Apesar de ser possível atravessar uma sala pulando, engatinhando, ou dançando, restrições (p. ex., necessidade de economia energética) e recursos adicionais do organismo e do ambiente (p. ex., possibilidade de aproveitar torques gerados pela gravidade e torques transmitidos entre segmentos pelo seu movimento pendular) tornam a marcha o meio mais eficiente para se alcançar o objetivo da locomoção, e este é o padrão que indivíduos sem disfunções descobrem e utilizam (diante da mesma tarefa no ambiente gravitacional da lua, no entanto, astronautas preferem saltar)[22]. Dessa forma, uma vez que o comportamento não é previamente determinado por prescrições, mas emerge das interações de um organismo e seu contexto funcional (tarefa e ambiente) diante dos recursos e restrições existentes, pode-se dizer que o sistema se auto-organiza. A *auto-organização* como base para o movimento é um dos pressupostos centrais da abordagem dos sistemas dinâmicos[49].

O processo de confluência e cooperação entre elementos do organismo e seu contexto funcional resulta em padrões preferenciais de comportamento (uma característica típica de sistemas complexos). Padrões preferenciais agem como uma espécie de ímã, ou atrator, de maneira que, na presença de alguma perturbação, há tendência de retorno a esse padrão. *Atratores* não são padrões obrigatórios; outros padrões são possíveis, mas são desempenhados com maior dificuldade e desestabilizados mais facilmente por variações contextuais[49]. Uma metáfora útil para compreender o funcionamento de atratores é a de uma bola de gude percorrendo uma bandeja que se movimenta. Se a bandeja é perfeitamente lisa, a bola de gude pode rolar para qualquer local, não há um local especial para onde ela provavelmente vá se dirigir. No entanto, se a bandeja é irregular, cheia de concavidades e convexidades, a bola tende a percorrer trajetos específicos, passando preferencialmente pelas concavidades mais profundas, mas pode percorrer outros trajetos à medida que a bandeja é movimentada. As concavidades representam atratores, e sua profundidade representa a força ou estabilidade desses atratores, enquanto o movimento da bandeja representa as variações contextuais. A configuração de atratores permite o surgimento de padrões de comportamento estáveis, porém flexíveis diante de variações contextuais[22].

As mudanças do desenvolvimento motor podem ser vistas como uma série de estabilidades, instabilidades e mudanças de padrão de movimento em uma paisagem de atratores, ou seja, entre uma série de configurações possíveis[22]. Novas formas de comportamento emergem na medida em que antigas formas perdem estabilidade. A perda de estabilidade que precede a mudança de padrões motores pode ser resultante de alterações em qualquer um dos subsistemas que contribuem para o movimento, seja no organismo ou em seu contexto funcional[45]. A sucessão entre padrões é descontínua, ou seja, ocorre sem padrões intermediários estáveis. A descontinuidade é a marca de uma propriedade geral de sistemas dinâmicos complexos, a *não linearidade*. Essa propriedade implica que pequenas mudanças podem ter grandes efeitos, de forma que quando um determinado parâmetro do sistema (identificado como *parâmetro de controle*) atinge um nível crítico, observa-se uma reorganização do sistema para um novo padrão de movimento. Tal reorganização é chamada de *transição de fase*[49]. A resposta ao aumento contínuo de velocidade de marcha fornece um exemplo. Enquanto a velocidade de locomoção é aumentada contínua e gradualmente, o padrão de marcha se mantém estável, até que um pequeno aumento adicional leva a velocidade a um valor crítico, e então se observa uma mudança súbita no padrão de coordenação entre membros: a marcha dá lugar a um novo padrão preferencial, a corrida. Mudanças de fase, ou reorganizações do padrão de coordenação, já foram identificadas em outros movimentos rítmicos de membros em resposta a manipulações de parâmetros de controle[52-54]. A importância dos momentos de transição de fase está na grande flexibilidade observada no comportamento do sistema, o que o torna especialmente suscetível para encontrar novos padrões adaptativos de movimento[22].

A compreensão do desenvolvimento, segundo a abordagem dos sistemas dinâmicos, difere radicalmente das tradicionais abordagens maturacionais ao propor que novas habilidades motoras são incorporadas ao repertório da criança por um processo em que a dinâmica dos movimentos é modificada de acordo com a sua interação com o seu contexto funcional (tarefa e ambiente). A noção de que a interação com o contexto funcional é essencial na organização do movimento implica que a criança, tanto normal ou com deficiência, tem um papel ativo no seu desenvolvimento, explorando e encontrando soluções motoras entre diferentes possibilidades, de acordo com os recursos e restrições existentes[22,42,49].

Implicações no tratamento da criança com paralisia cerebral

Uma abordagem de avaliação e tratamento para a criança com PC baseada na perspectiva dos sistemas dinâmicos não adota um foco reduzido à atividade do sistema nervoso, mas um foco ampliado que inclui outros sistemas do organismo, assim como fatores da tarefa e do ambiente[55,56], por entender que as restrições e recursos configurados por cada contexto funcional são fundamentais na organização do movimento[49]. Enquanto abordagens baseadas em teorias neurofisiológicas tradicionalmente enfatizam o manuseio para inibição de reflexos primitivos e movimentos anormais e a facilitação de movimentos normais, recapitulando a sequência do desenvolvimento típico com o objetivo de influenciar a atividade do sistema nervoso[55], propostas terapêuticas baseadas na abordagem dos sistemas dinâmicos mantêm o foco na funcionalidade[56]. Assim, a tarefa do terapeuta não é provocar respostas específicas por meio do manuseio da criança, mas fornecer um contexto que permita à criança explorar a dinâmica da interação do próprio corpo com o ambiente, experimentando possibilidades de soluções para a tarefa em questão. A correção de padrões pelo manuseio, ou a estimulação de atividade muscular específica para gerar um determinado padrão considerado de melhor qualidade, impede a exploração ativa considerada pela visão dinâmica do desenvolvimento como fundamental para a aquisição de novas habilidades[56]. Além disso, como os estímulos do manuseio corretivo dependem da presença do terapeuta e não podem ser reproduzidos nos contextos reais do dia a dia enfrentados pela criança, sua utilidade pode ser limitada[55]. O erro e a variabilidade são vistos como parte integrante do processo de exploração.

De fato, a variabilidade motora adquire grande importância na medida em que permite adaptabilidade para lidar com diferentes demandas ambientais. Dessa forma, como o comportamento da criança com paralisia cerebral é tipicamente rígido e inflexível, a terapia deve favorecer o desenvolvimento de uma variabilidade ótima de desempenho, dada a sua importância para o surgimento de um rico repertório de estratégias motoras[57]. Por exemplo, a habilidade de manter a postura sentada pode ser uma solução adaptativa estável para a interação com o ambiente quando a criança atingiu um determinado nível de controle de tronco, membros e capacidade perceptual. Para progredir na expansão de seu repertório de habilidades, no entanto, a criança deve desenvolver uma variabilidade de comportamento que a permita explorar os limites dessa postura. Se a criança nunca testar os limites biomecânicos avançando à frente e para os lados, e caindo algumas vezes, ela pode ficar limitada a um comportamento rígido na postura sentada, e talvez não adquira a habilidade de se transferir para quatro apoios[45]. Para favorecer a aquisição de estratégias flexíveis, no entanto, é preciso conhecimento aprofundado de como as restrições e os recursos disponíveis para a criança em seu contexto funcional se relacionam, visto que as interações entre esses fatores moldam as soluções motoras possíveis para essa criança.

Estudos sobre as disfunções motoras de indivíduos com paralisia cerebral realizados sob a perspectiva dos sistemas dinâmicos sugerem que os padrões de movimento usualmente considerados anormais podem refletir, em grande parte, adaptações encontradas pela criança frente às modificações de recursos dinâmicos provocados pela lesão do sistema nervoso[58-60]. Recursos dinâmicos são definidos como fontes de energia (p. ex., força muscular, retorno de energia elástica de tecidos moles e transferência de energia entre segmentos) disponíveis para o indivíduo desempenhar uma tarefa funcional[59,61]. Limitações ou alterações nos recursos dinâmicos disponíveis a um organismo podem favorecer uma organização diferenciada do movimento[59,60]. No caso de indivíduos com paralisia cerebral, há uma limitada capacidade de geração ativa de força. Nesse contexto, o desenvolvimento de padrões adaptativos que favorecessem maior conservação e reaproveitamento de energia permitiria maior funcionalidade na tarefa de locomoção, por exemplo. De fato, as alterações morfológicas que levam a um aumento na rigidez tecidual, o contato com o tornozelo em flexão plantar, os padrões de flexão em massa das articulações dos membros inferiores durante a aceitação de peso e a cocontração aumentada durante a marcha favorecem o uso dos tecidos moles como molas para o aproveitamento de energia elástica[59,60].

O reconhecimento das características adaptativas do comportamento de indivíduos com paralisia cerebral põe sob questionamento os objetivos terapêuticos voltados para a normalização do movimento e indica que um meio potencial de provocar mudanças nos padrões motores de forma a torná-los mais flexíveis é a intervenção voltada para a modificação dos recursos dinâmicos disponíveis para a criança[60,62]. Esses recursos precisam ser avaliados e modificados no contexto da tarefa funcional, de forma que a criança possa explorar a dinâmica dos novos recursos disponíveis em interação com as demandas da tarefa, experimentando e selecionando novas possibilidades de soluções motoras[62].

Reflexões a respeito da teoria e considerações finais

A perspectiva dos sistemas dinâmicos pode oferecer um referencial teórico e ferramentas de análise capazes de aprofundar o conhecimento sobre comportamento motor, na medida em que reconhece a complexidade do fenômeno sob estudo e obriga a ampliação do foco de análise para incluir as interações entre o organismo, a tarefa e o ambiente. A importância assumida pelo contexto funcional na organização do movimento direciona a avaliação e intervenção para o nível funcional, ao mesmo tempo em que estimula a busca para compreender as características adaptativas do movimento. Os estudos desenvolvidos sob a perspectiva dinâmica, no entanto, ainda são, em sua maioria, voltados à investigação do comportamento motor típico, e só aos poucos a literatura dedicada a populações clínicas vem ganhando expressividade. Um dos fatores que dificultam a disseminação desse referencial no meio clínico é o fato de a linguagem teórica ser proveniente de outras áreas do conhecimento e, portanto, ser pouco familiar aos profissionais de reabilitação. A ausência de foco prioritário no sistema nervoso também conflita com a formação tradicional dos profissionais, o que gera resistência adicional à aceitação da abordagem. Por último, ainda são necessários estudos clínicos que comparem a eficácia de terapias desenvolvidas com base nos preceitos da abordagem dos sistemas dinâmicos com outras terapias já utilizadas na clínica. O ensaio clínico controlado publicado por Ketelaar (2001)[56] exemplifica a aplicação terapêutica da abordagem e indica a possibilidade de ganhos funcionais superiores para a crianças com paralisia cerebral submetidas a uma intervenção com essa orientação.

■ CONSIDERAÇÕES FINAIS

Duas teorias que são consideradas como base para as técnicas de reabilitação empregadas na atualidade foram apresentadas. Nosso intuito não foi esgotar este assunto, muito menos apresentar a totalidade destas teorias, e sim apontar e questionar os pressupostos, pontos positivos e negativos de todas elas. Questões relativas ao papel do ambiente, da aprendizagem/experiência, do ritmo e das diferenças individuais frequentemente observadas entre crianças foram apresentadas e questionadas. Ainda são necessários novos estudos para comprovar os pressupostos apresentados por cada teoria, assim como para demonstrar a eficácia das técnicas de intervenção que se baseiam nelas. O leitor deve decidir, com base em sua bagagem científica e clínica, qual base teórica deve seguir e aprofundar-se.

REFERÊNCIAS

1. Krefting LH. The use of conceptual models in clinical practice. CJOT. 1985; 52(4):173-8.
2. Krebs DE, Harris SR. Elements of theory presentations in Physical Therapy. Phys Ther 1988; 68(5):690-3.
3. Portney LG, Walkins MP. Foundations of clinical research – applications to practice. 2 ed. New Jersey: Prentice Hall Health, 2000.
4. Cole M, Cole SR. O desenvolvimento da criança e do adolescente. 4 ed. Porto Alegre: Artmed, 2003.
5. Shepard K. Theory: criteria, importance, and impact. In: Lister MJ (ed.). Contemporary management of motor control problems: Proceedings of the II STEP Conference. Virginia: Foundation for Physical Therapy, 1991: 5-10.
6. Thomas RM. Comparing theories of child development. 3 ed. Belmont: Wadsworth Publishing Company, 1992.
7. Piper MC, Darrah J. Motor assessment of the developing infant. Philadelphia: W.B. Saunders Company, 1994.
8. Lamb ME, Bornstein M, Teti DM. Development in infancy. 4 ed. New Jersey: Lawrence Erlbaum Associates, 2002.
9. Knox V, Evans AL. Evaluation of the functional effects of a course of Bobath therapy in children with cerebral palsy: a preliminary study. Dev Med Child Neurol 2002; 44(7):447-60.
10. Bobath K. Uma base neurofisiológica para o tratamento da paralisia cerebral. São Paulo: Editora Manole, 1984.
11. Sugden D, Dunford C. Intervention and the role of theory, empiricism and experience in children with motor impairment. Disabil Rehabil, 2007 15; 29(1):3-11.
12. Mayston MJ. Bobath Concept: Bobath@50: mid-life crisis – What of the future? Physiother Res Int 2008; 13(3):131-6.
13. Mayston MJ. People with cerebral palsy: effects of and perspectives for therapy. Neural Plast 2001; 8(1-2):51-69.
14. Blauw-Hospers CH, Hadders-Algra M. A systematic review of the effects of early intervention on motor development. Dev Med Child Neurol 2005; 47(6):421-32.
15. Hadders-Algra M. Early brain damage and the development of motor behavior in children: clues for therapeutic intervention? Neural Plast 2001; 8(1-2):31-49.
16. Heriza CB. Motor Development: traditional and contemporary theories. In: Lister MJ (ed.). Contemporary management of motor control problems: Proceedings of the II STEP Conference. Virginia: Foundations for Physical Therapy, 1991: 99-126.
17. Gesell A. A criança dos 0 aos 5 anos. São Paulo: Livraria Martins Fontes Editora, 1985.
18. Gesell A. The embryology of behavior, the beginnings of the human mind. New York: Harper and Brothers, 1945.
19. McGraw M. The neuromuscular maturation of the human infant. New York: Macmillan, 1943.

20. Thelen E, Adolph KE. Arnold L. Gesell: The paradox of nature and nurture. Dev Psychol 1992; 29(3):368-80.
21. McGraw M. Growth: a study of Johnny and Jimmy. New York: Appleton-Century-Crofts, 1935.
22. Thelen E. Motor development. A new synthesis. Am Psychol 1995; 50(2):79-95.
23. Thelen E. Comments: Reply to Dalton. Am Psychol 1996; 51(5):552-3.
24. Dalton TC. Comment: Was McGraw a maturationt? Am Psychol 1996; 51(5):551-2.
25. Dalton TC. Myrtle McGraw's neurobehavioral theory of development. Developmental Review 1998; 18(4):472-503.
26. Gottlieb G. Myrtle McGraw's unrecognized conceptual contribution to developmental psychology. Developmental Review 1998; 18(4):437-48.
27. Dalton TC, Bergenn VW. Introduction: Beyond reflexology and maturationism. Developmental Review 1998; 18(4):428-36.
28. Touwen BCL. The brain and development of function. Developmental Review 1998; 18(4):504-26.
29. Dalton TC. Arnold Gesell and the maturation controversy. Integr Physiol Behav Sci 2005; 40(4):182-204.
30. Thelen E. Learning to walk is still an "old" problem: a reply to Zelazo (1983). J Mot Behav 1983; 15(2):139-61.
31. Zelazo PR, Zelazo NA, Kolb S. "Walking" in the newborn. Science 1972; 176(32):314-5.
32. Zelazo PR. The development of walking: new findings and old assumptions. J Mot Behav 1983; 15(2):99-137.
33. Chandler LS, Andrews MS, Swanson MW, Larson A. Movement assessment of infants: a manual. Rolling Bay, WA: Infant Movement Research, 1980.
34. Bayley N. Bayley Scales of Infant Development. 2 ed. San Antonio: Psychological Corporation, 1993.
35. Folio MR, Fewell RR. Peabody Developmental Motor Scales and Activity Cards: Manual. Austin, TX: Pro-Ed, 1993.
36. Folio MR, Fewell RR. Peabody Developmental Motor Scales: Examiner's. Manual. 2 ed (PDMS-2). Austin, TX: Pro-Ed, 2000.
37. Frankenburg WK, Dodds J, Archer P et al. Denver Developmental screening test – Denver II screening manual. Denver: Denver Developmental Materials, 1990.
38. Horowitz L, Sharby N. Development of prone extension postures in healthy infants. Phys Ther 1988; 68(1):32-9.
39. Zelazo NA, Zelazo PR, Cohen KM, Zelazo PD. Specificity of practice effects on elementary neuromotor patterns. Developmental Psychology 1993; 29(4):686-91.
40. Zelazo PR. McGraw and the development of unaided walking. Developmental Review 1998; 18(4):449-1.
41. Super CM. Environmental effects on motor development: the case of "African infant precocity". Dev Med Child Neurol 1976; 18(5):561-7.
42. Howe ML, Lewis MD. The importance of dynamic systems approaches for understanding development. Developmental Review 2005; 25(3-4):247-51.
43. Gesell A, Thompson H. The psychology of early growth including norms of infant behavior and a method ofgenetic analysis. New York: Macmillan, 1938.
44. Bernstein N. The coordination and regulation of movements. London: Pergamon, 1967.
45. Kamm K, Thelen E, Jensen JL. A dynamical systems approach to motor development. Phys Ther 1990; 70(12):763-75.
46. Kugler PN, Turvey MT. Information, natural law, and the self-assembly of rhythmic movement. Hillsdale, NJ: Erlbaum, 1987.
47. Kugler PN, Kelso JA, Turvey MT. On the concept of coordinative structures as dissipative structures. I. Theoretical lines of convergence. In: Stelmach GE, Requin J (eds.). Tutorials in motor behavior. New York: North Holand, 1980: 3-47.
48. Thelen E, Kelso JA, Fogel A. Self-organizing systems and infant motor development. Developmental Review, 1987; 7:39-65.
49. Heriza CB. Implications of a dynamical systems approach to understanding infant kicking behavior. Phys Ther 1991; 71(3):222-35.
50. Thelen E, Fisher DM. Newborn Stepping: an explanation for a "disappearing" reflex. Developmental Psychology 1982; 18(5):760-75.
51. Thelen E, Fisher DM. The organization of spontaneous leg movements in newborn infants. J Mot Behav 1983; 15(4):353-77.
52. Haken H, Kelso JA, Bunz H. A theoretical model of phase transitions in human hand movements. Biol Cybern 1985; 51(5):347-56.
53. Kelso JA, Holt KG, Rubin P, Kugler PN. Patterns of human interlimb coordination emerge from the properties of non-linear, limit cycle oscillatory processes: theory and data. J Mot Behav 1981; 13(4):226-61.
54. Kelso JA, Scholz JP, Schoner G. Non-equilibrium phase transitions in coordinated biological motion: Critical fluctuations. Physics Letters A 1986; 118:279-84.
55. Tscharnuter I. Clinical Application of dynamic theory concepts according to Tscharnuter Akademie for Movement Organization (TAMO) Therapy. Pediatr Phys Ther 2002; 14(1):29-37.
56. Ketelaar M, Vermeer A, Hart H, van Petegem-van BE, Helders PJ. Effects of a functional therapy program on motor abilities of children with cerebral palsy. Phys Ther 2001; 81(9):1.534-45.
57. Stergiou N, Harbourne R, Cavanaugh J. Optimal movement variability: a new theoretical perspective for neurologic physical therapy. J Neurol Phys Ther 2006; 30(3):120-9.
58. Vaz DV, Cotta MM, Fonseca ST, Vieira DS, de Melo Pertence AE. Muscle stiffness and strength and their relation to hand function in children with hemiplegic cerebral palsy. Dev Med Child Neurol 2006; 48(9):728-33.
59. Holt KG, Fonseca ST, Lafiandra ME. The dynamics of gait in children with spastic hemiplegic cerebral palsy: theoretical and clinical implication. Hum Mov Sci 2000; 19(3):375-405.
60. Holt KG, Obusek JP, Fonseca ST. Constraints on disordered locomotion. A dynamical systems perspective on spastic cerebral palsy. Hum Mov Sci 1996; 15:177-202.
61. Fonseca ST, Holt KG, Fetters L, Saltzman E. Dynamic resources used in ambulation by children with spastic hemiplegic cerebral palsy: relationship to kinematics, energetics, and asymmetries. Phys Ther 2004; 84(4):344-54.
62. Vaz DV, Mancini MC, da Fonseca ST, Arantes NF, Pinto TP, de Araujo PA. Effects of strength training aided by electrical stimulation on wrist muscle characteristics and hand function of children with hemiplegic cerebral palsy. Phys Occup Ther Pediatr 2008; 28(4):309-25.

Prática Baseada em Evidências em Reabilitação

Capítulo 6

Marisa Cotta Mancini • Elyonara Mello de Figueiredo

■ INTRODUÇÃO

O contexto atual que se apresenta aos profissionais de reabilitação tem demandado importantes mudanças na forma de atuação e na condução da prática clínica. A crescente demanda por qualidade dos serviços prestados pelos profissionais de reabilitação, acrescida ao diferenciado perfil da clientela, que tem acesso à informação globalizada, exige dos profissionais uma condução da prática que seja centrada no cliente, com documentação sistematizada do processo evolutivo relacionado com as metas e estratégias de ação terapêutica[1,2].

O trabalho em equipe, característico dos modelos inter e transdisciplinar, tem constituído uma importante tendência de atuação profissional no mercado de trabalho. Ser membro de uma equipe exige habilidades e competências, como comunicação e troca de informações com os colegas da equipe, uma linguagem comum, atuação integrada, síntese e integração da informação resultante do processo avaliativo, pactuação de protocolos clínicos, definição de indicadores para avaliar eficácia das ações terapêuticas, entre outras. Além disso, existe a necessidade de o profissional manter a credibilidade de suas ações e condutas perante a equipe.

Os avanços científicos e mudanças teóricas que suportam as ações dos profissionais de reabilitação têm contribuído para uma reestruturação teórico-prática dessas profissões. A crescente produção de conhecimento e a disponibilização dessa informação científica em bases informatizadas, combinada à necessidade de atualização profissional, criam um contexto fértil para a prática baseada em evidências (PBE). Além disso, os cortes orçamentários e a consequente necessidade de uso prudente dos recursos disponibilizados às equipes de saúde impõem demandas para que os profissionais certifiquem-se e busquem pautar a prática clínica em evidência sólida, de forma a minimizar questionamentos sobre as condutas terapêuticas. Por fim, a necessidade de atualização profissional constante revela um novo perfil do profissional, ou seja, aquele que assume uma postura pró-ativa frente ao contexto descrito, responsabiliza-se com as mudanças e envolve-se com a atualização do conhecimento.

O cenário descrito contribuiu para a emergência da PBE originalmente entre os profissionais da saúde e, mais recentemente, entre os da reabilitação, como uma nova forma de condução da prática clínica.

■ O QUE É PBE?

Prática baseada em evidências (PBE) consiste na tomada de decisão clínica pautada na integração da melhor evidência científica, com a prática clínica e os valores do paciente, objetivando prestar a melhor qualidade de assistência ao indivíduo[3]. Em reabilitação, a melhor evidência científica é oferecida por estudos clinicamente relevantes, principalmente estudos clínicos, centrados no paciente, que ofereçam informações válidas e confiáveis sobre diagnóstico/avaliação, sobre fatores prognósticos de alto poder estatístico, e informações sobre intervenções/reabilitações que sejam eficazes e seguras. A melhor qualidade de assistência é caracterizada pelo uso de métodos de avaliação e de intervenção válidos, confiáveis, eficazes, e que respondam às demandas/desejos de cada indivíduo[3]. A prática clínica envolve habilidades e competências acumuladas ao longo do tempo, permitindo ao profissional identificar o estado funcional do cliente em questão, bem como os riscos e benefícios de determinada intervenção, pautados nas demandas de cada indivíduo.

Cabe esclarecer que ao longo deste capítulo optamos por utilizar tanto o termo *cliente* quanto o termo *paciente*. Na lógica do modelo da prática centrada no cliente, e considerando a postura pró-ativa que é esperada do mesmo no processo terapêutico, o termo usado nesta literatura é *cliente*. Por outro lado, o termo *cliente* traz uma conotação mercadológica à assistência em saúde, que não condiz com o foco deste capítulo. Com base na literatura médica, o termo *paciente* é congruente com uma perspectiva funcionalista, onde o profissional da saúde é o que detém o saber sobre determinada condição, mas também é usado para denotar aquele que busca os serviços de profissionais desta área.

A individualidade do cliente e sua família, resultantes da história de vida e das características pessoais e contextuais que permeiam sua rotina diária, definem demandas específicas que devem ser consideradas durante o processo terapêutico. Por exemplo, a deambulação independente é frequentemente um desfecho almejado por pais de crianças com paralisia cerebral; entretanto, a capacidade de despir-se com agilidade pode ser o desfecho almejado por uma criança que vai à natação, uma vez que, devido à dificuldade de despir-se, essa criança entra na piscina depois que todos os colegas já estão nadando há algum tempo. Situações como essa podem dificultar a interação da criança com o grupo, impactando negativamente sua participação nas aulas de natação. Neste caso, a atividade de despir-se apresenta-se como uma demanda importante para este cliente e deve, portanto, ser considerada no processo terapêutico.

A PBE foi originada na área médica, recebendo a denominação medicina baseada em evidências (MBE). Trata-se de uma filosofia de prática clínica que surgiu, entre outros aspectos, da necessidade de se estabelecer critérios objetivos para a melhor abordagem do cliente, em detrimento de abordagens preconizadas por alguma forma de "autoridade" não substanciada em evidências científicas e que, muitas vezes, expressam interesses do terapeuta, da indústria ou de outras fontes que não do paciente. A MBE foi sistematizada em 1992 por um grupo de médicos da McMaster University, Canadá, sob a liderança de Gordon Guyatt[3]. Desde então, essa filosofia tem sido discutida e expandida para outras áreas de saúde, entre elas enfermagem, fisioterapia[4] e terapia ocupacional[5]. Atuar de acordo com a filosofia da PBE significa pautar a prática do profissional em três eixos, incluindo sua experiência clínica, a melhor evidência científica disponível (isto é, abordagens válidas e confiáveis) e as demandas do paciente, de tal forma que fundamentar tomada de decisões sobre como avaliar/diagnosticar, estabelecer prognósticos funcionais e quais intervenções seguras e eficazes devem ser consideradas no processo terapêutico de cada indivíduo. Por exemplo, se os pais de uma criança com paralisia cerebral perguntam ao terapeuta: "Meu filho vai andar?", o profissional necessita combinar diferentes informações para nortear sua ação terapêutica. Neste caso, a busca por respostas para algumas questões centrais, delineadas a seguir, torna-se fundamental. Quais características estruturais e funcionais da criança poderão informar sobre as chances de a criança adquirir marcha independente? Como favorecer ou promover tal aquisição, considerando os fatores estruturais e funcionais da criança e as características do(s) contexto(s) no qual(ais) ela vive? Por contexto, nos referimos não só aos fatores externos à criança que influenciam o seu desenvolvimento, por exemplo, a atitude dos pais/cuidadores ou a disposição dos móveis na casa, que podem favorecer ou dificultar o deslocamento da criança, mas também aos fatores individuais da personalidade e estilo de vida da criança que interferem no desfecho[6].

A atuação profissional pautada na filosofia da PBE permite responder à pergunta clínica da melhor forma possível, ou seja, com base em informações e conhecimentos adquiridos ao longo da prática clínica integrados àqueles gerados por estudos científicos de alta qualidade metodológica. Desta forma, o terapeuta estará integrando o conhecimento disponível para oferecer a melhor qualidade de assistência ao paciente.

Para implementação da PBE na prática clínica, o terapeuta deverá construir, além das competências clínicas, habilidades que lhe permitam selecionar e consumir a melhor evidência científica, ou seja, aquela que informe sobre como avaliar, estabelecer prognósticos funcionais e selecionar as intervenções mais seguras e eficazes para cada paciente. Cabe ressaltar que o fato de cada indivíduo apresentar características próprias exige critério na aplicação da informação disponibilizada pela evidência científica, de tal forma que as características sociodemográficas e pessoais do paciente sejam consideradas em acréscimo às informações sobre a condição de saúde. Crianças com a mesma condição de saúde (p. ex., diplegia espástica) podem apresentar características específicas que interferem de forma diferenciada nos respectivos perfis de funcionalidade ou de incapacidade.

Ainda que a PBE seja uma filosofia de abordagem que apresenta certas fragilidades, acreditamos que alguns aspectos dessa filosofia contribuem sobremaneira para a melhoria da qualidade de assistência à saúde da população. Uma das fragilidades da PBE refere-se à hierarquia dos níveis de evidência, onde muita importância é atribuída aos estudos do tipo ensaio clínico aleatorizado, em detrimento de outros tipos de desenhos metodológicos. Tal hierarquia sugere que haja um tipo de desenho que seja "melhor" ou "pior" do que outros, sendo que desenhos metodológicos devem ser entendidos como meios ou métodos para responder uma pergunta científica. Outra fragilidade da PBE refere-se à falta de definição clara sobre o papel da experiência clínica do terapeuta no processo de tomada de decisão. Apesar dessas fragilidades, serão ressaltados a seguir alguns pontos que reforçam e ilustram a utilidade do uso da PBE.

POR QUE USAR PBE?

Necessidade de informações válidas e confiáveis sobre avaliação, prognóstico e intervenção para o paciente em questão, ou seja, específicas para cada indivíduo. Por exemplo, quais são as informações que definem a necessidade de uso de órteses suropodálicas para favorecer a marcha de crianças com PC? Quais são as informações que definem o tipo de órtese a ser indicado para cada criança, considerando a grande variabilidade de alterações funcionais observadas em crianças com a mesma doença, por exemplo, diplegia espástica?[7].

Necessidade de informações atuais e específicas para cada indivíduo. O avanço científico na área promove mudanças rápidas e muitas vezes drásticas nas abordagens terapêuticas. Por exemplo, abordagens funcionais *versus* abordagem neuroevolutiva (NDT), uso de eletroestimulação antes contraindicada para músculos com espasticidade[8], fortalecimento de tríceps sural em vez de alongamento para favorecer o choque de calcanhar/reduzir o pé equino durante a marcha de crianças com PC[9]. Fontes tradicionais de informação como livros são importantes para fornecer descrição e caracterização de um método terapêutico, mas nem sempre disponibilizam informações específicas para determinado paciente. Muitas vezes, ao aplicar uma intervenção sugerida em um livro, não se obtém os resultados esperados, pois o paciente pode apresentar características distintas dos indivíduos que participaram dos estudos que subsidiaram as recomendações contidas no livro, que interferem nos efeitos da intervenção.

Crescentes quantidade e disponibilidade de informação científica na área (internet) *associadas ao ritmo acelerado da vida moderna dificultam e reduzem o tempo disponível para estudar e se manter atualizado.* Tal realidade gera demanda por habilidades e competências profissionais que permitam o acesso à informação científica atualizada, e a seleção criteriosa das informações mais adequadas, de forma a subsidiar a atuação clínica e promover a qualidade de assistência à saúde, bem como a melhoria da qualidade de vida dos pacientes.

A implementação da PBE pode ser considerada uma questão ética, pois o profissional de saúde deve assumir a responsabilidade de oferecer a melhor qualidade de assistência ao paciente. O rápido desenvolvimento científico e tecnológico, que disponibiliza grande quantidade de novas informações, demanda do profissional agilidade e capacidade de análise crítica e síntese da evidência científica de forma a integrar tais informações à sua experiência clínica e aos valores do cliente, resultando assim em assistência de qualidade. São necessárias competências específicas ao profissional de reabilitação, que vão desde a elaboração de uma pergunta clínica relevante e que seja passível de ser respondida, ao planejamento da busca da evidência científica, acesso e capacidade de navegação na internet, até o conhecimento de metodologia científica para análise da qualidade da evidência selecionada. Além de novas competências, o profissional deverá seguir passos específicos que facilitarão a implementação da PBE na sua rotina de trabalho.

COMPETÊNCIAS PARA IMPLEMENTAÇÃO DA PBE

Um aspecto fundamental para o sucesso na implementação da PBE é o reconhecimento, por parte do profissional, da necessidade de mudança em sua prática clínica. Muitos profissionais de saúde que atuam exclusivamente na prática clínica podem acreditar que artigos científicos são importantes somente para aqueles que estão envolvidos com o ensino e/ou com desenvolvimento de pesquisas científicas. Desta forma, ignoram a importância desta fonte de conhecimento para promover uma assistência de qualidade. O crescimento científico na área de reabilitação tem sido intenso nos últimos anos, oferecendo novas abordagens eficazes e seguras para o paciente. Além disso, o processo de informatização permitiu o acesso a grande parte dessa informação; por exemplo, artigos científicos publicados em jornais científicos em países da Ásia ou Europa estão disponíveis para qualquer um de nós, basta que tenhamos interesse e capacidade para acessá-los. A seguir, são citadas algumas capacidades fundamentais para se implementar PBE:

- *Acesso e capacidade de navegar na internet*: é útil o acesso à internet de alta velocidade a fim de agilizar o processo de busca da literatura nas bases de dados informatizadas e manter a motivação e o foco durante a busca.
- *Capacidade de ler em língua inglesa*: é também importante, pois a maioria da literatura científica da área de reabilitação é produzida originalmente nessa língua. Aguardar que a literatura seja traduzida pode levar anos, fazendo com que a literatura não seja mais tão atual.
- *Capacidade de analisar criticamente a literatura científica*: fontes tradicionais de informação como os livros oferecem dados limitados, por exemplo, sobre as características dos participantes do estudos usados para fundamentar indicações terapêuticas. A ausência desses dados pode levar à falsa impressão de que qualquer indivíduo, independente de suas características, teria a mesma resposta ao tratamento, o que não é verdadeiro. Na linguagem da PBE, trata-se de um aspecto de validade externa, ou seja, da possibilidade de generalização dos resultados do estudo para determinado paciente. De forma geral, artigos científicos são mais adequados para oferecerem informações sobre os efeitos de uma intervenção condicionados às características de um grupo de participantes. No entanto, artigos científicos podem apresentar limitações metodológicas ou vieses, que invalidam os resultados apresentados. Este é um aspecto de validade interna, que deve também ser considerado na leitura de artigos científicos, permitindo ao profissional selecionar e implementar em sua prática clínica somente os resultados dos estudos de boa qualidade metodológica. Desta forma, conhecimento básico de metodologia científica, com foco em leitura crítica de artigos científicos, é também fundamental para a implementação da PBE. Acreditamos que tal conteúdo deva ser ministrado e treinado durante cursos de graduação e de especialização. Caso isso não ocorra, cabe ao profissional buscar ativamente tais informações em cursos de formação em PBE ou em *sites* na internet que oferecem essas informações. O *site* da Centre for Evidence Based Medicine (CEBM) da Universidade de Oxford na Inglaterra, http://www.cebm.net/, é uma boa fonte de consulta.

PASSOS PARA IMPLEMENTAÇÃO DA PBE

Os passos para implementação da PBE devem ser claramente compreendidos e seguidos. Eles certamente facilitarão o processo de implementação da PBE no dia a dia da prática clínica de um profissional de reabilitação, pois o ajudarão a manter o foco e a otimizar o seu tempo na busca, análise crítica, seleção da melhor evidência e sua implementação para a assistência ao paciente[3]. São eles:

Elaborar a pergunta clínica

O primeiro passo consiste em transformar a necessidade de informação sobre a causa de determinada disfunção, prevenção, prognóstico, avaliação ou tratamento de determinado paciente, em uma pergunta clínica. A pergunta deve ser passível de ser respondida com a evidência científica disponível. Muitas perguntas são relevantes para o paciente em questão, entretanto podem não existir pesquisas científicas elaboradas para respondê-las. Em geral, tal situação (isto é, inadequação da pergunta) ocorre quando o foco refere-se a temas bastante atuais, por exemplo, um novo instrumento de avaliação ou nova proposta de intervenção que já está sendo discutida e começa a ser implementada na prática clínica, mas ainda sem estudos científicos desenvolvidos e publicados sobre o assunto. A pergunta clínica pode ser elaborada a partir da experiência clínica (perguntas do tipo prognóstico, avaliação ou intervenção) ou testando uma teoria (pergunta de base). O Quadro 6.1 apresenta uma breve descrição dos tipos de perguntas, bem como da estrutura de uma pergunta no contexto da PBE.

A elaboração da pergunta clínica deve considerar os seguintes elementos, originalmente estabelecidos na língua inglesa pela sigla PICO, onde:

- P = população ou paciente de interesse.
- I = intervenção, avaliação se a pergunta for sobre avaliação, ou fator preditivo se a pergunta for sobre prognóstico.
- C = comparação.
- O = *outcome* (desfecho).

A presença ou não desses quatro elementos dependerá do tipo e do dimensionamento da pergunta clínica a ser elaborada; por exemplo, uma pergunta de base deve incluir os itens P e O; uma pergunta de intervenção deve incluir os itens P, I e O, podendo ou não incluir C. Ver Quadro 6.1 para detalhamento.

A elaboração de uma pergunta clínica é o primeiro passo no processo de planejamento da estratégia de busca da literatura científica nas bases de dados informatizadas. Além disso, a pergunta clínica contribui para a manutenção do foco no processo de busca da literatura específica, evitando a tendência natural de explorar outras informações de interesse do profissional, tão abundantes na internet. Os elementos da pergunta clínica servirão para definir as palavras-chave ou descritores a serem usados no processo de busca da literatura científica em bases de dados informatizadas.

Buscar evidência

O segundo passo no processo da PBE inclui buscar a melhor e mais atual evidência científica que responda à pergunta clínica. Esta busca geralmente é realizada em bibliotecas virtuais, formalmente chamadas de bases de dados informatizadas. Navegar na internet e conhecer as bases de dados mais úteis que disponibilizem artigos científicos que estejam diretamente relacionados com a pergunta clínica são capacidades fundamentais para esse passo do pro-

Quadro 6.1. Perguntas clínicas: tipos, exemplos e elementos.

Tipo	Pergunta	Elementos
Base	O desenvolvimento motor grosso precede o desenvolvimento de habilidades manuais em crianças típicas?	População de interesse: crianças típicas Desfecho: sequenciamento entre o desenvolvimento motor grosso e fino
Prognóstico	Quais crianças com diplegia espástica vão adquirir a marcha independente?	População de interesse: crianças com diplegia espástica Desfecho: marcha independente
Avaliação	Qual o instrumento mais adequado para documentar ganhos na independência funcional de crianças com paralisia cerebral?	População de interesse: crianças com paralisia cerebral Desfecho: ganhos na independência funcional
Intervenção	A abordagem centrada na tarefa é mais eficaz para promover ganhos na *performance* em atividades de autocuidado e mobilidade e na participação social, comparada com a abordagem centrada na criança, em crianças com hemiplegia espástica?	População de interesse: crianças com hemiplegia espástica Intervenção: abordagem centrada na tarefa Comparação: abordagem centrada na criança Desfecho: ganhos na *performance* em atividades de autocuidado e mobilidade, e na participação social

cesso de PBE. Existem diversas bibliotecas virtuais na área da saúde que oferecem acesso gratuito a usuários em qualquer parte do mundo. A maior delas é a PubMed, uma biblioteca do National Institute of Health, uma agência do governo norte-americano. É importante que os profissionais de saúde e reabilitação conheçam e usem essa biblioteca. Outras bibliotecas foram recentemente disponibilizadas, exclusivamente com foco em PBE. Estas, além de facilitarem o acesso à literatura científica, oferecem uma pontuação resultante da análise crítica do artigo científico, identificando aqueles de melhor qualidade metodológica (isto é, com maior pontuação), ou seja, com melhor validade interna. As bases de dados com foco em PBE mais relevantes para a área da reabilitação são Cochrane, PEDro e OTSeeker. Existem ainda bibliotecas virtuais que disponibilizam estudos produzidos em países da América Latina e do Caribe e que são publicados nas principais revistas científicas em circulação nesses países: Lilacs e Scielo. Essas bases de dados são especialmente úteis quando a pergunta clínica envolver questões culturais ou políticas, que somente poderão ser respondidas por estudos desenvolvidos com população culturalmente parecida com a nossa. Os endereços eletrônicos de todas as bases de dados citados podem ser diretamente baixados do Google (www.google.com). Desta forma, evita-se a necessidade de memorização de vários endereços eletrônicos. Cabe lembrar que um único *caracter* digitado errado na estratégia de busca pode dificultar ou inviabilizar todo o processo. A busca de artigos relevantes nas bases de dados informatizadas deve priorizar aquelas que oferecem referências de estudos com foco clínico. Após a busca, o profissional deverá selecionar o(s) estudo(s) que represente(m) a *melhor* e *mais atual* evidência. O conceito de *melhor evidência* é aplicado a três características. A melhor evidência é aquela pautada nos níveis da hierarquia da evidência determinados pelos desenhos de estudos adequados para responder à pergunta clínica.

Cabe ressaltar aqui que os níveis de evidência (Quadro 6.2) devem ser considerados de acordo com a natureza da pergunta clínica; por exemplo, um ensaio clínico aleatorizado (ECA) constitui o desenho de estudo original mais adequado para responder uma pergunta sobre intervenção, enquanto estudos de coorte e caso-controle são mais adequados para responder perguntas sobre prognóstico. Os níveis de evidência correspondem a uma orientação para a *seleção* da melhor evidência, ou seja, se no resultado da busca da evidência forem encontrados dois estudos que pareçam responder à pergunta clínica, deve-se selecionar o estudo com nível mais alto de evidência. No entanto, os níveis de evidência não devem ser supervalorizados de forma a definir o processo de desenvolvimento científico de determinada área de conhecimento. Por exemplo, seria um equívoco que os pesquisadores priorizassem o desenvolvimento de ECAs em detrimento de estudos observacionais, pois são estes estudos que permitem a investigação de novos fenômenos e, portanto, são fundamentais para o desenvolvimento do corpo de conhecimento científico. A classificação de níveis de evidência da CEBM considera, além dos desenhos dos estudos, *a qualidade metodológica* com que o estudo foi desenvolvido (validade interna – ver detalhes no passo 3). Esta classificação é mais completa e oferece, portanto, uma referência adequada para se definir quais estudos são mais apropriados para responder determinadas perguntas clínicas (para baixar esta classificação via internet, vá ao *site* http://www.cebm.net/ e clique e selecione *levels of evidence* na janela *Quickfinder*). A partir dos níveis de evidência, esta classificação estabelece *graus de recomendação*, usados para estabelecer a melhor intervenção para determinada condição de saúde, por exemplo, revisões sistemáticas com resultados de ECA homogêneos (nível Ia de evidência) definem o grau A de recomendação (determinado por estudos de nível Ia de evidência com resultados consistentes). Além dos critérios relativos aos níveis da hierarquia da evidência e critérios de qualidade metodológica do estudo, o termo *melhor evidência* refere-se também à proximidade do estudo com os elementos da pergun-

Quadro 6.2. Níveis de evidência (Law, 2002)

Níveis de Evidência	
Nível I	ECA ou metanálise
Nível II	ECA com poucos indivíduos
Nível III	Coortes, caso-controles, transversais (*cross-sectional studies*)
Nível IV	Opinião de peritos publicada em conferências ou *guidelines*
Nível V	Opinião de profissionais respeitados

ECA = ensaio clínico aleatorizado.

ta clínica. Neste contexto, estudos que apresentem participantes com características similares ao cliente em questão, e que avaliaram desfecho semelhante ao indicado na pergunta clínica, bem como aqueles estudos que tenham utilizado protocolos seguros ao paciente e aplicáveis à sua prática clínica são considerados como *melhor* ou *mais adequada* evidência. A evidência *mais atual* refere-se à publicação mais recente; entretanto, a data de publicação não deve ser priorizada, devendo-se sempre considerar os dois aspectos: atualidade e qualidade da evidência científica. O uso de estratégias de busca que sejam sensíveis e específicas também irá contribuir para o sucesso na busca da melhor evidência científica[10].

Leitura crítica da evidência científica

O terceiro passo no processo da PBE inclui a leitura e análise crítica da evidência selecionada no passo anterior. Este passo visa identificar aspectos de validade interna, validade externa e impacto do resultado. Validade interna é um termo que indica o rigor metodológico com que o estudo foi desenvolvido, ou seja, o quão adequado o método usado no estudo foi implementado e garantiu que os resultados pudessem, o mais próximo possível, responder à pergunta que originou a pesquisa. Controle de variáveis de confusão e uso adequado da estatística são, entre outros, aspectos fundamentais de validade interna. Existem escalas desenvolvidas para conduzir a análise da validade de estudos de intervenção (Escala Pedro, no *site*: www.pedro.org.au/scale_item.html) e de diagnóstico (www.oxfordjournals.org/our_journals/humrep/.../stardcheck.doc), ambas disponíveis gratuitamente na internet. Até o presente, não conhecemos escalas para análise da validade de estudos de prognóstico. O termo validade externa refere-se à aplicabilidade dos resultados do estudo para sua prática clínica. Aqui são considerados aspectos referentes aos participantes do estudo e do protocolo terapêutico ou método de avaliação utilizados. Deve-se identificar se as características dos participantes são descritas em detalhes, para que se possa analisar se o cliente faz parte da mesma população dos participantes investigados, e se o protocolo foi descrito em detalhes para que seja possível a avaliação da aplicabilidade do mesmo na prática clínica do profissional. Fundamental também é avaliar se os benefícios de implementação do protocolo testado superam os riscos para determinado cliente. Finalmente, observa-se o tamanho do efeito da intervenção. É necessário observar se diferenças estatisticamente significativas entre grupo de intervenção e grupo de controle são relevantes clinicamente. Para detalhes, ver Sackett e cols. (2000)[3], capítulos 3 a 5.

Integração da evidência com a prática clínica

A interpretação dos resultados e sua integração com a experiência clínica do profissional e com os valores do paciente constituem o passo 4 do processo de implementação da PBE. Após identificar e proceder à leitura crítica da evidência científica, o profissional poderá concluir se os resultados do estudo são válidos (boa qualidade metodológica) e aplicáveis ao seu paciente (validade). Em caso positivo, ele deverá discutir com o paciente sobre a proposta de implementação da terapêutica, integrando sua experiência clínica com a evidência científica de forma a encontrar, junto com o paciente/familiares, a melhor intervenção.

Divulgação da evidência científica aos colegas

Um dos aspectos da filosofia da PBE envolve a disseminação do conhecimento científico entre os profissionais de saúde, criando-se uma rede de oferta da melhor qualidade de assistência ao paciente. Recomenda-se que cada profissional elabore um resumo da evidência científica e a disponibilize para outros profissionais, de forma a facilitar a leitura e, consequentemente, a divulgação da evidência científica. Esta prática pode ser bastante útil em uma clínica de reabilitação, em grupos de discussão de casos clínicos etc. Existe um formato recomendado para a elaboração do resumo da apreciação crítica da evidência, chamado Critically Appraised Topic (CAT). Trata-se de um resumo da evidência, descrito em uma página, identificando os principais aspectos de validade interna, externa e estatística, assim como a recomendação clínica derivada da análise crítica da evidência. No *site* do Centre for Evidence Based Medicine, pode-se baixar gratuitamente um programa simples e útil para a elaboração de CATs (www.cebm.net/catmaker.asp). Outra alternativa simples é usar os modelos de CATs disponíveis na literatura. Para uma leitura rápida e detalhada sobre as vantagens e de como produzir um CAT, ver Fetters e cols.[11]. Algumas revistas científicas publicam seções com CATs, como Pediatric Physical Therapy, Australian Journal of Physical Therapy, Physical Therapy, Australian Journal of Occupational Therapy. A leitura frequente desses resumos de evidência na área da reabilitação pode ser uma forma útil e rápida de se manter atualizado sobre evidências recentes e relevantes.

CONSIDERAÇÕES FINAIS

A PBE apresenta-se como uma importante abordagem a ser acrescida ao repertório clínico dos profissionais de reabilitação. A PBE constitui mecanismo articulador da teoria e prática, bem como da pesquisa e clínica. Torna-se necessário que os profissionais se informem sobre as habilidades e competências necessárias para a implementação da PBE e busquem capacitar-se para incorporar essa abordagem à sua prática clínica.

REFERÊNCIAS

1. Bennett S, Bennett JW. The process of evidence-based practice in occupational therapy: Informing clinical decisions. Australian Occupational Therapy Journal 2000; 47:171-180.
2. Sampaio RF, Mancini MC, Fonseca ST. Produção científica e atuação profissional: aspectos que limitam essa integração na fisioterapia e na terapia ocupacional. Rev Bras Fisioter 2002; 6(3):113-118.
3. Sackett D, Straus S, Richardson W, Rosenberg W, Haynes RB. Evidence-based medicine: how to practice and teach EBM. London, England: Churchill Livingstone, 2000.
4. Herbert R, Jamtvedt G, Mead J. Hagen K. Practical evidence-based physiotherapy. London: Elsevier, 2005.
5. Law M (ed.). Evidence-based rehabilitation: a guide to practice. Thorofare, NJ: Slack Inc, 2002.
6. World Health Organization. International Classification of functioning, disability and health: ICF. World Health Organization, 2001.
7. Figueiredo EM, Ferreira GB, Maia Moreira RC, Kirkwood RN, Fetters L. Efficacy of ankle-foot orthoses on gait of children with cerebral palsy: systematic review of literature. Pediatr Phys Ther 2008; 20(3):207-23.
8. Vaz DV, Mancini MC, Fonseca ST, Arantes NF, Pinto TP, Araújo PA. Effects of strength training aided by electrical stimulation on wrist muscle characteristics and hand function of children with hemiplegic cerebral palsy. Phys Occup Ther Pediatr 2008; 28(4):309-25.
9. Fonseca ST, Holt KG, Fetters L, Saltzman E. Dynamic resources used in ambulation by children with spastic hemiplegic cerebral palsy: relationship to kinematics, energetics, and asymmetries. Phys Ther 2004; 84(4):344-58.
10. Booth, A. "Brimful of STARLITE": toward standards for reporting literature searches. J Med Libr Assoc 2006; 94(4):421-9.
11. Fetters L, Figueiredo EM, Keane-Miller D, McSweeney DJ, Tsao CC. Critically appraised topics. Pediatr Phys Ther 2004; 16(1):19-21.

Seção II

Abordagens e Técnicas de Tratamento

Intervenção Visomotora na Paralisia Cerebral

Capítulo 7

Teresinha F. de Almeida Prado

INTRODUÇÃO

O tratamento de intervenção visomotora na paralisia cerebral descrito neste capítulo está sustentado nos princípios do conceito neuroevolutivo Bobath, uma vez que podemos constatar tanto na prática clínica como por meio de estudos que os problemas visuais nas crianças com paralisia cerebral são frequentes[1].

Para que a intervenção visomotora aconteça de forma coerente e estruturada, necessitamos apoiar o trabalho em princípios de tratamento que nos forneçam suporte motor enquanto tratamos as questões visuais nas crianças com desordens visomotoras.

O conceito neuroevolutivo Bobath tem como objetivo melhorar a capacidade funcional da criança dando ênfase à qualidade do movimento e levando a um desempenho motor mais eficiente. A terapia baseada no conceito neuroevolutivo promove um guia específico de posicionamento e manuseio da criança como estratégia para conseguir os objetivos funcionais. Ele combina de muitas maneiras a estimulação de posturas e movimentos mais ajustados promovendo a realização de tarefas voluntárias e funcionais[2].

Os princípios do conceito neuroevolutivo estão baseados nas teorias atuais de controle, aprendizagem e desenvolvimento motor aplicado para padrões de movimentos típico e atípico e consideram todos os aspectos da criança, inclusive o meio ambiente e a tarefa[3].

OBJETIVOS E PRINCÍPIOS

Aspectos do desenvolvimento da função visual

O desenvolvimento da função visual tem um impacto importante sobre o desenvolvimento global da criança. Ele é um longo processo que envolve não somente os órgãos visuais, mas o corpo como um todo. A primeira tarefa da função visual é fazer a comunicação com o meio ambiente e desenvolver a orientação espacial. A orientação no espaço vai se desenvolvendo rapidamente durante o primeiro ano de vida, possibilitando ao bebê mover-se em ambientes internos e externos. Esta habilidade da orientação visual constitui a visão locomotora[14]. A visão é um importante canal de aprendizado em relação aos objetos que estão próximos e distantes, e ajuda a criança entender e interpretar o mundo. O bebê terá que aprender a fixar o olhar sobre os objetos, segui-los visualmente e manter contato visual com outras pessoas. Ele terá que compreender as dimensões do espaço e a relação do seu corpo dentro do espaço físico. A percepção corporal permite que a criança sinta e perceba o que o corpo está fazendo sem olhar ou tocar com as mãos. Durante o processo do desenvolvimento, o bebê constrói mapas corporais que ficam arquivados no sistema nervoso central.

O sistema visual favorece também uma rica informação do meio ambiente, fazendo com que o bebê aprenda a discriminar cores, formas, apreciar semelhanças e diferenças, as partes e a totalidade de um objeto, construindo a memória visual. Outra tarefa essencial da visão é captar detalhes de objetos e gravuras. Esta captação de detalhes visuais é um pré-requisito para a leitura. A orientação visual e a visão de detalhes se completam durante o processo do desenvolvimento da função visual.

A visão promove o alcance e a preensão manual dos objetos no espaço, contribuindo para o desenvolvimento visomotor e perceptual do bebê a cada nova experiência. A utilização da visão baseia-se no processamento pelo sistema nervoso central das impressões visuais, que devem ser combinadas e integradas à função motora, aos movimentos de cabeça, das mãos e do corpo como um todo[14].

A integridade do sistema nervoso central possibilitará que o bebê mantenha a cabeça e os olhos estáveis para pesquisar visualmente o meio ambiente. Por outro lado, ele tem que ser capaz de direcionar os olhos para o objeto e pessoas em movimento. O bebê vai aprender a coordenar as sensações do movimento, da postura e do toque com o sistema visual.

O bebê utiliza muitos aspectos do sistema sensorial para estimular e reforçar o comportamento motor, auxiliando o desenvolvimento da coordenação visomotora. A integração dessa informação sensorial deriva de receptores motores e sensoriais; portanto, a qualidade da postura e do movimento da criança, necessariamente, influencia a aquisição da percepção visual[15].

A função visual é uma experiência fisiológica e emocional. Para a criança usar a visão de forma funcional, necessita controlar os movimentos do corpo. Também é necessário ter habilidades cognitivas para ser capaz de reconhecer e atender a um estímulo visual, assim como analisar, sintetizar e armazenar a informação visual com informações provindas de outros sistemas sensoriais.

Sequência do desenvolvimento visomotor normal

Ao compararmos o desenvolvimento visual normal ao desenvolvimento motor normal, percebemos que etapas importantes do desenvolvimento visual coincidem e se integram com etapas significativas do desenvolvimento motor, concretizando a coordenação visomotora. O bebê gradualmente começa a integrar os movimentos oculares com os movimentos globais do corpo, os quais vão se tornando mais voluntários e controlados.

Recém-nascido

Embora o recém-nascido apresente acuidade visual baixa e, por isso, não possa obter imagens nítidas provindas do ambiente, os olhos recebem sensações visuais, estão alerta e apresentam preferências visuais[16]. Objetos com padrão de alto contraste, cores fortes e com formas simples são os preferidos do recém-nascido (Fig. 7.1).

A face humana é um dos melhores estímulos para o bebê, pois tem animação e troca constantemente de expressão.

A fixação visual é pobre nas primeiras semanas de vida, e o bebê utiliza predominantemente a fixação monocular dentro do campo visual periférico. Isto se deve provavelmente à assimetria dos olhos e da cabeça. A predominância da postura flexora inerente a esse estágio do desenvolvimento favorece a estabilidade proximal da cabeça e da cintura escapular, importante para o início da motilidade ocular periférica[15].

O recém-nascido mostra-se alerta quando percebe movimento de pessoas ou brinquedos, iniciando a habilidade do seguimento visual. O seguimento visual depende da habilidade de mover a cabeça de um lado para o outro. Esta resposta adaptativa exige sensações dos músculos dos olhos e do pescoço

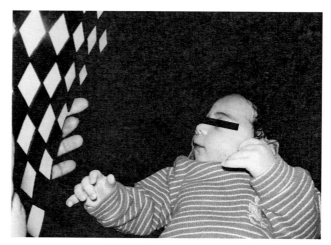

Fig. 7.1. Interesse visual por objetos contrastantes.

em conjunto com a ação da gravidade[17]. As respostas visuais são mais consistentes quando o objeto é apresentado ao bebê a uma distância de até 30 cm.

Dois meses de idade

A partir de agora, os padrões visuais voluntários são obtidos no desenvolvimento visual por meio de novas experiências e interligados a um complexo sistema de ação motora e cognitiva. Os padrões visuais voluntários incluem localização, fixação, seguimento e alternância visual[18].

O bebê com dois meses de idade começa a aprender a controlar o movimento dos olhos junto com o movimento da cabeça. A estabilidade da cabeça é uma habilidade fundamental para a função visual. Os olhos devem manter-se fixos na imagem do objeto, enquanto os músculos do pescoço mantêm a cabeça estável para que o objeto não pareça borrado ou tremido. Para que isso aconteça, o SNC deve integrar a sensação da gravidade, a sensação dos músculos dos olhos e a sensação dos músculos do pescoço[17]. Por esse processo integrativo, o bebê aprende como obter uma imagem nítida do ambiente mesmo quando a cabeça e o corpo estão se movendo. Este mecanismo é um pré-requisito para o aprendizado da leitura no futuro.

O bebê inicia a fixação binocular e o seguimento visual do objeto de forma inconsistente, isto é, ainda não regula a velocidade do movimento dos olhos em relação à velocidade do objeto se movendo.

Três meses de idade

Com o desenvolvimento do controle dos músculos flexores do pescoço, forma-se uma base de suporte para aumentar a fixação binocular e a convergência visual. O bebê já está pronto para a linha média, realizando 180 graus de amplitude de movimento para o seguimento visual no plano horizontal, movendo olhos e cabeça juntos de forma mais coordenada. O bebê agora é capaz de localizar, fixar, seguir, alternar, acomodar e convergir consistentemente. A habilidade de realizar a alternância visual entre dois objetos aumenta seu repertório de complexidade do mundo visual. A visão auxilia o trabalho postural em todas as posições e é um dos canais mais importantes para o aprendizado a distância, uma vez que o bebê ainda não se locomove sozinho no espaço[16].

Quatro meses de idade

O bebê encontra-se no estágio integrativo da função visomotora, no qual a estabilidade da cabeça e a orientação na linha média acompanham o uso simétrico das mãos, coincidindo com a integração da visão binocular, que permite uma eficiente acomodação e convergência visual. Esta é uma das fases mais importantes do desenvolvimento visomotor. Com ambas as mãos na linha média inicia-se a coordenação entre os dois lados do corpo.

O bebê já é capaz de realizar o alcance manual com o olhar direcionado devido ao aumento do controle postural antigravitacional e do desenvolvimento da estabilidade da cintura escapular em prono e supino. A sensação dos músculos e articulações no momento do alcance faz com que ele aprenda a usar as mãos em conjunto com a visão, estabelecendo a coordenação entre olho e mão.

Cinco meses de idade

Agora o bebê tem uma atividade motora acelerada e a visão é um grande estímulo para trabalhar o controle postural. O aumento do controle postural promove a conquista de maior qualidade do controle visual. Com o alinhamento biomecânico do ombro em relação ao cotovelo e tronco, torna-se possível o uso de ambas as mãos para explorar visualmente o objeto, aumentando a coordenação visomotora.

Com a possibilidade de transferência de peso lateral no final do 5º mês, o bebê é capaz de alcançar o objeto visualizado quando está em prono. O bebê localiza o objeto e imediatamente o alcança manualmente. Os olhos e as mãos efetivamente estabelecem uma íntima e inseparável relação (Figs. 7.2 e 7.3).

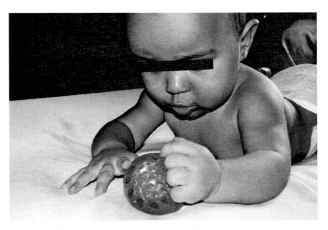

Fig. 7.2. Uso das mãos para exploração de objetos.

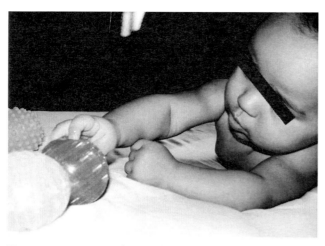

Fig. 7.3. Atenção visual e uso das mãos para exploração de objetos.

Seis meses de idade

Os movimentos dissociados entre olho e cabeça estão presentes devido à aquisição do controle da cabeça no espaço. O seguimento e a alternância visual são mais coordenados e espontâneos porque a rotação ativa da cabeça aumentou[15,19]. O bebê atinge um estágio importante da maturidade da função visomotora. A partir de agora, ele manipula objetos de formas diferentes orientado pela visão (Fig. 7.4). A cada nova manipulação, maior planejamento motor vai sendo acrescido, possibilitando a adaptação do bebê numa nova tarefa, tornando-a automática. As reações automáticas que mantêm o bebê em diferentes posturas são direcionadas pela sensação de gravidade, movimento e pela visão.

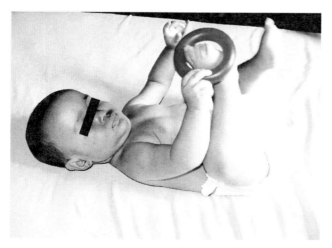

Fig. 7.4. Bebê em supino, realizando exploração visual e motora do objeto.

Sete-oito meses de idade

O bebê utiliza componentes motores e visuais integrados e desfruta de uma variedade de movimentos, contribuindo para o desenvolvimento da percepção de profundidade, permanência de objetos, causa e efeito, memória visual e outros. O sistema visual cognitivo sofre refinamentos, preparando o bebê para tarefas funcionais que envolvam coordenação visomotora, bem como futuras habilidades discriminativas, como as tarefas de leitura e escrita[20].

Devido ao aumento do controle de tronco e da atividade dos músculos do quadril na postura sentada, o bebê é capaz de levantar o braço no espaço para examinar visualmente o objeto a partir de várias perspectivas espaciais. O sentar torna-se extremamente funcional para usar a visão. O bebê aprende também quanto de transferência de peso deve fazer para alcançar o objeto visualizado. Com isso, a busca visual promove inúmeras transferências de peso.

No engatinhar, ele aprende sobre a estrutura física do ambiente e amplia sua capacidade de avaliar as distâncias percorridas, acelerando o desenvolvimento da percepção espacial[21].

Nove-dez meses de idade

O bebê passa longos períodos investigando os objetos, obtendo novas informações através dos canais sensoriais. Ele combina agora de forma mais organizada a exploração visual com a manipulação dos objetos. Começa a planejar o movimento das mãos e é capaz de usar movimentos mais finos de dedos para pegar objetos menores. Os movimentos precisos da mão exigem informações provindas dos olhos, e o refinado controle dos músculos oculares direciona os olhos precisamente para onde o bebê deseja olhar. Os movimentos mais refinados dos dedos são direcionados pelo desenvolvimento suficiente da visão e da habilidade cognitiva de prestar atenção na tarefa que a mão executa, demonstrando nítida coordenação visomotora.

Doze meses de idade

O planejamento e o sequenciamento motor, que agora está bastante eficiente, desempenham um papel importante no desenvolvimento cognitivo e perceptivo do bebê. Por meio de tentativa e erro, o bebê aprende a orientar o corpo em direção ao objeto, direciona a transferência de peso e o controle postural necessário para o alcance visual e manual concomitantemente. O bebê integra componentes visuais e motores, coordenando o controle postural antigravitacional com alcance, preensão e manipulação.

Influência do sistema vestibular e proprioceptivo na função visomotora

O sistema vestibular, o proprioceptivo e o tátil contribuem para o desenvolvimento da função visomotora. Quando estes sistemas trabalham juntos com o sistema visual, a criança encontra-se apta a desenvolver a coordenação visomotora[17]. O sistema vestibular interpreta a orientação da cabeça e do corpo no espaço antigravitacional. A posição da cabeça tem implicações no controle ocular, no alinhamento do corpo, no movimento, nas imagens perceptuais e nas relações espaciais[22].

O sistema vestibular tem o propósito de manter o campo visual estável, fazendo ajustes entre os músculos dos olhos e pescoço, para compensar todos os movimentos realizados pela cabeça e corpo. Desta forma, os objetos visualizados no espaço não parecem flutuando ou se movendo.

A sensação provinda da integração do sistema vestibular e proprioceptivo fornece o controle durante o movimento dos olhos, permitindo a fixação e o seguimento visual de um objeto em movimento. Quando a função vestibular não está ajustada, a criança pode ter dificuldade em fazer cópia, leitura, assim como apresentar pobre percepção de profundidade, levando à dificuldade de descer escadas[17].

Problemas visuais na paralisia cerebral

Existe uma incidência significativa de problemas visuais nas crianças portadoras de desordens motoras, podendo acarretar sérias consequências e prejuízos funcionais, especialmente visomotores. Para muitas crianças com paralisia cerebral, a dificuldade em produzir e controlar os movimentos voluntários do corpo se estende para os movimentos dos olhos. Evidências comprovam que 50% das crianças com paralisia cerebral apresentam algum problema visual[23]. Muitas dessas crianças apresentam desordem no processamento da informação visual[24].

Estudos revelam também que a população de crianças com paralisia cerebral apresenta aumento da porcentagem de estrabismo, erro de refração, ambliopia e acomodação insuficiente. Apontam que as crianças com espasticidade apresentam maiores riscos de terem problemas visuais[4,6]. Pesquisa realizada na Alemanha revelou que crianças com paralisia cerebral apresentam dificuldade de controlar os movimentos dos olhos, dificuldade de fixação e seguimento visual, prejudicando a concentração e, portanto, a aprendizagem[25]. Entre outros problemas visuais encontrados, podemos citar ainda: distúrbios oculomotores, nistagmo, diminuição da acuidade visual, perda de campo visual, atrofias ópticas, anormalidades da retina e outros.

Efeitos dos padrões posturais atípicos de movimento no uso funcional da visão

Podemos encontrar, com grande frequência, a presença de padrões posturais assimétricos, comprometendo as funções visuais, especialmente no que se refere à função binocular. A postura assimétrica da cabeça e dos membros poderá acarretar assimetria dos olhos, predominando a fixação monocular dentro do campo visual periférico, reduzindo o campo visual[15]. Dessa forma, se a criança não é capaz de ter a orientação na linha média, não desenvolverá a binocularidade e, consequentemente, não poderá realizar uma verdadeira convergência visual, que é extremamente importante para o desenvolvimento da visão de profundidade.

Nas crianças com atetose ou distonia, podemos observar que os movimentos involuntários de cabeça e corpo interferem no uso da visão consistentemente. A flutuação constante do tônus postural nestes casos afeta também a coordenação da musculatura extraocular dos olhos[5]. Com a presença dos movimentos involuntários, a criança tem períodos pequenos de fixação visual, impedindo a integração de uma percepção significativa do objeto.

A postura atípica em extensão ou flexão também interfere no controle postural antigravitacional, prejudicando o uso da visão. A postura em extensão geralmente leva a cabeça para hiperextensão e reforça a elevação dos olhos, prejudicando o olhar para baixo e, consequentemente, a convergência visual.

Os efeitos da postura em flexão sobre a visão tornam-se mais evidentes quando a criança com paralisia cerebral começa a permanecer por mais tempo na posição sentada. A cabeça e o tronco tendem à flexão e os olhos sinergicamente movem-se para baixo em depressão, impedindo a realização de tarefas no nível da visão.

Outra alteração frequentemente encontrada, especialmente nas crianças com espasticidade, é a dificuldade de dissociar os movimentos oculares da cabeça durante as atividades de seguimento visual, prejudicando os movimentos seletivos e de maior rapidez, especialmente nas tarefas de leitura. As reações associadas podem ser evidenciadas também na musculatura extraocular dos olhos quando a criança com espasticidade realiza uma atividade mais refinada[5].

EVIDÊNCIAS CIENTÍFICAS

Evidências clínicas mostram que as alterações do tônus postural interferem no uso eficiente da visão, sendo um fator crítico na função visomotora[4]. A terapia baseada no conceito Bobath possibilita padrões de movimentos mais ajustados, incluindo o movimento dos olhos[5].

Na população de crianças com paralisia cerebral estudada, os padrões de espasticidade ou movimentos atípicos interferem no uso eficiente da visão[4,6]. Experiência clínica demonstra que muitas crianças com deficiência visual cortical utilizam mais eficientemente sua visão depois da atividade postural ter sido trabalhada[5]. A observação clínica sustenta que a preparação para o uso funcional da visão durante a atividade envolve a facilitação do controle postural e, consequentemente, o ajuste do tônus postural. A atividade postural com componentes de movimentos motores adequados melhora o nível de alerta e é um pré-requisito para despertar o interesse visual, bem como o controle visomotor nessas crianças. Outras investigações demonstram que os problemas com os movimentos dos olhos estão diretamente relacionados com os padrões motores. Teorias clássicas sobre a visão enfatizam os aspectos sensoriais, entretanto as mais novas teorias reconhecem que toda a função visual tem origem motora[7].

O treinamento visual apoiado na terapia do conceito neuroevolutivo Bobath influencia os padrões motores e, quando as habilidades motoras aumentam, ocorrem mudanças na qualidade do controle visual.

Estudo realizado em filhotes de gatos demonstrou um período crítico durante o qual tanto a visão borrada quanto a privação do estímulo visual desencadeiam permanentes déficits visuais[8]. O conceito de período sensitivo em animais e pessoas pode oferecer a base para a intervenção clínica em crianças com problemas visuais. Se esses problemas forem identificados e se as mudanças nos fatores ambientais ocorrerem, podemos modificar a atividade fisiológica[9].

As patologias tratáveis têm sido investigadas por meio de avaliação dos problemas visuais de prematuros e crianças com paralisia cerebral, assim como outras múltiplas deficiências[10-12].

O suporte neurológico adequado e a proposta de avaliação precoce detectando a condição da lesão e a importância da intervenção estão baseados em pesquisas com animais e também no aumento do conhecimento dos componentes estruturais e funcionais do sistema nervoso central.

Baseado ainda em publicação, existe hipótese de que, quando a criança com lesão cortical começa a usar a visão, os axônios dentro das áreas lesadas começam a brotar. Assim, a intervenção pode ser benéfica, facilitando maior nível funcional[13].

IMPLEMENTAÇÃO DA TÉCNICA
Avaliação do comportamento visual

A avaliação do comportamento visual é um processo informal que pode ser mensurado a partir de situações de atividades em terapia, observando como a criança utiliza a visão. É fundamental estar atento a qualidade e quantidade de experiências visuais que a criança possui, além dos níveis de alerta, de interesse e de motivação que possam ter interferência nas funções visoperceptivas.

Muitas crianças com paralisia cerebral podem ter dificuldades no processamento visual, incluindo atenção visual, memória visual, conceitos espaciais, controle visomotor, respostas visuais inconstantes e comumente apresentam capacidade limitada de comunicação[26]. Assim, torna-se muito difícil avaliar a criança visualmente.

A avaliação ajuda o terapeuta a investigar os efeitos da intensidade da luz, do contraste, o tamanho do objeto, o campo de visão que está trabalhando, bem como outros aspectos do funcionamento visual.

Em primeiro lugar, avaliamos a criança binocularmente no contexto motor e depois monocularmente com auxílio de oclusor, quando necessário. É importante avaliar a criança em várias sessões e ter sempre em mãos os achados oftalmológicos realizados pelo oftalmologista e ortoptista.

A seguir relacionamos os aspectos a serem avaliados em relação ao comportamento visual baseado na EDVA-S (Erhardt Developmental Vision Assessment) e em Aitken & Buultjens*:

Avaliação das funções visuais básicas

- Estabelece contato visual.
- Reconhece face de pessoas.
- Reage à luz natural.
- Responde a brilho e cores.
- Reage a cores de alta e baixa intensidade.
- Responde para padrões de alto, médio e baixo contraste.
- Explora visualmente o meio ambiente.
- Responde a diferentes tamanhos de objetos.
- Adapta-se em ambientes claros e escuros.
- Amplitude de campo visual.

Avaliação das funções oculomotoras

1. Localização visual:
   - Olhos e cabeça movem-se na mesma direção para localizar objetos.
   - Olhos movem-se independentemente da cabeça para localizar objetos.
   - Localiza objeto estacionado e em movimento.
   - Localiza objetos pelo padrão e contorno.
   - Ajusta a posição do corpo para facilitar a localização visual.
2. Fixação visual:
   - Sobre a face humana durante 10 segundos.
   - Sobre o objeto na linha média.
   - Sobre o objeto que está na mão.
   - Fixa o objeto estacionado em competição com o objeto em movimento.
   - Fixação monocular.
   - Fixação binocular.
3. Seguimento visual:
   - Segue objetos horizontalmente a 180 graus.
   - A partir da linha média, segue objeto para a direita e volta.
   - A partir da linha média, segue objeto para a esquerda e volta.
   - Cruza a linha média para a direita e para a esquerda.
   - A partir da linha média, segue objetos para cima e volta para a linha média.
   - A partir da linha média, segue objetos para baixo e volta para a linha média.
   - Realiza convergência quando o objeto se aproxima.
   - Realiza divergência quando o objeto se afasta.
   - Olhos movem-se independentemente da cabeça para a direita e esquerda.
   - Olhos movem-se independentemente da cabeça para cima e para baixo.
4. Alternância visual:
   - Alterna entre dois objetos dentro da mesma distância focal.
   - Alterna entre três ou mais objetos dentro da mesma distância focal.
   - Alterna entre vários objetos dentro de diferentes distâncias focais.
   - Olhos movem-se independentemente da cabeça durante a alternância visual.
5. Alinhamento dos olhos (presença de estrabismo).
6. Coordenação dos movimentos oculares.
7. Acomodação (distância inferior a 40 cm).
8. Coordenação olho-mão/olho-objeto.
9. Aproximação de objetos para visualização.
10. Adota posição de cabeça.

Avaliação das funções visoperceptivas

- Reconhece rostos familiares.
- Discrimina e compreende expressões faciais.
- Reconhece objetos familiares.
- Procura objetos escondidos.
- Discrimina formas tridimensionais e bidimensionais.
- Combina objetos a gravuras.
- Identifica objetos em gravuras.
- Combina objetos pela forma, cor, tamanho e espessura.
- Relaciona os objetos quanto a diferentes posições no espaço.
- Associa e nomeia cores.
- Localiza detalhes em gravuras.
- Memória visual/memória sequencial.
- Figura-fundo/figura sombra.

---

*Legenda utilizada: consistente/ocasionalmente/sem resposta
*Considerar a distância focal em cm que desencadeia a resposta visual

Intervenção visomotora

Compreender a problemática visual e suas consequências funcionais, bem como sua inter-relação com aspectos motores, é crítico para o planejamento e desenvolvimento do trabalho. A eficiência visomotora dessas crianças depende da apresentação de material adequado e ajustado às suas necessidades para aumentar o nível de alerta, interesse e participação nas terapias. Durante a intervenção visomotora, o terapeuta deve levar em conta três aspectos importantes:

Iluminação do meio ambiente

A luminosidade tem impacto direto no desempenho visual da criança e, portanto, o terapeuta ocupacional deve organizar o ambiente, adequando a iluminação. A luz deve ser igualmente distribuída sobre toda a superfície de trabalho ou objeto, livre de reflexo ou sombra.

A luminosidade é importante não apenas para as tarefas visuais de perto como também para as atividades de mobilidade. Trabalhar em sala escura com a luz direcionada pode facilitar a criança a tornar-se atenta a um estímulo particular, possibilitando a percepção visual do objeto. O foco luminoso pode ser utilizado como um recurso não óptico para criar um ambiente visualmente mais interessante e confortável para a criança. A melhor posição da luz é acima ou atrás da criança, para iluminar o objeto, e nunca deve incidir sobre o rosto da criança.

Quando trabalhamos com luz natural do ambiente, o uso de cortinas ou persianas é útil para controlar o nível de luminosidade, reduzindo o ofuscamento de superfícies.

A luz do dia pode também ser usada para aumentar a compreensão da criança no espaço físico. Se a luz é utilizada como consistente ponto de referência, a criança pode aumentar sua capacidade de antecipação em relação à direção de onde os objetos estão. Isto também aumentará a oportunidade de se locomover no espaço.

Os objetos que se movem lentamente são mais fáceis de serem percebidos e ajudam na localização visual. A utilização de bolas coloridas penduradas em elástico próximo da linha de visão usando o foco luminoso de forma direta ou indireta é uma estratégia interessante para trabalhar a localização, fixação e seguimento visual em várias direções.

A utilização de caixa de luz para inúmeras atividades é um recurso terapêutico muito útil na

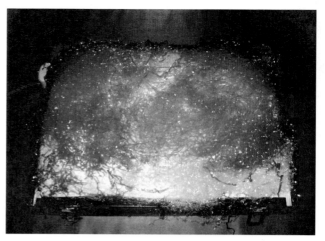

Fig. 7.5. Caixa de luz.

estimulação visomotora, se utilizada corretamente (Fig. 7.5). Podemos espalhar massa colorida sobre toda a superfície da caixa, colocar gravuras, padrões ou papel celofane que serão iluminados por baixo, tornando-se estímulos muito atrativos. Em geral, as atividades realizadas sobre a caixa, além de atrair a atenção visual, estimulam o uso funcional das mãos. Durante o uso da caixa de luz, devemos tomar cuidado para não vazar claridade e, consequentemente, atrapalhar o desempenho visual da criança.

Na presença de alguma visão residual, encoraje a localização visual com o alcance e a preensão manual utilizando o foco luminoso. Não coloque objetos na mão da criança. Estimule a criança a pegar objetos da mão do terapeuta, ou de cima de um apoio, pois assim ela desenvolve a habilidade de olhar. Olhar objetos é uma habilidade que auxilia o desenvolvimento da coordenação visomotora.

Projetor de *slides* também pode ser útil para projetar acetato colorido, padrões ou ainda gravuras na parede em frente à criança. A projeção pode ser usada em diferentes distâncias, dependendo da função visual e do nível de alerta e interesse da criança.

O uso de um varal será muito útil, pois os brinquedos podem ser pendurados nele enquanto o terapeuta facilita os movimentos de alcance dos membros superiores. Podem ser utilizados: colares, decorações de natal, tules, plumas, esponjas, molas coloridas, utilizando luminária basculante com pé ajustável para iluminar os objetos pendurados (Fig. 7.6).

Deve-se estar sempre atento aos objetos e superfícies que refletem luz, interferindo negativamente no desempenho visual da criança.

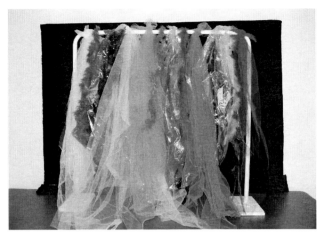

Fig. 7.6. Varal com plumas, tules e papéis coloridos.

Contraste do material e das atividades

Muito frequentemente, as crianças com baixa visão apresentam preferências visuais para objetos de padrão de alto contraste, como preto com branco, vermelho com preto, amarelo com preto. Portanto, o uso de um fundo contrastante sobre a superfície a ser trabalhada é de fundamental importância. Pode-se combinar um fundo preto para contrastar com bolas brancas ou coloridas (amarelas, laranja). Experimente várias combinações de cores que favoreçam contraste entre o objeto e a superfície. Superfície lisa ajuda a criança a distinguir mais facilmente um objeto colocado sobre ela do que sobre uma superfície de padrão mais complexo. A utilização de uma caixa preta será útil para acentuar o contraste e formar um ambiente livre da poluição visual, facilitando a percepção do objeto (Fig. 7.7).

Mesa com tampo preto ou azul-marinho em fórmica fosca facilita o trabalho do terapeuta, uma vez que são cores que possibilitam contraste com várias outras. O contraste de cores ajuda a aumentar a percepção do limite do objeto. Utilize padrões listrados com variações de frequências entre as listras. Tente identificar qual funciona melhor com a criança.

As trocas de profundidades que acontecem no andar e durante a mobilidade em escadas necessitam ser observadas. Geralmente, a intensificação de contraste entre as duas superfícies melhora sensivelmente o deslocamento e a mobilidade da criança no espaço.

Posicionamento da criança

Quando tratamos crianças com múltiplas desordens, o posicionamento durante as atividades visomotoras é um pré-requisito para o sucesso do tratamento. Se a criança não estiver posicionada dentro de um alinhamento biomecânico adequado, ela terá um gasto energético grande para manter a postura e, consequentemente, o estímulo visual pode ser perdido involuntariamente. Sendo assim, a integração de atividades visuais adaptadas com o alinhamento postural da criança é fator preponderante no desenvolvimento da eficiência visomotora.

No tratamento visomotor deve ser dada ênfase ao controle da cabeça. Quando proporcionamos posturas antigravitacionais, nas quais a criança possa manter a cabeça contra a gravidade, geramos estímulo proprioceptivo, porque a musculatura do pescoço começa a trabalhar de forma concêntrica e excêntrica.

Sendo assim, se a apresentação da atividade for oferecida abaixo ou no nível da visão, os flexores do pescoço serão ativados concentricamente, propiciando a experiência sensoriomotora de os olhos se moverem para uma posição mais funcional. Os estímulos visuais acima do nível da visão devem ser evitados, porque aumentam a hiperextensão de cabeça e, portanto, a elevação dos olhos.

Com a diminuição da hiperextensão da cabeça, os olhos ganham um posicionamento melhor tanto na postura sentada como em pé, aumentando o desempenho visual da criança. Se a criança apresenta pobre controle da cabeça, o uso de um suporte cervical moldado em termoplástico pode trazer benefícios durante o trabalho visomotor.

Manter os braços da criança para frente dentro da sinergia de adução com flexão de úmero para al-

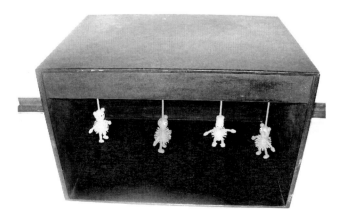

Fig. 7.7. Caixa preta com objetos coloridos.

cance e manipulação também é uma estratégia para facilitar o olhar para baixo na direção da atividade. Outro aspecto importante é recrutar o controle extensor de tronco superior para facilitar a estabilidade de cabeça. Para que isso aconteça, estimule o alinhamento biomecânico entre úmero e cotovelo mantendo os antebraços da criança apoiados sobre a mesa, com descarga de peso sobre eles. A extensão ativa de tronco melhora o controle postural, dando à criança possibilidades de usar os olhos livremente e de olhar para o que ela está fazendo com as mãos.

Considerando que os padrões posturais se desenvolvem em conjunto com o alinhamento biomecânico e que a estabilidade postural depende deste alinhamento, devemos então proporcionar pontos de estabilidade de cabeça e tronco, controlando graus de liberdade de movimentos dos membros superiores, direcionando a criança para desempenhar tarefas visomotoras de forma mais eficiente e funcional.

A inclinação da mesa aproximadamente a 45 graus reduz a necessidade de a criança realizar a flexão de tronco superior. Além disso, o uso de mesa inclinada melhora a percepção do objeto ou da gravura, porque diminui a poluição visual do ambiente, fazendo com que a criança visualize apenas o estímulo apresentado (Fig. 7.8).

Se a atividade for realizada a mais ou menos 15 cm de distância do corpo sobre a mesa, podemos diminuir a postura flexora. As crianças com padrão flexor se beneficiam com a postura em pé durante a intervenção visomotora.

Acessórios e mobiliários, como mesa recortada, cantinho de madeira ou EVA, bola, rolo, balanço, rede de *lycra*, *skate*, estabilizadores e outros, auxiliam no posicionamento da criança, além de fornecer uma variabilidade de experiências, ampliando as possibilidades de reconhecer e aprender situações novas dentro do ambiente visual (Fig. 7.9).

Muitas crianças com paralisia cerebral apresentam um sistema proprioceptivo ineficiente. Se a propriocepção não está adequada no tronco, a criança pode ter dificuldade em usar as mãos junto com a visão, gerando fadiga mais rapidamente, porque tem que se concentrar muito para manter a fixação visual sobre o estímulo. O terapeuta pode usar acessórios como faixas de neoprene no tronco para aumentar a propriocepção e, consequentemente, melhorar a postura sentada ou em pé durante as atividades visomotoras.

O decúbito lateral, em geral, melhora a função visual e é indicado para os bebês. As crianças maiores devem experimentar posturas antigravitacionais mais altas, como o sentar e o ficar em pé.

As atividades em prono devem ser introduzidas com muito cuidado, porque demandam grande esforço da criança se usadas de forma estática e por longo período de tempo. Proporcionar atividades em prono é muito importante, especialmente para ganhar extensão da coluna torácica, porém devem ser utilizadas de forma dinâmica com rolo ou bola, porque nesta situação existe a possibilidade de transições posturais com transferências de peso.

A postura em supino também deve ser usada com cautela quando a criança apresenta extensão atípica. Crianças com grave comprometimento motor tendem a manter as escápulas em adução quando em supino, impossibilitando-as muitas vezes de tra-

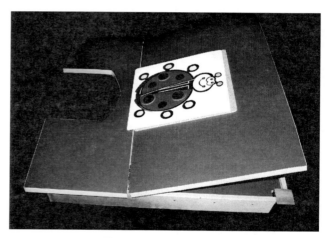

Fig. 7.8. Mesa inclinada.

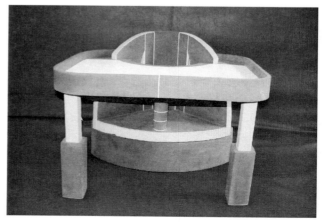

Fig. 7.9. Cadeira e mesa adaptadas.

zer as mãos na linha média para alcançar o objeto visualizado, não estabelecendo a coordenação visomotora. A posição em supino também pode aumentar a elevação e assimetria dos olhos, acarretando a perda da orientação da linha média dos mesmos.

Atividades que incluam rotação de tronco influenciam a musculatura extraocular e, portanto, devem ser priorizadas especialmente nas crianças espásticas.

ATUAÇÃO DO TERAPEUTA OCUPACIONAL NA INTERVENÇÃO VISOMOTORA

O terapeuta ocupacional tem sido classicamente envolvido com a avaliação e o tratamento de crianças com problemas visuais e motores, que interferem não apenas na coordenação visomotora, mas também nas atividades da vida diária, no processo educacional e na independência da criança.

O terapeuta ocupacional, além de ser treinado em análise de atividades, é habilitado também em adaptações de materiais e meio ambiente e, portanto, encontra-se apto a promover estratégias de intervenção utilizando atividades específicas que levem ao desenvolvimento visomotor.

O programa de intervenção visomotora na paralisia cerebral desenvolvido pelo terapeuta ocupacional será sempre designado a associar a apresentação do estímulo visual com a facilitação de componentes normais de movimentos de acordo com posturas antigravitacionais ajustadas. Não podemos considerar apenas um trabalho de intervenção visual sem levar em conta os aspectos motores quando trabalhamos com crianças portadoras de múltiplas desordens. É imperativo que o terapeuta ocupacional compreenda os diferentes tipos de deficiência visual e motora para planejar os objetivos da intervenção apropriadamente.

Na prática, devemos estabelecer um programa de tratamento específico, que forneça um repertório de experiências visuais e motoras concomitantemente. Com um preciso controle motor em conjunto com ações motoras planejadas e sequenciadas, a criança poderá ter oportunidade de mover-se e interagir com o meio ambiente e, assim, a visão guiará as interações da criança, que poderão ser utilizadas para as funções cognitivas e de aprendizagem.

A intervenção visomotora poderá ser um sucesso, resgatando os aspectos visuais e motores em níveis funcionais, se o terapeuta ocupacional promover atividades específicas que sejam apropriadas à sequência do desenvolvimento e ao nível funcional da criança, compatíveis com as necessidades individuais e programadas com objetivos direcionados.

CASO CLÍNICO

A.G., nascido a termo, foi encaminhado pelo neuropediatra para avaliação e intervenção visomotora em terapia ocupacional com diagnóstico de *shaken baby syndrome* (síndrome do bebê sacudido) aos 6 meses de idade.

A *shaken baby syndrome* refere-se a lesões provocadas por uma sacudida violenta no bebê (em geral antes de 12 meses de idade), que pode estar sendo segurado pelas extremidades superiores ou ombros. A força da sacudida gera um movimento de aceleração e desaceleração da cabeça da criança, resultando frequentemente em hemorragia intracraniana, hemorragia intraocular (retiniana em 75% a 90% dos casos), edema cerebral, lesão axonal difusa, rompimento dos tecidos cerebrais, sem apresentação de sinais externos de trauma na cabeça do bebê.

Quadro clínico

Hemorragia intracraniana difusa, hemorragia retiniana bilateral mais intensa em olho esquerdo. Quadro piramidal global com discreta hipertonia e hiper-reflexia e crises convulsivas.

Exames complementares

Comprometimento bilateral das vias ópticas, com ausência de respostas corticais, constatado pelo potencial visual evocado. Atrofia difusa com necrose cortical occipital bilateral, observada na tomografia computadorizada. Sofrimento parieto-occipital bilateral e hemorragia subdural em fossa posterior, com atraso na mielinização, evidenciados pela ressonância magnética.

Quadro visomotor

Primariamente, o bebê apresentava falta de ativação concêntrica e excêntrica da musculatura do pescoço e tronco, levando a prejuízos funcionais na manutenção da postura sentada com apoio para localizar, fixar e alcançar o estímulo visual. Ainda em relação às deficiências primárias, apresentava atraso no controle da linha média, limitando funcionalmente a convergência visual, para utilizar o campo visual inferior, e a rotação de cabeça, para explorar visualmente o meio ambiente. Entre as várias deficiências globais, apresentava alterações no sistema neuromuscular, caracterizadas por mudanças de tônus e assimetria do controle postural e do movimento, assim como no sistema musculoesquelético, devidas ao desalinhamento biomecânico que se pronunciava em relação aos úmeros, cotovelos, punhos e polegares. O sistema visual apresentava perdas importantes. Movia os olhos, porém sem orientação e coordenação dos mesmos. Sustentava a fixação apenas sobre o objeto luminoso de alto contraste por apenas 1 ou 2 segundos localizado a 20 cm de distância focal. A percepção de luz, cores e movimento estava presente. Estabelecia pobre contato visual com o rosto do adulto.

Objetivos do tratamento

O tratamento se concentrou em aumentar a função visomotora por meio do conceito neuroevolutivo Bobath, utilizando as capacidades funcionais residuais, incluindo estimulação vestibular, tátil e proprioceptiva. O manuseio e o posicionamento do bebê foram estratégias utilizadas para conseguir objetivos funcionais relacionados com o desempenho visomotor.

Foi providenciada a simplificação do meio ambiente com objetivo de facilitar a localização e fixação visual com o alcance manual, por meio da diminuição da intensidade de luz no ambiente, trabalhando com foco luminoso de forma direta e indireta sobre os objetos, numa distância focal de no máximo 20 cm, com padrões de alto contraste.

Evolução do tratamento de terapia ocupacional

Aos 6 meses de idade, iniciou-se a intervenção visomotora em terapia ocupacional.

O trabalho começou a ser desenvolvido estabelecendo contato olho a olho, utilizando a face da mãe e do terapeuta para ser um estímulo visual, aproveitando o nosso colo para trabalhar na terapia. Na verdade, mãe e terapeuta passaram a ser o objeto de trabalho. O movimento do nosso corpo fornece referencial no espaço, aconchego e segurança para o bebê. Trabalhamos então primeiramente a inter-relação com a criança e posteriormente com a atividade.

A nossa atenção a qualquer sinal de interesse e interação do bebê era constante. Começaram a surgir movimentos das mãos, dos braços, mudanças na expressão facial, balbucio, demonstrando que o bebê estava se divertindo com o contato da mãe e da terapeuta. As respostas visuais começaram a se tornar mais consistentes, levando a um significativo aumento do interesse e nível de alerta do bebê.

Começou a sorrir, especialmente durante as brincadeiras corporais, e pudemos observar maior contato visual do bebê com os rostos da mãe e da terapeuta, os quais estavam iluminados a uma distância de 20 cm. Funcionalmente, começou a dirigir as mãos para alcançar o objeto iluminado, com movimentos desorganizados e centralizados nos ombros. As respostas de alcance manual aconteciam de acordo com os padrões globais de movimentos. Podíamos ainda observar mudanças súbitas na qualidade do tônus postural, variando de hipertonia para hipotonia, comprometendo o desempenho visual do bebê.

Após um ano de trabalho, houve importante melhora no controle de cabeça e tronco na postura sentada com apoio, e na orientação da linha média. O período de fixação visual sobre o objeto evoluiu com predomínio da fixação monocular de forma intermitente. Iniciou o seguimento visual no plano horizontal até aproximadamente 20 graus a partir da linha média para direita e esquerda com pobre coordenação dos movimentos oculares. As estratégias de intervenção continuavam por meio de atividades com foco luminoso direto e indireto sobre o objeto, uso da caixa de lâmpada e caixa preta, com completa diminuição da luz ambiente. Os movimentos bruscos de cabeça em flexão persistiam, prejudicando a manutenção da fixação, bem como o seguimento visual.

Atualmente com 3 anos de idade, o controle da cabeça, incluindo a rotação lateral, continua evoluindo tanto na postura sentada como na postura em pé, com o auxílio do estabilizador. Com a aquisição da rotação lateral da cabeça, o seguimento visual a quase 60 graus no plano horizontal já é possível, porém de forma inconsistente, isto é, perdendo e relocalizando o estímulo visual tanto para a direita como para a esquerda.

Progrediu quanto ao controle concêntrico e excêntrico dos músculos de tronco, proporcionando maior estabilidade na postura sentada e consequente melhora funcional dos membros superiores no alcance e preensão dos objetos localizados visualmente.

Seu comportamento visual mostra-se variável, dependendo do seu nível de alerta e interesse. Continua com nítida preferência em fixar visualmente os objetos de alto padrão de contraste, embora também apresente respostas visuais para objetos de médio contraste. Já é capaz de localizar e fixar o estímulo visual aproximadamente a 70 cm de distância focal com luz natural do ambiente. Começou a fazer alternância visual entre dois objetos na horizontal, em uma distância focal de aproximadamente 30 cm entre eles, de forma lenta e incoordenada. A estimulação visomotora prossegue intercalando entre iluminação natural e adaptada, utilizando objetos de alto e médio contraste e objetivando também a ampliação da distância focal.

A simplificação do ambiente visual continua sendo priorizada na terapia, resultando na resposta adaptativa da criança em usar sua visão residual com as habilidades de alcance e preensão manual.

REFERÊNCIAS

1. Stiers P, Vanderkelen R, Rammelaere M, Vandenbussche E. Visual-perceptual impairment in a random sample of children with cerebral Palsy. Developmental Medicine & Child Neurology 2002; 44:370-82.
2. Mayston M. The Bobath concept today. Bobath Centre London and Lecturer, Department of Physiology, University College London, 2000.
3. Howle JM. Neuro-developmental treatment approach. theoretical foundations and principles of clinical pratice. Laguna Beach: Neuro-developmental treatment association, 2002.
4. Duckman RH. Visual problems. In: Mcdonald ET (ed.). Treating cerebral palsy: for clinicians by clinicians. Austin, Texas: Pro-Ed, 1987.
5. Geniale T. The Manangement of the child with cerebral palsy and low vision. A neurodevelopmental therapy perspective. Austrália: North Rocks Press, 1992.
6. Black P. Visual disorders associated with cerebral palsy. British Journal of Ophthalmolpgy 1982; 66:46-52.
7. Erhardt RP. Sequential levels in the visual motor development of a child with cerebral palsy. The American Journal of Occupacional Therapy 1987; 41:43-8.
8. Wiesel TN, Hubel DH. Effects of visual deprivation on morphology and physiology of cells in the cat's lateral geniculate body. Journal of neurophysiology 1963; 26:978-93.
9. Ingram RM. A critical period in the development of squint and amblyopia. In: Smith V, Keen J. Visual handicaps in children. Philadelphia: J.B. Lippincott, 1979: 124-30.
10. Morse AR, Trief E. Diagnosis and evaluation of visual dysfunction in premature infants with low birth weight. Journal of visual impairment and blindness; 1985; 79:248-51.
11. Harley RK, Altmeyer EA. Cerebral palsy and associated visual defects. Education of the Visually Handicapped 1982; 14:41-9.
12. Gates CF. Survey of multiply handicapped, visually impaired children in the Rocky Mountain/Great Plains region. Journal of Visual Impairment and Blindness 1985; 79:385-91.
13. Moore J. Visual developmental and dysfunction: Implications for the child with cerebral neuromotor impairment. Presentation made to the Association of Pediatric Therapists, Burlingame, CA, 1988.
14. Lindestedt E. How well does a child see? a guide on vision and assessment in children. Elisyn. PB 6205. Suécia, 1997.
15. Erhardt RP. Developmental visual dysfunction models for assessment and management. Arizona: Therapy Skill Builders, 1993.
16. Hyvarinen L. Considerations in evaluation and treatment of the child with low vision. American Journal of Occupational Therapy 1995; 49:891-897.
17. Ayres AJ. Sensory integration and the child. understanding hidden sensory challenges. WPS Publishers Distributors 2007.
18. Blanksby DC. Evaluacion visual y programación-manual Vap-Cap. Cordoba-Argentina, Christoffel Blinndenmission. Región Latinoamericana, 1993.
19. Bly L. Motor skills acquisition in the first year. An illustrated guide to normal development. Arizona: Therapy Skill Builders, 1994.
20. Sonksen P, Dale N. Visual impairment in infancy: impact on neurodevelopmental and neurobiological processes. Developmental Medicine & Child Neurology, 2202; 44:784-91.
21. Alexander R, Boehme R, Cupps B. Normal developmental of function motor skills. The first year of life. Tucson: Therapy Skill Builders, 1993.
22. Roley SS, Blanche EI, Scaaf RC. Understanding the nature of sensory integration with diverse populations. San Antonio: Therapy Skill Builders, 2001.
23. Aitken S, Buultjens M. Vision for doing. Assesseing functional vision of learners who of learners who are multiply disabled. Edinburg. Moraw House Pub., 1992.
24 Mcdonald ET. Treating cerebral palsy: for clinicians by clinicians. Austin Texas: Pro-Ed Inc, 1987.
25. Woodhouse MJ. Eye movement disorders in children with cerebral palsy. British Association of Bobath Trained Therapists. Newsletter 48, 2004.
26. McCulloch DL, Mackie RT, Dutton GN et al. A visual skills inventory for children with neurological impairment. Developmental Medicine & Child Neurology 2007; 49:757-63.
27. Maciel Jr. JA, Facure NO. Shaken Baby Syndrome. Arq. Neuropsiq 1995; 53(3):649-53.

LEITURA RECOMENDADA

Atkinson J, Nardini M, Anker S, Braddick O, Hughes C, Roe S. Refrative errors in infancy predict reduced performance on the movement. Assessment Battery for Children at 3 ½ and 5 ½ years. Developmental Medicine & Child Neurology 2005; 47(4):243-51.

Cassid L, Taylor D, Harris C. Abnormal supranuclear eye movements in the child: a practical guide to examination and interpretation. Surv Ophthalmology 2000.

Dutton GN. A more detailed look at the visual system. British Association of Bobath Trained Therapists. Newsletter 48, 2004.

Dutton GN, Mckillop EC, Saidkasimova S. Visual problems as a result of brain damage in child. Journal Ofhtalmomology 2006; 90(8):932-933.

Dutton GN, Saaed A, Fahad B et al. Association of binocular lower visual field impairment, impairment simultaneous perception, disordered visually guided motion and inaccurate saccades in children whith cerebral visual dysfunction – a retrospective study. Eye 2004; 18(1):27-34.

Dutton GN. The Edridge Green Lecture. Cognitive vision, its disorders and differential diagnosis in adults and children: knowing where and what things are. Eye 2003; 17:289-304.

Duckman RH. Effectiveness of optometric visual training in a population of several involved cerebral palsied children utilizing professional, non optometric therapists. Physical & Occupational Therapy in Paediatric 1984; 4(4):75-86.

Fazzi E, Bova SM, Uggetti C et al. Visual-perception impairment in children with periventricular leukomalacia. Brain Devel, 2004.

Jacobson LK, Dutton GN. Periventricular leukomalacia: an important cause of visual and ocular motility dysfunction in children. Survey of Ophtalmology 2000; 45(1):1-13.

Mervis C, Boyle CA, Allsopp MY. Prevalence and selected characteristics of childhood vision impairment. Developmental Medicine & Child Neurology, 2002; 44:538-41.

Madan A, Jan JE, Good WV. Visual development in preterm infant. Developmental Medicine & Child Neurology 2005; 47(4):276-80.

Nobles LB, Rutherford A. Special issue on low vision. A personal an professional perspective. Treatment of the child with low vision, diabetes and vision impairment. The American Journal of Occupacional Therapy 1995; 49(9):899-903.

Press M. The definition and classification of cerebral palsy. Developmental Medicine & Child Neurology, 2007.

Pedretti LW. Occupacional therapy. Pratice skill for physical dysfunction. San José, Department of Occupational Therapy. State University, Califórnia, 1996.

Pavlova M, Staudt M, Sokolov A et al. Perception and production of biological movement in patients with early periventricular brain lesions. Brain 2003; 120:692-701.

Ross LM, Heron G, Mackie R et al. Reduced accommodative function in dyskinetic cerebral palsy: a novel management strategy. Dev Med Child Neural, 2000.

Sonksen P, Stiff B. Show me what my friends can see. A developmental guide for parents of babies with severely impaired sight and their professional advisors. London: John Brown Ltd., 1991.

Sonksen P, Dale N. Developmental outcome, including setback, in young children with severe visual impairment. Developmental Medicine & Child Neurology 2002; 44:613-22.

Salati R, Borgotti R, Giammari G, Jacobson L. Oculomotor dysfunction in cerebral visual impairment following perinatal hypoxia. Developmntal Medicine & Child Neurology 2002; 44:542-50.

Shumway A, Woollarcott M. Motor control. Theory and practical applications. USA: Lippicott Williams &Wilkins, 2001.

Wiley J. & SONS, Ltd. Letter to the editor. Physiotherapy Research International. Physiother Res Int 2006; 11:183-6.

Deficiência Auditiva e Paralisia Cerebral

Capítulo 8

Viviane Cardoso Sampaio • Adriana Martins Gomes

INTRODUÇÃO

A perda auditiva, ou deficiência auditiva, é a alteração dos limiares auditivos ou até mesmo a ausência da percepção auditiva do som, causada por fatores ambientais ou genéticos[1]. Vários são os fatores de risco para a perda auditiva, como infecções congênitas (rubéola, sífilis, citomegalovírus, herpes e toxoplasmose), prematuridade, Apgar baixo, intercorrência pós-natal (asfixia, ventilação mecânica, hipóxia, hiperbilirrubinemia), uso de medicação ototóxica, meningite bacteriana, anomalias craniofaciais, otites médias de repetição ou secretoras e alterações em orelha média[2,3].

As perdas auditivas são classificadas em relação ao grau, tipo e configuração da curva auditiva[1-3]. De acordo com Russo e Behlau (1993), o grau da perda auditiva pode ser assim dividido[2,3]:

- Audição normal: < 26 dB.
- Perda auditiva leve: 26 a 40 dB.
- Perda auditiva moderada: 41 a 55 dB.
- Perda auditiva moderadamente grave: 56 a 70 dB.
- Perda auditiva grave: 71 a 90 dB.
- Perda auditiva profunda: > 90 dB.

Já com relação ao tipo de perda, este pode ser classificado em perda auditiva condutiva, perda auditiva neurossensorial e perda auditiva mista. Perda auditiva condutiva ocorre quando o som não é conduzido de forma eficiente através do canal auditivo externo para o tímpano e para os ossículos do ouvido médio. A perda auditiva condutiva geralmente envolve redução do nível sonoro, ou seja, da capacidade de ouvir sons fracos. A perda auditiva neurossensorial ocorre quando há dano do ouvido interno (cóclea) ou do nervo percursor da orelha interna (retrococlear). A perda auditiva mista se dá quando há prejuízos da orelha externa até a orelha interna (cóclea) ou até o nervo auditivo[2,3].

A configuração da perda auditiva refere-se à sua extensão em cada frequência e ao quadro geral de audição criado[2,3]. Por exemplo, perda auditiva que afeta apenas as altas frequências (sons agudos) tem configuração na qual há boa audição em baixas frequências (sons graves) e alteração em sons agudos. Por outro lado, se apenas as frequências baixas são afetadas, há configuração mais pobre para audiência em sons graves e melhor audiência para sons agudos. A perda auditiva também pode apresentar uma configuração plana, indicando a mesma quantidade de perda auditiva para tons baixos e altos.

PRINCÍPIOS E OBJETIVOS

A paralisia cerebral (PC) pode estar associada a outras patologias, como a deficiência auditiva, perdas condutivas e até perdas neurossensoriais graves ou profundas. Caso a alteração auditiva não seja diagnosticada e tratada precocemente, pode acarretar consequências graves ou até mesmo impedir a comunicação e o desenvolvimento da linguagem do indivíduo[4,5].

Vários estudos relatam a prevalência de perda auditiva em indivíduos com PC (Chance[6], 1964; Levine[9], 1972; Young[11], 1989; Borg[4], 1997; Lamônica[1], 2002). Lamônica (2002) realizou um estudo no qual avaliou a audição de 67 indivíduos com PC de diversos tipos, na faixa etária de 7 a 16 anos, sendo constatada perda auditiva em 51% dos indivíduos avaliados[1]. O autor também observou que a maioria dos fatores etiológicos causadores da PC também são considerados fatores etiológicos para a perda auditiva, como hipóxia, prematuridade, uso de medicamentos na gravidez, infecção hospitalar, fator RH materno, alcoolismo e/ou uso de drogas, desnutrição, entre outros[1]. Chance (1964) observou que cerca de 30% de crianças com paralisia cerebral apresentavam algum tipo de problema auditivo, desde distúrbios condutivos até perdas neurossensoriais graves[1]. Quanto à perda auditiva, esta se apresentava como condutiva de grau leve a moderado, sendo mais difícil de ser percebida pelos familiares, retardando o diagnóstico e o tratamento adequado[1,5]. As falhas ou faltas de respostas auditivas geralmente são interpretadas como sendo falhas devido às alterações motoras previstas no quadro clínico da paralisia cerebral, o que ocasiona, muitas vezes, o diagnóstico tardio da perda auditiva, principalmente, quando se trata de perda auditiva leve ou moderada[1-2,13-15]. Além disso, a maior incidência de perdas auditivas neurossensoriais ocorre em indivíduos com PC atetoide (Morris[10], 1973; Hopikins, Bice e Colton[8], 1954).

Dependendo do tipo da PC, as respostas emitidas pela criança serão diferentes: crianças espásticas ou atáxicas, por exemplo, serão lentas em suas respostas, seja na emissão de sons (resposta verbal) ou na expressão facial ou gestual (resposta não verbal). Já em crianças atetoides, as respostas podem gerar dúvidas ou serem inconsistentes devido ao excesso de expressões faciais e movimentos incoordenados.

Aproximadamente 60% dos casos de PC apresentam alteração de linguagem, interferindo assim na comunicação. A condição de PC, por si só, já repercute em alterações na comunicação, uma vez que a exploração do meio em que vivem os indivíduos com PC é limitada em função do comprometimento motor[15-17]. Assim, são vários os problemas encontrados na comunicação dessas crianças em nível sintático, semântico e morfológico, além de problemas motores da fala, como alterações de articulação, voz e prosódia, e incoordenação entre a fala e a respiração[17,18].

A dificuldade de expressão do pensamento e/ou a ausência de atitude comunicativa, associadas às dificuldades motoras, interferem na comunicação e na inserção do indivíduo com PC na sociedade[1,9,14]. As dificuldades na comunicação e expressão podem evidenciar para o interlocutor falta de compreensão, não sendo este capaz de perceber as habilidades e potencialidades linguísticas do indivíduo com PC, não sabendo escutar e nem respeitar o ritmo e modo de comunicação. Na maioria das vezes, as crianças com PC tendem a desistir de se comunicar, ficando cada vez mais privadas da estimulação auditiva, pré-requisito para desenvolvimento favorável da linguagem e da comunicação[11-13,16].

▪ EVIDÊNCIAS CIENTÍFICAS

Diagnóstico da perda auditiva na paralisia cerebral

O diagnóstico precoce da perda auditiva é de extrema importância, já que alterações auditivas somadas à paralisia cerebral têm repercussões negativas no desenvolvimento das habilidades linguísticas e na comunicação geral desses indivíduos[1,19].

A deficiência auditiva não detectada ou não tratada no primeiro ano de vida pode acarretar déficit considerável da linguagem expressiva e dificultar a inserção dessas crianças na escola[1-3].

Em 1977, Cunningham avaliou 10 crianças com PC e deficiência auditiva grave ou moderada. Ele observou que somente 10% dos indivíduos avaliados receberam o diagnóstico de PC e deficiência auditiva ao mesmo tempo, por volta dos dois meses de vida; 50% receberam diagnóstico da deficiência auditiva em média seis meses após o diagnóstico de PC; em 40% das crianças, o diagnóstico da deficiência auditiva só ocorreu entre 1 e 3 anos e 6 meses após o diagnóstico de PC. Além disso, a grande dificuldade do diagnóstico precoce de perda auditiva acarreta problemas graves em relação ao desenvolvimento comunicativo e expressivo dessas crianças[18].

Um estudo realizado por Couto, em 2003, revelou que os pais suspeitam de perda auditiva em seus filhos, em média, aos 12 meses de idade e que ela só é confirmada aos 18 meses. Tal diagnóstico é considerado tardio pelo Joint Committe on Infant Hearing (JCIH) que preconiza que o diagnóstico seja estabelecido até o terceiro mês de idade. Além disso, o intervalo entre o diagnóstico e a protetização é em média de 24 meses, o que também não condiz com o JCIH, que recomenda que a intervenção tenha início até 3 meses após o diagnóstico da surdez[25].

Reabilitação auditiva de crianças com paralisia cerebral

Em 2005 na Austrália, o National Acoustic Laboratories (NAL) e o Children's Cochlear Implant Centre (CCIC) realizaram estudo comparativo dos limiares auditivos diante de ruídos em crianças com uso exclusivo do implante coclear e crianças em uso do implante coclear e uso de prótese auditiva na orelha contralateral ao implante. O resultado mostrou que crianças em uso do implante e da prótese apresentaram melhor desempenho auditivo, ou seja, melhor limiar auditivo, do que crianças apenas com o implante coclear. Esses dados sugerem a importância da estimulação da orelha contralateral ao implante por meio do uso da prótese auditiva para que não haja perda da audição residual, além de promover para o surdo melhor localização do som, aproximando-se mais de um normo-ouvinte[23,26].

■ IMPLEMENTAÇÃO DA TÉCNICA

Avaliação

Realizar avaliação audiológica em crianças não é uma tarefa fácil para os audiologistas, principalmente quando essas crianças apresentam outro comprometimento associado, como em indivíduos com PC[19-22].

Atualmente, existem diversos métodos para diagnosticar a perda auditiva. Por ser difícil observar as respostas de uma criança com PC durante a avaliação do comportamento auditivo em virtude da limitação motora, é preciso não se limitar apenas aos exames objetivos, mas também considerar a avaliação clínica e os exames subjetivos e/ou complementares[1,12,13,20].

Em função do comprometimento motor e cognitivo que muitos dos indivíduos com PC apresentam, é comum que os resultados das avaliações audiológicas, objetivas ou subjetivas, sejam inconclusivos, dificultando o diagnóstico audiológico. É importante que o examinador observe o comportamento auditivo em outras situações que não as de avaliação e verifique qual o padrão de respostas que a criança apresenta mediante um estímulo sonoro (movimentação do corpo, sorriso, piscar os olhos etc.), seja ele um som ambiental ou de fala. Para isso, a colaboração da família e dos terapeutas é de fundamental importância[19].

Entre os exames objetivos, o potencial evocado auditivo, como o Brainstem Evoked Response Audiometry (BERA), é utilizado na avaliação da sensibilidade auditiva em indivíduos com dificuldades para responder à avaliação do comportamento auditivo, no caso de indivíduos com PC. Este exame possibilita a avaliação eletrofisiológica, de forma não invasiva[1,3,7,18-21].

A avaliação da perda auditiva na criança também pode ser utilizada. A triagem auditiva neonatal (TANU) é composta de algumas fases: anamnese, emissões otoacústicas evocadas (EOA – teste da orelhinha) e a retestagem[1-3,7,15-20].

1. *Anamnese* – tem por objetivo colher a história clínica completa tanto da criança quanto dos familiares, para correlacionar fatores e/ou manifestações observadas posteriormente[15-21].
2. *Emissões otoacústicas* (EOAs), também conhecidas como teste da orelhinha – avaliam a integridade da cóclea (em específico a integridade das células ciliadas externas), ajudando no diagnóstico precoce das perdas auditivas em neonatos, no acompanhamento e na prevenção de perdas auditivas em indivíduos expostos a medicações ototóxicas[1-6,19-21]. Na ausência ou inconsistência de respostas diante de estímulos sonoros e na presença de situações de risco para a deficiência auditiva, outros exames objetivos podem ser realizados como o Exame do Potencial Evocado Auditivo de Tronco Encefálico (PEATE), também conhecido como BERA[21,22]. O PEATE é um exame que avalia a integridade das vias auditivas a partir de um estímulo sonoro (geralmente o "clique"), entre as frequências de 2.000 a 4.000 Hz. Neste exame, é possível encontrar resultados equivocados nos indivíduos com PC, devido à imaturidade das vias auditivas. Neste caso, o teste não é capaz de avaliar se as vias

não respondem por haver um comprometimento coclear ou se por imaturidade das vias auditivas, dificultando e retardando o diagnóstico[18-22].

3. *As retestagens* e os acompanhamentos por meio de avaliações auditivas sistemáticas até 24 meses de vida são indicados em crianças com história de perdas auditivas na família, crianças que apresentam resultados positivos no teste da orelhinha e aquelas que podem vir a apresentar doenças hereditárias do aparelho auditivo em que os primeiros sintomas aparecem mais tardiamente. São realizados exames periódicos nas crianças de risco, observações de respostas de orientação a sons, avaliação do desenvolvimento geral e da fala e exame da membrana timpânica[1,18-22].

A falha ou ausência de respostas aos estímulos sonoros sugere a necessidade de exames otorrinolaringológicos e audiológicos minuciosos, além de avaliação da linguagem[18-21].

Limongi (2000) propõe a aplicação de um protocolo de avaliação auditiva abrangente, específico para crianças com o diagnóstico de PC. Este protocolo considera as limitações e potencialidades desses indivíduos. É composto pelos seguintes itens:

a. Anamnese.
b. Exame otorrinolaringológico.
c. Observação do desenvolvimento cognitivo, social, motor, da linguagem, audição e visão.
d. Audiometria de respostas comportamentais: trata-se de um exame subjetivo, realizado a partir da observação do comportamento da criança de acordo com a idade, em resposta a estímulos sonoros com frequências já predeterminadas. Utilizam-se instrumentos musicais, jogos sonoros e audiômetro com saída para alto-falante, em cabines acústicas. Permite o rastreamento de crianças com surdez moderada, grave e profunda, de 0 a 2 anos de idade.
e. Limiar de recepção de fala (SRT): avalia a menor intensidade na qual o indivíduo consegue identificar 50% das palavras familiares que lhe são apresentadas.
f. Limiar de reconhecimento de fala (IRF): avalia a discriminação da fala por meio de uma lista de monossílabos e dissílabos 40 dB acima dos limiares de recepção de fala (SRT).
g. Audiometria de reforço visual (VRA): exame para obtenção dos limiares auditivos da criança por meio de reforço (estímulo visual) ao estímulo sonoro apresentado que pode ser em campo livre ou com o uso de fones. Este exame é indicado para crianças que tenham suficiente controle de cabeça e sejam capazes de perceber reforço visual apropriado.
h. Imitância acústica: exame objetivo que analisa a função e a integridade do sistema tímpano-ossicular e do reflexo estapédico localizados na orelha média. Pode ser aplicado tanto em adultos como em crianças desde o seu nascimento.
i. Emissões otoacústicas por produto de distorção (DPOAE): este procedimento é de grande valia na avaliação da criança com PC por ser um teste objetivo que permite a identificação da perda auditiva, além do diagnóstico diferencial entre alteração periférica e central.
j. Audiometria de respostas evocadas de tronco cerebral (BERA).

Somente de posse de todas as avaliações audiológicas (EOA transiente e por produto de distorção, PEATE, audiometria comportamental, audiometria condicionada com reforço visual – VRA – e imitanciometria) e da análise do comportamento auditivo da criança, é que podemos traçar o perfil audiológico da criança e dar início ao processo de reabilitação auditiva que inclui terapia fonoaudiológica e adaptação dos aparelhos auditivos[19].

Tratamento auditivo em crianças com PC

A privação auditiva não só compromete o desenvolvimento de habilidades específicas, mas também o potencial do indivíduo de entender e se fazer entender. Os problemas, decorrentes dessa privação, podem ser minimizados com o uso de aparelho de amplificação sonora individual (AASI) ou implante coclear (IC), que permitem o resgate da percepção dos sons da fala e dos sons ambientais, promovendo a melhora da habilidade de comunicação[12].

Seria interessante que indivíduos que apresentam deficiência auditiva leve ou moderada fossem tratados nos centros de reabilitação direcionados a crianças com PC em equipes multiprofissionais. Quando as perdas auditivas são graves ou profundas, estes indivíduos devem ser encaminhados para clínicas de reabilitação auditiva. Muitas vezes, não é o que encontramos na prática. Os indivíduos com

PC e perdas auditivas graves geralmente não realizam acompanhamento adequado de estimulação auditiva, devido ao reduzido número de instituições especializadas, principalmente no serviço público de saúde. Além disso, o foco da reabilitação desses pacientes tende a ser a estimulação motora, já que, na maioria das vezes, apresentam grave comprometimento motor[7,9-13].

A indicação ou não da prótese auditiva ou da realização do implante coclear deve ser considerada, já que esses dispositivos eletrônicos podem oferecer à criança com paralisia cerebral uma comunicação mais efetiva e, consequentemente, maior inserção no meio social[16,17,23].

REABILITAÇÃO AUDITIVA

O desafio do trabalho precoce com a criança surda está em criar situações de comunicação que favoreçam a expressão e interação contínua da criança com as pessoas e com o meio, utilizando-se do olhar, dos gestos, dos sinais, da linguagem oral etc. A partir da intervenção precoce com os pais e com a criança, podemos diminuir as dificuldades dos pais em aceitar a deficiência do filho e ajudá-los a ter uma visão mais realista e positiva das verdadeiras possibilidades de desenvolvimento da criança surda[13].

O tempo decorrido entre a suspeita e o diagnóstico e entre o diagnóstico e a reabilitação não deve ser longo. Caso contrário, há prejuízo e atraso do desenvolvimento linguístico. Quando o AASI ou IC é bem adaptado, o sucesso da reabilitação auditiva também é observado[13,22].

Uma vez constatada a perda auditiva, os pais e responsáveis devem ser orientados sobre as possibilidades terapêuticas existentes. No caso de crianças com PC, o comprometimento motor deve ser considerado na escolha do tipo de filosofia educacional a ser adotada e no tratamento de maior eficácia[15-19].

Na reabilitação da criança surda há basicamente três abordagens: o oralismo, a comunicação total e o bilinguismo.

No oralismo, o objetivo é ensinar o surdo a falar, ou seja, a terapia prioriza a aquisição da fala, utilizando-se de recursos e instrumentos necessários para a promoção da comunicação oral. O AASI e o IC são indicados nesta abordagem para estimular os resíduos auditivos que o surdo possui e auxiliar na percepção dos sons. Tanto o AASI quanto o IC são dispositivos que oferecem melhor percepção sonora, apesar de apresentarem formas de funcionamento bem distintas[24].

Na abordagem da comunicação total, utilizam-se todos os meios que possam facilitar a comunicação, desde a "fala sinalizada", passando por uma série de sistemas artificiais até os sinais e/ou símbolos. O bimodalismo consiste na utilização simultânea de fala e sinais.

No bilinguismo utiliza-se a *língua de sinais* (no Brasil: Língua Brasileira de Sinais ou Libras) como primeira língua, e a *língua oral*, no nosso caso, o português, geralmente usada na modalidade escrita. A partir da primeira língua, a de sinais, o surdo adquire a segunda língua, o português (oral e/ou escrito). O bilinguismo apresenta maior diversidade de comunicação e expressão, reconhecendo a diferença e especificidade de cada indivíduo surdo[1-3,15].

É importante que crianças com PC sejam estimuladas na filosofia do bilinguismo ou da comunicação total, já que tanto a comunicação verbal quanto a não verbal são importantes para a comunicação, compreensão e interação com o meio, visando, assim, a inserção dos mesmos na sociedade[19].

No indivíduo com PC também é comum o uso do meio alternativo de comunicação (CAA) concomitante ao uso de dispositivos eletrônicos como os aparelhos de amplificação sonora individual (AASI) e/ou o implante coclear (IC). Em alguns casos, é possível encontrar a comunicação gestual Libras[24,25].

Dispositivos para reabilitação auditiva

O AASI é indicado para perdas auditivas neurossensoriais de qualquer grau e tem como função principal amplificar os sons do meio e enviar para a orelha interna. Se a pessoa apresenta bom resíduo auditivo, o desenvolvimento da fala associado ao treino da leitura labial torna-se favorável e eficaz[15,16,23,24].

Entre os modelos disponíveis no mercado, atualmente, os aparelhos retroauriculares digitais são os mais indicados para indivíduos com PC. Estes aparelhos são manipulados e adaptados facilmente, além de atenderem a todos os graus de perda auditiva[20] (Fig. 8.1).

Quanto ao molde auricular, o mais indicado é o de silicone, por ser mais flexível e menos incômodo[20] (Fig. 8.2).

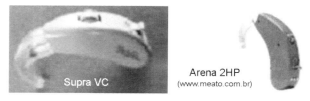

Fig. 8.1. Aparelho auditivo retroauricular digital.

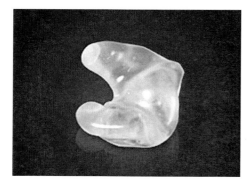

Fig. 8.2. Molde de silicone (*Fonte*: www.amplisound.com.br)

O Sistema Único de Saúde (SUS) oferece gratuitamente os aparelhos de amplificação sonora (AASI), mas, muitas vezes, não há manutenção desses aparelhos, como oferta de pilhas, reajustes e troca de moldes, o que dificulta consideravelmente o uso sistemático e a eficácia do tratamento. Na maior parte dos casos, há abandono do tratamento e do uso do AASI, fazendo com que os pais optem por outro modo de comunicação[25].

Exemplos de aparelho auditivo retroauricular com o molde de silicone são apresentados na Fig. 8.3.

De acordo com Costa et al. (2005), os ICs são "dispositivos eletrônicos biomédicos de alta tecnologia, desenvolvidos para realizar a função das células ciliadas da cóclea que estão danificadas ou ausentes e proporcionar a estimulação elétrica das fibras do nervo auditivo remanescentes". O IC é, portanto, indicado para pacientes que apresentam disacusia neurossensorial grave/profunda bilateral e não obtiveram benefício com o uso do AASI[22,25].

O IC estimula o VIII par craniano por meio de eletrodos, levando a informação sonora, previamente transformada em sinais elétricos, diretamente ao nervo auditivo. O IC é formado por componentes externos e internos. Os componentes externos são microfone, processador de fala e antena transmissora. O componente interno é um receptor-estimulador, que inclui a antena interna, colocada cirurgicamente junto ao osso do crânio, atrás da orelha, sob a pele, e o feixe de eletrodos, posicionado dentro da cóclea[22].

Os sons ambientais são captados por meio do microfone direcional retroauricular e enviados, por meio de um cabo, para o processador de fala, que filtra, analisa, digitaliza e converte os sons de entrada em sinais codificados. Estes são enviados, por meio

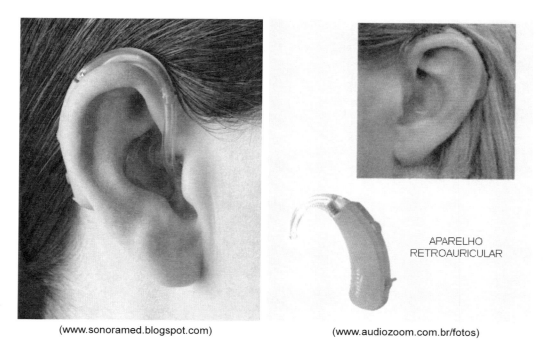

Fig. 8.3. Aparelho auditivo retroauricular com molde de silicone.

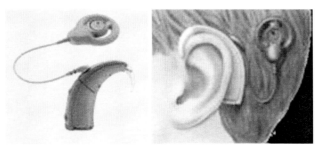

Fig. 8.4. (www.letratura.blogspot.com)

de um cabo, do processador de fala para a antena transmissora, que remete esses sinais para o receptor. O receptor converte os códigos em sinais eletrônicos e os envia para o feixe de eletrodos inserido na cóclea. Por sua vez, os eletrodos estimulam as fibras nervosas, e os impulsos neurais resultantes seguem pelo sistema nervoso central até os centros auditivos do cérebro, local onde os sinais serão interpretados[24] (Fig. 8.4).

Apesar de os serviços de implante coclear credenciados ao SUS apresentarem algumas restrições na indicação e realização da cirurgia de IC para a maioria das crianças com PC, o implante coclear ainda pode vir a ser uma opção viável para esse público. É importante enfatizar que nesses pacientes o resultado com o implante coclear é diferente do obtido na maioria das crianças implantadas que apresentam apenas perda auditiva, tendo em vista o comprometimento neurológico que esses pacientes apresentam[25] (Fig. 8.5).

Além do uso sistemático do AASI ou IC é primordial que a criança PC com perda auditiva esteja inserida em um programa de reabilitação auditiva. Por meio da estimulação auditiva e de linguagem, a criança poderá desenvolver suas habilidades de comunicação[19-25].

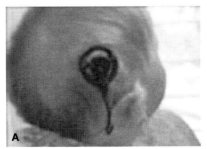
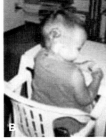

Fig. 8.5. A. Criança de 10 meses com implante coclear unilateral direito. **B.** Implante coclear unilateral direito em criança de 18 meses.

O tratamento de estimulação auditiva baseia-se na aquisição, compreensão e reprodução das habilidades auditivas responsáveis por uma audição funcional. São elas: detecção, discriminação, reconhecimento e compreensão do som[2,3,18,24]. Mesmo que a criança não seja capaz de adquirir a compreensão auditiva e não venha a se comunicar por meio da linguagem oral (fala), o simples fato de ela poder perceber os sons ao seu redor (detecção auditiva) ou discriminar a voz do pai e da mãe (discriminação auditiva) proporciona maior interação com o meio em que vive e, consequentemente, melhor qualidade de vida para ela e seus familiares[15,26].

▣ CASO CLÍNICO

Criança, T.F.S., 5 anos e 10 meses, com diagnóstico de PC, GMFCS II, do tipo atetoide associada à perda auditiva neurossensorial profunda bilateral.

Histórico

A criança nasceu de 39 semanas, parto cesária, sem intercorrências. No segundo dia de vida, apresentou quadro de pneumotórax, evoluindo para sepsemia e icterícia tardia. Ficou internada no CTI por 42 dias e no hospital por 3 meses. Teve alta do hospital com diagnóstico de PC. Aos 3 anos de vida, os pais foram informados acerca do diagnóstico de deficiência auditiva neurossensorial profunda bilateral.

Habilitação auditiva

Logo após o diagnóstico da deficiência auditiva, houve indicação e início do uso de dois AASIs retroauriculares adequados para o tipo e grau da perda auditiva da criança. Nessa época, iniciou-se também a terapia fonoaudiológica para habilitação auditiva. Devido ao pouco benefício e resultado auditivo e linguístico que o aparelho auditivo vinha apresentando, a criança foi encaminhada para dois serviços de IC. Aos 4 anos e 4 meses, a criança foi submetida à cirurgia do implante coclear na orelha direita. Atualmente, é atendida duas vezes por semana em terapia fonoaudiológica com enfoque na habilitação auditiva e estimulação da fala, coordenação pneumofônica, articulatória e instalação fonêmica, devido ao quadro de disartria causado pelos movimentos involuntários decorrentes da atetose.

Desenvolvimento auditivo

Atualmente, T. consegue detectar praticamente todos os sons do ambiente e de fala; discrimina e reconhece sons e palavras em conjunto intermediário, sem apoio da leitura orofacial; compreende ordens simples; reconhece cores e objetos do seu dia a dia através da via auditiva. Seus limiares auditivos com o implante coclear em campo livre ficaram em torno de 40 DbNPS, ou seja, limiares bons para a detecção, discriminação, reconhecimento e compreensão da fala.

Compreensão e interação

Apresenta boa compreensão quando o ouvinte se comunica por gestos e fala mais devagar frases e ordens simples; é comunicativo e interage bem com o meio.

Comunicação

Comunica-se por intermédio da fala espontânea e de gestos. Utiliza holofrases e está começando a formar frases de duas palavras. Apresenta padrão articulatório alterado, com lentidão e distorção dos sons, o que compromete a inteligibilidade da fala.

T. frequenta o segundo período da escolar regular da rede pública de ensino em horário integral e possui um estagiário para auxiliá-lo nas tarefas escolares e na organização da rotina, principalmente dentro da sala de aula e na compreensão das ordens dadas pela professora. T. é uma criança muito sociável, que gosta de se comunicar e interagir com as pessoas. Não apresenta problemas de adaptação na escola, mas encontra-se um pouco atrasado do ponto de vista pedagógico, comparado a crianças de sua mesma faixa etária. Reconhece cores, escreve seu próprio nome, mas é bastante desatento mas não apresenta dificuldade para organizar-se durante as atividades, apresenta boa representação de esquema e imagem corporal, conseguindo representar, de sua maneira, o objeto no papel.

T. vem melhorando seu padrão de fala, conseguindo coordenar mais seus movimentos quando verbaliza, mostra-se interessado por estímulos auditivos e não apresenta problemas para permanecer com o IC durante todo o tempo. É independente na locomoção e em algumas atividades da vida diária, como alimentação, vestir e despir suas roupas.

T. mostra-se bem adaptado aos ambientes em que está inserido.

CONSIDERAÇÕES FINAIS

A ausência da comunicação da criança, a falta de respostas auditivas, a lentidão do processo de desenvolvimento para a construção da linguagem oral, o quadro motor, a demora do tratamento de reabilitação, entre outros fatores, podem dificultar o acesso da criança a uma adequada e necessária interação auditiva, linguística e social.

O trabalho de orientação e de aconselhamento aos pais ou responsáveis pela criança com deficiência auditiva é fundamental e decisivo para o sucesso de qualquer proposta educacional e terapêutica. É importante que a família compreenda o trabalho que será desenvolvido com a criança, colaborando, auxiliando e sendo parceira no trabalho de reabilitação auditiva. Assim, se a educação auditiva ocorre desde cedo em um ambiente de aprendizado adequado, com os pais orientados no sentido de aumentar a qualidade e as trocas de comunicação com a criança, possivelmente esse trabalho levará ao sucesso terapêutico, minimizando as consequências da deficiência auditiva e atingindo o objetivo final: a comunicação.

REFERÊNCIAS

1. Lamônica DAC, Chiari BM, Pereira LD. Perda auditiva em indivíduos paralíticos cerebrais: discussão etiológica. Rev Bras Otorrinolaringologia 2002; 68(1): 40-5.
2. Hungria HA. A criança surda. Otorrinolaringologia. 5 ed. Rio de Janeiro: Guanabara Kogan, 1984; 41:375.
3. Gatto CI, Tochetto TM. Deficiência auditiva infantil: implicações e soluções. Rev CEFAC 2007; 9(1):110-5.
4. Borg E. Perinartal asphyxia, hypoxia, ischemia and hearing loss: on overview. Scandinavian Audiology 1997; 26(2):77-91.
5. Padovan B. Hiperbilirrubinemia neonatal. Disponível em: http://www.padovan.agd.com.br. Acessado em 19/7/2009.
6. Eicher R, Bastshaw S. Cerebral palsy: a review. Pediatr Clin North Am 1993; 40:305-51.
7. Verona GCO, Maistro AP, Bernardi APA. Achados audiológicos em um paciente portador de kernicterus: relato de caso. Revista CEFAC 2004; 6(4):405-13.
8. Hopkins T, Bice H, Coldon K. Evaluational education of the cerebral palsy. Child. Inter Council, Exceptional Child. Washington, New Jersey, 1954.
9. Levine MMS. Hearing problems and the cerebral palsy child. Boletin of the Dental Guidance for Suncil Cerebral Palsy 1972; 12(1):7-10.

10. Nober E. Hearing problems associated with cerebral palsy: its individuals and comminity problems. J Speech and Hearing Disorders 1966; 10:237-40.
11. Young CV. Distúrbios do desenvolvimento. In: Katz J. Tratado de audiologia clínica. São Paulo: Manole, 1989; 34:409-26.
12. Puyuelo M, Póo P, Basil C, Le Métayer M. A fonoaudiologia na paralisia cerebral – diagnóstico e tratamento. São Paulo: Santos, 2001.
13. Vial J. Perda auditiva em indivíduos com disfunção neuromotora: percepções e condutas de fonoaudiólogos e familiares. Trabalho de Conclusão de Curso (Graduação) – Universidade Federal de Minas Gerais. Faculdade de Medicina. Curso de Fonoaudiologia. Belo Horizonte, 2008.
14. Pereira L D, Cavadas M. Processamento auditivo. In: Frota, Silvana. Fundamentos em fonoaudiologia: audiologia. Rio de Janeiro: Guanabara Koogan, 2003.
15. Bevilacqua MC, Formigoni G. In: Bevilacqua MC, Moret ALM. Deficiência auditiva: conversando com familiares e profissionais de saúde. São José dos Campos: Pulso Editorial, 2005.
16. Rosilho DR. Distúrbios da comunicação da criança com paralisia cerebral [tese]. Goiânia: Centro de Especialização em Fonoaudiologia Clínica, 1998.
17. Lamônica DAC. Diagnóstico fonoaudiológico: reconhecimento semântico e reconhecimento de frases acusticamente distorcidas (PSI) em paralíticos cerebrais. Unifesp, 2000.
18. Cunningham C, Holt KS. Problems in diagnosis and management of children with cerebral palsy and deafness. Developmental. Child Neurol 1977; 19(4):479-84.
19. Pinheiro MMC, Azevedo MF, Vieira MM, Gomes AM. Crianças nascidas pré-termo: comparação entre diagnóstico do desenvolvimento auditivo com o diagnóstico neurológico. Fono Atual 2004; 7(27):32-42.
20. Costa SA et al. Roteiro de diagnóstico e acompanhamento do desenvolvimento de crianças de 0 a 36 meses de idade. Pró-fono 1992; 4(2):9-16.
21. Figueiredo MS, Costa Júnior NP. Potenciais evocados auditivos de tronco encefálico (ABR). In: Figueiredo MS. Emissões otoacústicas e BERA. São Paulo: Pulso, 2003: 85-98.
22. Mancini MC, Fiúza PM, Rebelo JM, Magalhães LC, Coelho ZAC, Paixão ML, Gontijo APB, Fonseca ST. Comparação do desempenho de atividades funcionais em crianças com desenvolvimento normal e crianças com paralisia cerebral. Arquivos de Neuropsiquiatria (SP) 2002; 60(2B):446-52.
23. Campos CAH, Russo ICP, Almeida K. In: Almeida K, Iório MCM. Próteses auditivas: fundamentos teóricos e aplicações clínicas. 2 ed. São Paulo: Lovise, 2003.
24. Limonge SCO. Paralisia cerebral: processo terapêutico em linguagem e cognição. São Paulo: Pró-Fono Departamento Editorial, 2000.
25. Couto MIV, Lichtig I. Amplificação e (Re)habilitação: direitos e necessidades das crianças surdas. Anais do II Seminário ATIID, São Paulo-SP, 23-24/9/2003.
26. Ching TYC, Wanrooy EV, Hill M, Incerti P. Performance in children with hearing aids or cochlear implants: Bilateral stimulation and binaural hearing. International Journal of Audiology 2006; 45(1):108-12.
27. Capovilla FC, Capovilla AGS, Macedo EC. Recursos de reabilitação de distúrbios da comunicação e linguagem para melhor qualidade de vida em quadros sensoriais, motores e cognitivos. O Mundo da Saúde, 2006; 30(1):26-36.

LEITURA RECOMENDADA

1. Lamônica DAC, Chiari BM, Pereira LD. Perda auditiva em indivíduos paralíticos cerebrais: discussão etiológica. Rev Bras Otorrinolaringologia 2002; 68(1):40-5.
2. Nober E. Hearing problems associated with cerebral palsy: its individuals and comminity problems. J Speech and Hearing Disorders 1966; 10:237-40.
3. Rosilho DR. Distúrbios da comunicação da criança com paralisia cerebral [tese]. Goiânia: Centro de Especialização em Fonoaudiologia Clínica, 1998.

SITES PARA CONSULTAS

1. www.centrinho.usp.br
2. www.servidorpublico.net/noticias/2006/05/25/saude-atendimento-especializado-para-deficientes-auditivos-e-sucesso-em-bauru
3. www.fiocruz.br
4. www.feneis.org.br
5. www.sociedadeinclusiva.pucminas.br
6. www.dicionariolibras.com.br
7. www.portal.saude.gov.br

Eletroestimulação Neuromuscular

Maria Inês Paes Lourenção

HISTÓRICO

Na Grécia antiga, 600 anos a.C., discípulos do filósofo Tales de Mileto "descobriram" que atritando um bastão de resina (o âmbar) contra o pelo de animais, ele adquiria a propriedade de atrair ou repelir pequenos pedaços de cortiça ou outros objetos leves. Esta propriedade foi chamada de eletricidade, que quer dizer "propriedade do âmbar", pois em grego *elektron* significa âmbar[1].

O relato mais antigo que temos da utilização de um recurso elétrico com fins terapêuticos remonta aproximadamente ao ano 420 a.C., quando Hipócrates recomendava a utilização do peixe torpedo (que possui órgãos que produzem uma descarga elétrica para paralisar suas presas) para ser cozido e consumido no desjejum por pessoas asmáticas[1].

O peixe torpedo foi utilizado de outra forma no ano 46 d.C. para tratar quadros de dor, sendo que se recomendava colocar o peixe diretamente na região afetada, pois as descargas elétricas poderiam melhorar cefaleias e gota. Este tratamento continuou a ser utilizado durante a Idade Média[2-4].

Em 1668, há descrições de utilização de uma folha de ouro carregada eletricamente para prevenir a formação de cicatrizes nos casos de varíola. Em 1744, há um caso descrito de melhora na paralisia do dedo mínimo de uma paciente, com aplicação de corrente elétrica. Em 1759, detalhou-se a cura por meio da eletricidade de vários tipos de dores, incluindo o tratamento de ciatalgias, histeria, gota e litíase renal. No século XVIII, foram relatados muitos casos, nos quais se utilizou a eletricidade para tratar paralisias, mas também era usada no tratamento de litíase renal, angina *pectoris*, lombociatalgia e outras aplicações[1].

Em 1867, Duchene identificou os pontos motores e de ação dos músculos[5], sendo considerado o maior precursor da eletroterapia.

A segunda metade do século XIX ficou conhecida como a era dourada da eletroterapia.

No início do século XX, a maioria dos médicos dos EUA possuía em seu consultório um aparelho gerador de correntes, que era utilizado no tratamento de precordialgias, litíase renal e disfunções sexuais. Com o uso indiscriminado surgiram resultados duvidosos e consequente descrédito da eletroterapia[4,6].

Em meados do século XX, iniciou-se uma nova era do uso da eletricidade como tratamento de reabilitação, quando a eletroterapia passou a ser utilizada para manter o tamanho de músculos denervados[7]. A eletroterapia era utilizada para se avaliar o estado de denervação dos músculos, para estímulo da dorsiflexão do pé hemiplégico por acidente vascular cerebral, para tratamento das contraturas e reeducação do movimento por meio de um estimulador portátil em hemiplegia[8].

Moe e Post usaram em 1962 pela primeira vez a expressão *functional electrical stimulation* (FES). Em 1967, a estimulação elétrica funcional foi definida como "estímulo elétrico em músculos desprovidos do controle nervoso com objetivo de obter contração muscular e produzir um movimento funcional"[9].

OBJETIVOS E PRINCÍPIOS

A eletroestimulação neuromuscular (EENM) é utilizada como um recurso no tratamento de pacientes pela aplicação de meios elétricos. As forças elétricas são aplicadas ao corpo, ocasionando alterações fisiológicas com fins terapêuticos que interagem com cargas elétricas geradas dentro do corpo, por meio de processos fisiológicos normais. Há também interação entre as mudanças que ocorrem como resultado da resposta do corpo à lesão e ao agente terapêutico aplicado.

A EENM ocasiona uma perturbação mecânica e química da membrana neural que desencadeia o potencial de ação nervoso e trafega até a junção mioneural liberando acetilcolina, abrindo os canais de sódio, desencadeando o potencial de membrana da fibra muscular, estimulando a liberação de cálcio, provocando o deslizamento das fibras de actina e miosina e, finalmente, provocando a contração muscular.

A chamada estimulação elétrica terapêutica (TES) é uma forma de estimulação elétrica que produz apenas efeitos sensoriais. É aplicada com um nível de intensidade baixa (subcontração) produzindo apenas estimulação sensorial. Geralmente, é aplicada por até 8 horas durante o sono, ocasionando aumento no fluxo sanguíneo durante um tempo de estimulação hormonal trófica, causando aumento no volume muscular[19].

A estimulação elétrica funcional, conhecida internacionalmente por FES, abreviatura de *functional electrical stimulation*, é utilizada para traduzir um método eletroterápico de neuroestimulação com objetivos funcionais[10]. A FES é uma técnica não invasiva de eletroestimulação que ativa músculos esqueléticos e produz movimentos. As contrações evocadas são obtidas por meio de pulsos elétricos de pequena duração aplicados com frequência controlada. Esses trens de pulsos elétricos, ou envelopes de pulsos elétricos, diferem das formas clássicas de eletroestimulação, pois são empregados pulsos com duração de ordem de grandeza de segundos, podendo-se obter contrações em condições biológicas, sem risco de produzir queimaduras ou desconforto[9].

Na FES a entrada seletiva, repetitiva e reprodutível de informação programada para a ativação de mecanismos reflexos facilita a organização motora. A deflagração adequada dos mecanismos proprioceptivos com o padrão motor repetido milhares de vezes contribui para estabelecer engramas que se tornam manifestos sobre o aperfeiçoamento do controle voluntário dos movimentos.

A utilização de estímulos seletivos de modo repetitivo sobre grupos musculares paréticos, além da ação local melhorando o trofismo muscular, produz um mecanismo de ação inibitória recíproca, que diminui o tônus do grupo muscular antagonista. Associados a essa ação, temos ainda, devido a um processo de *biofeedback*, o estímulo à reorganização do ato motor no sistema nervoso central e o progressivo retorno da atividade motora voluntária seletiva, com consequente recuperação funcional parcial ou total, dependendo do caso[11] (Fig. 9.1).

O reconhecimento da eficácia da neuroplasticidade ampliou a intervenção da reabilitação na esfera funcional, reforçando no âmbito do tratamento da paralisia cerebral (PC) o uso de várias estratégias, entre elas a EENM.

Entre os avanços terapêuticos mais expressivos, os que dizem respeito ao controle da espasticidade devem ser lembrados. Associada à terapêutica me-

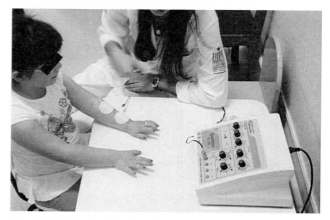

Fig. 9.1. Utilização de estimulação elétrica funcional (FES) nos músculos extensores do punho e dedos do membro superior esquerdo, em criança com PC hemiplégica espástica. Neste procedimento é oferecido estímulo para melhora da propriocepção e dissociação de movimentação bilateral manual. A criança realiza extensão ativa de punho e dedos associada ao movimento produzido pelo estímulo elétrico.

dicamentosa e aos métodos físicos convencionais, a utilização da FES é um meio eficiente na redução da espasticidade, ao mesmo tempo em que auxilia a reorganização do ato motor[10].

É importante ressaltar que a FES tem seu papel importante na PC espástica, pois pode ser aplicada na musculatura antagonista à musculatura espástica, incentivando a inibição recíproca da espasticidade e/ou realizando um efeito mecânico direto da musculatura antagonista à espástica sobrepondo-se à espasticidade (Figs. 9.2 a 9.4).

A associação entre a utilização da FES e técnicas de exercícios para fortalecimento muscular pode ser um procedimento elegível no atendimento de pacientes com PC. Pode ser que o objetivo seja fortalecer a musculatura antagonista à espástica após aplicação de toxina botulínica, aproveitando o tempo de relaxamento da musculatura que tem espasticidade. O uso da FES aplicada à musculatura que se deseja fortalecer pode ser de grande valia neste momento e tem sido amplamente utilizado na prática clínica.

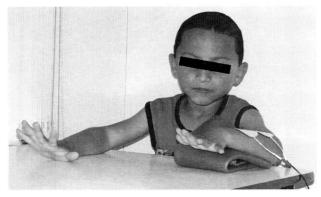

Fig. 9.4. Criança tenta realizar a extensão dos dedos enquanto o estímulo elétrico é aplicado.

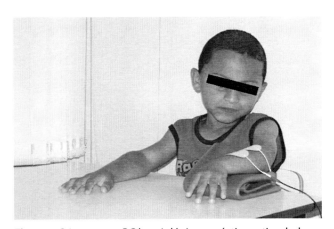

Fig. 9.2. Criança com PC hemiplégica espástica estimulada a manter atenção no membro plégico enquanto aguarda a chegada do estímulo elétrico e consequente realização de movimento do membro superior esquerdo.

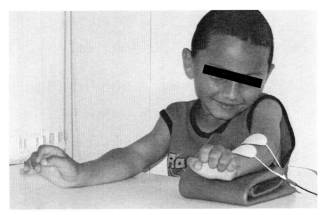

Fig. 9.3. Criança observa a extensão do punho realizada pela FES – estímulo à melhora do reconhecimento do movimento.

Muitas pesquisas foram realizadas buscando conhecer o efeito das correntes elétricas nas fibras musculares com relação ao fortalecimento muscular. Os estudos se concentraram em duas hipóteses principais: aumento da força muscular e mudança no tecido muscular. Pesquisadores relataram que a razão para a eletroestimulação ser mais eficaz do que apenas o exercício reside na diferença nos padrões de recrutamento e acionamento (disparo) entre a eletroestimulação e as contrações musculares voluntárias[15]. Em uma contração voluntária, o recrutamento das unidades motoras no músculo esquelético obedece a um determinado padrão quando o influxo do SNC determina o início da contração em um músculo[2].

É importante ressaltar que, em uma contração muscular normal, o padrão de recrutamento das fibras musculares ocorre da seguinte maneira: as unidades motoras de contração mais lenta são recrutadas primeiro, tanto nos movimentos reflexos quanto nos voluntários, e que unidades motoras mais rápidas e mais largas são ativadas somente por contrações vigorosas rápidas e mantidas brevemente. Na estimulação elétrica, a ordem hierárquica de ativação das unidades motoras é o reverso da sequência natural. Portanto, é necessário ter cuidado para que não haja fadiga quando utilizamos a EENM.

Observa-se que a estimulação elétrica imposta tem certas vantagens no aumento da atividade muscular em comparação com o exercício: a ordem hierárquica rígida do recrutamento é contornada, a estimulação elétrica pode conseguir níveis de atividade mais altos do que qualquer regime de exercício e, portanto, o potencial adaptativo do sistema é desafiado até os seus limites e o aumento de atividade é restrito ao músculo alvo, com pouco ou nenhum efeito sistêmico secundário[16].

Também sabemos que ocorre uma plasticidade muscular em resposta à estimulação elétrica, pois as características do músculo não são imutáveis. Em resposta às mudanças no uso do músculo, suas características estruturais, bioquímicas e fisiológicas adaptam-se para satisfazer mais apropriadamente as demandas impostas[3].

O fato de atingir os objetivos das aplicações de EENM, como o fortalecimento do músculo, o aumento da resistência muscular, a melhora da amplitude de movimento articular, a melhora da propriocepção ou a redução da espasticidade, não assegura que os pacientes estejam aptos a produzir contração muscular voluntária suficiente para manter a postura ou produzir movimentos intencionais. Em muitos pacientes com danos no SNC, como é o caso dos pacientes com PC, o controle exercido pelos centros mais altos do sistema nervoso sobre a contração muscular pode ser prejudicado. Nesses pacientes, uma variedade de técnicas de exercício terapêutico avançadas tem sido tradicionalmente empregada para facilitar o retorno da atividade muscular funcional controlada ou para manter o alinhamento postural até que ocorra a recuperação da deficiência. Além disso, as órteses têm sido usadas comumente para melhorar a função ou para controlar a postura nos casos em que o retorno da função muscular normal é lento ou improvável de ocorrer[18].

▪ EVIDÊNCIAS CIENTÍFICAS

Após utilizarem TES em crianças com PC, observaram-se alterações de aumento de volume muscular em 6 a 8 semanas[19,20].

Alguns estudos concluíram que a FES em dorsiflexores do tornozelo e quadríceps de crianças com PC espástica pode ser uma opção prática para melhorar o desempenho da marcha[21-26] e a amplitude do movimento de dorsiflexão do tornozelo[27,28]. Outros pesquisadores realizaram um estudo que ressalta que essa melhora persistiu após os estímulos elétricos serem removidos[29]. Um estudo mostrou que 6 semanas de FES eram eficazes para melhorar ortostatismo, andar em velocidade normal e aumentar a velocidade do andar em crianças com PC[30]. Houve melhora de força de quadríceps femoral e tríceps sural em crianças com PC[31].

Muitos pesquisadores relatam o benefício da utilização da eletroestimulação no tratamento de pacientes com PC após aplicação de toxina botulínica[30,32,33].

O treinamento de força dos flexores e extensores do punho de crianças com PC, auxiliado pela eletroestimulação, mostrou-se efetivo em crianças com paralisia cerebral espástica[34,35]. A FES melhorou a função dos membros superiores de crianças com PC[36] e diminuiu a espasticidade[37].

Um estudo concluiu que é mais benéfica a estimulação elétrica a longo prazo, do que quando é utilizada para auxiliar a função[38]. Outra pesquisa demonstrou que é muito promissora a utilização das neurópteses funcionais em PC, incluindo os casos de pacientes gravemente incapacitados[39]; outro estudo concluiu que o uso combinado de órteses e estimulação elétrica é mais eficaz na PC[40].

A EENM não deve ser um recurso terapêutico único no tratamento de indivíduos com PC. Quando bem indicada, pode representar um excelente recurso de tratamento a ser utilizado em conjunto com outros procedimentos que fazem parte da reabilitação desses pacientes.

▪ IMPLEMENTAÇÃO DA TÉCNICA

Na FES, os eletrodos de superfície (autoadesivos ou não) são fixados na pele sobre a massa muscular responsável pelo movimento desejado. Os parâmetros do equipamento são ajustados para cada paciente visando à produção do movimento evocado, de forma mais harmoniosa possível, com a menor intensidade de corrente elétrica.

Há algumas variações, mas a maioria dos equipamentos gera estímulos com as seguintes características:

- Tempo de subida, "ataque" (subida/descida), ajustável de 0 a 9 segundos.
- Tempo de duração do estímulo, "sustentação", ajustável de 1 a 30 segundos.
- Tempo de repouso entre um estímulo e outro, "repouso", ajustável de 1 a 30 segundos.
- Largura de pulso do trem, "tempo de estímulo", ajustável de 50 a 600 µ segundos.
- Frequência do trem de pulsos, "frequência", ajustável de 1 a 200 Hz, 1 ou 200 ciclos por segundo.

É habitual que se consiga harmonia no movimento evocado com o tempo de subida, "ataque" de aproximadamente 5 segundos, sustentação e tempo de repouso de aproximadamente 10 segundos, largura de pulso do trem, "tempo de estímulo" de aproximadamente 200 μ segundos, e a frequência do trem de pulsos, "frequência" de aproximadamente 70 Hz.

Eletrodo é um material condutor que serve como interface entre um estimulador e os tecidos do paciente. Os eletrodos são conectados aos estimuladores elétricos por fios isolados. Existem dois tipos principais de eletrodos, os de borracha de silício impregnada com carbono e os que são cobertos com um polímero condutor autoadesivo que serve como agente de acoplamento. Para que o eletrodo funcione adequadamente, ele deve estar bem acoplado à pele tanto mecânica quanto eletricamente, isto é, deve ter maior flexibilidade para reduzir a perda de contato com a superfície da pele. Os eletrodos à base de polímeros são mais maleáveis e já têm uma camada autoadesiva, tornando sua utilização mais rápida e fácil.

Um dos mais importantes aspectos da EENM é a tolerância do paciente ao procedimento, que pode afetar o resultado do tratamento. Muitas vezes, esse desconforto pode ser gerado pela má colocação dos eletrodos, que devem ser fixados nos pontos motores. É denominado ponto motor o ponto na superfície da pele que reveste o músculo e o ativa com a menor quantidade de corrente. Em geral, o ponto motor do músculo localiza-se acima do ventre muscular, junto ou próximo ao ponto no qual o nervo motor penetra no músculo[13]. Eletrodos para EENM são frequentemente colocados sobre esses pontos de modo a obter estimulação muscular máxima com corrente mínima.

A escolha do tamanho dos eletrodos depende do tamanho do músculo a ser estimulado e da intensidade de contração que se quer desencadear. É bom lembrar que eletrodos menores evocam estímulos mais pontuais, podendo desencadear maior desconforto para o paciente. É comum que o desconforto e a dor, algumas vezes, resultantes da EENM sejam tolerados paulatinamente, pois muitos pacientes se adaptam de modo relativamente rápido a essa experiência sensorial. Além disso, o limiar de tolerância ao desconforto pode ser muito variável de pessoa para pessoa. Há casos de crianças com PC que dormem durante a aplicação da estimulação elétrica.

Uma vez que o paciente com PC apresenta desordens do movimento devido às alterações do tônus muscular e sabendo que a área motora está intimamente relacionada com a área sensorial, é necessária uma preparação para a realização do movimento, que pode ocorrer anteriormente ao início de um exercício funcional em sessão terapêutica. Essa preparação é realizada de acordo com abordagens há muito tempo preconizadas, em bases neurofisiológicas, como os métodos de facilitação neuromuscular proprioceptiva.

Entre outros recursos utilizados junto ao paciente com PC, destacamos o uso do estímulo elétrico funcional (FES) no músculo tríceps braquial para melhorar extensão do cotovelo e também na musculatura extensora do punho e dedos para proporcionar diminuição da espasticidade da musculatura flexora e, portanto, facilitar o movimento de "soltar" um objeto durante a realização de atividades. O aumento da propriocepção e da harmonia do movimento também é observado, cooperando para a melhora da função bimanual (Figs. 9.1 a 9.4). Muitas vezes, a preensão de objetos é treinada durante o uso do FES, como preparação para a realização de atividades.

A avaliação e o seguimento de pacientes com PC devem estar de acordo com a concepção de que os órgãos dos sentidos, o sistema nervoso central e o sistema musculoesquelético atuam de forma integrada para organização e execução dos movimentos. Inúmeras técnicas foram objeto de estudo e de protocolos nas últimas décadas, porém a visão mecanicista foi paulatinamente abandonada, sendo substituída por modalidades terapêuticas que enfatizam a reorganização das atividades motoras[14].

Entre as aplicações clínicas mais comuns da EENM em indivíduos com PC está a estimulação da dorsiflexão do tornozelo (Fig. 9-5).

Há também a clássica aplicação de contração muscular funcional durante a marcha, que pode e deve ser utilizada nos indivíduos com PC, quando bem indicada. Um interruptor sensível à pressão abaixo do calcanhar dispara a estimulação à medida que o calcanhar é elevado e cessa quando o calcanhar toca o chão. A primeira descrição de utilização dessa técnica foi efetivada em pacientes hemiplégicos[8]. Obviamente que essa técnica de utilização da eletroestimulação como auxílio para a marcha pode ser aplicada em indivíduos com PC que tenham espasticidade leve dos flexores plantares do tornoze-

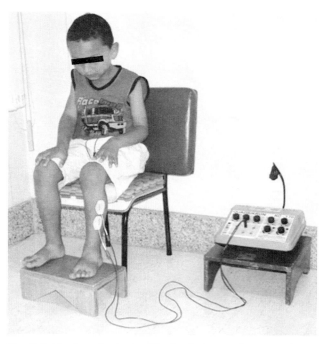

Fig. 9.5. Movimento de dorsiflexão do tornozelo esquerdo realizado pela FES.

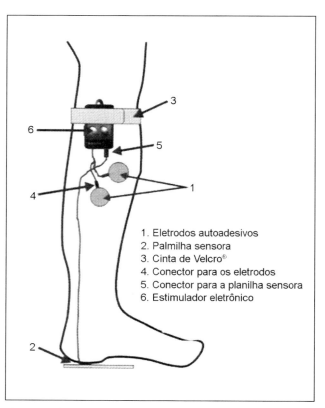

Fig. 9.6. Palmilha dorsiflex desenvolvida. *Fonte*: Associação de Assistência à Criança Deficiente de São Paulo.

lo, tenham habilidade para cooperar e comunicar-se e tenham também uma boa motivação para realizar o treinamento. Essa mesma técnica pode ser utilizada para substituir órteses convencionais. Um exemplo dessa utilização é a órtese elétrica funcional – palmilha dorsiflex – aparelho que substitui as talas ou goteiras convencionais indicadas em pacientes com PC quando eles apresentam ausência ou fraqueza da dorsiflexão e/ou eversão do pé. Entre as vantagens oferecidas por essa órtese híbrida composta por palmilha confeccionada individualmente associada ao sistema elétrico, temos a dimiução do peso e incômodo causado por órteses convencionais, o ganho estético (possibilidade de utilizá-la com vários tipos de calçados), a sensação de diminuição de peso do membro acometido, relatada pelo paciente, e menor gasto energético durante a marcha. A palmilha é colocada no calçado no qual se prende um sensor de contato próximo ao apoio do calcâneo (Fig. 9.6).

Um fio conecta a palmilha ao estimulador eletrônico e este é fixado na parte superior da perna com uma tira de velcro. Dois eletrodos autoadesivos são colocados sobre o ponto motor dos músculos tibial anterior e fibular. O paciente com o pé paralisado apresenta ausência ou fraqueza da dorsiflexão e/ou eversão do pé. Durante a marcha faz o apoio inicial com antepé e médio apoio em bordo lateral de pé (equinovaro). Essa palmilha evita esse problema. Na fase do balanço, quando o pé é suspenso, o sensor da palmilha ativa o estimulador que gera um estímulo elétrico, provocando a dorsiflexão com eversão do pé. Esta contração permanece até o próximo apoio do calcâneo no solo. Simultaneamente a este apoio, o sensor da palmilha desliga o estimulador, cessando a contração muscular durante toda a fase de apoio. No início da fase do balanço, quando o calcâneo se desprende do solo, o sensor da palmilha ativa novamente o estimulador, iniciando-se um novo ciclo (Figs. 9.7 a 9.9).

A EENM pode ser utilizada também nos estágios iniciais de reabilitação, após a realização de uma cirurgia, quando o controle voluntário pode estar diminuído, havendo inabilidade de o indivíduo com PC empregar a força muscular ou reconhecer em termos proprioceptivos o acionamento do movimento.

Nos casos em que os indivíduos com PC apresentam espasticidade dos flexores de punho e dedos, especialmente naqueles em que o paciente se utiliza da própria espasticidade para agarrar o objeto e a sua grande dificuldade está no "soltar", pode-se realizar o treino funcional do agarrar e soltar utilizando-se da FES e aproveitando-se do momento de estímulo e do repouso do aparelho para realizar as funções (Figs. 9.10 e 9.11).

Na maioria dos estudos sobre estimulação elétrica em indivíduos com PC, utiliza-se a FES porque nesse tipo de estimulação os pulsos elétricos de pequena duração são aplicados sob frequência controlada e não acarretam riscos de queimaduras e desconforto.

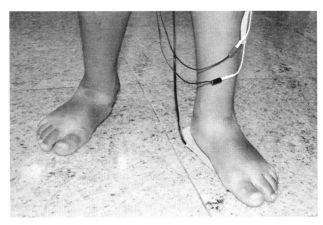

Fig. 9.7. Criança com PC hemiplégica espástica utilizando palmilha que contém um sensor de contato próximo ao calcâneo.

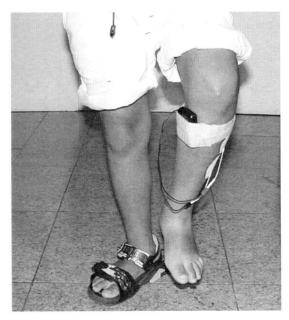

Fig. 9.8. Teste realizado para verificar o efeito de dorsiflexão e eversão do pé com utilização da palmilha dorsiflex.

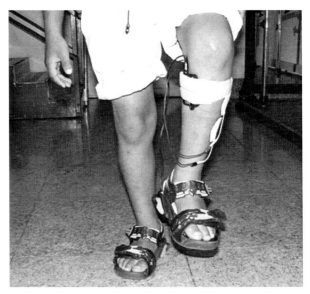

Fig. 9.9. Utilização da palmilha dorsiflex durante a marcha.

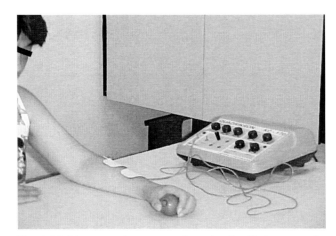

Fig. 9.10. Momento do repouso do estímulo elétrico, quando a paciente está agarrando o objeto.

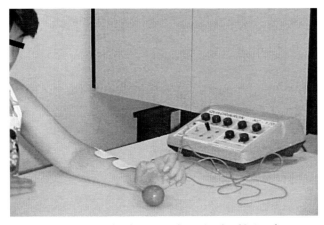

Fig. 9.11. Momento da efetivação do estímulo elétrico dos extensores de punho e dedos, quando a paciente solta o objeto.

CASO CLÍNICO

Paciente de 4 anos de idade, portador de paralisia cerebral espástica esquerda, recebe tratamento terapêutico de uma equipe de reabilitação logo após seu nascimento, época em que foi realizado seu diagnóstico, até os dias de hoje. Na situação presente, recebeu aplicação de toxina botulínica (TBA) no músculo bíceps braquial esquerdo com o objetivo de propiciar alívio da espasticidade flexora do cotovelo. A estimulação elétrica funcional (FES) foi indicada e aplicada no músculo tríceps com o objetivo de provocar estímulos da extensão do cotovelo e aumento da propriocepção desse movimento, enquanto a TBA ainda promovia relaxamento da musculatura espástica (bíceps). A FES aplicada surtiu efeito positivo no aprendizado do movimento e no fortalecimento da musculatura extensora de cotovelo. Este efeito foi positivo pois, quando o efeito da TBA aplicado cessou (aproximadamente 6 meses após sua aplicação), a musculatura extensora do cotovelo estava fortalecida e conseguiu prevalecer sobre a musculatura antagonista espástica (bíceps), promovendo melhora da função e aumento da utilização do membro superior esquerdo como um auxiliar constante nas atividades da vida diária e da vida prática da criança.

REFERÊNCIAS

1. Amestoy RDF. Eletroterapia e eletroacupuntura. Florianópolis: Absoluta Gráfica e Editora, 2005.
2. Borges FS, Evangelista A, Marchi A. Corrente russa. In: Borges FS. Modalidades terapêuticas nas disfunções estéticas. São Paulo: Phorte, 2006: 143-83.
3. Delitto A, Snyder-Mackler L, Robinson AJ. Estimulação elétrica do músculo: técnicas e aplicações. In: Robinson AJ, Snyder-Mackler L. Eletrofisiologia clínica. Porto Alegre: Artmed, 2001: 119-45.
4. Mcneal DR. 2000 years of electrical stimulation. In: Hambrecht FT, Reswick JB. Functional electrical stimulation: applications in neural protheses. New York: Marcel Dekker, 1977: 3-35.
5. Duchene GB. Physiology of motion: demonstrated by means of electrical stimulation and clinical observation and applied to the study of paralyis and deformities. Tr. and ed. by Emanuel Kaplan. Philadelphia: Lippincott, 1949.
6. Nelson RM, Hayes KW, Currier DP. Eletroterapia clínica. São Paulo: Manole, 2003.
7. Osborne SL, Gradius FS. Electrical stimulation of denervated muscle. Physiother Rev, 1942.
8. Liberson WT, Holmquist HJ, Scot D, Dow M. Functional electroterapy: stimulation of the peroneal nerve synchronized with the swing phase of gait of hemiplegic patients. Arch Phys Med Rehabil 1961; 42:101-5.
9. Gracanin F. Aplicação de corrente de baixa freqüência em medicina física e reabilitação com ênfase especial em estímulo elétrico funcional. Med Reabil 1988; 20(21):18-23.
10. Lianza S. Estimulação elétrica funcional – FES e reabilitação. São Paulo: Atheneu, 1993.
11. Lianza S. Medicina de reabilitação. São Paulo: Guanabara Koogan, 1995.
12. Low J, Reed A. Introdução. In: Low J, Reed A. Eletroterapia explicada. São Paulo: Manole, 2001: 1-32.
13. Robinson AJ. Estimulação elétrica neuromuscular no controle da postura e do movimento. In: Robinson AJ, Snyder-Mackler L. Eletrofisiologia clínica. Porto Alegre: Artmed, 2001: 147-93.
14. Battistella LR, Ribeiro Sobrinho JB. Hemiplegia – reabilitação. São Paulo: Atheneu, 1992.
15. Harrelson GL, Weber MD, Leaver-Dunn D. O uso das modalidades na reabilitação. In: Andrews R, Harrelson GL, Wilk KE. Reabilitação física das lesões desportivas. 2 ed. Rio de Janeiro: Guanabara Koogan, 2000: 85-86, 92.
16. Scott O. Efeitos estimulantes. In: Kitchen S. Eletroterapia. São Paulo: Manole, 2003: 113-25.
17. Little JW, Merritt JL. Espasticidade e anormalidades associadas do tônus muscular. In: DeLisa JA. Medicina de reabilitação. São Paulo: Manole, 1992; 1.
18. McDonough S, Kitchen S. Estimulação elétrica neuromuscular e muscular. In: Kitchen S. Eletroterapia. São Paulo: Manole, 2003: 241-57.
19. Beck S. Use of sensory level electrical stimulation in the physical therapy management of a child with cerebral palsy. Pediatric Physical Therapy 1997; 9:137-8.
20. Pape K. Therapeutic electrical stimulation (TES) for the treatment of disuse muscle atrophy in cerebral palsy. Pediatric Physical Therapy 1997; 9:110-2.
21. Pape KE, Kirsch SE, Galil A. Neuromuscular approach to the motor deficits of cerebral palsy: a pilot study study. Journal of Orthopaedics 1993; 13(5):628-33.
22. Steinbok P, Reiner A, Kestle JR. Therapeutic electrical stimulation Following selective posterior rhizotomy in children with diplegic cerebral palsy: a randomized clinical trial. Developmental Medicine and Child Neurology 1997; 39:515-20.
23. Van der Linden ML, Hazlewood ME, Hilman SJ, Robb JE. Functional electrical stimulation to the dorsiflexors and quadriceps in children with cerebral palsy. Pediatr Phys Ther 2008 Spring; 20(1):23-9.
24. Orlin MN, Pierce SR, Stackhouse CL, Smith BT, Johnston T, Shewokis PA, McCarthy JJ. Immediate effect of percutaneos intramuscular stimulation during gait in children with cerebral palsy: a feasibility study. Dev Med Child Neurol 2005; 47(10):684-90.
25. Pierce SR, Orlin MN, Lauer RT, Johnston TE, Smith BT, McCarthy JJ. Comparison of percutanous and surface functional electrical stimulation during gait in a child hemiplegic cerebral palsy. Am J Phys Med Rehabil 2004; 83(10):798-805.
26. Ho CL, Holt KG, Saltzman E, Wagenaar RC. Functional electrical stimulation changes dynamic resources in children with spastic cerebral palsy. Phys Ther 2006; 86(7):987-1.000.

27. Hazlewood ME, Brown JK, Rowe PJ. The use of therapeutic electrical stimulation in the treatment of hemiplegic cerebral palsy. Developmental Medicine and Child Neurology 1994; 36:661-73.
28. Mäenpää H, Jaakkola R, Sandström M, Von Wendt L. Does microcurrent stimulation increase the range of movement of ankle dorsiflexion in children with cerebral palsy? Disabil Rehabil 2004; 26(11):669-77.
29. Daichman J, Johnston TE, Evans K, Tecklin JS. The effects of a neuromuscular electrical stimulation home program on impairments and functional skills of a child with spastic diplegic cerebral palsy: a case report. Pediatr Phys Ther 2003; 15(3):153-8.
30. Xu KS, He L, Li JL, Mai JN. Effects of transcutaneous electrical nerve stimulation on motor function in ambulant children with spastic cerebral palsy: a randomized trial. Zhonghua Er Ke Za Zhi 2007; 45(8):564-7.
31. Stackhouse SK, Binder-Macleod SA, Stackhouse CA, McCarthy JJ, Prosser LA. Neuromuscular electrical stimulation versus volitional isometric strength training in children with spastic diplegic cerebral palsy: a preliminary study. Neurorehabil Neural Repair 2007; 21(6):475-85. Epub 2007 Mar.
32. Lukban MB, Rosales RL, Dressier D. Effectiveness of botulinum toxin A for upper and lower limb spasticity in children with cerebral palsy: a summary of evidence. J Neural Transm 2009; 116(3):319-31.
33. Kang BS, Bang MS, Jung SH. Effects of botulinum toxin A therapy with electrical stimulation on spastic calf muscles in children with cerebral palsy. Am J Phys Med Rehabil 2007; 86(11):901-6.
34. Vaz DV, Mancini MC, da Fonseca ST, Arantes NF, Pinto TP, de Araújo PA. Effects of strength training aided by electrical stimulation on wrist muscle characteristics and hand function of children with hemiplegic cerbral palsy. Phys Occup Ther Pediatr 2008; 28(4):309-25.
35. Kamper DG, Yasukawa AM, Barret KM, Gaebler-Spira DJ. Effects of neuromuscular electrical stimulation treatment of cerebral palsy on potencial impairment mechanisms: a pilot study. Pediatr Phys Ther 2006; 18(1):31-8.
36. Barbosa AP, Vaz DV, Gontijo AP, Fonseca ST, Mancini MC. Therapeutic effects of electrical stimulation on manual function of children with cerebral palsy: evalution of two cases. Disabil Rehabil 2008; 30(9):723-8.
37. Zh Vopr Neirokhir Im N N Burdenko. Preliminary results of treatment for spastic forms of infantile cerebral paralysis by chronic epidural neurostimulation of lumbar enlargement. 2006; (3):10-3; discussion 13.
38. Kats A, Tirosh E, Marmur R, Mizrahi J. Enhancement of muscle activity by electrical stimulation in cerebral palsy: a case-control study. J Child Neurol 2008; 23(3)259-67. Epub 2007 Dec 26.
39. Sakas DE, Panourias IG, Simpson BA, Krames ES. An introduction to operative neuromodulation and functional neuroprosthetics, the new frontiers of clinical neuroscience and biotechnology. Acta Neurochir Suppl 2007; 97(Pt 1):3-10.
40. Ozer K, Chesher SP, Scheker LR. Neuromuscular electrical stimulation and dynamic bracing for the management of upper-extremity spasticity in children with cerebral palsy. Dev Med Child Neurol 2006; 48(7):559-63.

LEITURA RECOMENDADA

Amestoy RDF. Eletroterapia e eletroacupuntura. Florianópolis: Absoluta Gráfica e Editora, 2005.

Robinson AJ, Snyder-Mackler L. Eletrofisiologia clínica. Porto Alegre: Artmed, 2001.

Nelson RM, Hayes KW, Currier DP. Eletroterapia clínica. São Paulo: Manole, 2003.

Lianza S. Estimulação elétrica funcional – FES e reabilitação. São Paulo: Atheneu, 1993.

Lianza S. Medicina de reabilitação. São Paulo: Guanabara Koogan, 1995.

Low J, Reed A. Eletroterapia explicada. São Paulo: Manole, 2001.

Kitchen S. Eletroterapia. São Paulo: Manole, 2003.

Equoterapia na Paralisia Cerebral

Capítulo 10

Marcela Guimarães Cavalcanti Ribeiro • Bruno Amaral Assis
Cristiane de Abreu Tonelli Ricci

*Eu vi uma criança que não podia andar sobre um cavalo,
Cavalgava por prados floridos que não conhecia...
Eu vi uma criança, sem força em seus braços sobre um cavalo,
O conduzia por lugares nunca imaginados...
Eu vi uma criança sem enxergar sobre um cavalo,
Galopava rindo do meu espanto, com o vento em seu rosto...
Eu vi uma criança renascer, tomar em suas mãos as rédeas da vida
E, sem poder falar, agradecer: "Obrigado, Deus,
por me mostrar o caminho".*

John Anthony Davies

INTRODUÇÃO

O cavalo (*equus caballus*) é um mamífero que possui uma ampla interação com o homem ao longo da história. Existem representações artísticas remotas que mostram essa relação em pinturas rupestres, representações icônicas em moedas, mosaicos helênicos, esculturas nos templos gregos, entre outras. Após sua domesticação, o cavalo foi utilizado em guerras, para auxílio na lavoura, como meio de transporte, em várias modalidades esportivas e para o tratamento de doenças.

Este capítulo visa estabelecer os princípios da utilização do cavalo na reabilitação das crianças portadoras de paralisia cerebral considerando as características do movimento tridimensional gerado pelo animal ao passo e como os profissionais da área de saúde podem explorá-lo de forma segura e eficaz.

O entendimento da neuroplasticidade que ocorre após a lesão do SNC e como alcançá-la com a equoterapia amplia o universo do terapeuta e enriquece o planejamento do programa de reabilitação à medida que o profissional passa a reconhecer e valorizar o potencial de resposta individual e os fatores que ampliam ou pioram essas respostas.

Uma abordagem importante para o entendimento da equoterapia é o conhecimento específico sobre o cavalo utilizado, suas características anatômicas, seu comportamento, os cuidados com o animal e as técnicas para desencadear as respostas motoras, cognitivas e adaptativas desejadas a partir da exploração da biomecânica do cavalo e a forma de atuação fisioterápica nesse contexto.

A abordagem interdisciplinar é primordial para que sejam alcançadas as potencialidades almejadas considerando as visões particulares da fisioterapia, terapia ocupacional, fonoaudiologia, psicologia, educação física e medicina com objetivos de ampliar o campo de atuação da técnica e gerar uma visão mais holística e humana sobre a criança.

E, finalmente, é imprescindível que os profissionais conheçam algumas situações clínicas comuns aos pacientes portadores de paralisia cerebral que contraindiquem permanente ou temporariamente a prática da equoterapia com a finalidade de não expor o paciente a riscos e evitar danos à saúde física e mental durante o tratamento.

HISTÓRICO

Desde a Antiguidade, cerca de 400 a.C., Hipócrates (considerado o pai da medicina) indicava a equitação como meio para regenerar a saúde física e mental, e o médico grego Asclepíades da Prússia ampliou essa indicação para pacientes epilépticos, "paralíticos", letárgicos, "frenéticos" e "apopléticos". Na Idade Moderna, Merkurialis, em sua *Arte gymnastica* relatava que a equitação exercita o corpo e os sentidos. Após várias publicações relacionando a prática equestre com melhorias na saúde, em 1747 o médico alemão Samuel T. Quelmalz, em sua obra *A saúde por meio da equitação* fez a primeira referência ao movimento tridimensional gerado pelo dorso do cavalo. Em outra obra importante, J.C. Tissot, em 1782, indicava o passo como a andadura mais eficiente sob o ponto de vista terapêutico, além de citar algumas contraindicações. Em 1870, foi publicada a tese de Chassaine da Universidade de Paris sobre os benefícios da equitação para a melhoria de pacientes com distúrbios neurológicos[4].

Um fato histórico bastante relevante ocorreu nas olimpíadas de Helsink, em 1952, quando Liz Hartel, uma dinamarquesa portadora de poliomelite, ficou em segundo lugar na prova de adestramento e despertou o interesse da classe médica. A partir da década de 1960, ocorreu uma disseminação da hipoterapia pela Europa que se estendeu para a América do Norte posteriormente.

No Brasil, existem várias terminologias utilizadas: hipoterapia, equoterapia, reabilitação equestre, equitação terapêutica, entre outras. Esta diversidade reflete a influência das duas principais correntes mundiais de divulgação das atividades em reabilitação física e mental que utilizam o cavalo: a europeia e a americana.

Bárbara Heine, americana, coordenadora da AHA, diferencia a hipoterapia clássica, que surgiu na Alemanha na década de 1960 com ênfase nos movimentos tridimensionais do cavalo e com seus reflexos motores, da hipoterapia norte-americana que ampliou seus estudos para considerar também as aquisições vestibulares, táteis, proprioceptivas e cognitivas. No primeiro caso, a participação era quase que exclusiva dos fisioterapeutas e psicólogos enquanto na América do Norte foi ampliada para atuação de terapeutas ocupacionais e fonoaudiólogos[1]. Em 1969, profissionais da área iniciaram os trabalhos que vieram a dar origem à conceituada North American Riding for Handicapped Association (NARHA), mundialmente conhecida pelo treinamento e habilitação de profissionais, publicação de trabalhos científicos, organização de eventos e congressos mundiais e regulamentação da equitação terapêutica (*thearapeutic riding*) como método aceito em todo o mundo[41].

Nos anos 1980, o americano Jan Spink enfatizou a interdisciplinaridade unindo a participação de profissionais das áreas de saúde (fisioterapeutas, terapeutas ocupacionais, fonoaudiólogos e psicólogos) a profissionais da área de educação (educadores físicos e pedagogos) e equitação. Dessa forma, objetivou tratar o paciente com programas individualizados baseados nas suas necessidades biopsicossociais e enriqueceu a literatura especializada com materiais educativos conhecidos pela terminologia de *therapeutic developmental riding*[53].

O termo equoterapia foi criado, em 1989, pela Associação Nacional de Equoterapia (Ande), com sede em Brasília, e que tem quatro programas de acordo com as necessidades de cada criança: hipoterapia, educação/reeducação equestre, pré-esportivo e prática esportiva paraequestre[4].

Em crianças com paralisia cerebral, o programa mais utilizado é a hipoterapia e a atuação do fisioterapeuta é primordial, já que o conhecimento sobre os aspectos motores, posturais e neuroevolutivos é a ferramenta mais importante em crianças que dependem passivamente de correções posturais e manuseios específicos.

A Ande realiza atividades acadêmicas, congressos e cursos para habilitação de profissionais das áreas de saúde, educação e equitação e credencia centros de equoterapia em todo o Brasil que cumprem as normas de segurança por ela determinadas. O Conselho Federal de Medicina (CFM), em 1997, reconheceu a metodologia apresentada pela Ande como complementar para o tratamento dos portadores de deficiência e necessidades especiais.

OBJETIVOS E PRINCÍPIOS

A equoterapia utilizada como terapia complementar no tratamento da paralisia cerebral objetiva a aquisição do controle cervical e de tronco, melhora do tônus e diminuição da espasticidade, melhora do equilíbrio estático e dinâmico, além da coordenação motora e marcha. Outras aquisições são observadas no contexto psicossocial da criança, como melhora da autoestima, da concentração, aprendizagem, autonomia, linguagem e socialização.

A fim de desenvolver um trabalho seguro e eficiente, os profissionais devem se especializar em cursos e estágios em centros de referência e ter conhecimentos baseados nos seguintes princípios: neuroplasticidade, análise do cavalo, biomecânica, interdisciplinaridade e conhecimento das precauções e contraindicações.

Neuroplasticidade na equoterapia

Plasticidade cerebral é a denominação das capacidades adaptativas do sistema nervoso, a sua habilidade para modificar sua organização estrutural própria e funcionamento. É a propriedade do sistema nervoso que permite o desenvolvimento de alterações estruturais em resposta à experiência e como adaptação a condições mutantes e a estímulos repetidos.

A neuroplasticidade ocorre em quatro estágios: *neuroplasticidade do desenvolvimento*, responsável pela formação do sistema nervoso, inclui as fases de proliferação, diferenciação, migração e organização até a mielinização e sinaptogênese; *neuroplasticidade da aprendizagem e memória*, que define a mudança estrutural e funcional do cérebro como resultado de estímulos repetidos e sistematização de comportamentos frutos da experiência; *neuroplasticidade após lesão neural*, responsável pela reconstrução dos circuitos neurais lesionados submetidos à exigência de estímulos repetidos (reabilitação); e *neurogênese*, de conhecimento mais atual, e que considera a presença de fatores neurotróficos como possíveis responsáveis pela criação de novas células neurais. No caso da paralisia cerebral, a neuroplasticidade da memória e aprendizagem e a neuroplasticidade após lesão neural são as mais importantes. A neurogênese é um conceito em desenvolvimento, embora sua evidência já esteja definitivamente comprovada, porém a sua aplicabilidade prática exige mais estudos.

Nos primeiros anos de vida, ocorre a formação da grande maioria das conexões sinápticas que se reorganizam e se ajustam de acordo com os estímulos externos durante o desenvolvimento. A conectividade neuronal não é fixa e contínua ao longo da vida. A remodelação da conectividade sináptica pode ocorrer em resposta a estímulos ambientais, sensoriais e aprendizagem de novas atividades. Estudos com ratos comprovaram que os que viviam em ambientes mais ricos em estímulos (tocas, brinquedos, escadas, labirintos e interação com outros animais) apresentavam aumento no número de sinapses e complexidade das ramificações dendríticas em determinadas regiões do córtex cerebral[28]. Não apenas os neurônios são afetados, mas ocorrem alterações na glia com aumento do tamanho dos astrócitos e vascularização do cérebro. Essa mudança estrutural pode gerar aumento da espessura total do córtex cerebral e parece contar com a presença de substâncias neurotróficas. Nos casos de lesão neural, a estimulação ambiental altera a representação dos mapas corticais, sinapses alteram a sua morfologia, dendritos crescem, axônios mudam sua trajetória, vários neurotransmissores são modulados, sinapses são potencializadas ou deprimidas, novos neurônios diferenciam-se e sobrevivem, ocorre aumento da mielinização dos neurônios remanescentes e maior recrutamento[42,43]. Esses mecanismos de plasticidade podem dar o ajuste necessário nos circuitos neurais e evocar compensações importantes que viabilizam a reabilitação do indivíduo e sua funcionalidade.

A prática de tarefas motoras durante uma sessão de equoterapia induz a mudanças plásticas e dinâmicas no SNC, alterando sinapses tanto nas áreas perilesionadas como nas áreas mais remotas não prejudicadas diretamente.

Além disso, os estímulos sensoriais (táteis, visuais, auditivos, vestibulares e proprioceptivos) que chegam ao sistema nervoso são processados pelo cérebro e produzem as respostas motoras que permitem ao indivíduo interagir de forma funcional em seu universo. Durante uma sessão de equoterapia, os movimentos tridimensionais do cavalo causam o deslocamento do centro gravitacional do cavaleiro, gerando estímulos perceptossensoriais (vestibulares, proprioceptivos e visuais) que obrigam ajustes musculares e de tônus para o controle cervical e de tronco, alcançando o alinhamento postural, a consciência corporal, a simetria e a estabilidade necessárias para alcançar a eficiência motora. Isso de dá porque o treinamento motor promove neurogênese, sinaptogênese, angiogênese, modulação pré e pós-sináptica que contribuem para o alcance dos resultados positivos da reabilitação[10].

A quantidade e a qualidade dos estímulos são proporcionais à qualidade das respostas, porém se o processamento neural não ocorrer de forma adequada, há prejuízo na aquisição de respostas qualitativas e funcionais. Uma criança que tenha limitações de ordem sensorial e/ou cognitiva pode a princípio apresentar uma resposta motora menos efetiva devido à seguinte relação:

Estímulo sensorial → Processamento neural → Resposta motora

O cérebro humano é dinâmico e adaptativo, capaz de se reestruturar em função de exigências ambientais e de limitações decorrentes de lesões, como acontece na paralisia cerebral. O cérebro que sofre uma lesão precocemente, embora esta não seja progressiva, pode se reestruturar ocasionando padrões patológicos de movimentação e postura, com prejuízos funcionais em vários graus e com diferentes necessidades de atuação do profissional de reabilitação.

De forma prática, consideraremos como primeiro exemplo uma criança que tem um histórico de prematuridade e evolui com diplegia espástica, mas não apresenta nenhum comprometimento sensorial ou déficit cognitivo. Um segundo exemplo é o de outra criança que, além da prematuridade, desenvolve complicações neonatais, como hemorragia intracraniana, meningite ou asfixia. As sequelas da segunda criança serão mais graves, como uma quadriplegia com distúrbios sensoriais, distúrbios de deglutição, epilepsia e comprometimento intelectual.

O potencial de plasticidade neuronal é individual e sofre as influências positivas ou negativas de fatores intrínsecos e extrínsecos. A extensão da lesão cerebral evidenciada pelos exames de imagem, as regiões acometidas (mais ou menos nobres sob o ponto de vista funcional), complicações ortopédicas, hidrocefalia, desnutrição, epilepsia, distúrbios visuais e cognitivos são exemplos de fatores intrínsecos e variáveis entre os pacientes. Fatores extrínsecos positivos, como rápido acesso ao tratamento, estimulação precoce, boa qualidade do atendimento prestado, percepção do profissional das necessidades da criança em cada momento do programa terapêutico, fazem com que o estímulo seja o ideal, no momento oportuno e visando à funcionalidade. A análise criteriosa das potencialidades e o aproveitamento das "janelas maturacionais" do desenvolvimento neuropsicomotor (DNPM) e "janelas de neuroplasticida-

Quadro 10.1 Neuroplasticidade na equoterapia

Biomecânica e movimentos tridimensionais
Integração sensorial
Aspectos motivacionais

de" são determinantes para o sucesso na aquisição de funções e melhoria na qualidade de vida das crianças portadoras de paralisia cerebral. Toda criança, independentemente da gravidade da sequela, idade, raça, sexo, condição social, se beneficiará com um programa adequado de tratamento. Importante que ela seja reavaliada adequadamente e com substituição do tipo e qualidade dos estímulos em períodos determinados para não se perder o momento de "estímulo ótimo", adequado ao aproveitamento das "janelas".

O potencial da equoterapia de gerar respostas estruturais, adaptativas e funcionais (neuroplasticidade) na reabilitação dos portadores de paralisia cerebral se baseia em três fundamentos de aplicação prática: a biomecânica e os movimentos tridimensionais do cavalo, a exploração sensorial do ambiente e os aspectos motivacionais inerentes à prática (Quadro 10.1).

Análise do cavalo

Historicamente, os cavalos utilizados nos programas de montaria para pessoas portadoras de deficiências vinham sendo escolhidos mais por seu temperamento e habilidade de permanecer quietos e tranquilos do que por suas características físicas especializadas e qualidade de movimento.

Atualmente, sabe-se que a escolha do cavalo para equoterapia deve ser bastante criteriosa, pois ela envolve inúmeros aspectos. Primeiro, deve-se considerar a segurança do atendimento; portanto, devemos escolher um animal dócil, seguro e de temperamento tranquilo e que não se assuste com situações inesperadas, evitando assim colocar o paciente em risco (Fig. 10.1).

Devemos lembrar que durante a evolução das espécies, o cavalo sempre foi presa e não predador, portanto suas reações estão profundamente ligadas ao seu instinto de sobrevivência (reações de fuga).

Outros fatores importantes que influenciam o comportamento do animal são idade e sexo. Em relação à idade, há um certo consenso de que animais mais maduros se mostram mais confiáveis. Quanto

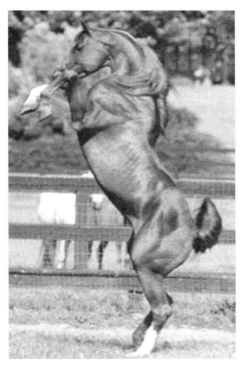

Fig. 10.1. Beleza ímpar, mas comportamento inadequado para equoterapia.

ao sexo, uma égua no cio muda o seu comportamento, enquanto um macho também pode ter o seu temperamento influenciado por alterações hormonais, o que determina a castração do animal em alguns centros.

A forma como o animal reage aos estímulos externos inesperados também tem grande importância na escolha. Eventos não previstos como barulhos, quedas de galhos de árvores ou até mesmo puxões da sua crina pelas crianças devem ser bem recebidos pelo animal. A sensibilidade tátil, auditiva e visual deve ser monitorada, pois um animal sensível demais (hiper-reativo) pode trazer riscos. Portanto, devemos optar por um animal "menos sensível" ou até mesmo procurar "dessenssibilizar" algum outro animal que apresente características físicas favoráveis ao bom desenvolvimento da equoterapia.

Sob o ponto de vista anatômico, o cavalo deve proporcionar uma marcha simétrica, cadenciada, equilibrada, em harmonia com a biomecânica de tronco e pelve do paciente. Algumas características ou padrões de movimento podem ser modificados ou ensinados por meio de um treinamento apropriado. Entretanto, existem certos fatores genéticos que são decisivos para o uso do animal na terapia, entre eles tamanho e conformação física.

Em termos de proporções anatômicas, o comprimento longitudinal do animal pode ser dividido em três partes: o primeiro terço, relativo ao pescoço, pode ser medido entre as orelhas e a escápula; o segundo terço, relativo ao dorso, pode ser medido entre as escápulas e o quadril; o terceiro, relativo à garupa, entre o quadril e a tuberosidade isquiática. Estas devem apresentar entre si harmonia e proporcionalidade. A relação entre altura e comprimento do tronco é fundamental. A altura ideal pode variar entre 1,45 m e 1,55 m do dorso do animal ao chão. Assim, o comprimento do tronco (medido do peito à tuberosidade isquiática) não deverá fugir muito disso, desejando-se assim um animal com proporções mais simétricas. Esta simetria de tronco associada a um comprimento de membros proporcional é fundamental para um bom andamento, equilíbrio e correto deslocamento de seu centro de gravidade (Fig. 10.2).

A conformação física do cavalo influencia diretamente as amplitudes de deslocamento do seu centro de gravidade nos três planos de movimento. Assim, o equilíbrio entre o comprimento do tronco e a altura é fundamental para a harmonia dos movimentos laterolaterais, anteroposteriores e superoinferiores provocados pela marcha (Fig. 10.3).

O tamanho ideal do cavalo para equoterapia deve ser considerado, a fim de facilitar a atuação

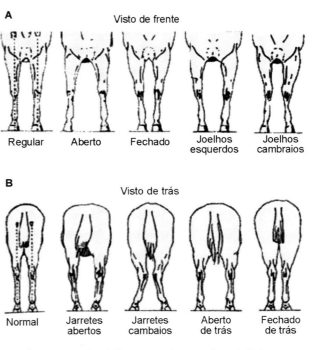

Fig. 10.2A e B. Alinhamento dos membros inferiores.

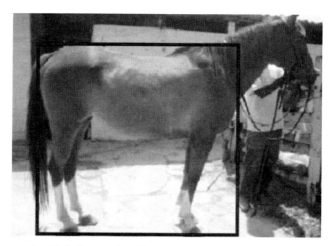

Fig. 10.3. Proporções ideais entre comprimento e altura.

do terapeuta quando este estiver no solo. Cavalos um pouco mais altos também podem ser utilizados, mas, neste caso, a altura do terapeuta também deverá ser levada em consideração. Uma diferença muito grande entre eles poderá prejudicar a qualidade da assistência prestada ao cavaleiro e causar prejuízos posturais no terapeuta.

Outras características também contribuem para a escolha: pelagem, pele, musculatura, nível de alerta e responsividade e comportamento geral são indicadores da saúde geral, da função neurológica normal e das funções ortopédicas e biomecânicas apropriadas.

Para a utilização do cavalo em programas de tratamento deve-se obedecer a estes critérios de escolha do cavalo. É aconselhável esperar que um cavalo adequado seja identificado e treinado antes de tentar utilizá-lo na equoterapia. Uma vez escolhidos e treinados, eles devem ser solicitados para trabalhar apenas em situações terapêuticas, de forma a preservar suas qualidades e seu condicionamento e comportamento.

Outro ponto importante a ser destacado é que nem sempre um cavalo considerado "fantástico" para atividades recreacionais ou esportivas será adequado para a equoterapia, e esta mudança exige muito mais do que uma simples troca de equipamento.

Paralelamente aos critérios de seleção do animal, devem ser consideradas também as condições de higiene e manutenção. Os cuidados diários com o cavalo são de fundamental importância para a conservação da sua saúde, estado geral e aparência, e um profissional capacitado deve ser designado para este serviço. As baias, segundo a orientação da Ande, devem ter aproximadamente 12 m² e ser equipadas com coxos separados para ração e para água, que deve ser corrente. O piso deve ser forrado com quantidade adequada de serragem, o suficiente para uma boa drenagem, evitando assim acúmulo de água ou urina.

Biomecânica

A aplicabilidade clínica do uso do cavalo para fins de reabilitação de pacientes com paralisia cerebral baseia-se na semelhança anatômica existente entre o homem e o cavalo. Existe um paralelismo entre a biomecânica da marcha humana e a da marcha dos equinos. Portanto, o cavalo é um recurso rico como instrumento cinesioterapêutico (Fig. 10.4).

Existem três componentes da marcha do cavalo que se relacionam com os movimentos funcionais humanos nos três planos de movimento. O primeiro deles, chamado componente estático dinâmico, é aquele que age no plano sagital e influencia o controle postural no sentido anteroposterior. O segundo, chamado de componente de transferência de peso simples, atua no plano frontal e colabora com o controle lateral. O terceiro, chamado componente rotacional, age no plano transverso e influencia no controle rotacional.

O componente estático dinâmico atua no plano sagital, no qual impulsos advindos do cavalo movem o paciente para frente e para trás causando deslocamento anteroposterior a partir da pelve.

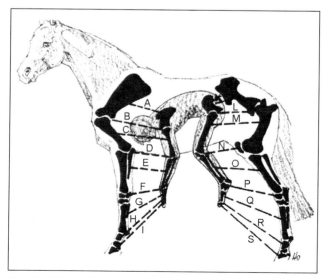

Fig. 10.4. Semelhança anatômica entre o homem e o cavalo.

Esta é uma forma básica de iniciar o desenvolvimento das reações de equilíbrio e de retificação na pelve, tronco e pescoço, estimulando ativação e coordenação entre a musculatura flexora e extensora. O grau de inclinação da pelve do paciente varia de acordo com a amplitude dos movimentos do cavalo. Quando o animal se desloca num passo equilibrado e balanceado, a pelve do paciente assim como sua coluna são simultaneamente mobilizadas. Deve-se regular o ritmo do cavalo e suas amplitudes de movimentação de acordo com as necessidades e capacidades do paciente. Para isso o terapeuta deve conhecer as características básicas dos andamentos dos equinos:

Passo: natural, marchado, simétrico, a quatro tempos, laterais, diagonais, intercalados por tripedais, velocidade entre 6 e 7 km/h (Nascimento, 1999) (Fig. 10.5).

Trote: natural, saltado, simétrico, a dois tempos, diagonal, intercalados por suspensão, velocidade de 12 km/h (Nascimento, 1999) (Fig. 10.6).

Galope: natural, saltado, assimétrico, a três tempos, monopedais, diagonais, tripedais e suspensão, velocidade de 20 a 70 km/h (Procópio, 2005) (Fig. 10.7).

Ritmo: é a regularidade com que o animal toca o solo com os pés. Ao passo, ele toca a superfície com uma pata de cada vez; ao trote, ele o faz com duas patas de cada vez e de forma alternada; ao galope, ele inicia o contato com uma pata posterior em seguida realiza contato com a outra pata posterior juntamente com a anterior contralateral, finalmente termina a passada com a outra pata anterior.

Tempo: é a velocidade de deslocamento medida em metros por segundo.

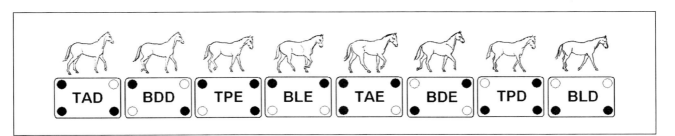

Fig. 10.5. Mecânica de andamento do cavalo ao passo.

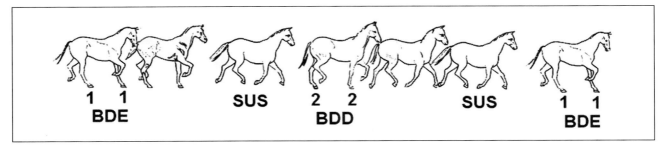

Fig. 10.6. Mecânica de andamento do cavalo ao trote.

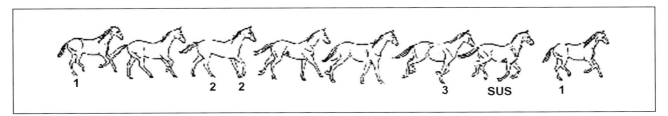

Fig. 10.7. Mecânica de andamento do cavalo ao galope.

Cadência: é o ritmo associado à impulsão. Dá ao passo uma qualidade extra que é expressa pelo levantamento energético dos pés do animal. Esses ajustes afetam a amplitude do arco de movimento transmitido pelo dorso do cavalo. O terapeuta deve saber como aplicar esta variação progressiva, já que é um ingrediente essencial ao programa de tratamento e contribui significativamente para melhora do paciente.

Precauções e contraindicações à equoterapia

A criança com paralisia cerebral pode apresentar algumas condições clínicas que podem contraindicar a equoterapia ou necessitar de precauções. Nestes casos, o suporte da equipe médica (pediatras, neurologistas e ortopedistas) é muito importante a fim de auxiliar a equipe de reabilitação para definir os casos que podem apresentar complicações ou piora funcional. Deve-se sempre ter em mente a importância da relação risco *versus* benefício, e se a equoterapia causar piora da função, aumento da dor ou agravamento da patologia, deve ser contraindicada ao paciente. O medo excessivo ao cavalo, que se mantém após o período de aproximação da criança, também é um fator limitante e deve ser considerado e respeitado pelos pais e pela equipe.

A NARHA[41] publicou uma lista de condições clínicas e patologias que contraindicam a equoterapia ou necessitam de precauções a fim de se evitar complicações. Algumas são listadas a seguir e devem ser conhecidas pelos profissionais que encaminham as crianças aos centros de equoterapia:

Crianças com menos de 2 anos: a imaturidade do sistema osteoarticular, a ausência de controle cervical, amplitude de abdução de membros inferiores desproporcional à largura do dorso do cavalo são considerados fatores limitantes para atividades montadas. No Brasil é muito difundido o uso de montaria dupla (o terapeuta monta junto com o praticante), o que minimiza os efeitos da dificuldade de posicionamento de crianças com menos de 2 anos e utiliza posturas alternativas para viabilizar a estabilidade de tronco, o conforto e a segurança da criança.

Instabilidade atlantoaxial (IAA): as crianças com síndrome de Down (SD) podem apresentar uma frouxidão ligamentar e instabilidade entre as vértebras cervicais C1-C2. Um movimento brusco de flexão ou extensão do pescoço poderá ocasionar lesão medular e comprometer gravemente as funções motoras da criança. Até os 3 anos de idade, a radiografia de coluna possui baixa sensibilidade para detectar a IAA assintomática, portanto é mais seguro contraindicar a equoterapia nessa faixa etária. Um laudo de um ortopedista experiente deve excluir essa condição para que crianças com SD com mais de 3 anos possam participar das atividades equoterápicas.

Asma: crises de broncoespasmo podem ser desencadeadas durante a sessão, já que o ambiente possui fatores precipitantes como terra, poeira, pelo, pólen etc. A sessão deve ser interrompida caso a criança tenha sintomas de uma crise: dispneia, taquipneia, esforço respiratório, tosse e chieira. O médico que acompanha a criança deve assegurar o controle da asma com medicamentos específicos para que o paciente possa retornar às suas atividades.

Mielomeningocele: deve-se lembrar que essas crianças têm maior predisposição de serem alérgicas ao látex, o que impossibilita a utilização de alguns materiais de estimulação.

Encurtamento dos músculos adutores (tesouramento de membros inferiores): o posicionamento sobre o dorso com necessidade de abdução dos membros inferiores é difícil e pode aumentar a espasticidade, causar desconforto, postura inadequada e dor. O fisioterapeuta deve ter conhecimento dos manuseios adequados no início da sessão para que a espasticidade diminua ao longo da mesma e o controle postural seja alcançado.

Epilepsia: esta é uma condição comum nas crianças portadoras de paralisia cerebral. As crises devem estar controladas com o uso regular de anticonvulsivantes, e se a criança tiver tido uma crise no dia da sessão, esta deve ser suspensa até que o neuropediatra assistente possa assegurar o ajuste necessário na medicação para que não ocorram novas crises. A equipe da equoterapia deve estar preparada para situações de emergência e ter conhecimento de retirada de emergência em alguns casos.

Uso de neurolépticos, diazepínicos e anticonvulsivantes: estas medicações podem causar rigidez, ataxia, sonolência, irritabilidade durante as sessões, limitando as possibilidades de manuseios, a participação ativa da criança e os resultados obtidos. Estes sintomas podem ocorrer no pico de ação dos medicamentos, o que exige reavaliar o horário da sessão.

Transtornos de comportamento e hiperatividade: dependendo da gravidade dos sintomas de agitação psicomotora, desatenção, agressividade e impossibilidade de contenção da criança, a equoterapia deve ser contraindicada a fim de se evitar acidentes (quedas, traumas, agressões ao terapeuta ou ao animal).

Escolioses: avaliações ortopédicas de rotina são necessárias para diagnosticar escolioses e acompanhar sua progressão. A radiografia de coluna deve ser imprescindível no início do programa e em reavaliações subsequentes. Escolioses muito graves causam desconforto, dor, limitação respiratória e impossibilidade de um posicionamento adequado, o que contraindica a criança à equoterapia.

Luxação de quadril: o quadril subluxado ou luxado pode causar dor à manipulação e geralmente a cirurgia ortopédica é necessária. A criança poderá voltar a frequentar as sessões após a alta ortopédica.

Hidrocefalia e uso de derivação ventriculoperitoneal: o acúmulo de líquido cefalorraquidiano (LCR) nos ventrículos gera aumento do perímetro cefálico (PC) no lactente e aumento da pressão intracraniana em crianças maiores e, na fase aguda, de descompensação, é uma condição grave e que necessita de tratamento neurocirúrgico. Às crianças que apresentem macrocrania, a equoterapia deve ser contraindicada, caso o PC excessivamente aumentado inviabilize o uso de equipamento de segurança (capacete). O terapeuta deve estar atento aos sintomas que podem sugerir descompensação da hidrocefalia por hipofunção do sistema de drenagem da "válvula" (DVP): confusão mental, sonolência, cefaleia, vômitos e crises convulsivas. Nestas circunstâncias, a equoterapia é contraindicada até o tratamento definitivo da condição.

Desnutrição: uma sessão de equoterapia demanda um gasto calórico importante e pode ser uma situação pouco adequada nos casos de desnutrição mais grave. A criança deve ter acesso à nutricionista, fonoaudióloga, pediatra e gastroenterologista a fim de corrigir os fatores responsáveis pelo baixo peso.

EVIDÊNCIAS CIENTÍFICAS

As bases teóricas da equoterapia têm sido compreendidas e ressaltadas à medida que aumentam as publicações científicas na área. Os primeiros artigos sobre equitação como intervenção terapêutica eficaz para crianças com paralisia cerebral foram apresentados na Alemanha e enfatizavam os aspectos psicológicos e motivacionais e, de forma subjetiva, os ganhos motores. Horster, Lippold-von Horde e Rieger (1976) definiram a hipoterapia como um método capaz de aumentar a autoestima e motivação da criança, além de proporcionar os benefícios físicos (equilíbrio, coordenação motora, tônus muscular e postura)[22]. Satter (1978) acompanhou crianças diplégicas e também confirmou as aquisições relatadas anteriormente, mas sem dados estatísticos para comprovar[51]. Tauffkirchen (1978) apresentou os efeitos da equitação em 27 crianças com PC e constatou que nove adquiriram novas funções e 12 apresentaram melhora marcante no tônus muscular, respiração e vocalização, além da socialização. Neste trabalho, ele estabeleceu o tempo mínimo de uma sessão (15 a 20 minutos) e descreveu posturas e exercícios específicos[57].

O trabalho de Bertoti (1988) considerou 27 crianças com diplegia espástica e quadriplegia que foram acompanhadas 10 semanas antes do início da hipoterapia e 10 semanas depois; concluiu-se que as sessões resultaram em diminuição da espasticidade e melhora na transferência de peso e postura. Em todas as referências citadas, sempre foi questionada a qualidade subjetiva das evidências e, com o uso de testes, estudos prospectivos, ampliação das amostras e análises estatísticas, a qualidade destes trabalhos apresentou melhora importante[9].

McGibbon, Andrade e Widener, em 1998, acompanharam cinco crianças com PC espástica durante 8 semanas e, utilizando o GMFM (dimensão E: marcha, corrida e salto), constataram a melhora significativa da qualidade de marcha e diminuição do gasto energético devido à diminuição da extensão do passo e cadência[34]. Benda, McGibbon e Grant (2003), em um estudo prospectivo, verificaram a melhora da simetria muscular do tronco e dos adutores do quadril comparados com manuseios estáticos[8]. Em 2004, Casady e Nichols-Larsen utilizaram para avaliação o Gross Motor Function Measure (GMFM) e o Inventário de Avaliação Pediátrica de Incapacidade (PEDI) e constataram resultados positivos para função motora grossa e desempenho funcional em casa e na comunidade com uma sessão semanal por 10 semanas em 10 crianças portadoras de PC com idade entre 2 e 7 anos[12,13].

Os quatro artigos mencionados foram citados em uma revisão bibliográfica realizada em 2007 por Snider e cols., publicada no Physical and Occupacional Therapy in Pediatrics que utilizou bancos de dados eletrônicos (Medline, Journals Ovid full text, Cumulative Index to Nurse and Allied Health Literature [CINAHL] e National Library of Medicine [PubMed]) para buscar artigos publicados entre 1982 e 2005, escritos em inglês ou alemão que consideraram a análise de portadores de PC submetidos a hipoterapia ou equitação terapêutica e seus efeitos na função motora grossa[53].

Atualmente, o interesse pela área e seu embasamento em experiências e resultados, formação de profissionais capacitados, aumento de publicações científicas, crescimento do número de centros certificados têm sido responsáveis pela inserção da equoterapia no contexto da reabilitação como coadjuvante eficaz no tratamento da criança portadora de paralisia cerebral.

IMPLEMENTAÇÃO DA TÉCNICA

Interdisciplinaridade na equoterapia

A equoterapia conta com um abrangente universo para atuação de uma equipe interdisciplinar. O médico deve avaliar a criança a fim de excluir condições que possam contraindicar a atividade, definir as precauções e orientar a equipe sobre as condições patológicas individuais. O fisioterapeuta atua em todas as fases da hipoterapia, desde a primeira avaliação até o planejamento de cada sessão, a fim de utilizar os manuseios para melhorar o tônus e adequar a postura da criança em cima do animal. Oportunamente, a terapia ocupacional diagnostica distúrbios de integração sensorial e pode utilizar o rico ambiente estimulando a interação da criança com seu universo e dando significado a ele à medida que a sua relação com o animal amadurece. A fonoaudiologia se aproveita da melhora postural, do controle cervical e de tronco e tônus dos músculos fonoarticulatórios para trabalhar a deglutição e a linguagem. A psicologia, a educação física e a pedagogia podem explorar os fatores motivacionais, determinantes no desenvolvimento da autoconfiança e independência, criando brincadeiras e jogos com objetivos educativos, esportivos e de integração na sociedade. A equoterapia conta então com os programas que dão continuidade ao processo: educação/reeducação equestre, pré-esportivo e programa esportivo paraequestre. A autonomia nesses programas é maior, os exercícios feitos em montaria individual utilizam técnicas de equitação e volteio terapêutico e possibilitam ao paciente ingressar no contexto esportivo, inclusive de forma competitiva. A atenção ao cavalo se dá em todas as etapas e a participação de veterinários e profissionais da área da equitação assegura a qualidade de movimentos do cavalo, a segurança das crianças e o melhor rendimento de cada programa.

Avaliação e tratamento

Os pacientes devem passar por um processo de avaliação individualizado, composto de entrevista e exame físico, seguido de uma aplicação de testes específicos. Desta forma será possível obter as informações necessárias à definição do plano de tratamento, assim como colher dados de referência que serão importantes para futuras comparações e reavaliações. Dois testes muito úteis na avaliação são o GMFM e o PEDI.

Devemos observar também durante o processo de avaliação, alguns sinais que podem ser indicativos de transtorno de processamento sensorial. As observações clínicas são de extrema valia, já que testes específicos ainda não foram validados nem adaptados para a realidade das crianças brasileiras. Esses testes não são de aplicação específica em crianças com paralisia cerebral mas podem ser utilizados a fim de detectar transtornos de modulação e/ou de discriminação (ver Capítulo 13, *Integração Sensorial*).

A criança deve ser avaliada pelo profissional da fisioterapia que pode contar com o auxílio de toda a equipe a fim de traçar um programa terapêutico que tenha metas e objetivos bem definidos a serem alcançados a curto, médio e longo prazo dependendo das necessidades individualizadas da criança.

O tratamento na equoterapia ocorre, na maioria dos centros especializados, em sessões semanais com duração de 30 a 45 minutos e deve contar com a participação de um fisioterapeuta e um psicólogo. Alguns centros podem ter uma equipe completa com a presença de terapeutas ocupacionais, fonoaudiólogos, psicopedagogos, educadores físicos e instrutores de equitação. A equipe deve traçar um programa que atenda as necessidades de cada criança considerando suas dificuldades iniciais e decidir se a montaria será dupla ou individual, passiva, ativa-assistida ou livre. Desta forma, podemos considerar os principais aspectos práticos a serem explorados pelos profissonais em uma sessão de equoterapia: movimentos cinesioterapêuticos, integração sensorial e aspectos motivacionais.

Movimentos cinesioterapêuticos

O cavalo deve ser capaz de aumentar ou diminuir sua velocidade de forma suave, sem perder o equilíbrio e a harmonia de movimento. A aceleração do cavalo à frente induz no paciente, devido à lei da inércia, uma resposta dos músculos flexores, em especial do quadril e do tronco. Esta resposta muscular impede a queda do paciente para trás, mantendo a adequação da postura. De forma oposta, a desaceleração estimula os mecanismos extensores.

Para uma progressão do tratamento, pode-se aumentar a exigência utilizando-se da associação entre o andar, parar e andar novamente. Estas variações no deslocamento exigem maior integração e sinergismo da musculatura flexora e extensora e, provavelmente, o ato de fazer o cavalo andar, parar, retroceder e andar à frente novamente, talvez, seja a sequência de movimentos que melhor integre os mecanismos flexores e extensores. Ao iniciar o programa de tratamento, pode-se permitir ao paciente utilizar os membros superiores como forma de auxílio; em seguida, o terapeuta deverá, de acordo com suas reavaliações, facilitar e encorajar a transição para posturas que não utilizem o apoio das mãos. A partir daí o paciente poderá assumir diversas posições e posturas mais elevadas enquanto utiliza as mãos para outras atividades propostas pelo terapeuta.

A qualidade das reações posturais deve ser monitorada constantemente enquanto o paciente evolui para desafios variados e que exigem maiores graus de controle muscular. Graduar adequadamente as dificuldades dos desafios é essencial para o sucesso do tratamento. Quando um paciente recebe uma correta dosagem de estimulação, observa-se que as respostas são mais adequadas e livres de compensações ou fixações musculares.

O componente de transferência de peso simples surge à medida que o cavalo, para desenvolver um passo equilibrado, roda a sua pelve e o seu corpo se desloca de um lado para o outro, enquanto cada pata traseira avança à frente. A transferência de peso é transmitida ao paciente como um *input* secundário. Este padrão de transferência lateral de peso produz um alongamento e um encurtamento contralateral recíproco e automático no tronco do paciente. Por exemplo, quando o cavalo dá um passo à frente com o seu pé traseiro esquerdo, a sua pelve, neste mesmo lado, se abaixa. Isso faz com que a pelve do paciente também se abaixe deste mesmo lado, provocando um alongamento do tronco. Em contrapartida, no lado direito, há uma elevação da pelve com consequente flexão do tronco. Este componente favorece o amadurecimento das reações automáticas de controle lateral no plano frontal. Pode-se aumentar o grau de ativação da musculatura flexora lateral, fazendo com que o cavalo ande em círculos. Ao controlar o tamanho, a forma das figuras descritas e os graus de curvatura do trajeto, o terapeuta estará na verdade controlando a intensidade do deslocamento do paciente e, consequentemente, da sua ativação muscular.

O terapeuta pode optar por trajetos descrevendo figuras nas duas direções, o que promove simetria e estimula a musculatura bilateralmente, enfatizando o lado mais afetado para que este adquira maior força e diminua a sua diferença em relação ao lado menos afetado. Figuras como a de um oito ou andar em serpentina (alternando curvas para a direita e para esquerda) favorecem a simetria corporal.

A dinâmica do movimento em serpentina ilustra bem o quanto a qualidade e a simetria dos movimentos do cavalo são importantes para os propósitos do controle motor humano. Neste exercício, o cavalo flexiona lateralmente seu próprio dorso para percorrer as curvas necessárias à formação da figura em forma de S. Inicialmente ele percorre uma linha reta e se desloca de forma simétrica e horizontal. Em seguida, o grau de flexão de seu dorso aumenta como a torção vertebral à medida que ele percorre uma curva de 180 graus para formar a primeira parte do S. Sua movimentação deve ser gradual, suave e equilibrada. Ao final da curva, a flexão lateral do seu corpo vai diminuindo até que ele retorne a uma postura simétrica em linha reta. O processo se repete ao se iniciar em seguida uma nova curva, mas agora no sentido oposto, promovendo deslocamentos e reações bilaterais no paciente (Fig. 10.8).

O componente rotacional interfere no controle postural do paciente no plano transverso. Este componente em particular ajuda a adequar o tônus

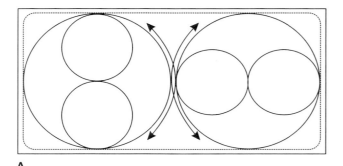

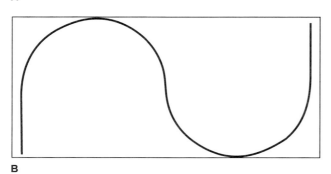

Fig. 10.8A e B. Demonstração dos movimentos realizados em oito e movimentos em serpentina.

muscular do paciente por meio da rotação; ele também ajuda a melhorar as mais refinadas reações de equilíbrio, essenciais para atividades funcionais. O andar ao passo com o cavalo em linha reta é o exercício que mais favorece a rotação do tronco do paciente bilateralmente (Mc Gibbon, 1992). Deve-se lembrar que é necessário que o paciente já tenha adquirido controle postural adequado nos planos sagital e frontal para que ele se favoreça deste componente de rotação.

Deve ser entendido que, durante o andamento do animal, todos os movimentos provocados no paciente pelos componentes da sua marcha estão ocorrendo simultaneamente.

A escolha e a combinação adequada desses componentes servem de base para atingir os objetivos ligados ao controle motor e são utilizadas de acordo com os princípios do desenvolvimento neuropsicomotor. Os manuseios, tarefas e jogos executados com o paciente sobre o cavalo devem ser pensados e construídos considerando esses princípios fundamentais, e o grau de dificuldade aplicado deve ser aumentado de forma progressiva.

Sendo o paciente incapaz de produzir por si só uma movimentação ativa adequada, o cavalo vai gerar e transmitir ao paciente tais estímulos. O objetivo é ajudar o paciente a recebê-los e processá-los de forma a obter respostas sensoriomotoras adequadas. Para isto, podemos associar conhecimento derivado de outras abordagens terapêuticas, como a neuroevolutiva e a de integração sensorial.

Alguns manuseios ou atividades podem ser adaptados à sessão de equoterapia e devem ser programados de acordo com as necessidades individuais de cada paciente.

No começo, durante boa parte da sessão, os pacientes não têm que controlar nem que influenciar ativamente o cavalo, mas eles já passam a responder ou a reagir num nível subcortical, sem necessitar de intenção consciente. O *input* advindo dos movimentos do cavalo já provoca respostas somatossensoriais. Cabe ao terapeuta saber dosar a quantidade adequada de estimulação aplicada, buscando assim evitar uma sobrecarga ou o aparecimento de respostas inadequadas devido a um excesso.

Sob o ponto de vista sensoriomotor, a sessão de equoterapia visa ajudar o paciente a controlar sequências motoras funcionais de acordo com uma mudança constante provocada pelos movimentos tridimensionais do cavalo. Enquanto o terapeuta interfere com manuseios ou mudanças de direção, o paciente é obrigado a reagir ou se adaptar, usando mais do que mecanismos cognitivos. Esta oportunidade de aprender reações automáticas em posições funcionais é um dos principais pontos que distinguem a equitação terapêutica da montaria recreacional, pois, nesta, o objetivo da cavalgada é puramente lúdico.

Integração sensorial e processamento neural

As técnicas de tratamento utilizadas neste contexto na equoterapia se baseiam não só na utilização do movimento do cavalo. A riqueza de informações provenientes do ambiente é responsável por uma série de outros estímulos que contribuem para a organização e a integração das informações sensoriais, promovendo respostas adaptativas ainda mais complexas durante a execução de tarefas específicas.

Em um programa de equoterapia individualizado, um dos objetivos é facilitar essas reações adaptativas à informação. Dificuldades de processamento sensorial são cuidadosamente consideradas ao se criar o ambiente terapêutico. Se o paciente tiver algum tipo de hipersensibilidade aos estímulos, estes deverão ser controlados. Já para os pacientes hipossensíveis, que necessitam de experiências sensoriais intensas, o programa de tratamento também deverá providenciá-las. Desta forma, cada paciente pode iniciar seu tratamento de acordo com suas necessidades e possibilidades.

Espera-se que, pela repetição, os sistemas sensoriais do paciente possam se adaptar a esse desafio dinâmico e posteriormente transmitir as informações necessárias sem que seja necessário ao terapeuta pedir verbalmente. Essa abordagem neurofisiológica torna-se o foco principal desses profissionais nessa fase do tratamento.

O terapeuta pode interferir no andamento da sessão alterando algumas variáveis que irão provocar estímulos e respostas diferentes. A variação do tipo de solo, a trajetória e a velocidade são exemplos de alternativas para exploração de estímulos proprioceptivos.

Ao andar com o cavalo sobre um piso de areia, o impacto e a força de reação do solo transmitidos à criança são menores do que no asfalto. Já as amplitudes dos movimentos do animal são maiores, visto que o casco do cavalo afunda na areia; em consequência, a frequência com que os passos são dados se torna um pouco menor, assim como a velocidade de deslocamento.

Os pacientes espásticos se beneficiam muito com esse tipo de intervenção. Movimentos mais amplos, mais lentos e com menor impacto favorecem a adequação do tônus muscular em direção à normalidade; estaríamos assim facilitando a aplicação dos manuseios e dos alongamentos feitos com essa criança.

O oposto também e válido: andar a cavalo sobre o asfalto diminui um pouco as suas amplitudes de movimento em comparação com a areia. Aumenta o impacto dos cascos com o piso e, consequentemente, a força de reação do solo, assim como a frequência dos passos e a velocidade de deslocamento. Esta nova variação favorece outro tipo de adequação do tônus, beneficiando pacientes com hipotonia.

O trajeto percorrido também influencia os deslocamentos do centro de gravidade e as reações de equilíbrio. Fazer o uso de curvas e círculos coloca em ação a lei da inércia (força centrífuga); assim, os deslocamentos laterais e suas correções são enfatizados.

Andar e parar estimulam reações de equilíbrio e de retificação no plano sagital, favorecendo a ativação e o treinamento da sinergia entre os músculos flexores e extensores do tronco e do pescoço.

Existe ainda a possibilidade de se utilizar em pacientes menores alguns manuseios advindos da abordagem neuroevolutiva. Baseados nas fases do desenvolvimento neuropsicomotor normal, estes manuseios favorecem a ativação e a estimulação sensoriomotora necessárias à aquisição de posturas, sendo que, no cavalo, isso ocorre de forma ainda mais dinâmica.

Pode-se fazer uso de alongamentos, jogos, atividades de alcance e memória. Por exemplo, uma criança pode ser instruída ou até mesmo auxiliada (montaria dupla) a guiar o cavalo até um determinado local para pegar (alcance) uma letra e levá-la até um quadro, no qual irá formar o seu nome. Neste exemplo está presente todo um universo de estimulações que envolvem desde motivação a aspectos lúdicos, elaboração e execução de estratégias motoras, raciocínio lógico e atenção.

Aspectos motivacionais na equoterapia

Motivação, do latim *movere*, pode ser definida como um processo psicológico que determina a intenção (predisposição), a direção e persistência do comportamento humano. O estudo da psicologia da motivação é amplo, com diversas teorias, porém pouco divulgadas em reabilitação e, principalmente, no tratamento da paralisia cerebral.

A motivação do paciente é um fator imprescindível a ser considerado para que os resultados da fisioterapia sejam satisfatórios[14]. Nesses casos, envolve também a participação efetiva da família, que é definitiva na aquisição dos resultados[25]. A criança deve ser estimulada de forma lúdica, com uma linguagem adequada à sua idade e ao grau de compreensão, em ambiente agradável e por profissionais que tenham habilidade no manejo desses pacientes e transmitam a eles segurança e afetividade.

O ambiente da equoterapia é particularmente curioso para a criança que tem a oportunidade de estar em contato com um animal de grande porte e carismático, que transmite sentimentos diversificados desde medo até confiança, cuidados e amizade. Árvores, plantas, terra, areia, tempo claro, tempo nublado, brisa, pássaros, insetos, e todo o contexto de um centro de equoterapia são instrumentos que por si sós geram sensação de novidade e desafiam a ex-

Quadro 10.2. Abordagens sensoriomotoras baseadas em diferentes quadros clínicos da paralisia cerebral

Quadros clínicos	Tipos adequados de solo	Objetivos
Hipotonia	Mais compactado (grama, asfalto, terra batida)	Adequação tônica Ativação muscular visando a ganho de força Melhora do controle cervical e de tronco Transferência e aceitação de peso Coordenação motora Controle postural e equilíbrio Modulação sensorial Estímulo proprioceptivo
Espasticidade	Areia	Adequação tônica Alongamento muscular Dissociação de movimentos Ganho de força Deslocamentos Coordenação motora Controle postural e equilíbrio Modulação sensorial Mobilização articular
Ataxia	Areia	Coordenação motora Adequação tônica Ativação muscular visando a controle e ganho de força Transferência e aceitação de peso Equilíbrio Modulação sensorial Estímulos vestibular e proprioceptivo Dissociação de movimentos
Discinético	Depende do tônus	Orientação na linha média Adequação tônica Ativação muscular visando a ganho de força e controle de movimento Melhora do controle cervical e do tronco Transferência e aceitação de peso Coordenação motora Controle postural e equilíbrio Modulação sensorial Estímulo proprioceptivo

ploração da criança pelos seus sentidos. O prazer da criança de estar em contato com esse universo é um fator motivador determinante nos resultados finais aliados às técnicas fisioterápicas descritas.

A percepção da criança sobre si mesma se modifica à medida que ela vivencia a experiência da equoterapia e a autonomia exigida nas atividades propostas, com aumento da autoestima. A criança torna-se consciente de seu desenvolvimento a cada sessão e experimenta a satisfação em melhorar suas habilidades. A possibilidade de avanço para os programas pré-esportivo e esportivo paraequestres coloca o praticante, antes uma criança com deficiências e dificuldades, como participante ativo e principal de suas conquistas. O esporte, nesse caso, atua como o principal responsável pela inclusão social do portador de paralisia cerebral em grupos de seu interesse.

CASO CLÍNICO

A criança foi submetida a 10 sessões de equitação terapêutica e foram realizadas avaliações antes de iniciar o programa e logo após o seu término.

É importante observar que a criança realiza sessões de fisioterapia, terapia ocupacional e, durante o programa, ela se encontrava em período de férias dos atendimentos referidos, realizando somente a equitação terapêutica como abordagem.

RPS, 4 anos, portadora de paralisia cerebral, quadro topográfico de diparesia espástica, classificada no nível I do GMFCS, apresentava ausência de déficits perceptocognitivos e de qualquer outro distúrbio associado e boa capacidade de compreender instruções simples. Estava em acompanhamento médico neuropediátrico e ortopédico sem nenhuma contraindicação para o programa.

Avaliação da criança

Por meio de avaliação motora da criança e entrevista com os pais, foram definidas as principais áreas a serem abordadas de acordo com a queixa e as necessidades funcionais de vida diária da criança.

Utilizou-se o GMFM e foram aplicadas somente as dimensões D e E devido à criança já realizar todos os itens das dimensões A, B e C. Neste caso, foi realizada também goniometria de quadril com objetivo de avaliar a amplitude de movimento de abdução.

Resultados das avaliações antes e após 10 sessões de equitação terapêutica

Na dimensão D houve melhora na pontuação de 26 para 35 pontos, sendo que a porcentagem inicial de 66,67% passou para uma porcentagem final de 89,74%.

Já na dimensão E, houve melhora na pontuação de 42 para 43 pontos, sendo a porcentagem inicial de 58,33% e final de 59,72%.

Com base nos dados obtidos no GMFM, os resultados demonstraram melhora significativa no escore total, sendo que a criança apresentou 14,70% de melhora da função motora grossa.

No que se refere à goniometria de abdução do quadril, foi observado aumento na amplitude do quadril direito de 28 graus iniciais para 40 graus e no quadril esquerdo de 30 graus iniciais para 40 graus finais.

■ CONSIDERAÇÕES FINAIS

A equoterapia foi destacada neste capítulo como uma terapia adjuvante de evidente resposta na melhora do equilíbrio, força muscular, tônus, alinhamento postural, coordenação motora, além de autoestima das crianças com paralisia cerebral. Para que seja realizada de forma segura e responsável, o terapeuta deverá se especializar na área para ter conhecimento sobre o cavalo e sua biomecânica, a fim de traçar um programa individualizado com metas objetivas após a avaliação da criança pela equipe.

REFERÊNCIAS

1. Adkins DL, Boychuk J, Remple MS, Kleim JA. Motor training induces experience-specific patterns of plasticity across motor cortex and spinal cord. J Appl Physiol 2006; 101:1.776-82.
2. AHA (2003). American Hippotherapy Association. Disponível em: web:/www.americanhippotherapyassociation.org
3. Albuquerque LM. Hipoterapia na criança com paralisia cerebral. In: Lima CLF, Fonseca LF. Paralisia cerebral: neurologia, ortopedia, reabilitação. Rio de Janeiro. Medsi/Guanabara Koogan, 2004: 361-70.
4. Associação Nacional de Equoterapia (Ande-Brasil). A equoterapia como método terapêutico e educacional. Disponível em: http://www.equoterapia.org.br/equoterapia. html.
5. Andronicos, Chatzidakis & Karageorghis,n 1975; Baum, 1991 cit. in Schulz, 1997.
6. Ayres AJ. Sensory integration and learning disorders. Los Angeles: Western Psychological Services, 1972.
7. Heine B. Introduction to Hippotherapy. Strides 1997; 3(2):10-3.
8. Benda W, McGibbon N, Grant K. Improvements in muscle symmetry in children with cerebral palsy after equine-assisted therapy (hippotherapy). Journal of Alternative & Complementary Medicine 2003; 9(6):817-25.
9. Bertoti DB. Effect of therapeutic horseback riding on posture in children with cerebral palsy. Physical Therapy, 1988; 68(10):1.505-12.
10. Borella MP, Sachelli T. Os efeitos da prática de atividades motoras sobre a neuroplasticidade. Revista de Neurociências 2009; 17(2):161-9.
11. Campbell S. Efficacy of physical therapy in improving postural control in cerebral palsy. Pediatr Phys Ther 1990; 90:135-40.
12. Casady RL, Nichols-Larsen DS. The effect of hippotherapy on ten children with cerebral palsy. Dev Med Child Neurol 2007; 49(1):68-73.
13. Casady RL, Nichols-Larsen DS. The effect of hippotherapy on ten children with cerebral palsy. Pediatric Physical Therapy, 2004; 16(3):165-72.
14. Cherng R, Liao H, Leung HWC, Hwang A. The effectiveness of therapeutic horseback riding in children with spastic cerebral palsy. Adapted Physical Activity Quarterly 2004; 21(2):103-21.
15. Dunn W. Best practice in occupational therapy: in community service with children and families. Thorofare: Slack Inc., 2000.

16. Faria L, Costa N. Contributos da equitação adaptada para a promoção do auto-conceito em portadores de paralisia cerebral. Revista de Educação Especial e Reabilitação 2001; 8(1):61-71.
17. Feldkamp M. Motorische Zielsetzungen beim therapeutischen Reiten mit zerebralparetischen Kindern. [Motor goals of therapeutic horseback riding for cerebral palsied children]. Rehabilitation 1979; 18(2):56-6.
18. Fonseca LF, Lima CLA. Paralisia cerebral – neurologia, ortopedia e reabilitação. 2 ed. Rio de Janeiro: MedBook, 2008.
19. Haehl V, Giuliani C, Lewis C. Influence of hippotherapy on the kinematics and functional performance of two children with cerebral palsy. Pediatric Physical Therapy 1999; 11(2):89-101.
20. Hamill D, Washington K, White OR. The effect of hippotherapy on postural control in sitting for children with cerebral palsy. Physical & Occupational Therapy in Pediatrics 2007; 27(4):23-42.
21. Hanft BE, Pilkington KO. Therapy in natural environments: the means or end goal for early intervention? Infants & Young Children 2000; 12(4):1-13.
22. Horster R, Lippold-von Horde H, Rieger C. Hippo-und Reittherapie in der Behandlung von Kindern und Jugendlichen mit zerebralparesen und Dysmelien. [Hippotherapy and therapeutic horseback riding in the treatment of children and adolescents with cerebral palsy]. ZFA – Zeitschrift fur Allgemeinmedizin 1976; 52(1):15-21.
23. King G, Law M, King S, Hurley P, Hanna S, Kertoy M, Rosenbaum P, Young N. Preferences for activities of children (PAC). Toronto: Psycorp/Harcourt Assessment, 2004.
24. King G, Law M, King S, Hurley P, Hanna S, Kertoy M, Rosenbaum P, Young N. Children's Assessment of Participation and Enjoyment (CAPE). Preferences for Activities of Children (PAC). Toronto: Psycorp/Harcourt Assessment, 2004.
25. King G, Stewart D, King S, Law M. Organizational characteristics and issues affecting the longevity of self-help groups for parents of children with special needs. Qualitative Health Research 2000; 10(2):225-41.
26. Kuczynski M, Slonka KS. Influence of artificial saddle riding on postural stability in children with cerebral palsy. Gait & Posture 1999; 10(2):154-60.
27. Law M, Hanna S, King G, Hurley P, King S, Kertoy M, Rosenbaum P. Factors affecting family-centred service delivery for children with disabilities. Child: Care, Health & Development 2003; 29(5):357-66.
28. Law M, King G. Parent compliance with therapeutic interventions for children with cerebral palsy. Developmental Medicine & Child Neurology, 1993; 35(11):983-90.
29. MacKinnon JR, Noh S, Lariviere J, MacPhail A, Allan DE, Laliberte D. A study of therapeutic effects of horseback riding for children with cerebral palsy. Physical & Occupational Therapy in Pediatrics 1995; 15(1):17-34.
30. MacKinnon J, Noh S, Laliberte D, Lariviere J, Allan D. Therapeutic horseback riding: A review of the literature. Physical & Occupational Therapy in Pedatrics 1995; 15(1):1-15.
31. Mackinnon J, Noh S, Larivieri J, MacPhail A, Allan D, Laliberte D. A study of therapeutic effects of horseback riding of children with cerebral palsy. Physical & Occupational Therapy in Pediatrics 1995; 15(1):17-34.
32. MacPhail HEA, Edwards J, Golding J, Miller K, Mosier C, Zwiers T. Trunk postural reactions in children with and without cerebral palsy during therapeutic horseback riding. Pediatric Physical Therapy 1998; 10:143-7.
33. McGibbon NH, Andrade CK, Widener G, Cintas HL. Effect of an equine-movement therapy program on gait, energy expenditure, and motor function in children with spastic cerebral palsy: a pilot study. Pediatr Phys Ther 2004 Fall; 16(3):165-72.
34. McGibbon NH, Benda W, Duncan BR, Silkwood-Sherer D. Immediate and long-term effects of hippotherapy on symmetry of adductor muscle activity and functional ability in children with spastic cerebral palsy. Dev Med Child Neurol 1998 Nov; 40(11):754-62.
35. McGibbon NH, Andrade CK, Widener G, Cintas HL. Effect of an equine-movement therapy program on gait, energy expenditure, and motor function in children with spastic cerebral palsy: a pilot study. Developmental Medicine & Child Neurology 1998; 40(11):754-62.
36. Medeiros M, Dias E. Equoterapia: bases e fundamentos. Rio de Janeiro: Revinter, 2002.
37. Meregillano G. Hippotherapy. Phys Med Rehabil Clin N Am 2004; 15(4):843-54.
39. Jonhston MV. Brain plasticity in paediatric neurology in European Journal of Paediatric Neurology 2003; 7:105-13.
39. North American Riding for the Handicapped Association (NARHA). Disponível em: http://www.narha.org/
40. Palisano RJ, Snider L, Orlin M. Recent advances in physical and occupational therapy for children in cerebral palsy. Seminars in Pediatric Neurology 2004; 11:66-77.
41. Palisano R, Walter S, Russell D, Wood E, Galuppi B. Development and reliabilty of a system to classify gross motor function in children with cerebral palsy. Developmental Medicine & Child Neurology 1997; 39: 214-23.
42. Parham LD et al. Fidelity in sensory integration intervention research. Am J Occup Ther 2007; 61(2):216-27.
43. PEDro. Physiotherapy Evidence Database. Disponível em: http://www.pedro.fhs.usyd.edu.au
44. Quint C, Toomey M. Powered saddle and pelvic mobility: an investigation into the effects on pelvic mobility of children with cerebral palsy of a powered saddle which imitates the movements of a walking horse. Physiotherapy 1998; 84(8):376-84.
45. Ramanathan D, Conner JM, Tuszynski MH. A form of motor cortical plasticity that correlates with recovery of function after brain injury. Proc Natl Acad Sci USA 2006; 103:11370-11375.
46. Reisman J. Sensory processing disorders. Minn Med 2002; 85(11):48-51.
47. Ruddock L. Hippoterapy is more than just horsin'around. Advance for Physical Therapists 1992; 20:12-3.
48. Russell D, Avery LM, Rosenbaum P, Raina P, Walter S, Palisano R. Improved scaling of the gross motor function measure for children with cerebral palsy: Evidence of reliability and validity. Physical Therapy 2000; 80(9):873-85.

49. Sackett DL, Richardson WS, Rosenberg W, Haynes RB. Evidence-based medicine: how to practice and teach EBM. 2 ed. New York: Churchill Livingstone, 2000.
50. Satter L. Reiten als Therapie bei bewegungsgestorten Kindern mit besonderer Berucksichtigung der Zerebralparese. [Horseback riding as therapy in children with movement disorders with special reference to cerebral palsy]. Padiatrie und Padologie 1978; 13(4):337-44.
51. Shumway-Cook A, Woollacott MH. Controle motor – teoria e aplicações práticas. 2 ed. São Paulo: Manole, 2003.
52. Snider L, Korner-Bitensky N, Kammann C, Warner S, Saleh M. Horseback riding as therapy for children with cerebral palsy: is there evidence of its effectiveness? Phys Occup Ther Pediatr 2007; 27(2):5-23.
53. Spink J. Developmental Riding therapy – a team approach to assessment and treatment. Texas: Therapy Skill Builders, 1993.
54. Sterba JA. Does horseback riding therapy or therapist-directed hippotherapy rehabilitate children with cerebral palsy? Arch Phys Med Rehabil 2009; 90(6):966-74.
55. Sterba JA, Rogers BT, France AP, Vokes DA. Horseback riding in children with cerebral palsy: effect on gross motor function. Developmental Medicine & Child Neurology 2002; 44(5):301-8.
56. Tauffkirchen E. Reittherapie-eine erweiterte behandlung beir zerebralen Bewegungsstorungen [Hippotherapy – a supplementary treatment for motion disturbance caused by cerebral palsy]. Padiatrie und Padologie 1978; 13(4):405-11.
57. US Code of Federal Regulations (1997). Individuals with Disabilities Education Act Amendments of 1997.
58. Watson A. Hippoterapy: a therapeutic option. APCP Journal 1995; 8:6-8.
59. World Health Organization (2001). International Classification of Function, Disability and Health.

Fortalecimento Muscular e Condicionamento Físico

Capítulo 11

Tatiana Pessoa da Silva Pinto • Valéria Cristina Rodrigues Cury

Thales Rezende de Souza

HISTÓRICO

O exercício resistido foi um dos componentes das primeiras técnicas utilizadas no tratamento de crianças com paralisia cerebral (PC)[1]. Entretanto, após o surgimento e a popularização dos conceitos do tratamento neuroevolutivo, acreditava-se que a espasticidade era o principal responsável pela geração da disfunção motora presente nesses indivíduos. As intervenções eram então focalizadas na neutralização da influência da espasticidade, uma vez que se assumia que ela suprimia o surgimento e o desenvolvimento do movimento voluntário coordenado[2]. Acreditava-se também que o esforço envolvido no exercício de fortalecimento poderia aumentar a espasticidade muscular e exacerbar os padrões anormais de movimento[3]. A fraqueza muscular, apesar de reconhecida na prática clínica, era considerada consequência da restrição causada pela espasticidade e de menor importância na produção da disfunção motora, não sendo necessária intervenção específica para o ganho de força[2]. O fortalecimento muscular específico foi praticamente abandonado como recurso terapêutico para essa população[3].

Outro fator que limitava o uso do fortalecimento muscular era a grande preocupação dos profissionais da área de pediatria quanto aos potenciais riscos dessa intervenção em crianças e adolescentes em fase de crescimento. Acreditava-se que a sobrecarga gerada poderia causar lesões nas epífises ósseas e apófises da coluna vertebral em esqueletos imaturos[4-6].

O renascimento do interesse pelos exercícios de fortalecimento se originou de um novo modelo de reabilitação em crianças e adultos baseado em investigações científicas recentes, as quais demonstraram não haver aumento de espasticidade após fortalecimento muscular em indivíduos com PC. Além disso, os estudos que investigaram possíveis riscos do fortalecimento em crianças e adolescentes indicaram não haver prejuízo para o crescimento ou a saúde cardiovascular a longo prazo, e que as lesões ortopédicas são extremamente raras e relacionadas com exercícios realizados com técnica incorreta ou falta de supervisão. Deste modo, o programa de exercícios de fortalecimento muscular, quando corretamente estruturado em relação à intensidade, duração, frequência e tipo de exercício, não apresenta riscos e promove ganhos na força muscular de crianças, pré-adolescentes e adolescentes[4]. O foco do tratamento de indivíduos com PC mudou e a prevenção de alterações musculoesqueléticas secundárias, o aumento da força muscular, da resistência e da aptidão física tornaram-se importantes objetivos terapêuticos[7]. Atualmente, o fortalecimento muscular com resistência progressiva tem despertado grande interesse nos profissionais que trabalham na reabilitação de crianças, adolescentes e adultos com PC, o que justifica discussão mais aprofundada desse tema em reabilitação.

OBJETIVOS E PRINCÍPIOS

O desenvolvimento da força muscular é, geralmente, um componente essencial de programas de reabilitação. Indivíduos com PC possuem a força muscular reduzida em aproximadamente 50% dos valores de contração muscular máxima de uma criança com desenvolvimento típico da mesma idade; entretanto, apresentam capacidade semelhante às mesmas para ganho de força muscular, quando submetidos a programas de fortalecimento[8,9]. Além da força, outros componentes de função muscular, como a potência e a resistência, são também reduzidos em indivíduos com PC[10]. A fraqueza muscular tem sido considerada um dos sinais clínicos responsáveis por maior prejuízo na funcionalidade desses indivíduos e está associada a dificuldades no desempenho da função motora grossa e marcha[8,9]. A melhora desses componentes comumente representa um dos objetivos primários do tratamento de reabilitação e desfecho almejado por indivíduos com PC e seus familiares.

Em acréscimo, crianças e adolescentes com PC apresentam condicionamento físico inferior ao das crianças com desenvolvimento típico, o que pode acarretar maior fadiga ou fadiga precoce e, assim, gerar dificuldades para o indivíduo cuidar de si mesmo, realizar atividades de recreação e participar de eventos escolares e comunitários[11]. Sabe-se que crianças pouco ativas apresentam maior predisposição para se tornarem adultos sedentários e que o encorajamento à prática de atividade física deve ser oferecido a qualquer indivíduo, para que este padrão seja mantido durante a vida adulta[11]. Deste modo, a realização de intervenções que proporcionem a melhora da força muscular e a manutenção de um bom condicionamento físico devem ser estimuladas no contexto da reabilitação de indivíduos com PC.

O programa de fortalecimento inclui a realização de exercícios terapêuticos, definidos como atividades planejadas de forma estruturada, que envolvem movimentos articulares repetidos, com esforços musculares superiores aos realizados no desempenho de atividades de vida diária e que elevam o gasto de energia durante sua execução[12]. Apesar de ser nomeada *treino de força* e *fortalecimento*, essa intervenção pode ser usada para obter não apenas ganhos de força, mas também de potência e resistência musculares. *Força muscular* é definida como a capacidade do músculo de gerar força contra uma resistência. *Potência muscular* é a quantidade de força gerada por um músculo em um intervalo de tempo ou durante um movimento articular (ou seja, é a "rapidez" da geração de força). *Resistência muscular* é a capacidade de realizar contrações musculares repetitivas durante um maior período de tempo ou sustentar a contração muscular pelo período de tempo necessário ao exigido por determinada atividade[6,13]. Apesar de representarem componentes distintos, o aumento da força tende a acarretar aumento concomitante da resistência muscular, sendo este último de grande relevância para favorecer o desempenho de atividades de vida diária[6]. Potência muscular também pode ser desenvolvida juntamente com a força e a resistência, e representa um componente essencial da função muscular para a realização de tarefas em que a geração de força deve ser rápida. Variações em parâmetros de um programa de fortalecimento são usadas para priorizar ganhos de força, potência ou resistência musculares[14]. Em termos gerais, o programa de exercícios deve ser estruturado por meio de exercícios progressivos resistidos, de forma que a carga externa oferecida e/ou o número de repetições em cada série sejam aumentados progressivamente, com objetivo de favorecer, a longo prazo, a redução do gasto energético nas atividades diárias, melhorar a saúde e o desempenho de atividades funcionais[4,15].

Função muscular e produção de torque articular

O sistema musculoesquelético funciona como um sistema de alavancas, em que os músculos produzem forças que, por sua vez, geram torques nas articulações e segmentos corporais. Quando se utiliza o fortalecimento muscular, o desfecho biomecânico desejado é a melhora da capacidade de produção de torques articulares. Existem fatores que influenciam a *função muscular*, alterando a tensão produzida pela unidade miotendínea e, consequentemente, afetando os torques produzidos em uma ou mais articulações atravessadas por esse(s) músculo(s). Outros fatores influenciam diretamente a produção de *torque articular* sem interferir na força produzida pelo músculo. Inúmeros são os fatores fisiológicos, metabólicos, mecânicos e anatômicos que afetam a produção de força muscular e torques articulares. Nos itens a seguir serão discutidos fatores que são modificados pelo treinamento de força muscular e fatores cujo entendimento possui implicações clínicas para indivíduos com PC.

Função muscular

O programa de fortalecimento muscular tem como efeito primário a melhora da função muscular, seja alterando a força, potência ou a resistência para a realização das diferentes ações musculares. Essas modificações ocorrem por meio mudanças na composição e estrutura do músculo e/ou por meio de adaptação neural (otimização da ativação de unidades motoras)[16].

Ação muscular

A *ação muscular isométrica* é aquela na qual o músculo está ativo, se contraindo e desenvolvendo tensão, porém não há mudança visível no comprimento muscular ou na posição articular[17]. Apesar de não haver geração de trabalho, uma vez que não há deslocamento dos segmentos articulares, a ação muscular isométrica resulta em geração de grande quantidade de tensão e força, sendo bastante usada como recurso terapêutico na clínica[18]. O exercício isométrico é indicado principalmente para pacientes em fase inicial de reabilitação, uma vez que o mesmo pode ser realizado sem a necessidade de vencer uma resistência e gerar movimento. O exercício isométrico em crianças com PC é interessante em períodos de pós-operatório, quando o movimento articular pode ser doloroso e os músculos estão mais fracos. Além disso, os exercícios de estabilização, utilizados para o aumento da estabilidade do tronco e dos demais segmentos corporais, muitas vezes baseiam-se na contração isométrica sustentada para gerar mudança na ativação e na estrutura muscular[19]. A principal desvantagem deste tipo de exercício é que a transferência para as atividades funcionais é mínima, uma vez que o ganho de força será priorizado em uma única posição articular.

A *ação muscular isotônica* ocorre quando o músculo se encurta ou se alonga ativamente contra uma resistência ao longo da amplitude de movimento. O movimento isotônico pode ser realizado de forma concêntrica ou excêntrica[17]. Durante a ação concêntrica, o músculo gera tensão ativamente e pode ser observada redução do seu comprimento (encurtamento). Geralmente, a ação muscular concêntrica ocorre em sentido contrário à ação da gravidade ou é utilizada para geração de força contra uma resistência externa. Já a ação excêntrica caracteriza-se pelo aumento do comprimento muscular (alongamento), e grande parte da tensão gerada no músculo é proveniente da resistência oferecida pelos componentes elásticos em série e em paralelo. Na maioria das vezes, o movimento articular ocorre a favor da gravidade ou a ação excêntrica é usada para desacelerações e controle do movimento[18]. O exercício isotônico é o mais comumente utilizado na prática clínica com objetivo de ganho de força muscular em indivíduos com paralisia cerebral. O ciclo (repetição) desse tipo de exercício é composto geralmente por uma fase concêntrica e uma fase excêntrica, podendo ser comparados aos movimentos necessários para realização de tarefas funcionais, como agachar para alcançar um brinquedo no chão, subir e descer escadas e também a marcha[19]. Nas crianças com PC, pode-se perceber maior dificuldade na fase excêntrica da atividade, uma vez que a atividade muscular controlada e contínua é extremamente difícil. É comum o aparecimento de falseios e instabilidade durante o trabalho excêntrico.

A *ação muscular isocinética* é caracterizada pela velocidade constante de encurtamento ou alongamento do músculo[17]. A constância da velocidade é mantida por um equipamento que adapta a resistência oferecida ao movimento à tensão produzida pelo músculo, gerando uma carga de trabalho proporcional à resposta muscular[18]. O exercício isocinético é realizado em um dinamômetro isocinético (Fig. 11.1), em uma velocidade de movimento constante prefixada pelo avaliador. O paciente é estimulado a realizar sempre o esforço máximo naquela velocidade, realizando trabalho muscular máximo em todos os pontos da amplitude de movimento, sem quaisquer riscos de lesão muscular ou articular pela ausência de acelerações[20]. Uma das desvantagens do exercício isocinético é a especificidade do ganho de força na velocidade treinada, que deve ser a mais próxima possível da velocidade na qual ocorre a tarefa funcional a ser trabalhada[19]. Apesar de o exercício isocinético ser considerado mais eficiente que o exercício isotônico para o ganho de força muscular, no Brasil sua utilização em programas de reabilitação de crianças com PC é bastante limitada devido à dificuldade de acesso e ao alto custo dos equipamentos isocinéticos. Atualmente, seu uso nesta população encontra-se restrito às pesquisas realizadas nas grandes universidades do país.

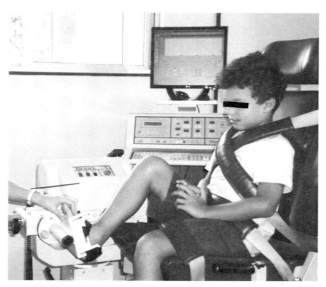

Fig. 11.1. Teste de força muscular em cadeia cinética fechada em criança típica utilizando o dinamômetro isocinético.

Composição muscular

O estresse mecânico gerado pelo treinamento de força estimula a modificação da composição muscular. As principais mudanças são alterações no número e disposição de proteínas nas fibras (células) musculares e nos tecidos conectivos que fazem parte da unidade miotendínea. O fortalecimento também leva a outras alterações morfológicas na musculatura, como a maior capilarização muscular. Limites genéticos para adaptações musculares e, assim, para o aumento de força, determinados pela distribuição dos tipos de fibras musculares (ver adiante neste item) e tipo de corpo (antropometria musculoesquelética), também devem ser considerados[17].

Funcionalmente, os músculos possuem dois componentes mecânicos principais, o *componente contrátil* e o *componente elástico*. O componente contrátil é a parte ativa do músculo, compreendido pelos filamentos de actina e miosina que compõem a miofibrila, elementos responsáveis pela formação das pontes cruzadas durante a contração muscular. O componente elástico é composto pelas estruturas passivas dos músculos, responsáveis pela absorção, armazenamento e transmissão de força elástica e se apresenta em duas formas: o componente elástico em série e o componente elástico em paralelo. O primeiro é encontrado em sua maioria nos tendões, enquanto o segundo pode ser localizado no tecido conectivo perimuscular, incluindo epimísio, perimísio e endomísio[21]. Os componentes elásticos em série e em paralelo apresentam importante papel resistindo ao alongamento muscular e armazenando força elástica que será retornada ao sistema após um alongamento passivo ou contração excêntrica. Os componentes elásticos proporcionam economia de energia ao organismo, sendo um importante componente relacionado com a ação muscular excêntrica e com o ciclo alongamento-encurtamento[18]. O fortalecimento muscular modifica o componente contrátil, seja aumentando o número de sarcômeros em paralelo (hipertrofia), ou alterando o número e tamanho dos sarcômeros em série (comprimento das fibras musculares). O treino de força também possui efeitos na composição dos componentes elásticos, aumentando a proliferação celular e deposição de fibras de colágeno e elastina, o que aumenta a força de resistência ao alongamento e a capacidade elástica dos tecidos conectivos[16,22].

Outro fator da composição muscular a ser considerado é o *tipo de fibra muscular*. Há dois grandes tipos de fibra muscular, as fibras de contração lenta (tipo I), presentes nos músculos posturais, que realizam trabalho prolongado de baixa intensidade e são altamente resistentes à fadiga, e as fibras de contração rápida (tipo II), subdivididas em tipo IIa (contração rápida intermediária) e tipo IIb (rápida produção de força e apresentam fadiga rapidamente)[18]. Músculos com maior predominância de fibras do tipo I são prioritariamente utilizados em atividades sustentadas ou repetitivas, que exigem resistência muscular, enquanto músculos com predominância de fibras tipo II são usados em atividades que exigem maior produção de força e/ou potência. Indivíduos com PC apresentam mudanças na estrutura muscular que incluem predominância de fibras tipo I (contração lenta), aumento da variação do tamanho das fibras musculares, incluindo as do tipo I e II, e deposição de tecido fibrótico e gordura nos músculos. As mudanças na estrutura muscular incluem ainda a transformação das fibras de tipo II em fibras de tipo I, porém mais suscetíveis à fadiga que fibras do tipo I de indivíduos sem PC. Estas alterações contribuem para a presença de lentidão na execução dos movimentos, baixa resistência muscular, redução da força máxima e da capacidade de sustentar a contração muscular em indivíduos com PC[23]. Não existe um consenso quanto à capacidade do fortalecimento muscular de alterar a quantidade relativa de fibras dos tipos I e II[24]. Entretanto, tipos de fibra devem ser considerados ao se elaborar um programa de treinamento de força. O maior número de fibras do tipo I em relação às do tipo II chama a atenção para um treinamento que inclua o objetivo de ganho de potência muscular (força explosiva), para ajudar a criança a lidar com demandas de tarefas que envolvem movimentos rapidos. Além disso, a maior fatigabilidade das fibras, incluindo as do tipo I, destaca a frequente necessidade da realização de exercícios para aumento da resistência muscular.

Propriedades estruturais e neuromusculares

Além de ser afetada por propriedades relacionadas com o número e a distribuição de proteínas, como visto no item anterior, a função muscular é também influenciada por *adaptações neurais*, relacionadas com o recrutamento de unidades motoras do músculo. Sabe-se que, em indivíduos com PC, a presença de padrão "anormal" de movimento e a dificuldade na execução de movimentos seletivos são desordens primárias. Em níveis altos de exigência muscular, há dificuldades no recrutamento das unidades motoras para geração de força máxima, indicando incapacidade de ativar completamente o músculo[25]. Assim, para recrutar a mesma quantidade de unidades motoras que uma criança típica, a criança com PC precisa realizar maior esforço[26]. Esta é uma das principais razões pelas quais um indivíduo com PC recruta vários músculos e realiza compensações quando é submetido a grande esforço muscular[27].

Indivíduos submetidos a procedimentos que induzem a inibição muscular, com prejuízo da função das unidades motoras, apresentam redução da força muscular[28,29]. Este efeito evidencia a relação do padrão de ativação muscular, produzido pelo sistema nervoso, com a eficiência da geração de força muscular. A identificação de indivíduos com níveis normais de força muscular que desenvolvem síndromes dolorosas corrobora para a importância clínica do padrão de ativação muscular, uma vez que esse padrão pode se apresentar, por exemplo, com atrasos. Assim, em muitos casos, devem ser realizadas estratégias adicionais, para aprendizado da ativação de músculos inibidos por desuso ou dor, em vez da realização apenas de exercícios que visam ganhos em outros componentes de função muscular (como força). Estes procedimentos incluem instruções verbais e treino voluntário e consciente da ativação de grupos musculares específicos, com objetivo de facilitar o aprendizado da realização do exercício e a execução qualitativa do padrão de movimento. Além disso, a realização do movimento de forma consciente permite que o indivíduo explore, conheça e utilize novas capacidades obtidas com o fortalecimento, como a capacidade de produzir força em novas posições articulares. Alguns autores atribuem os ganhos iniciais, obtidos após a realização de um programa de exercícios, à capacidade de recrutamento de maior número de unidades motoras, maior sincronização e proporção de seus disparos[5,6]. Estudos que investigaram efeitos do treino voluntário de ativação de músculos profundos do tronco, como os multífidos, transverso abdominal, músculos do assoalho pélvico, entre outros, identificaram aumento da área de secção transversa dos mesmos e mudanças no padrão motor, como o adiantamento do início da ativação involuntária desses músculos, sendo verificada persistência dos ganhos após o final do tratamento[30-32]. Acredita-se que esta capacidade pode modificar o padrão de movimento, tornando-o mais eficiente.

Outro fator que influencia a capacidade de geração de força muscular é a relação *comprimento-tensão*. Esta relação diz respeito à quantidade de tensão que o músculo consegue gerar em determinado comprimento muscular e é representada graficamente pela curva comprimento-tensão (Fig. 11.2). A capacidade de desenvolver tensão diminui à medida que o comprimento muscular diminui ou aumenta, em relação ao comprimento ótimo de geração de força, ponto que corresponde ao pico de tensão gerada no músculo[18].

Indivíduos com PC apresentam menor taxa de crescimento muscular em proporção ao crescimento ósseo, o que ocasiona a redução do número de sarcômeros em série e o aparecimento de encurtamentos

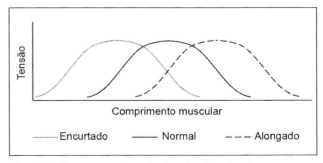

Fig. 11.2. Curva comprimento-tensão do músculo em seu comprimento normal (ao centro), do músculo mantido em posição encurtada (deslocada para a esquerda) e do músculo mantido em posição alongada (deslocada para a direita).

musculares[33,34]. Além disso, posturas comumente assumidas e mantidas por crianças com PC, como a flexão plantar do tornozelo e a flexão do quadril, geram redução adaptativa do comprimento dos músculos mantidos em posição encurtada. Estas alterações deslocam a curva comprimento-tensão para a esquerda, ou seja, o músculo é capaz de gerar maior tensão em menor amplitude articular ou em posição de menor comprimento. Consequentemente, o mesmo músculo tem capacidade reduzida de gerar tensão em amplitudes articulares em que se encontra com comprimentos maiores (alongado), conforme ilustrado pela Fig. 11.2. Um exemplo clínico desta alteração é o padrão funcional de preensão com flexão do punho, verificado em crianças hemiplégicas que apresentam diminuição do comprimento muscular dos flexores do punho[34] (Fig. 11.3). Os desvios da curva comprimento-tensão elucidam a estratégia terapêutica de trabalhar a força muscular em amplitude de movimento articular próxima ao ponto relacionado com a atividade funcional desejada, desde que não ocorram restrições da amplitude de movimento causadas por contraturas ou deformidades fixas. Da mesma forma que esses músculos se adaptaram a posturas mantidas, o fortalecimento muscular pode ser usado para estimular adaptações contrárias ao encurtamento muscular. Para esse propósito, o músculo-alvo deve ser exercitado em posições mais alongadas, para que ocorra uma adição de sarcômeros em série[34,35]. Além disso, adaptação neural ocorre de forma a otimizar o ganho na capacidade muscular de produzir força em posições mais alongadas. Nesses casos, orienta-se que sejam utilizados exercícios com cargas baixas, para evitar grande hipertrofia e deposição de proteínas, que aumentariam a resistência passiva ao alongamento e dificultariam o uso do músculo em comprimentos maiores. Outros recursos para alongamento muscular, como órteses e orientações posturais, podem ser associados ao fortalecimento.

Em contraponto, músculos mantidos em posição alongada durante longos períodos podem apresentar comprimento muscular excessivo e aumento do número de sarcômeros em série. Nestes casos verifica-se o aumento do comprimento muscular, fraqueza na posição correspondente ao ponto ótimo de tensão e deslocamento da curva comprimento-tensão para a direita[36,37] (ver Fig. 11.3). O mesmo músculo tem capacidade reduzida de gerar

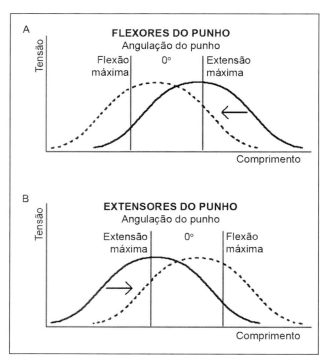

Fig. 11.3. Deslocamento da curva comprimento-tensão nos músculos flexores e extensores de punho em indivíduos com paralisia cerebral com postura mantida de flexão de punho. *Linha contínua* representa a curva comprimento-tensão típica, com pico de tensão gerado em posição de leve extensão de punho. *Linha tracejada* representa o deslocamento da curva de acordo com a posição na qual o músculo é mantido. *A:* Os músculos flexores de punho são mantidos em posição encurtada, tendo sua curva deslocada para a esquerda. *B:* Os músculos extensores de punho são mantidos em posição alongada, tendo sua curva deslocada para a direita. *Fonte:* Adaptado de Vaz DV et al. Muscle stiffness and strength and their relation to hand function in children with hemiplegic cerebral palsy. Dev Med Child Neurol 2006; 48(9):728-33.

tensão em amplitudes articulares em que se encontra com comprimentos menores (encurtado). Um exemplo típico é o aumento do comprimento muscular do glúteo máximo e outros rotadores externos do quadril em indivíduos com PC que apresentam padrão de rotação interna dos membros inferiores, com redução da capacidade desses músculos de gerar força em posições neutras ou de rotação externa do quadril[36]. Outro exemplo é o comprimento aumentado dos extensores do punho em indivíduos com PC que apresentam padrão de flexão do punho[34]. Nesses casos, o treino de força deve ser realizado em posições articulares em que o músculo-alvo esteja em comprimentos menores[38]. Dessa forma, objetiva-se estimular a redução do número de sarcômeros em série e gerar adaptações neurais que aumentem a capacidade do músculo de gerar força em posições mais encurtadas.

O *ciclo alongamento-encurtamento* é um fator que demonstra a contribuição do componente elástico muscular na geração de força. Quando uma ação muscular concêntrica, ou encurtamento de um grupo muscular durante a sua contração, é iniciada logo após uma ação muscular excêntrica, ou pré-alongamento, a ação concêntrica resultante será capaz de gerar maior força e economia de energia para o organismo. Isso ocorre porque o alongamento do músculo, previamente à contração concêntrica, aumenta a tensão muscular por meio de armazenamento de energia elástica potencial, nos componentes em série e paralelo do músculo. Além disso, a formação de pontes cruzadas durante a contração excêntrica também permite que os componentes contráteis se comportem de maneira elástica, ou seja, armazenando energia elástica e retornando-a ao sistema musculoesquelético[39]. Durante a marcha normal, o alongamento do músculo sóleo na fase de médio apoio e apoio terminal e sua subsequente contração concêntrica durante a fase pré-balanço (impulsão) é um exemplo desse mecanismo. O uso de pré-alongamento em um curto período de tempo é descrito como a melhor maneira de melhorar a ação muscular concêntrica devido ao retorno de energia elástica e aumento de ativação muscular[18]. Este mecanismo é amplamente utilizado por indivíduos hemiplégicos que, ao realizar contato inicial da marcha com o antepé, alongam o músculo tríceps sural durante a fase de apoio. A pequena duração da fase de apoio apresentada por esses indivíduos permite que a energia armazenada nos componentes elásticos retorne e seja aproveitada durante a fase de impulsão, potencializando a ação muscular concêntrica[40]. O fortalecimento muscular pode ser utilizado para otimizar a contribuição do ciclo alongamento-encurtamento na produção de movimentos.

Além do ciclo alongamento-encurtamento, a ação dos *músculos biarticulares* também contribui para economizar energia durante a marcha produzindo trabalho negativo (ação excêntrica) em uma articulação e trabalho positivo (ação concêntrica) em outra, facilitando a transferência de energia mecânica entre segmentos. Os músculos biarticulares favorecem a redução do trabalho exigido pelos uniarticulares ao realizar o acoplamento mecânico das articulações envolvidas e permitir o rápido retorno para o próprio sistema, da energia elástica armazenada em contrações excêntricas, favorecendo a eficiência do movimento[18]. A PC parece afetar primariamente os músculos biarticulares, como o psoas, grácil, isquiotibiais, reto femoral e gastrocnêmio. Isto ocorre devido a necessidade de maior precisão na força e *timing* durante a ação dos músculos biarticulares, se comparados aos mono-articulares[41]. Neste sentido, a dificuldade dos indivíduos com PC em realizar a contração excêntrica controlando os movimentos e permitindo melhor aproveitamento de energia no organismo resulta em maior gasto energético durante as atividades funcionais, uma vez que grande parte da energia para o movimento será gerada a partir do trabalho concêntrico. O terapeuta deve ter atenção especial em examinar a função de músculos biarticulares para que, caso necessário, o treino de força inclua exercícios voltados para a melhora funcional desses músculos.

A *velocidade de realização do movimento* também influencia a geração de força muscular. A força gerada pelo músculo é modulada de acordo com a velocidade de contração e carga a ser vencida de forma diferenciada para cada tipo de ação muscular. Em ações musculares concêntricas, a força máxima é gerada em velocidades mais baixas. À medida que a velocidade de contração aumenta, a tensão gerada pelo músculo durante a contração concêntrica diminui. Já em ações musculares excêntricas esta relação é invertida, sendo que a tensão gerada no músculo aumenta à medida que a velocidade de movimento aumenta. Entretanto, a tensão durante a contração excêntrica rápida é em grande parte devida ao alongamento dos componentes elásticos. Por isso, quando se deseja aumentar a força muscular excêntrica, deve-se solicitar que o paciente realize o movimento com velocidade controlada, menor que a velocidade realizada durante a contração concêntrica, o que exige maior controle muscular e demanda adaptativa para os componentes contráteis. Em geral, recomenda-se realizar a fase concêntrica da repetição com o dobro da duração da fase excêntrica[14]. Em casos em que o objetivo é o ganho de potência muscular, seja na ação concêntrica ou na ação excêntrica, a duração dessas fases deve ser reduzida, com a realização de movimentos mais rápidos.

Torque articular

Todos os fatores musculares apresentados no item *Função muscular* (e em seus subitens) afetam também a produção de torque articular. Entretanto, alguns fatores influenciam diretamente a produção de torque, sem influenciar a força produzida pelo músculo. As *mudanças no ângulo de inserção* do músculo, que ocorrem durante mudanças de posição ou realização de movimentos, afetam a magnitude do torque gerado em uma articulação. Torque é a força multiplicada pela distância perpendicular dessa força até o eixo articular. Mudanças do ângulo de inserção afetam essa distância e, consequentemente, o torque produzido pela força. Quando a força produzida por um músculo é decomposta em dois componentes, um deles produz torque e gera movimento (componente rotatório) e o outro é longitudinal ao segmento movido (componente paralelo). O componente paralelo pode estabilizar ou desestabilizar a articulação, dependendo do ângulo formado entre a inserção muscular e o osso. Quando o ângulo de inserção é agudo (menor que 90 graus), o componente paralelo da força atua na direção da articulação, gerando aproximação de segmentos e estabilizando a articulação. Pode-se dizer que a força muscular está maximamente dirigida à geração do movimento quando o ângulo de inserção é de 90 graus, ou seja, quando o componente rotatório é máximo e o tangencial é nulo. Acima de 90 graus, o componente rotatório diminui e o componente paralelo aumenta em direção contrária à articulação, gerando uma força de afastamento entre segmentos e instabilidade[18] (Fig. 11.4).

Ao elaborar um programa de exercícios, o terapeuta deve tomar cuidado com a angulação do movimento e considerar o alinhamento biomecânico, de forma a evitar forças excessivamente compressivas ou desestabilizadoras na articulação. Tais cuidados se tornam ainda mais importantes em indivíduos com PC, uma vez que nestes podem ser verificadas cargas compressivas ou instabilidades elevadas nas articulações, devido aos padrões de movimento executados. Como exemplo de forças compressivas excessivas, citamos o aumento da compressão patelar gerada pelo padrão de marcha agachada (marcha *crouch*)[25,42]. As forças geradas pelas tensões nos tendões quadricipital e patelar, na articulação femoropatelar, produzem uma força resultante de deslizamento superior da patela. Na marcha agachada, em que o joelho é mantido em flexão, essa força resultante possui um componente paralelo (de aproximação entre patela e fêmur) elevado, o que pode levar à compressão subpatelar e lesões de cartilagem e tecidos peripatelares, conforme ilustrado pela Fig. 11.5. O fortalecimento muscular, nesse caso, pode ser voltado a outros músculos extensores, que ajudam

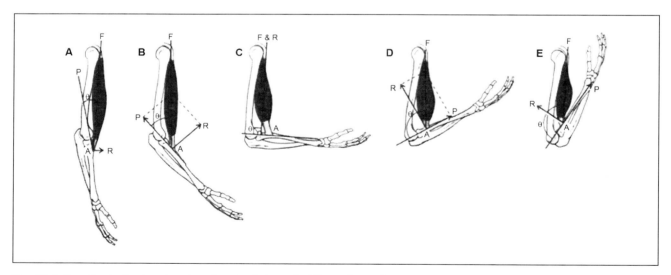

Fig. 11.4. Na articulação do cotovelo, o ângulo de inserção (θ) agudo resulta em componente paralelo (P) da força muscular (F) atuando na direção da articulação, estabilizando o segmento. O componente rotatório (R) é máximo a 90 graus, não havendo componente paralelo de força. Acima de 90 graus, o componente rotatório diminui e o componente paralelo aumenta em direção contrária à articulação, gerando uma força de deslocamento (desestabilizadora). As figuras, de A a E, representam o movimento de flexão do cotovelo. *Fonte:* Hamil J, Knutzen KM. Bases biomecânicas do movimento humano. 2 ed. São Paulo: Manole, 2008.

a suportar as cargas geradas pela flexão das articulações do membro inferior, como os extensores do quadril. Como exemplo de forças desestabilizadoras excessivas, podemos citar os casos de luxação posterior do quadril nos indivíduos com PC que apresentam encurtamento dos músculos adutores e padrão de adução excessiva dessa articulação[41]. O componente paralelo das forças produzidas pelos músculos adutores do quadril, quando essa articulação encontra-se em adução excessiva, gera uma força de deslocamento lateral da cabeça do fêmur, para fora do acetábulo (Fig. 11.6). O padrão de adução é geralmente associado à flexão excessiva e encurtamento dos músculos flexores do quadril. Nessa posição, o mesmo componente paralelo da força produzida pe-

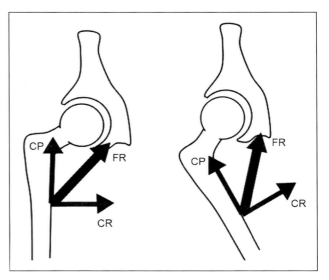

Fig. 11.6. Adução do quadril gerando um deslocamento da força resultante (FR) dos adutores e levando o componente paralelo (CP) a se tornar uma força que desloca a cabeça do fêmur para fora do acetábulo. CR é o componente rotatório.

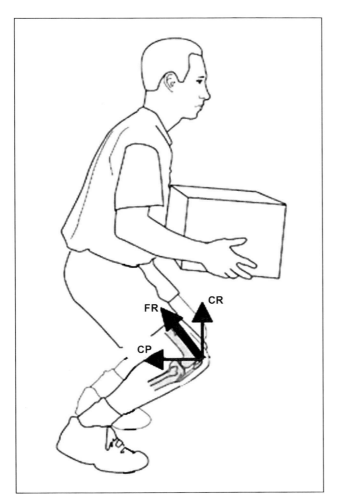

Fig. 11.5. Componente paralelo (CP) e componente rotatório (CR) da força resultante (FR) imposta sobre a patela. *Fonte:* Adaptada de Neumann DA. Kinesiology of the musculoskeletal system: foundations for physical rehabilitation. Mosby, 2002.

los adutores é direcionado posteriormente, predispondo o quadril à luxação posterior. O treino de força muscular poderia ser realizado para os músculos abdutores e extensores do quadril, com o objetivo de manter essa articulação em posições mais neutras. O fortalecimento dos adutores e flexores do quadril, realizado em posições alongadas em com baixa carga, associado ao alongamento passivo desses músculos, também seria indicado para reduzir as forças desestabilizadoras nessa articulação.

A presença de *deformidades ósseas* nos membros inferiores é outro aspecto que pode interferir na capacidade de produção de torque articular em indivíduos com PC. Esta alteração é descrita como disfunção do braço de alavanca e inclui deformidades como a subluxação do quadril, deformidades torsionais dos membros inferiores e deformidades dos pés[43]. Indivíduos com PC frequentemente apresentam anteversão do colo do fêmur, que tende a gerar rotação interna do quadril e, consequentemente, de todo o membro inferior[44]. A anteversão faz com que o trocânter maior do fêmur fique em uma posição excessivamente posteriorizada, o que reduz o braço de alavanca (distância perpendicular entre a força e o eixo articular) dos músculos abdutores do quadril. Um dos possíveis mecanismos para que a rotação interna aconteça é a descoberta, pelo indivíduo com anteversão, de que rodando o quadril internamente a produção de torque pelos abdutores fica otimizada, uma vez que a rotação interna desloca o trocânter anteriormente e, assim, o braço de alavanca muscular aumenta[44] (Fig. 11.7). Entretanto, a rotação interna excessiva associada ao padrão de flexão do joelho, em atividades realizadas em cadeia cinética fechada, leva a um aumento dinâmico do ângulo Q, o que gera forças excessivas de lateralização da patela. Força e deslocamento laterais excessivos na articulação femoropatelar predispõem essa articulação a desgastes e lesões[45], comumente encontrados em indivíduos com PC[42]. Uma estratégia para lidar com esse problema é o fortalecimento do músculos abdutores do quadril. O aumento da força desses músculos compensa a diminuição do braço de alavanca dos mesmos, fazendo com que a rotação interna do quadril não seja mais uma estratégia necessária. Além disso, o fortalecimento dos músculos rotadores externos do quadril pode ajudar a manter um alinhamento mais neutro dessa articulação durante atividades dinâmicas.

Outro exemplo de deformidades ósseas que afetam a produção de torque são os varismos excessivos de antepé, retropé e tíbia. Esses desalinhamentos anatômicos geram pronação excessiva do pé durante atividades em cadeia cinética fechada[46]. O pé excessivamente pronado durante a locomoção tende a ser mais flexível, favorecendo a dissipação do torque impulsivo gerado pelo flexores plantares. Assim, a aplicação de força no solo pelo pé fica prejudicada, o que exige maior produção de força muscular para realizar a impulsão. Em acréscimo, a pronação excessiva do pé leva à rotação interna do membro inferior. Da mesma forma, a pronação é influenciada por fatores do quadril que também aumentam a rotação interna[47]. Isso é corroborado pela grande frequência da presença simultânea de anteversão do colo do fêmur e pronação excessiva do pé em crianças[48]. Para compensar os efeitos dos varismos ósseos, o uso de órteses é indicado (ver Capítulo 22, *Uso de Órteses para os Membros Inferiores*). O treino de força dos músculos abdutores e rotadores externos do quadril e dos inversores do tornozelo pode auxiliar na reversão desse padrão. Em adição, o terapeuta deve garantir que exercícios de fortalecimento sejam realizados com alinhamento adequado, para facilitar a produção de torques, evitar ocorrência de dores femoropatelares e estimular adaptações musculares e teciduais que levem a um melhor alinhamento postural durante as atividades de vida diária.

Princípios do treinamento de força muscular

O treinamento de força deve obedecer a três princípios essenciais: sobrecarga, especificidade e reversibilidade.

O princípio da sobrecarga exige a aplicação de estresse adicional ao sistema corporal, oferecido em níveis superiores ao seu habitual, com objetivo de estimular a adaptação do sistema à nova demanda imposta[16,22]. Para este objetivo, os exercícios devem ser modulados em relação ao número de repetições, séries, carga e volume de treinamento. Os exercícios são geralmente compostos por uma fase de ação muscular concêntrica e uma fase de ação muscular excêntrica, o que caracteriza uma *repetição*. Uma *série* é um grupo de repetições realizadas sem interrupção ou descanso. Em indivíduos com disfunções neurológicas, a capacidade para gerar força antigravitacional está muitas vezes comprometida. Deste modo, a realização de exercícios ativos assistidos ou do movimento livre em toda a amplitude articular pode representar sobrecarga para o sistema muscular desses pacientes[49]. A progressão constante da carga a ser vencida pelo músculo à medida que este se torne mais forte e resistente deve ser proporcionada para adequar o estresse muscular aos recentes aumentos de força do músculo[17]. A sobrecarga progressiva deve ser introduzida aos poucos no programa de treinamento, para permitir as adaptações

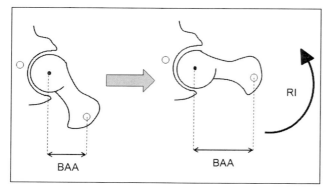

Fig. 11.7. Vista superior do quadril direito, que possui anteversão do colo do fêmur, mostrando como a rotação interna (RI) causa aumento do braço de alavanca dos abdutores (BAA). O *círculo cheio* representa o eixo de rotação articular e os *círculos vazios* representam as inserções dos músculos abdutores.

fisiológicas e do indivíduo ao exercício[17]. O *volume de treinamento* pode ser definido como a quantidade total de trabalho realizado em um determinado período. É basicamente o resultado da multiplicação do número total de repetições pela carga usada em um exercício e reflete a duração em que os músculos são estressados[14]. São importantes variáveis do volume de treinamento: frequência (número de sessões por semana), duração da sessão, número de séries, número de repetições, carga do exercício, número de exercícios realizados por sessão. Maiores volumes de treinamento estão relacionados com melhores resultados do programa de fortalecimento, assim como com perdas mais lentas da força muscular após interrupção do treinamento[17]. A *periodização* é a variação do volume e da intensidade do treinamento, assim como das outras variáveis do programa, como a escolha dos exercícios, variações no posicionamento e outras. A periodização é importante para continuar obtendo incrementos na força e na potência muscular à medida que o treinamento avança[17]. Uma periodização clássica é o aumento gradual da carga durante um programa de fortalecimento que objetiva o ganho de força ou o aumento gradual do número de repetições quando o objetivo é o ganho de resistência muscular.

A aplicação do princípio de "adaptação específica às demandas impostas" reflete a especificidade do treinamento, que deve ser planejado para atender às exatas demandas da atividade e necessidades individuais do paciente. Os efeitos do treinamento de força muscular são altamente específicos em relação ao protocolo de fortalecimento aplicado e devem ser estabelecidos em relação ao grupo muscular treinado, ao tipo de exercício (cadeia cinética aberta ou fechada; ação isométrica, concêntrica ou excêntrica), à velocidade de realização do movimento, à angulação e à amplitude treinada, ao sistema energético (glicolítico ou oxidativo), entre outros[17,18]. Acredita-se que tal especificidade ocorra em função das adaptações na morfologia muscular em resposta ao treinamento, assim como do mecanismo de adaptação neural ao estímulo de sobrecarga, além do aprendizado da tarefa motora[17,18]. Este princípio reforça a importância de se traçar um programa de exercícios o mais próximo possível das atividades funcionais que a criança necessita desenvolver.

O terceiro princípio essencial do treinamento diz respeito à reversibilidade. Durante períodos de exercício o corpo humano realiza adaptações em resposta ao estresse produzido. Em períodos de inatividade, ocorre o reverso dessas adaptações, na tentativa de retornar aos níveis anteriores, levando a perdas dos ganhos adquiridos. Deste modo, a interrupção do programa de atividade física pode levar à piora no desempenho das atividades planejadas[17,18].

Condicionamento físico

Crianças com paralisia cerebral apresentam capacidade máxima de metabolismo aeróbico (VO_2 máximo) menor que as crianças típicas[50]. Diversos mecanismos fisiológicos são apontados como responsáveis pelo menor VO_2 máximo ($VO_{2máx}$) observado nas crianças com PC, como, por exemplo, a menor eficiência respiratória[50] decorrente da distorção da parede torácica causada pela rigidez dos músculos respiratórios[51]. Outro possível mecanismo é a redução do retorno venoso causada pelo tônus muscular alto e a consequente inibição da depuração (*clearance*) do lactato muscular durante o exercício, o que aumenta a fadiga muscular local contribuindo para menores valores de $VO_{2máx}$[51]. Há ainda o fato de que movimentos involuntários de membro inferior afetam o consumo de oxigênio submáximo[51]. As alterações de marcha apresentadas por crianças com PC provocam aumento do gasto energético de quase três vezes na marcha submáxima em relação às crianças típicas[52]. Indivíduos que apresentam níveis elevados de cocontração (ativação simultânea dos músculos agonista e antagonista) também apresentam maior custo energético durante a marcha, em velocidades submáximas[53]. Estudos que investigaram o papel de diferentes variáveis na predição do custo energético durante a marcha em crianças com PC hemiplégica espástica demonstraram que somente a cocontração de joelho foi preditora do custo energético na marcha, explicando sozinha quase 50% da variância do custo energético[53,54].

O alto custo energético tem sido associado às queixas de fadiga de crianças com PC em velocidades de marcha consideradas lentas para crianças típicas[55]. Além das alterações relacionadas com a baixa capacidade de metabolismo aeróbico, os indivíduos com PC apresentam maior predisposição à fadiga devido às modificações no tecido muscular, principalmente a transformação de fibras tipo II em fibras do tipo I fadigáveis. A alta fatigabilidade desta população associada ao elevado custo energético para realização das atividades físicas acarreta maior incidência de inatividade em adolescentes e adultos com PC. O sedentarismo dá início ao ciclo inatividade – perda de força muscular – baixo condicionamento cardiorrespiratório – mais inatividade, sendo um fator de risco de agravamento da condição musculoesquelética e cardiovascular, além de perda de função, para estes indivíduos.

Tal fato deve ser levado em consideração ao programar sessão de exercícios resistidos para indivíduos com PC, sendo essencial iniciar com cargas baixas e monitorar constantemente o paciente para evitar o surgimento de fadiga muscular.

EVIDÊNCIAS CIENTÍFICAS

As evidências científicas disponíveis apontam diversos efeitos benéficos após programa de fortalecimento muscular para indivíduos com PC. Foram localizadas três revisões sistemáticas sobre o efeito do fortalecimento muscular neste grupo[1,8,12] e uma quarta revisão[56], bastante interessante, que realiza sumário das revisões sistemáticas existentes sobre exercícios de resistência progressiva na fisioterapia.

A revisão sistemática mais recente, de Verschuren e colaboradores, identifica 581 citações em sua busca inicial. Destas, foram selecionados 20 artigos que preencheram os critérios de inclusão e incluídos na revisão sistemática. Os artigos foram avaliados quanto à qualidade metodológica pela escala PEDro e obtiveram pontuação máxima de 8 em 10, com média de 3 pontos. Esta baixa pontuação é justificada pelo pequeno número de ensaios clínicos aleatorizados e pela impossibilidade de cegamento característica da intervenção proposta. Os autores ainda classificam os artigos quanto aos níveis de evidência da American Academy of Cerebral Palsy e Developmental Medicine (AACPDM), e a média dos artigos foi 4, indicando baixo nível de evidência.

Os estudos revisados apresentaram grande variação das características das intervenções e dos participantes, o que dificulta a comparação dos resultados. O local de intervenção variou desde laboratório de pesquisa, comunidade, escola, até o domicílio do paciente. Os supervisores variaram de fisioterapeutas aos pais das crianças. A duração do programa de fortalecimento muscular variou de 4 semanas a 16 meses entre os estudos, sendo a duração de 6 semanas a mais frequentemente pesquisada. A frequência de atividade de três vezes por semana foi a mais adotada, em uma variação de uma a quatro vezes por semana, e o tempo de sessão variou de 30 a 45 minutos a 40 a 60 minutos, em sessões individuais ou em grupos. Os programas de exercícios raramente são comparáveis, apresentando exercícios concêntricos e excêntricos, com intensidades que variam de 65% a 90% da carga máxima, de uma a quatro séries de cinco até 12 repetições. Os exercícios envolvem também diversas musculaturas, tanto do membro inferior quanto do membro superior. A idade dos participantes variou de 4 a 20 anos, e o número de indivíduos que concluiu o programa variou, nos diferentes estudos, entre 3 a 46 participantes.

Devido à grande diversidade de metodologias empregadas nos estudos, os efeitos do fortalecimento muscular em indivíduos com PC serão apenas descritos de acordo com a Classificação Internacional de Funcionalidade, Incapacidade e Saúde (CIF), sem mais discussões sobre as divergências entre os estudos.

A – Nível de estrutura e função do corpo:
A.1 – Força muscular

A força muscular é o desfecho principal da maioria dos estudos de fortalecimento muscular, sendo medida utilizando-se dinamômetros manuais[7,57-61] e isocinéticos[60,62]. A maioria dos estudos demonstra resultados positivos dos protocolos de exercícios resistidos em relação à força, sendo o aumento de força de quadríceps[58,61-63] e isquiotibiais[61,62] os mais citados nos artigos. Damiano e colaboradores em 1998 realizaram a mensuração de oito grupos musculares do membro inferior, sendo escolhidos os dois grupos mais fracos para o fortalecimento. Os resultados deste estudo indicaram que a força aumentou significativamente nas crianças diplégicas após o fortalecimento dos músculos-alvo[57]. Darrah e colaboradores avaliaram bilateralmente os extensores e abdutores de quadril, quadríceps e flexores de ombro e concluíram que houve aumento de força após o programa de fortalecimento, ganho que foi mantido na avaliação de *follow-up* 10 semanas após completar o programa[64]. Dodd e colaboradores avaliaram a força combinada dos flexores plantares, extensores de joelho e quadril e demonstraram aumento da força combinada dos flexores plantares do tornozelo e dos extensores de joelho após o programa de fortalecimento[59]. Andersson e colaboradores relatam aumento da força isométrica dos extensores e abdutores de quadril e aumento do trabalho muscular concêntrico no grupo que realizou treinamento progressivo de força[60]. Taylor e colaboradores demonstraram aumento de força de pernas e braços, em adultos com paralisia cerebral, após programa de fortalecimento que incluía exercícios de membros inferiores, membros superiores e tronco realizado em um ginásio na comunidade[65].

A.2 – Espasticidade e tônus muscular

Em alguns estudos a espasticidade e/ou o tônus muscular foram mensurados para verificar possíveis influências do exercício resistido sobre esta variável. Foram utilizadas a Escala Modificada de Ashworth[60,62], a escala de quatro pontos de clônus do tornozelo[62] e a resistência ao alongamento passivo mensurada por meio de um miômetro[61] para avaliar a espasticidade e o tônus muscular. Os estudos de MacPhail e Kramer[62], Andersson e colaboradores[60] e Patikas e colaboradores[66] não encontraram aumento da espasticidade após o programa de fortalecimento muscular. Morton e colaboradores encontraram redução da resistência ao alongamento passivo que continuou a diminuir no *follow-up*[61].

A.3 – Índice de gasto energético

O cálculo do índice de custo fisiológico (ICF) foi a medida de eficiência energética mais utilizada para avaliação dos efeitos dos programas de fortalecimento muscular[57,62,64,67,68]. Alguns estudos não encontraram mudanças significativas no índice de gasto energético após o fortalecimento muscular[57,62,64], e no estudo de Damiano, apesar de não haver mudança na média do ICF, as crianças que tiveram maiores aumentos na velocidade de marcha tiveram tendência a uma piora da eficiência energética[57]. Por outro lado, Eagleton e colaboradores e Liao e colaboradores demonstraram uma redução do ICF[67,68], possivelmente por aumento da eficiência mecânica na marcha após o fortalecimento muscular[67].

A.4 – Autoimagem

Autopercepção foi um desfecho avaliado por alguns artigos por meio de questionários, como o questionário de autopercepção para adolescentes[64] e sua versão para crianças[64,69,70], e o Piers Harris Children's Self-Concept Scale[71]. Darrah e colaboradores relatam que os participantes no programa de fortalecimento não mostraram mudanças na subescala de competência atlética, apesar de os participantes terem se sentido mais satisfeitos em relação à sua aparência física após o programa[64]. Unger e colaboradores também reportam melhora na percepção da imagem corporal em adolescentes com PC após treino de força, mas a percepção em relação à habilidade funcional não apresentou mudança significativa[71]. Em contraste, estudo de Dodd e colaboradores sugeriu que o programa de fortalecimento domiciliar poderia inibir o autoconceito de competência percebida nas habilidades acadêmicas e atléticas, assim como na aceitação social. As razões apontadas pelos autores para estes resultados foram: a natureza domiciliar do programa proposto, com realização de exercícios individualmente; a redução do tempo disponível para atividades acadêmicas, como realização do dever de casa, e para interação com outras crianças. Este trabalho não encontrou diferença no domínio de aparência física[69]. Apenas o estudo de Verschuren e colaboradores relata melhora da competência atlética percebida após o programa de fortalecimento muscular, mas não encontra diferenças nos domínios de aparência física e percepção global de mérito[70].

B – Nível de atividade e participação:
B.1 – Função motora grossa

A função motora grossa foi avaliada em quase todos os estudos pelo Gross Motor Function Measure (GMFM) para documentar os efeitos do fortalecimento muscular sobre este desfecho. Em dois trabalhos foi utilizado o escore total do GMFM[57,66], e nos outros foram utilizadas apenas as dimensões D (de pé) e E (andando, correndo e pulando) do GMFM[59-62,68,70]. Damiano e colaboradores encontraram aumento no escore do GMFM, devido a aumentos apenas na dimensão E, após o programa de fortalecimento de membros inferiores[57]. Os artigos que avaliaram as mudanças nas dimensões D e E do GMFM encontraram melhora na dimensão D em crianças e adolescentes com PC[70], melhora nas dimensões D e E em crianças[61,68], adolescentes[62] e adultos[60] com PC. Morton e colaboradores relatam manutenção dos ganhos na função motora grossa durante o *follow-up*[61]. No estudo de Dodd e colaboradores, as dimensões D e E do GMFM apresentaram tendência a melhora no grupo submetido ao programa de fortalecimento muscular, porém sem alcançar significância estatística[59].

B.2 – Atividade física

Atividade física foi um desfecho avaliado qualitativamente por meio de entrevista com questionário semiestruturado no estudo de McBurney e colaboradores[72]. Os participantes do programa e seus pais notaram melhoras em áreas de mobilidade, como a marcha e a corrida, ao final do fortalecimento[72].

B.3 – Participação

A participação social é um desfecho ainda pouco explorado nos estudos de fortalecimento muscular, sendo captada por meio de metodologia qualitativa em dois estudos (entrevista semiestruturada)[72,73] e por meio do questionário Children's Assessment of Participation and Enjoyment (CAPE) em um terceiro artigo[70]. O programa de fortalecimento melhorou a participação social de algumas crianças na escola, no lazer, em eventos sociais e familiares, conforme apontado pelas entrevistas do estudo de McBurney e colaboradores[72]. No trabalho de Allen e colaboradores, os participantes relataram que a interação social proporcionada pelo grupo foi a principal razão de terem gostado do programa. Os participantes valorizaram muito a oportunidade de se socializarem com outros indivíduos com PC e passaram a gostar mais de sair de casa[73]. O artigo de Verschuren aponta diferenças significativas no grupo que realizou o fortalecimento muscular nas atividades gerais, formais, físicas e baseadas em habilidades do CAPE. Estes ganhos, entretanto, não foram mantidos no *follow-up*[70].

B.4 – Marcha

A marcha foi avaliada em diversos estudos, utilizando variados instrumentos e metodologias, com desfechos classificados tanto no nível de *Estrutura e Função do Corpo*, como *Atividade e Participação*. Entre os testes utilizados com maior frequência destacamos: teste de escada cronometrado[59], marcha de 10 m cronometrada[7,59,61,67], 3 minutos de marcha em esteira[67], análise de marcha computadorizada[57] e o teste de caminhada de 2 minutos[7]. Um estudo avaliou dados cinemáticos utilizando um sistema de análise de movimento VICON 370[71]. Após o programa de fortalecimento muscular, foi encontrada melhora na velocidade de marcha em 10 m devido, primariamente, ao aumento do comprimento do passo[7]. Outros autores[57,61] também encontraram aumento na velocidade natural de marcha após o tratamento, mas justificaram a ocorrência deste aumento em função do aumento da cadência em vez do aumento no comprimento do passo[57,61]. Eagleton e colaboradores reportaram aumento significativo da velocidade, comprimento do passo, cadência e distância caminhada em 3 minutos após o fortalecimento[67]. Em sentido contrário, Unger e colaboradores não encontraram diferença significativa no comprimento da passada, na velocidade de marcha e na cadência após o treino de força, mas relataram que as crianças tratadas mantiveram uma postura mais ereta, evidenciando diminuição do padrão de marcha *crouch*[71]. Dodd e colaboradores relataram que as crianças que participaram do programa de fortalecimento apresentaram uma tendência a subir e descer as escadas mais rápido, resultado não significativo estatisticamente[59].

IMPLEMENTAÇÃO DA TÉCNICA

Avaliação da função muscular

Antes de propor um programa de fortalecimento muscular, é importante que o terapeuta avalie a condição musculoesquelética do paciente, sendo a avaliação da força muscular informação essencial para elaboração do protocolo de treinamento. Entretanto, antes da avaliação de força, é aconselhável que o terapeuta avalie relatos dos pacientes e familiares sobre as dificuldades motoras percebidas durante tarefas diárias. Além disso, sugere-se que o terapeuta realize uma avaliação visual da qualidade dos movimentos realizados pelo paciente. A partir dos padrões de movimentos observados e relatados, o terapeuta pode formular hipóteses sobre quais fatores estão envolvidos nesses padrões: quais músculos estão com a função prejudicada; qual função está prejudicada (p. ex., resistência, ação excêntrica, resistência elástica passiva etc.); e em quais comprimentos e posições articulares esses músculos apresentam função prejudicada. Esse processo seleciona o que deve ser analisado, para que a avaliação seja mais objetiva. Os métodos mais utilizados para testar a força muscular são: teste muscular manual, avaliação de resistência máxima, dinamometria manual e dinamometria isocinética. Vale ressaltar que o uso desses métodos de avaliação da função muscular é apenas possível nos casos em que o indivíduo com PC compreenda claramente que ele deve realizar esforço máximo para identificação da carga máxima suportada. Em casos em que o paciente apresente idade muito baixa ou déficits cognitivos que limitam o entendimento do processo de avaliação, esses métodos não são indicados e o programa de fortalecimento poderá ser baseado em outras observações clínicas.

O *teste muscular manual* (TMM), sendo o método menos objetivo de avaliação, é utilizado quando avaliações mais objetivas (quantitativas) não são possíveis ou não estão disponíveis. Quando avaliações quantitativas podem ser realizadas, o TMM ainda deve ser previamente aplicado, para verificar se um grupo muscular é no mínimo capaz de gerar movimento articular e, assim, ser submetido a outras avaliações. O TMM utiliza a gravidade e uma força externa aplicada manualmente pelo examinador para testar o nível de força muscular do paciente. O TMM classifica o nível de força em uma escala ordinal (semiquantitativo) e, apesar de poder ser influenciado pela subjetividade na caracterização dos graus *bom* e *normal*, apresenta boa confiabilidade intraexaminador e confiabilidade interexaminador de regular para boa, descritas na literatura[20]. Os dois métodos do TMM mais utilizados atualmente estão descritos no Quadro 11.1. A obtenção de um resultado confiável no TMM depende do treinamento do examinador, da estabilização e bom posicionamento dos segmentos, da adequada aplicação da força externa em vantagem mecânica e do tipo de contração (isotônica ou isométrica). Sua principal vantagem é o baixo custo e a facilidade de uso na clínica, pois independe de equipamentos. Entretanto, para que o teste seja capaz de detectar alteração é preciso uma perda de, pelo menos, 50% da força do músculo[20]. A graduação da força muscular em níveis acima do grau *regular* exige a realização de resistência isométrica sobre uma força imposta pelo examinador. Como já referido anteriormente, a contração isométrica mede a capacidade de um grupo muscular produzir força sem modificação no comprimento muscular, o que não necessariamente pode ser extrapolado para condições na qual o comprimento muscular é diferente ou se modifica durante a tarefa[9]. Este aspecto constitui uma das limitações da metodologia. Essa limitação pode ser reduzida com a aplicação do TMM isométrico em posições articulares diferentes e, assim, em comprimentos musculares diferentes. O TMM constitui o instrumento objetivo para avaliação da força muscular mais facilmente inserido na prática clínica. Entretanto, a presença de cocontração exces-

Quadro 11.1. Comparação entre os testes musculares manuais mais utilizados

Make Test Daniels e Wortinghan		*Break Test* Kendall et al.		Graduação
Contração isotônica no arco de movimento completo		Segmento é levado até o final da ADM ou até posição especificada seguido de contração isométrica		
Zero (0)	Sem contração palpável	Zero (0)	Sem contração palpável	0
Esboço (E)	Contração muscular palpável, porém não é suficiente para mover o segmento	Esboço (5%)	Contração muscular palpável, porém não é suficiente para mover o segmento	1 (+)
Fraco (F)	Move dentro da ADM, sem a ação da gravidade	Fraco (20%)	Executa pequena ADM, sem a ação da gravidade	2 (++)
Regular (R)	Move dentro da ADM e sustenta o segmento	Regular (50%)	Move até a posição de teste e vence a ação da gravidade	3 (+++)
Bom (B)	ADM completa contra gravidade, vence força menor que a normal	Bom (80%)	Move até a posição de teste e mantém a contração contra a gravidade e contra a ação de uma força externa	4 (++++)
Normal (N)	ADM completa contra gravidade, vence força máxima	Normal (100%)	Move até a posição de teste e mantém a contração contra a gravidade e contra a ação de uma força externa maior que a anterio	5 (+++++)

siva e dificuldades na realização de movimentos seletivos pode dificultar sua utilização em indivíduos com PC[9]. Considerando as limitações do TMM, é recomendado que seus resultados sejam associados a outras informações clínicas. Alguns autores esclarecem que a força muscular pode ser inferida a partir da verificação da diminuição da área de secção transversa de músculos específicos (i.e., identificação clínica de áreas de atrofia muscular) e também a partir da análise do alinhamento biomecânico durante manutenção de posturas e realização de movimentos[36]. Nestes casos, o teste muscular é utilizado como instrumento para auxiliar o raciocínio clínico e documentar objetivamente mudanças após o tratamento.

A *repetição máxima* (RM) é um método quantitativo de avaliação da função muscular de fácil aplicação, que não necessita de equipamentos elaborados ou caros. A RM avalia a carga máxima suportada durante a realização de uma ou mais repetições[17]. Apesar de avaliar a carga suportada (força muscular), o método da RM pode ser usado para obter também informações sobre potência e resistência muscular, uma vez que o número e a velocidade das repetições podem ser modificados de acordo com o objetivo do avaliador. Por exemplo, a avaliação da carga máxima suportada durante a realização de uma repetição (1 RM) prioriza obter informações sobre força muscular. Se um indivíduo suporta um haltere de 10 kg durante uma repetição, essa carga representa 1 RM, ou 100% de 1 RM. Se o objetivo do terapeuta é avaliar qual a carga máxima suportada em 12 repetições, ele estará determinando a carga correspondente a 12 RM, ou 100% de 12 RM. Nesse caso, o uso do número maior de repetições avalia também a resistência muscular. Na avaliação de RMs, com qualquer número de repetições, a velocidade do movimento pode ser ajustada por orientações do terapeuta. Movimentos realizados com maior velocidade permitem que o valor de carga obtido para uma ou mais RMs informe também sobre a potência muscular.

A *dinamometria manual* utiliza dispositivos portáteis, colocados entre a mão do examinador e a parte do corpo do paciente a ser testada. O examinador solicita ao paciente que realize uma contração isométrica máxima contra a resistência aplicada por ele. O examinador deve resistir à força produzida pela criança de forma suficiente para que o dinamômetro manual não se mova durante a avaliação. Entre as vantagens dos dinamômetros manuais estão o fácil manuseio, o relativo baixo custo e a boa confiabilidade quando os examinadores são treinados e utilizam as posições padronizadas de testagem[20]. Além disso, o equipamento fornece uma quantificação da força muscular, que pode ser utilizada como um parâmetro mais objetivo para mensuração dos efeitos do tratamento. Na literatura, já encontram-se disponíveis valores de dinamometria manual para crianças[74]. As principais desvantagens são: dependência da habilidade e força do examinador, sendo a confiabilidade mais baixa para músculos grandes e fortes; familiarização do paciente com o instrumento (efeito aprendizagem)[20].

A *dinamometria isocinética* é uma técnica para quantificação objetiva da *performance* de um grupo muscular durante um movimento realizado em velocidade constante. O dinamômetro isocinético fornece uma resistência acomodativa, ou seja, a tensão máxima é produzida em toda amplitude de movimento (ADM)[18]. São avaliados torque, trabalho, potência e resistência muscular em velocidades que variam entre 0 e 300 graus por segundo. Para que o teste tenha validade, o paciente deve realizar esforço máximo o tempo todo. Além disso, é necessário calibrar o equipamento em cada dia de uso, alinhar apropriadamente o eixo articular ao eixo do aparelho, estabilizar os segmentos proximais do corpo e realizar a correção da gravidade. Recomenda-se um período de familiarização do paciente com o equipamento (repetições pré-avaliação) e a realização de pelo menos três repetições máximas para garantir medidas estáveis[20]. O dinamômetro isocinético permite a realização de comparação intraindivíduos (encontrar déficits ou desequilíbrios entre membros que podem predispor o indivíduo à lesão, determinar se o indivíduo tem condições de retornar a atividades mais vigorosas, como atividades de lazer e esportivas), o cálculo da relação agonista-antagonista (desequilíbrios desta relação representam fator de risco para lesões musculares e articulares) e a comparação com dados normativos (determinar a presença de fraquezas relativas ao peso corporal do indivíduo, assim como a necessidade de treinamentos específicos para determinados grupos musculares). A principal desvantagem, já citada anteriormente, é o alto custo para ser utilizado na clínica.

Avaliação do condicionamento físico

A avaliação do condicionamento físico pode ser feita utilizando-se métodos que medem diretamente os gases inspirados e expirados e por meio indireto, utilizando-se fórmulas que predizem o custo energético a partir da frequência cardíaca. As evidências a respeito da avaliação da extração submáxima de oxigênio em crianças com PC, entretanto, são limitadas, uma vez que a realização da medida direta do consumo de O_2 (método considerado padrão-ouro) nessas crianças apresenta dificuldades técnicas. Entre os problemas relatados na literatura, podemos citar a incompatibilidade do uso de dispositivos de auxílio de marcha na esteira, a dificuldade de coordenar a marcha na esteira com a respiração oral com clipe nasal, e a necessidade de manter o selamento labial na traqueia necessária para medir o consumo de oxigênio[55]. Atualmente, um sistema portátil com utilização de máscara facial tem sido utilizado nos estudos com crianças PC devido à vantagem de dispensar o uso da esteira, possibilitando a pesquisa da marcha em condições mais naturais, além de não necessitar do uso da traqueia, facilitando a coordenação e concentração na marcha[54,75].

Entre as medidas indiretas utilizadas para avaliar o condicionamento físico de indivíduos com PC, o Índice de Gasto Energético (IGE) é sem dúvida o mais popular. Este índice representa medida do gasto energético durante trabalho submáximo, tanto em indivíduos com PC como com desenvolvimento típico[57]. Em alguns estudos, este índice também é denominado Índice de Custo Fisiológico (ICF), sendo que a literatura também apresenta algumas variações em relação ao tempo estabelecido para a realização desse teste[68,76]. O IGE é, na realidade, uma estimativa realizada a partir da frequência cardíaca assumindo a existência de relação linear entre frequência cardíaca e consumo de oxigênio[77].

O participante utiliza um frequencímetro e inicialmente se mantém sentado por 5 minutos. Durante o último minuto deste período são anotadas quatro medidas da frequência cardíaca e calculada a média desses valores. Em seguida, o participante é solicitado para que caminhe em velocidade autosselecionada e confortável por 5 minutos, em torno de uma distância de 30 metros, em uma passarela retangular. A distância caminhada nesse período é reportada assim como a média de quatro registros da frequência cardíaca, obtidos no último minuto dessa fase[57,78].

O IGE é calculado a partir da subtração da média da frequência cardíaca verificada durante a marcha (FC marcha) e durante o repouso (FC repouso), dividida pela velocidade da marcha (IGE = FC marcha − FC repouso/velocidade)[57,78,79]. Os valores de referência para crianças e adolescentes correspondem a 0,45 ± 0,14 batimento/metro, sendo que valores baixos de IGE indicam padrões de marcha mais eficientes. Valores superiores a 0,60 batimento/metro são considerados acima da faixa normal[57,78]. O IGE apresentou boa confiabilidade inter e intraexaminadores (ICC > 0,81)[57,68,78].

Entretanto, apesar de sua vasta utilização em ambientes clínicos e de pesquisa, há controvérsias na literatura quanto ao uso desse índice em indivíduos com PC, uma vez que alguns autores questionam a existência de relação linear entre FC e VO_2 nessa população[80,81]. Recentemente, Keefer e colaboradores[80] fizeram uma comparação entre uma medida direta e o índice de gasto energético na marcha de crianças com PC e concluíram que, diante da ausência de forte relação entre as duas formas de medida, o IGE deve ser utilizado com cautela nessa população.

Recursos terapêuticos

O programa de exercícios pode ser constituído de exercícios ativos assistidos, livres, utilizando resistência manual ou aparelhos. Apenas os exercícios que utilizam pesos livres e aparelhos, que possibilitam verificar e escolher quantitativamente a carga do exercício, permitem que sejam usadas cargas baseadas na RM (ver item *Avaliação da função muscular*). Os outros recursos dependem de percepção subjetiva do paciente em relação à carga imposta e de experiência do terapeuta para planejamento e evolução da carga.

O *exercício com resistência manual* é aquele em que a resistência ao movimento é aplicada manualmente pelo terapeuta[19]. A resistência manual não pode ser medida objetivamente, sendo geralmente utilizada em estágios iniciais da reabilitação, quando o músculo está muito fraco e consegue vencer apenas pequenas resistências. O terapeuta deve graduar a quantidade de resistência a ser oferecida ao longo da amplitude de movimento, aumentando no meio e reduzindo nos extremos, quando o músculo está em comprimento desfavorável para geração de força.

Pesos livres: halteres, caneleiras, barras, sacos de areia, pesos adicionados a botas ou mochilas são exemplos de pesos livres. Eles podem ter pesos fixos, como os halteres, caneleiras e sacos de areia, ou ser ajustados conforme a carga necessária, como as barras e os pesos adicionados[17]. Alguns estudos com crianças com PC utilizaram mochilinhas com peso para realização de fortalecimento de membros inferiores em atividades funcionais em cadeia cinética fechada, sendo uma opção de baixo custo bastante viável para a realidade brasileira[68,72].

Resistência elástica: a resistência elástica é dada por materiais elásticos que caracteristicamente resistem à força de deformação, por exemplo, ao serem esticados[17]. O Thera-Band® e o Thera-Tube® são exemplos de equipamentos que oferecem resistência elástica, bastante utilizados na prática clínica, e que podem ser utilizados com crianças e adolescentes com PC. A resistência é graduada de acordo com a espessura do material, e cada graduação possui uma cor diferente. Esses equipamentos permitem grande variedade de exercícios, em cadeia aberta e fechada, com possibilidade de trabalhar o músculo tanto concêntrica quanto excentricamente no mesmo exercício[19]. O custo desses equipamentos é relativamente baixo, e varia de acordo com o fabricante. A resistência de molas ganhou bastante espaço na clínica devido à popularização do Método Pilates, sendo outro equipamento que oferece a resistência elástica. A resistência das molas é graduada pela sua rigidez, ou seja, sua resistência à deformação.

Bicicleta: a bicicleta estacionária é um ótimo equipamento para fortalecimento de membros inferiores e aumento da resistência à fadiga[17]. Geralmente as crianças e adolescentes com PC gostam muito de se exercitar na bicicleta estacionária, já que muitas vezes as dificuldades de equilíbrio e coordenação motora limitam o uso de bicicletas em atividades de lazer.

Aparelhos de musculação: os aparelhos de musculação têm sido cada vez mais utilizados em programas de fortalecimento muscular com adolescentes com PC. Existe grande variedade desses equipamentos disponível no mercado e alguns são específicos para o trabalho de um grupo ou área muscular, como o extensor de joelho e o supino, exercitando os músculos em cadeia cinética aberta ou fechada. Os equipamentos que permitem exercícios de membro inferior em cadeia cinética fechada, como o *leg-press* e os aparelhos de agachamento, trabalham maior variedade de grupos musculares[17] e são mais adequados para trabalhar com indivíduos com PC por apresentarem menores índices de fadiga muscular.

Além disso, como já citado anteriormente, são equipamentos que trabalham ações musculares mais próximas das exigidas durante as atividades funcionais. Os aparelhos de musculação geralmente são grandes e exigem grande espaço físico. Além disso, são necessários vários aparelhos para que se complete um programa de fortalecimento de todas as regiões do corpo. Neste sentido, os aparelhos de múltiplas estações se tornam opções interessantes para serem utilizados em clínicas, pois permitem ampla variedade de exercícios e economizam espaço físico[17].

A seleção de equipamentos terapêuticos pode constituir recurso motivacional para o paciente, que se sente desafiado durante a realização dos exercícios e satisfeito com a possibilidade de utilizar equipamentos presentes em academias regulares. Entretanto, a acessibilidade e a segurança na utilização dos mesmos devem ser garantidas, principalmente ao se tratar de crianças e indivíduos com dificuldades de locomoção. Para tais, podem ser necessários ajustes nos assentos e encostos dos equipamentos, uso de barras adicionais para suporte, velcros e faixas para posicionar os membros, caixas e pranchas para auxiliar a transferência, além de espaço suficiente para garantir a mobilidade no ambiente físico. Os equipamentos para treinamento de força, apesar de muito seguros, podem se tornar potencialmente perigosos se mal operados. É necessário checar o estado de conservação de todas as peças antes de iniciar o exercício com o paciente, como cabos, correias, polias e almofadas[17]. O terapeuta deve ajustar o equipamento ao tamanho da criança e, no caso de não ser possível realizar o ajuste adequado de altura do assento, regulagem de cintos de segurança, inclinação do encosto e, principalmente, da carga a ser trabalhada, é mais prudente não utilizar aquele equipamento.

Elaboração do programa de treinamento

O terapeuta que deseja iniciar um programa de exercícios resistidos para fortalecimento muscular associado ao trabalho de condicionamento físico para indivíduos com PC deve primeiro certificar-se de que não há nenhum risco para o paciente, sendo importante e realização de um *check-up* clínico e a liberação médica para realização de esforço.

Acredita-se que o aumento da força e potência musculares, da resistência à fadiga e do condicionamento físico resulte diretamente em melhora na mobilidade, na funcionalidade e na habilidade de participação na sociedade. Entretanto, esta relação entre o nível de estrutura e função do corpo e o nível de atividade e participação parece não ser tão simples e direta, como o próprio modelo da CIF já antecipa. Os outros fatores, contextuais e pessoais, e as próprias limitações provenientes da disfunção motora na PC tornam essa relação mais complexa, deste modo a realização de exercícios específicos, assim como o treino de atividades-alvo e a programação de adaptações para facilitar o desempenho da mobilidade, deve ser considerada no programa terapêutico [8].

Fortalecimento associado ao condicionamento físico

A estruturação de um programa que associa fortalecimento muscular e condicionamento físico pode seguir recomendações gerais oferecidas pela Sociedade Canadense de Fisiologia do Exercício[5], Academia Americana de Pediatria[4] e Escola Americana de Medicina do Esporte (ACSM)[14,15]. Estas entidades sugerem que o programa de exercícios deve ser simples e de fácil execução, podendo ser realizado individualmente ou em pequenos grupos. No início, é melhor introduzir exercícios mais simples, pois um alto nível de frustração nesta fase pode levar o participante a desistir do programa. Nos primeiros 10 a 15 minutos da atividade, recomenda-se exercício aeróbico leve para aquecimento, utilizando a esteira, bicicleta ou cicloergômetro de braço para crianças que não deambulam. Na fase inicial, a intensidade aeróbica recomendada é de 50% a 65% da frequência cardíaca máxima prevista para a idade (calculada pela fórmula: $FCmáx_{prevista} = 220 - idade$). Após o exercício aeróbico, a ACSM recomenda a realização de exercícios de alongamento, de três a cinco repetições por 15 a 20 segundos para os membros superiores e inferiores. Em seguida, é realizado o treinamento de força, de acordo com a programação estabelecida para cada indivíduo, na frequência mínima de duas vezes por semana. Ao final, deve-se realizar fase de resfriamento com atividades menos intensas e alongamentos estáticos[15].

Fortalecimento muscular

Ao propor um programa de fortalecimento muscular para crianças ou adolescentes com PC, o terapeuta deve levar em consideração todas as alterações presentes no sistema neuromusculoesquelético do paciente, adequando os exercícios e atividades propostas à idade e ao grau de funcionalidade do paciente e proporcionando um ambiente lúdico e agradável. O terapeuta deve selecionar exercícios que fortaleçam as musculaturas que apresentam fraqueza naquele indivíduo, e ficar atento aos sinais de fadiga muscular, uma vez que não há um consenso definitivo em relação ao número de exercícios que deve ser realizado por sessão. Durante os exercícios, é importante que o indivíduo com PC consiga realizar os movimentos de maneira controlada, de acordo com a velocidade, direção e amplitude planejadas pelo terapeuta, tendo cuidado de evitar movimentos bruscos e possíveis estiramentos musculares e lesões. O posicionamento correto durante os exercícios e a manutenção do alinhamento biomecânico durante o fortalecimento muscular tornam-se cuidados essenciais de um programa de treinamento. A realização de exercícios em posturas indesejáveis, adotadas pelo paciente, apenas irá reforçar o padrão de uso daqueles grupos musculares nessas posturas. Os padrões compensatórios podem ser exacerbados devido à necessidade de se recrutar mais músculos para gerar grande quantidade de força. Em virtude da fraqueza, as compensações e substituições de movimentos são recorrentes e mais pronunciadas ao se submeter o músculo à sobrecarga. A tendência da criança será a de utilizar o músculo mais forte para realizar o exercício, e muitas vezes o músculo-alvo não estará sequer sendo trabalhado. Exemplos práticos podem ser vistos nos exercícios de agachamento, durante os quais a predominância dos adutores e a fraqueza dos rotadores externos e abdutores do quadril, associadas à fraqueza do quadríceps, favorecem o movimento de rotação interna e adução do quadril. O mesmo quadríceps fraco resulta em compensações como elevação da pelve ipsolateral, flexão do quadril e inclinação posterior do tronco em exercícios de extensão de joelho em cadeia aberta com resistência de caneleiras, realizado na postura assentada. Para prevenir estas estratégias, sugerimos que o terapeuta inicie o fortalecimento com cargas leves, até que o paciente aprenda a realizar o movimento sem compensações. O terapeuta deve monitorar o posicionamento e os movimentos do paciente durante toda a atividade e deve ser capaz de determinar posicionamentos e exercícios que fortaleçam os músculos desejados. Se necessário, consulte Kisner e Colby (2004) para sugestões de posicionamentos.

Para um programa genérico de treino de força muscular, a Academia Americana de Pediatria[4] aconselha alguns parâmetros para se estabelecer um programa de exercícios progressivos resistidos em crianças e adolescentes com desenvolvimento típico. Sugerimos que as mesmas recomendações sejam seguidas para indivíduos com PC. No início do programa de fortalecimento muscular, devem-se selecionar exercícios de baixa carga (sugerimos de 40% a 50% de 1 RM) para que ocorra o aprendizado do movimento do exercício. Um número de uma a duas séries de oito a 15 repetições é recomendado[4], e à medida que o indivíduo conseguir realizar as 15 repetições sem apresentar compensações ou grande esforço, a carga deve ser incrementada de forma gradual. O treinamento deve ser constituído de sessões realizadas na frequência de duas a três vezes por semana, com duração mínima de 20 a 30 minutos[4].

Para um programa individualizado, a escolha dos parâmetros depende da avaliação prévia. Exercícios isométricos podem ser usados para ganho de força, porém exercícios isotônicos, em que uma repetição corresponde a uma fase concêntrica e uma excêntrica, são mais funcionais e devem ser priorizados. A carga, ou intensidade, do exercício pode ser determinada após a avaliação da RM (uma ou mais RMs, de acordo com o objetivo do terapeuta). Por exemplo, a carga escolhida para um exercício pode ser uma porcentagem de 1 RM. Pode ser também uma porcentagem de 10 RM, ou seja, uma porcentagem da carga máxima suportada pelo paciente em 10 repetições do exercício. Quando limitações cognitivas ou motoras impossibilitam a determinação de RMs, a carga escolhida pode ser determinada de forma mais subjetiva, desde que represente esforço para o paciente, com o mínimo risco de lesões e acidentes. O número de repetições de cada série e o número de séries também dependem dos objetivos do terapeuta, sendo que um número menor prioriza ganhos de força (o paciente consegue suportar maiores cargas) com pouca ou sem hipertrofia, um número intermediário prioriza ganho de força e resistência com hipertrofia e um número maior prioriza ganho de resistência muscular. A duração dos intervalos de descanso entre séries também depende dos objetivos quanto à priorização do ganho de resistência muscular, sendo que quanto menor a duração do intervalo, mais prioriza-se o ganho de resistência. A velocidade do movimento, geralmente medida como a duração da realização do movimento, é escolhida para priorizar maiores ou menores ganhos de potência muscular, sendo que quanto maior a velocidade, maior o ganho de potência. A frequência dos exercícios, geralmente medida como a quantidade de sessões de fortalecimento por semana, deve permitir que as adaptações musculares ocorram durante períodos de descanso entre sessões[14]. A Escola Americana de Medicina Esportiva (ACSM) possui consensos, baseados em evidências científicas, para parâmetros de programas de fortalecimento muscular[14,15]. O consenso para indivíduos com PC é ainda genérico, com poucas informações sobre parâmetros a serem utilizados no programa de fortalecimento, possivelmente pela falta de evidências específicas sobre os mesmos[15]. A ACSM oferece diretrizes direcionadas para indivíduos adultos saudáveis, com detalhamento dos parâmetros do programa, de acordo com o objetivo do exercício[14]. Sugerimos que parâmetros para indivíduos saudáveis inexperientes sejam utilizados para indivíduos com PC, sendo que as cargas podem ser ajustadas de acordo com a capacidade do paciente. Estes aspectos são sumarizados no Quadro 11.2.

Para progressão dos exercícios deve-se aumentar, gradualmente, a carga do exercício para ganho de força, o número de repetições para ganho de resistência e a velocidade e carga para o ganho de potência. O aumento nesses parâmetros deve ser realizado quando o paciente apresentar ganhos perceptíveis. Por exemplo, para exercícios voltados para ganhos de força e potência, a carga pode ser aumentada em 2% a 8% quando o paciente consegue realizar, com maior facilidade, duas repetições a mais que o número preestabelecido[14]. Nesse caso, o número de repetições volta ao preestabelecido, com a carga aumentada. A progressão de exercícios voltados para o ganho de resistência é constituída pelo aumento do número de repetições, quando o paciente não relata cansaço muscular após realizar cada série ou grupo de séries.

Considerando o princípio de especificidade, os parâmetros apresentados podem ser aplicados para ganhos em amplitudes articulares específicas (comprimentos musculares específicos), de acordo com os déficits encontrados na avaliação. Exercícios em cadeia aberta ou fechada também podem ser realiza-

Quadro 11.2. Parâmetros recomendados pela Escola Americana de Medicina Esportiva para indivíduos com paralisia cerebral, associados a parâmetros recomendados para indivíduos saudáveis inexperientes

Objetivo	Carga	Repetições	Intervalos	Séries	Velocidade das fases CON e EXC*	Frequência (por semana)
Força/hipertrofia	60% a 70% de 1 RM	8 a 12	2 a 3 minutos	1 a 3	1 a 2 segundos	2 a 3
Resistência	40% a 60% de 1 RM	10 a 15	Menos de 1 minuto	O máximo possível	2 a 5 segundos	2 a 3
Potência	Até 60% de 1 RM	3 a 6	1 a 3 minutos	1 a 3	A máxima possível	2 a 3

CON: concêntrica; EXC: excêntrica.
*Velocidade medida como o tempo para realizar cada fase (concêntrica e excêntrica) do ciclo do exercício.

dos, utilizando-se os mesmos parâmetros, de acordo com a tarefa a ser trabalhada com o paciente.

Condicionamento físico

Para um programa com o objetivo de melhora do condicionamento físico, a ACSM sugere que o treino aeróbico seja priorizado, com duração de 20 a 40 minutos por sessão, durante 3 a 5 dias por semana. A intensidade recomendada é de 40% a 85% do pico de VO_2 ou de FC de reserva (FC máxima – FC repouso)[15], dependendo do nível de condicionamento do paciente e do tempo de exercício[19]. Indivíduos muito descondicionados podem iniciar o programa com três períodos de 5 minutos de exercício intervalados ao longo do dia[19]. Pacientes deambuladores podem optar por caminhada ao ar livre, esteira, bicicleta ergométrica, entre outros. Indivíduos cadeirantes ou que não apresentam um nível de condicionamento mínimo para realização deste programa podem fazer uso do ergômetro de braços, mantendo os mesmos parâmetros descritos anteriormente[15].

Considerações especiais

A manobra de Valsalva é um fenômeno que pode ocorrer durante a realização de um esforço físico. Esta manobra consiste em uma inspiração profunda seguida de um fechamento da glote e contração dos músculos abdominais realizando uma expiração forçada[19] e leva ao aumento das pressões intratorácica e abdominal, diminuindo o retorno venoso para o coração, com consequente queda momentânea da pressão arterial e elevação da frequência cardíaca compensatoriamente. Logo após o término do esforço, há elevação súbita da pressão arterial, gerando sobrecarga cardíaca[19]. Esta sobrecarga pode representar um risco potencial nas crianças com PC que possuem alterações ou malformações cardiovasculares. A manobra de Valsalva pode ser evitada com condutas simples, como pedir à criança que conte o número do exercício ou o tempo que irá sustentar a contração, ou ainda associar a fase de maior esforço à realização de exercícios expiratórios, como soprar um apito ou um balão.

Indivíduos com PC podem apresentar maiores índices de fadiga muscular devido a diversos mecanismos fisiológicos, como menor eficiência respiratória[50] e redução do retorno venoso causada pelo tônus muscular alto e a consequente inibição da depuração do lactato muscular durante o exercício[51]. Tal fato deve ser levado em consideração ao se programar uma sessão de exercícios resistidos para indivíduos com PC, sendo essencial iniciar com cargas baixas e monitorar constantemente o paciente para evitar o surgimento de fadiga muscular.

A criança ou adolescente que estiver iniciando um programa de fortalecimento pode reclamar de dores musculares nas duas primeiras semanas. A dor pode ocorrer durante ou logo após o exercício muito intenso, devido à fadiga muscular, ou tardiamente, surgindo de 12 a 24 horas após a realização do esforço. A dor muscular tardia geralmente se intensifica em um período de 24 a 48 horas após o término do exercício, desaparecendo completamente em até 7 dias.

Um problema comum entre pessoas que se exercitam regularmente é o excesso de treinamento (*overtraining*), que ocorre quando o volume e a intensidade do exercício são superiores à capacidade de recuperação, predispondo à ocorrência de lesões musculoesqueléticas[11]. Devido à alta incidência de inatividade e presença de alterações secundárias no sistema musculoesquelético (i.e., espasticidade, contraturas), indivíduos com PC podem ser mais suscetíveis a lesões por sobrecarga que a população geral.

CASO CLÍNICO

GRL, de 2 anos e 9 meses de idade, com PC diplégica espástica, GMFCS nível II, iniciou tratamento fisioterapêutico há 6 meses. As queixas da família se relacionavam com a melhora da qualidade da marcha e equilíbrio de pé.

Avaliação

Fatores contextuais

A criança utilizava órteses suropodálicas articuladas bilateralmente.

Nível de atividade e participação

A marcha independente era realizada com grande instabilidade e quedas frequentes. A criança necessitava apoiar-se com os membros superiores para realizar qualquer transição de postura e não era capaz de manter-se na postura de pé sem apoio. Nestas situações utilizava a estratégia de sentar-se ou segurar na parede/mobília para liberar os membros superiores para brincar (Fig. 11.8). A criança não era capaz de correr e era carregada ou segurada pela mão em ambiente externo.

O uso de órteses possibilitava discreta melhora da estabilidade na marcha.

A criança não frequentava a escola, pois os pais desejavam que ela obtivesse maior estabilidade durante atividades de mobilidade, com menor risco de quedas para, então, realizarem a matrícula.

Foi utilizado o teste padronizado Gross Motor Function Measure – GMFM-66, como medida objetiva da função motora grossa, com escore de 54,91 pontos (ver Capítulo 2).

Nível de estrutura e função do corpo

A criança utilizava o sentar em W como postura preferencial para brincar. Os movimentos de extensão e rotação do tronco não eram executados ativamente durante a mobilidade espontânea da criança; entretanto, não foram verificadas restrições da mobilidade durante o movimento passivo.

A avaliação postural identificou posicionamento das escápulas em abdução e inclinação superior, elevação e rotação interna dos ombros, flexão do tronco, postura da pelve em retroversão, flexão/adução dos quadris e flexão de joelhos aumentada (Fig. 11.8).

O padrão de marcha se caracterizava por aumento da flexão e adução dos quadris, flexão dos joelhos e equinismo bilateral. O uso de órteses favorecia o apoio plantígrado dos pés, mas não interferia no alinhamento dos quadris e joelhos (Fig. 11.9).

A avaliação das amplitudes de movimento demonstrou ADM de –20 graus para o músculo

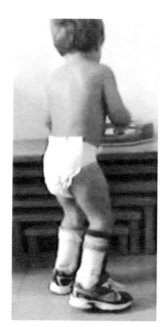

Fig. 11.8. Postura de pé em período pré-intervenção.

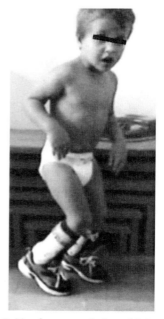

Fig. 11.9. Marcha em período pré-intervenção.

iliopsoas, verificado pelo teste de Thomas (valor de referência [VR] de –15 a 0 graus), abdução do quadril, medida com os joelhos estendidos de 40 graus à D e 30 graus à E (VR = 45 graus), encurtamento dos isquiotibiais, avaliado pela medida do ângulo poplíteo, com o quadril a 90 graus de flexão de –30 graus à D e –40 graus à E (VR = –30 a 0 graus) e dos flexores plantares, medida com os joelhos em extensão de –10 graus à D e –10 graus à E (VR = 0 – 20 graus).

A criança não era capaz de realizar movimentos seletivos com os membros inferiores, como estender o joelho quando solicitada, ou estender o quadril quando posicionada de pé. Esta incapacidade impossibilitou a avaliação de RMs e dificultou a realização do teste muscular manual, que apresentou escore de 3+/5 à D e 3/5 à E para os extensores dos joelhos e 3/5 à D e 2/5 à E para os extensores dos quadris. Quando solicitada a manter a contração isométrica dos extensores do tronco na postura sentada e em prono, a criança apresentava dificuldade em sustentar o movimento, sugerindo baixa resistência muscular dos extensores espinhais.

Tratamento fisioterapêutico

A partir dos dados da avaliação foi priorizado o trabalho de fortalecimento muscular dos extensores do tronco, extensores e abdutores dos quadris e extensores dos joelhos.

Exercícios para ganho de resistência muscular dos extensores do tronco e quadril foram realizados em três séries, nas quais a contração isométrica era mantida pelo tempo máximo suportado pela criança (Fig. 11.10). Exercícios isométricos foram escolhidos devido à dificuldade apresentada pelo paciente de realizar movimentos isolados, impossibilitando a realização de exercícios isotônicos com grande número de repetições para ganho de resistência muscular. Exercícios na postura de pé para aumento da resistência muscular dos extensores e abdutores do quadril e extensores do joelho foram realizados a partir da sustentação da contração isométrica, enquanto o alinhamento da pelve e do tronco era mantido pela criança durante atividades com os membros superiores (Fig. 11.11).

Estratégias para possibilitar o aprendizado da realização de movimentos seletivos de extensão e abdução do quadril foram realizadas a partir de exer-

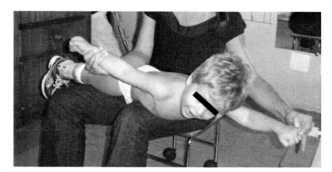

Fig. 11.10. A criança deve sustentar a extensão ativa do pescoço e tronco e manter os quadris em extensão e abdução.

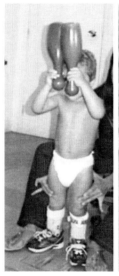 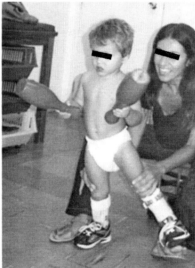

Fig. 11.11. A criança deve manter o alinhamento em extensão, abdução e rotação externa dos quadris e extensão dos joelhos. O alinhamento do tronco com ativação dos extensores espinhais e abdominais é favorecido durante movimentos com os membros superiores. Objetos mais pesados podem ser utilizados como progressão dessa atividade.

cícios ativos assistidos de três séries de 10 repetições (Fig. 11.12).

O fortalecimento muscular dos extensores do joelho e quadris na amplitude terminal de movimento e com baixa carga também foi priorizado. Este trabalho possibilitou a capacidade de realização de movimentos seletivos ainda não incorporados ao repertório motor da criança (Figs. 11.13 e 11.14).

A esteira foi utilizada para favorecer a realização do treino de marcha em situação dinâmica, enquanto os aspectos qualitativos do padrão motor eram trabalhados (Fig. 11.15).

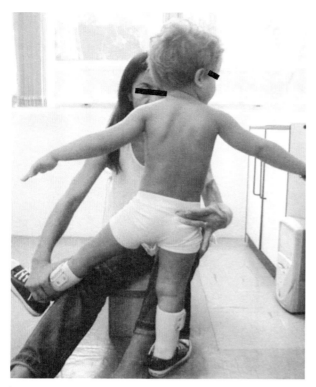

Fig. 11.12. A criança deve abduzir o quadril esquerdo, mantendo a extensão do quadril e joelho contralateral e o alinhamento da pelve e tronco.

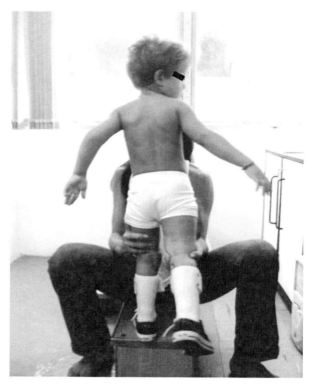

Fig. 11.14. A criança deve subir o degrau até que o joelho e o quadril estejam em completa extensão. Ela é estimulada para que perceba os aspectos qualitativos do movimento enquanto realiza a atividade

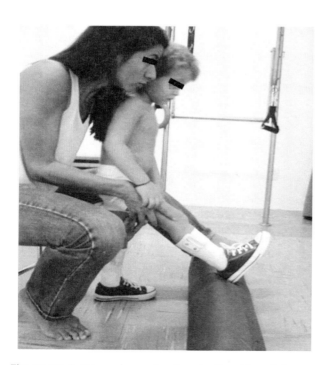

Fig. 11.13. A criança deve estender o joelho até a máxima ADM. A mesma é estimulada a manter a atenção enquanto realiza o movimento seletivo.

Orientações sistematizadas, dirigidas aos cuidadores da criança, para a realização de alongamentos diários dos músculos flexores e adutores do quadril, flexores dos joelhos e flexores plantares, foram utilizadas no processo terapêutico. Esses procedimentos estão detalhados no Capítulo 12.

Resultados após seis meses de intervenção

Fatores contextuais

À medida que a criança tornou-se capaz de manter a postura de pé com maior estabilidade e melhorou a capacidade de estender e abduzir ativamente os quadris, sugerimos a modificação do modelo de órtese suropodálica articulada para rígida. Esta estratégia só foi possível após 3 meses de tratamento, a partir da melhora dos componentes descritos. A prescrição da órtese suropodálica rígida, neste caso, teve como objetivo favorecer o movimento posterior da tíbia e gerar maior demanda de força muscular para glúteos e extensores do tronco, aprimorando a qualidade da postura de pé e marcha.

bros superiores, liberando os MMSS para brincar, e as posturas sentadas no chão foram utilizadas com menor frequência. Além disso, adquiriu habilidades como agachar e levantar, manter-se em um pé só, chutar bola e correr. Esta melhora de desempenho proporcionou segurança para que os pais matriculassem a criança na escola, modificando seu nível de participação social.

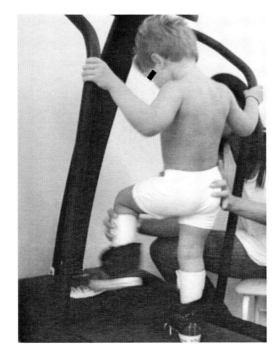

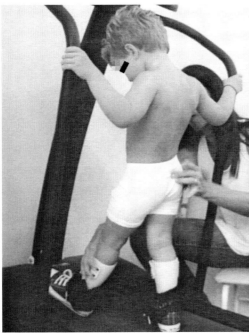

Fig. 11.15. O treino de marcha na esteira foi trabalhado utilizando caneleiras de peso para gerar maior demanda de força global para os membros inferiores, enquanto os aspectos qualitativos da marcha eram abordados pela facilitação da terapeuta.

Nível de atividade e participação

Foi verificada melhora da marcha, postura de pé e transições (Fig. 11.16). A criança tornou-se capaz de manter a postura de pé sem apoio dos mem-

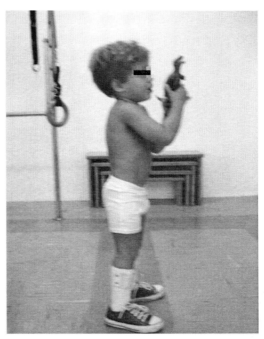

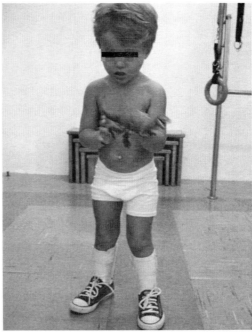

Fig. 11.16. Postura de pé em período pós-intervenção.

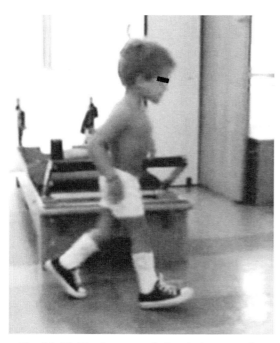

Fig. 11.17. Marcha em período pós-intervenção.

Foi realizado o teste padronizado Gross Motor Function Measure, aos 3 e 6 meses após a intervenção, com escore de 60,09 e 61,51, respectivamente, demonstrando melhora clinicamente identificada após as duas etapas de intervenção em relação à primeira avaliação (Fig. 11.17).

Nível de estrutura e função do corpo

Foi verificada melhora no alinhamento e mobilidade do tronco durante a postura de pé e transições (Fig. 11.16).

Durante a fase de apoio da marcha foram observadas maiores extensão e abdução dos quadris e extensão dos joelhos, a criança iniciou o choque do calcanhar durante a fase de apoio inicial e aumentou o tamanho do passo (Fig. 11.17).

Houve melhora do comprimento muscular dos músculos ileopsoas e adutores, chegando aos valores normativos. A amplitude de movimento dos músculos isquiotibiais foi de –20 graus à D e –30 graus à E, com melhora de 10 graus. Os músculos flexores plantares apresentaram ADM de +5 graus à D, com ganho de 15 graus na ADM e 0 grau à E, com melhora de 10 graus.

Apesar do aprimoramento na capacidade em realizar movimentos seletivos com os MMII, não foi verificada mudança no teste muscular manual.

REFERÊNCIAS

1. Darrah J, Fan JSW, Chen LC, Nunweiler J, Watkins B. Review of the effects of progressive resisted muscle strengthening in children with cerebral palsy: A clinical consensus exercise. Pediatr Phys Ther 1997; 9:12-7.
2. Damiano DL, Quinlivan J, Owen BF, Shaffrey M, Abel MF. Spasticity versus strength in cerebral palsy: relationships among involuntary resistance, voluntary torque, and motor function. Eur J Neurol 2001; 8(Suppl 5):40-9.
3. Bobath B. Motor development, its effect on general development and application to the treatment of cerebral palsy. Physiother 1971; 57:526-32.
4. American Academy of Pediatrics. Strength training by children and adolescents. Pediatrics 2001; 107(6):1470-1.
5. Behm DG, Faigenbaum AD, Falk B, Klentrou P. Canadian Society for Exercise Physiology position paper: resistance training in children and adolescents. Appl Physiol Nutr Metab 2008; 33(3):547-61.
6. Prentice WE. Técnicas de reabilitação em medicina esportiva. 3 ed. Baueri: Manole, 2002.
7. Blundell SW, Shepherd RB, Dean CM, Adams RD, Cahill BM. Functional strength training in cerebral palsy: a pilot study of a group circuit training class for children aged 4-8 years. Clin Rehabil 2003; 17(1):48-57.
8. Dodd KJ, Taylor NF, Damiano DL. A systematic review of the effectiveness of strength-training programs for people with cerebral palsy. Arch Phys Med Rehabil 2002; 83(8):1.157-64.
9. Damiano DL, Dodd K, Taylor NF. Should we be testing and training muscle strength in cerebral palsy? Dev Med Child Neurol 2002; 44(1):68-72.
10. Olney SJ, MacPhail HE, Hedden DM, Boyce WF. Work and power in hemiplegic cerebral palsy gait. Phys Ther 1990; 70(7):431-8.
11. Rimmer JH. Physical fitness levels of persons with cerebral palsy. Dev Med Child Neurol 2001; 43(3):208-12.
12. Verschuren O, Ketelaar M, Takken T, Helders PJ, Gorter JW. Exercise programs for children with cerebral palsy: a systematic review of the literature. Am J Phys Med Rehabil 2008; 87(5):404-17.
13. Organização Mundial de Saúde. Classificação Internacional de Funcionalidade, Incapacidade e Saúde. São Paulo: Edusp, 2001.
14. American College of Sports Medicine position stand. Progression models in resistance training for healthy adults. Med Sci Sports Exerc 2009; 41(3):687-708.
15. American College of Sports Medicine. ACSM's Exercise management for persons with chronic diseases and disabilities. 2 ed. Champaign, IL: Human Kinetics, 2003.
16. Mueller MJ, Maluf KS. Tissue adaptation to physical stress: a proposed "Physical Stress Theory" to guide physical therapist practice, education, and research. Phys Ther 2002; 82(4):383-403.
17. Fleck SJ, Kraemer WJ. Fundamentos do treinamento de força muscular. 3 ed. Porto Alegre: ARTMED, 2006.
18. Hamil J, Knutzen KM. Bases biomecânicas do movimento humano. 2 ed. São Paulo: Manole, 2008.

19. Kisner C, Colby LA. Exercícios terapêuticos – fundamentos e técnicas. 4 ed. São Paulo: Manole, 2004.
20. O'Sullivan SB, Schmitz TJ. Fisioterapia – avaliação e tratamento. 4 ed. São Paulo: Manole, 2003.
21. Zajac FE. Muscle and tendon: properties, models, scaling, and application to biomechanics and motor control. Crit Rev Biomed Eng 1989; 17(4):359-411.
22. Khan KM, Scott A. Mechanotherapy: how physical therapists' prescription of exercise promotes tissue repair. Br J Sports Med 2009; 43(4):247-52.
23. Vaz DV, Bricio RS, Aquino CF, Viana SO, Mancini MC, Fonseca ST. Alterações musculares em indivíduos com lesão do neurônio motor superior. Fisioterapia e Pesquisa 2006; 13(2):71-82.
24. Mcardle WD, Katch FI, Katch VL. Fisiologia do Exercício. Energia, nutrição e desempenho humano. 6 ed. Rio de Janeiro: Guanabara Koogan, 2008.
25. Gage JR. The treatment of gait problems in cerebral palsy. London: Mac Keith Press, 2004.
26. Rose J, McGill KC. Neuromuscular activation and motor-unit firing characteristics in cerebral palsy. Dev Med Child Neurol 2005; 47(5):329-36.
27. Damiano DL, Martellotta TL, Sullivan DJ, Granata KP, Abel MF. Muscle force production and functional performance in spastic cerebral palsy: relationship of cocontraction. Arch Phys Med Rehabil 2000; 81(7):895-900.
28. McNair PJ, Marshall RN, Maguire K. Swelling of the knee joint: effects of exercise on quadriceps muscle strength. Arch Phys Med Rehabil 1996; 77(9):896-9.
29. Farina D, Rendt-Nielsen L, Graven-Nielsen T. Experimental muscle pain decreases voluntary EMG activity but does not affect the muscle potential evoked by transcutaneous electrical stimulation. Clin Neurophysiol 2005; 116(7):1.558-65.
30. Macedo LG, Latimer J, Maher CG, Hodges PW, Nicholas M, Tonkin L et al. Motor control or graded activity exercises for chronic low back pain? A randomised controlled trial. BMC Musculoskelet Disord 2008; 9:65.
31. Comerford MJ, Mottram SL. Functional stability re-training: principles and strategies for managing mechanical dysfunction. Man Ther 2001 Feb; 6(1):3-14.
32. Tsao H, Hodges PW. Immediate changes in feedforward postural adjustments following voluntary motor training. Exp Brain Res 2007; 181(4):537-46.
33. Graham HK, Selber P. Musculoskeletal aspects of cerebral palsy. J Bone Joint Surg Br 2003; 85-B(2):157-66.
34. Vaz DV, Cotta MM, Fonseca ST, Vieira DS, Melo Pertence AE. Muscle stiffness and strength and their relation to hand function in children with hemiplegic cerebral palsy. Dev Med Child Neurol 2006; 48(9):728-33.
35. Aquino CF, Fonseca ST, Goncalves GG, Silva PL, Ocarino JM, Mancini MC. Stretching versus strength training in lengthened position in subjects with tight hamstring muscles: a randomized controlled trial. Man Ther 2010; 15(1):26-31.
36. Sahrmann SA. Diagnóstico e tratamento das síndromes de disfunção motora. São Paulo: Livraria Santos Editora, 2005.
37. Tardieu C, Tabary JC, Tabary C, Tardieu G. Adaptation of connective tissue length to immobilization in the lengthened and shortened positions in cat soleus muscle. J Physiol (Paris) 1982; 78(2):214-20.
38. Ocarino JM, Fonseca ST, Silva PL, Mancini MC, Goncalves GG. Alterations of stiffness and resting position of the elbow joint following flexors resistance training. Man Ther 2008; 13(5):411-8.
39. Lindstedt SL, Reich TE, Keim P, LaStayo PC. Do muscles function as adaptable locomotor springs? J Exp Biol 2002; 205(Pt 15):2.211-6.
40. Fonseca ST, Holt KG, Fetters L, Saltzman E. Dynamic resources used in ambulation by children with spastic hemiplegic cerebral palsy: relationship to kinematics, energetics, and asymmetries. Phys Ther 2004; 84(4):344-54.
41. Gage JR. Diplegia and quadriplegia. In: Gage JR (ed.) Gait analysis in cerebral palsy. London: MacKeith Press, 1991: 151-72.
42. Senaran H, Holden C, Dabney KW, Miller F. Anterior knee pain in children with cerebral palsy. J Pediatr Orthop 2007; 27(1):12-6.
43. Gage JR, Novacheck TF. An update on the treatment of gait problems in cerebral palsy. J Pediatr Orthop B 2001; 10(4):265-74.
44. Arnold AS, Komattu AV, Delp SL. Internal rotation gait: a compensatory mechanism to restore abduction capacity decreased by bone deformity. Dev Med Child Neurol 1997; 39(1):40-4.
45. Tiberio D. The effect of excessive subtalar joint pronation on patellofemoral mechanics: a theoretical model. J Orthop Sports Phys Ther 1987; 9(4):160-5.
46. Donatelli RA. Abnormal biomechanics of the foot and ankle. J Orthop Sports Phys Ther 1987; 9(1):11-6.
47. Souza TR, Pinto RZ, Trede RG, Kirkwood RN, Pertence AE, Fonseca ST. Late rearfoot eversion and lower-limb internal rotation caused by changes in the interaction between forefoot and support surface. J Am Podiatr Med Assoc 2009; 99(6):503-11.
48. Zafiropoulos G, Prasad KS, Kouboura T, Danis G. Flat foot and femoral anteversion in children – a prospective study. Foot (Edinb) 2009; 19(1):50-4.
49. Ada L, Dorsch S, Canning CG. Strengthening interventions increase strength and improve activity after stroke: a systematic review. Aust J Physiother 2006; 52(4):241-8.
50. Hoofwijk M, Unnithan VB, Bar-Or O. Maximal treadmill performance of children with cerebral palsy. Pediatric Exercise Science 1995; 7:305-13.
51. Lundberg A. Maximal aerobic capacity of young people with spastic cerebral palsy. Dev Med Child Neurol 1978; 20:205-10.
52. Campbell J, Ball J. Energetics of walking in cerebral palsy. Orthop Clin North Am 1978; 9(2):374-7.
53. Unnithan VB, Dowling JJ, Frost G, Bar-Or O. Role of cocontraction in the O_2 cost of walking in children with cerebral palsy. Med Sci Sports Exerc 1996; 28(12):1.498-504.
54. Pinto TPS. Predizendo a velocidade de marcha em crianças com paralisia cerebral hemiplégica espástica: uso de recursos dinâmicos. [Dissertação]. Belo Horizonte: Universidade Federal de Minas Gerais, 2009.

55. Unnithan VB, Clifford C, Bar-Or O. Evaluation by exercise testing of the child with cerebral palsy. Sports Med 1998; 26(4):239-51.
56. Taylor NF, Dodd KJ, Damiano DL. Progressive resistance exercise in physical therapy: a summary of systematic reviews. Phys Ther 2005; 85(11):1.208-23.
57. Damiano DL, Abel MF. Functional outcomes of strength training in spastic cerebral palsy. Arch Phys Med Rehabil 1998; 79(2):119-25.
58. Damiano DL, Vaughan CL, Abel MF. Muscle response to heavy resistance exercise in children with spastic cerebral palsy. Dev Med Child Neurol 1995; 37(8):731-9.
59. Dodd KJ, Taylor NF, Graham HK. A randomized clinical trial of strength training in young people with cerebral palsy. Dev Med Child Neurol 2003; 45(10):652-7.
60. Andersson C, Grooten W, Hellsten M, Kaping K, Mattsson E. Adults with cerebral palsy: walking ability after progressive strength training. Dev Med Child Neurol 2003; 45(4):220-8.
61. Morton JF, Brownlee M, McFadyen AK. The effects of progressive resistance training for children with cerebral palsy. Clin Rehabil 2005; 19(3):283-9.
62. MacPhail HE, Kramer JF. Effect of isokinetic strength-training on functional ability and walking efficiency in adolescents with cerebral palsy. Dev Med Child Neurol 1995; 37(9):763-75.
63. Damiano DL, Kelly LE, Vaughn CL. Effects of quadriceps femoris muscle strengthening on crouch gait in children with spastic diplegia. Phys Ther 1995; 75(8):658-67.
64. Darrah J, Wessel J, Nearingburg P, O'Connor M. Evaluation of a community fitness program for adolescents with cerebral palsy. Pediatr Phys Ther 1999; 11:18-23.
65. Taylor NF, Dodd KJ, Larkin H. Adults with cerebral palsy benefit from participating in a strength training programme at a community gymnasium. Disabil Rehabil 2004; 26(19):1.128-34.
66. Patikas D, Wolf SI, Mund K, Armbrust P, Schuster W, Doderlein L. Effects of a postoperative strength-training program on the walking ability of children with cerebral palsy: a randomized controlled trial. Arch Phys Med Rehabil 2006; 87(5):619-26.
67. Eagleton M, Iams A, McDowell J, Morrison R, Evans CL. The effects of strength training on gait in adolescents with cerebral palsy. Pediatr Phys Ther 2004; 16(1):22-30.
68. Liao HF, Liu YC, Liu WY, Lin YT. Effectiveness of loaded sit-to-stand resistance exercise for children with mild spastic diplegia: a randomized clinical trial. Arch Phys Med Rehabil 2007; 88(1):25-31.
69. Dodd KJ, Taylor NF, Graham HK. Strength training can have unexpected effects on the self-concept of children with cerebral palsy. Pediatr Phys Ther 2004; 16(2):99-105.
70. Verschuren O, Ketelaar M, Gorter JW, Helders PJ, Uiterwaal CS, Takken T. Exercise training program in children and adolescents with cerebral palsy: a randomized controlled trial. Arch Pediatr Adolesc Med 2007; 161(11):1.075-81.
71. Unger M, Faure M, Frieg A. Strength training in adolescent learners with cerebral palsy: a randomized controlled trial. Clin Rehabil 2006; 20(6):469-77.
72. McBurney H, Taylor NF, Dodd KJ, Graham HK. A qualitative analysis of the benefits of strength training for young people with cerebral palsy. Dev Med Child Neurol 2003; 45(10):658-63.
73. Allen J, Dodd KJ, Taylor NF, McBurney H, Larkin H. Strength training can be enjoyable and beneficial for adults with cerebral palsy. Disabil Rehabil 2004; 26(19):1121-7.
74. Wiley ME, Damiano DL. Lower-extremity strength profiles in spastic cerebral palsy. Dev Med Child Neurol 1998; 40(2):100-7.
75. Corry IS, Duffy CM, Cosgrave AP, Graham HK. Measurement of oxygen consumption in disabled children by the Cosmed K2 portable telemetry system. Dev Med Child Neurol 1996; 38(7):585-93.
76. Goh HT, Thompson M, Huang WB, Schafer S. Relationships among measures of knee musculoskeletal impairments, gross motor function, and walking efficiency in children with cerebral palsy. Pediatr Phys Ther 2006; 18(4):253-61.
77. Rose J, Gamble JG, Burgos A, Medeiros J, Haskell WL. Energy expenditure index of walking for normal children and for children with cerebral palsy. Dev Med Child Neurol. 1990 Apr;32(4):333-40.
78. Schlough K, Nawoczenski D, Case LE, Nolan K, Wigglesworth JK. The effects of aerobic exercise on endurance, strength, function and self-perception in adolescents with spastic cerebral palsy: a report of three case studies. Pediatr Phys Ther 2005; 17(4):234-50.
79. Provost B, Dieruf K, Burtner PA, Phillips JP, Bernitsky-Beddingfield A, Sullivan KJ et al. Endurance and gait in children with cerebral palsy after intensive body weight-supported treadmill training. Pediatr Phys Ther 2007; 19(1):2-10.
80. Keefer DJ, Tseh W, Caputo JL, Apperson K, McGreal S, Morgan DW. Comparison of direct and indirect measures of walking energy expenditure in children with hemiplegic cerebral palsy. Dev Med Child Neurol 2004; 46(5):320-4.
81. Boyd R, Fatone S, Rodda J, Olesch C, Starr R, Cullis E et al. High or low technology measurements of energy expenditure in clinical gait analysis? Dev Med Child Neurol 1999; 41(10):676-82.

Uso de Alongamentos

Capítulo 12

Juliana de Melo Ocarino • Cecília Ferreira de Aquino

Fabiano Botelho Siqueira

INTRODUÇÃO

O alongamento muscular é uma modalidade terapêutica comumente utilizada na reabilitação com o propósito de obter ou manter a amplitude de movimento (ADM) máxima de uma articulação (Harvey, Herbert, Crosbie 2002)[1].

HISTÓRICO

Há relatos que dizem que os gregos antigos utilizavam o alongamento muscular no treinamento de ginástica para a manutenção da saúde, atletismo e treinamento físico militar. Também há relatos de utilização de alongamento muscular em terapias alternativas como a ioga e o pilates, que o utilizam para melhora da flexibilidade corporal.

Do ponto de vista terapêutico, os alongamentos musculares fazem parte das técnicas de cinesioterapia básica utilizadas para o ganho e/ou manutenção da ADM articular (Alter, 2010)[2].

OBJETIVOS E PRINCÍPIOS

Profissionais de reabilitação justificam a escolha do alongamento como estratégia de intervenção em indivíduos com paralisia cerebral devido à presença de menor ADM nas articulações dos mesmos. De acordo com Bartlett e Palisano (2000)[3], alterações da ADM contribuem para o desenvolvimento de limitações funcionais e restrições na participação social de crianças com paralisia cerebral. Entretanto, não está definido na literatura se o ganho de ADM obtido com o uso do alongamento resulta em melhora de função neste grupo clínico. Dessa forma, deve-se discutir se o alongamento é uma manobra terapêutica capaz de induzir modificações nas características estruturais e funcionais do tecido muscular.

A unidade musculotendínea é formada pelos elementos contráteis (filamentos de actina e miosina), pelos elementos elásticos em paralelo (endomísio, perimísio e epimísio) e pelos elementos elásticos em série (tendões) (Engles, 2001)[4]. Estes componentes associados às proteínas, como titina, desmina e nebulina, são responsáveis pelas propriedades mecânicas do tecido muscular. Entre as propriedades do tecido muscular, podem ser ressaltadas a elasticidade, a plasticidade e a viscoelasticidade. Elasticidade se refere à capacidade de um tecido se deformar diante da aplicação de uma carga e retornar ao seu comprimento original após a retirada da carga. No caso da elasticidade, a deformação e a recuperação são imediatas. A propriedade de plasticidade está relacionada com deformações permanentes sofridas pelo tecido, fenômeno observado em condições patológicas (lesão tecidual) (Quadro 12.1). A maioria dos tecidos biológicos apresenta um comportamento viscoelástico, ou seja, são capazes de se deformar

Quadro 12.1. Definição das propriedades mecânicas musculares

Propriedades musculares	Definição
Elasticidade	Capacidade de um tecido se deformar diante da aplicação de uma carga e retornar ao seu comprimento original após a retirada da carga
Plasticidade	Capacidade de um tecido sofrer deformações permanentes após a aplicação de uma carga
Viscoelasticidade	Capacidade de o tecido gradualmente se deformar diante da aplicação de uma carga e retornar, também gradualmente, ao seu comprimento original após a retirada da carga

gradualmente diante da aplicação de uma carga e, após a retirada dessa carga, as deformações sofridas pelo tecido biológico em limites fisiológicos são gradualmente recuperáveis (Taylor et al., 1990)[5]. Dessa forma, em um tecido com comportamento viscoelástico tanto a deformação quanto a recuperação são graduais quando o tecido é submetido a aplicação e posterior retirada de uma carga.

Alterações das propriedades musculares, como diminuição da capacidade de geração de força e aumento da rigidez tecidual passiva, são observadas em crianças com paralisia cerebral (Brouwer et al., 1998)[6]. Essas alterações decorrem da remodelação dos componentes estruturais da unidade musculotendínea, como alteração do comprimento do sarcômero (Friden e Lieber, 2003)[7], atrofia muscular (Shortland et al., 2002)[8] e diminuição do comprimento muscular (Bressel e McNair, 2002[9]; Mohagheghi et al., 2007)[10]. Por exemplo, existem evidências de redução significativa do comprimento das fibras do músculo tríceps sural em crianças com paralisia cerebral, de forma que a unidade musculotendínea apresenta uma característica peculiar de tendões longos e ventres musculares curtos (Tardieu et al., 1982)[11]. Essa alteração da relação do comprimento tendão-ventre muscular seria devida a alterações da regulação trófica, em que o crescimento ósseo não é acompanhado pelo crescimento do ventre muscular. Essas alterações de comprimento muscular são apontadas como uma das principais causas de redução na amplitude de movimento articular e de limitação em atividades funcionais (Wiart, et al., 2008)[12].

A justificativa neurofisiológica para o ganho de flexibilidade muscular após o alongamento está relacionada com a inibição da atividade muscular reflexa que, por sua vez, reduz a resistência interna do tecido ao alongamento (Magnusson et al., 1966)[13]. Entretanto, técnicas de alongamento, como a facilitação neuromuscular proprioceptiva (FNP), que têm por objetivo reduzir a atividade muscular reflexa, na verdade promovem maior atividade eletromiográfica do músculo submetido a alongamento (Osternig et al., 1990[14]; Moore et al., 1980[15]), contradizendo, portanto, o objetivo da técnica. Além disso, evidências de que músculos inervados e denervados apresentam o mesmo comportamento ao alongamento (Taylor et al., 1990)[5] sugerem que a justificativa para os efeitos de ganho de flexibilidade após o alongamento repousa no comportamento viscoelástico do tecido. Algumas propriedades físicas dos tecidos com comportamento viscoelástico estão presentes durante o alongamento. O creep (deformação progressiva sofrida pelo tecido quando uma carga constante é aplicada em um determinado período de tempo) e o relaxamento ao estresse (redução da resistência oferecida pelo tecido quando a deformação é mantida constante) são fenômenos que ocorrem durante o alongamento estático. A histerese (perda de energia em forma de calor quando se utilizam ciclos de aplicação e retirada de carga) pode ser observada no alongamento balístico. (Para uma leitura mais aprofundada sobre o comportamento mecânico dos tecidos biológicos: Taylor et al., 1990[5]; Aquino et al., 2005[16]; Gajdosik, 1995[17]) (Quadro 12.2).

Quadro 12.2. Definição das propriedades viscoelásticas

Propriedades viscoelásticas	Definição
Creep	Deformação progressiva ocorrida durante a aplicação de uma carga constante no tecido em determinado período de tempo
Relaxamento ao estresse	Diminuição progressiva da resistência interna oferecida pelo tecido quando ele é mantido em deformação constante
Histerese	Energia perdida pelo tecido na forma de calor após um ciclo de aplicação e retirada de carga

Devido ao comportamento viscoelástico, a deformação progressiva sofrida pelo tecido (creep) após o alongamento não é permanente. Estudos em animais demonstram que o aumento do comprimento muscular observado após o alongamento devido à deformação tecidual viscoelástica é recuperado em aproximadamente 2 horas (McCarter et al., 1971)[18], ou seja, após esse período o músculo retorna ao seu comprimento pré-alongamento. O mesmo comportamento foi observado em estudo com humanos, em que o ganho de comprimento dos músculos isquiotibiais obtido com alongamento foi significativamente perdido após 24 horas (Bohannen, 1984)[19]. Dessa forma, a ação do alongamento em promover aumento do comprimento muscular deve ser considerada um efeito transitório (Herbert, 1988)[20]. Uma vez que o ganho de comprimento se deve a deformações viscoelásticas e estas, por sua vez, são recuperáveis, os efeitos agudos do alongamento são, portanto, transitórios. Os efeitos do alongamento a médio prazo estão relacionados com o aumento da tolerância do indivíduo ao alongamento (Halbertsma e Goeken, 1994[21]; Magnusson et al., 1996[22,23]). Neste caso, o indivíduo permite maior alongamento do músculo sem relatar sensação de desconforto, ou seja, ele tolera a aplicação de maior quantidade de força sobre a articulação, o que permite obter maior amplitude de movimento, medida usada nos estudos para determinar a flexibilidade muscular. Dessa forma, os efeitos a médio prazo podem ser justificados por aumento da tolerância do indivíduo ao alongamento e não por mudanças nas propriedades ou estrutura da unidade musculotendínea. Para que as mudanças no comprimento muscular sejam mais duradouras é necessário que haja remodelação da estrutura do músculo.

Mudanças do comprimento muscular de forma mais duradoura que não por deformação viscoelástica são possíveis quando há alterações da estrutura do tecido muscular. Experimentos com cobaias demonstram que os músculos são altamente adaptáveis, modificando suas características estruturais e funcionais de acordo com o padrão de uso (Tabary, 1972)[24]. Enquanto o comprimento funcional de um músculo depende das propriedades mecânicas da unidade musculotendínea, o comprimento estrutural do músculo é determinado pelo número de sarcômeros em série (Herbert, 1988)[20].

EVIDÊNCIAS CIENTÍFICAS

Existem evidências na literatura de que mudanças no comprimento estrutural de um músculo ocorrem por meio da adição ou redução do número de sarcômeros em série. Um músculo imobilizado numa posição em que ele se encontra alongado torna-se estruturalmente mais longo devido ao aumento do numero de sarcômeros em série. Por exemplo, a imobilização do tecido muscular em posição alongada promove aumento de 19% do número de sarcômeros em série deste músculo (Tabary et al., 1972)[24]. Crianças com paralisia cerebral apresentam diminuição da flexibilidade, do comprimento e aumento da rigidez do músculo tríceps sural (Tardieu et al., 1982)[25]. Quando essas crianças são submetidas a aplicação de gesso seriado no tornozelo de forma a imobilizar o tríceps sural em posição alongada durante 3 semanas, observa-se aumento do comprimento estrutural do músculo medido por meio do deslocamento da curva comprimento-tensão para a direita. Essa mudança da curva comprimento-tensão indica que o músculo gerou torque máximo em um comprimento muscular significativamente maior, o que pode ser justificado pela adição de sarcômeros em série em adaptação à demanda imposta ao músculo (Tardieu et al., 1982)[25]. Adaptações na direção oposta são observadas quando músculos são imobilizados em posições articulares em que se encontram encurtados e há redução do número de sarcômeros em série com consequente redução do comprimento estrutural de músculo. Assim, intervenções terapêuticas utilizadas em pacientes neurológicos, como o uso de órteses ou gessamento seriado, podem ter impacto no comprimento muscular, devido à manutenção prolongada de músculos encurtados em posição alongada (Brouwer, 1998)[6]. Embora imobilizações em posições específicas tenham potencial para promover mudanças do comprimento muscular, manter um músculo imobilizado, independente da posição, acarreta efeitos indesejáveis, como atrofia muscular, diminuição da capacidade de geração de força e aumento da rigidez articular.

Adaptações mais significativas do comprimento muscular são observadas não quando o músculo é imobilizado em uma posição específica (alongado ou encurtado), mas quando é eletroestimulado ou se contrai voluntariamente em determinado comprimento (Savelberg e Meijer, 2003[26]; Lynn et al., 1998[27]; Jakubiec-Puka e Carraro, 1991[28]). Quando alongamento e eletroestimulação foram combinados em cobaias, houve uma mudança maior no comprimento muscular, quando comparada à mudança observada apenas com o alongamento (Goldspink et al., 1995)[29]. Aquino et al. (2010)[30] demonstraram que um protocolo de fortalecimento dos isquiotibiais em posição alongada promoveu mudanças da curva C-T sugestivas de um aumento do comprimento desse grupo muscular. Resultados similares foram observados em vários estudos que comprovaram que a contração muscular excêntrica realizada em posição alongada gerou aumento do número de sarcômeros em série com consequente aumento do comprimento estrutural do tecido muscular (Lynn e Morgan, 1994[31]; Lynn et al., 1998 [27]). Essas evidências, associadas ao fato de que quando músculos esqueléticos são levados a se contrair excentricamente em amplitudes intermediárias não há modificações da estrutura muscular (Koh e Herzog, 1998)[32], indicam que as mudanças no número de sarcômeros em séries e no comprimento muscular em resposta ao fortalecimento dependem do comprimento no qual o músculo é fortalecido. (Para uma leitura mais aprofundada sobre as adaptações musculares ao padrão de uso: Herbert, 1988[20]; Gossman et al., 1982[33]).

Enquanto os ganhos de comprimento muscular gerados pelo alongamento são transitórios, as mudanças de comprimento muscular induzidas pelo fortalecimento em posição alongada são mais duradouras, pois ocorrem devido a uma remodelação adaptativa da estrutura do músculo diante do novo comprimento funcional em que este está sendo exigido. Contudo, como o aumento do comprimento estrutural do músculo parece ocorrer de forma evidente e significativa quando a atividade contrátil é solicitada em uma posição articular em que o músculo encontra-se alongado, o alongamento muscular poderia ser utilizado como uma técnica coadjuvante ao fortalecimento em posição alongada. Neste contexto, devido aos efeitos agudos do alongamento no ganho de flexibilidade, essa técnica permitiria ao indivíduo contrair (fortalecer) o músculo nos extremos de sua amplitude fisiológica, ou seja, em uma posição articular que o coloque ainda mais alongado. Além disso, o aumento da ADM obtido com o alongamento deve ser incorporado à rotina diária da criança com paralisia cerebral, de forma que possam mover suas articulações, mesmo com o auxílio do terapeuta ou do cuidador, no máximo de amplitude disponível, durante a realização de atividades funcionais.

O objetivo geral do alongamento muscular seria restabelecer a amplitude de movimento normal das articulações por meio da alteração da flexibilidade dos tecidos moles que se encontram em torno da articulação. Entretanto, Pin e cols. (2006)[34] realizaram uma revisão sobre a eficácia do alongamento passivo em crianças com paralisia cerebral e concluíram que não há evidências suficientes para justificar o uso do alongamento para aumentar a ADM. Tais resultados não significam que o alongamento deva ser descartado como intervenção terapêutica. Por ser um recurso terapêutico amplamente utilizado na área de reabilitação e ser necessário investigar seu impacto em relação a atividade e participação de crianças com paralisia cerebral, o profissional deve associar tal evidência científica com a experiência clínica individual para guiar a tomada de decisão clínica (Gorter, Becher, Oosterom, 2007)[35].

◻ IMPLEMENTAÇÃO DA TÉCNICA

Técnicas de alongamento são frequentemente utilizadas no tratamento das adaptações musculoesqueléticas observadas após lesões do neurônio motor superior (Thamar et al., 2008; Pin et al., 2006)[34], sendo as mais utilizadas o alongamento balístico, o alongamento estático e as técnicas de facilitação neuromuscular proprioceptiva. O pressuposto da utilização dessas técnicas é de que o alongamento promoverá aumento da flexibilidade muscular, preservando a amplitude de movimento articular e, consequentemente, permitindo a execução adequada do movimento.

Alongamento balístico caracteriza-se por movimentos cíclicos repetitivos de forma que o músculo ou grupo muscular é rapidamente alongado e imediatamente retorna ao seu comprimento original (Taylor et al., 1990)[5]. No alongamento estático, uma força de alongamento de baixa velocidade é aplicada ao músculo e sustentada por um determinado período de tempo, ou seja, a articulação é levada lentamente a sua barreira fisiológica (ou até um ponto de leve desconforto) e mantida nessa posição. O tempo de sustentação, a frequência e o número de repetições variam consideravelmente entre os estudos. Classicamente, é preconizado o protocolo de quatro séries com 20 segundos de sustentação (Taylor et al., 1990)[5], embora tempos de sustentação durante o alongamento estático de 30 ou 60 segundos (Bandy e Iron,

1994[36]; Feland et al., 2001[37]) também tenham se mostrado eficazes em aumentar a flexibilidade muscular. Uma das vantagens do alongamento estático é ser uma técnica de fácil realização. As técnicas de alongamento denominadas facilitação neuromuscular proprioceptiva (FNP), propostas inicialmente por Kabat (1952)[38], trabalham com os conceitos de inibição e facilitação muscular reflexa para justificar os ganhos de flexibilidade muscular obtidos após a aplicação do alongamento. A FNP envolve uma contração voluntária do músculo agonista, ou seja, o músculo a ser alongado, seguida da contração voluntária do músculo antagonista e, então, o alongamento passivo do músculo agonista. Embora as técnicas de FNP tenham sido apontadas como mais eficazes para o ganho de flexibilidade por envolver mecanismos de inibição muscular (Bandy, 1998)[36], existem evidências de aumento da atividade eletromiográfica dos músculos durante a realização dessas técnicas (Osterning et al., 1990)[14]. Portanto, os estudos que comparam a efetividade entre as diferentes técnicas de alongamento têm demonstrado resultados contraditórios, o que pode ser justificado por diferenças metodológicas relacionadas com o controle inadequado de possíveis fatores de confusão, diferentes instrumentos para medir flexibilidade e diferentes programas de alongamento utilizados (Sady et al., 1982)[39]. Apesar dessa grande variação, a maioria dos programas de alongamento mostrou-se eficaz no ganho de amplitude de movimento, medida normalmente utilizada para avaliar a flexibilidade muscular.

CASO CLÍNICO

O caso clínico para ilustração dos procedimentos de alongamento foi descrito no Capítulo 11. A seguir, serão mostrados os alongamentos realizados pelos pais no ambiente domiciliar. O protocolo constituiu de alongamentos estáticos para os flexores plantares, flexores/adutores dos quadris e flexores dos joelhos, realizados em quatro séries de 30 segundos para cada grupo muscular (Figs. 12.1 a 12.4). Foi também sugerida a manutenção prolongada da postura sentada, com os membros inferiores estendidos e abduzidos (Fig. 12.5).

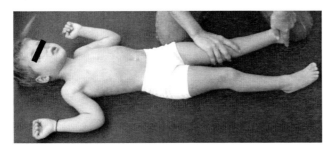

Fig. 12.1. Alongamento dos músculos gastrocnêmio e sóleo.

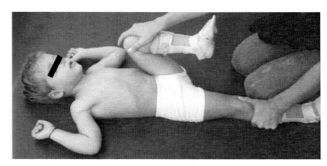

Fig. 12.2. Alongamento dos flexores do quadril.

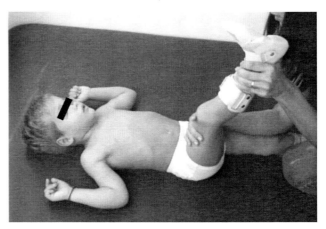

Fig. 12.3. Alongamento dos músculos isquiotibiais.

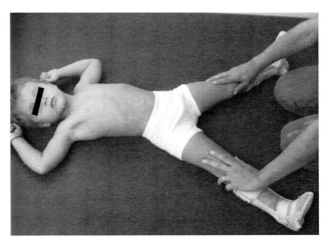

Fig. 12.4. Alongamento dos adutores do quadril.

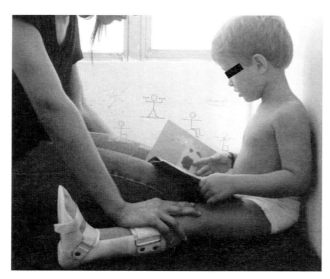

Fig. 12.5. Postura sugerida para brincadeiras. O apoio na parede tem como objetivo manter o adequado alinhamento da pelve e do tronco.

REFERÊNCIAS BIBLIOGRÁFICAS

1. Harvey L, herbert R, Crosbie J. Does stretching induce increase in joint ROM? A systematic review. Phys Res Int 2002; 7(1):1-13.
2. Alter MJ. Ciência da flexibilidade. 3 ed. Porto Alegre: Artmed, 2010.
3. Bartlett DJ, Palisano RJ. A multivariate model of determinants of motor change for children with cerebral palsy. Physical therapy 2000; 80(6):598-614.
4. Engles M. Tissue response. In: Donatelli RA, Wooden MJ. Orthopaedic physical therapy. 3 ed. Philadelphia: Churchill Livingstone, 2001; 1:1-24.
5. Taylor DC, Dalton JD, Seaber AV et al. Viscoelastic properties of muscle-tendon units. The biomechanical effects of stretching. Am J Sports Med 1990; 18(3)3:300-9.
6. Brouwer B, Wheeldon RK, Stradiotto-Parker N, Allum J. Reflex excitability and isometric force production in cerebral palsy: the effect of serial casting. Dev Med Child Neurol 1998; 40(3):168-75.
7. Friden J, Lieber RL. Spastic muscle cells are shorter and stiffer than normal cells. Muscle Nerve 2003; 27(2):157-64.
8. Shortland AP, Harris CA, Gough M, Robinson RO. Architecture of the medial gastrocnemius in children with spastic diplegia. Dev Med Child Neurol 2002; 44:158-63.
9. Bressel E, McNair PJ. The effect of prolonged static and cyclic stretching on ankle joint stiffness, torque relaxation and gait in people with stroke. Phys Ther 2002; 82(9):880-7.
10. Mohagheghi AA, Khan T, Meadows TH et al. Differences in gastrocnemius muscle architecture between the paretic and non-paretic legs in children with hemiplegic cerebral palsy. Clin Biomech 2007; 22:718-24.
11. Tardieu C, Huet DLT, Bret MD, Tardieu G. Muscle hypoextensibility in children with cerebral palsy: I. Clinical and experimental observations. Arch Phys Med Rehabil 1982; 63(3):97-102.
12. Wiart L, Darrah J, Kembhavi G. Stretching with children with cerebral palsy: what do we know and where are we going? Pediatr Phys Ther 2008; 20:173-8.
13. Magnusson SP et al. Mechanical and physiological responses to stretching with and without preisometric contraction in human skeletal muscle. Arch Phys Med Rehabil 1996; 77:373-8.
14. Osternig LR et al. Differential responses to proprioceptive neuromuscular facilitation (PNF) stretch techniques. Med Sci Sports Exerc 1990; 22:106-11.
15. Moore MA, Hutton RS. Electromyographic investigation of muscle stretching techniques. Med Sci Sports Exerc 1980; 12:322-9.
16. Aquino CF, Viana SO, Fonseca ST. Comportamento biomecânico e resposta dos tecidos biológicos ao estresse e à imobilização. Fisioter Mov 2005; 18(2):35-43.
17. Gajdosik RL. Passive extensibility of skeletal muscle: review of the literature with clinical implications. Clin Biom 2001; 16:87-101.
18. McCarter RJM, Nabarro FRN, Wyndham CH. Reversibility of the passive length tension relation in mammaliam skeletal muscle. Archives Internationales de Physiologie et de Biochemie 1971; 79: 769-79.
19. Bohannen RW. Effect of repeated eight minute muscle loading on the angle of straight leg raising. Physical Therapy 1984; 64(4):491-7.
20. Herbert RD. The passive mechanical properties of muscle and their adaptations to altered patterns of use. Australian Journal of Physiotherapy 1988; 34:141-9.
21. Halbertsma JPK, Goeken LNH. Stretching exercises: effect on passive extensibility and stiffness in short hamstrings of healthy subjects. Arch Phys Med Rehabil 1994; 75:976-81.
22. Magnusson SP, Simonsen EB, Aagaard P, Sorensen H, Kjoer M. A mechanism for altered flexibility in human skeletal muscle. J Physiol 1996; 497:291-8.
23. Magnusson SP, Simonsen EB, Aagaard P, Sorensen H, Kjoer M. Biomechanical responses to repeated stretches in human hamstring muscle in vivo. Am J Sports Med 1996; 24:622-8.
24. Tabary JC, Tabary C, Tardieu G et al. Physiological and structural changes in the cat's soleus muscle due immobilization at different length by plaster casts. J Physiol 1972; 244:231-44.
25. Tardieu C, Tabary JC, Tabary C et al. Adaptation of connective tissue length to immobilization in the lengthened and shortened positions in cat soleus muscle. J Physiol (Paris) 1982; 78(2):214-20.
26. Savelberg HHCM, Meijer K. Contribution of mono and biarticular muscles to extending knee joint moments in runners and cyclists. J Appl Physiol 2003; 94:2.241-8.
27. Lynn R, Talbot JA, Morgan DL. Differences in rat skeletal muscles after incline and decline running. J Appl Physiol 1998; 85:98-104.
28. Jakubiec-Puka A, Carraro U. Remodelling of the contractile apparatus of striated muscle stimulated eletrically in a shortened position. J Anat 1991; 178:83-100.

29. Goldspink DF, Cox VM, Smith SK, Eaves LA, Osbaldeston NJ, Lee DM et al. Muscle growth in response to mechanical stimuli. Am J Physiol 1995; 31:288-97.
30. Aquino CF, Fonseca ST Gonçalves GGP et al. Stretching versus strength training in lengthened position in subjects with tight hamstring muscles: a randomized controlled trial. Man Ther 2010; 15:26-51.
31. Lynn R, Morgan DL. Decline running produces more sarcomeres in rat vastus intermedius muscle fibers than does incline running. J Appl Physiol 1994; 77:1.439-44.
32. Koh TJ, Herzog W. Eccentric training does not increase sarcomere number in rabbit dorsiflexor muscles. J Biomech 1998; 31:499-501.
33. Gossman MR, Sahrmann SA, Rose SJ. Review of length-associated changes in muscle. Experimental evidence and clinical implications. Phys Ther 1982; 62(12):1.799-808.
34. Pin T, Dyke P. Chan M. The effectiveness of passive stretching in children with cerebral palsy. Dev Med Child Neurol 2006; 48: 855-62.
35. Thamar JB, Newman M, Barker K, Dawes H, Minlli C, Wadde DT. The effects of stretching in spasticity: a systematic review. Arch Phys Med Rehabil 2008; 89:(7)1.395-406.
36. Bandy WD, Irion JM. The effect of static stretch on the flexibility of the hamstring muscles. Phys Ther 1994; 74:845-50.
37. Feland JB, Myrer JW, Schulthis SS et al. The effect of the hamstring muscle group for increasing range of motion in people aged 65 years or older. Phys Ther 2001; 81(5):1.110-7.
38. Kabat H. Studies on neuromuscular dysfunction: XV. The role of central facilitation in restoration of motor function in paralysis. Arch Phys Med 1952; 33:521-33.
39. Sady SP, Wortman M, Blanke D. Flexibility training: ballistic, static or proprioceptive neuromuscular facilitation? Arch Phys Med Rehabil 1982; 63:261-3.

LEITURA RECOMENDADA

Alter MJ. Ciência da flexibilidade. 3 ed. Porto Alegre: Artmed, 2010.

Terapia de Integração Sensorial na Paralisia Cerebral

Lívia C. Magalhães • Heloiza Z. Goodrich • Maria Cristina de Oliveira

HISTÓRICO

A terapia de integração sensorial (IS) é voltada para o tratamento de crianças que apresentam problemas de aprendizagem, comportamento e movimento, sendo, em diversos países, um dos modelos teóricos mais pesquisados e utilizados por terapeutas ocupacionais que atuam na área infantil[1,2]. Essa abordagem de tratamento foi criada pela terapeuta ocupacional norte-americana A. Jean Ayres[3,4], cujos primeiros trabalhos, publicados na década de 1950, chamavam a atenção para transtornos sutis no processamento sensorial, que pareciam interferir na capacidade de aprendizagem da criança. Ayres[4] criou uma teoria que procura explicar a relação entre alterações no processamento de informações sensoriais pelo cérebro e comportamentos atípicos observados na criança, desenvolvendo testes específicos para identificação do problema e técnicas de tratamento, que aliam a estimulação sensorial ao engajamento ativo da criança, o que diferencia a terapia de IS de outras abordagens sensoriomotoras. No Quadro 13.1, apresentamos uma breve evolução histórica da abordagem.

Ao longo dos anos, a teoria foi sendo modificada pela própria Ayres e por outros pesquisadores, que mantêm admiração pelo seu trabalho inovador e promovem grande esforço para dar suporte empírico à clínica. Um aspecto interessante da carreira de Ayres é que ela se manteve ativa como pesquisadora e terapeuta até 1988, quando faleceu, procurando sempre aliar teoria e prática. Ela mesma, com ajuda do marido, criava os equipamentos que utilizava na clínica e, apesar da intensa atividade didática e de pesquisa, nunca deixou de atender crianças na antiga Clínica Ayres, na Califórnia.

OBJETIVOS E PRINCÍPIOS

Como indicado no Quadro 13.1, essa é uma área na qual há controvérsias e debate, a começar pelo uso do termo integração sensorial, que é definido de maneira bastante especial. Ayres adotou vários termos utilizados na neurobiologia, mas deu novas definições, procurando criar uma linguagem própria para dar identidade à clínica. É importante entender a terminologia para usá-la adequadamente. Começamos, assim, definindo o que é integração sensorial, de acordo com esse referencial teórico.

Parece óbvio, mas aprendemos sobre o nosso mundo por meio dos sentidos. Desde que nascemos, o simples ser embalado pela mãe ou colocado no berço provoca sensações que são transmitidas ao cérebro. É a partir das sensações que entendemos e respondemos ao meio ambiente, construindo gradualmente o que chamamos de respostas adaptativas. Por exemplo, o bebê constrói a sensação de bem-estar e relaxamento ao ser embalado e carregado carinhosamente

Quadro 13.1. Evolução histórica da terapia de IS

Década	Fatos e publicações mais marcantes
1950	*Construção do modelo teórico* ■ Em publicações teóricas, Ayres esboça suas ideias acerca das bases perceptomotoras da aprendizagem, articulando conceitos de técnicas de reabilitação neurológica (Kabath, Knott, Bobath e Rood) e treino perceptomotor (Kepharth) com dados empíricos da neurobiologia, especialmente os experimentos de estimulação sensorial com animais
1960	*Desenvolvimento de testes e validação da teoria* ■ Criação de testes perceptomotores, que são aplicados a crianças com e sem distúrbio de aprendizagem ■ Publicação do primeiro estudo quantitativo, no qual Ayres usa análise fatorial para identificar padrões de disfunção perceptomotora em crianças com distúrbio de aprendizagem[5]. Outros estudos se seguem, caracterizando os diferentes problemas ou "tipologia das disfunções de IS"
1970	*Formalização e divulgação da terapia* ■ Publicação de livro *Sensory integration and learning disorders*[3] e do teste padronizado Southern Califórnia Sensory Integration Tests[6], que divulgam a teoria e os procedimentos de avaliação. O livro tem forte ênfase neurobiológica e oferece descrição detalhada dos diferentes tipos de disfunção de integração sensorial, além dos princípios da terapia. No mesmo ano é publicado o primeiro estudo que demonstra a eficácia da terapia de IS em crianças com distúrbio de aprendizagem[7], que fomenta a publicação de outros trabalhos ■ Publicação de livro simplificado para pais *Sensory integration and the child*[8], que foi traduzido para vários idiomas, contribuindo para popularizar a terapia de IS nos EUA e em outros países
1980	*Consolidação e atualização da terapia de IS* ■ Estudo sobre o uso da terapia de IS no autismo infantil[9] estimula o uso da terapia com outros diagnósticos, além de distúrbio de aprendizagem. Período de grande produção científica na área ■ Publicação do Sensory Integration and Praxis Test[10], que tem melhores qualidades psicométricas e padronização em todo EUA. Novamente, análise fatorial é usada para redefinir conceitos, resultando em pequena atualização nos nomes dos tipos de disfunção de IS
1990	*Modelo hegemônico* ■ Terapia de IS passa a ser um dos modelos teóricos mais usados na área infantil nos EUA e em outros países. A produção científica se mantém com estudos com amostras pequenas, descrevendo os resultados da terapia com crianças com diferentes diagnósticos, especialmente autismo. Começam a surgir críticas e estudos cujos resultados questionam a eficácia da terapia de IS ■ Surgem outros testes e questionários para triagem de crianças com disfunções de IS[11-13] ■ Publicação de livro que descreve como combinar a terapia de IS com o modelo de neurodesenvolvimento no tratamento da criança com paralisia cerebral[14] ■ Metanálise dos estudos publicados na área[15], não confirma eficácia da terapia de IS
2000	*Retomada de conceitos* ■ Conceitos de IS são incorporados fora da terapia ocupacional[16,17] ■ Miller e colaboradores[18-20] identificam alterações fisiológicas em crianças com problemas de IS e propõem nova terminologia – transtornos de processamento sensorial – como estratégia para reconhecimento dos problemas de integração sensorial como diagnóstico clínico ■ Publicação de novos livros que descrevem os problemas sensoriais e estimulam o uso da terapia de IS em vários quadros clínicos[21,22] ■ Depois de um período de retração, edição especial do *Jornal Norte-americano de Terapia Ocupacional*[23] sobre a terapia de IS procura responder aos questionamentos levantados pela metanálise ■ No Brasil, são publicados capítulos de livro[24-26] que contribuem para divulgar a terapia. Nota-se, em nosso país, maior ênfase no uso da terapia de IS na PC, uma vez que essa é a população tradicionalmente atendida por fisioterapeutas e terapeutas ocupacionais. Além dos capítulos de livros, há registro de apenas um trabalho empírico[27] e outras publicações que contribuem para divulgar os conceitos de IS[28,29]

no colo. Assim, quando acorda irritado ou ansioso, basta ser colocado no colo para se acalmar ou mesmo dormir novamente, respondendo adaptativamente. Alguns estímulos nos dão sensação de prazer e bem-estar, assim podemos relaxar e descansar; outros nos alertam para perigos que devemos evitar, portanto devemos estar sempre atentos para extrair informações do ambiente e agir adequadamente.

No dia a dia recebemos uma infinidade de estímulos que precisamos filtrar, selecionar e organizar, de forma a não responder continuamente ou dar atenção a informações irrelevantes. Ou seja, precisamos integrar as várias informações para conseguir prestar atenção no que nos interessa, tanto para aprender como para interagir adequada e produtivamente com o ambiente. Como definido por Ayres[3], integração sensorial é o processo neurológico que organiza as sensações do corpo e do ambiente, que possibilita usar o corpo de forma eficaz para executarmos com sucesso todas as ações, desde as simples às mais complexas, que fazemos cotidianamente.

A ideia de sucesso nas interações com o ambiente nos remete ao conceito de respostas adaptativas, que é central nesse modelo teórico. À medida que a criança tem oportunidade para receber estímulos sensoriais e lidar com os desafios do ambiente, suas respostas adaptativas se tornam mais complexas e criativas. Segundo Parham e Mailloux[30], para Ayres o acúmulo passivo de estímulos não é suficiente, pois apenas quando a criança age, respondendo de maneira nova, nunca feita antes, é que o cérebro atinge um estado de maior organização, que resulta em melhor integração sensorial e aprendizagem.

Na maioria das crianças, os mecanismos de integração sensorial desenvolvem-se naturalmente por meio do brincar e da interação com o ambiente[4]. Entretanto, algumas vezes, as sensações não chegam ao cérebro com a intensidade esperada, podendo ser exageradas ou diminuídas. Nesse caso, a criança não constrói respostas adaptativas adequadas e acaba reagindo de forma inesperada; por exemplo, o bebê pode sentir medo ao ser embalado ou ficar tenso e irritado quando abraçado e beijado pelos pais. A teoria de integração sensorial foi desenvolvida para tratar desse tipo de transtorno, em que o cérebro parece não ter aprendido a usar adequadamente as sensações do próprio corpo ou do ambiente.

Na concepção de Ayres, *aprendizagem e comportamento são os aspectos visíveis da integração sensorial* (p. 27)[4]; dessa forma, problemas de aprendizagem e comportamento seriam resultado do mau processamento das sensações. Ao modificar o ambiente e aumentar a entrada de informação sensorial de forma controlada e planejada, como proposto na terapia, pode-se ensinar o cérebro a aprender a interpretar sensações, o que vai resultar em maior capacidade de aprendizagem e melhor organização do comportamento[31]. Deve estar claro, no entanto, que o foco da intervenção localizada tanto no controle dos estímulos, como no monitoramento das respostas adaptativas.

No Quadro 13.2, apresentamos alguns sinais sugestivos de problemas de integração sensorial. Geralmente, esses problemas são caracterizados por resposta excessiva (hiperlimiar baixo) ou por pouca reação (hipolimiar alto) aos estímulos sensoriais. São apresentados também exemplos de comportamentos observados em crianças com paralisia cerebral (PC), pois este é o enfoque do presente capítulo.

É importante observar que todos nós temos diferentes níveis de limiar para responder a informações sensoriais, os quais inclusive variam ao longo do dia, e que apresentamos pequenas peculiaridades, similares aos exemplos do Quadro 13.2. Enquanto conseguimos funcionar de forma adequada e participar das atividades que queremos ou precisamos fazer, essas peculiaridades não são consideradas um problema. Só passam a ser consideradas como transtorno quando interferem na vida funcional. Assim, há pessoas que não toleram as etiquetas internas das roupas, não conseguem trabalhar em meio a barulho ou se incomodam com alguns sons. Entretanto, quando conseguem desempenhar suas atividades cotidianas, sem prejuízo, independentemente dessas dificuldades, isso não é considerado transtorno.

Examinando o Quadro 13.2, fica evidente que todos conhecem os cinco sentidos tradicionalmente descritos e que somos constantemente bombardeados por sensações, que são incorporadas automaticamente no nosso dia a dia. Quando nos referimos à teoria de IS, além dos cinco sentidos amplamente conhecidos, dá-se forte ênfase aos "sentidos ocultos" – proprioceptivo e vestibular, que nos informam sobre velocidade, movimento, posição do corpo no espaço e modulação da força. Para se cogitar que um indivíduo com qualquer tipo de diagnóstico (p. ex., PC, autismo, retardo mental, transtorno bipolar etc.) apresente também um quadro de transtorno de

Quadro 13.2. Sinais sugestivos de problemas de integração sensorial

Sentidos		
Distais	Audição	■ Hiper: tensiona o corpo quando falamos mais alto ou frente a ruídos inesperados. Reação de susto ou observa-se aumento dos batimentos cardíacos frente a barulhos ou sons, que normalmente não desencadeariam nenhuma reação específica ■ Hipo: parece não escutar, embora tenha exame auditivo normal. Não responde quando chamado pelo nome, parece preferir ou só responde a barulhos fortes e música muito alta
	Gustação	■ Hiper: reação de náusea ou vômito (GAG) a certos alimentos, hipersalivação, tenta impedir a entrada de alimentos ("trava a boca") e não deixa escovar os dentes por não suportar o gosto do creme dental ■ Hipo: não demonstra preferências alimentares, come qualquer coisa. Gosta de comidas muito condimentadas (p. ex., pimenta, cebola, alho). Põe tudo na boca
	Olfato	■ Hiper: Rejeita pessoas, alimentos, objetos ou lugares por causa do odor. Tem ânsia de vômito com alimentos e/ou com o cheiro de brinquedos ou objetos do uso cotidiano ■ Hipo: não percebe odores, não reconhece alimentos pelo cheiro, não identifica sabonetes, colônia e/ou não percebe o cheiro quando evacua
	Visão	■ Hiper: não tolera claridade; pisca muito ou fecha os olhos ao mudar de ambiente ■ Hipo: procura cores muito vivas; não percebe imediatamente mudanças na iluminação
Proximais	Propriocepção	■ Hiper: reage excessivamente a movimentos de pequena amplitude (pisca, trava articulações e/ou aumenta tônus) ■ Hipo: atira-se contra os objetos; procura impactos fortes; morde brinquedos e objetos
	Tato	■ Hiper: Não toca em certos materiais ou texturas, evita pegar brinquedos de pelúcia e ou que tenham superfícies rugosas (p. ex., bichos de borracha enrugados), não gosta de pisar em areia ou grama. Não suporta manipular massinha, tintas ou cola. Parece ser muito sensível na área da boca (p. ex., não come alimentos que têm diferentes texturas, como iogurte com pedaços de frutas, cospe pedacinhos de tomate da sopa, não deixa escovar os dentes) ■ Hipo: brinca com qualquer tipo de textura; passa a mão sobre a parede ou objetos, parecendo tentar perceber a textura
	Vestibular	■ Hiper: reação excessiva de medo nos deslocamentos, tais como sobre a bola de terapia ou quando se muda sua postura ■ Hipo: pode ser mudada para qualquer postura sem demonstrar perceber. Não parece perceber que está sendo movimentada no espaço, não antecipa quando vai cair ou tem confiança exagerada no cuidador

processamento sensorial, é indispensável que esses sentidos ocultos estejam envolvidos. Muitas vezes, ao se avaliar a criança, no primeiro momento, tem-se a impressão de não se tratar de transtorno de processamento sensorial; entretanto, ao entender melhor os diferentes tipos de transtorno, assim como as funções do sistema vestibular-proprioceptivo, o diagnóstico fica mais claro.

Entre os pesquisadores que vêm dando continuidade ao trabalho de Ayres, Miller[20], da Universidade do Colorado, se destaca por se dedicar não apenas a comprovar os efeitos da terapia de IS, mas também por atualizar a nomenclatura da área, para promover melhor aceitação dos transtornos de processamento sensorial como diagnóstico clínico. É Miller[20] quem enfatiza a necessidade de mudança do nome de disfunção de integração sensorial para transtorno de processamento sensorial. Médicos e pesquisadores que rejeitam a expressão integração sensorial alegam que a integração se dá em nível celular e, portanto, se referir à integração sensorial como transtorno de interpretação de sensações não seria correto. Nesse esforço para atualizar a teoria de IS, Miller[20] propõe nova classificação dos transtornos de processamento sensorial, dividindo-os em três subgrupos:

1. *Transtorno de modulação sensorial:* refere-se especificamente à questão do limiar para sensações,

sua variabilidade e os tipos de resposta que propiciam. Assim, há pessoas que têm limiar muito baixo para sensação e que se incomodam com determinados estímulos sensoriais que outras pessoas normalmente não interpretam como desagradáveis. Por exemplo, algumas crianças não suportam ruídos como o do liquidificador ou do aspirador de pó, outras ficam muito incomodadas com roupas novas ou que tenham rendas e babados, devido à textura dos tecidos; outras rejeitam abraços e beijos, a forma pela qual são tocadas e a textura ou o cheiro da comida. No outro extremo desse transtorno, temos as pessoas que têm tolerância muito alta para as sensações, procurando movimentos radicais, comida com sabor forte, toque forte ou têm alta tolerância para a sensação de dor. Entre os transtornos da modulação, a defensividade tátil, ou reação aversiva ao contato físico com pessoas e objetos, e a insegurança gravitacional, ou medo excessivo de movimento, são bastante comuns na PC. É importante observar que os sinais de transtorno de modulação são comportamentais, a criança age de maneira atípica, seja com irritabilidade, agitação ou, no extremo oposto, com indiferença e apatia.

2. *Transtornos motores com base sensorial*; subdividem-se em dois grupos:

a) *Dispraxia*: transtorno relacionado com a aprendizagem de atividades motoras novas, planejamento e execução de movimentos em resposta às demandas da tarefa ou do ambiente. Embora existam diferentes tipos de dispraxia, os sentidos mais envolvidos no quadro clínico descrito no contexto de integração sensorial são o vestibular e a propriocepção. O que caracteriza a dispraxia é o comprometimento da habilidade de ter ideias, planejar e executar ações não familiares. As crianças nesse grupo dão a impressão de serem desajeitadas e agitadas/hiperativas. Elas tendem a não persistir em atividades ou brincadeiras mais desafiantes, passando de um brinquedo a outro, sem concluir, por não entender as demandas implícitas do manejo e uso de objetos ou por não saber como sequenciar as etapas para fazer a atividade. Embora muitas crianças com dispraxia tenham dificuldade para articular alguns sons, elas tendem a ser falantes e a falar mais do que fazer. Na PC, deve-se suspeitar de dispraxia quando a criança brinca de maneira repetitiva, pouco criativa, abaixo do que seria esperado para suas habilidades motoras e cognitivas.

b) *Transtornos posturais*: podem ser vistos em crianças que têm dificuldade para manter o controle do próprio corpo para fazer frente às demandas de determinadas tarefas motoras. O tônus postural tende a ser baixo, elas se debruçam sobre o trabalho que estão fazendo e mostram controle proximal deficitário. Nem sempre é fácil identificar esse tipo de transtorno em crianças com PC, devido às questões posturais típicas desse quadro clínico.

3. *Transtornos de discriminação sensorial*: a criança tem dificuldade em identificar ou discriminar a intensidade e características dos estímulos sensoriais. Por exemplo, a criança pode ter dificuldade para identificar objetos colocados em suas mãos sem o uso da visão, para distinguir a origem de sons, detectar movimento de seu próprio corpo e diferenciar texturas na comida; algumas crianças ficam desorientadas ou se perdem facilmente, mesmo em locais conhecidos.

Embora esses problemas tenham características individuais, o que se vê na prática é a superposição de alguns deles, tornando a identificação do quadro clínico específico mais complicada. Existe também variabilidade nas respostas sensoriais da criança de um dia para o outro; a mesma criança que, às vezes, reage fortemente a um estímulo sonoro, é capaz de ignorá-lo quando sua atenção está voltada para uma atividade de seu interesse. Algumas crianças têm dificuldade para modular os estímulos sensoriais e achar o ponto ideal para a interação com o meio ambiente. Alguns autores sugerem que, mais do que um contínuo de hipo a hiper-resposta, a modulação sensorial seja multidimensional[30,32].

Definido o problema, passa-se à intervenção, sendo que o objetivo básico da terapia de IS, como proposta por Ayres[3], é *aumentar a habilidade do cérebro de aprender como fazer coisas* (p. 2). Esse ponto é fundamental para se entender como se faz a terapia de IS, pois em vez de atuar sobre os sintomas aparentes, tenta-se dar meios para que o cérebro desenvolva a habilidade para aprender[3]. Assim, por exemplo, se a criança tem dificuldade na escrita, com espelhamento de letras, em vez de treinar a escrita em si, o foco deve se localizar nas habilidades de base, propiciando melhor orientação espacial, melhor esquema corporal e mais habilidade motora, para que ela se oriente melhor no espaço e, consequentemente, consiga perceber para qual lado as letras devem se voltar.

Greenspan e Wieder[16], que incorporaram muitos conceitos da teoria de IS no tratamento de crianças com autismo, usam a analogia de uma árvore para explicar a importância da integração sensorial no desenvolvimento infantil. Eles consideram que as habilidades de processamento sensorial são como as raízes que sustentam a árvore. Essa analogia reflete de forma muito clara o pensamento de Ayres. A terapia tem elementos hierárquicos, pois se aborda primeiramente a "raiz" do problema, numa abordagem "de baixo para cima", mas também se enfatiza, como proposto nas abordagens atuais centradas no cliente, princípios de autonomia e respeito aos interesses da criança. Alguns dos pressupostos básicos da terapia de IS foram descritos por Bundy, Lane e Murray[31]:

- O cérebro tem plasticidade e é possível modificar sua estrutura e função por meio da exposição a estímulos e experiências significativos. A plasticidade do cérebro é maior nos primeiros anos de vida, mas se estende praticamente por toda a vida.
- É possível desenvolver integração sensorial, sendo que na terapia de IS controlamos três variáveis, que podem ser modificadas de acordo com a necessidade: frequência, duração, e intensidade do estímulo. Ao encontrar desafios que exigem respostas novas e criativas (resposta adaptativa), a capacidade de integração sensorial se desenvolve.
- O cérebro funciona como um todo integrado. Embora em seus primeiros trabalhos Ayres[3,6,7] atribuísse os problemas de integração sensorial ao mau funcionamento de áreas subcorticais ou do que ela chamava de "centros inferiores" do cérebro (i.e., tronco encefálico), sempre enfatizou que o cérebro funcionava como um todo. Consistente com essa perspectiva, a tendência atual é de olhar o sistema nervoso como um conjunto de sistemas abertos que agem reciprocamente. Assim, como proposto por Ayres, mesmo que a criança tenha sinais de falha em apenas um dos sistemas sensoriais, as atividades de maior potencial terapêutico são aquelas que estimulam maior número de sistemas sensoriais, pois uma modalidade sensorial afeta a outra.
- Interações adaptativas com o ambiente são essenciais para o desenvolvimento de integração sensorial. As interações ativas com o ambiente geram respostas adaptativas que, ao mesmo tempo, refletem e promovem integração sensorial, formando um ciclo contínuo.
- As pessoas têm motivação interna para desenvolver integração sensorial por meio da participação em atividades sensoriomotoras. Quando as crianças iniciam a terapia de IS, muitas vezes elas têm poucas respostas adaptativas e acabam desestimuladas a tentar aprender novas atividades. À medida que são expostas a atividades que oferecem "desafio na medida certa", observa-se aumento tanto da motivação para participar como do número de respostas adaptativas.

É importante diferenciar o tratamento com base na teoria de integração sensorial de programas de estimulação sensorial. Na terapia de IS o tratamento é dirigido pela criança, usando atividades significativas em um contexto de brincadeira. Na estimulação sensorial, geralmente, as atividades são aplicadas mais passivamente. A estimulação sensorial pode ser um componente da terapia de IS; no entanto, só se recorre à estimulação passiva no caso de enriquecimento ambiental (dieta sensorial) ou quando a criança, como em alguns casos de PC, não consegue emitir respostas observáveis, sendo necessário iniciar o tratamento com uso cuidadoso de estímulos para influenciar o registro sensorial e a orientação ao ambiente. Mas, assim que a criança começar a emitir alguma resposta adaptativa, devemos usar seus sinais para guiar a terapia.

EVIDÊNCIAS CIENTÍFICAS

Sugden e Dunford[33] oferecem uma proposta interessante para se avaliar modelos de intervenção. Eles recomendam que se aborde a consistência das bases teóricas, as evidências científicas e a evidências baseadas na experiência clínica. As bases teóricas da terapia de IS são bem descritas na literatura, constituindo-se em uma base interdisciplinar, fortemente calcada na psicologia do desenvolvimento, na neurobiologia, especialmente nos mecanismos de neuroplasticidade, aliada aos elementos que permeiam a prática da terapia ocupacional com crianças, como a ênfase no brincar espontâneo e na análise de atividades. Embora exista um sólido corpo teórico, com discussões elegantes sobre as bases neurossensoriais do comportamento, uma das críticas frequentes à teoria e à terapia de IS é a adoção de modelo hierárquico que pressupõe a existência de relação direta entre estrutura e capacidade funcional. Consistente com essa perspectiva, assume-se que melhorias na estrutura e função do corpo, como, por exemplo, melhor discriminação tátil e vestibular, resultam em maior habilidade para fazer atividades, como escrever e andar de bicicleta, e em maior aprendizagem e participação social, em casa e na escola, o que é questionável. Outro aspecto que merece mais estudos é o mecanismo proposto de mudança: será que os resultados obtidos com a intervenção se devem ao melhor processamento sensorial ou às experiências novas durante a terapia, que aumentam o repertório de respostas, melhorando a capacidade de aprendizagem? Possivelmente ocorrem as duas situações.

Como uma teoria que procura explicar fenômenos complexos, que vão da organização do comportamento ao desempenho motor e aprendizagem escolar, é de se esperar que haja inconsistências; no entanto, a teoria é robusta e vem respondendo às críticas com pesquisa. Como indicado no Quadro 13.1, Ayres foi uma das precursoras da prática baseada em evidências. Ela teve grande preocupação em documentar os efeitos da terapia de IS, e seus trabalhos originais davam suporte ao uso dessa abordagem para melhorar o desempenho escolar de crianças com distúrbio de aprendizagem[5,7]. Trabalhos mais recentes indicam que a terapia de IS é tão eficaz como outros procedimentos de intervenção, como o tutoramento e a terapia perceptual motora[15], havendo também trabalhos que indicam poucos ganhos, especialmente na área acadêmica[34]. Quais seriam as razões dessas inconsistências?

A inespecificidade das medidas de desfecho, a deturpação ou afastamento dos procedimentos originais da terapia, falhas metodológicas, critérios inadequados para recrutamento da amostragem, pouco treinamento dos terapeutas, entre outros, são apontados como fatores que contribuem para resultados menos expressivos da terapia de IS nos estudos recentes de eficácia[35]. Essas limitações vêm sendo abordadas, tendo sido inclusive criada uma lista de critérios para caracterizar estudos que realmente se referem à terapia de IS[23]. Com relação à PC, um dos poucos trabalhos localizados[36] indica resultados positivos da terapia, tanto em grupo como individual; no entanto, esse estudo tem muitas limitações, especialmente no que concerne à fidelidade à terapia de IS e medidas de desfecho inadequadas, o que reduz sua validade. Em suma, as evidências científicas sobre a eficácia da terapia de IS são inconsistentes, especialmente no que se refere à criança com PC.

Por outro lado, entre os terapeutas que usam esse tipo de abordagem, há alto grau de confidência nos resultados da intervenção, entusiasmo esse que é compartilhado pelos pais, que levam à grande procura por cursos e informação acerca da terapia de IS e colocam essa abordagem entre as mais usadas na área de reabilitação infantil. Isso indica que a terapia tem efeitos observados pelos pais e terapeutas, que precisam ser melhor explicitados. Conclui-se que a terapia de SI tem uma base teórica atraente, que discute claramente a relação entre teoria e prática, mas necessita de evidências científicas mais conclusivas, obtidas por meio de estudos com amostragens maiores e com distribuição aleatória dos participantes, sendo importante documentar a eficácia da terapia em diferentes grupos diagnósticos, incluindo a PC. Tais estudos devem ser desenvolvidos em parceria com clínicos, pais e familiares, pois estes têm vivência subjetiva dos efeitos da terapia e podem apontar caminhos e desfechos apropriados, ainda não explorados em pesquisa.

IMPLEMENTAÇÃO DA TÉCNICA
O processo de avaliação

Como a teoria de IS foi concebida para tratar de pessoas sem lesão neurológica ou diagnóstico clínico, não há testes específicos de integração sensorial para a criança com PC, consequentemente, nem sempre é fácil identificar tais problemas nessas crianças. Bom senso, capacidade de observação e sensibilidade para escutar os relatos dos pais, professores e da própria criança são essenciais para guiar o raciocínio clínico.

A avaliação de integração sensorial, como em todas as outras áreas, pressupõe conhecimento profundo, tanto da técnica que se pretende usar como do desenvolvimento normal. No caso da PC, esse conhecimento precisa ser muito especializado, já que é uma área que depende da observação de sutilezas. Adam Gopnick, jornalista norte-americano, em um artigo na revista *New Yorker*, escreveu: *Conhecimento, alguém me lembrou, não é ver tudo o que existe. É saber o que está procurando*. Essa frase reflete muito bem o que se faz na avaliação. É necessário olhar cuidadosamente e saber entender os sinais que nos levam à identificação de transtornos no processamento sensorial.

A avaliação da criança sob suspeita de apresentar transtorno de processamento sensorial é feita em várias etapas. Uma delas, provavelmente a mais importante, envolve a entrevista com os pais para que se conheça como as questões de processamento sensorial afetam a vida diária da criança. A história sensorial é um elemento essencial da entrevista com os pais e o Perfil Sensorial[12,13,37], um questionário padronizado, facilita a coleta de informações.

Uma das versões do Perfil Sensorial[12] é direcionada a crianças de 5 a 10 anos, mas pode ser utilizada com crianças de até 3 anos. É um questionário respondido pelo cuidador, e os itens procuram caracterizar as respostas da criança às várias experiências sensoriais, observadas no decorrer das rotinas diárias. Os escores informam se a criança apresenta desempenho típico, diferença provável ou diferença evidente em relação à população sem transtorno de processamento sensorial. Os estudos de validação, feitos nos EUA, envolveram crianças com diversos diagnósticos, como déficit de atenção e hiperatividade e autismo, mas não foram incluídas crianças com paralisia cerebral.

A versão do Perfil para bebês[13] é direcionada a crianças desde o nascimento até os 3 anos. Os resultados são organizados em quatro subgrupos: baixo registro, busca de sensação, sensibilidade sensorial e tendência a evitar sensação. Os estudos de validação, também norte-americanos, incluíram oito crianças com PC. Entretanto, em apenas duas, o teste foi aplicado na íntegra, o que indica que nem todas as perguntas se aplicam à PC, não permitindo tirar conclusões decisivas sobre o padrão de processamento sensorial dessas crianças, com base nos escores do questionário. O Perfil para adolescentes e adultos[37] é dirigido a pessoas a partir de 11 anos e tem escores diferenciados de acordo com a faixa etária, mas os estudos de validação não incluíram indivíduos com PC.

O Perfil Sensorial é uma metodologia de fácil aplicação e custo relativamente baixo, que certamente se configura como excelente ferramenta de avaliação para crianças com suspeita de transtorno de IS. Embora os escores padronizados tenham uso limitado no Brasil, uma vez que não há tradução validada nem normas para crianças brasileiras, o simples preenchimento do questionário já facilita a compreensão pela família de que algumas peculiaridades do comportamento da criança podem estar relacionadas com problemas de processamento sensorial. Nas crianças com paralisia cerebral, vários itens podem estar comprometidos pelo déficit motor (p. ex., se anda nas pontas dos pés), o que restringe sua aplicação integral nesta população. Recomenda-se, assim, desconsiderar os itens motores (p. ex., tônus e posição do corpo/movimento) e interpretar clinicamente o restante do questionário, identificando áreas nas quais o acúmulo de respostas atípicas sugere tendência à hiper ou hiporresposta. A análise das respostas do Perfil dá pistas sobre a presença de transtornos de modulação, que devem ser explorados na etapa seguinte da avaliação.

O passo seguinte é a observação da criança. No Brasil geralmente não utilizamos os teste padronizados de Ayres[6,10], pois não há normas para crianças brasileiras; além disso, eles não são adequados para crianças com PC. Sempre que possível, são usadas as Observações Clínicas de IS, uma série de atividades padronizadas, desenvolvidas inicialmente por Ayres[3] e aperfeiçoadas por outros autores[31,38]. As observações clínicas incluem provas típicas do exame neurológico infantil, testes de equilíbrio e coordenação motora, além das provas clássicas descritas por Ayres[3], de extensão total em prono (pronoextensão) e flexão total em supino (supinoflexão), que informam sobre a força e qualidade do tônus postural. Como boa parte das crianças com PC não consegue fazer essas provas, faz-se observação não estruturada, em contexto de brincadeira, no qual a criança explora livremente os brinquedos e equipamentos disponíveis na sala de terapia. Essa observação, além de permitir identificar o padrão de respostas aos estímulos sensoriais durante o engajamento em brincadeiras que envolvem balançar, movimentar e tocar ou manusear objetos com texturas variadas, possibilita aprofundar o conhecimento acerca das habilidades lúdicas, de interação social e planejamento motor da criança.

Na situação de observação informal, com crianças pequenas ou que, como é o caso da PC, tenham dificuldade para colaborar com testes formais, é necessário estar atento para identificar sinais sutis, para se ter uma ideia do processamento sensorial. Novamente, é importante conhecer bem a teoria para que se possa fazer inferências a partir do brincar ou das reações da criança frente às informações sensoriais apresentadas. Deve-se observar, por exemplo, se a criança:

- Tem habilidade de se autoacalmar?
- Gosta de ser carregada e se aconchega ou molda-se ao colo do adulto?
- Antecipa brincadeiras?
- Sente-se bem quando movimentada?
- Explora brinquedos oralmente (no período apropriado)?
- Usa brinquedos com diferentes texturas?
- Participa de brincadeiras apropriadas para a idade? Por tempo adequado?
- Tem nível de atividade apropriado para a situação?
- Explora brinquedos e/ou equipamentos novos?

Blanche e Nakasuji[39] assinalam que os problemas de IS coexistem com os déficits motores observados na paralisia cerebral, sendo que os transtornos de modulação e registro sensorial podem afetar o desempenho tanto ou mais do que as disfunções neuromotoras. À medida que os transtornos de modulação ou registro afetem o tônus muscular, o controle postural e a interação com o ambiente, caberá ao avaliador identificar a natureza e magnitude dessas alterações. A avaliação criteriosa deve trazer elementos para a qualificação e caracterização do impacto dos déficits de processamento sensorial nas atividades e na participação da criança, embora, na maior parte das vezes, não consigamos responder se esses problemas são causa ou consequência das dificuldades observáveis no desempenho motor e nas praxias, de forma geral.

Na prática, em crianças com PC é mais fácil identificar os problemas de modulação do que os de discriminação, pois estes exigem, além da observação, o uso de testes específicos de discriminação sensorial. Apesar de a maior parte dos testes desenvolvidos por Ayres[6,10] ser de discriminação sensorial, a avaliação da sensibilidade em crianças com paralisia cerebral não é tarefa fácil e não há consenso na literatura sobre como fazê-la. Apesar de a confiabilidade de testes sensoriais em crianças com incapacidades múltiplas, como é o caso de muitas crianças com PC, ser questionável[40], vários estudos, desde a década de 1950, descrevem procedimentos para avaliação da sensibilidade tátil e comprovam déficits que parecem associados aos problemas motores[41-45].

Krumlinde-Sundholm e Eliasson[46], em artigo de revisão sobre testes para avaliação da sensibilidade tátil na PC, concluem que os testes mais frequentemente utilizados são de discriminação de dois pontos (D2P) e estereognosia. As autoras propõem protocolo que inclui a mensuração da discriminação de distâncias de 3 e 7 mm, mas não apresentam critérios detalhados para a avaliação. Leclercq[47] sugere protocolo para avaliação dos membros superiores espásticos, propondo que a discriminação entre 5 e 10 mm (dependendo da idade) e a identificação de três entre cinco objetos sejam consideradas respostas satisfatórias nos testes de D2P e estereognosia. Caso o terapeuta opte por um desses protocolos para obter informações sobre a sensibilidade somatossensorial, é importante estar atento às propriedades psicométricas de cada uma dessas ferramentas, pois como não há critérios específicos para interpretação dos escores em crianças com PC, as informações obtidas devem ser interpretadas com ressalva. Com relação a testes de discriminação vestibular-proprioceptiva, não foram encontrados trabalhos específicos na área da PC.

No contexto de integração sensorial, além dos testes já mencionados, alguns autores propõem roteiros para observação da criança com PC[14,24,39]. Estes roteiros facilitam a avaliação, uma vez que listam vários comportamentos observáveis, cujo substrato é o processamento e a integração das informações sensoriais. Os roteiros ajudam a identificar a modalidade sensorial e o tipo de déficit que a criança pode apresentar, sendo que sua maior vantagem é que podem ser aplicados em crianças que não têm habilidades para testagem formal. Além disso, sua aplicação possibilita aos pais e cuidadores o envolvimento ativo na observação e no relato dos comportamentos da criança. Contudo, por tratar-se de roteiros, as questões abordadas são genéricas e, isoladamente, não possibilitam a formulação do diagnóstico preciso ou comparações entre crianças com diferentes características, nem entre momentos diferentes da terapia da mesma criança. Tome-se como exemplo o roteiro proposto por Blanche e Nakasuji[39], no qual apenas uma resposta positiva sugere déficit de processamento sensorial. Na nossa prática clínica, esse critério foi atingido, sem exceção, em todas as aplicações feitas até o presente momento, ou seja, trata-se de instrumento pouco sensível para discriminar entre as crianças com e sem problemas de processamento sensorial.

Os roteiros citados, assim como o Perfil Sensorial[12,13,37], podem servir como pista inicial, mas é essencial observar a criança em situações de brincadeira livre. Para observação do desempenho espontâneo, o terapeuta deve propiciar ambiente no qual estímulos táteis, proprioceptivos e vestibulares possam ser vivenciados. O fato de a criança não andar ou ter dificuldades para se mover não significa que ela não possa escolher; é imprescindível mostrar as diversas possibilidades, a fim de identificar preferências sensoriais. A escolha do equipamento pode ser feita pelo apontar ou pelo olhar e, ainda que a criança não consiga, por exemplo, subir num balanço, ela pode informar como o terapeuta pode ajudá-la. É bastante frequente que essas crianças não tenham ideia de como entrar ou sair de um balanço. A prática de deixar tentar e perguntar como podemos ajudar nos informa sobre a ideação e planejamento motor. Quando a criança não sabe como fazer, podemos levantar a hipótese de que crianças com PC nunca vivenciam esse tipo de experiência, pois frequentemente são colocadas e retiradas de equipamento de forma passiva. Observa-se, no entanto, que se a criança tem dificuldade para planejar os movimentos, ela demora mais a se beneficiar da experiência; assim, mesmo depois de explicado ou demonstrado, ela ainda terá dificuldade para subir e descer de equipamentos ou mesmo informar os passos de como fazê-lo.

Durante a observação, o foco do terapeuta localiza-se nos elementos relacionados com o processamento sensorial e suas consequências, seja no âmbito do comportamento ou na execução propriamente dita da tarefa. Entre os itens que podem ser observados, destacamos:

- Quais são as respostas à interação com equipamentos ou material sensorial?
- Ela aceita ou rejeita toque? Toca tudo?
- Pede para ser balançada? Fica muito excitada ou com medo?
- Há alteração evidente nos sinais neurovegetativos (respiração, sudorese, cor da pele, pupila)?
- A expressão facial se modifica?
- Tenta ajustar a movimentação em função das demandas da atividade?
- Observar ideação, sequenciamento, *timing*, organização e nível de alerta.
- Observar a coordenação visomotora, o alcance, pegar e soltar objetos de acordo com as demandas temporoespaciais.
- Observar o fluir da brincadeira, a autorregulação, o humor e a habilidade de interação social.

Sabidamente o desempenho motor está alterado na PC, e as habilidades de linguagem e cognição também podem estar comprometidas, o que, nos caso mais graves, dificulta ou mesmo inviabiliza a observação do desempenho espontâneo. Na maioria dos casos, a observação da criança nas sessões de terapia, na escola, no lar ou nas atividades de cuidado pessoal, realizadas pela mãe ou cuidador, auxilia na identificação de problemas, uma vez que os déficits no processamento sensorial interferem no desempenho de atividades e na participação nos diversos contextos, terapêuticos, pedagógicos e/ou socioculturais.

Terapia de IS

Após várias décadas de pesquisa e uso clínico da teoria de IS, observa-se grande variabilidade nas formas de implementação da terapia e bastante deturpação daquilo que foi proposto originalmente por Ayres[3,4]. Uma vez que essas variações comprometem a qualidade tanto da assistência como dos estudos de eficácia da intervenção, um grupo de pesquisadores elaborou um documento que descreve as características desejáveis e essenciais para caracterizar uma sessão de terapia, como sendo específica de integração sensorial[23]:

1. *Proporciona ortunidades para receber estímulos sensoriais*: a terapia precisa incluir vários elementos que ofereçam a oportunidade para experiências sensoriais ricas, especialmente no que se refere aos sentidos vestibular, tátil e proprioceptivo. Isso implica que necessariamente deve haver equipamentos suspensos (p. ex., balanços e gangorras), para que a terapia possa ser caracterizada como de integração sensorial.
2. *Oferece desafios na medida certa* (just right challenge): a verdadeira arte da terapia de IS é guiar

a criança a escolher atividades que não sejam tão fáceis, que não ofereçam desafio, mas também que não sejam difíceis demais e levem ao fracasso.
3. *Há colaboração na escolha da atividade*: um dos princípios básicos da terapia de IS é que não se planejam as atividades sem a colaboração da criança e não se força a criança a fazer atividades que não goste ou que não ajudou a planejar.
4. *Guia a auto-organização:* deve-se incentivar a criança a planejar cada atividade, a selecionar e organizar os materiais necessários e a relatar os passos da atividade. É importante ajudar a criança a verbalizar o que fez na terapia, quais atividades foram ou estão sendo feitas, quais as etapas da atividade, qual a sequência e o que deve ser feito antes e depois.
5. *Dá suporte a um nível ótimo de alerta:* durante as atividades devem ser feitas modificações no ambiente ou na atividade, para favorecer nível de alerta adequado para o trabalho.
6. *Cria um ambiente lúdico:* para que a sessão seja realmente produtiva é necessário que seja prazerosa para a criança, assegurando, assim, envolvimento completo nas atividades. O brincar é a maior ferramenta de aprendizagem da criança e é elemento central da terapia de IS.
7. *Maximiza o sucesso da criança:* as atividades devem ser adaptadas ou modificadas para que a criança seja bem-sucedida.
8. *Garante a segurança física:* a presença da terapeuta e os equipamentos devem garantir que a criança não se arrisque em demasia ou que, caso caia ou se atire de algum equipamento, haverá colchões e proteção suficiente para não correr nenhum risco.
9. *Modifica o ambiente terapêutico para atrair/envolver a criança*: na preparação da sala ou ambiente de terapia deve-se assegurar que a criança terá oportunidade de escolher atividades que são de seu agrado, mas também que facilitem o desenvolvimento das habilidades que necessita.
10. *Alimenta a aliança terapêutica:* a confiança no terapeuta é essencial para o desenvolvimento do laço afetivo, que é a base para a colaboração eficaz entre o terapeuta e a criança.

Um elemento importante nesse tipo de terapia é a parceria com os pais, pois quanto mais eles entendem o que está sendo feito e como isso afeta o processamento sensorial da criança, maior será seu envolvimento e maiores as possibilidades de que deem continuidade às atividades ou à forma de interação usada pelo terapeuta, aumentando a chance de sucesso em outros ambientes. A compreensão dos professores acerca das consequências dos transtornos de processamento sensorial também pode ser decisiva para facilitar a participação da criança no ambiente escolar.

Quando tratamos crianças com PC certamente muitos dos elementos citados estão comprometidos. Entretanto, na maioria das vezes é possível incorporar vários deles, o que enriquece a sessão usual de terapia. Por exemplo, um item que sempre pode ser incorporado é o de dar oportunidade de escolha da atividade. Crianças que fazem terapia desde pequenas, como ocorre na PC, tendem a se habituar a que lhe digam o que devem fazer, sem perceber que podem fazer escolhas. Outro item que deve ser incluído, sempre que possível, é a verbalização dos passos da atividade, para ajudar na organização do pensamento e na habilidade de sequenciar. Certamente, o aspecto lúdico e a ênfase nas respostas adaptativas continuam sendo elementos-chave da intervenção.

As experiências sensoriais, principalmente as que incluem os sistemas vestibular e proprioceptivo, certamente devem ser incluídas. Nota-se, por exemplo, que muitas crianças com PC não têm habilidade de antecipar quando vão cair e não se protegem. Isso faz com que a queda se torne mais assustadora e perigosa. Com a oportunidade de experimentar estímulos vestibulares e proprioceptivos, a criança passa a antecipar melhor e o cair deixa de ser tão traumatizante.

Quando se usa a teoria de IS no tratamento de crianças com PC, é preciso ter em mente que, embora sinais sugestivos de transtorno de processamento sensorial sejam evidentes, eles muitas vezes são resultado da lesão neurológica, de modo que não é legítimo esperar o mesmo resultado que se espera do tratamento de indivíduos sem lesão cerebral. Da mesma forma, é preciso lembrar que nem todas as técnicas aplicáveis a crianças que apresentam apenas transtorno de IS podem ser usadas em pessoas nas quais há dano neurológico evidente. Ao lidar com crianças mais gravemente comprometidas, muitas vezes é necessário que o terapeuta estruture mais as atividades, ofereça mais ideias sobre como usar os equipamentos, ou mesmo adapte os equipamentos e o ambiente para aumentar a segurança e permitir bom posicionamento. O terapeuta também deve estar mais atento às respostas não verbais e a questões específicas, como a presença de convulsões.

Talvez um dos pontos mais importantes em se introduzir a abordagem de integração sensorial no tratamento da PC seja o de nos ajudar a olhar com outros olhos o comportamento da criança. Assim, se a criança chora quando é colocada sobre a bola, pode ser que ela tenha insegurança gravitacional (i.e., medo de movimento desproporcional ao perigo que ele oferece). Nesse caso, o choro é desencadeado por um sistema vestibular que "não avisa" que ali é seguro. O medo excessivo de movimento é observado com frequência nas crianças com PC, e pequenos deslocamentos no espaço podem causar verdadeiro pavor.

Como ilustrado nas Figs. 13.1 a 13.11, na terapia de IS com crianças com PC são utilizados os equipamentos típicos desse tipo de abordagem. O balanço de plataforma talvez seja um dos equipamentos mais úteis, dadas suas versatilidade e possibilidade de uso com a criança nas várias posições (p. ex., em prono, sentado, ajoelhado e em pé). Chamado de "barco" por muitas crianças, oferece boa oportunidade de estímulos vestibulares e proprioceptivos no contexto da brincadeira. Na Fig. 13.1, observa-se criança com hemiparesia direita, exibindo controle extensor e descarga de peso no hemicorpo direito. Na Fig. 13.2, a brincadeira de balançar-se propicia o uso coordenado dos dois lados do corpo e o equilíbrio entre flexão e extensão. A altura do equipamento garante a segurança e o controle pela criança.

O uso de balanços e equipamentos suspensos é a marca da terapia de IS[30]; assim, a sala e o espaço terapêutico devem ser dimensionados de acordo com o tipo de equipamento que se pretende utilizar e com a população atendida (Fig. 13.3). Além do aconchego

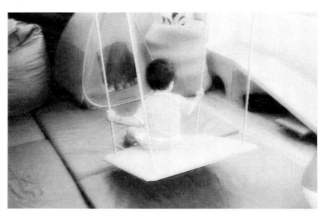

Fig. 13.2. Balançando na plataforma com apoio bilateral.

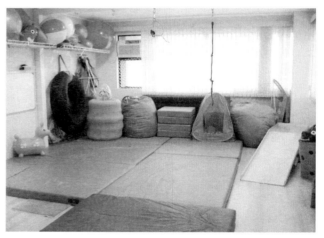

Fig. 13.3. Ambiente de terapia.

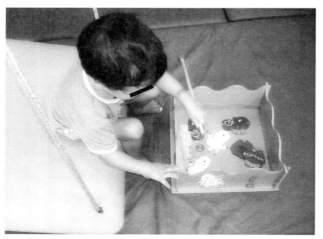

Fig. 13.1. Pescaria no balanço de plataforma.

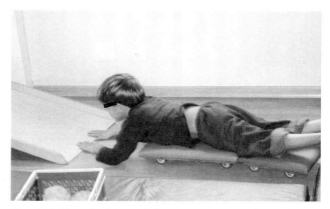

Fig. 13.4. Usando dois carrinhos em prono para dar mais suporte à criança.

e do ambiente convidativo à brincadeira, deve-se dar atenção especial à segurança, com uso de colchões e superfícies macias, para amortecer quedas.

A rampa e o carrinho (Fig. 13.4) podem ser utilizados de diversas maneiras, dependendo do nível de habilidade da criança. Tracionar-se para subir a rampa favorece o ganho de força de membros superiores e dissociação de movimentos. O intenso estímulo vestibular obtido na descida desencadeia resposta de extensão dos músculos da cadeia posterior.

Nas Figs. 13.5 e 13.6, criança com ataxia exercita a habilidade, ainda pouco desenvolvida, de manter extensão contra resistência (gravidade). A progressão nestes equipamentos inclui alternância na descarga de peso nos membros superiores com a introdução de brincadeiras com raquete ou bastão, por exemplo.

Sinais como hiperextensão de cabeça ou cabeça pendida na direção do colchão indicam que o desafio é maior do que a competência atual da criança.

Balançar no "cavalo" (Figs. 13.7 e 13.8) exige planejamento motor para execução de movimentos alternados de flexoextensão, e movimentos dissociados de cintura pélvica são necessários para mantê-lo em movimento. Neste equipamento o terapeuta pode associar técnicas de manuseio, caso a criança necessite, uma vez podem balançar juntos. Neste, como em outros equipamentos suspensos, antiderrapantes, almofadas, rolos e cunhas, bem como manuseios, como preconizados na terapia neuroevolutiva (Figs. 13.9 a 13.11), podem ser utilizados para assegurar melhor posicionamento. Brincadeiras com alvo são interessantes para crianças com PC que, fre-

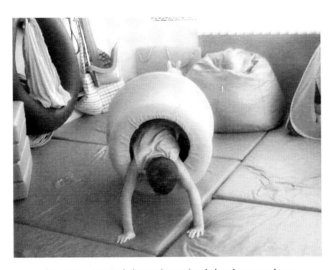

Fig. 13.5. Apoio bilateral no túnel de câmaras de ar.

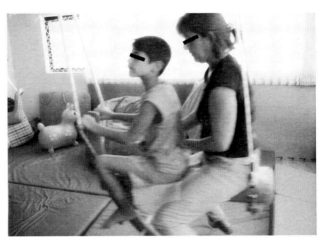

Fig. 13.7. Balanceio e manuseio no cavalo.

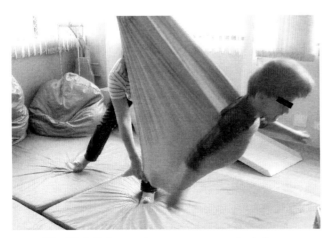

Fig. 13.6. Balançando em prono na rede de *lycra*.

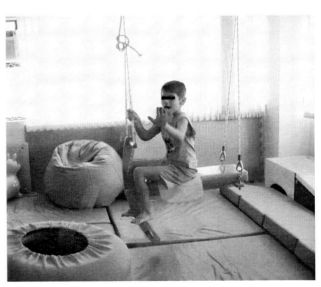

Fig. 13.8. Balançando e atirando bola ao alvo.

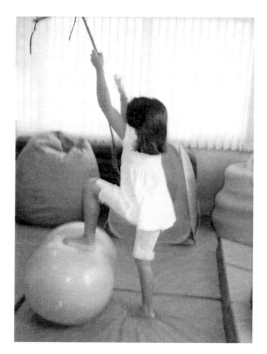

Fig. 13.9. Iniciando atividade de equilíbrio na bola.

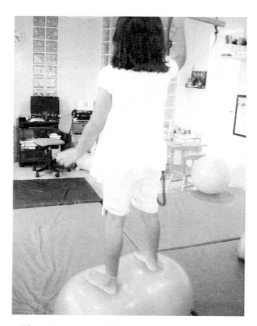

Fig. 13.10. Atividade de equilíbrio na bola.

quentemente, apresentam dificuldade na dissociação dos movimentos dos olhos, dos movimentos de cabeça e do corpo.

Muitas vezes, além da terapia de IS, será importante organizar o que se chama dieta sensorial. A dieta envolve o uso terapêutico de sensações no contexto das rotinas diárias[48]. Trata-se de modificações am-

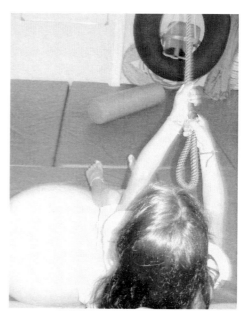

Fig. 13.11. Atividade combinada de propriocepção e equilíbrio na bola.

bientais para o lar, a escola ou situações que são difíceis para a criança enfrentar, possibilitando melhor participação social. Esta é uma técnica complementar, mais passiva. Alguns exemplos de dieta sensorial são:

- Deixar que a criança masque chiclete ou coma alguma coisa crocante pode reduzir o hábito de ranger os dentes.
- Colocar um colete com peso ou uma roupa bem justa pode ajudar a diminuir o nível de atividade de uma criança muito agitada.
- A rotina de alternar movimento com atividades sedentárias pode melhorar o nível de alerta.
- Manipular um brinquedinho silencioso pode facilitar a atenção auditiva durante as aulas.
- Demarcar o lugar para sentar durante a hora do círculo na escola, para que a criança não seja tocada pelos colegas, pode reduzir agitação e comportamento indesejável em uma criança que tem defensividade tátil.
- Usar um cobre-leito mais pesado pode ajudar uma criança agitada a dormir melhor.

Um aspecto final, que é importante esclarecer, é que a terapia de IS normalmente não é usada de maneira isolada em crianças com PC. Em geral, combinam-se abordagens, como o método neuroevolutivo e elementos da terapia de IS, visando não só maximizar ganhos motores, mas também obter melhor compreensão do comportamento da criança e dos fatores sensoriais que possam estar interferindo no engajamento em atividades e na participação, nos vários contextos de vida da criança.

CASO CLÍNICO

Situação atual da criança

Renato tem 6 anos e apresenta tetraparesia espástica, nível motor III (GMFCS). Ele reside com os pais em outro estado e periodicamente vai a São Paulo para complementar o programa de fisioterapia, terapia ocupacional e equoterapia, que faz em sua cidade. Renato frequenta a pré-escola regular, com apoio psicopedagógico.

Situação do teste

Ele foi encaminhado para terapia ocupacional para avaliação específica de IS. O profissional que o encaminhou relata que Renato frequentemente parece distraído e leva mais tempo do que o esperado para responder aos estímulos, tanto motores (manuseio) quanto cognitivos (engajamento em brincadeiras e atividades). A mãe e a professora também apontam dificuldades no processo de aprendizagem devido ao comportamento distraído e, por vezes, desinteressado. Para avaliação, além da entrevista com os pais e da observação informal da criança, foram utilizados o roteiro de observação de Blanche e Nakasuji[39], parte do Perfil Sensorial[12] e alguns testes, como descrito a seguir.

Resultados da avaliação

Observações gerais do comportamento

Renato é uma criança de fácil contato, colaborativa e extremamente agradável. Frente às dificuldades, utiliza diversas estratégias para disfarçar ou esquivar-se da tarefa e, preocupado em acertar, busca suporte verbal da mãe e da babá. Renato necessita de mais tempo ou repetição dos comandos para responder e/ou executar as solicitações, e a atenção oscila, rapidamente, entre momentos de maior e menor alerta.

Participação, atividades e interesses em casa e na escola

A mãe o descreve como uma criança fácil de lidar, que aceita a intensa rotina das terapias e da escola, mas mostra-se desmotivado para aprender a se vestir, tomar banho e guardar seus pertences. Renato muitas vezes parece desligado e todas as vezes que se alimenta é como se estivesse "ligado na tomada", tamanha a agitação. Sua brincadeira predileta é jogar bola, de joelhos ou em postura de W no chão, divertindo-se muito com os movimentos e pulos que faz nessas ocasiões. Ele também aprecia assistir a filmes, sobretudo as comédias, que vê repetidas vezes.

Estrutura e função do corpo

Habilidades motoras: Renato é capaz de sentar e levantar-se de cadeiras com apoio dos membros superiores e anda pequenas distâncias com auxílio de andador. Sentado, observa-se razoável controle de tronco, com tendência à postura cifótica. O estado de alerta claramente diminui após pouco tempo sentado. Na função manual, verifica-se preferência pela esquerda, com fixação de cintura escapular e reação associada de mão contralateral e face. Para preensão do lápis, alterna padrões em chave ou pinça em dois pontos, com pouca movimentação digital. Renato teve dificuldade para reproduzir traços simples, como linha oblíqua e círculo, sendo que, aparentemente, o aspecto perceptivo é preponderante em relação à questão motora.

Ele foi capaz de fazer torre de três cubos, com dificuldade para empilhar/soltar em função de pouca dissociação e ajustes de tronco e cintura escapular insuficientes, reduzido controle visual e déficit no *timing* e graduação dos movimentos. Renato recusou-se a usar a tesoura, esclarecendo que "não sou bom nisso", mas reproduziu parcialmente construção com cubos de madeira, sem observar quantidade e cores, embora tenha utilizado a estratégia de contá-los.

Na exploração dos equipamentos da sala de terapia, observou-se dificuldade de planejamento motor, manifestada pela hesitação, desorganização, estratégias motoras ineficientes, pouca flexibilidade e constante solicitação para ser colocado e/ou retirado de equipamentos. Quando questionado a dar as instruções de como tirá-lo do balanço, por exemplo, não pareceu ter nenhuma ideia de como fazê-lo.

Resposta a estímulos sensoriais: Renato apresentou preferência visual direita. Ele fixa e segue objetos com tendência a mover a cabeça quando o estímulo sai da linha média, mas é capaz de localizar objetos, desde que lhe seja dado tempo suficiente (teste de localização rápida)[38].

A avaliação da sensibilidade tátil (localização do estímulo tátil)[10] indicou lentidão no processamento e pouca acuidade na localização do estímulo, sendo pior no membro superior direito. No teste de estereognosia com 10 objetos familiares[41], Renato demonstrou intensa necessidade de olhar, o que indica dependência da visão, e nomeou sete objetos que foram lentamente manipulados com a mão esquerda. O teste foi interrompido para a mão direita, devido à frustração frente à dificuldade da tarefa, embora os mesmos objetos fossem apresentados, indicando que o fator memória, decorrente da manipulação prévia, não foi relevante.

Os dados do Perfil Sensorial[12], respondido pela mãe, foram parcialmente validados pelas observações durante a avaliação. O possível impacto das questões de processamento sensorial é descrito no Quadro 13.3.

Os itens do Perfil Sensorial que puderam ser aplicados no caso de Renato sugerem comportamento de desatenção/distração. De acordo com as observações e relato da mãe, percebe-se que várias áreas estão afetadas, sendo que os comportamentos são compatíveis com o transtorno de modulação do tipo hiporresposta aos estímulos táteis e vestibulares e hiper-resposta nas modalidades visual e auditiva. Ou seja, as respostas não estão de acordo com a intensidade e duração dos estímulos, o que parece influenciar o comportamento e aumen-

Quadro 13.3. Caso Renato: relação entre os dados do Perfil Sensorial e aspectos funcionais

Padrão de resposta no Perfil Sensorial	Observações e implicações funcionais
Processamento auditivo: apresenta sinais sugestivos de baixo limiar, como ficar muito incomodado com sons altos ou inesperados, cobrir os ouvidos com as mãos para se proteger, se distrair com barulho ao redor e não conseguir "trabalhar" com barulho de fundo (ventilador/geladeira)	▪ O desempenho funcional é bastante comprometido pelos estímulos auditivos; parece haver pouca habilidade para filtrar estímulos, ou seja, Renato parece ficar à mercê dos estímulos sonoros ambientais
Processamento tátil: o perfil identificou alguns comportamentos atípicos nesta área. Renato parece ter sensação de dor e temperatura diminuídas, e com frequência não nota quando alguém toca seu braço ou costas (sinais de alto limiar); além disso, evita andar descalço, especialmente em grama ou areia (sinal de baixo limiar)	▪ Testes de discriminação tátil apontam tendência à hiporreação a estímulos táteis. Dois fatores são relevantes nas respostas de Renato: excessivo tempo entre estímulo e resposta e falhas na identificação/localização dos estímulos ▪ Exceto pelo fato de evitar ficar descalço, não foram observadas respostas indicativas de hipersensibilidade tátil; ele manuseou bolas de diferentes texturas e aceita o toque e manuseio
Processamento visual: demonstra desconforto ou evita luzes brilhantes, cobre ou "franze os olhos" para se proteger da luz, tem dificuldade para montar quebra-cabeça (sinais de baixo limiar) e olha cuidadosa e intensamente para objetos e pessoas ("encara")	▪ Mesmo considerando as questões motoras, a observação do traçado e a construção com blocos confirmam que o aspecto perceptovisual interfere no desempenho ▪ Na brincadeira de jogar bolas no cesto com balanço de "cavalo" em movimento, Renato demonstrou dificuldade para localizar o alvo e coordenação olho-mão abaixo do esperado para o quadro motor
Processamento vestibular: Renato procura movimento e isto frequentemente interfere na sua rotina diária. Sua mãe esclarece que ele adora "pular" de joelhos, na postura em W, ou rolar pelo chão	▪ Nos equipamentos suspensos (cavalo, pneu e rede de *lycra*), Renato demonstrou imenso prazer e solicitou intensidade crescente nos deslocamentos em diversas direções. Não foi observada nenhuma resposta neurovegetativa atípica frente aos estímulos, mas as respostas de retificação e equilíbrio são lentas, aparentemente pela soma das varáveis motoras (tônus/fraqueza muscular/fixações/entre outras) e sensoriais (hiporresposta) ▪ Apresentou ativação (parcial) da musculatura extensora (assumir e manter pronoextensão) apenas com estímulos vestibulares de grande intensidade
Multissensorial: tem dificuldade em prestar atenção e frequentemente desvia atenção da tarefa para observar todas as ações que ocorrem na sala	▪ Este comportamento foi observado durante a avaliação, embora a novidade do ambiente deva ser considerada. No entanto, além da mãe, o mesmo comportamento foi apontado pela professora

tar a dificuldade para se concentrar nas atividades em casa e na escola. Falhas na discriminação tátil contribuem para as dificuldades no planejamento motor. Levanta-se a hipótese de que a necessidade intensa de movimento, além de sugerir baixa discriminação das sensações de movimento, pode configurar estratégia para aumentar o nível de alerta, uma vez que estímulos vestibulares têm importante efeito de ativação.

Conclusão e recomendações

Renato mostrou sinais de dificuldades de processamento sensorial que parecem ter impacto no desempenho das atividades diárias e participação em casa e na escola. Há sinais de problemas tanto de modulação, com tendência à hiporresposta e procura de estímulos, como de baixa discriminação, que parecem ter impacto no planejamento motor, sendo que as dificuldades motoras associadas às falhas no processamento sensorial contribuem para frustração e baixa autoestima. Considerando as demandas escolares, que pressupõem execução das atividades em tempo compatível aos colegas de classe, a interferência das questões sensoriais no desempenho motor e no comportamento e a inexistência de serviços de terapia de IS em sua cidade, o plano de intervenção consistiu em:

- Esclarecer cuidadores, terapeutas e professora acerca das questões de processamento sensorial e sua influência no desempenho de atividades e na participação social.
- Criar programa de dieta sensorial, a ser incorporado nas rotinas diárias em casa e na escola.
- Fazer terapia ocupacional, com abordagem de integração sensorial, em esquema intensivo nos períodos em que vem a São Paulo.

Sugestões para dieta sensorial

As falhas para notar e responder aos estímulos táteis e vestibulares evidenciam necessidade de ampliação (frequência, duração e intensidade) desses aspectos sensoriais na vida de Renato. Espera-se que o aumento de oportunidades, como sugerido adiante, para processar informações sensoriais ajude a modular os limiares neurológicos, para que consiga notar e responder a esses estímulos, como outras crianças o fazem.

Em casa

1. Brincadeiras com redes e balanços (com suporte e apoio adequado) nos quais ele possa vivenciar estímulos de direções e velocidades variadas. Associar atividades de puxar ou empurrar amplia os estímulos proprioceptivos e ganho de força dos membros superiores.
2. Brincadeiras de chutar bola ou derrubar o João-bobo, enquanto se balança em uma gangorra, favorecem paradas que potencializam o estímulo, o controle visual e a organização dos movimentos.
3. Brincar de sanduíche, no qual ele pode ser o recheio, colocado entre almofadões, ou ser o cozinheiro e o adulto, o sanduíche (ele vai adorar a segunda opção). Almofadas, bola e rolos podem servir como pão, mostarda ou maionese.
4. Propiciar brincadeiras e vivências com materiais de texturas variadas (p. ex., andar na areia, grama ou terra, brincar com bolas, escovas ou esponjas para o banho e massageadores).
5. Brincar de adivinhar objetos de uso cotidiano por meio da exploração manual, com os olhos fechados.
6. Brincar de parear objetos visíveis com réplicas escondidas em uma caixa e passíveis apenas de manipulação.
7. Brincadeiras de pintura com as mãos, massinha, argila, tinta cola, purpurina, cereais e inúmeros materiais possibilitam o incremento de experiências táteis.
8. Incluir no processo de aprendizagem de letras, números e formas, representações com texturas (p. ex., EVA, lixa, papel-camurça, massinha).
9. Estimular o planejamento motor por meio da experimentação de estratégias para exploração dos brinquedos e do mobiliário: Ele sabe aonde quer chegar? Tem algum plano de como o fazer? Qual o primeiro passo? Deixe-o experimentar mesmo que o plano não seja ideal. Brincar com as inúmeras possibilidades de alcançar uma meta e avaliar, com bom humor, as razões do por que não deu certo. Neste caso, tente atribuir as "falhas" aos objetos; as crianças adoram quando colocamos a culpa na poltrona que o derrubou ou na almofada que não estava mais perto. Planejar os passos de uma tarefa simples pode ser uma boa oportunidade para desenvolver habilidades de sequenciamento.

10. Brincadeiras de localizar elementos de uma paisagem (árvore, bicicleta, casa ou pessoa), enquanto se balança numa rede ou anda de carro, favorecem o desenvolvimento de habilidades visuais (dissociação olho-cabeça/localização rápida), bem como de alerta e atenção.

Na escola

1. É necessário avaliar cuidadosamente o desempenho em função do local onde Renato fica sentado. É comum crianças como Renato serem colocadas na primeira fileira e passarem boa parte da aula virando-se para olhar os colegas, que conversam ou se mexem, para ver os objetos que caem ou qualquer outro estímulo sonoro. Às vezes, posicionar a criança de forma que tenha boa visão da classe pode ajudá-la a ter mais controle e a selecionar os estímulos circundantes.
2. Promover algum tipo de atividade de movimento/deslocamento de tempos em tempos, ao longo da aula, poderá resultar em maior alerta e atenção.
3. Introduzir no lanche alimentos crocantes ou de sabores diferenciados como gengibre, erva-doce, hortelã, salsão, entre outros, também contribuirá para maior alerta.
4. Utilizar caderno com folhas coloridas, marca-texto e lápis de cores vivas acrescentará estímulos que podem torná-lo mais alerta.

É importante estar atento às questões de segurança: os equipamentos (balanços e rede) devem ser frequentemente verificados e a distância do chão deve ser regulada de forma que a criança possa descer e subir por si mesma; colchões no chão são imprescindíveis. Devem-se observar sinais como aumento de tônus ou reações associadas, que indicam esforço ou desequilíbrio exagerados. Sinais de hiperestimulação devem ser monitorados para readequação da dieta. Renato deverá ser reavaliado periodicamente, sendo que na terapia poderão ser observadas alterações na resposta a estímulos, bem como maior atenção às tarefas, maior desenvoltura no manejo dos equipamentos, assim como aumento na complexidade das brincadeiras. Como não será possível observar o desempenho funcional em casa e na escola, devido ao fato de morar em outra cidade, o relato dos pais e professores será vital para monitorar os efeitos da intervenção no desempenho em atividades relevantes e participação nos diferentes contextos.

REFERÊNCIAS

1. Kelly G. Pediatric occupational therapy in the 21st century: a survey of UK practice. NAPOT J 2004; 8(3):17-9.
2. Kielhofner G. Conceptual foundations of occupational therapy. 2 ed. Philadelphia, PA: F.A. Davis Company, 2004.
3. Ayres AJ. Sensory integration and learning disorders. Los Angeles: Western Psychological Services, 1972; 294.
4. Ayres AJ. Sensory integration and the child. 25 ed. Los Angeles: Western Psychological Services, 2005: 211.
5. Ayres AJ. Patterns of perceptual-motor dysfunction in children: a factor analytic study. Percept Motor Skills 1965; 20:335-68.
6. Ayres AJ. Southern California Sensory Integration Tests Manual. Los Angeles: Western Psychological Services, 1972.
7. Ayres AJ. Improving academic scores through sensory integration. J Learn Disabil 1972; 5:336-43.
8. Ayres AJ. Sensory integration and the child. Los Angeles: Western Psychological Services, 1979: 191.
9. Ayres AJ, Tickle LS. Hyper responsivity to touch and vestibular stimuli as a predictor of positive response to sensory integration procedures by autistic children. Am J Occup Ther 1980; 34(6):375-81.
10. Ayres AJ. Sensory Integration and Praxis Tests. Los Angeles: Western Psychological Services, 1989: 232.
11. Miller LJ. First step: screening test for evaluating preschoolers. San Antonio, TX: The Psychological Corporation, 1993.
12. Dunn W. Sensory profile – user's manual. San Antonio, TX: The Psychological Corporation, 1999: 146.
13. Dunn W. Infant and toddler sensory profile. User's manual. San Antonio, TX: The Psychological Corporation, 2002: 126.
14. Blanche EI, Botticelli TM, Hallway MK. Combining Neuro-developmental treatment and sensory integration principles. San Antonio, TX: Therapy Skill Builders, 1995: 175.
15. Vargas S, Camilli G. A meta-analysis of research on sensory integration treatment. Am J Occup Ther 1999; 53:189-98.
16. Greenspan SI, Wieder S. Engaging autism. Cambridge: Da Capo Press, 2006: 434.
17. Zero-A-Três: Classificação diagnóstica de saúde mental e transtornos do desenvolvimento do bebê e da criança pequena. Porto Alegre: Artes Médicas, 1997.
18. Mcintosh DN, Miller LJ, Shyu V, Hagerman RJ. Sensory-modulation disruption, electrodermal responses, and functional behaviors. Develop Med Child Neurol 1999; 41:608-15.
19. Schaaf RC, Miller LJ, Seawell D, O'Keefe S. Children with disturbances in sensory processing: a pilot study examining the role of the parasympathetic nervous system. Am J Occup Ther 2003; 57:442-9.
20. Miller LJ. Sensational kids. New York: G.P. Putman's Sons, 2006: 351.
21. Roley SS, Blanche EI, Schaaf RC. Sensory integration with diverse populations. San Antonio, TX; Therapy Skill Builders, 2001: 431.

22. Schaaf RC, Roley SS. Sensory Integration: Applying clinical reasoning to practice with diverse population. Austin: PROED, 2006: 245.
23. Parham LD, Cohn ES, Spitze S, Koomar JA, Miller LJ, Burke JP et al. Fidelity in sensory integration intervention research. Am J Occup Ther 2007; 61:216-27.
24. Magalhães LC, Lambertuci MCF. Integração sensorial na criança com paralisia cerebral. In: Fonseca LF, Lima CLA (orgs.). Paralisia cerebral: neurologia, ortopedia, reabilitação. Rio de Janeiro: Medsi, 2008: 299-309.
25. Magalhães LC. Transtornos da coordenação motora e da aprendizagem. In: Souza ACA, Galvão CRC. Terapia ocupacional fundamentação e prática. Rio de Janeiro: Guanabara Koogan, 2007: 314-37.
26. Oliveira MC, Simão RK. Integração sensorial. In: Teixeira E, Sauron FN, Santos LSB, Oliveira MC (orgs.). Terapia ocupacional na reabilitação física. São Paulo: Roca, 2003: 241-64.
27. Fidos ELS, Narumia LC, Oliveira MC, Santos E. Utilização dos princípios da integração sensorial na paralisia cerebral: estudo de caso. Arq Bras Paralisia Cerebral 2007; 2(6):36-41.
28. Henry D. Baú de ferramentas: para professores, pais e alunos. EUA: Henry OT Services, Inc, 2005: 30.
29. Momo ARB, Silvestre C, Graciani Z. O processamento sensorial como ferramenta para educadores: facilitando o processo de aprendizagem. São Paulo: Memnon, 2007: 43.
30. Parham D, Mailloux Z. Sensory integration. In: Case Smith J, Allen AS. Occupational therapy for children. St Louis: Mosby, 2005: 356-409.
31. Bundy AC, Lane SJ, Murray E. Sensory integration: theory and practice. 2 ed. Philadelphia: F.A. Davis, 2001: 496.
32. Dunn W. The impact of sensory processing abilities on the daily lives of young children and their families: a conceptual model. Infants Young Children 1997; 9:23-35.
33. Sugden D, Dunford C. Intervention and the role of theory, empiricism and experience in children with motor impairment. Disabil Rehabil 2007; 29:3-11.
34. Mandich AD, Polatajko HJ, Macnab JJ, Miller LT. Treatment of children with developmental coordination disorder: What is the evidence? Phys Occup Ther Pediatr 2001; 20(2-3):51-68.
35. Miller LJ. Empirical evidence related to therapies for sensory processing impairments. National Association for School Psychologist Communique 2003; 31(5):34-7.
36. Bimin G, Kayihan H. Effectiveness of two different sensory integration programmes for children with cerebral palsy. Disabil Rehabil 2001; 23:394-9.
37. Brown CE, Dunn W. Adolescent/adult sensory profile user's manual. San Antonio, TX: The Psychological Corporation, 2002: 132.
38. Fisher AG, Murray EA, Bundy AC. Sensory integration theory and practice. Philadelphia: F.A. Davis Company, 1991: 418.
39. Blanche EI, Nakasuji B. Sensory integration and the child with cerebral palsy. In: Roley SS, Blanche EI, Schaaf RC. Sensory integration with diverse populations. San Antonio: Therapy Skill Builders, 2001: 345-64.
40. Vlaskamp C, Cuppen-Fonteine H. Reliability of assessing the sensory perception of children with profound intellectual and multiple disabilities: a case study. Child: Health, Care Develop 2007; 35:547-51.
41. Yekutiel M, Jariwala M, Stretch P. Sensory deficits in the hands of children with cerebral palsy: a new look at assessment and prevalence. Develop Med Child Neurol 1994; 36:619-24.
42. Cooper J, Majnemer A, Rosenblatt B, Birnbaum R. The determination of sensory deficits in children with hemiplegic cerebral palsy. J Child Neurol 1995; 10(4):300-9.
43. Gordon AM, Duff SV. Relation between clinical measures and fine manipulative control in children with hemiplegic cerebral palsy. Develop Med Child Neurol 1999; 9(41):586-91.
44. Teixeira JA. Avaliação de crianças portadoras de diplegia espástica e diplegia espástica com componente atetóide pelos testes de discriminação de dois pontos, localização de toques e estereognosia. Dissertação, Mestrado em Reabilitação, Escola Paulista de Medicina, Universidade Federal de São Paulo, 2000.
45. Oliveira MC. Avaliação da sensibilidade, função motora de membros superiores e desempenho funcional de crianças portadoras de paralisia cerebral. Dissertação, Mestrado em Ciências Médicas. Faculdade de Ciências Médicas da Universidade Estadual de Campinas, 2007.
46. Krumlinde-Sundholm LK, Eliasson AC. Comparing tests of tactile sensibility: aspects relevant to testing children with spastic hemiplegic. Develop Med Child Neurol 2002; 44:604-12.
47. Leclercq Caroline. General assessment of the upper limb. Hand Clinics 2003; 19:557-64.
48. Wilbarger J, Wilbarger P. The Wilbarger approach to treating sensory defensiveness. In: A Bundy AC, Lane SJ, Murray EA. Sensory integration: theory and practice. 2 ed. Philadelphia: F.A. Davis, 2001: 335-8.

LEITURA RECOMENDADA

Ayres AJ. Sensory integration and the child. 25 ed. Los Angeles: Western Psychological Services, 2005: 211.

Roley SS, Blanche EI, Schaaf RC. Sensory integration with diverse populations. San Antonio: Therapy Skill Builders, 2001: 433.

Bundy AC, Murray E. Sensory integration: A. Jean Ayres' theory revisited. In Bundy AC, Lane SJ, Murray EA. Sensory integration: theory and practice. 2 ed. Philadelphia: F.A. Davis, 2002: 3-33.

Magalhães LC, Lambertuci MCF. Integração sensorial na criança com paralisia cerebral. In: Fonseca LF, Lima CLA (orgs.). Paralisia cerebral: neurologia, ortopedia, reabilitação. Rio de Janeiro: Medsi, 2008: 299-309.

Miller LJ. Sensational kids. New York, NY: G.P. Putman's Sons, 2006: 351.

Oliveira MC, Simão RK. Integração sensorial. In: Teixeira E, Sauron FN, Santos LSB, Oliveira MC (orgs.). Terapia ocupacional na reabilitação física. São Paulo: Roca, 2003: 241-64.

Parham LD, Cohn ES, Spitze S, Koomar JA, Miller LJ, Burke JP et al. Fidelity in sensory integration intervention research. American Journal of Occupational Therapy 2007; 61:216-27.

Método Pilates

Ana Paula de Sousa • Camila Rocha Simão • Valéria Cristina Rodrigues Cury

INTRODUÇÃO

O método Pilates é representado por um conjunto de exercícios físicos que incorporam o uso de equipamentos e acessórios durante a execução dos movimentos, com o objetivo de melhorar a flexibilidade, força muscular, controle postural, coordenação e estabilidade abdominal e lombopélvica[1]. A ativação da musculatura do tronco e da simetria é favorecida durante a execução de todos os exercícios, que enfatizam a qualidade dos movimentos em vez do número de repetições. É preconizada a realização de movimentos precisos, em adequado alinhamento postural, associada ao controle da respiração[2].

Este método pode ser utilizado para diversos fins, sejam eles terapêuticos ou para promoção da saúde e bem-estar, além de ser indicado para diferentes populações. Nos indivíduos com paralisia cerebral (PC), o método Pilates pode ser utilizado como recurso terapêutico ou atividade física complementar ao tratamento de reabilitação, considerando as adaptações necessárias para esse grupo.

HISTÓRICO

O método Pilates foi originalmente desenvolvido por Joseph Hubertus Pilates durante a Primeira Guerra Mundial[3]. Joseph nasceu em Munchen-Glebach, uma pequena vila em Dusseldorf, Alemanha, em 1880. Sofria de raquitismo, asma, febre reumática e, por isso, iniciou sua busca por uma vida saudável por meio da prática de atividades físicas[2].

Durante a Primeira Guerra Mundial, Pilates vivia na Inglaterra, foi internado em um campo de prisioneiros por ser alemão, ensinou os exercícios físicos por ele desenvolvidos para seus companheiros de quarto[4]. Devido às habilidades em tratar o próprio corpo, começou a ajudar os enfermeiros a cuidar dos pacientes feridos pela guerra usando a cinesioterapia. Para oferecer resistência aos exercícios praticados, adaptou as molas das camas fixando-as no leito e na parede, surgindo assim o exercício executado com as molas.

Em 1926, Joseph Pilates se mudou para Nova York e abriu seu primeiro estúdio junto com sua esposa Clara. Começou a desenvolver a contrologia, definida como o equilíbrio ou completa coordenação entre corpo, mente e espírito, alcançada pelo desempenho de atividades funcionais de maneira posturalmente equilibrada[4]. Em 1934, escreveu um livro intitulado *Your health* no qual descrevia esta teoria e os arrojados benefícios da contrologia, como prevenção de doenças coronarianas, aumento da potência muscular e diminuição do risco de doenças respiratórias. Em 1945, publicou seu último livro com o nome: *Return to life through contology*, apresentando o programa de exercícios criado por ele[4]. Pilates desenvolveu cerca de 40 exercícios no solo e centenas de exercícios com seus equipamentos especializados. Aos 86 anos de idade, seu estúdio pega fogo e falece em 1967 por complicações respiratórias[4].

O método Pilates obteve popularidade inicialmente entre bailarinos, sendo desconhecido do público geral. Com o passar dos anos, um grande número de estudantes aprendeu e ensinou seus exercícios, divulgando e muitas vezes modificando a forma como os mesmos eram realizados. Como resultado, o nome Pilates se tornou associado a uma forma de movimento, que tem ganhado popularidade em ambientes clínicos e de atividade física. Atualmente existe um grande número de estúdios de Pilates registrados nos EUA, Europa, Ásia, Austrália, Nova Zelândia e América do Sul[4].

OBJETIVOS E PRINCÍPIOS

O método desenvolvido por Joseph Pilates combina a sua filosofia pessoal de fortalecimento e treinamento físico com movimentos baseados na ginástica, artes marciais, ioga, boxe e dança, além de incluir técnicas posturais e de respiração próprias[2,4]. Joseph acreditava que o objetivo de uma pessoa saudável seria alcançar uma mente forte e usá-la para ganhar total controle sobre seu corpo físico[5]. Assim, o método defendido por Pilates é mais do que um programa de exercícios para o corpo, sendo também um programa equilibrado de fortalecimento e condicionamento da mente[3].

De acordo com Pilates, os exercícios devem ser executados de forma lenta e progressiva, associados ao trabalho respiratório e partindo do centro corporal para os membros. São realizadas poucas repetições dos exercícios, que podem ser executados no solo e/ou em aparelhos desenvolvidos por ele. O programa é estabelecido de forma personalizada, sendo as sessões individuais ou realizadas em pequenos grupos[4].

O método incorpora seis princípios básicos: centro de força, concentração, movimento fluido, controle, precisão e respiração, que são incorporados na aplicação da técnica[3].

Princípios básicos do método Pilates

Centro de força

Apesar de considerar o trabalho do centro de força como foco principal de seu método, Pilates não estabeleceu, de forma objetiva, quais parâmetros anatômicos e cinesiológicos determinam essa região[3]. Desta forma, verificam-se controvérsias na literatura quanto à descrição do centro de força, também denominado *core* ou *powerhouse*. Segundo Akuthota (2004), o centro de força é representado por uma "caixa" localizada no tronco, delimitada superiormente pelo diafragma, anteriormente pelos abdominais, posteriormente pelos paravertebrais e glúteos e, em sua região inferior, pela musculatura pélvica e articulação do quadril[6]. Por outro lado, Muscolino (2004) descreve duas linhas horizontais: uma no topo dos ombros e outra nas articulações do quadril, para demarcar o centro de força, envolvendo todo o tronco e a pelve[3]. Para este capítulo, consideraremos a descrição de Akuthota (2004) como referência anatômica para o centro de força (Fig. 14.1).

Esta região, responsável pela estabilidade do corpo e coluna vertebral, é fundamental para o método Pilates e representa o centro da cadeia cinética funcional, a partir do qual todas as ações musculares periféricas são desenvolvidas. O centro de força possui ação de um colete muscular, que trabalha como uma unidade para estabilizar o corpo e a coluna, seja na presença ou ausência de movimentos com os membros[6]. Seu fortalecimento é descrito como estratégia para prevenir e/ou reabilitar deficiências da

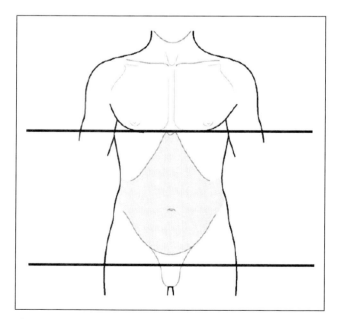

Fig. 14.1. A região delimitada refere-se ao centro de força, definida superiormente pelo diafragma, anteriormente pelos abdominais, posteriormente pelos paravertebrais e glúteos e, inferiormente, pela musculatura do assoalho pélvico e articulação do quadril.

coluna vertebral, dos membros inferiores, além de favorecer o desempenho de atividades de vida diária e esportivas[3,4,6,7].

Como componentes articulares, o centro de força abrange toda a coluna lombar, as articulações lombossacral, sacroilíaca e femoroacetabular. Os componentes musculares incluem, na região anterior, os músculos abdominais (reto abdominal, oblíquos interno e externo e transverso abdominal), além do iliopsoas, reto femoral, sartório, tensor da fáscia lata, pectíneo, adutor magno e longo. Na região posterior, o centro de força inclui os eretores espinhais (longuíssimo e iliocostal), multífido, quadrado lombar e extensores do quadril. Na região superior, localizam-se o diafragma e, inferiormente, a musculatura do assoalho pélvico (perineal, transverso superficial e profundo e elevador do ânus)[3,6].

Algumas ações musculares são essenciais para o adequado funcionamento do centro de força, entre elas destaca-se o papel do transverso abdominal. Este músculo origina-se na crista ilíaca, seis últimas costelas, região lateral da fáscia toracolombar, passando medialmente à linha alba e possuindo papel primordial na promoção da estabilidade postural. Devido à orientação longitudinal de suas fibras, a contração do transverso resulta em redução da circunferência do abdome com consequente aumento de tensão da fáscia toracolombar e da pressão intra-abdominal. Diversos estudos demonstraram que a ativação do transverso ocorre de forma consistente, por meio de contração tônica, para estabilizar o tronco durante perturbações posturais e é verificada anteriormente à realização de movimentos com o tronco ou membros[8,9]. Estes achados, associados à identificação de atraso no tempo de ativação desse músculo em indivíduos com dor lombar, reforçam o papel primordial do transverso na estabilidade do tronco[6,8]. Devido à localização anatômica do oblíquo interno, com aponeurose conjunta ao transverso, alguns autores descrevem a ação muscular desses músculos como sinérgicas[10,11]. Os outros músculos abdominais atuam de maneira predominantemente fásica, levando o tronco em direção oposta ao sentido da perturbação do equilíbrio, para recuperar a estabilidade postural[8]. O músculo psoas maior também apresenta papel importante na estabilidade lombopélvica. Devido à sua localização anatômica, este músculo apresenta inserções na região anterior dos processos transversos e discos intervertebrais de todas as vértebras lombares, com exceção de L5-S1, além de possuir relações fasciais com o diafragma, assoalho pélvico e músculos transverso e oblíquo abdominais[12]. A ação do psoas maior contribui minimamente na realização de movimento na coluna lombar. De forma oposta, sua contração aumenta a rigidez deste segmento por meio de compressão axial, enquanto empurra a cabeça do fêmur em direção ao acetábulo, contribuindo para a estabilidade local da coluna lombar e articulação femoroacetabular. Nos casos de dor lombar crônica, observam-se baixo limiar de recrutamento e diminuição da área de secção transversal do psoas maior, reforçando seu papel de estabilizador segmentar da coluna lombar[13]. Estas alterações também são identificadas nos músculos multífidos de indivíduos com dor lombar crônica. Os multífidos também são descritos como importantes estabilizadores segmentares da coluna lombar[12,14]. A ação do oblíquo externo para prevenir a inclinação anterior da pelve e favorecer a estabilidade do tronco em movimentos de rotação também deve ser explorada no trabalho do centro de força[6].

O diafragma e os músculos do assoalho pélvico são componentes importantes a serem considerados no trabalho do centro de força. A contração desses grupos musculares previne o deslocamento do conteúdo da cavidade abdominal e potencializa o trabalho do músculo transverso para aumentar a pressão intra-abdominal e favorecer a estabilidade lombopélvica. Estudos eletromiográficos verificaram atividade do diafragma concomitante à do transverso abdominal durante a realização de movimentos com os membros superiores[8,12]. Outros autores identificaram recrutamento prejudicado do diafragma e músculos do assoalho pélvico em indivíduos com disfunções da articulação sacroilíaca, designando a esses músculos um papel postural[15]. Na região posterior do centro de força, destacamos a atividade isométrica do quadrado lombar para estabilizar a coluna, a ação dos extensores espinhais (longuíssimo e iliocostal) nos movimentos de flexão e extensão da lombar e dos multífidos, que associados ao transverso abdominal e psoas maior representam os principais estabilizadores segmentares da coluna. Os músculos do quadril possuem papel proeminente nas atividades em descarga de peso, pois transferem forças advindas dos membros inferiores para a pelve e coluna[6].

Os principais efeitos do método Pilates sobre o centro de força são: alteração do posicionamento da pelve, que resulta em mudanças na curvatura da coluna lombar; interferência na integridade estrutural musculoesquelética da coluna e tônus da cavidade pélvica abdominal[3]. Considerando os componentes estruturais do centro de força, sua ativação interfere tanto na ação muscular quanto no movimento das articulações compreendidas, como a pelve e a coluna lombar. Sabe-se que o posicionamento da pelve influencia a postura da coluna, uma vez que a ação dos abdominais anteriores e os extensores do quadril tracionam a pelve posteriormente, levando a postura compensatória em flexão da coluna lombar. Em acréscimo, a ação dos eretores espinhais e flexores de quadril tracionam a pelve anteriormente, favorecendo a extensão, ou hiperlordose lombar[3]. Indivíduos que possuem desvios no alinhamento desta região podem apresentar alterações do equilíbrio postural, força dinâmica e flexibilidade de suas estruturas musculares e esqueléticas[3]. Por meio do trabalho do centro de força, o método Pilates enfatiza o fortalecimento dessa região corporal, corrigindo possíveis desequilíbrios e mantendo um posicionamento adequado da pelve[3].

O método Pilates também interfere na estrutura musculoesquelética da coluna, indiretamente pelo posicionamento da pelve e diretamente pela ativação da musculatura abdominal. Os exercícios exigem a manutenção da contração concêntrica e isométrica da musculatura abdominal, que possui uma ação flexora sobre a coluna lombar. Ao mesmo tempo, a musculatura extensora (extensores espinhais inferiores) deve estar relaxada e alongada para permitir essa postura, o que favorece o alinhamento da coluna e da pelve como um todo[3].

O terceiro efeito descrito pelo trabalho do centro de força se refere à melhora do tônus da musculatura da cavidade pélvica abdominal e ocorre em associação ao trabalho respiratório. Esta região pode ser representada por um cilindro que conecta o gradil costal aos membros inferiores e inclui os músculos da região posterior e anterior do centro de força e da região perineal. O aumento da rigidez desses músculos, devido à associação entre sua contração isométrica e o trabalho respiratório, favorece a estabilidade da região lombopélvica[3].

Concentração

Segundo este princípio básico, a mente guia o corpo durante a execução dos exercícios, que devem ser realizados de forma consciente e concentrada. Deste modo, são trabalhados a percepção corporal e o foco de atenção, com objetivo de melhorar a execução do movimento[3]. Alguns autores ressaltam a importância do trabalho de ativação voluntária e concentrada de músculos posturais, como estratégia terapêutica para melhorar o controle motor, facilitar ajustes posturais antecipatórios e melhorar a estabilidade lombopélvica[16]. Nestas abordagens, o indivíduo é treinado a voluntariamente ativar músculos posturais, como o transverso abdominal, durante a realização de atividades motoras. Os resultados destes estudos sugerem maior ativação muscular, identificada por eletromiografia ou ultrassom, a partir da utilização de estratégia cognitiva para o recrutamento muscular, com objetivo de melhora da estabilidade lombopélvica[16]. Estes achados corroboram a aplicação desse princípio básico do método Pilates na realização dos exercícios propostos.

Movimento fluido

Movimento fluido é o movimento realizado com qualidade, de forma equilibrada e coordenada, e é adquirido à medida que o praticante adquire maior experiência e habilidade na execução dos exercícios. De acordo com este princípio, Pilates preconiza a execução de movimentos harmoniosos, tanto durante um único exercício, quanto na progressão entre os movimentos.

Alguns autores explicam a realização de movimentos harmônicos e habilidosos, como a capacidade de o indivíduo controlar os diferentes graus de liberdade do sistema musculoesquelético. Graus de liberdade é a terminologia utilizada para descrever o tipo e a quantidade de movimentos permitidos estruturalmente pelas articulações em um determinado plano anatômico[17]. Por meio de sinergias musculares, ou seja, grupos de músculos cuja ação ocorre como uma unidade, adquire-se maior restrição e controle dos graus de liberdade de movimento, favorecendo a harmonia e a eficiência do padrão motor[18]. Sabe-se que ao iniciar a aprendizagem de uma nova atividade motora, o indivíduo demonstra maior variabilidade do padrão de movimento, que é realizado com maior inconsistência e compensações, ou seja, com recrutamento de grupos musculares desnecessários e movimentos menos harmoniosos. Entretanto, indivíduos treinados utilizam sinergias mais consistentes, com menor variação no padrão de ativação muscular e maior destreza na movimentação; deste modo, o movimento torna-se ideal, ou seja, mais harmonioso e "fluido"[19]. Outros autores também descrevem movimentos iniciais inconsistentes e incoordenados, que a partir da prática, tornam-se mais padronizados e precisos[20]. É descrita uma variedade de fatores que interferem na aprendizagem de um movimento novo, como as capacidades adquiridas previamente, motivação, experiências anteriores e dificuldades da tarefa, sendo que a prática da nova habilidade motora possui papel essencial na melhora do desempenho. Em resumo, quanto mais habilidoso é o indivíduo, mais consistente é o seu padrão motor e mais eficiente e harmonioso torna-se o seu movimento. Durante as sessões com o método Pilates, preconiza-se a aquisição progressiva de maior fluidez durante a execução dos exercícios, assim como orienta-se a correção de compensações e movimentos desnecessários durante os exercícios e o aumento progressivo do grau de dificuldade para facilitar a execução de movimentos harmônicos e "fluidos".

Controle ou contrologia

Inicialmente, o método desenvolvido por Joseph Pilates era denominado contrologia ou "arte de controlar". Contrologia se refere à coordenação entre corpo, mente e espírito, que é alcançada com a prática de exercícios que preconizam melhora da postura, restauração da energia vital e da mente.

Precisão

A precisão refere-se à qualidade do movimento, priorizado por Joseph Pilates, durante o desenvolvimento e execução de cada exercício[3]. Segundo Pilates, o importante não é o número de movimentos executados, mas a forma como eles são realizados. Pilates preconizava uma postura ideal para a realização dos exercícios, que ele denominou: postura de *powerhouse* (Fig. 14.2). Nessa postura, enfatiza-se a simetria e a contração da musculatura abdominal, glúteos, extensores espinhais e da região perineal. O centro de força deve estar ativado por meio de contração isométrica, e as seguintes características do alinhamento biomecânico devem ser obtidas: manutenção das curvaturas fisiológicas da coluna; ombros e cintura escapular alinhados por meio da ativação dos músculos trapézio inferior e serrátil; gradil cos-

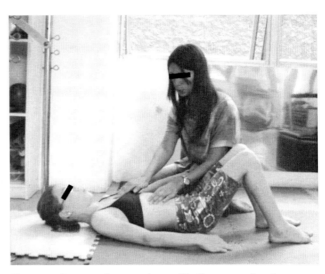

Fig. 14.2. Postura de *powerhouse*. Verifica-se a ativação do centro de força, simetria e manutenção das curvaturas fisiológicas da coluna.

tal rebaixado, acompanhando o ritmo respiratório; pelve em posição neutra para melhor estabilização da articulação sacroilíaca e facilitação da contração do músculo transverso abdominal, além da ativação da musculatura do assoalho pélvico e adutores. A fim de se conseguir a postura de *powerhouse*, o terapeuta pode utilizar correções manuais, dicas verbais e linguagem metafórica para conscientizar e corrigir o praticante. Entre os exemplos mais utilizados de dicas verbais, o terapeuta pode solicitar que o praticante leve o "umbigo para as costas", para enfatizar a contração do transverso abdominal, ou simular um "soco na barriga", para trabalhar o movimento segmentado de maior flexão e alongamento da coluna lombar, além da referência de manter os "ombros relaxados e o pescoço comprido" durante os exercícios. Esse posicionamento deve ser mantido a fim de evitar compensações posturais e minimizar o recrutamento muscular desnecessário, que poderia levar à fadiga precoce, diminuir a estabilidade e prejudicar a recuperação[21]. Sabe-se que a realização de movimentos repetitivos e compensações posturais mantidas por períodos prolongados pode comprometer a força e a flexibilidade muscular, levando a processos de dor[22]. Deste modo, a manutenção da postura de *powerhouse* durante a realização de exercícios tem como objetivo favorecer a execução de movimentos precisos, proporcionar trabalho muscular eficiente e minimizar o risco de sobrecarga e lesões no sistema musculoesquelético[22,23].

Respiração

Segundo Pilates, os exercícios devem ser realizados em associação ao trabalho respiratório para melhorar a circulação sanguínea e favorecer a oxigenação dos tecidos corporais[3]. A associação entre a atividade do transverso abdominal e o diafragma, já descrita anteriormente neste capítulo, corrobora o trabalho do diafragma, por meio de técnicas respiratórias, como parte importante do programa de fortalecimento do centro de força[6].

Durante a inspiração profunda ocorre a descida do diafragma em direção à cavidade abdominal, permitindo maior entrada de ar nos pulmões e gerando aumento da pressão, tanto da cavidade torácica, como da cavidade pélvica abdominal. Entretanto, é necessário que os músculos da parede da cavidade pélvica abdominal, em especial o transverso abdominal, multífido e os músculos da região perineal, sejam fortes o suficiente para suportar este aumento da pressão abdominal, o que é realizado por meio de contração isométrica. Por esse motivo, os exercícios do Pilates preconizam o ritmo da respiração e a contração isométrica da musculatura do centro de força durante sua realização, como forma de favorecer a estabilidade da região lombopélvica[3]. A inspiração é utilizada como preparação do movimento e para garantir a estabilidade corporal, enquanto a expiração ativa os músculos do centro de força e modula a intensidade do exercício. De acordo com o método, o padrão respiratório preconizado deve ser intercostal torácico, executado de forma rítmica, com inspiração suave pelo nariz e expiração profunda pela boca. Esse padrão permite que a musculatura abdominal permaneça contraída para melhor estabilização da coluna lombar[6,10].

Princípios atuais do método Pilates

Recentemente, os elementos tradicionais do Pilates têm sido adaptados e incorporados a programas de reabilitação e treinamento físico. Conceitos atuais de biomecânica, cinesiologia e fisiologia do exercício fornecem subsídios teóricos para nortear o raciocínio clínico e a programação de objetivos terapêuticos para o paciente e também têm sido utilizados para fundamentar a aplicação da técnica[3,6,24].

Além disso, a importância de trabalhar atividades funcionais e variações de posturas em associação aos componentes preconizados nos princípios clássicos do método tem sido ressaltada. Deste modo, a manutenção da postura de *powerhouse* e a ativação do centro de força devem ser obtidas durante o desempenho de atividades da rotina diária dos indivíduos que praticam Pilates[3,4].

Método Pilates na PC

Nas últimas décadas, verificou-se maior consciência a respeito da importância da saúde, boa forma física e prevenção de incapacidades musculoesqueléticas secundárias em indivíduos com PC[25,26]. Programas de atividade física desenvolvidos especificamente para esse grupo são atualmente uma realidade na prática clínica e foco de pesquisas na área[27,28]. Além de possibilitar melhora da autoestima e convívio social, benefícios na função motora e desempenho da marcha também são verificados[25,27]. O método Pilates constitui estratégia terapêutica que pode favorecer a aquisição desses objetivos. A estrutura da sessão e a possibilidade de variação de exercícios e aparelhos auxiliam tanto na motivação do paciente quanto na excelência da realização do programa terapêutico, que deve ser desenvolvido de forma individualizada.

As estratégias tomadas no processo de avaliação devem objetivar o estabelecimento de um programa terapêutico que ofereça resultados significativos para o indivíduo e sua família. A relação entre os fatores pessoais/ambientais e os componentes dos diferentes níveis da funcionalidade, identificados durante a avaliação, pode ser explorada pelo uso da Classificação Internacional de Funcionalidade, Incapacidade e Saúde (CIF)[29]. Conceitos da anatomia, cinesiologia, fisiologia do exercício e biomecânica são utilizados para programar e selecionar os exercícios terapêuticos executados durante a sessão, que devem ser incorporados nas atividades da rotina diária. A documentação de resultados deve priorizar medidas ou testes objetivos, padronizados e coerentes com os desfechos programados para cada paciente.

Ressaltamos que a utilização do método Pilates em indivíduos com PC ainda não foi estudada e tanto os resultados quanto a forma como os exercícios são descritos neste capítulo refletem nossa prática clínica e experiência no atendimento dos pacientes. Deste modo, os exercícios reportados originalmente pela técnica são muitas vezes adaptados e executados de forma fragmentada. Com frequência, utilizamos re-

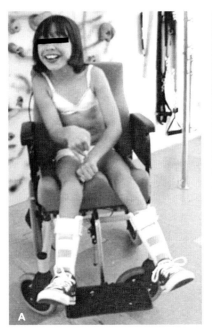 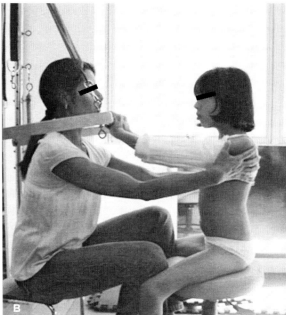 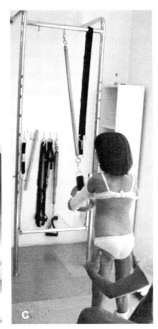

Fig. 14.3. Criança com PC, quadriplégica, distônica, GMFCS nível IV, em postura típica em sua cadeira de rodas (**A**) e durante a sessão terapêutica no *wall unit* utilizando recursos adicionais para favorecer o posicionamento (**B**) e (**C**).

cursos adicionais de posicionamento, como polainas, estabilizadores, órteses, entre outros, para facilitar o alinhamento biomecânico, restringir as demandas para o controle motor e favorecer a capacidade de realizar padrões de movimentos com base nos princípios desenvolvidos por Joseph Pilates (Fig. 14.3).

▢ EVIDÊNCIAS CIENTÍFICAS

Os benefícios verificados pela utilização do método Pilates podem ser descritos em três categorias: melhora de funções fisiológicas, como a flexibilidade, força, resistência muscular e função cardiorrespiratória; melhora de funções psicológicas, como o humor, estado motivacional, foco da atenção, energia vital e prazer com a vida; e melhora da aprendizagem motora, como o controle do centro de força, da postura estática e dinâmica, da coordenação inter e intramembros, da consciência corporal e do equilíbrio[4]. Benefícios estéticos de uma aparência longilínea, resultante da melhor postura e movimentos mais graciosos, são resultados clínicos descritos por bailarinos que frequentam sessões de Pilates[4], assim como a melhor eficiência durante o desempenho de atividades esportivas é reportada por atletas[30]. Entretanto, existe um "abismo" entre os resultados verificados clinicamente e os desfechos avaliados por meio de investigações científicas de qualidade metodológica.

Apesar da grande popularidade do método Pilates na prática clínica, o que se observa é uma enorme carência de estudos científicos que respaldem a utilização da técnica, tanto em indivíduos saudáveis quanto como recurso terapêutico no processo de reabilitação. Ao realizar busca em diferentes bancos de dados com os termos-chave Pilates e paralisia cerebral, não são encontrados estudos que utilizem o método nesta população.

A seguir serão descritos estudos científicos que elucidem a utilização do método Pilates em condições variadas e que possam apresentar alguma relevância para sua aplicação em indivíduos com PC. Os desfechos serão categorizados com referência na Classificação Internacional de Funcionalidade Incapacidade e Saúde (CIF)[29].

Estrutura e função do corpo

Neste nível, foram encontrados desfechos positivos na melhora da flexibilidade, força muscular, ativação muscular seletiva, composição corporal, equilíbrio dinâmico, propriocepção e coordenação motora, entre outros[10, 21,30-36].

O estudo de Herrington e Davies (2005) avaliou a capacidade de realizar contração eficiente do músculo transverso abdominal e manter a estabilidade lombopélvica, comparando três grupos de mulheres sadias, com idade média de 36 anos[31]. O primeiro grupo realizou sessões de Pilates, o segundo, abdominais convencionais e o grupo de controle não realizou atividade física, durante um período de seis meses[31]. Foi utilizado o aparelho denominado Stabilizer Pressure Biofeedback, capaz de medir a contração isolada do músculo transverso abdominal, assim como a capacidade de os indivíduos manterem a estabilidade lombopélvica[31]. Os resultados indicaram desempenho superior no grupo que frequentou sessões de Pilates[31].

Segal e colaboradores (2004) conduziram um estudo para avaliar os efeitos do treinamento com o método Pilates na flexibilidade, composição corporal e percepção da saúde em adultos saudáveis[21]. Os participantes realizaram aulas de Pilates durante 6 meses, uma hora por semana[21]. As avaliações ocorreram antes do início das atividades e após 2, 4 e 6 meses[21]. Os resultados demonstraram melhora significativa na flexibilidade, entretanto não houve mudança estatisticamente significante nos demais desfechos[21].

Jago e colaboradores (2006) realizaram um estudo controlado e randomizado em adolescentes saudáveis de 11 anos de idade que praticavam Pilates em sessões de uma hora, realizadas na frequência de 5 vezes por semana, durante período de 4 meses[32]. Como resultado, houve redução no índice de massa corporal das adolescentes, demonstrando, assim, que o método Pilates pode ser útil no auxílio do controle da obesidade[32].

Em aspectos relacionados com reabilitação, o método Pilates melhorou o equilíbrio dinâmico em adultos saudáveis[33] e a estabilidade postural em idosos[34]. Smith e Smith (2004) concluíram que a aplicação do método na reabilitação de pacientes idosos pode favorecer o ganho de flexibilidade, propriocepção, equilíbrio, coordenação e resistência muscular[35].

O estudo de Bertolla e colaboradores (2007) identificou aumento significativo da flexibilidade dos músculos isquiotibiais, utilizando o flexímetro e o banco de Wells, em atletas de futsal da categoria juvenil (17-20 anos) após um mês de sessões de Pilates[30]. Os resultados obtidos comprovaram que o protocolo de treinamento com o método Pilates melhorou a flexibilidade, com efeitos verificados em 24 horas após a intervenção e 15 dias após a mesma[30].

Estudos com base na biomecânica também constituem fonte importante de informação para a aplicação do método, pois permitem avaliações objetivas tanto para modificar a intensidade do mesmo exercício, quanto para recrutar diferentes grupos musculares a partir de mudanças na amplitude de movimento e posicionamentos das molas. Os resultados verificados no estudo de Silva e colaboradores (2009) identificaram que a modificação da altura da fixação da mola, em um mesmo exercício, resulta no recrutamento de diferentes grupos musculares[36]. Neste estudo, 12 sujeitos foram posicionados em decúbito dorsal sobre o aparelho *cadillac*[36]. Foram realizadas cinco repetições do movimento de extensão do quadril, partindo de 90 graus de flexão de quadril, em duas posições distintas: com as molas fixadas na posição alta (86 cm acima do nível em que estava o indivíduo) e com as molas na posição baixa (20 cm acima do indivíduo)[36] (Fig. 14.4). Dados de eletromiografia (EMG) e eletrogoniometria foram coletados simultaneamente[36]. Com a mola fixa na posição alta, a EMG apresentou maiores percentuais de ativação para o bíceps femoral e semitendinoso em relação ao reto femoral e maiores valores para o reto femoral quando comparados ao bíceps femoral e semitendinoso na posição baixa[36].

A utilização de instrumentação específica, por exemplo, a imagem por ultrassom para medir a espessura muscular, pode oferecer dados objetivos quanto à magnitude da contração durante a realização de exercícios. O estudo de Endleman (2008) utilizou esse recurso para comparar a atividade dos músculos transverso e oblíquo interno abdominais, durante a execução de exercícios de forma correta (em acordo com as referências estabelecidas pelo método para maior ativação do centro de força) e incorretamente (permitindo o movimento anterior do abdome)[10]. Foram comparadas as condições repouso, realização de exercícios no solo e exercício no aparelho *reformer*, em indivíduos saudáveis e habituados a praticar sessões de Pilates[10]. A maior espessura muscular, verificada por ultrassom, é característica de maior atividade muscular e foi verificada nas primeiras condições descritas a seguir, quando comparadas as condições exercício *versus* repouso, exercício correto *versus* exercício incorreto e exercício no aparelho *reformer versus* solo[10]. Achados como estes podem elucidar estratégias clínicas e auxiliar o planejamento das sessões terapêuticas.

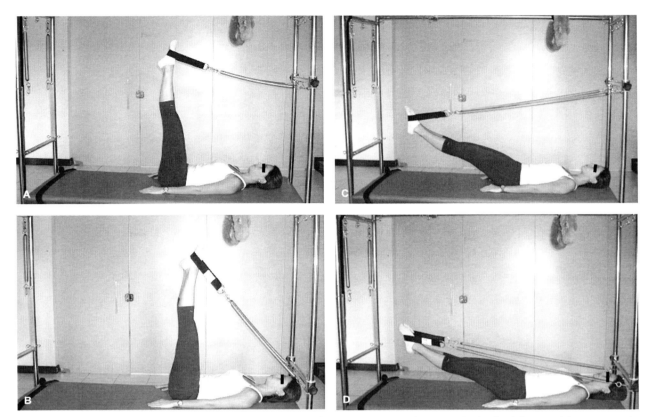

Fig. 14.4. A e **B**. Posição inicial e final do exercício com a mola fixa a 86 cm. **C** e **D**. Posição inicial e final do exercício com a mola fixa a 20 cm da base de suporte.

Atividade e participação

Apesar de Joseph Pilates relatar a importância de identificar posturas e movimentos compensatórios e favorecer o movimento qualitativo durante a execução de atividades esportivas, de vida diária e recreação, estudos que avaliam desfechos no nível de *atividade e participação social* são ainda mais escassos. O estudo de Gladwell (2006) aponta resultados positivos na melhora do estado geral de saúde e desempenho de atividades da rotina diária, entretanto a metodologia utilizada para avaliar esses resultados não foi bem descrita[37].

Mallery e colaboradores (2008), em um estudo com idosos hospitalizados, concluíram que a adesão e tolerância ao programa de exercícios que incorporou o método Pilates foram maiores do que no programa de exercícios de treino de resistência[38].

▢ IMPLEMENTAÇÃO DA TÉCNICA

Recursos terapêuticos – exercícios e aparelhos

A formação do instrutor de Pilates ocorre a partir de treinamento por meio de cursos específicos. O instrutor deve conhecer toda a sequência de exercícios propostos, ter capacidade de executá-los de maneira habilidosa, além de avaliar o praticante, estabelecendo programa personalizado para o mesmo e corrigi-lo adequadamente durante as sessões.

O método é composto de exercícios que podem ser divididos em duas categorias: solo e equipamentos. Os princípios clássicos da técnica, já descritos anteriormente neste capítulo, são preconizados em sua execução[3].

Solo

Pilates descreve diversos exercícios que podem ser realizados no solo. A apresentação dos mesmos pode variar frente às diferentes linhas de formação da técnica, mas de modo geral os exercícios apresentam denominação específica, com descrição detalhada dos componentes de sua execução e progressão do grau de dificuldade. Como exemplo, citamos a descrição de um exercício clássico denominado *The hundred*:

Joseph Pilates preconizava que este exercício deveria ser realizado durante 100 ciclos respiratórios, daí sua denominação. O exercício possui quatro fases que podem ser realizadas pelo praticante desde que este seja capaz de manter o alinhamento biomecânico e a qualidade do movimento. Caso contrário, serão realizadas apenas as fases nas qual seu desempenho é adequado. O *The hundred* exige que o praticante coordene a respiração com o movimento, e seja forte e elegante ao mesmo tempo. É um exercício desafiador e fácil de modificar, modulando sua intensidade.

A posição inicial do exercício é em supino, com os quadris e joelhos fletidos e pés apoiados no solo. Os braços devem ser mantidos ao longo do corpo. O terapeuta deve lembrar ao praticante de manter a postura de *powerhouse* durante toda a realização do exercício. Durante a fase 1, o praticante deverá elevar a cabeça e os ombros, mantendo o queixo próximo ao peito, alongando a musculatura cervical. Mantendo essa posição, o praticante deverá inspirar e expirar e, ao mesmo tempo, realizar um movimento rítmico e controlado com seus braços para cima e para baixo. O terapeuta deve, a todo momento, certificar-se de que o praticante mantém seus ombros e pescoço relaxados e que toda a força seja realizada pelo musculatura do centro de força (Fig. 14.5A).

Na segunda fase, o praticante deverá posicionar os quadris e joelhos fletidos a 90 graus e, novamente, realizar os movimentos rítmicos dos braços, coordenando com a respiração. O movimento com os braços deve ocorrer de forma rápida e sem encostar no solo. A posição da cabeça e dos ombros é mantida (Fig. 14.5B).

Na fase 3, novamente a posição dos membros inferiores é alterada. Os quadris devem ser mantidos fletidos a 90 graus e os joelhos totalmente estendidos, ou na extensão máxima permitida ao praticante. A cabeça, o pescoço e os braços devem manter o mesmo posicionamento (Fig. 14.5C).

Na última fase, o praticante deve abaixar um pouco as pernas, mantendo os joelhos estendidos e o quadril em flexão de aproximadamente 75 graus. O praticante não deve sobrecarregar a coluna lombar; para isso, o terapeuta deve estar atento e solicitar que o praticante mantenha as costas em contato com o solo durante todo o movimento (Fig. 14.5D). Outras compensações posturais também devem ser evitadas.

A principal característica dos exercícios do solo é a não utilização de molas para sua execução.

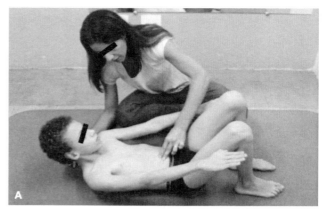
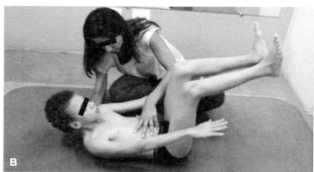
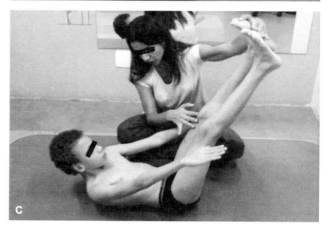
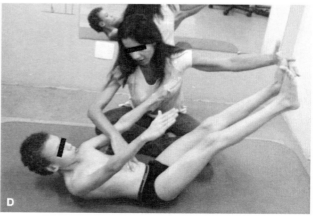

Fig. 14.5A. *The Hundred* fase 1. **B.** *The Hundred* fase 2. **C.** *The Hundred* fase 3. **D.** *The Hundred* fase 4.

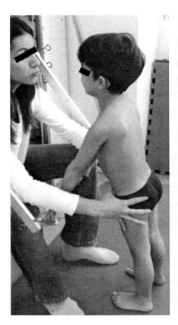 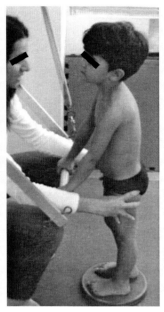 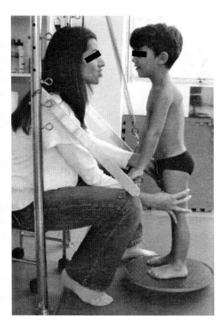

Fig. 14.6. Mudanças na base de suporte para alterar a complexidade e nível de dificuldade do exercício.

De modo geral, o trabalho no solo prepara o corpo para executar atividades mais elaboradas nos aparelhos[39]. No início da prática é priorizada a posição supino, para que o praticante aprenda a postura de *powerhouse* e desenvolva melhor ritmo respiratório. Em seguida, são introduzidos exercícios em prono, decúbito lateral, quatro apoios, ajoelhado e de pé. A variação entre posturas pode ser utilizada para aumentar a dificuldade dos exercícios. A associação de movimentos com os membros superiores e inferiores, enquanto a postura de *powerhouse* é mantida, promove variação no torque dos músculos do tronco, aumentando também a intensidade e dificuldade dos exercícios.

Um elemento utilizado para modular a complexidade das atividades propostas e elicitar diferentes respostas na ativação muscular é a modificação da base de suporte[11,21]. Para tal, podem ser utilizadas bolas, discos de equilíbrio, rolo, entre outros. Quanto menor e mais instável a base de suporte na qual o exercício é executado, maior dificuldade é proporcionada para o praticante (Fig. 14.6).

Acessórios

Os acessórios são utilizados para facilitar ou dificultar a execução dos exercícios no solo e aparelhos, oferecendo resistência ou assistência para a realização dos mesmos. Os mais usados na prática clínica são rolos, bolas de diferentes tamanhos, *magic circle*, disco, tábuas de equilíbrio, *theraband*, almofada de propriocepção, entre outros. Tais acessórios permitem oferecer variações simples ou complexas para a execução do movimento proposto (Fig. 14.7).

Aparelhos

Os exercícios nos aparelhos envolvem o uso de equipamentos especializados que utilizam molas em sua estrutura. As molas podem ser utilizadas para resistir ao movimento, ou como recurso facilitador, assistindo a realização dos mesmos (Fig. 14.8).

O coeficiente de deformação das molas utilizadas nos aparelhos, ou seja, sua capacidade de extensão e retorno ao estado original, é diretamente proporcional à espessura da mesma. Deste modo, o maior coeficiente de deformação de uma mola implica maior magnitude da resistência/assistência ao exercício[36]. Os aparelhos possuem graduações de resistência, a partir da utilização de molas de diferentes espessuras, classificadas por cores. A graduação de cores difere de acordo com o fabricante.

Outro fator de variação em se tratando da utilização das molas refere-se a seu comprimento. Molas mais longas apresentam ponto inicial de resistência em maiores amplitudes de movimento. Molas curtas são indicadas para o trabalho com crianças, por apresentarem segmentos corporais de menor proporção (Fig. 14.9).

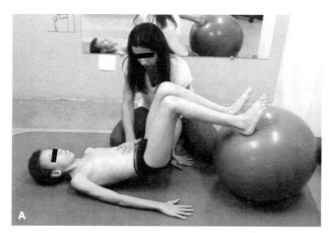 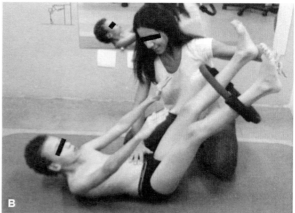

Fig. 14.7A. Exercício ponte *(pelvic lift)*. Utilização da bola como acessório para oferecer instabilidade e maior dificuldade na execução do exercício. **B.** Utilização do *magic circle* para favorecer a ação dos abdutores do quadril durante o exercício.

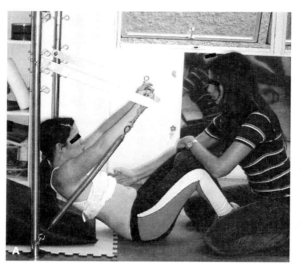 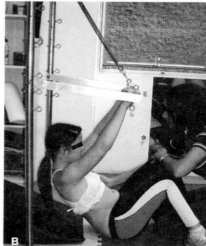

Fig. 14.8. Utilização da mola como resistência (**A**) e assistência (**B**) durante exercício para reforço da musculatura abdominal e mobilização segmentar da coluna.

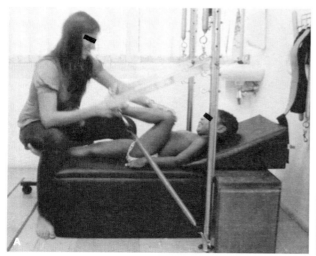 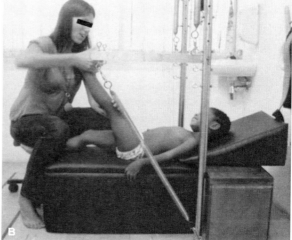

Fig. 14.9. Utilização de mola curta para adaptar o ponto inicial de resistência ao movimento, de extensão do joelho em trabalho com criança pequena.

O exercício também pode ser modulado a partir da modificação da cor ou posicionamento da mola. À medida que uma atividade se torna fácil, pode-se trocar a mola por uma que ofereça maior resistência. Um dos componentes trabalhados pelo método é o ganho de força muscular. Os exercícios podem ser adaptados para proporcionar tanto treino de força leve para reabilitação, quanto para desafiar atletas durante treino avançado.

Outro elemento utilizado para aumentar a especificidade dos exercícios utilizados no Pilates é a modificação do posicionamento das molas. Estudos biomecânicos elucidam este efeito que pode ser aplicado também em indivíduos com PC[36] (Fig. 14.4).

Entre os aparelhos utilizados em um estúdio de Pilates, descreveremos, a seguir, os utilizados com maior frequência:

Reformer: é um aparelho semelhante a uma cama que possui uma plataforma deslizante com movimento unidirecional[10]. Os exercícios são realizados movendo-se essa plataforma contra a resistência oferecida por cinco molas de diferentes coeficientes de deformação, classificadas pelas suas cores. Possui uma barra de apoio com regulagem ajustável, alças para exercícios de membros superiores e inferiores, prancha de apoio para os pés, prancha de saltos e caixa longa que pode ser posicionada sobre a plataforma (Fig. 14.10).

No *reformer* é possível trabalhar na posição supina, em decúbito lateral, em prono na caixa longa, ajoelhado, sentado e de pé. Este aparelho possui ampla utilidade para o trabalho com indivíduos com PC classificados nos níveis I a V do GMFCS. O posicionamento em supino e a possibilidade de gerar sobrecarga por meio da utilização de molas permitem trabalho de reforço muscular e realização de movimentos isolados com diferentes articulações dos MMSS e MMII, em indivíduos de diferentes comprometimentos da função motora (Fig. 14.11). O trabalho de pé no *reformer* possibilita reforço muscular dos grandes grupos dos MMII, pelve e tronco, e representa um desafio, mesmo para indivíduos treinados (Fig. 14.12).

Cadillac: este equipamento oferece uma grande variabilidade na execução dos exercícios, podendo desafiar o corpo em planos diferentes de movimento. Possui uma cama com um par de barras nas duas extremidades que é composta por uma haste fixa, uma haste móvel, um trapézio, duas alças *fuzzy* e oito pares de molas de diferentes resistências (Fig. 14.13).

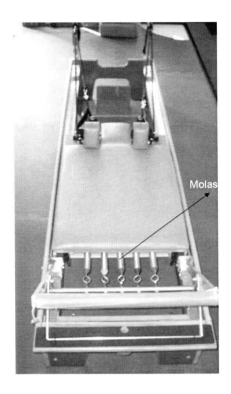

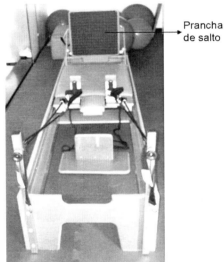

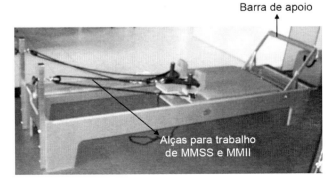

Fig. 14.10. *Reformer* e seus acessórios.

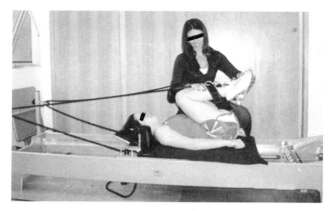 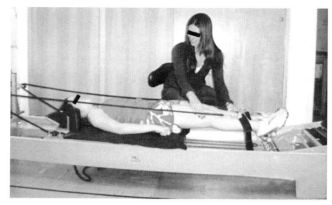

Fig. 14.11. Trabalho em supino no *reformer* (alça de perna).

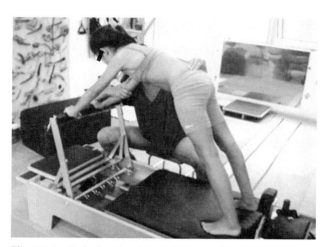 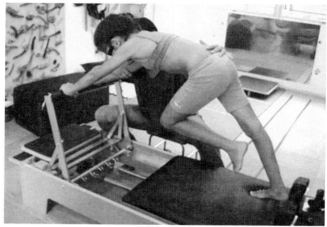

Fig. 14.12. Trabalho de pé no *reformer* enfatizando a descarga de peso nos MMSS e ação da musculatura extensora de quadril e abdominais.

Possui duas características primordiais que possibilitam o desenvolvimento de vários exercícios: opções de altura e de localização para o posicionamento das molas e barras e utilização de molas com diferentes coeficientes de deformação, classificadas por cores[36]. Os exercícios podem ser realizados nas posições sentado, deitado ou em pé, promovendo várias opções para qualquer nível de habilidade motora.

Wall unit: também chamado de unidade de parede, é semelhante ao *cadillac*, mas se apresenta de forma mais compacta. É formado por um par de barras fixas e é composto por molas, uma haste fixa e uma haste móvel (Fig. 14.14). Possui molas de tamanhos e resistências variáveis, com diferentes opções de altura do encaixe, possibilitando exercícios funcionais para diferentes níveis de capacidade motora (Fig. 14.15). Permite a realização dos exercícios nas posições sentado, deitado e de pé. Este aparelho é bastante utilizado na prática clínica em indivíduos com PC, pois oferece variadas possibilidades de trabalho em diferentes posturas (Fig. 14.16).

Cadeira: a cadeira ou *step chair* é um aparelho compacto composto por dois apoios de mão, dois pedais e quatro molas que oferecem diferentes resistências para os exercícios (Fig. 14.17). Os dois pedais permitem movimentos independentes ou podem funcionar como uma base de movimento único quando estão travados. Podem ser trabalhados exercícios para membros superiores ou inferiores, além de atividades para a musculatura do tronco em diferentes posturas. Os exercícios desempenhados na cadeira exigem controle postural eficaz e permitem poucas adaptações para indivíduos com incapacidades neuromotoras e/ou de dimensões corporais pequenas. Deste modo, a cadeira é um aparelho menos versátil e pouco utilizado em indivíduos com PC.

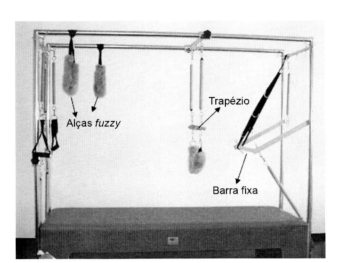
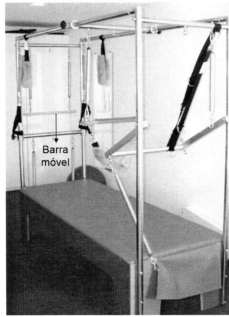

Fig. 14.13. *Cadillac* e seus acessórios.

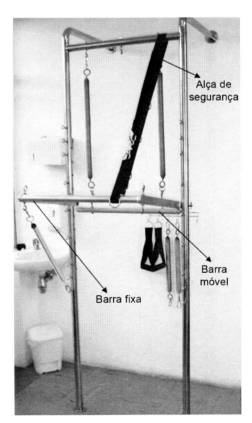

Fig. 14.14. *Wall unit* e seus acessórios.

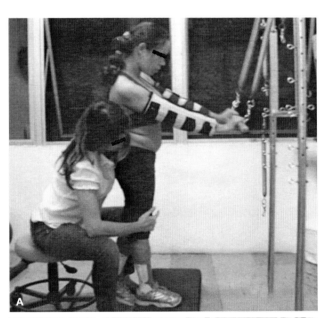
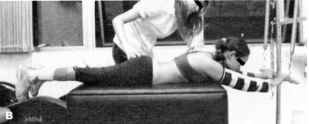

Fig. 14.15. Utilização da barra móvel do *wall unit* para diferentes fins: (**A**) assistência na extensão do tronco e quadril; (**B**) apoio durante exercício de extensão de joelho e quadril favorecendo a contração da musculatura abdominal.

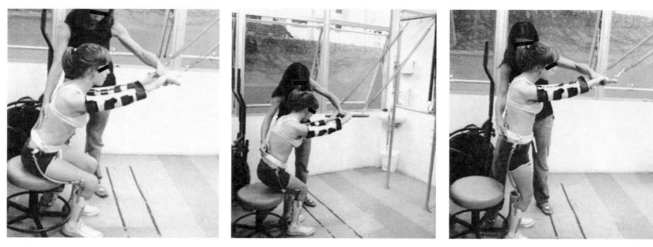

Fig. 14.16. Utilização de barra móvel e molas longas no *wall unit* para auxiliar a transferência entre postura sentada e de pé.

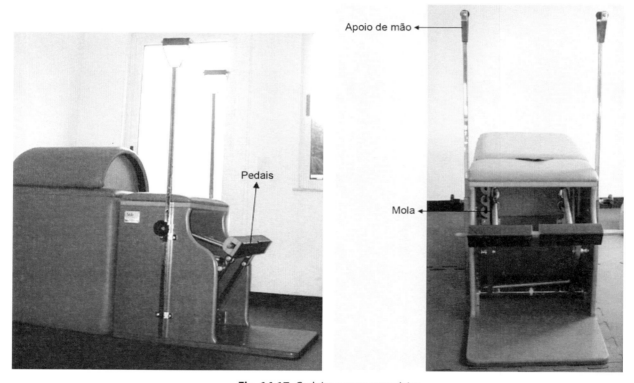

Fig. 14.17. Cadeira e seus acessórios.

Barril: O barril ou *ladder barrel* não possui molas e foi desenvolvido para realização de exercícios posturais, para ganho de mobilidade e flexibilidade articular (Fig. 14.18). Devido às suas dimensões e conformação, não permite muitas adaptações e modificações em sua estrutura, sendo pouco utilizado em indivíduos com PC.

CASO CLÍNICO

Caso 1

LCM, 21 anos de idade, com paralisia cerebral quadriplégica discinética, GMFCS nível II, iniciou tratamento fisioterapêutico há 1 ano e 6 meses. Na avaliação, o paciente relatou dificuldades em realizar

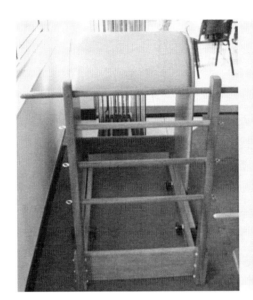
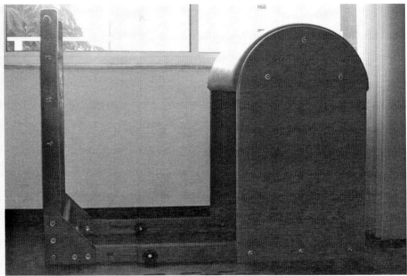

Fig. 14.18. Barril.

movimentos com o braço esquerdo, que se mantinha para trás durante todas as atividades funcionais. Foi identificada hipersensibilidade tátil, com dificuldade para receber qualquer estímulo tátil leve ou profundo nesse membro, inclusive durante a atividade do banho. O paciente apresentava episódios frequentes de dor na região anterior dos joelhos e se cansava facilmente no caminho da faculdade até sua casa, que consistia em uma subida (Fig. 14.19).

Avaliação

Nível de atividade e participação

Durante o desempenho da mobilidade, o paciente apresentava dificuldade para deambular em terrenos irregulares, aclives e declives e distâncias longas. Atividades como ultrapassar um obstáculo no chão ou desviar de pessoas em ambientes muito cheios eram difíceis de ser realizadas. A manutenção da postura sentada, de pé e da marcha com simetria também era prejudicada. O uso do membro superior esquerdo, seja para apoio, alcance ou preensão, assim como a realização de atividades bimanuais, não era possível durante qualquer atividade da rotina, uma vez que os movimentos distônicos e as dificuldades sensoriais impediam que o membro superior esquerdo fosse trazido para frente.

Nível de estrutura e função do corpo

O paciente apresentava movimentos distônicos no membro superior esquerdo (MSE), pescoço e lín-

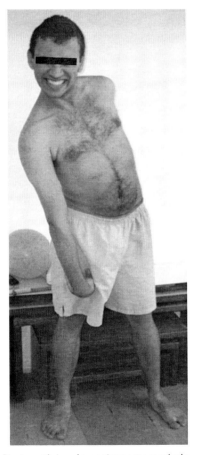

Fig. 14.19. Postura típica do paciente no período pré-intervenção evidenciando assimetria postural, aumento da lordose lombar, protrusão abdominal, movimentação involuntária do MSE em extensão de ombro e cotovelo e flexão de punho, acompanhado de rotação posterior da pelve e do tronco E.

gua. Na Escala de Distonia de Barry-Albright (1999) para os membros superiores, o paciente obteve escore 4 para o membro superior esquerdo[40]. Esta pontuação classifica a distonia como grave com comprometimento da função motora do membro. A postura do membro superior causava interferência no padrão postural global, caracterizado pela rotação do tronco e retração da pelve à esquerda, além do aumento da lordose lombar e protrusão abdominal. A realização de movimentos seletivos com os MMII e o MSE era dificultada, o que impediu a avaliação quantitativa do grau de força muscular. O paciente apresentava encurtamentos bilaterais de isquiotibiais, medidos pelo ângulo poplíteo, reto femoral, observados pelo teste de Ely-Duncan, e encurtamento da banda iliotibial, identificado pelo exame do comprimento dos flexores de quadril descrito por Sahrmann (2002)[22]. A marcha era caracterizada com diminuição da flexão dos quadris e joelhos bilateralmente. Foi também identificada presença de patela alta bilateral.

Fatores contextuais

Desde sua infância, o paciente foi submetido a métodos convencionais de tratamento fisioterapêutico utilizados em neurologia. A utilização do método Pilates como recurso terapêutico motivou o paciente e sua família por oferecer uma variação de exercícios que poderiam ser adaptados às suas necessidades. O suporte oferecido pela mãe para auxiliar o paciente na execução do trabalho sensorial e na realização de alguns alongamentos no ambiente domiciliar também foi de fundamental importância.

A partir da avaliação foram programados exercícios utilizando o método Pilates com os seguintes objetivos:

- Favorecer movimentos bimanuais dos membros superiores na linha média para promover o ganho de simetria postural, além de melhorar o controle de tronco, fortalecimento do centro de força e coordenação motora dos membros superiores (Fig. 14.20).
- Fortalecimento da musculatura abdominal e de glúteos para favorecer a retificação da lordose lombar e melhora do alinhamento postural (Fig. 14.21).
- Melhorar a força muscular e movimentos seletivos dos MMII durante situações dinâmicas (Fig. 14.22).

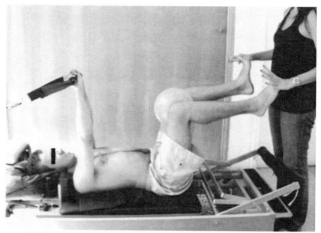
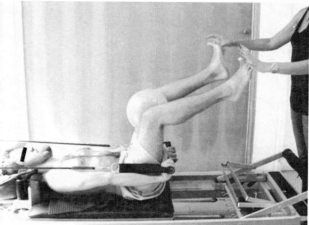

Fig. 14.20. Exercício com alças de mão no *reformer* para ganho de simetria e fortalecimento dos músculos do centro de força. Realizados movimentos de flexão dos ombros, bilateralmente, na linha média, com extensão de cotovelos e punhos e preensão bilateral. O paciente foi instruído a manter quadris e joelhos fletidos a 90 graus mantendo MMII alinhados, associar o trabalho respiratório e manter a postura de *powerhouse*.

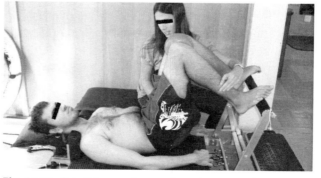

Fig. 14.21. Exercício no *reformer* de meia-ponte: elevar a pelve da plataforma deslizante a partir da contração dos músculos do centro de força, em postura de *powerhouse*, com o objetivo de favorecer a retroversão da pelve e flexão da coluna lombar, mantendo contração isométrica dos adutores de quadril e simetria postural.

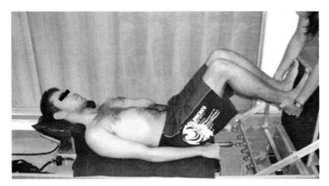

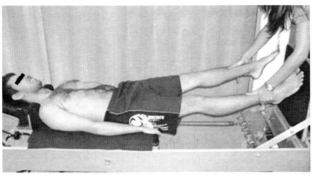

Fig. 14.22. Exercício de salto no *reformer* para favorecer a força simétrica de MMII (mola pesada), ativação do centro de força em postura de *powerhouse* (mola leve), contração excêntrica e concêntrica de quadríceps, glúteos, dorsiflexores e flexores plantares dos tornozelos, coordenação motora e condicionamento cardiorrespiratório.

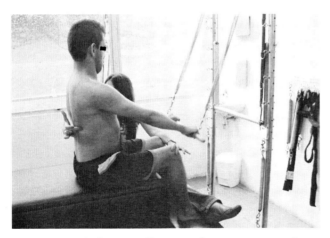

Fig. 14.23. Trabalho no *wall unit* para favorecer a preensão e os movimentos bilaterais simétricos de extensão dos punhos e cotovelos associado à ativação do centro de força e trabalho respiratório em postura de *powerhouse*.

- Facilitar a preensão e os movimentos seletivos de flexão e extensão de punhos e cotovelos, bilateralmente (Fig. 14.23).

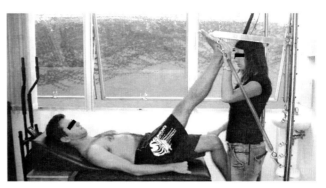

Fig. 14.24. Exercício no *wall unit* para favorecer o fortalecimento muscular de quadríceps associado ao alongamento dos músculos isquiotibiais e panturrilha.

- Promover o alongamento dos isquiotibiais bilateralmente associado ao trabalho de reforço muscular de quadríceps nas fases excêntrica e concêntrica (Fig. 14.24).

Além dos exercícios realizados nos equipamentos de Pilates foi associado trabalho na esteira para ganho de condicionamento cardiorrespiratório, favorecer o trabalho de componentes qualitativos do padrão de marcha e realizar treino da marcha em aclive. Além destes recursos, foi orientado durante a atividade de banho e higiene pessoal, trabalho de estimulação sensorial tátil, utilizando texturas variadas, no membro superior esquerdo. A mãe foi orientada a prestar assistência na realização de alongamento do reto femoral e banda iliotibial bilateralmente.

Resultados

Após 1 ano e 6 meses de tratamento foram observadas melhoras importantes da simetria postural, a partir de fotos comparativas antes e após o início do tratamento (Figs. 14.19 e 14.25). Foram verificadas diminuição do movimento discinético e maior capacidade para realização de movimentos seletivos de extensão do cotovelo, extensão do punho e preensão com o MSE, durante atividades de sua rotina. A comparação da intensidade dos movimentos distônicos dos MMSS, avaliada pela Escala de Distonia de Barry-Albright[40], identificou melhora no escore pré e pós-intervenção de 4 para 3 pontos, o que indica melhora na distonia classificada inicialmente como grave para moderada, com menores prejuízo/interferência no movimento seletivo do MSE. O paciente relatou diminuição da intensidade e frequência nos episódios de dor nos joelhos, ganho de resistência

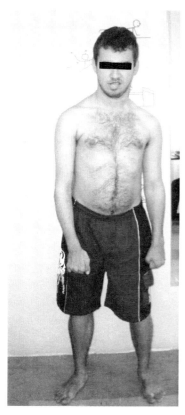

Fig. 14.25. Melhora da postura de forma global com ganho de simetria do tronco e da pelve associada a maior controle dos movimentos seletivos do MSE. Diminuição da base de suporte.

para se manter na postura ortostática, caminhar o trajeto de casa até a faculdade e participar das atividades diárias.

Caso 2

ME, de 2 anos de idade, com PC espástica, GMFCS nível II, associada a deformidade congênita de pé talovertical bilateral, iniciou tratamento fisioterapêutico há 10 meses. No momento da avaliação, a paciente havia adquirido a capacidade de marcha em período recente, sendo relatadas quedas e instabilidade durante a mesma. Os objetivos terapêuticos sugeridos pela família incluíam melhora da postura e equilíbrio.

Avaliação
Nível de atividade e participação

ME apresentava marcha independente em terrenos nivelados e ambiente interno. Durante a marcha em superfícies irregulares e desníveis, era necessária ajuda física do cuidador, ou a paciente assumia a postura de gato. A criança frequentava escola regular e durante as atividades permanecia a maior parte do tempo na postura sentada.

Nível de estrutura e função do corpo

Durante a marcha, verificava-se aumento da flexão dos joelhos e quadris bilateralmente, associado à dorsiflexão excessiva dos tornozelos (padrão de marcha agachada)[41]. As transições entre a postura sentada e de pé eram realizadas com apoio dos membros superiores e limitação dos movimentos de rotação do tronco. A avaliação postural identificou posicionamento das escápulas em abdução e inclinação superior, rotação interna dos ombros, aumento da cifose dorsal, postura da pelve em retroversão, flexão dos quadris e joelhos aumentada (Fig. 14.26). Foram observados restrição da mobilidade da coluna dorsal, tanto para os movimentos de extensão quanto de rotação do tronco, e aumento da rigidez dos músculos peitoral menor, grande dorsal e redondo maior[22]. O teste de Thomas identificou encurtamento bilateral do músculo iliopsoas (–20/0°) associado ao encurtamento dos isquiotibiais, avaliado pelo ângulo poplíteo (–30/0° à D

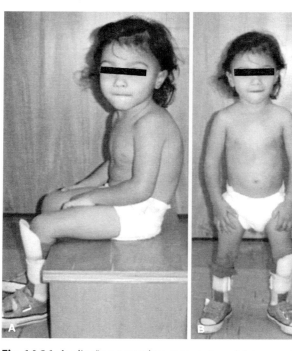

Fig. 14.26. Avaliação postural no momento pré-intervenção evidenciando inclinação anterior e abdução das escápulas, aumento da cifose dorsal e postura em retroversão da pelve (**A**); aumento da rotação externa e flexão dos quadris, flexão dos joelhos e aumento da base de suporte (**B**).

e –60/0° à E)[42]. A verificação do padrão de movimento sugeria fraqueza de extensores do tronco, quadris, joelhos, flexores plantares e maior assimetria à E.

Fatores contextuais

A criança utilizava tutor curto rígido à D e órtese de reação ao solo à E, para favorecer o apoio plantígrado em alinhamento biomecânico e auxiliar a extensão dos joelhos durante a postura de pé e marcha.

A partir da avaliação foram programados exercícios utilizando o método Pilates com os seguintes objetivos:

- Melhorar a mobilidade da coluna dorsal em extensão e rotação (Fig. 14.27).
- Favorecer os movimentos de adução e inclinação posterior das escápulas, a partir do alongamento do peitoral menor, músculos escapuloumerais e fortalecimento dos extensores espinhais e trapézio (Fig. 14.28).
- Melhorar o alinhamento da pelve, favorecendo o movimento de anteroversão nas posturas sentada e de pé (Fig. 14.29).
- Favorecer o alinhamento e a estabilidade do tronco a partir da ativação dos abdominais (transverso e oblíquos) estimulando a ação integrada dos flexores e extensores do tronco (Fig. 14.30).
- Melhora da força muscular dos extensores de quadril, joelho e flexores plantares (Fig. 14.31).

Em associação às técnicas utilizadas com o método Pilates, foi realizado trabalho na esteira para melhora da qualidade da marcha, além de orientações para favorecer o desempenho da mobilidade em terrenos variados e superfícies irregulares durantes atividade lúdicas e sociais.

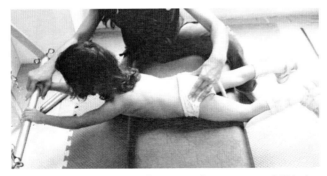

Fig. 14.27. Trabalho no *wall unit* para favorecer a mobilidade da coluna dorsal em extensão e o fortalecimento dos extensores espinhais e glúteos.

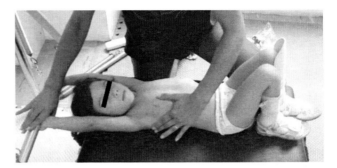

Fig. 14.28. Trabalho no *wall unit* para favorecer o alongamento dos músculos escapuloumerais, a ativação do transverso abdominal e fortalecimento do trapézio, favorecendo o movimento de inclinação posterior das escápulas.

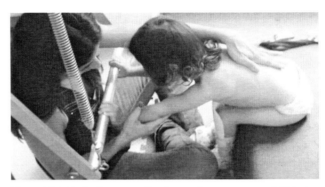

Fig. 14.29. Trabalho no *wall unit* para favorecer a mobilidade do tronco em extensão, da pelve em anteroversão, alongamento dos músculos escapuloumerais, além do fortalecimento dos extensores espinhais, trapézio e extensores do cotovelo.

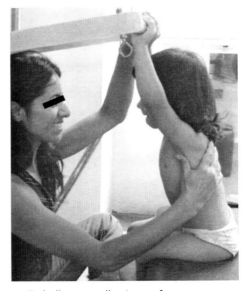

Fig. 14.30. Trabalho no *wall unit* para favorecer a extensão do tronco, alinhamento da pelve em postura neutra, inclinação posterior das escápulas, alongamento dos músculos escapuloumerais e fortalecimento do trapézio, extensores do tronco e abdominais.

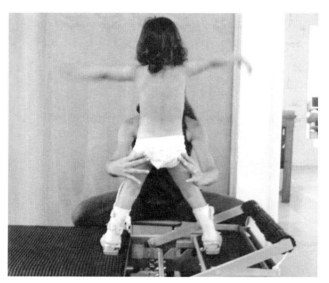

Fig. 14.31. Trabalho no *reformer* para fortalecer os extensores espinhais, abdominais, extensores e abdutores do quadril e extensores dos joelhos.

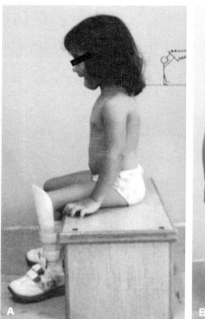 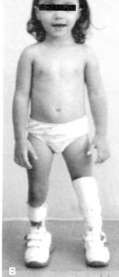

Fig. 14.32. Avaliação postural pós-intervenção: Verifica-se melhora do alinhamento dos ombros, das escápulas, do tronco e da pelve (**A**). Postura de pé evidenciando melhora da postura em rotação externa e flexão de quadris e maior extensão dos joelhos, com diminuição da base de suporte (**B**).

Resultados

Segundo a família, a criança melhorou a estabilidade durante a marcha, diminuindo o número de quedas e a necessidade de auxílio durante mudanças de direção, aclives e terrenos irregulares (grama). Durante as atividades escolares e sociais, a criança passou a optar pela realização da marcha e não mais utilizava o engatinhar como estratégia para mobilidade. Foi observado aumento da velocidade da marcha e diminuição da base de apoio. A melhora do padrão postural pode ser verificada por apreciação de fotos comparativas (Figs. 14.26 e 14.32)

O encurtamento dos músculos iliopsoas foi corrigido e melhorado o encurtamento dos isquiotibiais (0/0° à D e −20/0° à E).

Durante a realização dos exercícios a criança mostrou-se motivada com as brincadeiras e jogos interativos propostos pela terapeuta.

REFERÊNCIAS

1. Bernardo LM. The effectiveness of pilates training in healthy adults: an appraisal of the research literature. Journal of Bodywork and Movement Therapies 2007; 11:106-10.
2. Levine B, Kaplanek B, Scafura D, Jaffe WL. Rehabilitation after total hip and knee arthroplasty: a new regimen using Pilates training. Bulletin of the NYU Hospital for Joint Diseases 2007; 65(2):120-5.
3. Muscolino JE, Cipriani S. Pilates and the "powerhouse – I. Journal of Bodywork and Movement Therapies 2004; 8:15-24.
4. Lange C, Unnithan V, Larkam E, Latta PM. Maximizing the benefits of Pilates-inspired exercise for learning functional motor skills. Journal of Bodywork and Movement Therapies 2000; 4(2):99-108.
5. Souza MS, Vieira CB. Who are the people looking for the Pilates method? Journal of Bodywork and Movement Therapies 2006; 10:328-34.
6. Akuthota V, Nadler SF. Core strengthening. Arch Phys Med Rehabil 2004; 85(3 Suppl.1):86-92.
7. Caldwell K, Harrison M, Adams M, Yriplett T. Effect of Pilates and taiji quan training on self-efficacy, sleep quality, mood, and physical performance of college students. Journal of Bodywork and Movement Therapy 2009; 13(2):155-63.
8. Hodges PW. Is there a role for transversus abdominis in lumbo-pelvic stability? Manual Therapy 1999; 4(2):74-86.
9. Cresswell AG, Oddsson L, Thorstensson A. The influence of sudden perturbations on trunk muscle activity and intra-abdominal pressure while standing. Experimental Brain Ressearch 1994; 98:336-41.
10. Endleman I, Critchley DJ. Transversus abdominis and obliquus internus activity during Pilates exercises: measurement with ultrasound scanning. Arch Phys Med Rehabil 2008; 89(11):2.205-12.
11. Ainscough-Potts AM, Morrissey MC, Critchley D. The response of the transverse abdominis and internal oblique muscles to different postures. Manual Therapy 2006; 11:54-60.

12. Neumann DA. Cinesiologia do aparelho musculoesquelético. Fundamentos para a Reabilitação Física. Rio de Janeiro: Guanabara Koogan, 2006.
13. Dangaria T, Naesh O. Changes in cross-seccional area of psoas major muscle in unilateral sciatica caused by disc herniation. Spine 1998; 23(8):928-31.
14. Hides J, Gilmore C, Stanton W, Bohlscheid E. Multifidus size and symmetry among chronic LBP and healthy asymptomatic subjects. Man Ther 2008; 13(1):43-9.
15. O'Sullivan PB, Beales DJ, Beetham JA et al. Altered motor control strategies in subjects with sacroiliac joint pain during the active straight-leg raise test. Spine 2002; 27:E1-8.
16. Tsao H, Hodges PW. Immediate changes in feedforward postural adjustments following voluntary motor training. Exp Brain Res 2007; 181:537-46.
17. Hamill J, Knutzen KM. Bases biomecânicas do movimento humano. São Paulo: Manole, 1999.
18. Tuller B, Turvey MT, Fitch HL. The Bernstein perspective: II. The concept of muscle linkage or coordinative structure. In: Kelso JAS. Human motor control. 1 ed. New Jersey: Lawrance Erlbaum Association, 1982: 239-51.
19. Schenau GJI, Soest AJ. On the biomechanical basis of dexterity. New Jersey: Lawrance Erlbaum Association, 1996: 305-38.
20. Tani G, Freudenhein AM, Meira Júnior CM, Corrêa UC. Aprendizagem motora: tendências, perspectivas e aplicações. Rev Paul Educ Fis 2004; 18:55-72.
21. Segal NA, Hein J, Basford JR. The effects of Pilates training on flexibility and body composition: an observational study. Arch Phys Med Rehabil 2004; 85(12):1.977-81.
22. Sahrmann SA. Diagnosis and treatment of movement impairment syndromes. St. Louis, Missouri, Ed. Mosby, 2002.
23. Gage JR, Novacheck TF. An update on the treatment of gait problems in cerebral palsy. Journal of Pediatric Orthopaedics 2001; 10:265-74.
24. Anderson BD, Spector A. Introduction to Pilates-based rehabilitation. Orthopaedic Physical Therapy Clinics of North América 2000; 9(3):395-410.
25. Damiano DL. Activity, activity, activity: rethinking our physical therapy approach to cerebral palsy. Physical therapy 2006; 86(11):1.534-40.
26. Palisano RJ, Snider LM, Orlin MN. Recent advances in physical and occupational therapy for children with cerebral palsy. Seminars in Pediatric Neurology 2004; 11(1):66-77.
27. Verschuren O, Ketelaar M, Takken T, Helders PJM, Gorter JW. Exercise programs for children with cerebral palsy. A systematic review of the literature. Am J Phys Med Rehabil 2008; 87:404-17.
28. Taylor NF, Dodd KJ, Larkin H. Adults with cerebral palsy benefit from participating in a strength training programme at a community gymnasium. Disability and Rehabilitation 2004; 26(19):1.128-34.
29. Classificação Internacional de Funcionalidade, Incapacidade e Saúde. CIF – Organização Pan-americana de Saúde, Organização Mundial de Saúde, Editora da Universidade de São Paulo, 2003.
30. Bertolla F, Baroni BF, Leal Junior ECP, Oltramari JD. Efeito de um programa de treinamento utilizando o método Pilates na flexibilidade de atletas juvenis de futsal. Rev Bras Med Esporte 2007; 13(4):222-6.
31. Herrington L, Davies R. The influence of Pilates training on the ability to contract the transversus abdominis muscle in asymptomatic individuals. Journal of Bodywork and Movement Therapies 2005; 9:52-7.
32. Jago R, Jonker ML, Missaghian M, Baranowski T. Effect of 4 weeks of Pilates on the body composition of young girls. Prev Med 2006; 42(3):177-80.
33. Jonson EG, Larsen A, Ozawa H, Wilson CA, Kennedy KL. The effects of Pilates-based exercise on dynamic balance in healthy adults. Journal of Bodywork and Movement Therapies 2007; 11:238-42.
34. Kaesler DS, Mellifont RB, Swete Kelly P, Taaffe DR. A novel balance exercise program for postural stability in older adults: A pilot study. Journal of Bodywork and Movement Therapies 2007; 11(1):37-43.
35. Smith K, Smith E. Integrating Pilates-based core strengthening into older adult fitness programs. Topics in Geriatric Rehabilitation 2004; 21(1):57-67.
36. Silva Yo, Melo MO, Gomes LE, Bonezi A, Loss JF. Análise da resistência externa e da atividade eletromiográfica do movimento de extensão de quadril realizado segundo o método Pilates. Revista Brasileira de Fisioterapia 2009; 13(1):82-8.
37. Gladwell V, Head S, Haggar M, Beneke R. Does a program of Pilates improve chronic non-specific low back pain? J Sport Rhabil 2006; 15:338-50.
38. Mallery LH, MacDonald EA, Hubley-Kozey CL, Earl ME, Rockwood K, MacKnight C. The feasibility of performing resistance exercise with acutely ill hospitalized older adults. BMC Geriatrics 2003; (3):1-8.
39. Stanmore T. Pilates para as costas – exercício para as costas, os ombros e o pescoço. São Paulo: Manole, 2008.
40. Barry MJ et al. Reliability and responsiveness of the Barry-Albright Dystonia Scale. Dev Med Child Neurol 1999; 41:404-11.
41. Rodda J, Graham HK. Classification of gait patterns in spastic hemiplegia and spastic diplegia: a basis for a management algorithm. Eur J Neurol 2001; 8(Suppl. 5):98-108.
42. Magee DG. Avaliação musculoesquelética. 4 ed. São Paulo: Manole, 2005.

LEITURA RECOMENDADA

Akuthota V, Nadler SF. Core strengthening. Arch Phys Med Rehabil 2004; 85(3 Suppl.1):86-92.

Muscolino JE, Cipriani S. Pilates and the powerhouse – I. Journal of Bodywork and Movement Therapies 2004; 8:15-24.

Modelo Lúdico

Maria Madalena Moraes Sant'Anna

■ HISTÓRICO

O modelo lúdico é uma proposta de intervenção clínica da terapia ocupacional criada a partir dos estudos de Francine Ferland, terapeuta ocupacional canadense, iniciados em 1994, buscando criar estratégias de intervenção que redimensionariam a posição da criança no processo terapêutico. A base do modelo lúdico é colocar a criança em uma participação ativa no momento da intervenção; o brincar é considerado uma das atividades fundamentais da infância que acontece partindo do desejo da criança, fazendo parte de uma relação estabelecida entre o terapeuta e a criança[1-4].

A pesquisa para a elaboração do modelo lúdico compreendeu a coleta e a análise qualitativa dos dados, realizadas entre 1990 e 1991, nas cidades de Montreal, Quebec e Rouyn-Moranda, Canadá, subvencionada pela Associação de Paralisia Cerebral. Foram entrevistadas sete mães de crianças com deficiência física, seis adultos com deficiência física e 13 terapeutas ocupacionais que trabalhavam com a clientela proposta pela pesquisa. A partir daí, os estudos realizados pela autora mostraram a existência de uma relação entre o brincar e a capacidade de agir da criança, considerando não somente as ações da criança sobre os objetos, mas também as interações com o seu meio[3].

■ OBJETIVOS E PRINCÍPIOS

O conhecimento dos conceitos utilizados no modelo lúdico possibilita estratégias para a intervenção clínica de terapia ocupacional de crianças com deficiências físicas para que elas possam entrar em contato com o outro, adaptar sua atitude ao ambiente e às pessoas e reagir perante uma situação que lhes seja difícil e ou desconfortável. Na literatura nacional, encontramos estudos que propõem uma reflexão para a aplicação na clínica de terapia ocupacional na saúde mental infantil e também um protocolo de avaliação utilizado na terapia ocupacional para avaliar o comportamento lúdico da criança[1,5,6].

O modelo lúdico sustenta em seu quadro conceitual o desenvolvimento da atividade de brincar na criança. Para este brincar acontecer é fundamental o desenvolvimento da atitude, da ação e do interesse. Estes, integrados, irão favorecer a capacidade de agir da criança, buscando com que alcance sua autonomia e seu bem-estar na vida. Isto ficou claro ao verificarmos a relação dos conceitos de modelo lúdico com os conceitos de terapia ocupacional: ambos buscam proporcionar condições para que o ser humano possa agir e interagir no seu meio ambiente[1,4].

Este modelo é utilizado em crianças na faixa etária de 0 a 6 anos. Por meio dessa abordagem, busca-se que a criança consiga alcançar a sua capacidade de agir, autonomia e o seu bem-estar. Por meio das intervenções de terapia ocupacional, que enfocam as atividades do cotidiano que a criança não é capaz de realizar, vamos instrumentalizá-la para que ela consiga resolver suas dificuldades, independentemente de sua limitação motora. O modelo lúdico propõe, então, que a intervenção focaliza a possibilidade da criança desenvolver suas competências em relação a atitude, interesse e ação e que, a partir de desenvolvimento destes, ela tenha condições de alcançar autonomia e um bem-estar em sua vida[4].

O conceito central do modelo lúdico se sustenta em propiciar atividades que desenvolvam a capacidade de agir da criança, sendo esta considerada a possibilidade de a criança realizar a atividade de uma maneira comum, de poder adaptá-la às suas reais possibilidades e de reagir frente à impossibilidade de realizá-la. Assim, estará em contato com o prazer, o fracasso, a raiva, a frustração, a necessidade de ser ajudada e a de confiar, aprendendo a reagir quando perceber esses sentimentos e a poder expressá-los[2,4].

IMPLEMENTAÇÃO DA TÉCNICA

Avaliação

O modelo lúdico como procedimento de intervenção em terapia ocupacional se sustenta nos conceitos de atitude lúdica, ação do brincar, interesse pelo brincar, prazer de ação, capacidade de agir, autonomia e bem-estar desenvolvidos por Ferland[2,4]. A integração desses diferentes conceitos fundamenta o modelo lúdico para uso na intervenção, considerando assim o brincar pela atitude que o sustenta por meio dos diversos componentes (cognitivos, motores, sensoriais, emocionais) que conduzem à ação e pelo interesse que a criança manifesta[1-4].

O modelo lúdico foi desenvolvido em sintonia com os conceitos fundamentais da prática centrada no cliente do Modelo Canadense de Desempenho Ocupacional, como é definido pela Associação Canadense de Terapeutas Ocupacionais: "...o desempenho ocupacional solicita a capacidade de uma pessoa de optar, organizar e de fazer ocupações significativas que lhe deem satisfação. Essas ocupações, definidas no plano cultural e correspondentes à sua idade, permitem que ela se encontre, se divirta e contribua social e economicamente para sua comunidade"[7].

Partindo do quadro conceitual do modelo lúdico, utilizamos os instrumentos de avaliação do comportamento lúdico da criança para compor os objetivos de intervenção, a fim de desenvolver o brincar na criança que apresenta uma deficiência física[4].

Estes instrumentos adaptados culturalmente para o português podem vir a nos fornecer dados que proporcionem conhecer a criança pelo referencial da família e pela observação do terapeuta ocupacional do brincar espontâneo da criança, focalizando o seu interesse e a sua capacidade lúdica para o brincar[8].

A Entrevista Inicial com os Pais, EIP (Quadro 15.1), e a Avaliação do Comportamento Lúdico da Criança (ACL [Quadro 15.2]) irão nos permitir completar os dados para que possamos ter claro as competências da criança na esfera lúdica. Iremos conhecer o brincar da criança, compreendendo-a por meio dele, avaliando tanto a atitude quanto o interesse pelo brincar, assim como habilidades e dificuldades lúdicas, possibilitando conhecer as características pessoais da criança e assim traçarmos metas claras de intervenção[8].

A Entrevista Inicial com os Pais (EIP) tem como objetivo principal conhecer o comportamento lúdico da criança em casa, baseado na perspectiva dos pais ou responsáveis; propondo-se a conhecer os interesses da criança, sua maneira de se comunicar, do que gosta e do que não gosta, como brinca, os brinquedos que são conhecidos por ela, se tem parceiros de brincadeira, quais suas preferências[2,3,8].

Segundo Ferland, esta entrevista tem também como objetivo fornecer dados ao terapeuta ocupacional para que possa encaminhar sua avaliação com mais informações sobre o cotidiano da criança, colaborando para os procedimentos do primeiro contato e para compreender melhor algumas reações apresentadas pela criança durante a avaliação, além de comparar o comportamento descrito pelos pais no momento da avaliação da criança. Durante a entrevista, também são obtidas informações complementares, muitas vezes difíceis de serem observadas na avaliação.

A ACL se baseia em dois elementos fundamentais do modelo lúdico, o prazer e a capacidade de agir da criança. Tem como objetivo compreendê-la por meio do seu comportamento de brincar, seus interesses em geral, suas capacidades e também sua atitude lúdica. A avaliação propõe construir o perfil das capacidades, dos interesses e das características pessoais, buscando definir a maneira de expressar seus sentimentos e suas necessidades[2,3,8].

Quadro 15.1. Entrevista inicial com os pais (EIP) sobre o comportamento lúdico da criança – versão 2[8]

NOME DA CRIANÇA			
SEXO	M ( )		F ( )
IRMÃOS	Nome:		Idade:
IRMÃS	Nome:		Idade:
FREQUENTANDO ESCOLA: Sim ( ) Não ( )			
PROCEDÊNCIA DOS PAIS E DOS AVÓS:			
IDADE DA CRIANÇA	DIA	MÊS	ANO
Data da avaliação			
Data de nascimento			
Idade da criança			
ENTREVISTADO	Mãe ( ) Nome: Idade:	Pai ( ) Nome: Idade	Outro ( ) Especifique:
AVALIADOR:			
DURAÇÃO DA ENTREVISTA:			
1. O que atrai particularmente a atenção de seu filho?		Assinalar	Especificar
ELEMENTOS VISUAIS – livros de imagens			
– cores vivas			
ELEMENTOS AUDITIVOS – história			
– canções			
– música			
– timbre de voz			
ELEMENTOS TÁTEIS – contatos físicos			
ELEMENTOS SOCIAIS – presença de outras crianças			
– presença de um adulto conhecido			
OUTROS – personagens			
– situações cômicas			
– presença de um animal			
– atividades específicas (esvaziar um armário, abrir as portas, outros (programa de televisão, luz, computador)			
2. A) Como seu filho se expressa?			
0: nenhuma expressão	*1: expressão do rosto*		*2: gestos*
3: sons	*4: palavras/frases*		*n.s.: não sei*

(continua)

Quadro 15.1. Entrevista inicial com os pais (EIP) sobre o comportamento lúdico da criança – versão 2[8] (*continuação*)

	ESCORE	COMENTÁRIOS
NECESSIDADES ■ fisiológicas		
■ de atenção		
■ de segurança		
INTERESSES		
SENTIMENTOS ■ prazer		
■ desprazer		
■ tristeza		
■ raiva		
■ medo		

2. B) Em geral, como você faz para se comunicar com seu filho?

- expressão do seu rosto
- demonstrações, gestos
- palavras
- explicações verbais
- códigos de comunicações particulares (especifique)

3. Que tipo de interesse os elementos abaixo despertam em seu filho?

0: nenhum interesse	1: interesse médio
2: grande interesse	n.s.: não sei

	ESCORE	COMENTÁRIOS
Alimentação ■ comer		
■ comer alimentos		
– salgados		
– doces		
– pastosos		
– em pedaços		
– frios		
– quentes		
■ provar um novo alimento		
Texturas ■ macio		
■ rugoso		

(*continua*)

Quadro 15.1. Entrevista inicial com os pais (EIP) sobre o comportamento lúdico da criança – versão 2[8] (*continuação*)

Elementos tais como		
▪ areia		
▪ água		
▪ grama		
Odores		
Ser tocado		
Ser deslocado ou se deslocar no espaço		
Sons		

4. Brinquedos

1: Sim	2: Não		n.d.: não disponível
Seu filho brinca com o material abaixo?		ESCORE	ESPECIFIQUE (a natureza do material e se ele é utilizado fora de casa)
▪ texturas diferentes			
▪ estímulos sonoros			
▪ estímulos visuais			
▪ estímulos para imitar situações frequentes			
▪ estímulos para a imaginação			
▪ estímulos de deslocamento			
▪ estímulos para interação com os outros			

5. Características das suas brincadeiras

1: Sim	2: Não		n.s.: não sei
O seu filho gosta das atividades abaixo?		ESCORE	ESPECIFICAR
▪ repetir a mesma brincadeira para melhor dominá-la			
▪ brincar com brinquedos novos			
▪ estar em lugares novos			
▪ brincar explorando os espaços externos da casa			
Seu filho consegue? ▪ utilizar um brinquedo de maneira convencional			
▪ imaginar novas maneiras de utilizar um brinquedo			
▪ deslocar-se utilizando seus próprios meios			

6. Síntese dos interesses da criança

Qual é a sua atividade preferida?
Qual é a atividade de que menos gosta?
Quais são suas posições preferidas para brincar?

(*continua*)

Quadro 15.1. Entrevista inicial com os pais (EIP) sobre o comportamento lúdico da criança – versão 2[8] (*continuação*)

7. Parceiros de brincadeiras habituais e preferidos

	ASSINALE	ATIVIDADES
Parceiros habituais		
▪ Mãe		
▪ Pai		
▪ Irmãos/Irmãs		
▪ Outros		
Parceiros preferidos		
▪ Mãe		
▪ Pai		
▪ Irmãos/irmãs		
▪ Outros		

8. Atitude em Brincadeiras

0: não		1: às vezes	2: sempre	
Você diria que seu filho	ESCORE	Isso é estimulado na sua família?		
É curioso				
Tem iniciativa				
Tem senso de humor				
Tem prazer				
Gosta de desafios				
É espontâneo				

COTIDIANO

	MANHÃ	TARDE	NOITE
Segunda			
Terça			
Quarta			
Quinta			
Sexta			
Sábado			
Domingo			

Você gostaria de acrescentar indicações ou comentários sobre as atividades de seu filho relativas a brincadeiras, ou sobre seus interesses, seu modo de reagir?

Quadro 15.2. Avaliação do comportamento lúdico da criança (ACL) – versão 2[8]

NOME DA CRIANÇA:			
SEXO	M ( )		F ( )

IDADE DA CRIANÇA	DIA	MÊS	ANO
Data da avaliação			
Data de nascimento			
Idade da criança			

Condição Física da Criança

Modo de deslocamento habitual/adaptações e equipamentos adaptados utilizados:

Informações Complementares
- deficiência visual:
- deficiência auditiva:
- dificuldade de comunicação:
- medicamento que utiliza:
- outras:

Pessoa(s) presente(s) no momento da avaliação:

Duração total da avaliação:

Interferência durante a avaliação:

Nome do Terapeuta Ocupacional:

INTERESSE GERAL DA CRIANÇA

0: nenhum interesse manifestado   2: grande interesse
1: interesse médio   n.o.: não observado

	INTERESSE 0 a 2	ESPECIFICAR
PELAS OUTRAS PESSOAS ■ Adulto – presença de um adulto		
– ação de um adulto		
– interação não verbal do adulto (mímica, carícias)		
– interação verbal do adulto		
■ Outras crianças – presença de outras crianças		
– ação das outras crianças		
– interação não verbal com a criança		
– interação verbal com a criança		
PELO AMBIENTE SENSORIAL ■ Elementos visuais (luz, cor)		
■ Elementos táteis (textura, calor)		

(continua)

Quadro 15.2. Avaliação do comportamento lúdico da criança (ACL) – versão 2[8] (*continuação*)

■ Elementos vestibulares (embalo, balanço)		
■ Elementos auditivos (música, telefone, outros sons)		
■ Elementos olfativos (odores, aromas)		

INTERESSES E CAPACIDADES LÚDICAS BÁSICAS	
Interesse:	0: nenhum interesse manifestado 1: interesse médio 2: grande interesse n.o.: não observado
Capacidades:	0: a criança não consegue realizar a atividade sozinha 1: a criança realiza sozinha a atividade, mas com dificuldade 2: a criança realiza sozinha a atividade e o faz com eficácia

AÇÃO	Interesse (0 a 2)	Capacidade (0 a 2)	**Comentários** (maneira de fazer, mão utilizada, dificuldade)
EM RELAÇÃO AOS OBJETOS ■ Movimento: apertar/soltar			
■ Pegar um objeto			
■ Segurar um objeto			
■ Bater com um objeto			
■ Soltar um objeto			
■ Segurar um objeto em cada mão			
EM RELAÇÃO AO ESPAÇO ■ Mudar de posição – de deitado para sentado e vice-versa			
– de sentado para em pé e vice-versa			
■ Manter-se sentado			
■ Deslocar-se			
■ Explorar visualmente um novo lugar			
UTILIZAÇÃO DOS OBJETOS ■ Pegar – um copo			
– um cubo			
– uma bolinha			
■ Rosquear/desrosquear			
■ Jogar/pegar			
– uma bola			
– uma bolinha			
■ Empilhar			
■ Esvaziar/encher			

(*continua*)

Quadro 15.2. Avaliação do comportamento lúdico da criança (ACL) – versão 2[8] (*continuação*)

■ Descobrir as propriedades dos objetos			
■ Descobrir o funcionamento dos objetos (relação causa/efeito)			
■ Associar os objetos segundo suas propriedades sensoriais			
■ Combinar objetos para brincar			
■ Imitar gestos simples			
■ Utilizar os objetos de maneira convencional			
■ Utilizar os objetos de maneira não convencional			
■ Imaginar uma situação de brincadeira			
■ Encontrar soluções para dificuldades imprevistas			
■ Expressar o sentimento durante a brincadeira			
■ Interagir com os outros na brincadeira, com o terapeuta, acompanhante ou com outra criança			
■ Utilizar – um lápis			
– uma tesoura			
– uma colher			
UTILIZAÇÃO DO ESPAÇO ■ Locomover-se empurrando um brinquedo sobre rodas			
■ Locomover-se transportando um objeto			
■ Explorar fisicamente um novo lugar			
■ Abrir/fechar uma porta			
■ Utilizar elevador			

CARACTERÍSTICAS DA ATITUDE LÚDICA

0: ausente	1: às vezes	2: totalmente presente
CARACTERÍSTICAS	ATITUDE LÚDICA (0 a 2)	ESPECIFIQUE
■ Curiosidade		
■ Iniciativa		
■ Senso de humor		
■ Prazer		
■ Gosto pelo desafio		
■ Espontaneidade		

(*continua*)

Quadro 15.2. Avaliação do comportamento lúdico da criança (ACL) – versão 2[8] (*continuação*)

EXPRESSÃO DAS NECESSIDADES E DOS SENTIMENTOS			
1: expressão do rosto *2: gestos* *3: gritos/sons*		*4: palavras* *n.o.: não observado*	
	EXPRESSÃO (1 a 4)	ESPECIFIQUE	
NECESSIDADES ■ fisiológicas			
■ de atenção			
■ de segurança			
SENTIMENTOS ■ prazer			
■ desprazer			
■ tristeza			
■ raiva			
■ medo			

SÍNTESE

INTERESSES LÚDICOS
CAPACIDADES LÚDICAS
DIFICULDADES LÚDICAS
INTERESSES/CAPACIDADES?
INTERESSES/DIFICULDADES?

SÍNTESE DOS RESULTADOS

	INTERESSE GERAL	INTERESSE LÚDICO	CAPACIDADE LÚDICA	ATITUDE LÚDICA	EXPRESSÃO
AMBIENTE HUMANO adulto	/8				
criança	/8				
AMBIENTE SENSORIAL	/10				
AÇÃO ■ objetos		/2	/12		
■ espaço		/10	/10		
UTILIZAÇÃO ■ dos objetos		/44	/44		
■ do espaço		/10	/10		
ATITUDE LÚDICA				/12	
EXPRESSÃO ■ necessidades					/12
■ sentimentos					/20
TOTAL	/26	/66	/76	/12	/32

(*continua*)

Quadro 15.2. Avaliação do comportamento lúdico da criança (ACL) – versão 2[8] (*continuação*)

OBJETIVOS A ATINGIR
Expressão de suas necessidades e de seus sentimentos:
Atitude lúdica:
Interesses:
Ambiente humano:
Ambiente sensorial:
Ação relativa aos objetos:
Utilização dos objetos:
Ação relativa ao espaço:
Utilização do espaço:

Este instrumento se propõe a determinar o comportamento da criança no seu brincar, o desempenho do seu brincar, e não os componentes motores, cognitivos e perceptuais. Ferland observa que, se desejamos saber mais sobre uma dificuldade específica observada durante a avaliação, devemos recorrer a outros testes[2,3].

A ACL é realizada pela observação do brincar da criança, enfocando sua atitude e seu interesse pelo brincar, não necessitando de nenhum material específico e sim de brinquedos interessantes para a faixa etária envolvida. Exige do avaliador bom senso de observação, bom conhecimento do brincar normal de uma criança e conhecimento seguro da situação clínica da criança envolvida[2,3,9].

Para avaliar a concordância destes instrumentos com os conceitos do modelo lúdico, foi realizado um estudo para observar as inter-relações entre as dimensões envolvidas na ACL; foi um estudo exploratório, do tipo transversal, com 30 crianças com paralisia cerebral de gravidade variável, na faixa etária de 2 anos a 5 anos e 11 meses[9]. Neste estudo, os resultados indicaram que, na dimensão *capacidades lúdicas*, as dificuldades das crianças foram delimitadas, sendo que nem o *interesse* nem a *atitude lúdica* estavam correlacionados com essas variáveis. Neste estudo foi utilizado também o Inventário de Avaliação Pediátrica de Incapacidade (PEDI), e os resultados indicaram que a relação entre o comportamento lúdico e a capacidade funcional foi estabelecida principalmente pelas *capacidades lúdicas*. O *interesse* e a *atitude lúdica* foram considerados dimensões distintas e complementares às capacidades e não são contempladas em avaliações sobre a capacidade funcional. Os resultados obtidos nesse estudo confirmam que a capacidade funcional e o comportamento lúdico são conceitos distintos[4,9,10].

A partir dos estudos realizados para a adaptação transcultural desses protocolos para o Brasil, consideram-se essas avaliações como um instrumento importante para os terapeutas ocupacionais utilizarem em seus procedimentos clínicos e científicos, levando-se em consideração a necessidade de formação teórica sobre os conceitos que envolvem o modelo lúdico e seus protocolos antes de aplicá-los nas intervenções clínicas e pesquisas[4,8].

Intervenção

O modelo lúdico é uma intervenção dinâmica no qual a criança e o terapeuta interagem na brincadeira, influenciam-se mutuamente e estão em constante movimento. As atividades podem acontecer com uma ou até três crianças, pois o prazer e a capacidade de agir não estão relacionados somente com os objetos, mas também com as pessoas e as outras crianças. A aplicação clínica visa possibilitar que a criança com deficiência física descubra o prazer de fazer e de desenvolver a sua capacidade de resolver problemas independentemente de seu quadro motor, instigando-a continuamente a desenvolver seu interesse e sua capacidade de agir, requisitos fundamentais para o desenvolvimento do repertório lúdico esperado para a sua faixa etária.

Segundo Ferland, para aplicar o modelo lúdico na intervenção, é necessário conhecer a criança como um todo. A autora propõe, para facilitar o planejamento da intervenção, uma tabela referente à evolução do comportamento lúdico, em relação à atitude e à ação da criança. Podemos, com os dados obtidos a partir dos protocolos de avaliação do comportamento lúdico, utilizar esta tabela como uma ferramenta importante para definir os objetivos de intervenção clínica. Segundo a autora, a tabela pode nos ajudar a visualizar a evolução da terapia[3].

Considerando o quadro conceitual do modelo lúdico como base, e tendo como prioridade desenvolver uma terapia centrada na criança, no momento da intervenção clínica de terapia ocupacional consideramos a criança como o elemento central, dando a ela a liberdade de escolha da brincadeira e conduzindo-a por meio dessa atividade aos objetivos propostos na intervenção, buscando desenvolver as habilidades essenciais e as capacidades de adaptação e interação para que o brincar seja melhor vivido em seu cotidiano[3].

Neste modelo, o terapeuta deve se adaptar às escolhas da criança e considerar que a intervenção inicia-se a partir da chegada da criança na sala de espera. Partindo da escolha do brinquedo ou da brincadeira, a análise acontece durante o decorrer da atividade e, segundo Ferland, por meio da observação da expressão da criança perante a brincadeira. Partindo deste tipo de análise de atividade, realizada no momento em que a atividade está acontecendo, estaremos em sincronia com a criança, permitindo, assim, uma reflexão durante a ação[3].

Sabemos também que esse processo terapêutico dependerá muito da atitude do terapeuta ocupacional. Ele deve tentar sempre deixar claro para a criança o que se espera dela, isto é, que ela primeiramente escolha o que interessa, que tenha prazer e que sua atividade é brincar. O terapeuta ocupacional informa também à criança que está ali para possibilitar que isto aconteça.

Muitas vezes a criança com deficiência física tem pouca vivência de ser convidada a brincar, e a proposta de intervenção neste modelo é levar até ela a vivência dessas brincadeiras. Muitas vezes as adaptações dos brinquedos serão fundamentais, já que a proposta de Ferland[3] é que adaptemos as brincadeiras para atender às necessidades motoras, não esperando que o motor aconteça para que ela possa brincar.

Para essas experiências acontecerem no modelo lúdico, utilizam-se materiais variados e brinquedos convencionais, possibilitando situações lúdicas na medida da imaginação do terapeuta e da criança, sendo possível aproveitar todo o espaço disponível no ambiente em que a intervenção esteja acontecendo.

Ferland considera que, durante essas brincadeiras, a criança estará manipulando os brinquedos, planejando movimentos, deslocando-se, mantendo seu equilíbrio. Muitas vezes, ao visar um objetivo motor específico, é possível acrescentar uma brincadeira para que esta habilidade se instale, mas isto deve ser feito de forma lúdica, solicitando o interesse da criança para essa brincadeira, buscando que ela faça sem se dar conta, já que a proposta é brincar e não desenvolver uma habilidade ou uma *performance* específica[3].

CASO CLÍNICO

Durante o primeiro contato com a mãe e o pai de Maria Clara para a aplicação da EIP, eles informaram que não sabiam o que atraía sua filha e que não tinham o hábito de brincar com ela. No entanto, sabiam que manifestava suas reações por meio de sons e percebiam que ela gostava muito de contatos físicos, pois, quando estava no colo, suas manifestações sonoras aumentavam.

Maria Clara, 5 anos e 7 meses, apresentava quadro de paralisia cerebral grave e compareceu para avaliação no colo de sua mãe. Foi possível observar que a criança tinha seu espaço na família, como a de ser cuidada e protegida, mas os pais não conseguiam perceber o que podia interessá-la, nem que um dos impedimentos era a falta do uso de adaptações importantes que poderiam fazê-la enxergar o mundo de referenciais diferentes. Por exemplo, não usavam o estabilizador, pois não sabiam regulá-lo; a cadeira de rodas, segundo eles, estava pequena; davam o banho somente com Maria Clara no colo, pois não tinham nenhum tipo de adaptação que pudesse ajudá-los.

Uma importante observação refere-se à indicação de adaptações como conduta terapêutica sem avaliar a disponibilidade, necessidade e possibilidade de serem realmente inseridas pelos pais na rotina em casa. Ferland coloca questões fundamentais para os terapeutas ocupacionais refletirem sobre como as indicações para adaptações são realizadas, muitas vezes, com base em critérios técnicos, não considerando as necessidades reais dos pais[11].

Segundo a mãe, ela realizava, na maioria das vezes, todos os cuidados de higiene e alimentação, escolhendo e optando pelo que achava melhor para ela; assim, toda a alimentação de Maria Clara era realizada com ela em seu colo, deitada, pois sua preocupação maior era que ela deveria comer, mas, ao mesmo tempo, também precisava de cuidados posturais. A mãe não percebia que, mudando a postura para alimentar Maria Clara, seria também mais uma forma de cuidar, pois, segundo seus pais, ela já estava com luxação no quadril e em breve faria uma cirurgia, e a mãe gostaria de, após a cirurgia, ter a possibilidade de oferecer outros tipos de cuidados. É possível verificar que Maria Clara é considerada pela família como um ser frágil e que todos estão envolvidos nas tarefas de cuidado e não na interação com a criança.

A EIP ajudou a identificar o cotidiano de Maria Clara, assim como as atividades em que a criança não participava e as demandas da família: *Acorda as 10 horas, mama na cama e até o momento do almoço, ao meio-dia, que é dado no colo de sua mãe ou seu pai, fica no sofá com a TV ou o rádio ligados, enquanto os irmãos estão por perto brincando e a mãe cuidando dos afazeres da casa. No período da tarde, três vezes por semana vai para uma instituição especializada e duas vezes por semana recebe atendimento fisioterápico.* Percebe-se que os pais tinham conhecimento de adaptações necessárias para melhor posicionamento, possuíam um estabilizador, mas não sabiam usá-lo adequadamente. Seus pais afirmam que Maria Clara *é uma criança tranquila, difícil de chorar e que não dá trabalho.*

A EIP, tendo como objetivo conhecer o comportamento lúdico da criança em casa, como reage nas relações, permite que os pais narrem para o terapeuta ocupacional quem é e como vive seu filho. Pelo relato dos pais de Maria Clara, é possível perceber sob a óptica deles, como é a vida com a filha e as dificuldades em obter respostas sobre seus desejos e sentimentos.

A presença de uma criança com necessidades especiais revela a falta de preparação para lidar com esta nova situação, sendo necessária uma rede de suporte que envolve amigos, familiares e terapeutas, no sentido de viabilizar a descoberta, preservando a individualidade de cada membro[11].

Durante a avaliação, a mãe de Maria Clara provê poucas informações sobre o brincar da filha, *minha maneira de me comunicar com ela é a seguinte: quando eu pergunto se ela quer alguma coisa, ela sorri e quando não quer, fica quieta*. É possível perceber que o código estabelecido pela mãe permite pouca comunicação, sendo importante avaliar essa habilidade e propor ações para implementação de uma forma de comunicação na qual outras pessoas da família possam estar envolvidas.

A partir do relato dos pais, percebe-se que a EIP possibilita dados que auxiliam a definição de itens importantes a serem avaliados em complemento à ACL. Em acréscimo, pode ser necessária a utilização de outros instrumentos, como confirmado nos resultados dos estudos para o processo de validação do modelo lúdico[1,2,4].

Na avaliação da criança estavam presentes a terapeuta, a mãe, com a criança no colo, a irmã e uma pessoa para a filmagem. Com dados advindos da EIP, não era esperada comunicação verbal da criança, sendo que a terapeuta apresentou dificuldade para entender o *sim* e o *não* definidos pela mãe na EIP, como *sorriso* e *silêncio*. Observa-se também interesse verbal médio pelas outras pessoas, pois a criança dirige o olhar para a mãe quando ouve o som de sua voz. Item fundamental na ACL é entender o conceito de *"nenhum interesse manifestado, interesse médio e grande interesse, manifestado"* durante toda a avaliação da criança. Para o interesse médio, pode-se considerar quando a criança mostra interesse pela ação do adulto e grande interesse, quando se verifica maior curiosidade da criança. É possível observar interesse médio da criança pela visão e a necessidade de aprimoramento de sua forma de comunicação. Assim, avaliações específicas poderão nortear a implantação de comunicação alternativa. Mesmo avaliando uma criança com deficiência motora grave (tetraplegia espástica), o foco da ACL é conhecer o nível de interesse da criança na esfera lúdica, tentando obter o maior número de informações possíveis[2,4].

Na ação da criança com objetos, não foi observado nenhum interesse por eles e dificuldade na manutenção da interação com a terapeuta. Em relação à sua capacidade de realizar atividades, a criança não era capaz de realizar nenhuma atividade de forma independente, mas quando posicionada em sua cadeira de rodas, conseguia permanecer sentada e reagir a elementos auditivos.

Na ACL, conhecer a atitude lúdica é fundamental, pois no quadro conceitual do modelo lúdico a atitude lúdica faz parte de um dos elementos essenciais que possibilita o brincar. Maria Clara, ocasionalmente apresentava certa curiosidade, quando bem posicionada e demonstrava estar confortável e gostar das atividades vivenciadas, manifestando mudanças na expressão facial e aumento na emissão de sons. A expressão das necessidades e dos sentimentos é um outro item que esse instrumento nos permite conhecer. No caso de Maria Clara, esses aspectos foram verificados pelas expressões faciais, alguns movimentos de extensão do corpo e sons.

A partir desses dois contatos, foi possível focalizar as prioridades nas intervenções e elaborar um planejamento para a intervenção, sustentado na tabela de Evolução do Comportamento Lúdico: atitude, ação e interesse. Pode-se utilizar esta tabela como uma ferramenta para definir os objetivos terapêuticos, após a avaliação, utilizando os instrumentos descritos anteriormente e as observações particulares do terapeuta ocupacional, o que permite, segundo Ferland, obter um retrato global de sua situação, conhecendo assim suas fraquezas, pontos fortes e interesses. No Quadro 15.3, a tabela de Evolução do Comportamento Lúdico: atitude, ação e interesse, proposta por Ferland, nos apresenta o resultado da primeira avaliação do comportamento lúdico de Maria Clara[2,4].

Em relação à atitude lúdica, percebe-se que Maria Clara começa a despertar sua atenção e um sentimento de confiança com outras pessoas da família, e expressa suas necessidades por meio de sons. Na ação lúdica é possível observar respostas nos componentes sensoriais, mostrando-se em desenvolvimento em relação ao olhar e ao escutar. Seu interesse está presente quando é tocada e quando um adulto brinca com ela.

Os procedimentos terapêuticos de terapia ocupacional foram iniciados, e a primeira atividade foi instrumentalizar a família, ensinando e vivenciando o uso das adaptações no ambiente domiciliar, o que foi fundamental para o aproveitamento das adaptações existentes e do planejamento para a aquisição de novos recursos. Foram priorizadas, no primeiro ano de atendimento, estratégias para facilitar o banho fora do colo dos pais, ensinar os mesmos quanto ao uso das adaptações existentes (estabilizador, cadeira de rodas, adaptação no carro), orientar quanto ao posicionamento na cama e no sofá, avaliar a indicação de órtese do membro superior para posicio-

Quadro 15.3. Resultados da primeira avaliação de Maria Clara em 2006

Evolução do Comportamento Lúdico[3]		
1ª ETAPA Estimulação e resposta sensoriais	**2ª ETAPA** Exploração dos objetos, do espaço e manipulação do material	**3ª ETAPA** Atividade lúdica: utilização funcional e não convencional do brinquedo, levando à aquisição de um repertório lúdico pessoal
Atitude Lúdica		
Características		
■ *despertar da atenção* ■ despertar da curiosidade ■ despertar do interesse ■ desejo de conhecer	■ interesse mantido ■ sensação de prazer ■ desejo de tomar iniciativa ■ desejo de explorar ■ desejo de agir	■ interesse pela ação ■ prazer de fazer ■ iniciativa ■ humor ■ espontaneidade
Componentes Afetivos		
■ *sentimento de confiança*	■ sentimento de controlar os objetos ■ *expressão das necessidades* ■ início da autonomia	■ sentimento de controle ■ expressão das necessidades e dos sentimentos ■ autonomia ■ tomada de decisões ■ autoestima

(continua)

Quadro 15.3. Resultados da primeira avaliação de Maria Clara em 2006 (*continuação*)

Ação Lúdica		
Componentes Sensoriais		
■ olha ■ toca (+) ■ cheira ■ *escuta (+)* ■ leva na boca ■ se mexe		
Componentes Motores		
■ pega ■ manipula ■ mantém uma posição ■ se mexe	■ pega/larga ■ abre/fecha ■ joga/pega ■ esvazia/enche ■ empilha ■ transporta ■ muda de posição ■ se desloca	■ utiliza ferramentas (lápis, tesoura) ■ utiliza vários objetos ■ combina diversas ações
Componentes Cognitivos		
■ experimenta a relação causa e efeito (início) ■ experimenta a permanência de objeto (início) ■ reconhece as características fundamentais dos objetos	■ compreende a relação de causa e efeito ■ compreende o conceito de permanência do objeto ■ compreende o funcionamento dos objetos ■ ajuda a resolver problemas ■ compreende o desenrolar das atividades	■ imita ■ faz de conta ■ cria uma situação de brincadeira ■ utiliza símbolos (brincar de fazer de conta, desenho, linguagem) ■ resolve problemas ■ compreende os símbolos ■ generaliza
Componentes Sociais		
■ *brinca com um adulto* ■ brinca sozinho	■ brinca em dupla ■ compreende a noção de propriedade	■ divide o brinquedo ■ brinca com outras crianças ■ coopera em jogo comum ■ sabe pedir e aceitar ajuda ■ pode ajudar o outro ■ exprime suas ideias

Negrito: presente; *Itálico*: em desenvolvimento; *Caracteres normais*: ausente; +: interesse.

namento do punho e abdução do polegar, implantar e definir códigos de comunicação para o *sim* e o *não* e orientar o posicionamento durante a alimentação. Os atendimentos ocorreram na frequência de uma sessão semanal, devido à disponibilidade da família, embora a indicação para a intervenção da terapia ocupacional era de, no mínimo, duas vezes por semana. A intervenção foi operacionalizada durante o período de 2 anos, com interrupções decorrentes de procedimentos cirúrgicos. Os últimos relatos da família informavam que a criança apresentava-se mais interessada no ambiente e acontecimentos ao seu redor. Eram frequentes os relatos: *Maria Clara foi ao shopping, venha ver a foto dela com o Papai Noel... Ela está indo à escola todo dia à tarde... Mamãe está trabalhando... Papai está cuidando de nós três.*

Mudanças significativas ocorreram na dinâmica familiar: a mãe começou a trabalhar, realizando o desejo interrompido após o nascimento de Maria Clara; cada componente da família foi ocupando o seu lugar e Maria Clara começou a sair do papel de ser cuidada para vivenciar as atividades do seu dia a dia com a família. Sua casa foi reformada para melhorar as condições do banho, a criança está mais presente em seu quarto, com brinquedos colocados pela família e aproveitados por ela com a participação dos irmãos. Há momentos em que os irmãos incluem a criança no brincar, pegando as mãos de Maria Clara e fazendo os movimentos e as ações que a brincadeira está propondo.

Retomando a tabela proposta por Ferland sobre a Evolução do Comportamento Lúdico de Maria Clara (Quadro 15.4), percebe-se a evolução do *interesse pela ação* estar em desenvolvimento, no que se refere à *atitude lúdica*. Em sua *ação lúdica*, em relação aos componentes sensoriais e sociais, o início de acompanhamento de diferentes sons e movimento do ambiente, pois, a partir do uso regular de adaptações, do

Quadro 15.4. Resultados da segunda avaliação de Maria Clara em 2008

Evolução do Comportamento Lúdico[3]		
1ª ETAPA Estimulação e resposta sensoriais	**2ª ETAPA** Exploração dos objetos, do espaço e manipulação do material	**3ª ETAPA** Atividade lúdica: utilização funcional e não convencional do brinquedo, levando à aquisição de um repertório lúdico pessoal
Atitude Lúdica		
Características		
■ *despertar da atenção* ■ *despertar da curiosidade* ■ *despertar do interesse* ■ *desejo de conhecer*	■ *interesse mantido* ■ sensação de prazer ■ desejo de tomar iniciativa ■ desejo de explorar ■ *desejo de agir*	■ interesse pela ação ■ prazer de fazer ■ iniciativa ■ *humor* ■ espontaneidade
Componentes Afetivos		
■ *sentimento de confiança*	■ sentimento de controlar os objetos ■ *expressão das necessidades* ■ início da autonomia	■ sentimento de controle ■ *expressão das necessidades e dos sentimentos* ■ autonomia ■ tomada de decisões ■ autoestima
Ação Lúdica		
Componentes Sensoriais		
■ olha (+) ■ toca (+) ■ cheira ■ *escuta (+)* ■ leva na boca ■ se mexe		
Componentes Motores		
■ pega ■ manipula ■ mantém uma posição ■ se mexe	■ pega/larga ■ abre/fecha ■ joga/pega ■ esvazia/enche ■ empilha ■ transporta ■ muda de posição ■ se desloca	■ utiliza ferramentas (lápis, tesoura) ■ utiliza vários objetos ■ combina diversas ações

(continua)

Quadro 15.4. Resultados da segunda avaliação de Maria Clara em 2008 (*continuação*)

Componentes Cognitivos		
■ experimenta a relação causa e efeito (início) ■ experimenta a permanência de objeto (início) ■ reconhece as características fundamentais dos objetos	■ compreende a relação de causa e efeito ■ compreende o conceito de permanência do objeto ■ compreende o funcionamento dos objetos ■ ajuda a resolver problemas ■ compreende o desenrolar das atividades	■ imita ■ faz de conta ■ cria uma situação de brincadeira ■ utiliza símbolos (brincar de fazer de conta, desenho, linguagem) ■ resolve problemas ■ compreende os símbolos ■ generaliza
Componentes Sociais		
■ *brinca com um adulto* (+) ■ brinca sozinha	■ brinca em dupla ■ compreende a noção de propriedade	■ divide o brinquedo ■ brinca com outras crianças ■ coopera em jogo comum ■ sabe pedir e aceitar ajuda ■ pode ajudar o outro ■ exprime suas ideias

Negrito: presente; *Itálico*: em desenvolvimento; *Caracteres normais*: ausente; +: interesse.

fato de frequentar a escola diariamente, da saída da mãe para o trabalho, dividindo o cuidado com o pai, melhorou a interação da criança com a família, com maior capacidade de resposta a estímulos durante aproximação de outras pessoas. Segundo relato dos pais, percebe-se maior interesse e desenvolvimento de ações: *Já se ouve mais os sons delas, a conversa e as brincadeiras dos irmãos com ela*[2,4].

CONSIDERAÇÕES FINAIS

Considerando os conceitos do modelo lúdico, em que sabemos que a prioridade é buscar a capacidade de agir da criança, percebe-se que, a partir do contato com os conceitos, nos reportamos às bases filosóficas da profissão da terapia ocupacional, que busca a inclusão social daquele indivíduo que, por diversas razões, deixou ou não conseguiu vivenciar as atividades do dia a dia. O modelo lúdico nos permite identificar na criança com deficiência física como manifesta seus interesses e capacidades, independentemente de suas graves limitações motoras, e aproveitá-las para favorecer seu desenvolvimento.

No caso relatado, percebemos que os instrumentos de avaliação foram o caminho para colaborar na definição dos procedimentos terapêuticos de terapia ocupacional, focalizando as atividades ocupacionais prioritárias para Maria Clara. Sabemos, contudo, que o conceito proposto no modelo lúdico tem como objetivo a descoberta pela criança do prazer da ação e o desenvolvimento da capacidade de agir em seu ambiente, o que nos garante permanecer nos objetivos reais da profissão: facilitar a inclusão social da pessoa que, por algum motivo, deixou ou não consegue realizar as atividades de seu cotidiano, e sabemos que a atividade principal que devemos investigar quando estamos intervindo em crianças nessa faixa etária é o brincar.

REFERÊNCIAS

1. Ferland F. Le jeu et la philosophie de l'ergothérapie: à la re-découverte de notre médium. Revue Québécoise d'Ergothérapie 1992; 1:17-20.
2. Ferland F. Le modèle ludique: le jeu, l'enfant ayant une déficience physique et l'ergotherapie. Montreal: l'Université de Montréal, 2003.
3. Ferland F. O modelo lúdico: a utilização do potencial terapêutico do brincar. Temas sobre o Desenvolvimento 2005; 14(81):50-5.
4. Ferland F. O modelo lúdico: o brincar, a criança com deficiência física e a terapia ocupacional. 3 ed. São Paulo: Roca, 2006.
5. Pelegrini A. As relações entre o brincar na terapia ocupacional dinâmica e no modelo lúdico: subsídios para a clínica na saúde mental infantil. Revista Ceto 2007; 10:40-7.
6. Pfeifer LI. Avaliação do comportamento lúdico infantil na prática terapêutica ocupacional. In: Congresso Brasileiro de Terapia Ocupacional, 2005. Pernambuco. Anais... Per-

nambuco: Associação Brasileira dos Terapeutas Ocupacionais, 2005.
7. Townsend, Elizabeth et al. Promouvoir l'occupation. Association Canadienne des Ergothérapeutes. Ottawa (Ontario): CAOT Publications ACE, 1998.
8. Sant'Anna MMM, Blascovi-Assis SM, Magalhães LC. Adaptação transcultural dos protocolos de avaliação do modelo lúdico. Revista de Terapia Ocupacional da USP, 2008; 19(1):34-47.
9. Dufour M, Ferland F, Gosselin J. Relation entre le comportement ludique et la capacité fonctionnelle chez l'enfant avec déficience motrice cérebrale. Revue Canadienne d'Ergothérapie 1998; 65:210-8.
10. Mancini MC. Inventário de Avaliação Pediatrica de Incapacidade (PEDI): manual da versão brasileira adaptada. Belo Horizonte: UFMG, 2005.
11. Ferland F. Além da deficiência física ou intelectual, um filho a ser descoberto. Londrina: Lazer & Sport, 2009.

Bandagem Terapêutica

Capítulo 16

Nelson Morini Junior

INTRODUÇÃO

O corpo humano vem se transformando e evoluindo há milhões de anos para se adaptar ao ambiente em que vive e desenvolver todo seu potencial físico e emocional. É por meio do ambiente que o corpo humano estabelece todas as suas relações, seu funcionamento e suas manifestações (Sobotta, 2006).

Com o processo evolutivo, o corpo humano se constitui por meio de diversos e diferentes sistemas corporais, todos inter-relacionados, ou seja, um sistema não funciona independentemente, ele depende dos outros para o bom funcionamento. Cada sistema, cada órgão é responsável por uma ou mais atividades permitindo ao indivíduo atitudes diferenciadas como resposta aos diferentes estímulos. Milhares de reações químicas acontecem a todo instante dentro de nosso corpo, seja para captar energia para a manutenção da vida, movimentar os músculos, recuperar-se de ferimentos e doenças ou se manter na temperatura adequada à vida (Moore, 2007).

Podemos entender que o corpo humano funciona de maneira muito complexa misturando muitos elementos químicos, mas também podemos interpretá-lo de maneira muito simples porque é constituído na medida certa. Todas as partes do corpo humano funcionam de maneira integrada, em harmonia e sincronia umas com as outras, para que possam permitir sua máxima potencialidade. Para as diferentes formas terapêuticas de tratamento é de fundamental importância entender esse funcionamento integrado do corpo humano a fim possibilitar uma melhor reabilitação para aqueles que necessitam de melhor relação corporal com o ambiente (Moore, 2007).

Muitas são as formas e meios de tratamento terapêuticos que diferentes profissões da área da saúde realizam para melhorar a qualidade de vida daqueles que necessitam de reabilitação. O recurso que vamos propor neste capítulo é a bandagem terapêutica, um excelente instrumento de continuidade de tratamento para as diferentes formas de aplicações técnicas de intervenção em indivíduos com paralisia cerebral (PC).

HISTÓRICO

Há muito tempo se utilizam bandagens para o tratamento de diferentes distúrbios do aparelho locomotor. Hipócrates (460 a 370 a.C.) utilizava bandagem de linho para tratar pé torto congênito e membros varicosos. No Egito antigo, as bandagens eram utilizadas para a conservação de corpos (múmias). Em 1768, Wiseman comprimiu a perna de um paciente com uma tira de couro de cachorro para tratamento de úlceras de origem venosa. Em 1885, o dermatologista Paul Gerson desenvolveu a meia elástica para o tratamento de úlceras, utilizada até os dias atuais para tratamento de edemas de membros inferiores (http://www.angelfire.com/nm/cirurgia/pritra/pritra.html).

Atualmente, existem muitos tipos de bandagens que são empregadas no corpo humano com diferentes objetivos terapêuticos. A maioria dos aparatos que são empregados externamente ao corpo para auxiliar em suas funções pode ser considerada um tipo de bandagem. Há, portanto, bandagens rígidas ou inelásticas (gesso, esparadrapo, faixa crepe, micropore) e bandagens elásticas, que possuem pouca ou muita capacidade de serem estiradas além de sua posição de repouso.

Desde a década de 1970, na Ásia, utiliza-se bandagem elástica como apoio externo, para auxiliar as funções fisiológicas do corpo, sendo empregada por muitos profissionais e não profissionais para tratamento, principalmente, de doenças ortopédicas e sintomas dolorosos (Yasukwa, 2006; Murray, 2000). Nos dias atuais, esta técnica vem sendo utilizada em diferentes países, porém ainda de maneira muito empírica e sem critérios de utilização.

Durante os processos terapêuticos, sempre se procura uma melhor função, um melhor posicionamento, uma melhor técnica para reabilitar os indivíduos com comprometimento do aparelho locomotor. O que devemos proporcionar para os que necessitam de reabilitação são diferentes tipos de estímulos, e a equipe multiprofissional envolvida durante esse processo tem como objetivo comum a busca do desenvolvimento neuropsicomotor para que os indivíduos tenham melhor relação com o ambiente. Com exceção de pensar e sentir, o ato de se movimentar (motricidade) é a única forma de reagir ao ambiente.

A nossa proposta é utilizar uma bandagem elástica para proporcionar estímulos constantes e duradouros e que, o resultado final, seja uma melhor contração muscular.

◼ OBJETIVOS E PRINCÍPIOS

O que é a bandagem e sua aplicação

É um tecido constituído por 100% de algodão e microfios de elastano. Tem como característica ser fina, porosa, não contém medicamentos, se expande apenas no sentido longitudinal e contém cola adesiva corporal de acrílico. Todas essas características possibilitam sua utilização por, em média, 5 dias consecutivos, dependendo da pele do paciente.

Para a aplicação da bandagem, a pele do paciente deve ser limpa e seca (algodão umedecido com álcool), não se devem utilizar cremes ou líquidos compostos por óleo que dificultam a aderência da bandagem na pele.

Funções e mecânica da bandagem

Os estímulos produzidos pela bandagem permitem funções fisiológicas na pele, nos músculos, nas veias e artérias e nas articulações. Com a elasticidade da bandagem, a força produzida na pele é de pressão, causada pela força reativa imposta sobre a pele.

Orientações e cuidados

1. Em peles que contenham muitos pelos, deve-se cortar (não raspar), e a retirada da bandagem deve ser feita de maneira lenta e gradual. O terapeuta deve tensionar a pele do paciente no sentido contrário ao da retirada da bandagem. Pode-se molhar a bandagem borrifando água em toda a superfície; nunca se deve puxar a bandagem com força ou rapidamente, pois pode causar lesão na pele.
2. Cuidado com o estiramento da bandagem:
   a. No primeiro dia de tratamento, deve-se colar a bandagem na pele que recobre o músculo (ou grupo muscular) que se deseja tratar, sem estiramento ou elasticidade. Este cuidado consiste em não causar um estímulo nocivo no paciente.
   b. Em crianças, idosos e em pacientes com edemas em membros, deve-se aplicá-la com o mínimo de estiramento. Em caso de se utilizar a bandagem para tratar condições dolorosas, deve-se também estirar o mínimo.
   c. Em casos de correções articulares e de posicionamento de membros, deve-se utilizar mais de 50% da capacidade de estiramento da bandagem.
3. Áreas de aplicação:
   a. A bandagem pode ser utilizada em todo o corpo, exceto em:
      a1. Áreas que contenham lesões de pele, cicatrizes recentes e com pontos.
      a2. Genitálias e gônadas.
      a3. Indivíduos que tenham sensibilidade à bandagem.

Conceitos

A bandagem terapêutica pode ser conceituada como estimulação tegumentar. Para melhor entendimento desse conceito discutiremos o sistema tegumentar, a formação do conhecimento, o córtex cerebral e a resposta ao estímulo.

Sistema tegumentar

O corpo humano é constituído por diversos e diferentes sistemas que permitem melhor integração entre o ambiente e o seu interior para que as funções corporais sejam as mais adequadas possíveis. A formação dos sistemas corporais acontece desde a vida intrauterina. À medida que o embrião se desenvolve no útero materno os sistemas corporais vão sendo formados de maneira gradual ao longo dos 9 meses de gestação, reunindo todas as informações genéticas herdadas dos pais para a constituição física da criança. Essas diferenças fazem com que cada indivíduo seja diferente do outro (raça, gênero, biotipo, idade), mesmo que as funções corporais sejam iguais para todos (Melo, 1998; Gardner, 2006).

Muitos são os sistemas corporais desenvolvidos no corpo humano: esquelético, muscular, nervoso, circulatório, digestório, urinário, reprodutor, linfático, endócrino, sensorial e tegumentar (Dângelo, 2008) (Fig. 16.1). O bom funcionamento do corpo humano depende intrinsecamente da função específica de cada um deles, sendo que a integração entre eles produz melhor qualidade e relação em nossa vida. Na técnica de bandagem terapêutica, o sistema corporal mais importante é o tegumentar, que fornece informações do ambiente para o interior do corpo. É por meio do tegumento que a bandagem proporciona estímulos constantes e duradouros durante vários dias.

O tegumento constitui um sistema que inclui a pele e seus anexos, proporcionando ao corpo um revestimento protetor, que contém terminações nervosas sensitivas e participa da regulação da temperatura corporal além de outras funções (Netter, 2008; Brodal, 2000).

A pele

Em um adulto, a área da pele corresponde a aproximadamente 2 m² apresentando uma espessura variável entre 1 e 4 mm conforme a região, sendo mais espessa nas superfícies dorsais e extensoras do corpo quando comparada às regiões ventrais e flexoras. Também as áreas de pressão, como a palma das mãos e a planta dos pés, são mais espessas. As pálpebras são regiões de pele muito finas (Dângelo, 2008). O fator idade também contribui para diferenças; na infância, por exemplo, a pele é mais delgada que na velhice.

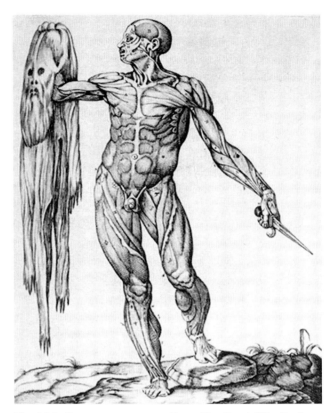

Fig. 16.1. Sistema tegumentar. *Fonte*: Vesalius A. "The Preface of Andreas Vesalius to his own books on the anatomy of the human body addressed to The Most Great and Invincible Emperor The Divine Charles V." Trad. De B. Farrington. In: Schwartz G, Bishop PW (eds.). The development of modern science. Nova York: Basic Books, 1958; 2:517:32.

As três camadas que constituem a pele permitem funções biomecânicas importantes tanto para o movimento quanto para a capacidade de produção de estímulos diferentes variando de indivíduo e nas diferentes idades. As propriedades físicas da pele foram caracterizadas inicialmente por Dupuytren (1834) e Langer (1861), os quais, analisando as variações direcionais na tensão e extensibilidade cutânea do organismo, descreveram as linhas de clivagem, também chamadas de máxima tensão, ou extensibilidade mínima (Gibson, 1990; Scott, 1996; Wilhelmi, 1998; Gallo, 1999). As linhas de Langer descrevem as tensões cutâneas estáticas predominantes em determinado local, sem nenhuma referência às influências dinâmicas do sistema musculoesquelético (Rothwell, 1994; Bhawn, 1998).

Inervação da pele

Tudo começa na pele. Existem diversos tipos de pequenos receptores inseridos na pele (neurônios somatossensoriais periféricos) que estão localizados nas extremidades distais de nervos periféricos. Cada tipo de receptor é especializado, respondendo em condições normais apenas a um tipo de estímulo – o estímulo adequado. Segundo Guyton (2006), os receptores de pele são classificados em termorreceptores, quimiorreceptores, nociceptores. Há também os mecanorreceptores que são os mais importantes na utilização da bandagem terapêutica Therapy Taping® a fim de realizar a estimulação tegumentar.

Os estímulos somatossensoriais são percebidos na pele e nos músculos. As informações sensoriais da pele são designadas superficiais ou cutâneas e incluem o tato (pressão e vibração superficiais), a dor e a temperatura. As informações do sistema musculoesquelético incluem a propriocepção e a dor (Bertolasi, 1998; Feger, 2005).

Áreas da pele inervadas por um único axônio aferente são designadas *campo receptivo* desse neurônio. Os campos das regiões distais (mãos, pés e boca) tendem a ser menores comparados com os campos proximais, que são maiores. Porém, as regiões distais possuem uma densidade maior de receptores que as proximais, o que pode justificar a identificação e a distinção mais precisa de dois pontos estimulados simultaneamente na mão, quando comparados com o mesmo tipo de estímulo na região do tronco (Bertolazi, 1998).

O receptor sensorial pode ser considerado mais um elemento do sistema articular elementar que provêm informações para este sistema sobre seu próprio estado e o ambiente ao redor. Este tipo de informação, dos receptores sensoriais para o sistema nervoso central, pode ser chamada de *feedback*, que representa a transferência das informações de volta para o sistema nervoso central. Quanto mais maleável for o sistema de informação mais *feedback* sensorial será transmitido ao sistema articular elementar para manter a sua estabilidade (Gyton, 2006). O declínio da acuidade somatossensorial, que presumivelmente envolve os mecanorreceptores cutâneos, contribui para o controle reduzido da postura em indivíduos idosos e pacientes com diversas patologias (Mochizuki, 2006).

Sensações da pele e seus componentes

As sensações percebidas na pele são tato, dor e temperatura, sendo o tato de fundamental importância para a utilização da bandagem terapêutica, uma vez que a sensação é produzida por meio dos mecanorreceptores de pele que enviam informações de pressão e vibração. Os mecanorreceptores de pele responsáveis pelo envio de informação da estimulação tegumentar foram descritos por Rothwell (1987) (Fig. 16.2):

1. *Discos de Merkel*: localizados na epiderme, são sensíveis à pressão vertical local e não respondem ao alongamento lateral da pele. Respondem com um disparo inicial rápido de potencial de ação, que logo é reduzido para uma frequência constante. Uma fibra aferente costuma estar ramificada com vários discos terminais dessas ramificações nervosas. Esses discos estão englobados em uma célula especializada, cuja superfície distal se fixa às células epidérmicas por um prolongamento de seu protoplasma. Assim, os movimentos de pressão e tração sobre a epiderme desencadeiam o estímulo.
2. *Corpúsculos de Meissner*: localizados na periferia da derme, são inervados por dois ou três axônios; cada axônio pode inervar mais de um corpúsculo. São sensíveis à pressão e à vibração local e constante. Estão nas saliências da pele sem pelos (como nas partes mais altas das impressões digitais). São formados por um axônio mielínico, cujas ramificações terminais se entrelaçam com células acessórias.
3. *Corpúsculos de Ruffini*: localizados na derme, são inervados por um único axônio e respondem ao alongamento da pele sobre uma grande área. Adaptam-se lentamente a um alongamento constante e emitem descargas em resposta a ângulos articulares estáticos.
4. *Corpúsculos de Pacini*: localizados na derme, são os maiores receptores de pele e são inervados por um único axônio. Detectam um estímulo de

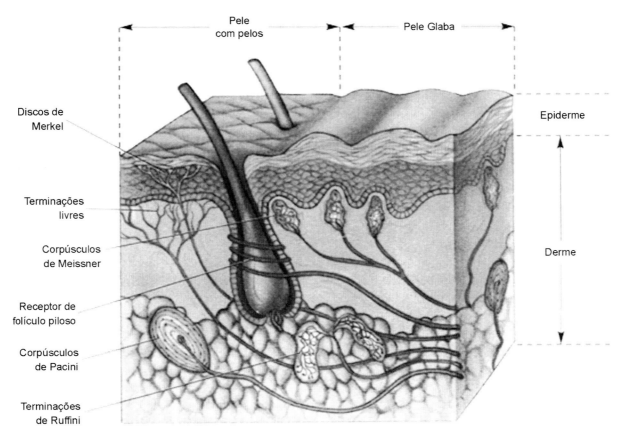

Fig. 16.2. Componentes da pele.

pressão que se altera rapidamente. São formados por uma fibra nervosa cuja porção terminal, amielínica, é envolta por várias camadas que correspondem a diversas células de sustentação. A camada terminal é capaz de captar a aplicação de pressão, que é transmitida para as outras camadas e enviada aos centros nervosos correspondentes.

Estes quatro mecanorreceptores juntos enviam informações aferentes ao córtex sensorial primário com alta fidelidade e precisão de detalhes permitindo que a interpretação dessas informações desencadeie uma resposta muscular.

Bandagem terapêutica aplicada na pele – estimulação tegumentar

Quando se aplica a bandagem terapêutica na pele com certo estiramento, os mecanorreceptores são responsáveis em levar essa informação tátil, por via aferente, até o córtex sensorial primário. O córtex sensorial primário discrimina o tamanho, a textura ou a forma dos objetos. Em outra área do córtex cerebral, a área associativa somatossensorial analisa as informações da área sensorial primária e do tálamo e proporciona esteriognosia e memória do ambiente tátil e espacial (Matsunaga, 1998).

Embora os receptores cutâneos não sejam proprioceptivos, as informações desses receptores contribuem para a nossa percepção da posição e do movimento das articulações. Esta contribuição é basicamente *cinestésica*, respondendo à distensão ou a uma pressão crescente sobre a pele (Rothwell, 1994).

A formação do conhecimento por meio da estimulação tegumentar – sensações e percepções

As informações da estimulação tegumentar chegam até o córtex sensorial primário utilizando uma via aferente de três neurônios (Fig. 16.3). Os processos mentais e de comportamento dependem da percepção do mundo externo e dos meios internos do corpo. Os receptores da pele captam tudo o que acontece ao redor do corpo humano emitindo sinais ao córtex cerebral e, em seguida, ocorre a interpretação do mesmo para uma resposta mais adequada ao estímulo inicial. A relação com o mundo é estabelecida pelos sentidos e os produtos que os sentidos captam são as sensações (Brandão, 1994; Wijnen, 2006).

A utilização da bandagem terapêutica como um recurso de produção de conhecimento e aprendizado nas terapias corporais depende integralmente dos mecanorreceptores da pele e das sensações enviadas para o sistema nervoso central. Segundo Kucera (2004), a sensação nos possibilita investigar o mundo, mover-nos com precisão e evitar ou reduzir as lesões. A sensação não é necessária para movimentos macroscópicos eficazes, mas é importante para movimentos finos eficazes e torna mais eficientes os movimentos macroscópicos (Diniz, 2003). Define-se sensação como um estímulo produzido por células especializadas em diferentes partes do corpo que é transmitido para o córtex cerebral sob a forma de energia eletroquímica. Embora a sensação seja inerente ao ser humano, cada indivíduo interpreta de maneira distinta essas informações de acordo com o grau de cognição, o aparelho receptor e outros intervenientes desse sistema.

A *estimulação tegumentar* pode beneficiar a neuroplasticidade corporal quando utilizada durante vários dias. Neuroplasticidade, por definição, significa qualquer modificação do sistema nervoso que não seja periódica e tenha duração maior que poucos segundos (Lent, 2001; Woolf, 2000). A bandagem pode auxiliar a habituação (diminuição da atividade sináptica entre os neurônios sensoriais e os interneurônios), a aprendizagem e a memória (que envolvem alterações persistentes e duradouras na potência das conexões sinápticas) e a recuperação de lesão (reorganização funcional do sistema nervoso central).

Além de a sensação ser de grande importância na estimulação tegumentar, a informação deve ser processada em áreas específicas corticais que permitem a consciência da percepção dessas informações. Entende-se por percepção todo processo de organização das sensações. A percepção, a interpretação de sensações em formas dotadas de significados, ocorre no cérebro sendo um processo ativo entre o encéfalo e o ambiente (Diament, 1983).

Relação entre a estimulação tegumentar e os tecidos internos – córtex cerebral

Toda informação oriunda da pele ou dos tecidos internos é transmitida até o córtex cerebral por axônios de diferentes tamanhos (Fig. 16.3).

Verifica-se que tanto as informações oriundas da pele quanto da cápsula articular e do fuso muscular fazem parte do mesmo sistema de transmissão de informações por axônio médio mielinizado (Bonfim, 2006; Dângelo, 2008). Isto pode significar que os estí-

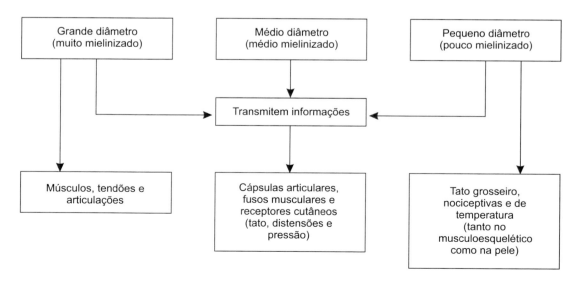

Fig. 16.3. Transmissão de informações oriundas da pele.

mulos produzidos pelo tegumento podem ter como resposta uma influência no sistema muscular (Fogaça, 2006). Segundo Woolf (2000), por meio do sistema de integração sensorial, a contração muscular é a única forma de se responder ao ambiente, exceto pensar e sentir (Fig. 16.4).

Resposta da estimulação tegumentar

Toda vez que a pele é tocada (estimulação tegumentar) ocorre aumento do estímulo no córtex cerebral, especificamente no córtex sensorial primário, fazendo com que ele seja capaz de interpretá-lo e desencadear respostas adequadas. Estes estímulos dependem de diferentes fatores, como intensidade, duração e quantidade, realizadas nos diferentes aparelhos receptores espalhados pelo tegumento. A bandagem terapêutica Therapy Taping® permite uma percepção cutânea mais adequada podendo interferir no sistema muscular. Por definição, os estímulos tegumentares realizam um arco neural por meio dos mecanorreceptores causando uma alteração do comportamento das unidades motoras dos músculos (Fig. 16.4), aumentando ou diminuindo a excitação neuronal, por meio das forças mecânicas impostas pela elasticidade e força reativa da bandagem.

Estudos demonstram que ocorre atividade no córtex motor durante a estimulação tátil sugerindo avaliação da rede somatossensorial como teste diagnóstico para pacientes com déficits motores (Amo, 2006; Castillo, 2004).

Atualmente, em nossas pesquisas e análises das respostas da interferência da bandagem terapêutica nas funções musculares, realizamos um estudo com aparelho de eletromiografia de superfície.

EVIDÊNCIAS CIENTÍFICAS

As evidências encontradas na literatura se referem à aplicação de bandagens (rígidas ou elásticas) na área de ortopedia ou esportes. Murray (2000) propõe a utilização da bandagem elástica para auxiliar a força muscular em indivíduos com comprometimento do ligamento cruzado anterior.

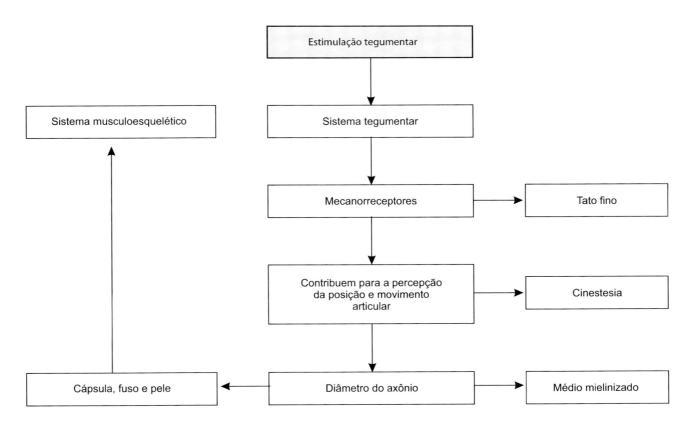

Fig. 16.4. Esquema do arco neural produzido pela estimulação tegumentar.

Em publicação recente, Gonzalés-Iglesias e colaboradores (2009) realizaram estudo sobre algia em coluna cervical e concluíram que há eficácia no tratamento dessa enfermidade utilizando bandagem elástica.

Não há muitos estudos sobre a utilização da bandagem na área de neurologia. Martin e Yasukawa (2003), em seu estudo, propõem a utilização da bandagem elástica no aumento do controle motor oral de crianças. Em 2006, Yasukawa publicou um estudo sobre reabilitação em pediatria utilizando a técnica em conjunto com terapia convencional para aumento do controle e da função do membro superior. O estudo de Maas (2007) também propõe a utilização da bandagem em conjunto com terapia física para crianças com comprometimentos neurológicos

IMPLEMENTAÇÃO DA TÉCNICA

Avaliação

Como todo o conceito está baseado na pele, é necessário critérios para a utilização da bandagem terapêutica. Há, portanto, necessidade de avaliar o estado da pele dos indivíduos. Não se recomenda utilizar a bandagem em casos de lesões de pele, urticária, dermatites, feridas e cicatrizes abertas, áreas de pele com pontos cirúrgicos, pele desidratada, com escamações, câncer de pele, verrugas, pele queimada de sol, indivíduos que tenham hipersensibilidade, entre outros. Recomenda-se que o avaliador tenha total certeza de que a bandagem não irá provocar algum dano à pele do indivíduo.

Para a utilização criteriosa da bandagem terapêutica recomenda-se não aplicar tensão na bandagem no primeiro dia de colocação para que o estímulo não seja percebido como nocivo. À medida que as trocas ocorrem ao longo das semanas, o tensionamento da bandagem deve ser aumentado respeitando os critérios de aplicações de técnicas musculares e articulares.

A bandagem é indicada para estimulações musculares e articulares. Chamamos de técnicas musculares as aplicações realizadas na pele que recobre toda a porção dos músculos tanto no sentido longitudinal quanto transversal. Preconiza-se nas técnicas musculares utilizar menos de 50% da tensão máxima da bandagem. As técnicas articulares são utilizadas para correções e posicionamentos em que a aplicação da bandagem é realizada na pele que recobre as articulações (ao redor). Preconiza-se nas técnicas articulares utilizar mais de 50% da tensão máxima da bandagem.

Antes das aplicações musculares ou articulares, recomenda-se limpar a pele com algodão umedecido com álcool ou lavar com água e sabão neutro. Recomenda-se também trocar as bandagens em até 7 dias ou quando a mesma estiver descolando-se da pele.

Para quantificar os estímulos produzidos pela bandagem terapêutica, utilizamos um equipamento de eletromiografia (EMG) de superfície, realizando as medidas antes das aplicações e após os dias de utilização da bandagem. As medidas sugeridas são em repouso, em contração isométrica (quando possível) e em contração isotônica durante 1 minuto para análise da função muscular. Recomenda-se a avaliação de EMG a cada troca da bandagem para acompanhamento dos sinais elétricos musculares.

Técnicas de colocações da bandagem terapêutica Therapy Taping®

1. Linguagem utilizada: bandagem terapêutica.

2. Aplicação: diferentemente de outras técnicas de bandagem, como a técnica de *bandagem no músculo* ou a de *aplicação de inserção para origem* e *vice-versa*, na técnica da bandagem terapêutica Therapy Taping®, a *aplicação é realizada na pele que recobre o músculo* que o terapeuta deseja interferir. Sendo assim, pelo conceito de estimulação tegumentar, a bandagem terapêutica causa uma sensação de pressão (aferência) na pele oriunda da força reativa da bandagem e, como resposta da percepção dos estímulos, pode ocorrer interferência na atividade muscular (eferência). Consideramos a melhor forma de se referir às colocações da diferentes técnicas a utilização da expressão *bandagem para o músculo*.

3. Utilizamos nas aplicações da bandagem terapêutica em pacientes com paralisia cerebral. Como a bandagem é elástica e se estira até 40% do seu comprimento original, deve-se ter muito cuidado com o estiramento da bandagem quando aplicada na pele que recobre músculos espásticos de indivíduos com paralisia cerebral para não causar aumento do tônus.

EXEMPLOS DE TÉCNICAS DE COLOCAÇÕES DA BANDAGEM EM PACIENTE COM PARALISIA CEREBRAL

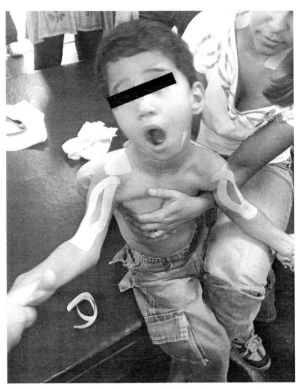

Fig. 16.5. Técnica de aplicação para inibição da espasticidade de bíceps braquial.

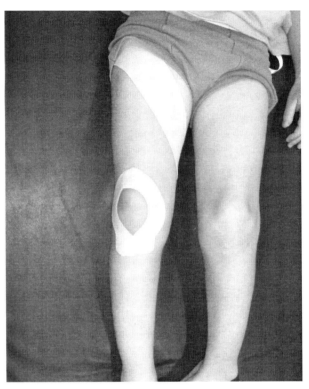

Fig. 16.7. Técnica de aplicação para estimulação da rotação lateral do quadril e abaixamento da patela.

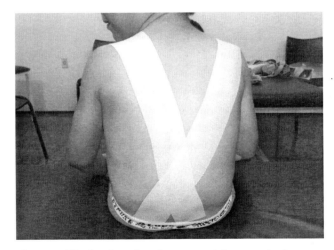

Fig. 16.6. Técnica de aplicação para posicionamento de tronco.

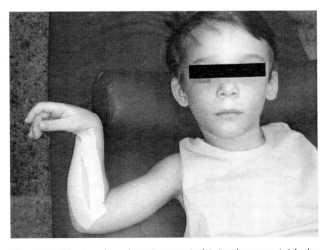

Fig. 16.8. Técnica de aplicação para inibição da espasticidade dos flexores de punho.

240 Seção II ▪ Abordagens e Técnicas de Tratamento

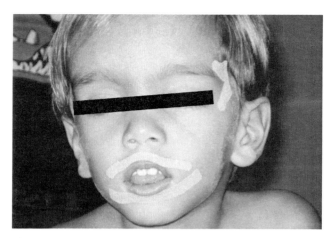

Fig. 16.9. Técnica de aplicação para estimulação do orbicular de boca.

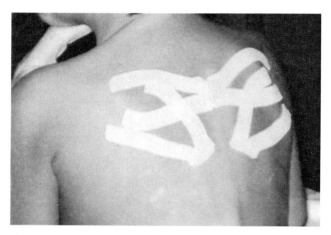

Fig. 16.10. Técnica de aplicação para os adutores de escápula.

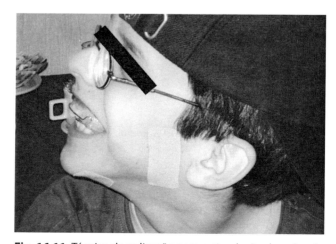

Fig. 16.11. Técnica de aplicação para estimulação do músculo masseter e milo-hióideo.

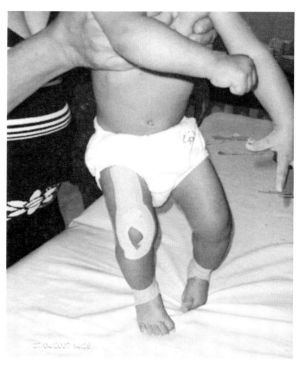

Fig. 16.12. Técnica de aplicação para estabilização da articulação do joelho.

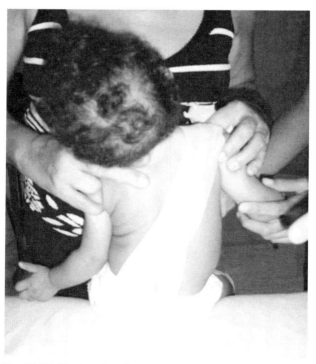

Fig. 16.13. Técnica de aplicação para posicionamento de tronco.

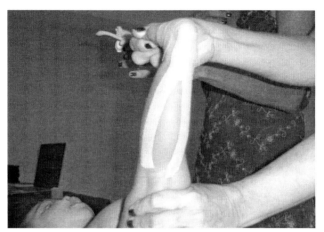

Fig. 16.14. Técnica de aplicação para inibição da espasticidade de tríceps sural.

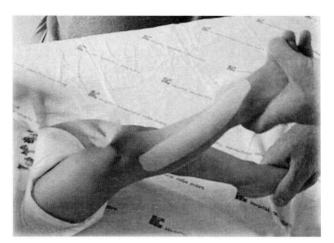

Fig. 16.16. Técnica de aplicação para estimulação do músculo tibial anterior.

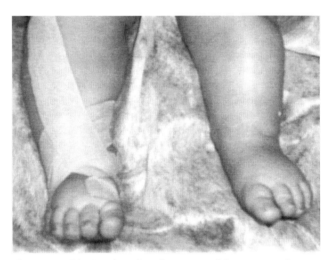

Fig. 16.15. Técnica de aplicação para posicionamento de tornozelo.

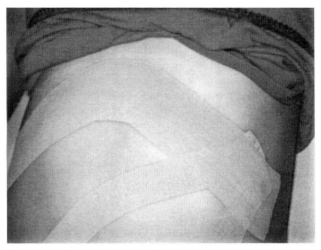

Fig. 16.17. Técnica de aplicação para estimulação da inspiração.

☐ CASO CLÍNICO

Para medir a interferência da bandagem terapêutica Therapy Taping® nos músculos, utilizamos um equipamento de eletromiografia de superfície (EMG).

Caso 1

Verificou-se o sinal EMG dos músculos flexores de punho do membro esquerdo de um indivíduo adulto, assintomático. O objetivo foi analisar se ocorre alteração do sinal EMG com a utilização da bandagem mesmo em condições normais dos músculos em repouso (Quadro 16.1).

Os cuidados incluem:

- Limpeza da pele que recobre o grupo muscular com algodão umedecido com álcool.
- Os eletrodos foram posicionados na pele que recobre o ventre dos músculos flexores de punho e, em nenhum momento, foram retirados para as outras medidas.

Quadro 16.1. Medidas do sinal EMG (RMS) dos músculos flexores de punho do membro esquerdo utilizando a bandagem terapêutica com e sem estiramento e pós-teste sem bandagem

	EMG – sem bandagem	EMG – bandagem sem estiramento	EMG – bandagem com estiramento	EMG pós-teste – sem bandagem
Mínimo	0,0 μV	0,0 μV	6,7 μV	0,3 μV
Média	0,6 μV	3,7 μV	15,0 μV	1,8 μV
Máxima	48,3 μV	50,4 μV	31,5 μV	10,5 μV
Desvio padrão	3,1 μV	4,2 μV	3,4 μV	1,3 μV

- O indivíduo foi posicionado em uma cadeira, com o membro superior esquerdo apoiado em superfície firme, sendo solicitado que permanecesse com o membro em repouso.
- A leitura do sinal EMG foi de 10 segundos para todas as medidas e o intervalo entre as coletas foi de 1 minuto.
- Foram realizadas quatro medidas do sinal EMG.
- Os valores das medidas são verificados em μV (microvolts) e foram analisados somente os valores do Root Mean Square (RMS) que se traduzem na capacidade de trabalho do músculo.

Primeira medida: verificada sem a bandagem. Após análise do sinal EMG, o valor do RMS, após 10 segundos, foi de 0,6 μV.

Segunda medida: verificada com a aplicação da bandagem sem estiramento. Após análise do sinal EMG, o valor do RMS, depois de 10 segundos, foi de 3,7 μV. Pode-se entender que, mesmo sem o estiramento da bandagem, a pele produz interferência no sinal elétrico dos músculos analisados. Houve aumento de 6,16% da primeira medida.

Terceira medida: verificada com a aplicação da bandagem com estiramento. Após análise do sinal EMG, o valor do RMS, após 10 segundos, foi de 15 μV. Pode-se entender que, quando aplica-se um estiramento na bandagem, ocorre maior pressão na pele que recobre os músculos produzindo maior interferência neles. Houve aumento de 25% em comparação com a primeira medida.

Quarta medida: retirada da bandagem e análise para verificar se o sinal EMG permanece alterado. Após análise do sinal EMG, o valor do RMS, depois de 10 segundos, foi de 1,8 μV. Pode-se entender que mesmo após 1 minuto depois da retirada da bandagem havia alteração do sinal EMG em 3% em comparação com a primeira medida.

Caso 2

Verificou-se o sinal EMG dos músculos flexores de punho do membro esquerdo de um indivíduo adulto, assintomático. O objetivo era analisar se ocorre alteração do sinal EMG com a utilização da bandagem em contração isométrica dos músculos (Quadro 16.2).

Os cuidados incluem:

- Limpeza da pele que recobre o grupo muscular com algodão umedecido com álcool.
- Os eletrodos foram posicionados na pele que recobre o ventre dos músculos flexores de punho e, em nenhum momento, foram retirados para as outras medidas.
- O indivíduo foi posicionado em uma cadeira, com o membro superior esquerdo apoiado em superfície firme, com flexão de cotovelo em 90 graus, antebraço e punho em posição neutra, segurando um dinamômetro hidráulico de mão.
- Foi solicitado ao indivíduo que apertasse o dinamômetro até 10 kgf e mantivesse em contração isométrica durante 10 segundos.
- A leitura do sinal EMG foi de 10 segundos para todas as medidas e o intervalo entre as coletas foi de 1 minuto.
- Foram realizadas três medidas do sinal EMG.
- Os valores da medidas são verificados em μV (microvolts) e foram analisados somente os valores

Quadro 16.2. Medidas do sinal EMG (RMS) dos músculos flexores de punho do membro esquerdo utilizando dinamômetro hidráulico de mão e bandagem terapêutica

	EMG sem bandagem	**Contração isométrica sem bandagem**	**Contração isométrica com bandagem**
Mínimo	0,0 µV	18,2 µV	12,6 µV
Média	0,6 µV	69,3 µV	46,4 µV
Máxima	48,3 µV	201,8 µV	116,2 µV
Desvio padrão	3,1 µV	30,2 µV	19,1 µV

do Root Mean Square (RMS) que se traduz na capacidade de trabalho do músculo.

Primeira medida: verificada sem a bandagem. Após análise do sinal EMG, o valor do RMS, depois de 10 segundos, foi de 0,6 µV.

Segunda medida: verificada sem a bandagem. Após análise do sinal EMG, o valor do RMS, depois de 10 segundos, foi de 69,3 µV. Houve aumento do sinal EMG de 115,5% em comparação com a primeira medida.

Terceira medida: verificada com a aplicação da bandagem com estiramento. Após análise do sinal EMG, o valor do RMS, depois de 10 segundos, foi de 46,4 µV. Houve aumento do sinal EMG de 77,33% em comparação com a primeira medida e diminuição de 38,17% em relação à segunda medida. Pode-se entender que, para a mesma contração isométrica utilizando a bandagem, há a necessidade de se recrutar menos unidades motoras. Isto pode significar economia de energia.

Caso 3

Foram analisados por meio de um eletromiógrafo de superfície os músculos tibial anterior e tríceps sural de ambas as pernas de uma criança com paralisia cerebral do tipo diparético em condições de repouso e em contração muscular. Em seguida, foi mensurada a espasticidade com a Escala de Ashworth. Foi utilizada a bandagem terapêutica por 23 dias consecutivos com trocas a cada 3 dias, somente no membro inferior direito. Foram realizadas mais duas medidas dos sinais eletromiográficos de ambos os membros e utilizada a Escala de Ashworth (Quadros 16.3 e 16.4).

Os cuidados incluem:

- Limpeza da pele que recobre o grupo muscular com algodão umedecido com álcool.
- Os eletrodos foram posicionados na pele que recobre o ventre dos músculos tibial anterior e gastrocnêmio dos membros inferiores direito e esquerdo.

Quadro 16.3. Valores do sinal EMG (RMS) das medidas dos músculos tibial anterior e gastrocnêmio dos membros inferiores direito e esquerdo utilizando a bandagem terapêutica

	Primeira medida	**Segunda medida (após 3 dias)**	**Terceira medida (após 30 dias)**
Tibial direito	20,09 µV	108,4 µV	96 µV
Gastrocnêmio direito	28,43 µV	37,56 µV	46 µV
Tibial esquerdo	29,51 µV	92,14 µV	84 µV
Gastrocnêmio esquerdo	44,21 µV	76,18 µV	93 µV

Quadro 16.4. Valores da Escala de Ashworth avaliados no primeiro e no último dia da pesquisa, para os músculos gastrocnêmio e solear de ambos os membros inferiores, com a utilização da bandagem terapêutica

	Gastrocnêmio		Solear	
	Primeiro dia	Último dia	Primeiro dia	Último dia
Membro direito	2	1	1+	0
Membro esquerdo	3	1+	1+	1

- Paciente posicionado em decúbito dorsal para a coleta do sinal EMG.
- A bandagem foi colocada apenas no membro direito (membro esquerdo servia como controle) e as trocas foram realizadas de 3 em 3 dias.
- Um avaliador realizava as trocas das bandagens e outro realizava as medidas do sinal EMG.

Verificou-se que, após 30 dias de utilização da bandagem no membro direito, houve aumento do sinal RMS de 477,84% no músculo tibial anterior e 161,80% no músculo gastrocnêmio. Nota-se também que no membro esquerdo, no qual não foi aplicada a bandagem, houve aumento do sinal RMS de 284,64% no músculo tibial anterior e 210,35% no músculo gastrocnêmio. Isto pode significar que a ativação cortical produzida pela bandagem aplicada no lado direito também favorece a estimulação cortical contralateral.

Verificou-se que, durante os dias de utilização da bandagem na pele que recobria os músculos tibial anterior e gastrocnêmio do membro direito, houve diminuição da espasticidade percebida em ambos os lados.

REFERÊNCIAS

1. Bonfim TR, Polastri PF, Barela JA. Efeito do toque suave e da informação visual no controle da posição em pé de adultos. Rev Bras Educ Fis Esp 2006; 20(1):15-25.
2. Mochizuki L, Amadio AC. As informações sensoriais para o controle postural. Fisioter Mov 2006; 19(2):11-8.
3. Diniz L, Abranches MHS. Neuroplasticidade na terapia de restrição e indução do movimento em pacientes com acidente vascular encefálico. Med Eeabil 2003; 22(3):53-5.
4. Castillo EM, Simos PG, Wheless JW et al. Integrating sensory and motor mapping in a comprehensive MEG protocol: clinical validity and replicability. Neuroimage 2004; 21:973-83.
5. Amo C, Criado JR, Otis SM. Magnetoencephalogram recording from secondary motor areas during imagined movements. Arq Neuropsiquiatr 2006; 64(2B):394-397.
6. Rothwell JC. Control of human voluntary movement. Chapmann & Hall, London, 1994.
7. Rothwell JC, Thompson PD, Day BL, Dick JP, Kachi T, Cowan JM, Marsden CD. Motor cortex stimulation in intact man. 1. General characteristics of EMG responses in different muscles. Brain 1987; 110:1.173-90).
8. Day BL, Dressler D, Maertens de Noordhout A et al. Electric and magnetic stimulation of human motor cortex: surface EMG and single motor unit responses. J Physiol 1989; 412:449-73.
9. Bertolasi L, Priori A, Tinazzi M et al. Inhibitory action of forearm flexor muscle afferents on corticospinal outputs to antagonist muscles in humans. J Physiol 1998; 511(3):947-56.
10. Lent R. Cem bilhões de neurônios: conceitos fundamentais de neurociência. São Paulo: Atheneu, 2001.
11. Woolf CJ, Salter MW. Neuronal plasticity: Increasing the gain in pain. Science 2000; 288:1.765-9.
12. Brandão ML, Cardoso SH, Melo LL et al. Neural substrate of defensive behavior in the midbrain tectum. Neuroscience and Biobehavioral Reviews 1994; 18(3):339-46.
13. Wijnen VJ, Heutink M, van Boxtel GJ, Eilander HJ, de Gelder B. Autonomic reactivity to sensory stimulation is related to consciousness level after severe traumatic brain injury. Clin Neurophysiol 2006; 117(8):1.794-807.
14. Kucera P, Goldenberg Z, Kurca E. Sympathetic skin response: review of the method and its clinical use. Bratisl Lek Listy 2004; 105(3):108-16.
15. Feger J, Braune S. Measurement of skin vasoconstrictor response in healthy subjects. Auton Neurosci 2005; 120(1-2):88-96.
16. Matsunaga K, Uozumi T, Tsuji S, Murai Y. Sympathetic skin responses recorded from non-palmar and non-plantar skin sites: their role in the evaluation of thermal sweating. Electroencephalogr Clin Neurophysiol 1998; 108(5):482-9.
17. Sobotta J. Atlas de anatomía humana. 22 ed. Rio de Janeiro: Guanabara Koogan, 2006.
18. Mello NA. Angiologia. Rio de Janeiro: Guanabara Koogan, 1998.
19. Gardner E, Gray DJ, O'Rahilly. Anatomia. 4 ed. Rio de Janeiro: Guanabara, 2006.

20. Dângelo JG, e Fattini. Anatomia humana sistêmica e segmentar. 2 ed. Rio de Janeiro: Livraria Ateneu, 2008.
21. Netter FH. Nervous system. Volume 1, Part I. The Ciba Collection of Medical Ilustrations.
22. Netter FH. Atlas de anatomia humana. 4 ed. Elsevier, 2008.
23. Brodal A. Anatomia neurológica com correlações clínicas. 3 ed. São Paulo: Roca, 2000.
24. Moore K. Anatomia orientada para a clínica. 2 ed. Rio de Janeiro: Guanabara-Koogan, 2007.
25. Guyton AC. Tratado de fisiologia médica. 11 ed. Elsevier, 2006.
26. Ekman LL. Neurociência – fundamento para a reabilitação. Rio de Janeiro: Guanabara Koogan, 2000.
27. Junqueira. Histologia básica. 11 ed. Rio de Janeiro: Guanabara-Koogan, 2004.
28. Enoka RM. Bases neuromecânicas da cinesiologia. 2 ed. São Paulo: Manole, 2000.
29. http://www.angelfire.com/nm/cirurgia/pritra/pritra.html. Histórico de bandagem.
30. Silver FH, Freeman JW, Devore D. Viscoelastic properties of human skin and processed dermis. Skin Res Technol, 2001; 7(1):18-23.
31. Butler DS. Mobilização do Sistema Nervoso. Manole, 2003.
32. Gibson T. Physical properties of skin. In: McCarthy JG. Plastic surgery. New York: W.B. Saunders Company, 1990; 1(7):207-20.
33. Wilhelmi BJ, Blackwell SJ, Mancoll JS, Phillips LG. Creep vs. stretch: a review of the viscoelastic properties of skin. Ann Plast Surg, 1998; 41(2):215-9.
34. Scott PG, Dodd CM, Tredget EE et al. Chemical characterization and quantification of proteoglycans in human post-burn hypertrophic and mature scars. Clin Sci 1996; 90:417-25.
35. Gallo RL. Proteoglycans and glycosaminoglycans of skin. In: Fredberg EM et al. Fitzpatrick's Dermatology in general medicine. 5 ed. McGraw-Hill, 1999; 1(22):283-8.
36. Bhawan J. Short- and long-term histologic effects of topical tretinoin on photodamaged skin. Int J Dermatol 1998; 37:286-92.
37. Melzack R, Wall PD. Pain mechanisms: a new theory. Science 1965; 150:971-9.
38. Yasukawa A. Pilot study: investigating the effects of kinesio taping in an acute pediatric rehabilitation setting. American Journal of Occupational Therapy 2006; 60(1).
39. Murray H. Kinesio taping, muscle strength and rom after acl repair. Journal of Orthopedic and Sports Physical Therapy 2000; 30(1).
40. Fogaça M, Carvalho WB, Verreschi ITN. Estimulação tátil-cinestésica: uma integração entre a pele e o sistema endócrino? Rev Bras Saúde Matern Infant Recife 2006; 6(3):277-83.
41. Diament AJ. Neurofisiologia da aprendizagem. Pediat São Paulo 1983; 5:83-93.

LEITURA RECOMENDADA

Martin T, Yasukawa. A. 18th Annual Kinesio Taping International Symposium Review. Tokyo, Japan: Kinesio Taping Association. Use of Kinesio® Tape in pediatrics to improve oral motor control, 2003.

Yasukawa A. Pilot study: investigating the effects of kinesio taping in an acute pediatric rehabilitation setting. American Journal of Occupational Therapy 2006; 60:1.

González-Iglesias J, Fernández-de-las-Peñas C et al. Short-term effects of cervical kinesio taping on pain and cervical range of motion in patients with acute whiplash injury: a randomized clinical trial.

Amo C, Criado JR, Otis SM. Magnetoencephalogram recording from secondary motor areas during imagined movements. Arq Neuro-Psiquiatr 2006; 64(2B):394-397.

Tokimura H, Di Lazzaro V, Tokimura Y, Oliviero A et al. Short latency inhibition of human hand motor cortex by somatosensory input from the hand. J Physiol 2000; 523(2):503-13.

Maas H, Koort R, Sander V. The pediatric physical therapy intervtion using kinesio taping in Estonia. Medsportpress 2007; 7:355-61.

Tecnologia Assistiva

Parte A
Mobilidade, Posicionamento, Adaptações

Ana Paula Pereira de Melo • Priscila Carvalho e Silva

INTRODUÇÃO

A tecnologia assistiva é uma área do conhecimento que inclui recursos e serviços destinados a oferecer maior qualidade de vida aos indivíduos com perdas funcionais[1]. Nesse sentido, refere-se a uma gama de equipamentos, serviços, estratégias e práticas concebidas e aplicadas para reduzir as limitações funcionais enfrentadas por pessoas com deficiências[1]. É composta por recursos e serviços para promover ou ampliar habilidades funcionais, de forma que, como recursos, entende-se todo e qualquer item, equipamento ou parte dele, produto ou sistema fabricado em série ou sob medida para aumentar, manter ou melhorar as capacidades funcionais[2]. Serviços são aqueles prestados profissionalmente ao indivíduo com deficiência com o objetivo de selecionar, obter ou usar um instrumento de tecnologia assistiva[2].

HISTÓRICO

Desde épocas remotas, há informações de que o homem utiliza recursos da natureza como facilitadores de suas atividades. Ao longo dos tempos, as ferramentas têm sido confeccionadas com o objetivo de favorecer e simplificar o dia a dia das pessoas, como talheres, computadores, elevadores, telefones e automóveis. A evolução tecnológica observada nos últimos 30 anos demonstra uma tendência de investimento em tecnologia para auxiliar indivíduos com incapacidades. Paralelamente aos avanços industriais, houve aprimoramento da legislação federal dos EUA tendo em vista esse setor em crescimento. A primeira legislação que enfocou, especificamente, a expansão dos recursos e serviços de tecnologia assistiva foi o ato de 1988 – Americans with Disabilities Act (ADA) – em que uma terminologia específica foi definida e utilizada em leis para proteger crianças, idosos, escola, trabalho e direitos civis[3].

No Brasil, a tecnologia assistiva é uma área de conhecimento relativamente nova. Em 16 de novembro de 2006, a Secretaria Especial dos Direitos Humanos da Presidência da República – SEDH/PR, por meio da Portaria 142 instituiu o Comitê de Ajudas Técnicas – CAT. O CAT é composto por um grupo de especialistas brasileiros e representantes de órgãos governamentais reunidos em uma agenda de trabalho. Os principais objetivos desse comitê são apresentar propostas de políticas governamentais e parcerias entre a sociedade civil e órgãos públicos referentes à área de tecnologia assistiva; estruturar as diretrizes da área de conhecimento; realizar levantamento dos recursos humanos que atualmente trabalham com o tema; detectar os centros regionais de referência, objetivando a formação de rede nacional integrada; estimular, nas esferas federal, estadual e municipal, a criação de centros de referência; propor a criação de cursos na área de tecnologia assistiva, bem como o desenvolvimento de outras ações com o objetivo de formar recursos humanos qualificados; e propor a elaboração de estudos e pesquisas relacionados com o tema da tecnologia assistiva.

Em 14 de dezembro de 2007, o CAT definiu tecnologia assistiva como "uma área do conhecimento de característica interdisciplinar que engloba produtos, recursos, metodologias, estratégias, práticas e serviços que objetivam promover a funcionalidade, relacionada com a atividade e participação, de pessoas com deficiência, incapacidades ou mobilidade reduzida, visando sua autonomia, independência, qualidade de vida e inclusão social"[4].

Ao se considerar a finalidade funcional dos recursos de tecnologia assistiva, os mesmos podem ser agrupados em categorias, a saber[1]:

1. Auxílios para a vida diária e prática: recursos que auxiliam no desempenho de tarefas como banho, preparo de alimentos, manutenção do lar, alimentação e vestuário.
2. Comunicação aumentativa e alternativa (CAA): favorece o desenvolvimento da expressão e recepção de mensagens. Há sistemas computadorizados e manuais, que variam de acordo com o tipo, a gravidade e a progressão da condição de incapacidade (ver Parte B deste capítulo).
3. Recursos de acessibilidade ao computador: há dispositivos para recepção e emissão de mensagens, teclados e mouses adaptados que tornam possível o uso de computadores (ver Parte B deste capítulo).
4. Sistemas de controle de ambiente: são unidades computadorizadas que permitem o controle de equipamentos eletrodomésticos, sistemas de segurança, de comunicação, de iluminação em casa ou em outros ambientes.
5. Projetos arquitetônicos para acessibilidade: são dispositivos como rampas e elevadores, que reduzem ou eliminam os efeitos de barreiras arquitetônicas.
6. Próteses e órteses: próteses são peças artificiais que substituem partes ausentes do corpo. Órteses são colocadas junto a um segmento corporal, oferecendo-lhe um melhor posicionamento, estabilização e/ou função. Em geral, são confeccionadas sob medida e auxiliam, por exemplo, a realização de atividades de escrita, digitação, uso de talheres e objetos para higiene pessoal (ver Capítulos 22 – *Órteses para os membros inferiores* e 23 – *Órteses para os Membros Superiores deste Livro*).
7. Adequação postural: trata-se de projetos individualizados de criação ou de adaptação de equipamentos já existentes que levam em consideração as características da pessoa, as atividades realizadas e os ambientes frequentados por ela. Têm a função de possibilitar o desempenho funcional ao mesmo tempo em que mantêm o adequado alinhamento biomecânico dos segmentos corporais.
8. Auxílios de mobilidade: são as cadeiras de rodas e outros equipamentos de mobilidade, como andadores, bengalas, muletas e acessórios. O dispositivo de auxílio à mobilidade deve ser adequado à necessidade funcional do indivíduo.
9. Auxílios para cegos ou pessoas com visão subnormal: são constituídos por ampliadores, lentes de aumento, lupas e telas aumentadas.
10. Auxílios para surdos ou pessoas com déficit auditivo: aparelhos para surdez e sistemas com alerta tátil-visual.
11. Adaptações em veículos: envolvem as modificações em veículos para a direção segura, sistemas para entrada e saída do veículo, como elevadores de plataforma ou dobráveis, plataformas rotativas, plataformas sob o veículo, guindastes, tábuas de transferência, correias e barras.

Neste capítulo, serão abordadas as categorias "adequação postural" e "auxílios de mobilidade".

A utilização da tecnologia assistiva para a promoção de desfechos funcionais, em vez de centrar-se nas limitações apresentadas pelas pessoas com incapacidades, é respaldada pela Classificação Internacional de Funcionalidade, Incapacidade e Saúde (CIF)[5]. Esta classificação considera os fatores contextuais, que compreendem fatores pessoais e ambientais como relevantes no processo de saúde do indivíduo. As categorias de tecnologia assistiva a serem estudadas neste capítulo podem ser incluídas na classificação "produtos e tecnologia" dos fatores ambientais. De acordo com a CIF (2003), os produtos e tecnologias de assistência são quaisquer produtos, instrumentos ou equipamentos adaptados ou projetados especialmente para melhorar a funcionalidade de um indivíduo com incapacidade. Por exemplo, produtos e tecnologia de assistência para mobilidade e transporte pessoal em ambientes internos e externos, como bengalas, andadores e cadeiras de rodas.

OBJETIVOS E PRINCÍPIOS

Ao longo do dia, o indivíduo assume posturas variadas com o intuito de atender às demandas das atividades que realiza e também manter o conforto durante as mesmas. Nesse sentido, a análise postural deve ser feita de forma ativa e dinâmica, na qual o corpo está sempre pronto a se movimentar e fazer ajustes que minimizem o desconforto e favoreçam a qualidade no desempenho de tarefas. Dessa forma, é fundamental que a escolha do recurso terapêutico a ser utilizado leve em consideração esse princípio e não seja baseada numa postura estática[6].

A postura neutra é aquela que permite melhor alinhamento, estabilidade e equilíbrio biomecânico. O corpo deve estar em repouso, sem necessitar de grande atividade muscular, no entanto, não deve estar inativo. A postura neutra garante uma base de suporte estável e favorece o desempenho de tarefas relevantes[6].

Elementos da postura sentada neutra[6]:

- Pelve em posição neutra ou levemente em anteversão.
- Tronco ereto em conformidade com as curvas da coluna.
- Membros inferiores (MMII) e quadris abduzidos (5 a 8 graus da linha média).
- Joelhos e tornozelos fletidos (90 graus) com os pés apoiados.
- Cabeça ereta na linha média.
- Ombros relaxados e MMSS livres para a função.

Elementos da postura de pé neutra:

- Pelve em posição neutra ou levemente em anteversão.
- Tronco ereto em conformidade com as curvas da coluna.
- MMII e quadris abduzidos (5 a 8 graus da linha média).
- Joelhos em extensão.
- Tornozelos dorsifletidos a 90 graus.
- Cabeça ereta na linha média.
- Ombros relaxados e MMSS livres para a função.

Esses elementos se referem a uma pessoa sem comprometimentos posturais. A criança com paralisia cerebral (PC) pode apresentar deformidades musculoesqueléticas fixas ou redutíveis. Nesse caso, é importante determinar a postura neutra para cada indivíduo, de modo que uma avaliação criteriosa deve ser realizada antes da escolha e da adequação do recurso.

Objetivos da adequação postural[6,7]

- Manter alinhamento postural.
- Oferecer suporte corporal e estabilidade.
- Favorecer funções vitais como respiração e digestão.
- Favorecer função cardiorrespiratória.
- Reduzir gasto energético.
- Prevenir alterações secundárias como deformidades e contraturas.
- Melhorar desempenho funcional e participação social.
- Permitir maior independência dos indivíduos.
- Melhorar qualidade de vida.

Tecnologia assistiva e paralisia cerebral

A PC é uma condição que pode acometer as capacidades motora, sensorial e perceptocognitiva de crianças[8]. Dessa maneira, habilidades como manutenção da postura, acompanhamento visual, tolerância ao movimento, noção de perigo e adequação entre força muscular, velocidade e coordenação motora podem estar acometidas[8]. Além do conhecimento de aspectos da estrutura e função do corpo dessas crianças, é fundamental informar-se sobre as atividades que elas querem ou precisam realizar e, também, sobre sua participação social, isto é, seu envolvimento em situações do dia a dia. A análise desses fatores é crucial para a prescrição individualizada do equipamento terapêutico adequado.

É importante conhecer as habilidades e os padrões de desempenho de crianças com PC em relação às atividades de vida diária (AVDs), atividades escolares e brincar, assim como a demanda dessas atividades. A forma como o contexto da casa e da escola funciona como facilitador ou barreira para a realização de tarefas funcionais informa sobre esse processo.

Cabe ressaltar que, algumas vezes, pode ocorrer da criança apresentar habilidade motora de tronco e de membros superiores (MMSS) suficiente para utilizar, por exemplo, um andador, mas apresentar dificuldades no julgamento de uma situação de perigo no ambiente físico, ou para se desviar de obstáculos e barreiras como escadas, mesas ou portas estreitas. Outra situação frequente refere-se à capacidade de julgar situações de perigo e apresentar motivação e compreensão necessária para utilizar determinado equipamento, mas não apresentar coordenação suficiente entre força e velocidade para, por exemplo, conduzir uma cadeira de rodas motorizada, ou coordenação motora bilateral necessária para propulsionar uma cadeira de rodas manual de forma harmoniosa.

A tecnologia assistiva envolve a seleção de um recurso com base no que o indivíduo é capaz de fazer no momento avaliado e é complementar aos programas terapêuticos de fisioterapia, fonoaudiologia e terapia ocupacional. O recurso é utilizado não apenas no local de tratamento, mas principalmente nos ambientes de vivência do indivíduo, como casa, escola e comunidade. A análise da eficácia desse processo de avaliação, indicação e uso do dispositivo deve ser focalizada no usuário, nas atividades funcionais favorecidas e em sua participação social, e não isoladamente no recurso ou no serviço. Dessa maneira, a tecnologia assistiva tem como função primária favorecer o desempenho funcional de atividades da vida diária e da vida prática.

Estudos têm demonstrado que os pais de crianças com PC gastam mais tempo ao longo do dia para cuidar de seus filhos em comparação aos pais de crianças com desenvolvimento típico, uma vez que crianças com PC apresentam maior dependência para a realização de atividades da vida diária[9]. O uso de equipamentos adaptados para auxiliar o posicionamento e a realização de tarefas do cotidiano tende a aliviar a rotina dos pais e cuidadores[9]. Algumas escalas de medida têm sido desenvolvidas para avaliar essa relação, como, por exemplo, Family Impact of Assistive Tecnology Scale[9], Sitting Assessment for Children with Neuromotor Dysfunction, Seated Postural Control Measure, Sitting Assessment Scale, Suported Walker Ambulation Performance Scale, Inventário de Avaliação Pediátrica de Incapacidade (PEDI) – escala de modificações[7].

▪ EVIDÊNCIAS CIENTÍFICAS

Alguns estudos têm investigado a relação entre o tipo de dispositivo de auxílio e o nível de função motora grossa de indivíduos com PC[25]. Esse tipo de análise auxilia o raciocínio clínico do terapeuta no momento da prescrição de um equipamento, já que, por exemplo, uma mesma criança pode demandar diferentes tipos de recursos de mobilidade conforme seu desenvolvimento ou intervenções clínicas, como cirurgias e aplicação de toxina botulínica tipo A. A tomada de decisões clínicas baseada em evidências científicas confiáveis favorece a indicação adequada para determinada criança.

Harvey et al. (2007) utilizaram a Escala de Mobilidade Funcional (Functional Mobility Scale – FMS) (ver Capítulo 2, *Fisioterapia na Paralisia Cerebral*) para classificar a mobilidade e utilização de dispositivos de suporte de indivíduos com PC submetidos à intervenção cirúrgica ortopédica[25]. Foi observada perda na mobilidade entre 3 e 6 meses pós-operatórios, retorno aos níveis basais aos 12 meses e ganho superior aos valores basais aos 24 meses de pós-operatório. Informações como essas são úteis para nortear a prescrição correta de um equipamento terapêutico, dado o período clínico em que a criança se encontra.

Embora conceitualmente a PC seja uma condição não progressiva, clinicamente pode haver alteração nas características das habilidades motoras grossas dessas crianças. Hanna e cols. (2008) observaram que crianças com PC classificadas nos níveis I e II do Sistema de Classificação da Função Motora Grossa (Gross Motor Function Classification System – GMFCS) não exibiram tendência de perda funcional na adolescência e idade adulta[26]. Por outro lado, as crianças classificadas nos níveis III, IV e V do GMFCS apresentaram declínio clinicamente significativo dessas habilidades com a entrada da adolescência. Resultados semelhantes foram encontrados por Day e cols. (2007), que investigaram retrospectivamente os dados de pacientes com PC entre 10 e 25 anos de idade classificados entre os níveis I a IV do GMFCS[27]. Nesse estudo, foi observado que, quanto maior a gravidade da condição motora, maior a probabilidade de perda da função motora grossa ao longo do tempo. Além de encontrar resultados que demonstram essa tendência de piora das habilidades motoras grossas na transição de fases do desenvolvimento de crianças com PC, Tieman e cols. (2007) observaram que a variação na mobilidade de crianças com PC classificadas entre os níveis II e IV do GMFCS pode ocorrer também no mesmo nível de função motora grossa (GMFM) e em ambientes como casa, escola e comunidade[28].

Devido à diversidade de recursos de mobilidade disponíveis para indivíduos com PC, considerações sobre o contexto ambiental, a fase do desenvolvimento e a sua situação clínica complementam as informações necessárias para uma indicação acertada, além do conhecimento de suas habilidades motoras.

IMPLEMENTAÇÃO DA TÉCNICA

Avaliação

A avaliação para a prescrição do equipamento de posicionamento ou de mobilidade deve ser criteriosa e incorporar os objetivos do indivíduo e da família. Dados sobre a criança, o recurso terapêutico, a atividade a ser realizada e o ambiente em que ocorrerá o desempenho possibilitam a individualização da prescrição do equipamento. O recurso ideal deverá ser adaptado às características da criança e aos fatores ambientais relacionados com ela[6].

1. *Anamnese:*
   1.1. Condições de saúde:
      - Diagnóstico.
      - Alterações respiratórias.
      - Alterações cardiocirculatórias.
      - Convulsões.
      - Controle de esfíncteres (urinário e intestinal).
      - Nutrição/digestão.
      - Medicações.
      - Cirurgias.
      - Condições ortopédicas.
      - Órteses.
      - Condições da pele.
      - Aspectos sensoriais (p. ex., visão, audição, sensibilidade tátil, tolerância ao movimento).
      - Dor.
      - Aspectos cognitivos, perceptuais e comportamentais.
      - Aspectos funcionais.
   1.2. Condições dos ambientes físico e social: casa, escola, comunidade – quais as condições de cada ambiente para receber o novo recurso, por exemplo, barreiras arquitetônicas e estímulo para o uso?
   1.3. Condições de transporte: é fundamental investigar a relação do recurso indicado com o meio de transporte mais comumente utilizado pela criança.
   1.4. Avaliar os recursos utilizados pelo indivíduo atualmente.
   1.5. Condições econômicas da família.
2. *Avaliação física*
   2.1. Postura: avalia-se a postura de descanso do indivíduo. O registro pode ser feito por informações descritivas acrescentadas por desenhos ou fotos. Deve-se observar se a pessoa é capaz de manter a postura neutra ativamente e se consegue, de forma ativa, controlar os movimentos em cada segmento descrito adiante. A seguir, estão listadas as posições possíveis de serem encontradas na criança com PC[6]:

      Pelve: postura neutra, anteversão, retroversão, obliquidade, rotação.

      Coluna/tronco: postura neutra, cifose, escoliose, rotação.

      Quadril: postura neutra, adução, abdução, rotação interna/externa.

      Joelhos: postura neutra, flexão, extensão.

      Tornozelos/pés: postura neutra, dorsiflexão, flexão plantar, inversão, eversão.

      Cabeça: postura neutra, flexão, extensão, rotação, flexão lateral, extensão com rotação.

      Cintura escapular: postura neutra, elevação, protrusão, retração, rotação interna/externa.

      MMSS: postura neutra, flexão, extensão, pronação, supinação
   2.2 Avaliação goniométrica: são observadas a amplitude de movimento articular (ADM) e a presença de contraturas e/ou deformida-

des das seguintes estruturas: pelve, coluna, quadril, joelhos, tornozelos, pés, cabeça, cintura escapular e MMSS. O indivíduo deve ser avaliado em uma superfície rígida (cama de exame)[6].

Ao indicar-se um recurso de posicionamento, deve-se observar o quanto de movimento cada articulação é capaz de realizar. Na presença de deformidades redutíveis, corrige-se o alinhamento do segmento e, em se tratando de deformidades fixas, é realizada somente a acomodação da estrutura. Se esse princípio não for respeitado, o indivíduo pode realizar compensações em outras articulações para conseguir se adaptar ao novo posicionamento, o que pode gerar outros desequilíbrios musculares e/ou deformidades. Muitas vezes, após uma avaliação goniométrica criteriosa, a indicação ou o ajuste de um recurso precisa ser reconsiderado[6].

2.3. Equilíbrio e controle postural: observa-se o controle postural independente do indivíduo[6]. É importante que essa análise seja realizada na postura que a criança assumirá no equipamento indicado, por exemplo: para a avaliação de cadeira de rodas, analisar se o indivíduo sentado em uma superfície rígida necessita de apoio ou não; na avaliação de andadores e estabilizadores, observar a postura de pé e a capacidade de a criança manter-se de pé com ou sem suporte de tronco. Analisar, ainda, se há alguma alteração na postura do indivíduo ao modificar-se o efeito da gravidade, como, por exemplo, se um *tilt* posterior na cadeira de rodas melhora o alinhamento da cabeça.

2.4. Medidas antropométricas: são as medidas necessárias para a confecção do equipamento. Deve-se estar atento ao adequado alinhamento, pois essas medidas determinarão as dimensões do equipamento. A Fig. 17.1 ilustra algumas medidas necessárias para a confecção de uma cadeira adaptada[6].

3. *Avaliação funcional*: observar quais e como as atividades funcionais são desempenhadas e a forma como o indivíduo utiliza seu corpo para realizar

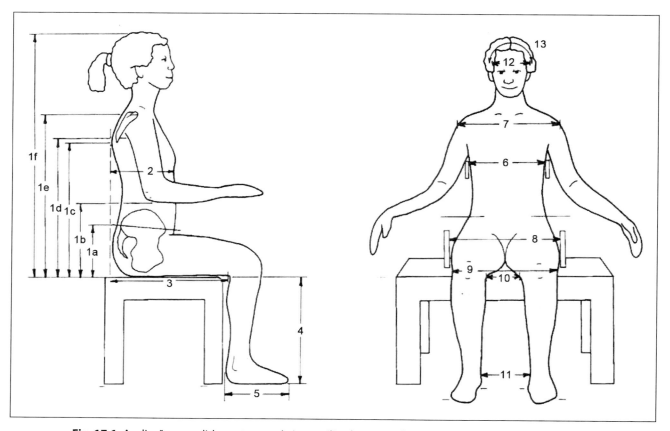

Fig. 17.1. Avaliação – medidas antropométricas utilizadas na confecção de cadeiras de posicionamento.

uma tarefa[6]. Além de essas informações serem coletadas da criança (se possível) e da família, é importante que o indivíduo seja avaliado em seu equipamento usual (caso já tenha um), no equipamento a ser introduzido (momentos da prova e da entrega) e em reavaliações periódicas (4 a 6 meses). Andar, transferências posturais, propulsão da cadeira de rodas, vestir/despir, banho, uso do banheiro, alimentação, comunicação, atividades de mesa, atividades da escola ou trabalho são exemplos de tarefas a serem analisadas.

Equipamentos

Neste capítulo, serão estudados os seguintes recursos que auxiliam o posicionamento e/ou a mobilidade: estabilizador estático, estabilizador dinâmico, andadores, bengalas e cadeiras de posicionamento/cadeira de rodas. No item cadeira de rodas, enfatizaremos o processo de adequação postural, que possibilita eficácia e qualidade na indicação do equipamento. Finalmente, serão abordados recursos complementares aos tratamentos terapêuticos de crianças com PC, como polainas, abdutores de MMII e luvas de neoprene.

Cadeira de posicionamento/cadeira de rodas

A escolha da cadeira de posicionamento deve ser um processo cuidadosamente discutido e analisado entre o indivíduo, a família e os terapeutas envolvidos. Inclui desde a indicação do melhor modelo à avaliação para a adequação postural, quando necessário. O posicionamento sentado possibilitado por recursos que garantem o adequado alinhamento biomecânico é usado em crianças com PC para compensar suas dificuldades em manter essa postura independente com qualidade. Além disso, quando se trata de cadeira de rodas, o equipamento ainda favorece a mobilidade e a interação do indivíduo em diversos ambientes[10].

A determinação do melhor equipamento para a postura sentada deve considerar que essa postura também é dinâmica e, portanto, deve permitir pequenos ajustes posturais. O sentar ergonômico possibilita melhor posicionamento dos MMII, prevenção de deformidades, menor gasto energético e melhora da circulação sanguínea, além de melhora no controle postural, o que favorece o desempenho de atividades funcionais e participação em diferentes contextos[10]. No entanto, a postura sentada prolongada pode levar a deformidades na coluna e nos MMII. O ideal é que o indivíduo alterne o sentado com outras posturas ao longo do dia.

Existem diversos tipos de cadeiras de posicionamento. Entre os mais comuns, estão: cadeira de rodas padrão, cadeira de rodas com adequação postural, esses dois tipos podem ser manuais ou motorizados, cadeira de rodas esportiva e cadeiras fixas de posicionamento, geralmente de madeira. Existem, ainda, cadeiras que permitem o posicionamento de pé (*stand up*), como mostra a Fig. 17.2.

A cadeira de posicionamento é composta, basicamente, por assento, encosto, apoio de braços, apoio de pés e mesa para atividades. Cada componente deve ser analisado separadamente de forma a proporcionar a melhor adequação postural para o indivíduo. Nas cadeiras de rodas, outros elementos como rodas/pneus e freios também devem ser avaliados (eixo da roda, altura da roda, posição do freio).

Assento

O assento, de maneira geral, deve proporcionar uma base de suporte estável para a pelve, com adequada distribuição de forças entre a pelve e os MMII. As adaptações específicas serão determinadas após a avaliação individual.

O assento deve estar em uma base firme, geralmente revestida por um material macio para promover melhor conforto e acomodação da tuberosidade isquiática. A profundidade do assento é determinada pela distância entre o encosto (quando o indivíduo está corretamente sentado) e a fossa poplítea (Fig. 17.3). No caso de indivíduos com diferenças significativas no comprimento dos MMII, a profundidade do assento deve ser cuidadosamente determinada, para evitar compensações no alinhamento biomecânico, como, por exemplo, uma rotação pélvica[6].

Entre as adaptações específicas que podem ser realizadas no assento para melhorar o posicionamento do indivíduo, estão: ajuste das densidades e alturas da espuma do assento para melhor posicionamento da pelve, variação do ângulo entre o assento e encosto (*tilt*), colocação de cintos pélvicos, uso de bloqueadores de joelhos e quadril e uso de cintos ou almofadas para posicionamento dos quadris e joelhos[6].

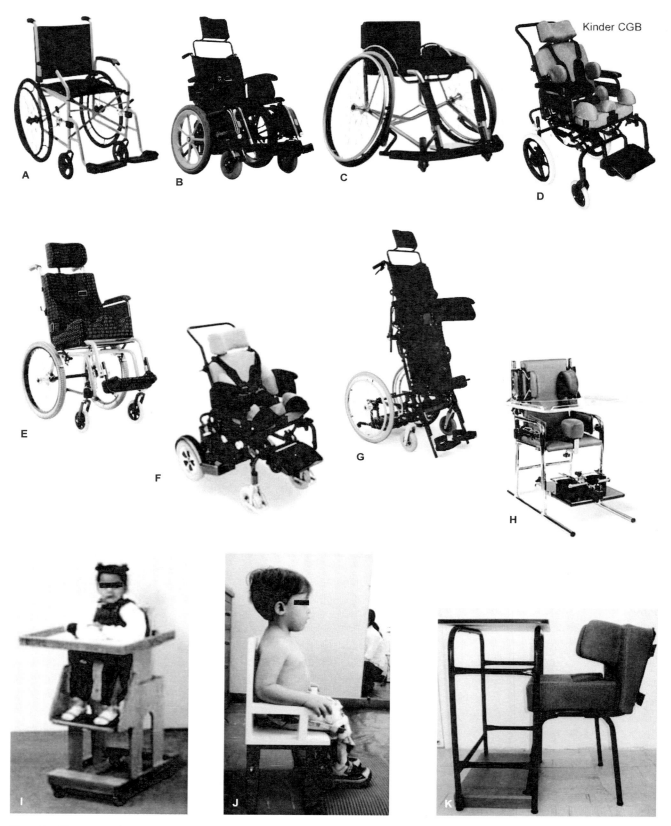

Fig. 17.2. Tipos de cadeiras. **A.** Cadeira de rodas padrão manual. **B.** Cadeira de rodas padrão motorizada. **C.** Cadeira de rodas esportiva. **D** e **E.** Cadeira de rodas manual com adaptação. **F.** Cadeira de rodas motorizada com adaptação. **G.** Cadeira de rodas com o sistema *stand up*. **H-K.** Cadeiras de posicionamento fixas.

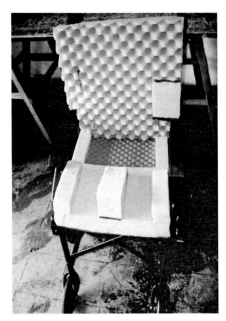

Fig. 17.3. Adaptação de assento e encosto.

Encosto

O encosto na cadeira de posicionamento deve promover suporte para a pelve e o tronco, de forma a manter os elementos da postura neutra sentada. Dessa maneira, a adequada indicação do encosto promove melhor distribuição de forças nas proeminências ósseas, com diminuição do risco de áreas de pressão e melhor estabilidade para o tronco[6].

O encosto deve ser firme, para evitar a retroversão pélvica e a cifose torácica. A altura do encosto irá variar conforme o controle de tronco do indivíduo. Pessoas com pobre controle de tronco e equilíbrio necessitam de suporte mais elevado, usando-se, como referência, a espinha da escápula para determinar a altura do encosto. Em indivíduos com melhor controle de tronco, usa-se como referência o ângulo inferior da escápula[6]. A altura do encosto deve ser cuidadosamente determinada, pois pode limitar a ADM dos MMSS e o desempenho de atividades, como tocar a cadeira de rodas. Como já citado anteriormente, devem-se realizar reavaliações periódicas para averiguar a necessidade de readaptações nos recursos indicados. Nesse caso, a melhora no controle do tronco pode determinar uma alteração na adequação realizada inicialmente.

Algumas adaptações específicas podem ser realizadas no encosto para favorecer o alinhamento biomecânico na postura sentada. Entre elas, estão: ajustes na densidade e na profundidade da espuma do encosto, apoios laterais em diferentes alturas (Fig. 17.4), variação do ângulo entre o assento e encosto (*tilt*), cintos para melhorar o posicionamento do tronco[6].

Assimetrias do tronco, entre elas a escoliose, merecem atenção especial na indicação e adaptação de cadeira de rodas. A adequação postural pode ser utilizada como estratégia de tratamento conservador dessas condições[11]. A adequação postural consiste na adaptação de apoios laterais no tronco e na pelve para promover maior estabilidade no plano sagital. Holmes e cols. (2003) investigaram o efeito de três diferentes posições desses apoios laterais na postura de crianças com PC. As posições consistiam em suporte somente na pelve, suporte na pelve e apoios laterais simétricos na coluna torácica (abaixo da axila) e suporte na pelve e apoios laterais assimétricos na coluna torácica, sendo que um se localizava no ápice da convexidade da curva e o outro abaixo da axila. Os resultados indicaram que essa última forma de adequação proporcionou melhor correção na curvatura da coluna e melhor distribuição das forças aplicadas, contribuindo para menor desconforto e risco de áreas de pressão[11].

A estrutura do encosto serve de base para a adaptação do apoio de cabeça, quando necessário. Se o apoio de cabeça é indicado e não é um componente separado, a altura do encosto deve estender-se à altura do topo da cabeça. O tipo de apoio de cabeça

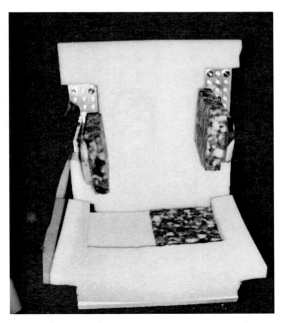

Fig. 17.4. Adaptação de assento e encosto com apoios laterais.

depende da quantidade de suporte necessário. Pode ser simples ou com adaptações como: suporte para o pescoço, suportes laterais, suporte no queixo, suportes anteriores com faixas[6].

Tilt

O *tilt* é um recurso de adaptação que consiste na inclinação do assento em graus variados, podendo ser posterior ou anterior, de acordo com os objetivos desejados. Essa inclinação pode acontecer simultaneamente no encosto e no assento – com preservação das angulações do quadril, joelho e tornozelo – ou ocorrer somente no encosto, com alteração somente da angulação do quadril. O uso do *tilt* em cadeiras de rodas e assentos adaptados tem sido amplamente utilizado como intervenção em indivíduos com desordens neuromotoras[12] (Fig. 17.5).

O *tilt* posterior tem como objetivo melhorar a postura da cabeça e do tronco, aumentar a tolerância durante a postura sentada e proporcionar alívio na descarga de peso na região dos ísquios e da coluna.

No entanto, essa adaptação pode vir a limitar a comunicação do indivíduo, assim como a função dos MMSS e a capacidade de transferência da cadeira[12]. Dessa forma, sua indicação deve considerar todos os aspectos discutidos no início desta seção.

O *tilt* anterior tem sido usado com o objetivo de favorecer a anteroversão pélvica, mantendo a lordose na região lombar e melhorar o posicionamento do indivíduo durante o alcance na realização de atividades de mesa[12].

Comparado a uma cadeira de rodas normal (sem *tilt*), esse sistema traz desvantagens no custo, tamanho e manejo do equipamento e, muitas vezes, restringe o transporte da cadeira, pela limitação ao desmontar o equipamento[12]. Entretanto, as considerações clínicas que definem a indicação desse dispositivo devem ser cuidadosamente consideradas.

Na literatura, há evidências de que o desempenho de atividades com os MMSS, em indivíduos com PC, é significativamente melhor sem o efeito do *tilt* (0 grau), sob o ponto de vista do tempo de execução do movimento[13]. Evidências demonstraram que, em indivíduos com desordens neurológicas, o *tilt* posterior reduz a pressão na região dos ísquios na postura sentada[12].

Apoio de braços

O apoio de braços deve oferecer suporte aos MMSS, com melhora da estabilidade, auxiliar na redução de pressão nos glúteos e tuberosidades isquiáticas, servindo como suporte para realizar *push up*, auxiliar nas transferências da cadeira e oferecer suporte para colocação de mesas. Deve-se avaliar se o apoio de braços é removível, o que favorece as transferências e a interferência desse recurso na propulsão da cadeira de rodas[6].

A altura do apoio de braços deve respeitar o equilíbrio entre elevação e depressão do ombro para evitar desconforto e, geralmente, é medida com o cotovelo a 90 graus de flexão. Quando o apoio de braços está muito baixo, pode favorecer a inclinação lateral do tronco em busca de suporte, o que pode gerar deformidades na coluna. Por outro lado, quando está muito alto, pode levar a dores nos ombros e pescoço, com interferência no posicionamento global. Adaptações com cintos podem ser realizadas para favorecer o posicionamento dos MMSS[6] (Fig. 17.6).

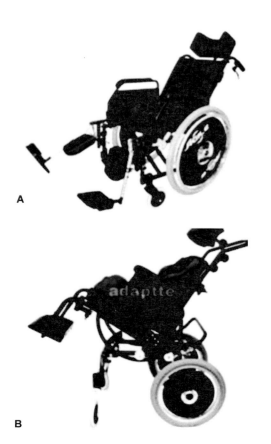

Fig. 17.5. Tipos de *tilt*. **A.** *Tilt* somente no encosto. **B.** *Tilt* entre assento e encosto

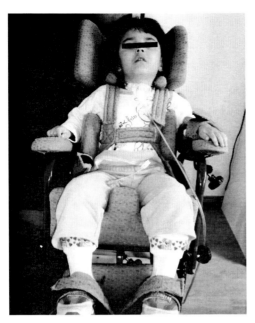

Fig. 17.6. Adaptação com cintos de tronco e membros superiores.

Apoio de pés

O apoio de pés tem como objetivo oferecer estabilidade para pés e MMII, diminuir a pressão nos glúteos e auxiliar a circulação sanguínea dos MMII. Existem diferentes modelos de apoio de pés. No entanto, deve-se estar atento para que esse recurso não dificulte as transferências posturais, de modo que o ideal é que sejam removíveis ou de fácil articulação[6].

A altura do apoio de pés deve respeitar as ADMs de quadris, joelhos e tornozelos encontradas na avaliação. Se não houver nenhuma alteração significativa, usa-se, como referência, a distância entre a fossa poplítea e o pé, para uma angulação de 90 graus de joelhos e tornozelos. Se a altura do apoio de pés não está adequadamente ajustada, pode gerar, quando muito alta, maior pressão nos pés e glúteos e possibilidade de deformidades no quadril; quando muito baixa, pouca estabilidade para os pés, maior pressão na região poplítea e comprometimento da circulação sanguínea[6].

Algumas adequações podem ser realizadas, como variação da angulação do apoio de pés com relação à articulação do joelho, somente variação no ângulo do tornozelo, e uso de cintos ou de bloqueadores para posicionar os pés[6].

Mesa

A mesa é um recurso que pode ser adaptado em cadeiras de rodas, de posicionamento e estabilizadores. Sabe-se que o adequado posicionamento do indivíduo no equipamento pode facilitar o desempenho de atividades, como brincar, alimentação e escrita. Dessa forma, a mesa deve estar adequada às necessidades de cada criança no que se refere à altura, tamanho e largura. Este recurso, quando devidamente indicado e adaptado, favorece o posicionamento do tronco, proporciona maior estabilidade para o uso das mãos, além de auxiliar na coordenação e integração visomotora. Esses componentes influenciam diretamente o desempenho de atividades e podem facilitar a participação desses indivíduos em diversos contextos, como casa e escola (Fig. 17.7).

Durante a avaliação da mesa, usa-se, como referência para a altura, a acomodação dos cotovelos; para a largura, abdução discreta dos MMSS; e para o tamanho, MMSS estendidos. Quando há recorte, deve-se considerar a largura e profundidade do tronco do indivíduo. Adaptações como cintos ou bloqueadores para MMSS e barras para apoio das mãos podem ser realizadas nas mesas[6].

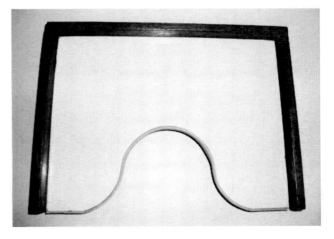

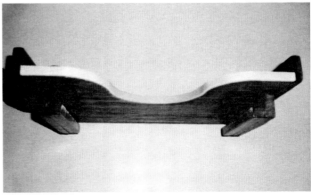

Fig. 17.7. Mesa com recorte para adaptação em estabilizador.

Há evidências científicas de que o uso da mesa com recorte favorece o desempenho motor e a velocidade durante a escrita, sem diferença significativa para esses desfechos ao alterar-se a inclinação da mesa[14].

Estabilizador estático

Os estabilizadores estáticos são comumente utilizados para manter indivíduos que não deambulam na postura de pé, com o objetivo primário de fornecer descarga de peso com alinhamento biomecânico adequado. Crianças com PC, principalmente aquelas não ambulantes, costumam apresentar baixa densidade óssea mineral, o que aumenta o risco para fraturas, mesmo em caso de traumas leves. Sabe-se que as forças mecânicas aplicadas aos ossos, por exemplo, pelos músculos antigravitacionais, são fundamentais para a obtenção e manutenção da mineralização óssea, ou seja, para a saúde do esqueleto. Além disso, na PC, o crescimento do osso é mais rápido do que o crescimento longitudinal do músculo. Esse desequilíbrio pode provocar prejuízo no alinhamento biomecânico e na ação muscular produzida. Nesse sentido, a postura de pé com o adequado alinhamento biomecânico favorece descarga de peso, alongamento muscular e prevenção de alterações musculoesqueléticas, como contraturas e deformidades[15-17].

O estabilizador estático é composto por suporte anterior ou posterior do tronco (variação conforme necessidade da criança), apoio de quadril e apoio de joelhos, que são ajustáveis conforme a altura da criança. O alinhamento dos pés também é ajustável. Ao equipamento pode ser acoplada uma mesa, que favorece a realização de atividades domiciliares (como alimentação), escolares (como escrita) e do brincar, enquanto é mantido o adequado alinhamento dos MMII (Fig. 17.8).

Abaixo estão listados os benefícios do uso do estabilizador estático:

- Estimula o controle do tronco.
- Favorece o alinhamento biomecânico dos MMII.
- Promove o alongamento de músculos dos MMII.
- Alivia pressão em glúteos e MMII.
- Favorece a função respiratória.
- Estimula a circulação sanguínea.
- Estimula as funções da bexiga e do intestino.
- Favorece a interação com o ambiente.

Na literatura, há documentação de relatos inconclusivos sobre a quantificação da descarga de peso que ocorre durante o período no estabilizador e sobre os fatores que influenciam a descarga de peso[16,17]. Caulton e cols. (2004) observaram que o tempo prolongado na postura de pé favorece a mineralização óssea vertebral, embora o mesmo não ocorra com a tíbia[15].

Estabilizador dinâmico

O estabilizador dinâmico apresenta estrutura central e possibilidades de ajuste semelhantes ao estabilizador estático. Os objetivos e benefícios desses dois equipamentos são similares, sendo a principal diferença entre eles, o fato de o estabilizador dinâmico favorecer a independência na mobilidade funcional da criança, já que, em cada uma de suas laterais, há uma roda anexada pelo sistema *quick release*, que possibilita a propulsão do equipamento. Esse sistema

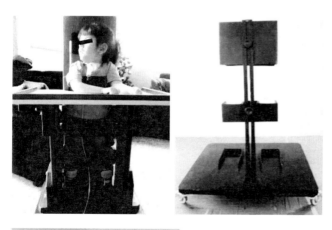
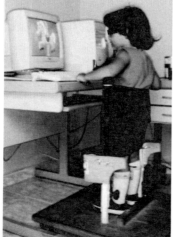
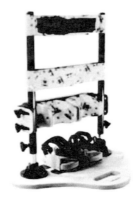

Fig. 17.8. Estabilizador estático.

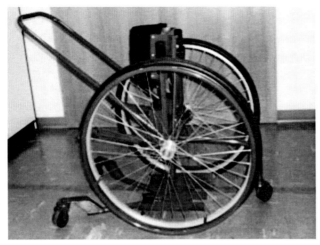

permite que a roda seja encaixada e liberada do equipamento com facilidade. Por experiência clínica, verificamos o impacto positivo do uso desse equipamento na participação social de crianças com PC, como em pátios escolares, *shoppings* e praia (Fig. 17.9).

Andador

O andador é um recurso de mobilidade amplamente usado na prática clínica. Para a indicação desse recurso, a criança deve ser capaz de realizar a marcha com suporte externo, ter controle de tronco razoável na postura de pé, noção de perigo e percepção do ambiente físico. É importante atentar-se para que a indicação do andador não seja feita nas fases iniciais de aquisição da marcha, já que esta conduta pode levar a alterações no controle de tronco, descarga de peso e alinhamento dos MMII. De forma geral, os andadores podem ser anteriores ou posteriores e a escolha do modelo dependerá da avaliação e dos objetivos a serem alcançados com o recurso (Fig. 17.10).

Evidências de que não há diferença entre os andadores anterior e posterior em relação aos aspectos gasto de oxigênio, velocidade da marcha e percepção de esforço são relatadas na literatura[18,19]. No entanto, há evidência de que o andador posterior oferece melhora significativa no alinhamento postural[20-22], melhora da estabilidade postural e a interação dos filhos com outras crianças, segundo relato dos pais[21].

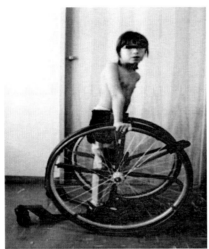

Fig. 17.9. Estabilizador dinâmico.

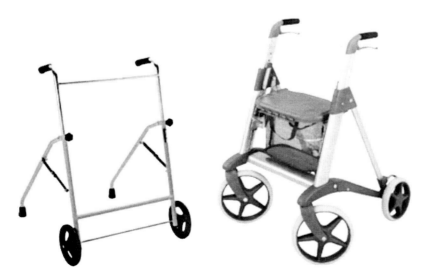
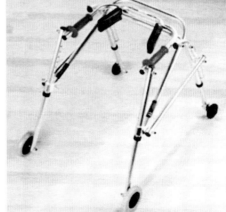

Fig. 17.10. Andadores.

Bengalas

A indicação desse recurso de mobilidade é feita para indivíduos que apresentam melhor estabilidade e controle postural de pé que aqueles com indicação para o uso do andador. As bengalas podem ser usadas na fase intermediária do treino da marcha independente, por ser um dispositivo de auxílio que oferece pouca estabilidade (Fig. 17.11).

Toms e cols. (2006) analisaram a relação entre diferentes tipos de bengalas e gasto energético e postura do membro superior em crianças com PC. Foram comparados dois protótipos de bengalas (um que permite mobilidade no apoio de mão e outro, trípode, com terceiro pé ajustável) com a bengala padrão e a trípode com os três pés fixos. Os resultados indicaram evidências inconclusivas de que os protótipos sejam melhores do que as bengalas convencionais em relação aos desfechos investigados[23].

Polainas

As polainas são recursos de posicionamento utilizados em orientações domiciliares ou durante a intervenção clínica. Podem ser indicadas para MMSS ou MMII, com o objetivo de estabilizar as articulações do cotovelo e do joelho em extensão, respectivamente. Geralmente são confeccionadas de lona, com barras de duralumínio para permitir o bloqueio da articulação. Entre as indicações clínicas, estão: promover a manutenção ou ganho de alongamento muscular no segmento estabilizado, restringir a movimentação das articulações citadas e favorecer me-

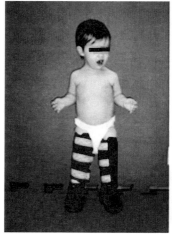
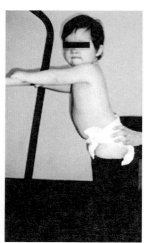
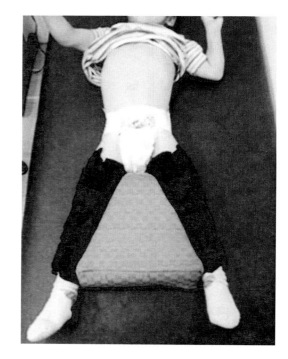
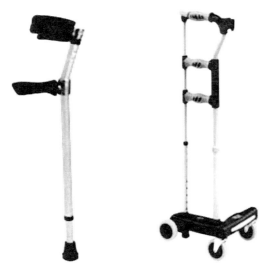

Fig. 17.11. Bengalas.

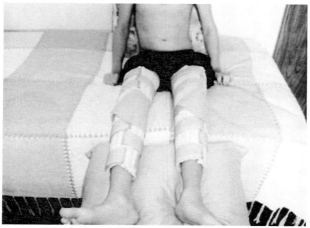

Fig. 17.12. Polainas.

lhor controle e ativação muscular proximal, promover maior estabilidade do joelho durante o treino de marcha, favorecer o posicionamento após intervenções cirúrgicas. Nesse último caso, podem ser usadas associadas a outro recurso de posicionamento, como almofadas de abdução (Fig. 17.12).

Luvas de neoprene

As luvas de neoprene são utilizadas para posicionar o punho em extensão e o polegar em extensão e abdução. Os materiais utilizados para sua confecção são neoprene, material termomoldável e velcro. Com o termomoldável, é moldada uma tala que posicionará o punho da criança em extensão. O neoprene reveste essa tala e estabiliza o polegar. É muito importante que todas as etapas desse processo sejam individualizadas, de acordo com as medidas da criança e com as posturas viciosas ou deformidades que possam se apresentar no punho e/ou no polegar.

As luvas de neoprene podem ser utilizadas em uma ou nas duas mãos, conforme o quadro clínico da criança com PC e são complementares ao tratamento terapêutico. Em geral, são indicadas para casos em que há polegar incluso e punho em flexão, com comprometimento da realização de atividades da rotina, higienização e risco para desenvolvimento de deformidades musculoesqueléticas. É fundamental que a indicação desse recurso não comprometa a funcionalidade da criança (Fig. 17.13).

CASOS CLÍNICOS

Caso 1

T, com 9 anos de idade, apresenta diagnóstico de paralisia cerebral do tipo quadriplegia espástica e GMFCS nível III. Após avaliação da criança e indicação do estabilizador dinâmico, T fez uso do equipamento durante o período de dois meses, com o objetivo de avaliar o impacto desse recurso em sua mobilidade e em seu posicionamento. Os dados foram coletados por meio de entrevista semiestruturada com os pais da criança.

Os pais relataram melhora na mobilidade e maior aceitação da criança em se manter na posição ortostática. Adiante, seguem alguns relatos dos pais de T:

"Em casa, se estamos todos na sala, ela vai no quarto pegar os brinquedos sozinha."

"Agora, ela está querendo ficar mais de pé e pede menos para ficar no chão ou na cama."

"Na escola, ela fica de pé igual aos colegas, além de participar melhor das atividades de educação física e recreio."

Uma vez que a grande preocupação das crianças com PC e de suas famílias refere-se ao seu desempenho e à sua independência, torna-se importante a utilização de recursos que possibilitem o uso de suas habilidades em atividades relevantes em contextos, como casa e escola.

De acordo com relato dos pais de T, observou-se que o uso do estabilizador dinâmico promoveu melhora na mobilidade, participação e independência nos ambientes de casa, escola e comunidade.

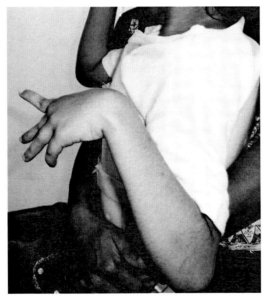
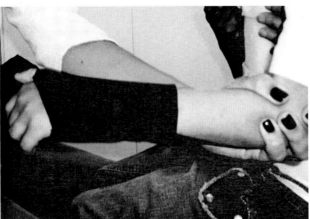

Fig. 17.13. Luva de neoprene.

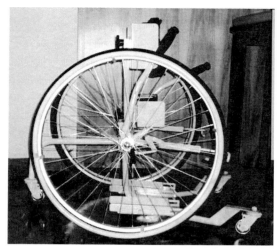

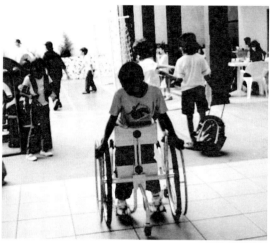

Fig. 17.14. Caso clínico 1: criança participando de forma mais ativa nas atividades da escola.

Caso 2

MR, com idade de 10 anos, apresenta diagnóstico de paralisia cerebral do tipo diplegia espástica, GMFCS nível II. A criança está inserida em escola de ensino regular de Belo Horizonte/MG e foi avaliada com o objetivo de investigar o impacto da adequação postural em cadeira escolar no desempenho de atividades típicas da rotina educacional, como escrita/registro gráfico, e pré-requisitos para a qualidade desse registro, como percepção visual, coordenação motora fina e coordenação visomotora. MR foi avaliada em duas situações: em cadeira escolar convencional e em cadeira adaptada com adequação postural individualizada para a criança, após 7 dias da primeira avaliação. A avaliação utilizada foi o Developmental Test of Visual Motor Integration (VMI)[24] e uma entrevista semiestruturada foi realizada com a profes-

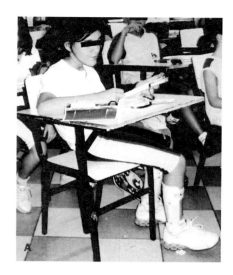

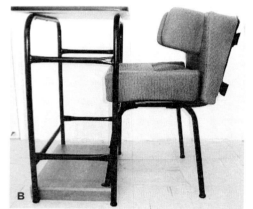

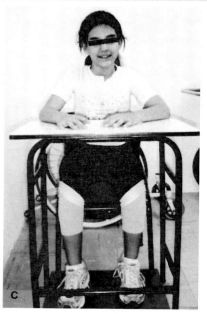

Fig. 17.15. Caso clínico 2: posicionamento antes e após a adequação do mobiliário escolar. **A.** Posicionamento em cadeira escolar antes da adequação postural. **B.** Adequação postural. **C.** Posicionamento em cadeira escolar após a adequação postural.

sora. O VMI investiga habilidades visuais e motoras finas, bem como sua integração. Esse teste consiste em 24 formas geométricas que estão organizadas em ordem crescente de dificuldade. Cada forma é pontuada por um sistema de escore passa(1)/falha(0).

As avaliações foram realizadas pelo mesmo examinador nos momentos pré e pós-adequação postural. Os testes foram realizados no ambiente escolar.

Os resultados indicaram que houve melhora nos três aspectos investigados pelo teste VMI: percepção visual, coordenação motora e integração visomotora. O relato da professora evidenciou que, além da melhora direta na postura, a criança está mais atenta durante as aulas após início do uso da cadeira adaptada.

Com base nesses achados, pode-se concluir que o adequado ajuste postural favoreceu o melhor desempenho relacionado com componentes de base necessários para a qualidade da escrita e melhora da atenção durante as atividades escolares. Para avaliar a relação entre ganhos nesses pré-requisitos e a melhora na escrita, investigações futuras deverão ser conduzidas.

CONCLUSÃO

Os recursos de tecnologia assistiva que auxiliam a mobilidade têm a função máxima de facilitar a acessibilidade e a participação da criança com PC em casa, na escola e na comunidade. Equipamentos de posicionamento auxiliam na intervenção terapêutica e contribuem para a execução qualificada de tarefas do dia a dia. É fundamental que os profissionais de fisioterapia, fonoaudiologia e terapia ocupacional tenham o conhecimento básico desses recursos para a definição, em equipe, do momento mais adequado do desenvolvimento e do tratamento da criança com PC para a seleção e a indicação acertadas.

REFERÊNCIAS

1. ADA: Americans with Disabilities ACT. Disponível em: http://www.ada.gov/pubs/ada.htm
2. Cook AM, Hussey SM. Assistive technologies: principles and practice. St. Louis, Missouri: Mosby-Year Book, 2002.
3. Mann WC, Lane JP. Assistive technologies for persons with disabilities: the role of occupational therapy/index to assistive technologies for persons with disabilities. 2 ed. Rockville: American Accupational Therapy Association, 1995.
4. CAT: Comitê de Ajudas Técnicas. Disponível em: http://www.mj.gov.br/sedh/ct/corde/dpdh/corde/comite_at.asp
5. Classificação Internacional de Funcionalidade, Incapacidade e Saúde. São Paulo: Editora da Universidade de São Paulo, 2003.
6. Zollars JA, Knezevich J. Special seating: an illustrated guide. Minneapolis: Otto Bock Orthopedic Industry, Inc., 1996. 302.
7. Howle JMW. Cerebral palsy. In: Campbell SK. Decision making in pediatric neurologic physical therapy. Churchill Livingstone, 1999: 23-83.
8. Lima CLA, Fonseca LF (eds.). Paralisia cerebral: neurologia, ortopedia, reabilitação. Rio de Janeiro: Guanabara Koogan, 2004: 492.
9. Ryan SE, Campbell KA, Rigby PJ. Reliability of the family impact of assistive tecnology scale for families of young children with cerebral palsy. Arch Phys Med Rehabil 2007; 88:1.436-40.
10. McDonald RL, Surtees R. Longitudinal study evaluating a seating system using a sacral pad and kneeblock for children with cerebral palsy. Disability and Rehabilitation 2007; 29(13):1.041-7.
11. Holmes KJ, Michael SM, Thorpe SL, Solomonidis SE. Management of scoliosis with special seating for the non-ambulant spastic cerebral palsy population – a biomechanical study. Clinical biomechanics 2003; 18:480-7.
12. Michael SM, Porter D, Pountney TE. Tilted seat position for non-ambulant individuals with neurological and neuromuscular impairment: a systematic review. Clinical Rehabilitation 2007; 21:1.063-74.
13. Nwaobi OM. Seating orientations and upper extremity function in children with cerebral palsy. Physical Therapy 1987; 67(8):1.209-12.
14. Shen I, Kang S, Wu C. Comparing the effect of different design of desks with regard to motor accuracy in writing performance of students with cerebral palsy. Applied Ergonomics 2003; 34:141-7.
15. Caulton JM, Ward KA, Alsop CW et al. A randomized controlled trial of standing programme on bone mineral density in non-ambulant children with cerebral palsy. Arch Dis Child 2004; 89:131-5.
16. Herman D, May R, Vogel L et al. Quantifying weight bearing by children with cerebral palsy while in passive standers. Pediatr Phys Ther 2007; 19:283-7.
17. Kecskemethy HH, Herman D, May R et al. Quantifying weight bearing while in passive standers and a comparison of standers. Dev Med Child Neurol 2008; 50:520-3.
18. Mattison E, Andersson C. Oxygen cost in walking speed and perceived exertion in children with cerebral palsy when walking with anterior and posterior walkers. Dev Med Child Neurol 1997; 39:671-6.
19. Park ES, Park CI, Kim JY. Comparison of anterior and posterior walkers with respect to gait parameters and energy expenditure of children with spastic diplegia cerebral palsy. Yonsei Medical Journal 2001; 42:180-4.
20. Logan L, Byers-Hinkley K, Ciccone CD. Anterior versus posterior walkers: a gait analysis study. Dev Med Child Neurol 1990; 32:1.044-8.
21. Greiner BM, Czerniecki JM, Deitz JC. Gait parameters of children with spastic diplegia: a comparison of effects of

posterior and anterior walkers. Arch Phys Med Rehabil 1993; 74:381.
22. Levangie P, Chimera M, Johnston M et al. Effects of postural control walker versus standard rolling walker on gait characteristics of children with cerebral palsy. Phys Occup Ther Pediatr 1989; 9(4):1.
23. Toms B, Harrison B, Bowert E. A pilot study to compare the use of prototypes of multipositional paediatric walking sticks and tripods with conventional sticks and tripods by children with cerebral palsy. Child: care, health and development 2006; 33:96-106.
24. Berry KE. Revised administration, scoring and teaching manual for the Developmental Test of Visual-motor Integration. Parsippany, NJ: Modern Curriculum Press, 1997.
25. Harvey A, Graham HK, Morris ME, Baker R, Wolfe R. The Functional Mobility Scale: ability to detect change following single event multilevel surgery. Dev Med Child Neurol 2007; 49(8):603-7.
26. Hanna SE, Rosenbaum PL, Bartlett DJ et al. Stability and decline in gross motor function among children and cerebral palsy aged 2 to 21 years. Dev Med Child Neurol 2009; 51:295-302.
27. Day SM, Wu YW, Strauss DJ et al. Change in ambulatory ability of adolescents and young adults with cerebral palsy. Dev Med Child Neurol 2007; 49:647-53.
28. Tieman B, Palisano RJ, Gracely EJ, Rosenbaum PL. Variability in mobility of children with cerebral palsy. Pediatr Phys Ther 2007; 19:180-7.

LEITURA RECOMENDADA

Zollars JA, Knezevich J. Special seating: an illustrated guide. Minneapolis: Otto Bock Orthopedic Industry, Inc., 1996. 302.

Cook AM, Hussey SM. Assistive technologies: principles and practice. St. Louis, Missouri: Mosby-Year Book, 2002.

Holmes KJ, Michael SM, Thorpe SL, Solomonidis SE. Management of scoliosis with special seating for the non-ambulant spastic cerebral palsy population – a biomechanical study. Clinical biomechanics 2003; 18:480-7.

Parte B
Comunicação Alternativa

Maria Fernanda Mafra Pereira • Viviane Cardoso Sampaio

INTRODUÇÃO

A relação humana ocorre por meio da comunicação verbal, não verbal ou mediada, como resposta a um estímulo vindo do meio externo. Promove uma troca de informações, interação entre as pessoas e o meio, por intermédio de sistemas simbólicos, proporcionando assim o desenvolvimento da linguagem e a inserção do indivíduo no meio social[1,2]. O olhar, o toque, os gestos, as expressões faciais, a fala, a escrita, a língua de sinais são sistemas simbólicos usados na comunicação. O computador, a máquina elétrica, o gravador e outros sistemas alternativos de comunicação como o PCS (Pictures Communication Symbols) são usados como suporte nesse processo comunicativo[3,4].

Alguns estudiosos defendem a tese de que a linguagem foi criada a partir de uma comunicação gestual e depois registrada por meio de desenhos como forma de representação simbólica dos pensamentos, ideias e sentimentos. Somente a partir do desenvolvimento dos órgãos fonatórios pôde-se ter outro tipo de comunicação, a comunicação verbal, produzindo palavras para representar objetos e emoções[5,6].

Inicialmente o bebê manifesta suas necessidades básicas a partir de uma comunicação não verbal (choro) que aos poucos vai sendo simbolizada, nomeada e representada pela mãe, de acordo com cada situação apresentada: dor, fome, desconforto etc. O bebê vai percebendo que cada coisa tem um nome, um signo, um significado, relacionando o objeto com a sua representação simbólica e com a reação emocional que essa representação desencadeia na criança (prazer ou desprazer), começando uma comunicação mais independente[1-3]. A representação dos símbolos segue uma linha de evolução, passando por etapas de aprendizagem, acomodação e manifestação, desenvolvendo-se e ampliando-se, evoluindo para símbolos mais sofisticados e universais, como, por exemplo, a fala e a escrita. Assim, a criança consegue, a partir das vivências iniciais desses objetos com suas representações simbólicas oferecidas pelo meio, construir em sua mente o significado e a reprodução desses símbolos como forma de comunicação, compreendendo e sendo compreendida[5].

A fala é a comunicação mais utilizada, mas há pessoas que não conseguem adquiri-la ou apresentam comprometimento na habilidade motora para esta função, como é o caso dos deficientes auditivos não oralizados, crianças com paralisia cerebral com comprometimento motor grave, as afasias, disartrias e autismos[5]. Estas pessoas tentam ser compreendidas por gestos, pelo olhar ou mesmo balbuciando, havendo maior dificuldade de expressão e compreensão do outro. O ouvinte tenta por meio de adivinhações e antecipações traduzir o que o locutor quer expressar, causando muitas vezes frustração, baixa estima, fazendo com que a pessoa desista de se comunicar, já que o seu tempo e modo de comunicar-se é diferente do convencional.

Nos EUA, a American Speech-Language-Hearing Association estimou, em 1991, que havia mais de 2 milhões de indivíduos que não eram capazes de se comunicar pela fala ou tinham prejuízos sérios de comunicação[5]. Resultados de pesquisas realizadas no EUA indicavam que aproximadamente 0,3% a 1% das crianças em idade escolar eram identificadas como não falantes[5].

Beukelman e Mirenda (1995) mencionaram estudos realizados nos EUA em que 0,8% da população não era capaz de falar, somado a um número não estimado de pessoas com dificuldades importantes para escrita[5].

No Brasil, de acordo com as estatísticas do Censo de 1994, uma em cada 200 pessoas, não desenvolveu a linguagem oral devido a déficits cognitivos, motores, neurológicos e emocionais[8].

Sendo assim, houve necessidade de se criar e desenvolver algum meio alternativo ou complementar de comunicação para as pessoas que apresentavam dificuldades na expressão oral, para que pudessem ser inseridas no meio social de forma funcional, minimizando ou até mesmo evitando graves consequências como o isolamento social devido à falta de comunicação oral.

A comunicação alternativa foi desenvolvida, inicialmente, para crianças autistas ou com quadros de paralisia cerebral, que não conseguiam se comunicar por meio da fala. Atualmente, esta comunicação não convencional vem se estendendo a pessoas com outros quadros clínicos em que alterações da comunicação estão presentes, como afasia, disartria, deficiência mental, esclerose lateral amiotrófica, entre outras. Na prática, verificamos o quanto essas crianças se beneficiam, principalmente quando essa forma de comunicação está associada à comunicação desenvolvida a partir de programas computacionais. Os avanços tecnológicos possibilitaram a esses usuários um número cada vez maior de opções e de sistemas de comunicação alternativa conhecidos e difundidos por todo o mundo[19-21].

Segundo a ASHA (American Speech-Language-Hearing Association), (2003), a comunicação alternativa e/ou aumentativa (CAA) é uma área da prática clínica, educacional e de pesquisa que está voltada para compensar e facilitar, temporária ou permanentemente, os prejuízos e incapacidades dos indivíduos com graves distúrbios da comunicação expressiva gestual, oral ou escrita e/ou distúrbios da compreensão. "É o uso integrado de componentes incluindo símbolos, recursos, estratégias e técnicas utilizadas pelos indivíduos a fim de complementar a comunicação[19]".

HISTÓRICO

Histórico da comunicação alternativa no mundo

A comunicação alternativa surgiu a partir da necessidade, principalmente nas atividades clínicas e de reabilitação, de encontrar formas de comunicação possíveis para pessoas que não conseguiam fazê-lo por meio da fala, após a Segunda Guerra Mundial. Embora do ponto de vista histórico possa ser considerada uma área muito jovem, muitas têm sido as conquistas tanto no conhecimento teórico nos aspectos relacionados com a comunicação alternativa e seus usuários, quanto no desenvolvimento de tecnologias que viabilizem o seu uso[8-13].

O primeiro equipamento de comunicação alternativa foi desenvolvido em 1963 por Maling e Clarkson e foi chamado de Possum. Ele controlava o sistema de escaneamento por meio de um *switch*, associado a uma máquina de escrever[16].

Em 1971, profissionais da equipe do Ontario Crippled Children's Centre, Toronto, Canadá, desenvolveram pesquisas buscando encontrar um meio alternativo de comunicação para crianças com paralisia cerebral (PC), que não adquiriam a fala funcional. Seus estudos e experimentos constataram que as formas de comunicação, existentes na época, eram insatisfatórias e limitavam o desempenho linguístico dos indivíduos. Os estudos continuaram até Charles K. Bliss desenvolver o sistema de comunicação conhecido como sistema Bliss, passando a ser utilizado como meio de comunicação de pessoas com dificuldades e/ou distúrbios nesta área. No início, o Bliss foi aplicado em crianças com PC e posteriormente expandido para outras alterações e patologias que afetavam a fala, como afasias, autismos, síndromes etc.[16]. Em 1975, foi criado o Centro de Referência de Comunicação Alternativa em Toronto – Blissymbolics Communication Foundation, atualmente Blissymbolics Communication International, que expandiu para outros países[4,16,17].

Na década de 1980, houve maior interesse pela prática de inclusão, sendo apresentados vários estudos e experimentos de algumas formas de comunicação alternativa em congressos. Estes estudos tiveram maior crescimento nos países desenvolvidos como EUA, Inglaterra e Canadá[18]. Em 1981, Roxana Mayer Johnson, nos EUA, desenvolveu o Sistema Pictográfico de Comunicação (Picture Communication Symbols – PCS)[3,17,18]. Em 1983, foi fundada a International Society of Augmentative and Alternative Communication (ISAAC), que hoje congrega um número significativo de profissionais e usuários da área, promovendo intercâmbio de informações, desenvolvendo pesquisas e propiciando inovações nessa área[19,20].

Em 1996, o método PECS foi descrito por Frost e Bondy no Delaware Autistic Program utilizado com crianças autistas que não se comunicavam oralmente ou que apresentavam dificuldades graves na comunicação[24].

No século XXI, considerado o século da comunicação, Portugal se destacou como o pioneiro na criação e implementação de estratégias para uma comunicação total; esses estudos e achados foram adotados em países da América Latina, como o Brasil[18,19].

Histórico da comunicação alternativa no Brasil

O emprego da comunicação alternativa no Brasil, por meio de sistemas gráficos, iniciou-se no final da década de 1970, principalmente nos estados de São Paulo, Rio de Janeiro, Minas Gerais e Rio Grande do Sul. O sistema Bliss era o mais utilizado, geralmente nas escolas especiais e centros de terapia e reabilitação neurológica em crianças que apresentavam comprometimentos motores que a impediam ou dificultavam a produção oral[13-15].

A partir da década de 1990, a comunicação alternativa expandiu-se para outras regiões do país, modificando e/ou adaptando os sistemas gráficos como o Bliss, o PECS e o PCS de acordo com a demanda e a clientela que seria beneficiada[8-11].

Em 1996, a cidade de Marília, interior de São Paulo, iniciou a inclusão de crianças especiais nas escolas regulares, adaptando o currículo e adequando as atividades e materiais didáticos a partir do PECS[11,15,19,20].

Em 1998, o método PECS foi adaptado com as figuras do PCS, aplicado no contexto do currículo funcional natural com autistas não verbais, obtendo-se resultados positivos no trabalho de inclusão social e interação interpessoal[24].

Em Belo Horizonte, iniciou-se o uso da CAA em escolas especiais, com recursos de baixa tecnologia como desenhos, figuras, fotos e o uso do PCS no papel. Essas comunicações foram evoluindo e aprimorando para recursos de alta tecnologia como os programas computacionais, teclados e *mouses* adaptados, acionadores e *softwares* especiais.

Em 2005, ocorreu na cidade do Rio de Janeiro o I Congresso Internacional de Linguagem e Comunicação da Pessoa com Deficiência juntamente com o I Congresso Brasileiro de Comunicação Alternativa – ISAAC Brasil, no qual diversos profissionais da área apresentaram trabalhos científicos sobre o uso da comunicação alternativa no Brasil em diversas escolas e centros de reabilitação. Este congresso foi muito importante para expandir o uso da comunicação alternativa nas escolas regulares[16,21-23].

◻ OBJETIVOS E PRINCÍPIOS

Há várias nomenclaturas utilizadas para definir a comunicação alternativa por todo o mundo. Nos EUA, a nomenclatura mais utilizada é comunicação suplementar e/ou aumentativa – CSA (aumentative and alternative communication)[19]. No Brasil, utiliza-se tanto a terminologia CSA quanto a comunicação alternativa e/ou ampliada – CAA[16,19]. Todas essas nomenclaturas, na verdade, apresentam o mesmo conceito e objetivos: instalar algum meio de comunicação, consistente e sistemático, permanente ou momentâneo, em indivíduos que não apresentam ou têm dificuldades de se comunicar por meio da fala.

Optamos por usar neste capítulo a expressão comunicação alternativa e/ou ampliada (CAA), já que acreditamos que a palavra ampliada traduz melhor o meio de comunicação, que vem para acrescentar e auxiliar a comunicação oral, promovendo e facilitando a comunicação e expressão do indivíduo.

A comunicação é considerada alternativa quando o indivíduo não apresenta outra forma para comunicar-se e, ampliada, quando o indivíduo possui alguma comunicação, mas essa não é suficiente para expressar-se eficientemente[7,10].

A CAA se dá por meio de símbolos que permitem a comunicação. Os símbolos são as representações visuais, auditivas e táteis de um conceito. Estão incluídos os objetos, gestos, desenho e a escrita. Podem ser:

1. *Símbolos que não necessitam de recursos externos*: o indivíduo utiliza apenas o seu corpo para se comunicar. São exemplos desse sistema os gestos, os sinais manuais, as vocalizações e as expressões faciais.
2. *Símbolos que necessitam de recursos externos*: exigem instrumentos ou equipamentos além do corpo do usuário para produzir uma mensagem. Esses sistemas podem ser muito simples (baixa tecnologia) ou tecnologicamente complexos (alta tecnologia).

São classificados em quatro tipos:

- *Pictográficos*: desenhos semelhantes ao que se deseja simbolizar.
- *Arbitrários*: desenhos que não têm relação entre a forma e aquilo que deseja simbolizar.
- *Ideográficos*: desenhos que simbolizam a ideia de algo e criam uma associação gráfica entre o símbolo e o conceito que representam.
- *Compostos*: símbolos agrupados para representar objetos ou ideias[11,12].

Os sistemas de comunicação podem ser manuais ou gráficos[11].

- *Manuais*: são sistemas que não necessitam de ajuda externa, permitindo maior independência ao usuário. São eles: gestos de uso comum, alfabeto digital ou móvel e Língua Brasileira de Sinais (Libras).
- *Sistemas gráficos*: são sistemas representados por símbolos, fotos, desenhos abstratos e letras do alfabeto tradicional. Os sistemas gráficos mais conhecidos são: Oakland Schools Symbols, Minspeak, Picsyms, Rebus, Picture Communication Symbols (PCS), Picture Exchange Communication System (PECS), Pictogram Ideogram Communication Symbols (PIC) e Blissymbols[13,14]. Todos esses sistemas são utilizados na América do Norte. Os quatro últimos são mais utilizados no Brasil[15-19].
- *Bliss*: criado em 1940 por Charles K. Bliss como uma linguagem universal para uso de pessoas que não falavam. Os símbolos do Bliss são compostos por alguns desenhos chamados "elementos simbólicos" que podem ser combinados de diversas maneiras para formar novos significados. São símbolos ideográficos, ou seja, capazes de representar conceitos abstratos, organizados em grupos sintáticos com cores específicas. Seu aprendizado é mais lento devido à gama de possibilidades de combinações e domínio do conceito de cada símbolo. É indicado para pessoas com bom desempenho cognitivo[7,9,13,14] (Fig. 17.16). Características do Bliss:
  - *Símbolos brancos*: preposições, conjunções, adjuntos adverbiais e dias da semana.
  - *Símbolos amarelos*: pronomes pessoais e símbolos referentes a pessoas.
  - *Símbolos laranja*: substantivos concretos e abstratos.
  - *Símbolos verdes*: verbos.
  - *Símbolos azuis*: adjetivos e advérbios.
  - *Símbolos rosa*: expressões sociais.
- *PIC – Pictogram Ideogram Communication*: é um sistema basicamente pictográfico, com desenhos em branco sobre um fundo preto, indicado para pessoas com baixa visão. São organizados de forma semântica e visual a fim de serem facilmente reconhecidos. O PIC é limitado, já que os símbolos não são combináveis entre si[9,14,15,17] (Fig. 17.17).
- *PECS – Picture Exchange Communication System*: é um sistema de intercâmbio de imagens por um objeto desejado, descrito por Frost e Bondy em 1996[24]. Este sistema de troca de figuras é aplicado com a apresentação de frases, sendo cada uma delas composta por objetivos específicos, arranjo ambiental, instruções e procedimentos de treinamento. O PECS pode ser utilizado em vários ambientes: casa, sala de aula ou comunidade. É necessário que as pessoas do convívio social do usuário tenham conhecimento do sistema e acreditem nele[8,11,21,24] (Fig. 17.18).

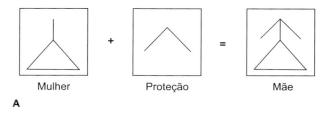
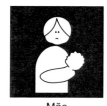 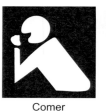 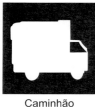

Mãe   Comer   Caminhão

Fig. 17.17. Exemplos de símbolos do PIC (*Fonte*: Deliberato D, Manzini EJ. Comunicação alternativa: delineamento inicial para implementação do Picture Communication System (PCS). Boletim do COE. Marília, 1997; 2:29-39).

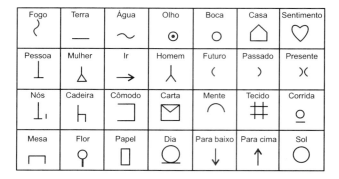

Fig. 17.16A. Dois símbolos associados para formar a palavra mãe. **B.** Exemplos de símbolos Bliss (*Fonte*: Glennen SL. Introduction to augmentative and alternative communication. In: Glennen SL, DeCoste DC [orgs.]. Handbook of Augmentative and alternative communication. San Diego: Singular Publishing Group, 1997: 3-20).

- *PCS - Picture Communication Symbols*: desenvolvido por Roxane Mayer Johnson, em 1981, para indivíduos com comprometimento em sua comunicação oral e que não conseguiam compreender um sistema gráfico mais ideográfico. Ele é basicamente pictográfico, ou seja, exige um nível simples de expressão e compreensão. Atualmente, o PCS é composto por 3.500 figuras que expressam situações de atividades de vida diária e prática. Apesar de apresentar um vocabulário limitado, é possível a inclusão de outros desenhos, figuras, fotos, números, cores e palavras, sendo o mais utilizado e difundido devido a sua fácil aquisição e compreensão[12,15,20,22] (Fig. 17.19). É dividido em seis categorias primárias, representadas por cores:
    - Branca (miscelânea): artigos, conjunções, preposições, conceito de tempo, alfabeto, cores etc.
    - Amarela: pessoas e pronomes pessoais.
    - Laranja: substantivos. Em alguns livros, verifica-se que alguns substantivos são agrupados separadamente (p. ex., alimentos)[20].
    - Azul: advérbios e adjetivos.
    - Rosa: expressão social.

Os recursos são equipamentos utilizados para transmitir as mensagens e podem ser classificados em baixa e alta tecnologia.

1. *Recursos de baixa tecnologia*: são organizados em diferentes dispositivos como cartões, pranchas de mesa (temáticas e de olhar), pastas, coletes, aventais, livros, fichários e outros.

    As pranchas de comunicação são personalizadas e devem considerar as possibilidades cognitivas, visuais e motoras de seu usuário. Podem conter objetos ou símbolos, letras, sílabas, palavras, frases e números (Fig. 17.20).

    A prancha de olhar é confeccionada em forma de ferradura ou pode ser vazada no meio, disposta sobre a mesa ou em um plano vertical (Fig. 17.21).

    O avental e o colete são confeccionados em tecido que facilite a fixação dos símbolos ou letras com velcro, e são utilizados pelos terapeutas ou professores (Fig. 17.22).

2. *Recursos de alta tecnologia*: uso de objetos eletrônicos como o computador, comunicadores de voz gravada ou sintetizada, teclados e *mouses* adaptados, acionadores, monitor de tela sensível ao toque, programas computacionais especializados. Atualmente, há no mercado uma gama de produtos eletrônicos de acessibilidade para pessoas com dificuldades motoras que apresentam incapacidade de manipular o computador de forma convencional (Fig. 17.23).

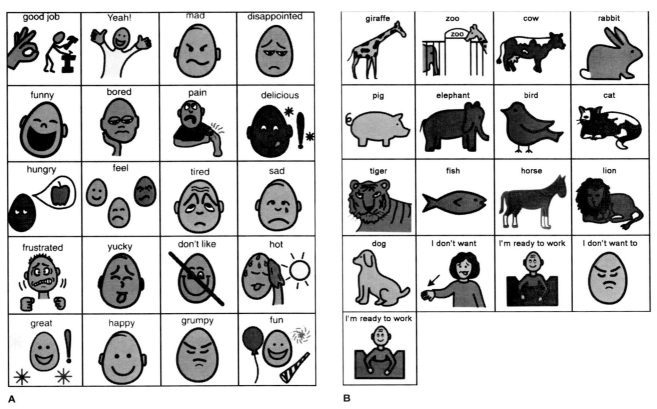

Fig. 17.18A e B. Exemplos dos símbolos utilizados na comunicação por meio do PECS (*Fonte*: Bondy AS, Frost LA. The Picture Exchange Communication System. Behav Modif 2001; 25(5):725-44).

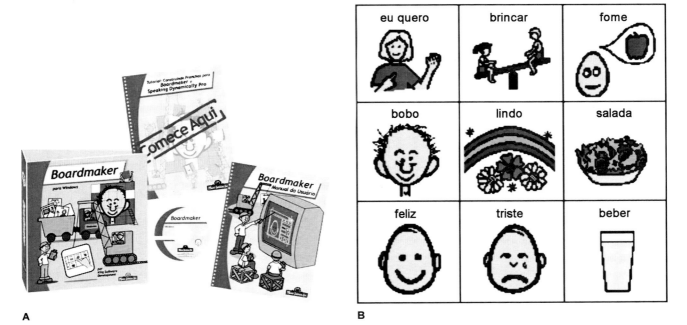

Fig. 17.19A. Boardmaker – programa computacional dos símbolos do PCS (*Fonte*: Manzini EJ. Conceitos básicos em comunicação alternativa/aumentativa. In: Carrrara K. Universidade, sociedade e educação. Marília: Unesp Publicações, 2000: 163-78). **B.** Exemplos de alguns símbolos do PCS (*Fonte*: Johnston S, Reiche J, Evans, J. Supporting augmentative and alternative communication use by beginning communicators with severe disabilities. American Journal of Speech-Language Pathology 2004: 20-30).

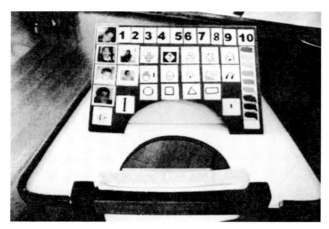

Fig. 17.20. Prancha personalizada de uso diário.

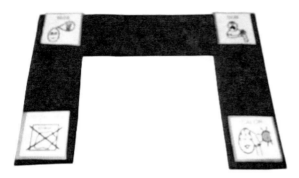

Fig. 17.21. Eye Gaze confeccionada e utilizada por uma criança com paralisia cerebral.

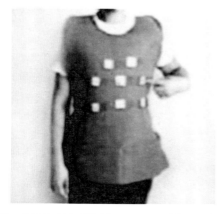

Fig. 17.22. ColeClik (*Fonte*: www.clik.com.br).

Formas de acesso ao computador

Quando se pensa no uso do computador para as pessoas com necessidades especiais, é preciso levar em consideração as suas particularidades e singularidades. A forma de acesso ao computador está diretamente ligada à condição motora de quem vai acessar o equipamento para que o computador seja um recurso facilitador de comunicação e favorecimento da aprendizagem[30,31] (Fig. 17.24).

O usuário pode necessitar de adaptações para as mãos, como os *splints*; adaptações no teclado como a colmeia de acrílico; adaptações para *mouse*, como o uso de acionadores, e até mesmo de algo mais sofisticado como os *softwares* especiais[18,27,28].

Pelosi (1999) dividiu didaticamente as pessoas que necessitam do suporte do computador para se comunicarem em quatro grandes grupos, para facilitar o entendimento e pontuar com precisão qual adaptação o usuário necessita[28].

1. Grupo de pessoas que apresentam dificuldades de acesso ao computador, mas que não necessitam de recursos especiais. Modificam-se apenas os recursos já existentes nos programas computacionais, no Microsoft® e Windows® (Figs. 17.25 e 17.26).
2. Grupo de pessoas que necessitam de adaptações em seu próprio corpo como uso de órteses nas mãos e dedos para facilitar o teclar (Fig. 17.27). O computador para esse grupo não sofre alterações, somente o usuário.
3. Grupo de pessoas que necessitam de adaptações no próprio corpo e no computador (Figs. 17.28 e 17.29).
   - Adaptações no monitor (Fig. 17.30).
   - Adaptações no teclado (Fig. 17.31).
   - Adaptações no *mouse* (Fig. 17.32).
4. Grupo de pessoas que necessitam de programas especiais para interagir com o computador (Fig. 17.33).

O uso do computador deve ser operacionalizado em associação a outros recursos como, utilização de materiais concretos, do próprio corpo ou de algum símbolo para efetivar e promover com sucesso a comunicação[16,25,30-32].

É importante também ficar atento ao posicionamento do usuário para o uso do computador. Os membros inferiores devem ficar estabilizados, o tronco estável, o mais alinhado possível, permitindo maior mobilidade de membros superiores, a cabeça deverá estar mais próxima à linha média da visão, a altura da mesa e do monitor deve ser adequada e deve-se avaliar também a melhor posição do plano para que o usuário consiga se comunicar efetivamente sem nenhuma interferência externa[18,30-32].

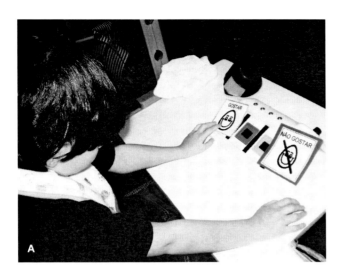
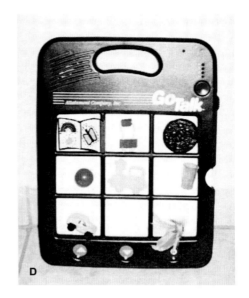
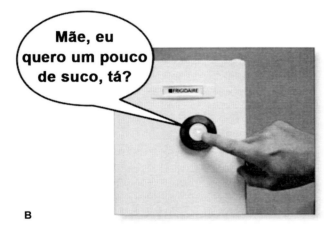
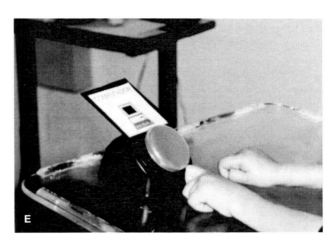
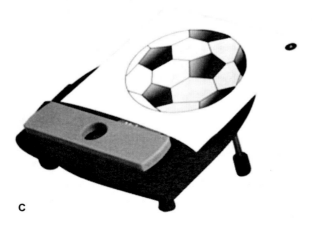
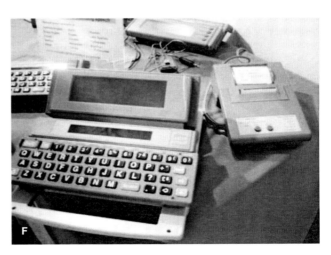

Fig. 17.23A. Criança usando comunicador para expressar se gostou ou não da brincadeira. **B.** Botão Go Talk (*Fonte*: www.clik.com.br). **C.** Voice Pod (*Fonte*: www.clik.com.br). **D.** Vocalizador Go Talk 9. **E.** Comunicador One Step (*Fonte*: www.ablenet.com.br). **F.** Comunicador de voz sintetizada (*Fonte*: Pelosi MBA. Comunicação alternativa escrita. In: comunicação alternativa – favorecendo o desenvolvimento da comunicação alternativa em crianças e jovens com necessidades educacionais especiais. Rio de Janeiro: Editora Dunya, 2003: 203-16).

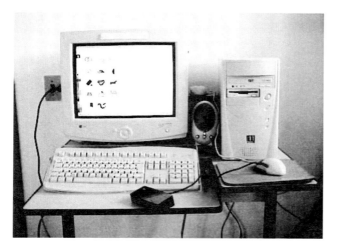

Fig. 17.24. Computador adaptado.

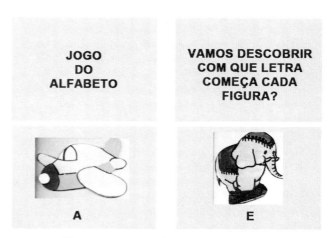

Fig. 17.25. Jogo realizado no PowerPoint.

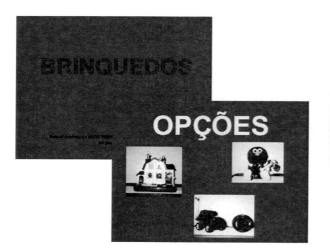

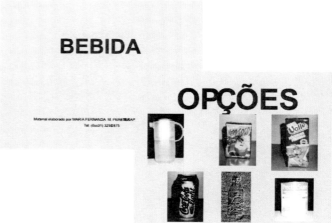

Fig. 17.26. Escolhas por meio do computador feitas em PowerPoint.

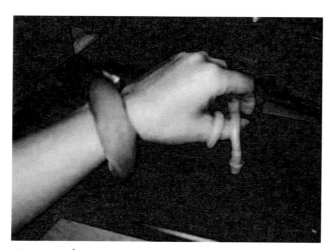

Fig. 17.27. Órtese de membro superior como adaptação para digitação (*Fonte*: www.clik.com.br).

Técnicas de seleção

As técnicas de seleção devem ser avaliadas para que o usuário da comunicação alternativa faça uso correto das pranchas e dos recursos apresentados. É importante determinar o posicionamento ideal da prancha, assim como a precisão e a velocidade que o usuário realizará suas escolhas e sua comunicação. Podem ser:

1. *Técnica de seleção pelo olhar*: geralmente é a mais indicada para indivíduos com graves problemas motores (Fig. 17.34).
2. *Técnica de seleção direta*: exige do indivíduo que ele aponte ou toque nos símbolos diretamente (Fig. 17.35).

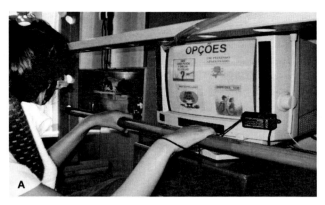 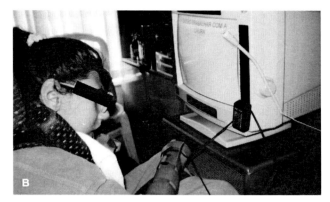

Fig. 17.28A. Criança trabalhando com jogos de escolhas no computador, mantendo membros superiores estendidos com ajuda de um equipamento para melhora da função exigida. **B.** Criança usando uma luva de neoprene para facilitar a função de acionar o *mouse* adaptado.

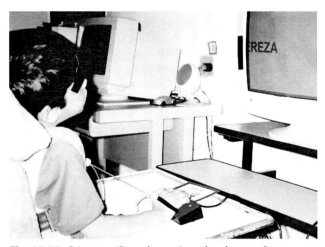

Fig. 17.29. Criança utilizando o acionador de pressão em jogos no computador.

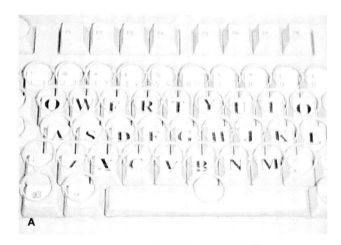

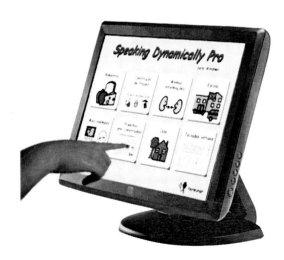

Fig. 17.30. Tela sensível ao toque (*Fonte*: www.clik.com.br).

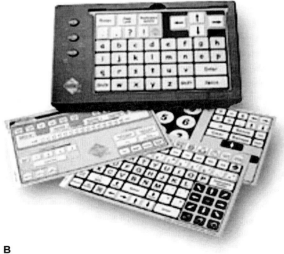

Fig. 17.31A. Teclado com aumento das letras e colmeia de acrílico. **B.** Teclado Intellikeys (*Fonte*: www.clik.com.br).

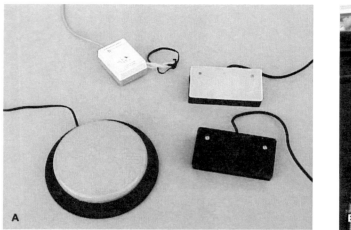
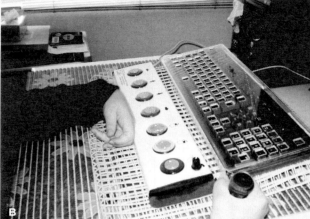

Fig. 17.32A. Acionadores de pressão e tração (*Fonte*: www.ablenet.com.br). **B.** *Mouse* RCT com botões de toque (*Fonte*: www.clik.com.br).

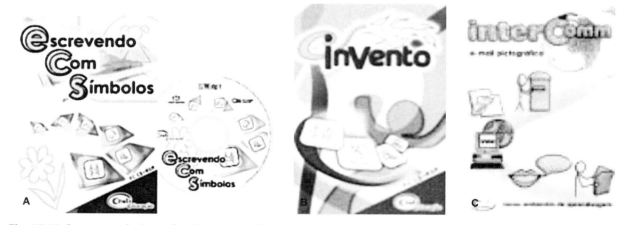

Fig. 17.33. Programas da Cnotinfor (*Fonte*: www.clik.com.br). **A.** Escrevendo com símbolos (ECS). **B.** Invento. **C.** Intercomm.

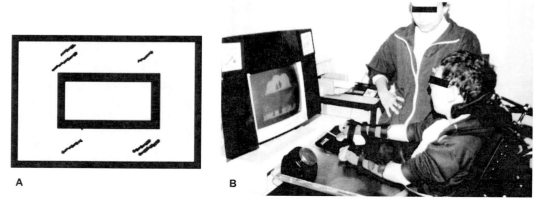

Fig. 17.34A e **B.** Eye Gaze.

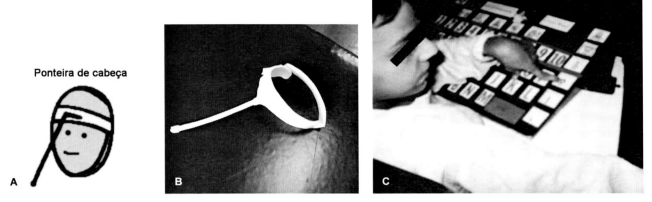

Fig. 17.35A e B. Ponteira de cabeça. C. Criança apontando, tocando sozinha os símbolos da prancha de mesa.

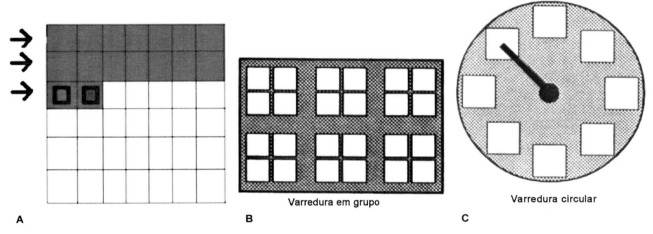

Fig. 17.36. Varredura. A. Varredura em colunas. B. Varredura em grupo. C. Varredura circular.

3. *Técnica de seleção por varredura*: exige que o indivíduo tenha uma resposta voluntária, consistente, como piscar de olhos, balançar a cabeça ou o pé, sorrir ou emitir algum som para sinalizar a resposta. Nesta técnica é fundamental que haja um parceiro de comunicação (facilitador) para o entendimento das respostas dadas pelo usuário. Os métodos de varredura podem ser lineares, circulares, linhas e colunas ou grupos (Fig. 17.36).

Estratégias

As estratégias levam em consideração o modo como os recursos serão utilizados. A comunicação alternativa pode utilizar de estratégias de jogos de mesa, livros de histórias, sequência de uma tarefa ou da rotina, entre outras, fazendo com que o usuário aprenda de maneira lúdica e prazerosa (Fig. 17.37).

Vale ressaltar que o uso da comunicação alternativa não atrapalha, prejudica ou retarda a aquisição da fala. Estudos comprovam que a utilização da mesma favorece e estimula a produção motora, já que o trabalho envolve a comunicação verbal e não verbal[11,12,18,22].

■ EVIDÊNCIAS CIENTÍFICAS

Atualmente, já existem estudos que mostram a eficácia do recurso da comunicação alternativa como promotora de melhoria da comunicação oral e escrita em indivíduos com paralisia cerebral[13-16].

Em um dos estudos pesquisados, os autores buscaram avaliar a eficácia do sistema de comunicação por intercâmbio de figuras (PECS adaptado) na comunicação de uma criança de 9 anos, do sexo feminino, com diagnóstico de paralisia cerebral[16,25]. O estudo mostrou que o PECS, adaptado com figu-

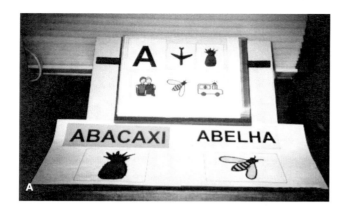
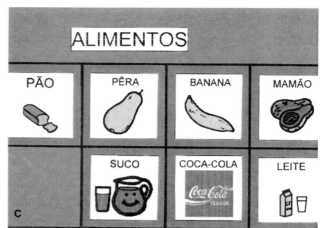
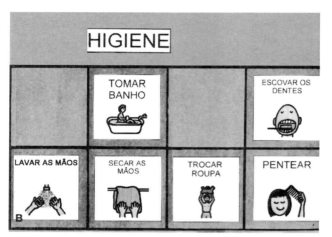
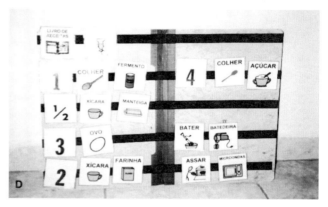

Fig. 17.37A. Caderno de alfabetização – associação de palavras e figuras. **B.** Prancha temática do banheiro. **C.** Prancha temática de alimentos. **D.** Caderno de receita feito com símbolos do PCS.

ras do PCS, foi efetivo para melhora nas habilidades comunicativas e escolares da criança avaliada[8,11,15].

No estudo feito por Pelosi (2002) foi realizado um acompanhamento da trajetória da comunicação alternativa durante 7 anos com uma criança com paralisia cerebral. A técnica consistia em desenvolver um recurso de comunicação oral, buscar alternativas para escrita e adaptar o material escolar da criança para facilitação do seu processo de inclusão. O resultado da evolução apontou melhora na comunicação da criança na escola e em casa, observando ganhos em sua independência na comunicação oral e escrita. O estudo ressaltou a importância da parceria estabelecida entre escola, família e terapeuta da área de comunicação, com o único objetivo de viabilizar a inclusão da criança no processo escolar[16].

▢ IMPLEMENTAÇÃO DA TÉCNICA

Há alguns pré-requisitos essenciais para o desenvolvimento da fala e da linguagem que necessitam ser observados antes da indicação dos recursos e da CAA. A interação face a face, o foco de atenção, o direcionamento do olhar, a capacidade de imitação, a compreensão de ordens simples, o brincar simbólico e a percepção do ambiente fazem parte dessa avaliação.

É importante identificar na pessoa avaliada se há ou não algum tipo de comunicação atual, como e com quem ela ocorre; saber quais são suas habilidades visuais, auditivas, motoras, perceptivas e cognitivas; qual a atitude nas trocas sociais e de turnos e quais os assuntos de maior entendimento e interesse.

Com relação ao ambiente, é preciso conhecer a dinâmica familiar em casa e em outros lugares nos quais o indivíduo se relaciona. A descrição pode ser feita pela própria pessoa ou por ajuda dos cuidadores.

A avaliação das capacidades, coordenações e habilidades mentais e motoras vão ser os norteadores para a indicação ou não do uso da CAA e se há necessidade de adaptações no mobiliário, no indivíduo ou no material.

Após coletar o histórico, é necessário avaliar os símbolos, os recursos, as estratégias e as técnicas que serão utilizadas para a introdução da CAA no cotidiano da pessoa avaliada, criando uma prancha de comunicação individualizada e personalizada (Fig. 17.38).

Depois da avaliação e da indicação da CAA, inicia-se o processo de treinamento com o objetivo de promover de forma funcional, sistemática e consistente a "nova" forma de comunicação do indivíduo. É importante que a família esteja envolvida e aceite a CAA fazendo com que a pessoa utilize sua comunicação de forma adequada em seu ambiente familiar, expandindo-a para outros ambientes, como a escola, terapeutas, parentes etc. (Fig. 17.39).

No processo de treinamento, é essencial a colocação dos símbolos nos ambientes que a pessoa esteja inserida, para que ela associe e identifique os símbolos ao seu local de representação, aproprian-

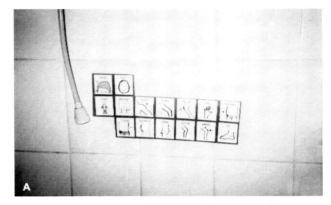

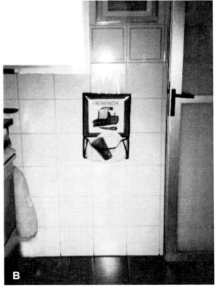

Fig. 17.40A. Partes do corpo colocadas em sequência, coladas no azulejo dentro do banheiro. **B.** Figura do PCS representando o local da cozinha.

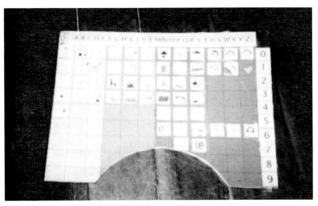

Fig. 17.38. Exemplo de pranchas de comunicação individual.

do-se dos conceitos, promovendo assim linguagem e comunicação (Fig. 17.40).

O treinamento se inicia no ambiente natural do indivíduo, combinando o treino da prancha com outros recursos e modos de comunicação que o indivíduo apresenta. O treinamento é realizado tanto com o interessado quanto com as pessoas que ele tenha contato e se relacione. Assim, a partir do domínio da CAA adquirido pelo usuário, objetos e/ou símbolos poderão ser modificados, além do aumento do vocabulário e das classes gramaticais.

Uso da comunicação alternativa como recurso adaptativo na produção escrita

As crianças portadoras de deficiências que apresentam comprometimento na expressão verbal,

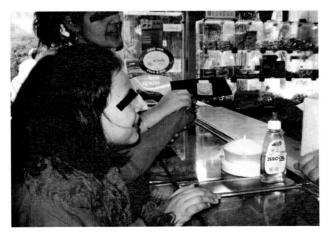

Fig. 17.39. Criança usando a CAA em ficha para pedir o que deseja comer na lanchonete.

muitas vezes, têm capacidade limitada na expressão oral e escrita. Sendo assim, os sistemas de comunicação alternativos podem ser usados como auxiliares primários ou suplementares no processo de inclusão escolar[27,28].

Na escola tradicional, a criança necessita escrever para registrar os trabalhos, copiar atividades passadas no quadro, responder a exercícios, fazer provas e outros. Com isso, crianças com dificuldades de escrita apresentam desafios para professores e escolas de ensino regular.

A estratégia de trabalho para a comunicação escrita depende da dificuldade que a criança apresenta com relação aos seus desafios motores, cognitivos, comportamentais e sensoriais[25].

Crianças com características semelhantes podem apresentar diferentes soluções. O primeiro passo é avaliar o potencial da escrita e, a partir daí, considerar a forma mais funcional para o desempenho da comunicação escrita.

A criança lenta apresenta capacidade de segurar o lápis, escrever o nome e palavras solicitadas pelo professor, mas não possui o ritmo necessário para as atividades de cópia do quadro, ditado e respostas das provas, ficando pedaços em branco nos cadernos diários. O professor deverá ser orientado a dar mais tempo para que ela realize suas atividades sem introdução de um recurso alternativo. Existem alguns recursos alternativos para melhora do desempenho nas tarefas escritas como o uso do carbono, do gravador e da máquina elétrica ou do computador em sala de aula.

O trabalho da CAA escrita não se restringe ao uso de uma única solução ou recurso. A mesma criança, por exemplo, pode ter o trabalho copiado com carbono por um colega, fazer o dever de casa em uma máquina de escrever e realizar provas oralmente com o uso do gravador ou provas de múltipla escolha[25,26].

Para as crianças com dificuldades motoras que não apresentam habilidade para segurar o lápis ou não possuem capacidade física para o desenvolvimento da escrita, há necessidade de avaliação e orientação de profissionais que indicarão o recurso mais adequado, visando facilitar o desempenho funcional da escrita[27]. Podem ser utilizadas letras, palavras, frases e números confeccionados em diversos materiais, que auxiliam no desempenho da escrita. A atividade acontece com a seleção das letras e sua organização para formação das palavras (Fig. 17.41).

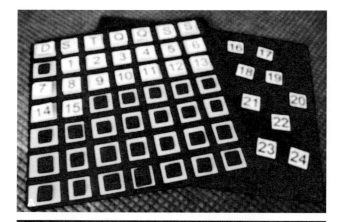

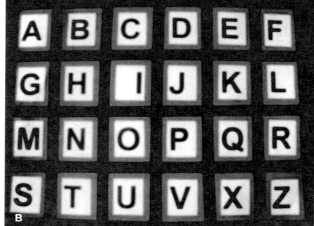

Fig. 17.41A. Prancha de números móveis. **B.** Prancha de letras móveis.

A indicação dos recursos pode variar de acordo com os locais que a criança frequenta, como na escola e no ambiente familiar. Alguns exemplos são: letras emborrachadas ou imantadas, alfabeto móvel, uso do gravador, da máquina elétrica ou do computador, adaptações nas mãos (órteses), no computador (teclados adaptados, *mouse* adaptado, tela sensível ao toque, uso de colmeia, aumento de letras no teclado) e uso de programas especiais (Comunique, Intellipics, Power Point, teclado virtual)[27,28] (Fig. 17.42).

Os professores necessitam de formação continuada para utilizar instrumentos capazes de proporcionar à criança com dificuldades uma comunicação falada e escrita mais efetiva[16,18,28].

Para otimizar a participação da criança no ambiente escolar, é importante a atuação interdisciplinar dos profissionais de reabilitação para indicar e acompanhar a implementação de adaptações ambientais, adaptações posturais, confecção e/ou indicação de recursos no processo de ensino-aprendizagem, recursos alternativos para comunicação oral e escrita e adaptações que proporcionem maior independência nas atividades de vida diária e prática (Fig. 17.43).

▣ CASO CLÍNICO

L é uma jovem de 15 anos com quadro de paralisia cerebral discinética que iniciou o trabalho com a comunicação alternativa em 2002 aos 9 anos de idade.

As demandas para o trabalho da comunicação alternativa estavam relacionadas com a escolha dos dispositivos acessíveis para a criança, visando o desenvolvimento da escrita por meio do uso do computador.

Quando iniciou o trabalho na comunicação alternativa, L já possuía uma prancha de comunicação com os símbolos do PCS confeccionada pela escola em que estudava (Fig. 17.44).

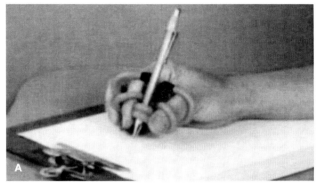
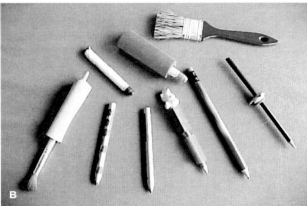
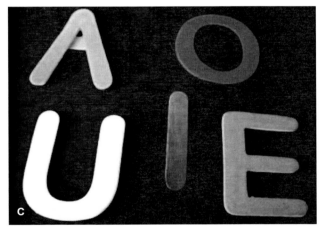
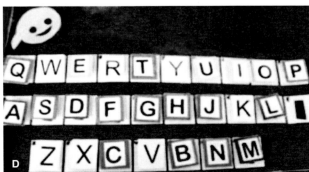

Fig. 17.42A. Adaptação na mão para realizar pinça (*Fonte*: www.expansao.com). **B.** Engrossadores de lápis para facilitar a pinça. **C** e **D.** Alfabeto móvel usado para construção das palavras.

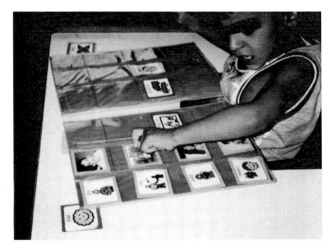

Fig. 17.43. Exemplo de criança se comunicando utilizando a técnica de seleção direta.

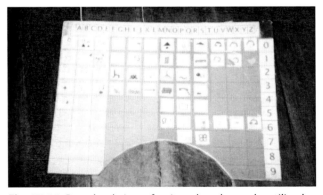

Fig. 17.44. Prancha de L confeccionada pela escola, utilizada na escola e em casa.

L comunicava-se por meio da técnica do apontar, mas tanto a escola quanto a família acreditavam que L poderia ampliar sua comunicação.

Assim, pensou-se no uso do computador como recurso facilitador para a promoção da comunicação de L. Ela apresentava limitações dos membros superiores, principalmente da função manual mais refinada. Seu membro superior esquerdo era mais ágil e utilizava o membro superior direito para estabilidade da postura e apoio.

No início do trabalho, L demonstrou muita dificuldade em acessar o computador da forma convencional. Diversas adaptações começaram a ser utilizadas: uso de órtese de membro superior na mão esquerda para facilitar a digitação e de uma colmeia de acrílico; uma prancha de madeira com inclinação foi colocada abaixo do teclado (Fig. 17.45).

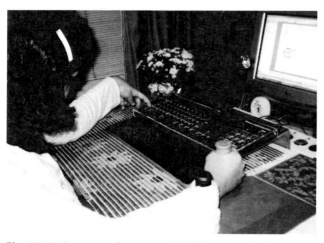

Fig. 17.45. L segurando com a mão direita o apoio fixo, digitando com o indicador esquerdo. Teclado com colmeia de acrílico e inclinado favorecendo a digitação de uma história.

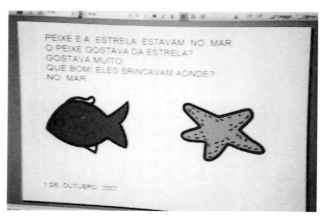

Fig. 17.46. Produção de texto realizado por L e pela terapeuta ocupacional.

Foram realizadas modificações do teclado nas opções de acessibilidade do Windows referentes às teclas de filtragem e uso do acionador conectado ao *mouse* com ajuda no clique.

A princípio, L gastava quase todo o tempo da sessão de 45 minutos para digitar uma ou duas palavras. Ela estava em período de adaptação, familiarizando-se com a distribuição das letras no teclado, demonstrando o domínio da máquina, com o posicionamento dos membros superiores, calculando a distância necessária e a melhor maneira de digitar a palavra utilizando a órtese na mão esquerda e a colmeia no teclado.

Passada a fase de adaptação, L iniciou a construção de pequenas frases. Eram colocadas duas figuras de associação e L descrevia a ação. Com o passar do tempo, as atividades foram enriquecendo até o momento de L iniciar seus recontos. Neste momento, L conseguia digitar uma frase de 4 a 5 palavras durante os 45 minutos da sessão (Fig. 17.46).

Atualmente L não necessita mais do uso da órtese, digitando com o próprio indicador e, às vezes, com o polegar. Ainda faz o uso da colmeia de acrílico, da prancha inclinada e das modificações do Windows. Para se tornar mais independente no computador, adquiriu um *mouse* com setas no qual L sozinha entra e sai dos seus programas, assim como desliga o computador sem ajuda de outras pessoas (Fig. 17.47).

O projeto atual de L é pesquisar na *internet* assuntos relacionados com a arte, em específico, a pin-

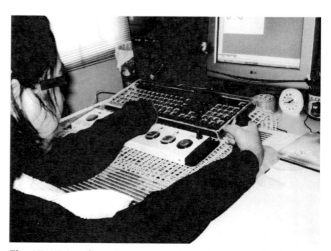

Fig. 17.47. L utilizando o *mouse* com setas para trabalhar no computador de forma independente, tanto para entrar em algum arquivo e/ou *sites* da *internet*.

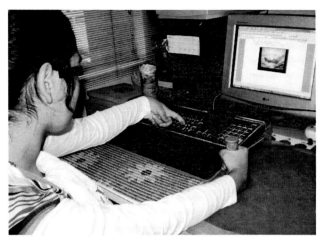

Fig. 17.48. L digitando no computador o livro sobre as suas pinturas.

tura em telas. Ela iniciou o trabalho de pintura com uma profissional da área e vem demonstrando interesse por essa atividade. Está escrevendo sobre suas pinturas com ajuda da terapeuta da área de comunicação. L pretende fazer deste livreto uma pequena biografia de sua história e, quem sabe, incentivar outras pessoas com deficiência a buscarem também seus caminhos (Fig. 17.48).

Sem os recursos de comunicação alternativa e as adaptações, L não teria alcançado os resultados observados, demonstrando que o acesso ao computador para essa jovem abriu as portas para um mundo desconhecido, conquistando sua independência e satisfação pessoal de realizar algo sozinha sem a ajuda e/ou intervenção do outro. Foi possível despertar em L o sentimento de "autocapacitação", mesmo apesar da limitação física, ela não se deixou abater demonstrando toda a sua capacidade cognitiva, comunicando-se por meio do computador.

REFERÊNCIAS

1. Silverman FH. Communication for the speechless. 2 ed. Englewood Cliffs, NJ: Prentice Hall, 1990.
2. Nunes LR. E se não podemos falar? A comunicação alternativa para portadores de distúrbios da fala e da comunicação. Informativo do Conselho Regional de Psicologia – 5ª Região, 1999: 12-3 (retirado em 16/11/2008 www.anped.org.br).
3. Gill NB. Comunicação Através de Símbolos: abordagem clínica baseada em diversos estudos. Temas sobre Desenvolvimento 1997; 6:34.
4. Jensen MH. Augmentative and alternative communication in lopogedics. Folia Phoniart. Logopedics 2000; 53(1-3):126-35.
5. Vigotsky LS. Pensamento e Linguagem. 3 ed. São Paulo: Martins Fontes, 2005.
6. Vasconcelos R. Paralisia cerebral e comunicação alternativa e suplementar: linguagem e funcionamento. Temas em Desenvolvimento 2001; 10(58-59):79-84.
7. Glennen SL. Introduction to augmentative and alternative communication. In: Glennen SL, DeCoste DC (orgs.). Handbook of augmentative and alternative communication. San Diego: Singular Publishing Group, 1997: 3-20.
8. Walter CCF. A adaptação do sistema PECS de comunicação para o Brasil: uma comunicação alternativa para pessoas com autismo infantil. In: Marquezine MC, Almeida MA, Tanaka EDO, Mori NNR, Shimazaki EM (orgs.). Perspectivas multidisciplinares em educação especial. Londrina: Editora UEL, 1998: 277-80.
9. Knapp ML, Hall JA. Comunicação não-verbal na interação humana. São Paulo: JSN Editora, 1999: 492.
10. Kirk AS, Gallagher JJ. Educação da criança excepcional. São Paulo: Martins Fontes, 1996.
11. Walter CCF. Adaptação para o Brasil do sistema de comunicação por trocas de figuras (PECS), com pessoas portadoras de autismo infantil. Dissertação (Mestrado em Educação Especial). Universidade Federal de São Carlos, 2000: 89.
12. Johnson R. Picture Communication Symbols. Book 2. Solana Beach: Mayer-Johnson CA., 1985.
13. Chun RY. O desenvolvimento da comunicação não-verbal através dos símbolos Bliss em indivíduo não falante portador de paralisia cerebral, Distúrbios da Comunicação. São Paulo, 1991: V.4 121-136.
14. Capovilla FC. Comunicação alternativa: modelos teóricos e tecnológicos, filosofia educacional e prática clínica. In: Carrara K. Universidade, sociedade e educação. Marília: Unesp publicações, 2000: 179-208.
15. Deliberato D, Manzini EJ. Comunicação alternativa: delineamento inicial para implementação do Picture Communication System (PCS). Boletim do COE. Marília, 1997; 2:29-39.
16. Pelosi MB. As contribuições da comunicação alternativa no processo de inclusão escolar de uma criança com disfunção neuromotora. In: Tecnologia em (Re)habilitação cognitiva – um novo olhar para avaliação e intervenção. São Paulo: Centro Universitário São Camilo, 2002: 303-12.
17. Johnston S, Reiche J, Evans J. Supporting augmentative and alternative communication use by beginning communicators with severe disabilities. American Journal of Speech-Language Pathology 2004; V.13:20-30.
18. Capovilla FC. Pesquisa e desenvolvimento de novos recursos tecnológicos para educação especial: Boas novas para pesquisadores, clínicos, professores, pais e alunos. In: Alencar E (org.). Tendências e desafios de educação especial. Brasília: Secretária de Educação Especial, 1994: 196-211.
19. American Speech-Language-Hearing Association – ASHA (2003). Augmentative and alternative communication: position statement (Acesso em 2/11/2008, http://professional.asha.org/).
20. Manzini EJ. Conceitos básicos em comunicação alternativa/aumentativa. In: Carrrara K. Universidade, sociedade e educação. Marília: Unesp publicações, 2000: 163-78.

21. Nunes LR. Métodos naturalísticos para o ensino da linguagem funcional em indivíduos com necessidades especiais. In: Alencar E (org.). Novas contribuições da psicologia aos processos de ensino e aprendizagem. São Paulo: Cortez, 1992: 71-96.
22. Johnson RM. The Picture Communication Symbols. The Wordless Edition, 1989.
23. Basil C, Soro E, Von Terzchener S. Estrategias iniciales para la enseñanza de comunicacion aumentativa. Parte Ii: Niños y jóvenes con déficit expressivo y buena comprensión. Barcelona: Centro Balmes 21 de La Universidade de Barcelona, 1994.
24. Bondy AS, Frost LA. The picture exchange communication system. Behav Modif 2001; 25(5):725-44.
25. Pelosi MB. A comunicação alternativa escrita: In: Comunicação alternativa – favorecendo o desenvolvimento da comunicação alternativa em crianças e jovens com necessidades educacionais especiais. Rio de Janeiro: Editora Dunya, 2003: 203-16.
26. Von Tetzchener S et al. Acquisition of graphic communication by a young girl without comprehension of spoken language. Disability and Rehabilitation 2004; 26(1-2): 1335-1346.
27. Pelosi MB. Por uma escola que ensine e não apenas acolha: recursos e estratégias para inclusão escolar. In: Manzini EJ (org.). Inclusão e acessibilidade. Marília: ABPEE, 2006: 121-32.
28. Pelosi MB. Software de comunicação comunique e teclado comunique – Softwares para o desenvolvimento da comunicação alternativa escrita. Revista Atuar em Terapia Ocupacional 2003; 19-19.
29. Pelosi MB. A comunicação alternativa e ampliada nas escolas do Município do Rio de Janeiro. In: Comunicação alternativa – favorecendo o desenvolvimento da comunicação em crianças e jovens com necessidades educacionais especiais. Rio de Janeiro: Editora Dunya, 2003: 63-76.
30. Valente JA. Uso da informática na educação da criança deficiente física. NIED – Memo, 1987; nº 5. (Acesso em 15/10/2008: http://www.unicamp.br/nied/)
31. Abranches S. Informática e educação – o paradigma pedagógico da informática educativa: algumas implicações para o trabalho docente. 2003. (Acesso em 10/10/2008 http://www.cade.com.br/comunicacaoalternativa/)
32. Woods J, Kashinath S, Goldstein H. Effects of embedding caregiver-implemented teaching strategies in daily routines on children's communication outcomes. Journal of Early Intervention 2004; 26(3):175-93.

LEITURA RECOMENDADA

Pelosi MB. Comunicação alternativa – favorecendo o desenvolvimento da comunicação alternativa em crianças e jovens com necessidades educacionais especiais. Rio de Janeiro: Editora Dunya, 2003.

Pelosi MB. Tecnologia em (Re)habilitação cognitiva – um novo olhar para avaliação e intervenção. Mestrado em Educação Especial. São Paulo: Centro Universitário São Camilo, 2002.

Capovilla FC. Comunicação alternativa: modelos teóricos e tecnológicos, filosofia educacional e prática clínica. In: Massini E. Educação Especial. São Paulo: Ed. UNESP, 2000, v. 1.

Johnson RM. RPCS combination book (Combo). Edição Sem-Palavras.

Johnson RM. Guia dos símbolos de comunicação pictórica. Edição Sem-Palavras, p. 60.

SITES PARA CONSULTAS

www.ppessoa.zaz.com.br/paginas/poacteslz00.htm
www.assistiva.com.br
www.clik.com.br
www.tecnologiaassistiva.com.br
www.pro-inclusao.org.br
www.regra.com.br/educacao
www.unicamp.br/nied/welcome.html
www.reabcognitiva.com.br
www.pucpr.br/pesquisa/ler/lerhtm
wwwdca.fee.unicamp.br/palma/encontro
www.proinfro.mec.gov.br/biblioteca/textos/recursos.pdf
www.saci.org.br
www.expansao.com

Treinamento Intensivo da Função Manual

Andrew M. Gordon • Marina de Brito Brandão

Capítulo 18

INTRODUÇÃO

Paralisia cerebral (PC) é uma desordem do movimento e da postura que pode causar limitações na execução de atividades e déficits nas habilidades motoras (Bax et al., 2005). A hemiplegia espástica, caracterizada por alterações motoras importantes no membro superior e inferior contralateral à lesão cerebral, é um dos subtipos de PC mais comuns, constituindo cerca de 30% a 40% dos casos (Stanley et al., 2000; Himmelmann et al., 2005). A hemiplegia congênita geralmente é o resultado de infarto da artéria cerebral média, atrofia do hemisfério cerebral, lesão da substância branca periventricular, malformação cerebral ou porencefalia pós-hemorrágica (Uvebrant; 1988, Bouza et al., 1994; Okumura et al., 1997; Cioni et al., 1999).

Alteração na função manual é um dos sintomas mais incapacitantes na hemiplegia (Skold et al., 2004). O indivíduo pode apresentar alterações neuromusculoesqueléticas na extremidade superior acometida, como aumento do tônus muscular, presença de rigidez e diminuição da força muscular, sendo observado frequentemente posicionamento do punho em flexão e desvio ulnar do cotovelo em flexão e do ombro em rotação interna ou externa (Brown et al., 1987). Além disso, a presença de distúrbios sensoriais pode interferir no desempenho de habilidades motoras finas (Brown et al., 1987; Gordon e Duff, 1999). Consequentemente, crianças com PC do tipo hemiplegia tendem a não usar a extremidade superior afetada. Esse "desuso desenvolvimental" pode repercutir em déficits subsequentes (Eyre et al., 2007), afetando de maneira significativa o desempenho de atividades que envolvem a coordenação bimanual.

As intervenções de alta intensidade têm sido consideradas técnicas promissoras para a promoção da função manual de crianças com PC (Boyd et al., 2001). Entre as técnicas descritas na literatura, destacam-se a Terapia de Movimento Induzido por Restrição (CIMT – Constraint Induced Movement Therapy) e o Treino Intensivo Bimanual do Braço e da Mão (HABIT – Hand Arm Bimanual Intensive Training).

HISTÓRICO

O histórico de modelos de prática intensiva na reabilitação é permeado por constructos teóricos derivados das ciências básicas. Tower (1940), em estudo com macacos, observou que, após lesões no trato piramidal unilateral, os animais fracassaram em usar o membro acometido espontaneamente. O uso desta extremidade, entretanto, apresentou melhoria quando a movimentação do membro não acometido era restringido, forçando a utilização da extremidade afetada. Posteriormente, Taub e Shee (1980) exploraram os efeitos da deaferenciação cirúrgica unilateral (lesão das vias aferentes) em macacos. Observou-se que os macacos, na maioria das vezes, não utilizaram o membro após a deaferenciação, havendo aprendizado de estratégias compensatórias para uso exclusivo do membro não acometido. Esse comportamento foi denominado "desuso aprendido" e os autores sugeriram que os macacos não foram capazes de observar o potencial funcional do membro deaferenciado, uma vez que este estava mascarado por uso compensatório do membro não afetado (Taub et al., 1975, Taub e Shee, 1980). Em seguida, constataram que o desuso aprendido poderia ser atenuado quando o membro não afetado era restringido.

A ideia de que a capacidade residual, mascarada por estratégias compensatórias com uso da extremidade não comprometida, poderia potencialmente ser revertida pelo "uso forçado" do membro lesionado, direcionou o desenvolvimento de terapias de prática intensiva em seres humanos. Essa linha de pesquisa teve início com trabalhos desenvolvidos por Wolf e cols., aproximadamente há 30 anos, por meio de estudos com indivíduos adultos hemiparéticos que sofreram acidente vascular cerebral (AVC) (Ostendorf e Wolf, 1981; Wolf et al., 1989). Posteriormente, Taub e cols. adicionaram a intervenção de 6 horas diárias de atividades estruturadas, usando princípios da psicologia comportamental (*shaping*). O *shaping* consiste em abordar atividades motoras em pequenos passos por meio de aproximações sucessivas do movimento alvo e/ou graduação da dificuldade da tarefa, de acordo com as capacidades do paciente (Skinner, 1968; Panyan, 1980). A intervenção proposta, envolvendo a restrição da extremidade superior não acometida associada à prática estruturada intensiva de tarefas voltadas ao uso da extremidade acometida, compreende o que hoje é conhecido como terapia de movimento induzido por restrição (CIMT) (Taub e Wolf, 1997).

☐ OBJETIVOS E PRINCÍPIOS

O treinamento orientado à tarefa é uma abordagem *top-down*, que focaliza as limitações da atividade, em vez da remediação de incapacidades ou correções de padrões de movimento. Pode ser considerada uma abordagem de reabilitação centrada nos objetivos (Carr e Shepherd, 1989; Trombly, 1995; Winstein e Wolf, 2009), com a integração de modelos de aprendizado motor e da neurociência comportamental.

Características importantes dessa intervenção referem-se à resolução de problemas de forma ativa, graduação da complexidade da tarefa, especificidade e intensidade do treinamento. Assim, o treinamento orientado à tarefa deve ser desafiador, com aumento progressivo das demandas e participação ativa do indivíduo. Além disso, as tarefas devem ser significativas para o indivíduo com o objetivo de influenciar a tríade indivíduo-tarefa-ambiente. A seguir, serão apresentados os princípios das duas intervenções orientadas à tarefa voltadas para melhoria da função manual descritas neste capítulo: CIMT e HABIT. Ambas as técnicas incorporam abordagens de aprendizado motor e proveem oportunidades para a prática.

CIMT

A CIMT é composta por elementos que envolvem a restrição da extremidade superior não afetada, o treinamento intensivo da extremidade afetada e a adoção de métodos comportamentais visando à adesão do paciente aos procedimentos de intervenção (Taub e Wolf, 1997).

No que se refere à restrição, o modelo original de aplicação da CIMT em adultos consiste no uso da restrição ao longo do dia do paciente, com retirada somente para atividades como banho e sono (Taub e Wolf, 1997). Na aplicação da técnica em crianças, a seleção do tipo de restrição e a intensidade de uso são extremamente importantes, uma vez que envolvem questões relacionadas com conforto, adesão e segurança (Charles e Gordon, 2005; Gordon et al., 2005). Um importante ponto a ser destacado é que a CIMT não deve ser considerada uma oportunidade única, enquanto a extremidade não afetada é restrita o máximo possível (p. ex., com um gesso ou tala) e que a maior intensidade possível deve ser utilizada, independente da idade. Embora haja uma diversidade de abordagens, não há evidências sugerindo que o uso de um tipo específico de restrição seja mais efetivo do que o outro. Assim, questões relacionadas com conforto e segurança devem ser os elementos determinantes na seleção do tipo de restrição.

O treinamento intensivo da extremidade superior acometida ocorre por meio da prática estruturada. Esta refere-se à utilização do *shaping* e da prática repetida de tarefas. Conforme descrito na seção anterior, os procedimentos de *shaping* envolvem a prática de parte das tarefas, ou seja, realização de ações específicas de forma repetida e com aumento progressivo da complexidade. Assim, a implementação do *shaping* compreende seleção de atividades específicas, escolhidas de acordo com as dificuldades e potencialidades de cada indivíduo. Estas tarefas são desempenhadas por meio de aproximações sucessivas ao objetivo, com graduação progressiva da complexidade temporal ou espacial da tarefa e análise dos movimentos elicitados durante as ações (Eliasson e Gordon, 2008; Gordon et al., 2005).

A prática repetida de tarefas, com ênfase em habilidades específicas às necessidades da criança, ocorre no contexto de atividades funcionais do autocuidado e do brincar. Para tanto, são utilizados jogos e atividades funcionais significativos para a criança. Estas tarefas são desempenhadas de forma contínua e repetida, com duração de 15 a 20 minutos. À medida que a criança apresenta melhorias no desempenho, há aumento progressivo da complexidade da tarefa (Eliasson e Gordon, 2008; Gordon et al., 2005).

Durante a prática estruturada, informação contínua acerca do desempenho (*feedback*) é oferecido à criança. Reforço positivo é utilizado com frequência, com intuito de motivar o indivíduo a desempenhar as atividades propostas, permitindo o trabalho específico dos componentes relevantes para a execução das tarefas motoras (Eliasson e Gordon, 2008; Gordon et al., 2005). Assim, durante o treinamento, são utilizados princípios do aprendizado motor, como a prática de partes da tarefa e da tarefa completa, a modificação de sua complexidade para garantir sucesso e progressão da dificuldade à medida que o sucesso é alcançado, repetição, resolução de problemas de forma ativa e *feedback*, para que haja generalização do aprendizado.

Quanto à intensidade de tratamento, o modelo original proposto inclui o treinamento intensivo de 6 horas diárias, ao longo de 10 dias, totalizado 60 horas, com a prática de atividades repetidas e seguindo os princípios do *shaping*. Para a condução da CIMT em crianças, a abordagem geral deve ser modificada para focalizar atividades apropriadas que sustentem o interesse por longos períodos de tempo, uma vez que crianças não são facilmente motivadas para desempenhar atividades de forma repetida, da mesma forma que o adulto. Uma grande variedade de intensidade de treinamentos tem sido proposta por diferentes autores, como protocolos com manutenção da intervenção de 6 horas diárias (Charles et al., 2006; Charles e Gordon, 2007) ou 3 horas diárias (Brandão et al., 2010), ao longo de 10 dias, a programas adaptados para crianças pequenas, com intervenção de 2 horas ao longo de 2 meses (Eliasson et al., 2005). Embora as adaptações de menor intensidade documentem mudanças significativas na função manual em crianças pequenas, períodos mais longos parecem ser exigidos para observação de ganhos em função manual de crianças mais velhas.

Uma estratégia interessante para aplicação da CIMT é a repetição da intervenção em diferentes períodos de tempo, o que parece ter efeito aditivo (Charles e Gordon, 2007) (Fig. 18.1). Esses dados sugerem que não há vantagens em se manter um programa potencialmente intensivo e intrusivo; em vez disso, a CIMT deveria ser administrada de forma repetida e menos intensiva. De forma geral, trata-se apenas de um método orientado à tarefa que induz a prática intensiva e pode ser considerada como parte do processo de reabilitação da criança.

Embora a CIMT seja uma técnica promissora, existem alguns problemas conceituais de sua aplicação em crianças os quais merecem ser considerados. Primeiramente, a CIMT foi desenvolvida para superar o desuso aprendido em adultos com hemiplegia. Esses adultos apresentam perda de função da extremidade superior, em decorrência do AVC e, frequentemente, estão altamente motivados a restabelecer comportamentos funcionais aprendidos anteriormente à lesão. Crianças, por outro lado, devem superar o "desuso desenvolvimental", considerando que, possivelmente, as mesmas nunca utilizaram a extremidade acometida em várias tarefas e precisam aprender a usá-la pela primeira vez. Assim, o tratamento deve ser desenvolvido com foco, bem como considerar princípios do aprendizado motor descritos anteriormente.

Segundo, a restrição da extremidade menos afetada da criança (principalmente com uso de gesso ou tala) é um procedimento fisicamente e psicologicamente intrusivo, não devendo ser aplicado em crianças muito pequenas ou naquelas com grave comprometimento da função manual, com a mesma intensidade que é aplicada em adultos. Deve-se lembrar que o uso da extremidade menos afetada ainda está em desenvolvimento nas crianças. Evidências neuro-

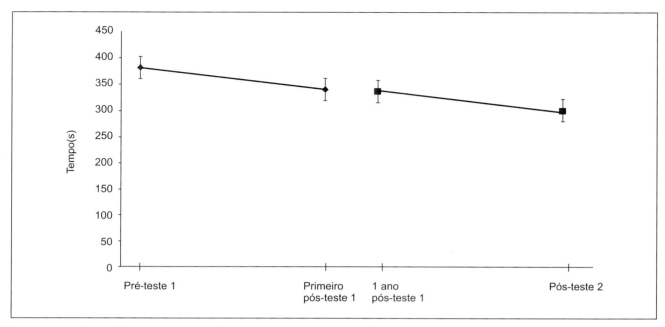

Fig. 18.1. Tempo médio para completar seis tarefas do Teste Jebsen-Taylor de Função Manual de oito crianças antes e após 2 semanas de CIMT, 12 meses após a primeira intervenção e após a segunda implementação da CIMT. Diminuição do tempo indica melhoria do desempenho (Modificado de Charles e Gordon, 2007).

anatômicas em gatos em desenvolvimento indicam que o refinamento e a manutenção das terminações corticoespinhais é atividade-dependente. A restrição do uso de um membro durante um período crítico do desenvolvimento reduz a distribuição topográfica e a densidade das terminações pré-sinápticas no lado do uso da restrição (Martin et al., 2004, Gordon e Friel; 2009). Esses achados sugerem que pode haver risco substancial de prejuízo da extremidade menos afetada por meio da restrição, caso esta ocorra por longo período de tempo em estágios iniciais do desenvolvimento infantil. Assim, fazem-se necessárias modificações em grande escala para aplicação da técnica em crianças jovens.

Finalmente, a CIMT está focalizada em alterações unimanuais, que não apresentam grande impacto na independência funcional de crianças, uma vez que crianças com hemiplegia apresentam a mão dominante bastante funcional (Skold et al., 2004). O treinamento exclusivo da mão afetada pode repercutir em melhorias de destreza manual, mas não ocorre especificidade do treinamento acerca de como esta mão será usada quando a restrição for removida. Além disso, crianças com hemiplegia também apresentam dificuldades na coordenação espacial e temporal das duas mãos (Utley e Steenbergen, 2006; Gordon e Steenbergen, 2008), bem como no planejamento motor (Steenbergen et al., 2007). As terapias de restrição não são dirigidas a esses problemas, podendo, então, não haver generalização do treinamento para situações da rotina diária da criança.

Treinamento bimanual

O desenvolvimento do controle da extremidade superior pode ser entendido como consequência da competição atividade-dependente entre os dois hemisférios, como um lado mais ativo sobre o lado menos ativo (lesionado) (Eyre; 2007; Martin et al., 2007). O equilíbrio de atividade dos dois hemisférios após a lesão unilateral do cérebro poderia auxiliar a restaurar a função motora e estabelecer a organização do trato corticoespinhal e dos mapas motores representacionais no córtex motor primário (Friel e Martin, 2007). A partir de uma perspectiva funcional, princípios da especificidade da prática sugerem que uma maneira de se alcançar melhoria do controle bimanual seria a prática direta da coordenação bimanual. Tal treinamento bimanual parece ser eficaz em adultos com hemiparesia (Rose e Weinsten, 2004; Cauraugh et al., 2009).

Recentemente, um treinamento funcional intensivo orientando à tarefa, apropriado para crianças, foi desenvolvido. O treinamento intensivo bimanual de mão-braço (Hand Arm Bimanual Intensive Training – HABIT) foi desenvolvido objetivando melhorar a quantidade e a qualidade de uso da extremidade superior acometida em atividades bimanuais (Charles e Gordon, 2006). O HABIT mantém os dois elementos principais da CIMT em crianças (prática estruturada intensiva e adaptações centradas para a criança *child-friendliness*), e, de forma similar, a CIMT envolve a criança em atividades bimanuais 6 horas/dia por 10 a 15 dias. Por outro lado, no HABIT nenhum tipo de restrição é utilizado. Assim, a coordenação bimanual das extremidades superiores é elicitada por meio de modificação das demandas da tarefa. Similar a outras abordagens de treinamento funcional, amplamente usadas na fisioterapia e na terapia ocupacional, o HABIT compreende treinamento orientado à tarefa para alcançar objetivos significativos para o indivíduo. Entretanto, essa técnica difere-se das abordagens convencionais, devido ao aumento importante da intensidade, à estruturação da prática e ao foco de resolução de problemas, que está voltado para encontrar estratégias de como usar a extremidade afetada durante o desempenho de tarefas bimanuais.

EVIDÊNCIAS CIENTÍFICAS

Evidências acerca da função manual de crianças com PC

Ao longo do século XX, as limitações motoras, especialmente da extremidade superior, eram consideradas estáticas e com pouco potencial para reabilitação. Assim, grande parte dos esforços estavam voltados para a minimização de disfunções em estruturas do corpo (p. ex., redução da espasticidade, prevenção de contraturas). Nas últimas décadas, entretanto, autores começaram a observar que indivíduos com PC poderiam apresentar ganhos no desempenho de tarefas motoras (Gordon, 2001). Estudos subsequentes apontaram duas linhas de evidência, identificando que as limitações motoras da criança com PC não são estáticas e podem ser melhoradas por meio da prática.

Primeiramente, estudos com crianças com PC apontaram que a função manual apresenta evolução ao longo do desenvolvimento. Holmefur e cols. (2009) estudaram o desenvolvimento longitudinal do uso bimanual de crianças com PC hemiparéticas. Elas foram acompanhadas ao longo de 4 a 5 anos, por meio do instrumento Assisting Hand Assessment (AHA), um instrumento de medida Rasch, que descreve como a extremidade superior afetada é utilizada como mão assistiva durante a realização de atividades bimanuais. Os autores observaram que a proficiência bimanual melhora durante o curso do desenvolvimento, mas a quantidade de mudança e a estabilização das habilidades dependeram dos escores do AHA aos 18 meses de vida. Crianças com hemiplegia com melhor função bimanual nos primeiros anos de vida desenvolveram habilidades motoras bimanuais com maior velocidade e alcançaram estabilização das mesmas de forma mais precoce, aos 3 anos de idade, em relação a crianças de pior função bimanual. Essas últimas apresentaram menor velocidade no ganho de habilidades e alcançaram estabilização aos 7 anos de vida. De forma interessante, o desenvolvimento do uso bimanual da extremidade superior difere do desenvolvimento das habilidades motoras grossas, nas quais crianças menos comprometidas alcançam a estabilização mais tardiamente (Rosenbaum et al., 2002).

Em estudo de acompanhamento ao longo de 13 anos, com crianças com PC de 6 a 8 anos de idade, também foi observado que a função manual apresenta evolução no decorrer do tempo (Eliasson et al., 2006). Os autores verificaram melhora na velocidade de uso das mãos, com diminuição do tempo necessário para completar tarefas do teste Jebsen-Taylor de função manual. Assim, crianças com PC apresentam evoluções em habilidades motoras finas e grossas ao longo do desenvolvimento, entretanto essas duas funções parecem desenvolver-se e alcançar platôs de estabilidade em diferentes momentos.

Uma segunda linha de investigação de que a função motora não é estática, advém de estudos sistemáticos acerca dos efeitos de práticas extensas, demonstrando que o desempenho motor pode ser melhorado com a prática (Kantak et al., 2008). Em um estudo desenvolvido por Gordon e Duff (1999), crianças com PC foram solicitadas a levantar um objeto de determinado peso, repetidamente, por 25 vezes. Embora o desempenho tenha sido considerado mais lento em relação ao de crianças típicas, as limitações nas capacidades manipulativas finas e na regulação de força apresentaram melhora por meio dessa prática extensa. Esses dados sugerem que o desempenho limitado inicial, se dá, pelo menos em parte, em decorrência da falta de uso da extremidade e que muitas limitações motoras previamente documentadas podem ter decorrido do fato de que prática insuficiente foi oferecida.

Da mesma forma, habilidades de manipulação dentro da mão (in-hand manipulation) parecem apresentar melhoria com a prática (Eliasson et al., 2003). Esses achados sugerem que a prática intensiva pode prover uma janela de oportunidade para melhoria funcional. Além disso, há o reconhecimento progressivo de que modificações em estruturas, como diminuição de espasticidade por meio de toxina botulínica, de forma isolada, não promovem melhoria da função manual (Rameckers et al., 2009) e que abordagens funcionais ou dirigidas à tarefa e ao condicionamento físico, provendo prática intensiva suficiente, promovem melhoria da função motora em crianças com PC (Ketelaar et al., 2001; Ahl et al., 2005; Gorter et al., 2009; Verschuren et al., 2009). Ao contrário de adultos, crianças com PC parecem beneficiar-se mais de instruções concretas do que de informações a respeito do desfecho do movimento (Van der Weel, 1991). O aprendizado motor, nesse caso, pode requerer *feedback* cuidadoso acerca do conhecimento do desempenho e uso de estratégias cognitivas para prover níveis de desempenho superiores (Thorpe e Valvano, 2002).

As duas linhas de evidência, portanto, contradizem o pressuposto clínico tradicional de que as limitações motoras da PC são estáticas. O uso da extremidade superior para o desempenho de tarefas pode ser modificado com a prática e ao longo do desenvolvimento. Além disso, o tratamento voltado para ganhos em função manual desses indivíduos pode repercutir na funcionalidade.

Evidências científicas acerca da aplicação da CIMT e do HABIT

No que se refere à aplicação da CIMT em pacientes adultos com hemiplegia decorrente de AVC, há forte evidência acerca da eficácia da técnica na promoção da função manual (Wolf et al., 2006; 2008). Embora seja fácil supor que a restrição seja parte essencial do tratamento, essa conclusão é equivocada, uma vez que o treinamento é de grande relevância. Um exemplo que demonstra a importância da prática foi descrito em estudo com modelo animal (Friel, não publicado). Um hemisfério do córtex motor de gatos foi provisoriamente inativado, com aplicação da substância química muscimol. Um grupo de gatos fez uso de restrição sem treinamento e o outro grupo recebeu o treinamento de 1 hora por dia, cinco vezes por semana, durante 4 semanas, associado ao uso da restrição. Os resultados indicaram que embora ambos os grupos fossem forçados a utilizar a extremidade afetada, apenas os gatos que receberam treinamento ativo específico obtiveram normalização da plasticidade funcional e sináptica.

A maioria das evidências científicas acerca da eficácia da CIMT está dirigida à aplicação da técnica na população adulta, sendo que os estudos com a população infantil são em menor número e com menor qualidade metodológica, apresentando níveis de evidência inferiores. Essa diferença decorre, principalmente, do fato de que a maioria dos estudos compreendeu estudos de caso ou pequenos grupos de intervenção, com protocolos variados.

Os estudos até então publicados têm reportado desfechos positivos da aplicação da CIMT em três níveis: uso da extremidade afetada, função bimanual e funcionalidade. Os ganhos em função unimanual referem-se à melhoria da qualidade e quantidade de uso da extremidade afetada e ao aumento da velocidade de execução de tarefas motoras (Charles e Gordon, 2006; Charles et al., 2006; DeLuca et al., 2006; Charles e Gordon, 2007; Wallen et al., 2008). Com relação aos desfechos de bimanualidade, observa-se melhoria no uso espontâneo da extremidade acometida em tarefas bimanuais (Eliasson et al., 2005; Wallen et al., 2008). No que se refere aos desfechos funcionais, foi possível observar ganhos em habilidades de autocuidado e em independência nesse domínio de função, após aplicação de protocolo de CIMT associado a treino funcional (Brandão et al., 2010).

Os estudos (revisados em Charles e Gordon, 2005; Hoare et al., 2007; Eliasson e Gordon, 2008) diferem na idade dos participantes (variando de 9 meses a 18 anos de idade), nos critérios de inclusão dos participantes (idade e comprometimento), na duração e na intensidade de tratamento (tratamentos de baixa intensidade, protocolos adaptados e protocolos de intervenção semelhantes aos de adultos), no tipo de restrição e nas medidas de desfecho. Embora as evidências não sejam conclusivas, todos os estudos reportaram desfechos positivos. Dessa forma, a CIMT pode ser considerada uma abordagem terapêutica promissora a ser utilizada em crianças com hemiplegia.

Com relação ao HABIT, até o presente momento, há dois estudos publicados que reportaram a eficácia da técnica. Um pequeno ensaio clínico randomizado (Gordon et al., 2007) foi realizado em 20 crianças com PC hemiplegia espástica, com idades entre 3,5 e 14 anos. Crianças submetidas à intervenção HABIT apresentaram aumento dos escores no teste AHA, enquanto as crianças do grupo de controle (sem tratamento) não apresentaram mudanças. Além disso, houve aumento da frequência de uso da extremidade afetada nas crianças do grupo submetido ao HABIT. No que se refere à coordenação bimanual, determinada por meio da análise cinemática de uma tarefa de abrir uma gaveta (Hung et al., 2004), crianças do grupo HABIT apresentaram melhoria na coordenação temporal do movimento das extremidades superiores após a intervenção.

Especificidade dos treinamentos

Os estudos mencionados oferecem evidências preliminares de que as abordagens intensivas dirigidas à promoção da função manual podem repercutir em melhorias de uso e coordenação da função bimanual em crianças com PC. O treinamento bimanual, sem o componente de restrição, exige movimentos manipulativos menos intensivos do que no protocolo de CIMT, uma vez que a extremidade superior afetada é utilizada como mão não dominante de assistência. Esta modificação diminui a eficácia da intervenção? Evidências refutam essa proposição. A eficácia das intervenções CIMT e HABIT foi recentemente comparada (Gordon et al., 2008). Nesse estudo, ambos os grupos apresentaram melhorias significativas similares após a implementação das intervenções, no que se refere à destreza manual, medida pelo Teste Jebsen-Taylor, à função bimanual, documentada pelo AHA e na frequência de uso da extremidade afetada, medida pela acelerometria. Esses resultados indicaram que a melhoria advinda da aplicação de programas intensivos de treinamento não depende do uso da restrição.

Um estudo randomizado, controlado com maior número de participantes, 42 crianças de 3,5 a 10 anos de idade (randomizadas em grupos CIMT em HABIT) foi recentemente finalizado (Gordon et al., não publicado). Foi observada extensa redução do tempo para execução do Teste Jebsen-Taylor em ambos os grupos (50% maior do que o reportado durante o desenvolvimento natural, ao longo de 13 anos (Eliasson et al., 2006) (Fig. 18.2A). Além disso, melhorias nos escores do AHA sugerem que ambas as técnicas de treinamento resultaram no uso mais efetivo da extremidade afetada como mão de assistência (Fig. 18.2B). Estes ganhos não dependeram do lado ou da gravidade da hemiparesia. Além disso, ao contrário do que foi reportado por Kunke et al. (2008), a extensão da presença de movimentos espelhados não influenciou a eficácia das técnicas.

Esses resultados sugerem que todas as crianças se beneficiam igualmente dos treinamentos CIMT e HABIT? Embora não tenha sido observada diferença entre grupos ou preditores de desfecho, não significa que esses fatores não devem ser considerados individualmente. Além disso, foi possível observar que,

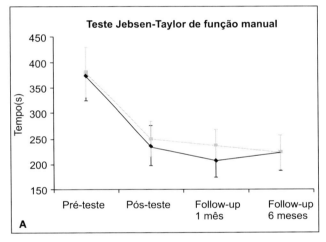

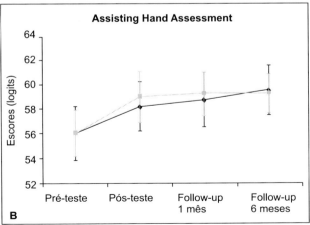

Fig. 18.2. A. Tempo médio para completar seis tarefas do Teste Jebsen-Taylor de Função Manual de 21 crianças antes e após a implementação da CIMT e de 21 crianças antes e após o HABIT. **B.** Escores do Assisting Hand Assessment (*logit*) dos dois grupos do estudo (Gordon et al. não publicado).

quando se consideraram objetivos que são importantes para cuidadores e crianças, bem como as estratégias de coordenação do movimento, diferenças entre as duas técnicas começaram a emergir. Especificamente, cuidadores foram solicitados a identificar um objetivo funcional e um objetivo relacionado com brincar, de maior importância para suas crianças, antes de saberem a qual grupo de treinamento ela iria pertencer. Mais de 80% dos pais selecionaram objetivos que envolviam o uso bimanual. Crianças em ambos os grupos alcançaram seus desfechos esperados, medidos pelo Goal Attainment Scale (GAS). As do grupo HABIT, entretanto, obtiveram progressos de maior magnitude em seus objetivos (Fig. 18.3A e B). Corroborando com esses resultados, em um estudo com 18 das 42 crianças, nove participantes do grupo CIMT e 9 do grupo HABIT, foi realizada aplicação da Medida Canadense de Desempenho Funcional (COPM) com os pais das crianças, antes e após o período de intervenção, para observar a percepção dos cuidadores acerca do desempenho e satisfação dos mesmos acerca dos objetivos funcionais significativos (Brandão et al., não publicado). Embora em ambos os grupos (CIMT e HABIT) observaram-se melhoria dos escores de desempenho e satisfação nos objetivos funcionais delimitados pelos pais, os do grupo HABIT reportaram melhorias superiores com relação ao desempenho de seus filhos, em relação aos pais de crianças do grupo CIMT. Assim, parece haver especificidade funcional do treinamento.

Há possibilidade, também, de especificidade do treinamento na coordenação do movimento. Durante a tarefa de abrir a gaveta com a mão menos afetada, alcançar e manipular o objeto com a mão acometida, crianças que receberam a intervenção CIMT ou HABIT apresentaram ganhos na sobreposição de uso das mãos e houve diminuição da duração do tempo entre abrir a gaveta e manipular os objetos (Hung e Gordon, não publicado). O grupo HABIT, entretanto, apresentou melhorias superiores na sobreposição de uso das mãos e maior sincronização da ação em relação ao grupo CIMT. Esses resultados suportam a importância da especificidade de treinamento e que o treino bimanual pode ser mais benéfico para prover aspectos espaciais e temporais do controle bimanual. Assim, a individualização das tarefas treinadas deve ser considerada.

IMPLEMENTAÇÃO DA TÉCNICA

Avaliação

A utilização de uma ampla variedade de medidas de desfechos para caracterizar a função manual e a funcionalidade de crianças antes e após a intervenção é de grande importância. Testes devem ser escolhidos para capturar mudanças em função unimanual, bimanual e na percepção de pais/cuidadores acerca do uso da extremidade superior acometida, como resultado da intervenção. Os testes devem ser realizados por um único avaliador para reduzir erros de medida e devem ser também filmados para posterior revisão.

A escolha de medidas clínicas é difícil e os terapeutas devem considerar o objetivo do tratamento (o que é esperado que mude), a quantificação da mudança esperada e a extensão na qual cada teste é desenvolvido de forma apropriada. Além disso, deve-se observar a especificidade do teste para a população testada, a validade do instrumento, bem

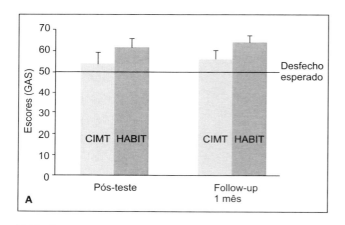

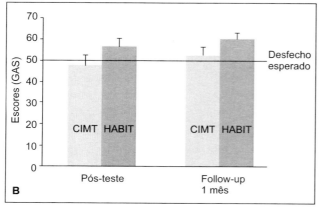

Fig. 18.3. Escores do Goal Attainment Scale (GAS) de 21 crianças submetidas a CIMT e de 21 crianças submetidas ao HABIT para (**A**) objetivo funcional e (**B**) objetivo do brincar (Gordon et al., não publicado).

como a sensibilidade para detectar mudanças. Considerações adicionais incluem os níveis de funcionalidade a serem analisados, descritos pela Classificação Internacional de Funcionalidade, Incapacidade e Saúde (CIF). A seguir, seguem algumas medidas que parecem ser úteis para documentar mudanças decorrentes das intervenções.

Teste Jebsen-Taylor de função manual

Trata-se de um teste estandardizado amplamente utilizado para avaliação da função manual (Jebsen et al., 1969). Mede o tempo para completar uma bateria de atividades unimanuais. É análogo ao Wolf Motor Function Test, mas foi estandardizado para crianças. As tarefas do teste incluem virar cartas, colocação de pequenos objetos, simulação de alimentação, empilhamento de peças, apreender, transportar e soltar objetos leves e pesados. O tempo total para completar todas as tarefas é utilizado como escore final, embora escores de subitens possam também ser utilizados. Este teste foi desenvolvido para avaliar aspectos amplos da função manual na rotina diária, para ser facilmente administrado em curto período de tempo e para utilizar materiais facilmente disponíveis (Jebsen et al., 1969). Índices de confiabilidade e efeitos da prática foram estabelecidos em crianças com desenvolvimento típico e naquelas com prejuízos estáveis na função manual, incluindo as com PC. Coeficientes de confiabilidade variaram entre 0,88 e 0,97 para a mão dominante e entre 0,95 e 0,99 para a mão não dominante de crianças com deficiência na função manual (Taylor et al., 1973). O teste é uma medida de destreza manual baseada na capacidade da criança. Entretanto, limitações incluem a extensão na qual é relevante que a mão afetada apresente maior destreza em tarefas unimanuais, uma vez que essas crianças possuem uma mão não comprometida, que é bastante funcional para tais atividades. Além disso, atenção e motivação da criança são aspectos importantes a serem considerados no "melhor desempenho".

The assisting hand assessment (AHA)

O AHA é um teste para medir e descrever a eficácia na qual a criança com uma incapacidade unilateral (como hemiplegia ou paralisia braquial obstétrica) faz uso de sua mão comprometida (mão assistiva) no desempenho de atividades bimanuais (Krumlinde-Sundholm e Eliasson, 2003; Krumlinde-Sundholm e Eliasson, 2007). O AHA é conduzido por meio de pontuação de habilidades observadas durante uma situação de desempenho contextualizado (brincar). É um teste estandardizado e referenciado ao critério. A análise Rasch de itens do AHA estabeleceu sua validade para todos os itens dentro do intervalo de confiança de 99% (Krumlinde-Sundholm e Eliasson, 2003). Índices de confiabilidade também são excelentes (intraexaminadores 0,97; interexaminadores 0,99 (Holmefur et al., 2007). Além disso, o AHA é sensível a mudanças decorrentes de intervenções de alta intensidade (Eliasson et al., 2005). A avaliação mede a qualidade na qual a criança usa a extremidade acometida em tarefas bimanuais, com a soma de escores podendo variar entre 22 e 88 (escores mais altos indicando maior habilidade). O teste é filmado para ser pontuado posteriormente. Uma vez que o objetivo da CIMT e do treino bimanual deve ser aprimorar o uso da mão não dominante, tornando-a mais efetiva no contexto de tarefas funcionais bimanuais, este teste é útil para capturar como a criança escolhe utilizar a mão comprometida. O teste necessita de treinamento formal (informações: www.ahanetwork.se).

Acelerometria

O AHA avalia a qualidade do uso bimanual da criança, mas não quantifica a frequência na qual cada mão é utilizada durante a realização da tarefa. Medidas de acelerometria têm se mostrado úteis na quantificação da frequência de movimento da extremidade superior como um índice para tratamento de pacientes em reabilitação (Uswatte et al., 2000; Uswatte et al., 2005; Uswatte et al., 2006). Os indivíduos podem usar um monitor de atividade em cada punho. Essas unidades são de tamanho e massa aproximados a de um relógio de pulso. Os acelerômetros podem ser colocados no punho e presos com faixas de velcro. As unidades de armazenamento somam valores em RAM, com *download* subsequente em computadores. O entendimento da frequência de uso da mão acometida em atividades da rotina diária é um importante desfecho. Entretanto, uma limitação a ser considerada é que o repertório de atividades da criança pode ser extremamente variado ao longo da rotina (dias de semana *versus* fim de semana), da temperatura do ambiente (atividades dentro de casa *versus* atividades externas), dos pares e até a extensão nas quais as acelerações são causadas por movimento da extremidade superior, movimentos de todo o corpo (por ex., marcha) ou mesmo de transporte (por ex., carros, bicicletas). O monitoramento cuidadoso das atividades é necessário, o que pode ser incômodo e trabalhoso. Considerando essa variabilidade, os acelerômetros necessitariam ser usados por longos períodos (pelo menos alguns dias). Com base nessas limitações, utilizamos os dispositivos durante o desempenho do AHA, para medir a frequência de uso da extremidade durante uma atividade livre do brincar. Essas medidas mostraram ser independentes da qualidade de movimento avaliado no AHA (escores do AHA, Gordon et al., 2007).

Children's hand experience questionnaire (CHEQ)

Trata-se de um questionário de 31 itens, dirigido a crianças com PC do tipo hemiplegia espástica. Avalia a percepção da criança acerca do uso habilidoso da mão comprometida em atividades bimanuais da rotina diária. As questões também envolvem características como habilidade, tempo, esforço e a extensão na qual a criança pode ficar incomodada com a sua dificuldade para desempenhar determinada atividade. Validade e confiabilidade foram reportadas e os resultados são processados por meio da análise Rasch (Skold et al., 2009).

ABILHAND-Kids

De forma similar, o ABILHAND-Kids é uma medida de habilidade manual de crianças com disfunções em uma extremidade superior (Arnould et al., 2004). A escala mede a habilidade do indivíduo para lidar com atividades da rotina diária que exigem o uso dos membros superiores, quaisquer que sejam as estratégias envolvidas. O ABILHAND-Kids foi validado para crianças com PC, de idade entre 6 e 15 anos. O questionário consiste em 21 atividades manuais que são avaliadas de acordo com a percepção dos pais. Cada item é respondido em uma escala de três níveis (impossível, difícil, fácil) e os resultados são processados por meio da análise Rasch. A dificuldade do item aumenta com a progressão do comprometimento bimanual. A confiabilidade teste-reteste foi estabelecida em R = 0,91 (Arnould et al., 2004).

Goal-Attainment Scale (GAS)

Apesar de haver vários testes que medem a função motora grossa de crianças com PC, ainda há medidas sensíveis a mudanças relacionadas com as habilidades manipulativas finas. Entretanto, é possível utilizar medidas que possam ajudar os terapeutas a definir objetivos funcionais específicos que sejam significativos para a criança e sua família, como a COPM (descrita no Capítulo 4, *Terapia Ocupacional na Paralisia Cerebral*) e o GAS. O GAS é uma avaliação orientada com o objetivo de examinar os desfechos de tratamento e descrever o processo no qual cada objetivo pode ser incrementado ao longo do processo terapêutico. O objetivo pode ser definido pelo cuidador ou pela criança mais velha. A extensão de seu alcance é pontuada em uma escala de 5 pontos para cada objetivo, com cada ponto representando um objetivo específico, organizado em uma série ordenada de possíveis desfechos (Kiresuk et al., 1982). Assim, o GAS permite a definição individualizada do problema e utiliza o cliente como seu próprio controle (Kiresuk e Lund, 1978), promovendo base para a estruturação de alguns aspectos da prática. O índice de confiabilidade teste-reteste do GAS foi de 0,83 de avaliadores, variando entre 0,66 e 0,81 (Kiresuk & Lund, 1978).

PEDI (Inventário de Avaliação Pediátrica de Incapacidade)

Um importante desfecho a ser avaliado decorrente da aplicação de técnicas de alta intensidade refere-se à funcionalidade da criança em casa. Instrumentos direcionados à avaliação das habilidades da criança e independência do cuidador podem oferecer medidas que documentem a transferência do ganho de habilidades de função manual para sua maior participação nas atividades da rotina diária (Haley et al., 1992; Mancini, 2005). A escala de habilidades funcionais e a de independência do cuidador em autocuidado podem ser utilizadas para tais observações. O PEDI é descrito no Capítulo 4, *Terapia Ocupacional em Paralisia Cerebral*.

Intervenção

CIMT

A implementação da CIMT envolve a restrição da extremidade não afetada, associada ao treinamento intensivo da extremidade acometida. Diver-

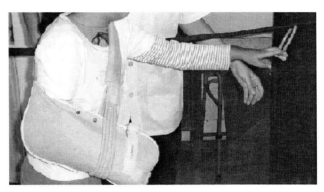

Fig. 18.4. Uso da tipoia com fechamento na extremidade distal, para restrição da extremidade não afetada.

sos tipos de restrição podem ser utilizados, desde a restrição física feita pelo terapeuta, a gessos ou talas, *splints*, luvas e tipoias. Um recurso bastante utilizado é a tipoia de *cotton* com a extremidade final costurada (Fig. 18.4). A vantagem de seu uso é que, ao contrário do gesso ou da tala, esta restrição é muito confortável, mesmo em ambientes mais quentes, e as crianças são capazes de ajustar-se ao uso de forma mais rápida. Entretanto, a tipoia somente deve ser utilizada em situação de supervisão contínua, uma vez que respostas de proteção da extremidade não afetada estarão diminuídas no caso de uma possível queda. Uma luva pode ser uma restrição mais adequada nos casos em que a supervisão constante não é possível.

O tempo de uso da restrição também é um elemento que deve ser considerado para a população infantil. Embora na população adulta esse uso compreenda todo o dia, sendo retirado somente para dormir e em atividades de higiene, na população infantil o uso da restrição, em ambiente não supervisionado diretamente, pode repercutir em sentimentos de frustração no desempenho de atividades e comprometer a segurança da criança. Assim, grande parte dos estudos tem proposto sua utilização somente durante o período de intervenção (Eliasson et al., 2005; Charles e Gordon, 2006; Charles et al., 2006; Charles e Gordon, 2007; Wallen et al., 2008).

Com relação ao treinamento intensivo da extremidade afetada, deve-se considerar o tempo de intervenção e os procedimentos utilizados na população infantil. Conforme descrito anteriormente, diferentes protocolos, com durações que variam de 2 horas (Eliasson et al., 2005, Wallen et al., 2008) a 6 horas diárias (Charles e Gordon, 2006; Charles et al., 2006; Charles e Gordon, 2007; Wallen et al., 2008) foram propostos por diferentes autores. A maior parte deles vem investigando a implementação de protocolos que totalizam 60 horas de treinamento.

Durante a intervenção, a criança é envolvida em uma rotina de atividades estruturadas, que são específicas para as necessidades e os interesses da criança, com graduação progressiva da dificuldade da tarefa (Gordon et al., 2005). Este treinamento envolve a utilização de atividades funcionais de vida diária e do brincar, que são desempenhadas com uso exclusivo da extremidade afetada. Para tanto, dois tipos de prática estruturada podem ser utilizadas: o *shaping* e a prática repetida da tarefa. O *shaping*, conforme descrito anteriormente, consiste na realização de movimentos específicos em uma atividade, de acordo com restrições temporais ou espaciais. Cada movimento-alvo, em determinada atividade, é realizado em cinco tentativas de 30 segundos. À medida que a criança apresenta melhor desempenho, o nível de dificuldade é aumentado em relação a aspectos temporais ou espaciais, de acordo com as habilidades da criança e as demandas da tarefa. A prática repetida da tarefa compreende o uso da extremidade afetada em uma atividade do contexto funcional de autocuidado ou brincar.

A organização das atividades pode seguir uma rotina diária, favorecendo a adesão da criança aos procedimentos de intervenção. Essa rotina inclui o uso de diversas tarefas do repertório funcional da criança, como atividades da vida diária, como vestir, alimentação, higiene pessoal e preparação de alimentos, atividades de destreza manual/manipulativas, como tarefas de encaixe, pranchas de alinhavo, blocos construtivos, peças com ímãs, Legos, massinha, jogos de tabuleiro e jogos de cartas, que incluam ações como alcançar, apreender e soltar objetos, atividades motoras grossas, como boliche, bola na cesta e basquete (Fig. 18.5).

HABIT

A implementação do HABIT segue a mesma duração e intensidade da CIMT, ou seja, atendimentos diários de 6 horas, ao longo de 10 a 15 dias, totalizando 60 a 90 horas de treinamento. Nessa modalidade de intervenção, a criança é envolvida em atividades que necessitam do uso das duas mãos. As tarefas são selecionadas considerando os principais problemas motores da criança e o papel do membro superior acometido na atividade (p. ex., assistivo ativo ou passivo, estabilizador, manipulador) (Charles e Gordon, 2006).

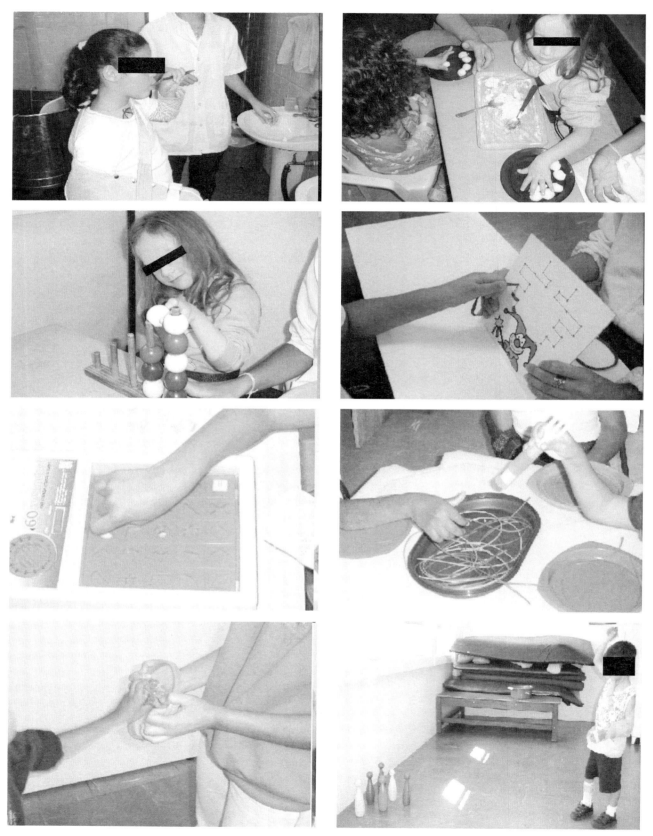

Fig. 18.5. Exemplos de tarefas realizadas durante a implementação da CIMT: atividades de autocuidado, destreza manual, jogos e atividades motoras grossas.

As atividades bimanuais são graduadas de acordo com as habilidades de cada criança, para permitir sucesso no desempenho das tarefas e aumento do nível de dificuldade de acordo com as melhorias apresentadas, como aumento da complexidade da tarefa, da velocidade ou da precisão. As restrições para graduação das tarefas são modificadas de acordo com os movimentos-alvo e com os ganhos sucessivos da criança no uso de ambas as mãos. Para tanto, almeja-se o uso ativo da extremidade acometida, de acordo com as demandas da tarefa (p. ex., estabilização, suporte ou manipulação). A criança é instruída, no início da realização da atividade, a como utilizar a mão comprometida e a não fazer uso de estratégias compensatórias (p. ex., uso exclusivo da extremidade não acometida). Nessa modalidade de intervenção, o terapeuta não deve restringir fisicamente o uso da extremidade não acometida.

A prática estruturada, utilizada no emprego desta técnica, consiste no uso de prática de tarefas completas e prática de parte das tarefas. A prática da tarefa completa compreende o desempenho de atividades contextualizadas, nas quais os movimentos almejados e a coordenação são praticados e utilizados para desempenhar uma atividade funcional. A prática de parte das tarefas refere-se à execução de movimentos específicos, como movimentos simétricos bimanuais. Cada atividade da prática de parte da tarefa é completada em uma série de cinco tentativas de 30 segundos, com aumento da complexidade de acordo com a melhoria do desempenho da criança.

Da mesma maneira como ocorre na CIMT, a estruturação da rotina de atendimento pode facilitar a adesão da criança ao tratamento, uma vez que as atividades são previamente estabelecidas em uma rotina diária de intervenção (Fig. 18.6). Além disso, estratégias de motivação e reforço positivo também podem ser utilizadas durante o programa de intervenção.

CASO CLÍNICO

A, 10 anos e 3 meses, é filho único de mãe divorciada. Apresenta diagnóstico de paralisia cerebral, hemiplegia espástica à direita, GMFCS nível I e MACS nível I. A criança passa a maior parte do tempo em companhia de uma cuidadora. Nos fins de semana, visita a casa da avó, onde realiza atividades ao ar livre, como andar de bicicleta e jogar beisebol. Frequenta escola regular, mas apresenta dificuldades de socialização e atenção, interferindo no desempenho das atividades escolares. Apresentava comportamento tímido, com alguns sintomas depressivos. Segundo relato da mãe, a criança utilizava a mão direita somente quando era extremamente necessário e com constante orientação para uso. A. faz acompanhamento semanal de fisioterapia (uma vez por semana) e terapia ocupacional (duas vezes por semana).

Durante a avaliação pré-intervenção, foram utilizados os testes Jebsen-Taylor de função manual, o AHA, COPM, GAS e PEDI. Das cinco principais demandas da mãe, reportadas na COPM, quatro estavam relacionadas com atividades de autocuidado, como uso de faca na alimentação, abotoar, amarrar cadarço, colocar sapatos, calçar luvas. Uma atividade escolar, a de cortar papel, foi também mencionada entre as mais importantes. Na escolha das atividades funcionais, utilizado o GAS, a tarefa de alimentação (uso de faca) foi mais uma vez mencionada pela mãe e o objetivo relacionado ao brincar referiu-se à tarefa de jogar beisebol, na qual a criança joga a bola com uma mão e a apreende com a outra.

Com relação ao AHA, as principais dificuldades de Antonio estavam centradas na calibração da força durante a preensão de objetos e no reajustamento de objetos na mão, uma vez que apresentava evidente fraqueza e dificuldades de iniciação e alcance com a extremidade afetada.

A intervenção HABIT foi realizada com a criança, com atendimentos de 6 horas diárias, ao longo de 15 dias, totalizando 90 horas de intervenção. Inicialmente, A apresentou-se apreensivo em relação ao tratamento, não interagindo de forma consistente com o terapeuta e as outras crianças presentes. Entretanto, ao final da primeira semana, já demonstrava satisfação e motivação para uso da extremidade acometida e solicitava atividades que exigiam desafios progressivos. A família relata que, ao longo do processo de intervenção, a criança passou a utilizar a extremidade acometida nas diferentes tarefas de autocuidado e do brincar, sem necessidade de solicitação verbal de adultos.

No Quadro 18.1 podem ser vistos os escores da criança nos momentos pré e pós-intervenção, além das medidas de 1 mês e 6 meses de *follow-up*, nas variáveis investigadas. Observando os resultados apresentados, é possível observar que a criança apresentou melhorias importantes com relação ao uso da extremidade aco-

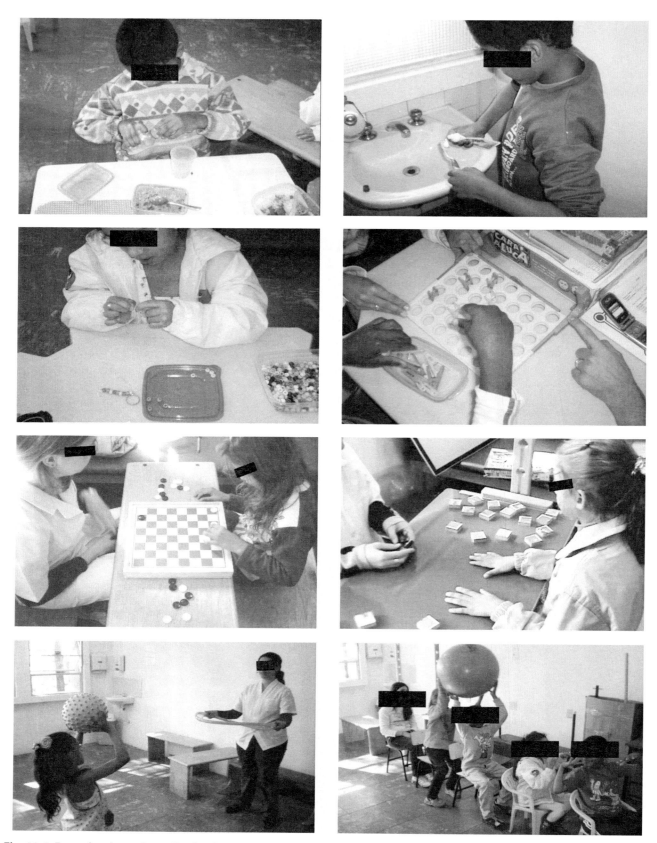

Fig. 18.6. Exemplos de tarefas realizadas durante a implementação do HABIT: atividades de autocuidado, destreza manual, jogos e atividades motoras grossas.

Quadro 18.1. Resultados da avaliação de desfechos relacionados com a função unimanual (Teste Jebsen-Taylor de Função Manual), função bimanual (AHA), percepção dos cuidadores acerca do desempenho da criança (COPM) e alcance de objetivos funcionais (GAS).

Medidas	Pré-intervenção	Pós-intervenção	Follow-up 1 mês	Follow-up 6 meses
Teste Jebsen-Taylor	124,7 s	78,15 s	51,55 s	39,37 s
AHA	58	66	61	63
COPM-desempenho	4,4	5,8	–	–
COPM-satisfação	4,0	6,4	–	–
GAS-objetivo: alimentação	Não se aplica	70	70	70
GAS-objetivo: beisebol	Não se aplica	60	70	70

Escores de GAS: 50 = criança alcançou esperado, 60 = criança alcançou objetivo de forma superior ao esperado, 70 = criança alcançou o objetivo de forma muito superior ao esperado.

metida, após a intervenção, em três níveis de função: uso unimanual da extremidade (destreza manual), uso bimanual e funcionalidade. Ao final do processo de intervenção, a mãe relatou que A estava mais consciente da possibilidade de uso da mão direita, apresentando espontaneidade de uso dessa extremidade em diferentes tarefas de sua rotina.

CONCLUSÃO

Os resultados dos diferentes estudos sugerem que crianças com PC beneficiam-se de treinamentos intensivos. Uma vez que esses protocolos estão direcionados ao treino funcional, as características específicas que promovem essas mudanças ainda não são conhecidas. Embora o elemento de alta intensidade não seja compatível com a frequência de serviços usualmente oferecidos em reabilitação, este parece ser o elemento-chave de mudança. Essa proposição necessita ser testada com grupos de controle que recebam a mesma intensidade de terapia "convencional". Entretanto, mesmo com os elementos corretos, a intensidade é de extrema importância (Schertz e Gordon, 2009).

Os resultados até então disponíveis sugerem que é necessário que o terapeuta estabeleça os objetivos de tratamento *a priori*, para depois escolher o protocolo de treinamento apropriado para alcançá-los. Nesse capítulo, apontamos evidências de que o treino de habilidades bimanuais e unimanuais pode promover ganhos em função manual. Embora melhorias substanciais sejam observadas após adoção de treinamento intensivo, as deficiências motoras persistem. As abordagens centradas nessas limitações devem ser integradas, em vez de serem substituídas por abordagens centradas na tarefa, nas práticas de reabilitação.

Embora observe-se melhoria importante na função manual, decorrente da aplicação do treinamento unimanual ou do bimanual, faz-se necessária a investigação em maior número de indivíduos e com uso de medidas de acompanhamento a longo prazo. Além disso, ainda não se sabe se essas intervenções são benéficas para todas as crianças com hemiplegia, sendo importante considerar a idade e a gravidade de comprometimento da função manual. Fatores centrados na criança, como lado e localização da lesão, questões relacionadas com a intervenção, como equilíbrio entre prática total *versus* prática de parte da tarefa, intensidade e duração ótimas, e fatores relacionados com as formas de documentação dos desfechos devem ser considerados para a definição da estratégia de intervenção mais eficaz. Finalmente, os mecanismos neurais (p. ex., plasticidade) e comportamentais devem ser investigados para melhor entendimento dos mecanismos de atuação dessas técnicas.

AGRADECIMENTOS

Este trabalho foi financiado pela Thrasher Research Fund. Agradecemos Kathleen Friel e Ya-Ching Hung por fornecerem dados não publicados.

BIBLIOGRAFIA

Ahl LE, Johansson E, Granat T, Carlberg EB. Functional therapy for children with cerebral palsy: an ecological approach. Dev Med Child Neurol. 2005; 47:613-9.

Bax M, Goldstein M, Rosenbaum P, Leviton A et al. Proposed definition and classification of cerebral palsy. Dev Med Child Neurol, 2005; 47:571-6.

Bouza H, Dubowitz L, Rutherford M, Pennock JM. Prediction of outcome in children with congenital hemiplegia: a magnetic resonance imaging study. Neuropediatrics (Stuttgart), 1994; 25:60.

Boyd RN, Morris ME, Graham HK. Management of upper limb dysfunction in children with cerebral palsy: a systematic review. Eur J Neurol, 2001;8(Suppl 5):150-66.

Brandão MB, Mancini MC, Vaz DV, Melo APP, Fonseca ST. Adapted version of constraint induced movement therapy promotes functioning in children. Clin Rehabil.2010; (In press.)

Brandão MB, Gordon AM, Mancini MC. (In preparation.)

Brown JK, Rensburg van E, Walsh G, Lakie M, Wright GW. A neurological study of hand function of hemiplegic children. Developmental Medicine and Child Neurology 1987; 29:287

Carr J, Shephert RB. A motor learning model for stroke rehabilitation. Physiotherapy 1989; 75:372-80.

Cauraugh JH, Coombes SA, Lodha N, Naik SK, Summers JJ. Upper extremity improvements in chronic stroke: coupled bilateral load training. Restor Neurol Neurosci. 2009; 27:17-25.

Charles J, Gordon AM. A critical review of constraint-induced movement therapy and forced use in children with hemiplegia. Neural Plast. 2005; 12:245-61.

Charles J, Wolf SL, Schneider JA, Gordon AM. Efficacy of a child-friendly form of constraint-induced movement therapy in hemiplegic cerebral palsy: a randomized control trial. developmental medicine and child neurology 2006;48:635-42.

Charles J, Gordon AM. Development of hand-arm bimanual intensive training (HABIT) for improving bimanual coordination in children with hemiplegic cerebral palsy. Dev Med Child Neurol. 2006; 48:931-6.

Charles JR, Gordon AM. A repeated course of constraint-induced movement therapy results in further improvement. Dev Med Child Neurol. 2007; 49:770-3.

Cioni G, Sales B, Paolicelli PB, Petacchi E, Scusa MF, Canapicchi R. MRI and clinical characteristics of children with hemiplegic cerebral palsy. Neuropediatrics 1999; 30:249-55.

DeLuca SC, Echols K, Charles RL, Ramey SL. Intensive pediatric constraint-induced therapy for children with cerebral palsy: randomized, controlled, crossover trial. J Child Neurol, 2006; 21:931-38.

Eliasson AC, Krumlinde-Sundholm L, Shaw K, Wang C. Effects of constraint-induced movement therapy in young children with hemiplegic cerebral palsy: an adapted model. Dev Med Child Neurol. 2005; 47:266-75.

Eliasson AC, Forssberg H, Hung YC, Gordon AM. Development of hand function and precision grip control in individuals with cerebral palsy: a 13-year follow-up study. Pediatrics. 2006; 118:e1.226-36.

Eliasson AC, Bonnier B, Krumlinde-Sundholm L. Clinical experience of constraint induced movement therapy in adolescents with hemiplegic cerebral palsy–a day camp model. Dev Med Child Neurol. 2003; 45:357-9.

Eliasson AC, Gordon AM. Constraint-induced movement therapy for children with hemiplegia. In: Eliasson AC, Burtner P (eds.). Improving hand function in children with cerebral palsy: theory, evidence and intervention. Clinics in Developmental Medicine. London: MacKeith Press, 2008:308-19.

Eyre JA. Corticospinal tract development and its plasticity after perinatal injury. Neurosci Biobehav Rev. 2007; 31:1.136-49.

Friel KM, Martin JH. Bilateral activity-dependent interactions in the developing corticospinal system. J Neurosci. 2007; 27:1.183-90.

Friel KM, unpublished manuscript, 201.0

Gordon AM. Development of hand motor control. In: Kalverboer AF, Gramsbergen A (eds.). Handbook of Brain and Behaviour in Human Development. Dordrecht: Kluwer Academic Publishers, 2001:513-37.

Gordon AM, Charles J, Wolf SL. Methods of constraint-induced movement therapy for children with hemiplegic cerebral palsy: development of a child-friendly intervention for improving upper-extremity function. Arch Phys Med Rehabil. 2005; 86: 837-44.

Gordon AM, Friel K. Intensive training of upper extremity function in children with cerebral palsy. In: Hermsdoerfer J, Nowak DA (eds.). Sensorimotor control of grasping: physiology and pathophysiology. Cambridge: Cambridge University Press, 2009.

Gordon AM, Duff SV. Fingertip forces during object manipulation in children with hemiplegic cerebral palsy. I: anticipatory scaling. Dev Med Child Neurol. 1999; 41:166-75.

Gordon AM, Steenbergen B. Bimanual coordination in children with cerebral palsy: In: Eliasson AC, Burtner P (eds.). Improving hand function in children with cerebral palsy: theory, evidence and intervention. Clinics in Developmental Medicine. London: MacKeith Press, 2008:160-75.

Gordon AM, Charles J, Schneider JA, Chinnan A. Efficacy of a hand-arm bimanual intensive therapy (HABIT) for children with hemiplegic cerebral palsy: a randomized control trial. Developmental Medicine and Child Neurology, 2007; 49:830-8.

Gordon AM, Chinnan A, Gill S, Petra E, Hung YC, Charles J. Both constraint-induced movement therapy and bimanual training lead to improved performance of upper extremity function in children with hemiplegia. Developmental Medicine and Child Neurology 2008; 50:957-8.

Gordon AM., Hung YC, Brandao M, Petra E, Chinnan A, Friel K, Charles J (In preparation).

Gorter H, Holty L, Rameckers EE, Elvers HJ, Oostendorp RA. Changes in endurance and walking ability through functional physical training in children with cerebral palsy. Pediatr Phys Ther. 2009; 21:31-7.

Haley SM, Coster WJ, Ludlow LH et al. Pediatric Evaluation of Disability Inventory (PEDI). Boston: New England Medical Center Hospitals, 1992.

Himmelmann K, Hagberg G, Beckung E, Hagberg B, Uvebrant P. (2005) The changing panorama of cerebral palsy in Sweden. IX. Prevalence and origin in the birth-year period 1995-1998. Acta Paediatr. 2005; 94:287-94.

Hoare B, Imms C, Carey L, Wasiak J. Constraint-induced movement therapy in the treatment of the upper limb in children with hemiplegic cerebral palsy: a Cochrane systematic review. Clin Rehabil. 2007; 21:675-85.

Holmefur M, Krumlinde-Sundholm L, Eliasson AC. Interrater and Intrarater reliability of the assisting hand assessment. AM J Occ Ther, 2007; 61:80-5.

Holmefur M, Krumlinde-Sundholm L, Bergström J, Eliasson AC. Longitudinal development of hand function in children with unilateral cerebral palsy. Dev Med Child Neurol. 2009; (In press).

Hung YC, Charles J, Gordon AM. Bimanual coordination during a goal-directed task in children with hemiplegic cerebral palsy. Dev Med Child Neurol 2004; 46:746-53.

Hung YC, Gordon AM, (In preparation.)

Jebsen RH, Taylor N, Trieschmann RB. Objective and standardized test of hand function. Archives of Physical Medicine and Rehabilitation 1969; 50:311-9.

Kantak SS, Sullivan KJ, Burtner P. Motor learning in children with cerebral palsy: implications for rehabilitation. In: Eliasson AC, Burtner P, (eds.). Improving hand function in children with cerebral palsy: theory, evidence and intervention. Clinics in Developmental Medicine, London: MacKeith Press, 2008; 260-75.

Ketelaar M, Vermeer A, Hart H, van Petegem-van Beek E, Helders PJ. Effects of a functional therapy program on motor abilities of children with cerebral palsy. Phys Ther. 2001; 81:1.534-45.

Kiresuk TJ, Lund SH. Goal Attainment scaling. In: Attkisson CC, Hargreaves WA, Horowitz MJ, Sorensen JE (eds.). Evaluation of human service programs. Academic Press, 1978:341-70.

Kiresuk TJ, Lund SH, Larsen NE. Measurement of goal attainment in clinical and health care programs. Drug Intell Clin Pharm 1982; 16:145-53.

Krumlinde-Sundholm L, Eliasson AC. Development of the assisting hand assessment: a Rasch-built measure intended for children with unilateral upper limb impairments. Scand J Occup Ther 2007; 10:16-26.

Krumlinde-Sundholm L, Holmefur M, Kottorp A, Eliasson AC. The assisting hand assessment: current evidence of validity, reliability and responsiveness to change. Dev Med Child Neurol. 2007; 49:259-65.

Kuhnke N, Juenger H, Walther M, Berweck S, Mall V, Staudt M. Do patients with congenital hemiparesis and ipsilateral corticospinal projections respond differently to constraint-induced movement therapy? Dev Med Child Neurol. 2008; 50:898-903.

Mancini MC. Inventário de avaliação pediátrica de incapacidade (PEDI) – manual da versão brasileira adaptada. Belo Horizonte: Editora UFMG, 2005.

Martin JH, Choy M, Pullman S, Meng Z. Corticospinal system development depends on motor experience. J Neurosci. 2004; 24:2.122-32.

Martin JH, Friel KM, Salimi I, Chakrabarty S. Activity- and use-dependent plasticity of the developing corticospinal system. Neurosci Biobehav Rev. 2007; 31:1.125-35.

Okumura A, Kato T, Kuno K, Hayakawa F, Watanabe K. MRI findings in patients with spastic cerebral palsy. II: correlation with type of cerebral palsy. Developmental Medicine and Child Neurology 1997; 39:369.

Ostendorf CG, Wolf SL. Effect of forced use of the upper extremity of a hemiplegic patient on changes in function. A single-case design. Phys Ther. 1981; 61:1.022-8.

Panyan MC. How to use shaping. Lawrence, Kansas: H & H Enterprises, 1980.

Arnould C, Penta M, Renders A, Thonnard JL. ABILHAND-Kids: a measure of manual ability in children with hemiplegia. Neurol, 2004; 63:1.045-52.

Rameckers EA, Speth LA, Duysens J, Vles JS, Smits-Engelsman BC. Botulinum toxin-a in children with congenital spastic hemiplegia does not improve upper extremity motor-related function over rehabilitation alone: a randomized controlled trial. Neurorehabil Neural Repair. 2009; 23:218-25.

Rose DK, Winstein CJ. Bimanual training after stroke: are two hands better than one? Top Stroke Rehabil. 2004; 11:20-30.

Rosenbaum PL, Walter SD, Hanna SE, Palisano RJ, Russell DJ, Raina P, Wood E, Bartlett DJ, Galuppi BE. Prognosis for gross motor function in cerebral palsy: creation of motor development curves. JAMA. 2002; 288:1.357-63.

Schertz M, Gordon AM. Changing the model: a call for re-examination of intervention approaches & translational research in children with developmental disabilities. Developmental Medicine & Child Neurology 2009; 51:6-7.

Skinner B. The technology of teaching. New York: Appelton-Century-Crofts, 1968.

Sköld A, Josephsson S, Eliasson AC. Performing bimanual activities: the experiences of young persons with hemiplegic cerebral palsy. Am J Occup Ther. 2004; 58:416-25.

Skold A, Kumlinde-Sundholm L, Norling Hermansson L, Eliasson AC. Development of children's hand-use experience questionnaire–CHEQ. Dev Med Child Neurol 2009; 51:S325-6.

Stanley F, Blair E, Alberman E. Cerebral palsies: epidemiology and causal pathways. Clinics in Developmental Medicine, no. 151, London: Mac Keith Press, 2000.

Steenbergen B, Verrel J, Gordon AM. Motor planning in congenital hemiplegia Disability Research 2007; 29:13-23.

Taub E, Goldberg IA, Taub PB. Deafferentation in monkeys: Pointing at a target without visual feedback. Exper Neurol, 1975; 46:178.

Taub E, Shee LP. Somatosensory deafferentation research with monkeys: Implications for rehabilitation medicine. Baltimore/London, Williamson Wilkons.1980.

Taub E, Wolf SL. Constraint-induced (CI) movement techniques to facilitate upper extremity use in stroke patients. Topics in Stroke Rehabilitation, 1997; 3:38-61.

Taylor N, Sand PL, Jebsen RH. Evaluation of hand function in children. Arch Phys Med Rehabil 1973; 54:129-35.

Thorpe DE, Valvano J. The effects of knowledge of performance and cognitive strategies on motor skill learning in children with cerebral palsy. Pediatr Phys Ther. 2002; 14:2-15.

Tower SS. Pyramidal lesion in the monkey. Brain (London), 1940; 63:36.

Trombly C. Clinical practice guidelines for post-stroke rehabilitation and occupational therapy practice. Am J Occup Ther. 1995; 49:711-4.

Utley A, Steenbergen B. Discrete bimanual co-ordination in children and young adolescents with hemiparetic cerebral palsy: recent findings, implications and future research directions. Pediatr Rehabil. 2006; 9:127-36.

Uswatte G, Foo WL, Olmstead H, Lopez K, Holand A, Simms LB. Ambulatory monitoring of arm movement using accelerometry: an objective measure of upper-extremity rehabilitation in persons with chronic stroke. Arch Phys Med Rehabil 2005; 86:1.498-501.

Uswatte G, Giuliani C, Winstein C, Zeringue A, Hobbs L, Wolf SL. Validity of accelerometry for monitoring real-world arm activity in patients with subacute stroke: evidence from the extremity constraint-induced therapy evaluation trial. Arch Phys Med Rehabil 2006; 87:1.340-5.

Uswatte G, Miltner WH, Foo B, Varma M, Moran S, Taub E. Objective measurement of functional upper-extremity movement using accelerometer recordings transformed with a threshold filter. Stroke 2000; 31:662.

Uvebrant P. Hemiplegic cerebral palsy aetiology and outcome. Acta Paediatrica Scandinavica. 1988; Supplement 345:1-100.

Van der Weel FR, van der Meer AL, Lee DN. Effect of task on movement control in cerebral palsy: implications for assessment and therapy. Dev Med Child Neurol. 1991; 33:419-26.

Verschuren O, Ketelaar M, Gorter JW, Helders PJ, Takken T. Relation between physical fitness and gross motor capacity in children and adolescents with cerebral palsy. Dev Med Child Neurol. 2009; (In press)

Wallen M, Ziviani J, Herbert R, Evans R, Novak I. Modified constraint-induced therapy for children with hemiplegic cerebral palsy: a feasibility study. Dev Neurorehabil, 2008; 11:124-33.

Winstein CJ, Wolf SL. Task-oriented training to promote upper extremity recovery. In: Stein J, Harvey R, Macko R, Winstein CJ, Zorowitz R. Stroke recovery and rehabilitation. New York: Demos Medical Publishing, 2009.

Wolf SL, Lecraw DE, Barton LA, Jann BB. Forced use of hemiplegic upper extremities to reverse the effect of learned nonuse among chronic stroke and head-injured patients. Exp Neurol. 1989; 104:125-32.

Wolf SL, Winstein CJ, Miller JP, Taub E, Uswatte G, Morris D, Giuliani C, Light KE, Nichols-Larsen D. Excite investigators. Effect of constraint-induced movement therapy on upper extremity function 3 to 9 months after stroke: the excite randomized clinical trial. JAMA 2006; 296:2.095-104.

Wolf SL, Newton H, Maddy D, Blanton S, Zhang Q, Winstein CJ, Morris DM, Light K. The excite trial: relationship of intensity of constraint induced movement therapy to improvement in the wolf motor function test. Restor Neurol Neurosci. 2007; 25:549-62.

Wolf SL, Winstein CJ, Miller JP, Thompson PA, Taub E, Uswatte G, Morris D, Blanton S, Nichols-Larsen D, Clark PC. Retention of upper limb function in stroke survivors who have received constraint-induced movement therapy: the excite randomised trial. Lancet Neurol. 2008; 7:33-40.

Terapia de Suspensão Parcial de Peso Corporal

Flávia Martins Gervásio • Alcendino Cândido Jardim Neto

Cintya Maria Louza Gondim

INTRODUÇÃO

A expressão inglesa *body weight support* (BWS) foi traduzida para o português sob três designações diferentes: suporte parcial de peso corporal[1], suporte de peso corporal[2] ou sistema de suspensão corporal[3]. Trata-se de um sistema pelo qual ocorre a redução da força resultante entre as forças gravitacional e de suspensão[4], garantindo estabilidade na postura, com redução da força de contato entre as faces articulares do sistema locomotor e a extremidade inferior do paciente com a superfície de apoio. Com base nesse conceito, o suporte parcial do peso corporal (SPPC) pode ser realizado por uma série de equipamentos distintos, englobando desde a água até os mais modernos aparelhos de suspensão (Fig. 19.1).

O principal benefício obtido por meio do treino com suspensão de peso é a melhoria do controle motor. Este se dá por meio da estimulação de circuitos neuronais localizados na medula capazes de produzir estímulos cíclicos necessários para a geração de movimentos sem a participação direta de estímulos conscientes ou sensoriais. Essas redes especializadas e independentes recebem o nome de geradores de padrões centrais (GPCs)[5,6]. Geradores de padrões centrais na marcha, de forma simplificada, são circuitos neuronais localizados na medula capazes de produzir estímulos cíclicos necessários para a geração de movimentos.

O SPPC permite que os músculos recebam *inputs* (informações) para o treino do tempo correto de organização sinérgica muscular necessária para a execução da marcha[5,9] utilizando-se do princípio de estímulos dos geradores de padrão central: estímulos supraespinhais (manutenção do equilíbrio durante a marcha, adaptação do membro à condições externas e coordenação da locomoção), estímulos sensoriais (regulação do movimento) e neuromoduladores[10].

A partir deste princípio, a marcha torna-se um movimento com possibilidades de aprendizagem e ajustes, para então se tornar automatizada[7,8].

HISTÓRICO

A água foi o primeiro sistema de "suporte de peso" empregado pelo homem, em 1500 a.C. pelos hindus e egípcios. Hipócrates consolida o meio como propício para a realização de exercícios terapêuticos e, ao final do século XIX, com a criação dos *spas*, centros de tratamento hidroterapêutico, o recurso é consagrado[11]. A partir do século XX, a necessidade de um sistema que, fora da água, garantisse estabilidade na postura de deambulação com liberdade dos segmentos envolvidos nesse processo conduziu à realização e à divulgação de pesquisas sobre outros recursos físicos para a estimulação dos GPCs no solo.

Um dos primeiros sistemas desse tipo, utilizado por Smith, era empregado na avaliação do com-

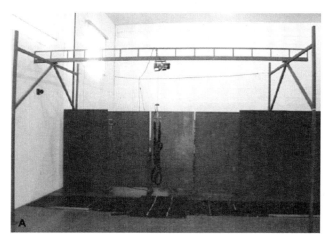

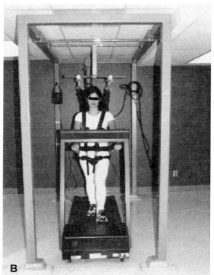

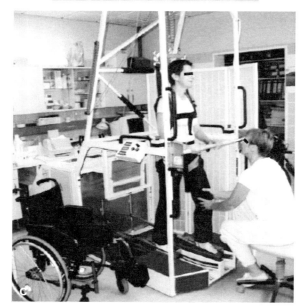

Fig. 19.1. Equipamentos de SPPC (*Fonte*: **A:** Patiño MS et al., 2007; 1:19-25. **B:** Visintin M et al., 1998. **C:** Werner MAC et al., 2002).

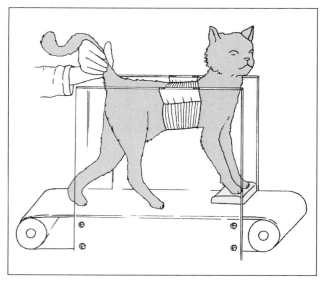

Fig. 19.2. Sistema de suporte (*Fonte*: Mackay-Lyons M, 2002).

portamento motor de gatos com secção da medula espinhal. O sistema era composto por um colete fixo a uma haste que estabilizava tronco e membros anteriores, enquanto os posteriores eram estabilizados pela cauda, sustentada pelo pesquisador durante a marcha do animal sobre uma esteira (Fig. 19.2). Nascia o conceito atual de suporte parcial do peso corporal[5].

Com o avanço das pesquisas nos anos 1980, a melhora do padrão de marcha em gatos submetidos à estimulação dos GPCs, por meio do treino prolongado da marcha com SPPC[12], estimulou a realização de trabalhos dessa ordem em seres humanos, iniciados por Finch e Barbeau[13], e outros autores[14,15]. Para tanto, uma gama de métodos de suspensão capazes de manter estabilidade na postura de locomoção bípede foram desenvolvidos e utilizados, alcançando grande sucesso na melhora do padrão de movimento de indivíduos acometidos por diferentes patologias neurológicas: lesão medular[5], acidente vascular encefálico[16], doença de Parkinson[17], paralisia cerebral[18], entre outras[15].

No Brasil, as pesquisas são ainda mais recentes. A partir da publicação do trabalho de Ribeiro[19], intitulado *Treino de marcha com equipamento de suspensão em pacientes com lesão medular*, a pesquisa sobre o SPPC foi inaugurada no país, seguindo-se publicações de autores como Roesler[4], Leães[3], Barela[20], Patiño[21], Haupenthal[15], entre outros, que abordaram o tema sobre diferentes aspectos e condições patológicas.

OBJETIVOS E PRINCÍPIOS

O SPPC proporciona ao paciente maior estabilidade na postura desejada, seja ela estática ou dinâmica, tendo como princípio fundamental a redução da força muscular mínima necessária para vencer a força gravitacional. Desta forma, exercícios que exijam posturas específicas, como o treino de marcha, podem ser realizados de maneira mais eficiente[6].

Os treinos de locomoção, com grande destaque para o treino de marcha, representam a maior aplicabilidade dos sistemas de suporte parcial de peso. Esses exercícios baseiam-se no princípio de que a repetição do movimento desejado promove o melhor desempenho dos fatores básicos responsáveis pela execução da atividade[6]. São eles: controle motor, força muscular, resistência muscular à fadiga, condicionamento cardiopulmonar, motivação e segurança emocional. Huang e cols.[22] relatam que a motivação é um elemento-chave como indutor da neuroplasticidade.

Componentes básicos do sistema de suspensão parcial do peso corpóreo (SPPC)

Por se tratar de um sistema, ou seja, uma combinação de partes coordenadas entre si que concorrem para um resultado comum, o SPPC deve ter seus componentes básicos identificados e bem explorados.

Didaticamente, determinou-se como componente ou variável básica principal o *tipo de redução do peso corporal aparente* propriamente dito, tratando-se da força vertical ascendente e, como componentes básicos de apoio, *estabilização, fixação corporal, superfície de apoio* e *assistência na execução da marcha*, responsáveis pelo suporte ao componente principal. Juntamente com os básicos, os secundários e as formas de apresentação (Fig. 19.3) são descritos a seguir.

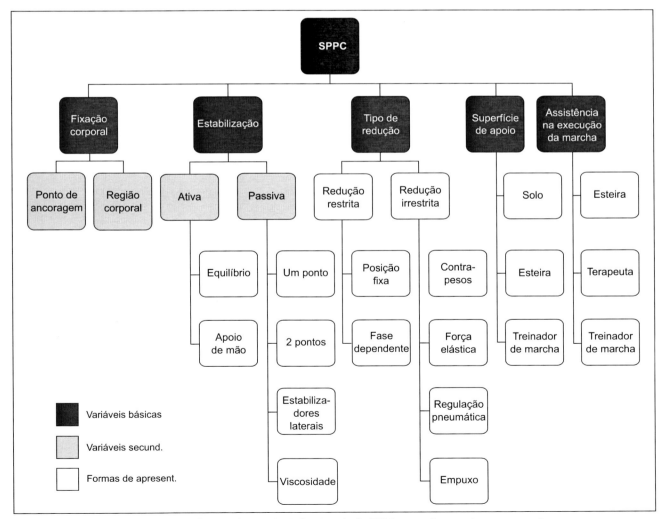

Fig. 19.3. Classificação das variáveis funcionais do SPPC e suas formas de apresentação.

Tipo de redução

Classificado como elemento ou variável principal do SPPC, o tipo de redução diz respeito ao modo como atua a força vertical ascendente gerada pelo sistema. Essa força tem a função de substituir ou complementar a atividade muscular necessária para vencer a gravidade e manter o indivíduo em pé, além de diminuir a compressão articular nos membros inferiores e tronco[30].

Os tipos de redução foram classificados com base na amplitude de movimento permitida ao centro de massa (CM) e sua relação com a aplicação da força vertical ascendente, resultando em dois tipos: redução restrita e redução irrestrita.

Redução restrita

Utilizada no princípio das pesquisas com GCP e pela maioria dos autores[1,4,12,13,16,19,21,23-30], a redução restrita foi conceituada como aquela em que a força vertical ascendente é aplicada de modo a limitar a posição do CM a uma amplitude de movimento preestabelecida, impedindo o seu deslocamento ou interrompendo a aplicação da força. Pode ser dividida em dois subtipos com características específicas: posição fixa e fase-dependente.

A redução restrita com posição fixa é a modalidade mais simples de redução. Sua utilização consiste na suspensão do corpo de um indivíduo por meio da diminuição do comprimento ou elevação de uma cinta "inextensível" acoplada a ele (Fig. 19.4A), produzindo uma força de tração (T) que se opõe à gravidade. Dessa maneira, o CM é impedido de se deslocar inferiormente ao ponto onde a tração é máxima e, acima deste ponto, a tração deixa de existir (Fig. 19.4B). Isso foi confirmado por Gordon e cols.[31] ao demonstrarem que a redução da mobilidade do CM é diretamente proporcional à taxa de suspensão.

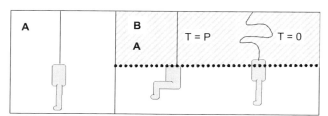

Fig. 19.4. Redução restrita com posição fixa. **A.** Esquema básico da modalidade. **B.** Relação entre posição do CM e tração aplicada.

Esse dado apresenta uma possibilidade de utilização da redução restrita com posição fixa no tratamento de disfunções específicas da marcha, por meio do treino de estratégias de compensação que minimizem a oscilação do CM, quando for necessário. De acordo com Perry[32], "minimizar o total de deslocamento do centro de gravidade do corpo em relação à linha de progressão é o maior mecanismo para reduzir o esforço muscular da marcha e, consequentemente, conservar energia", lembrando que "os movimentos do membro de apoio contribuem para suavizar a trajetória do deslocamento vertical do corpo"[32].

Outra modalidade de redução restrita, de uso mais recente[29,30], é a fase-dependente. Esse tipo de redução, intimamente associada ao uso do treinador de marcha, promove o deslocamento do indivíduo em posições esperadas para a fase do ciclo de marcha em que ele se encontra. Embora haja mobilidade do CM, dando a sensação de liberdade de movimento, seu deslocamento fora do local predeterminado naquele momento é impedido. Uma sugestão para o uso dessa modalidade seria a aplicação em pacientes com déficit na adequação entre a posição do CM ou tronco e a fase da marcha correspondente.

Redução irrestrita

Ao contrário da restrita, a redução irrestrita é aquela em que a aplicação da força vertical ascendente ocorre independentemente da posição do CM no espaço. Empregada há séculos por meio da água[11], esse tipo de redução passou a ser intensamente estudado e aplicado em outros meios desde o início da corrida espacial (metade do século XX), em especial no programa Apollo[3], avaliando os efeitos da hipogravidade na marcha[33] e na postura de astronautas. Contudo, somente no final do século XX, com o sucesso do uso do SPPC na estimulação dos GPCs da marcha, esse tipo de redução passou a ser utilizado em pesquisas aplicadas à correção de alterações na marcha[18,27,34].

As formas de aplicação da redução irrestrita encontradas na literatura variam de acordo com o recurso empregado na geração da força vertical ascendente, produzindo alterações semelhantes na marcha (aumento do tempo de duração e comprimento da passada[3], menor gasto energético[35]). São eles: contrapesos, força elástica, regulação pneumática e empuxo.

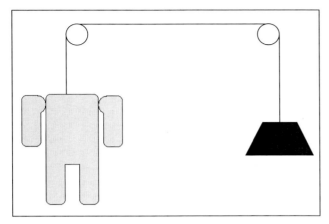

Fig. 19.5. Redução irrestrita por meio de contrapesos.

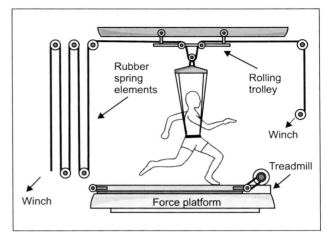

Fig. 19.6. Redução irrestrita por força elástica (*Fonte*: Kram R et al., 1997).

O uso de contrapesos[3,18,27] baseia-se na aplicação de uma força vertical ascendente em um corpo, transmitida por um cabo e proveniente da força-peso de outro corpo suspenso (Fig. 19.5). A porcentagem de redução do peso aparente é estimada com base na relação entre a massa do indivíduo e do contrapeso.

Já a força elástica[33,34,36] é produzida pela deformação de uma faixa elástica ou mola fixada no indivíduo que faz uso do sistema de redução do peso corporal aparente (RPCA), sendo diretamente proporcional ao seu estiramento e à sua constante elástica – Lei de Hooke[37]. Os equipamentos que fazem uso dessa força são semelhantes ao utilizado por Kram, Domingo e Ferris[38], como observado na Fig. 19.6.

O empuxo foi descrito por Arquimedes como a força para cima aplicada a um corpo imerso completa ou parcialmente em um fluido, tendo intensidade igual ao peso do fluido deslocado[37]. Seu uso como técnica de RPCA é concretizado por meio da imersão parcial do corpo na água. Demonstrado por Barela, Stolf e Duarte[39], Masumoto e cols.[40] e Roesler e cols.[41], esse método tem como parâmetro básico o nível de imersão do indivíduo, sendo utilizada com maior frequência pelos autores a imersão até o processo xifoide do paciente. Sua grande vantagem em relação a todas as outras técnicas de redução do peso corporal aparente é a capacidade de aplicar a força vertical ascendente a todos os segmentos corporais.

A regulação pneumática, utilizada por Grasso e cols.[6] e Gordon e cols.[31] é uma técnica peculiar de redução irrestrita. Muito semelhante à redução restrita com posição fixa, ela consiste em um cabo "inextensível" que tem sua tração corrigida constantemente por um sistema pneumático comandado por computador, de modo a mantê-la o mais próximo possível de um valor predeterminado, independentemente da variação de posição produzida pelo indivíduo (Fig. 19.7).

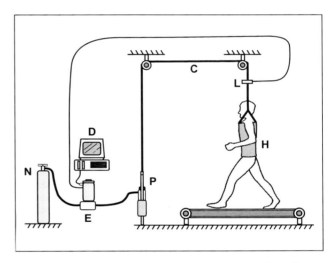

Fig. 19.7. Redução irrestrita por regulação pneumática (*Fonte*: Gordon K et al., 2008).

Estabilização

Outra variável básica da RPCA, a estabilização, corresponde ao conjunto de elementos que atuam na manutenção da postura ideal para a realização do treino de marcha. Foi dividida em dois grupos: ativa e passiva.

Estabilização ativa corresponde a todo recurso empregado de maneira ativa pelo indivíduo na manutenção de sua postura durante a realização da

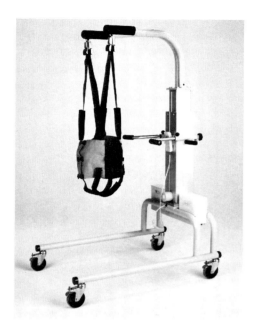

Fig. 19.8. Estabilização passiva com barras laterais de apoio (*Fonte*: Miller EW et al., 2002).

RPCA. Nesse grupo foram identificados o equilíbrio e o apoio de mão (estrutura localizada anteriormente ou na lateral do indivíduo de modo a oferecer suporte adicional ao paciente no caso de instabilidade).

Estabilização passiva caracteriza a manutenção da postura do indivíduo independente de sua participação nesse processo. A maioria dos autores consultados utiliza o cabo responsável pela redução do peso aparente como agente estabilizador passivo, uma vez que fazendo uso da redução restrita, esta impede o abaixamento do corpo, garantindo estabilidade vertical e liberdade de rotação no eixo axial[26]. A vantagem é que pode ser utilizada na esteira ou solo (Fig. 19.8)

Outras formas de apresentação da estabilização passiva são a utilização de cabos redutores paralelos[26], que promovem maior estabilidade no eixo axial, estabilizadores laterais[27,29], representados pelo auxílio do terapeuta ou por faixas elásticas acopladas ao paciente, garantindo estabilidade no plano frontal, e a viscosidade, presente no treino de marcha na água, que realiza uma força que se opõe ao movimento do indivíduo, auxiliando sua estabilidade.

A estratégia de estabilização mais adequada varia a cada paciente, devendo sua escolha ser feita objetivando o ponto de equilíbrio entre estabilidade e liberdade de movimentos, bem como segurança e comodidade.

Fixação corporal

Mais uma variável funcional básica dos sistemas de RPCA é a fixação corporal, definida neste capítulo como o elemento responsável pela ligação entre o corpo do indivíduo e o agente redutor do peso aparente. A forma de apresentação mais comum dessa variável é o colete ou cinta de fixação.

Duas variáveis secundárias foram observadas e, embora não tenham sido encontradas pesquisas que as avaliasse, suas diferentes formas de apresentação podem influenciar de maneira diversa o movimento e a postura do indivíduo submetido à RPCA. A primeira delas, a região corporal, representa a região do corpo em que o agente fixador está localizado. Nas pesquisas analisadas observaram-se três regiões de fixação: a pelve, pelve e abdome e pelve e tronco. Sua influência poderia ser percebida na liberdade de movimento permitida ao tronco do indivíduo; contudo, não foram encontrados trabalhos que confirmassem essa hipótese. Já a segunda variável secundária, o ponto de ancoragem, diz respeito ao local onde o agente de redução se liga ao agente fixador. Uma hipótese é que a relação entre o ponto de ancoragem e o CM do indivíduo pode influenciar drasticamente seu grau de estabilidade[1].

Na prática terapêutica, quanto maior instabilidade e menor grau de força muscular nos membros inferiores o paciente apresentar, maior será a necessidade de fixação corporal, como na sustentação de tronco e pelve e menor deve ser a oscilação do centro de marcha durante o treino. Estes aspectos favorecem a percepção do movimento recíproco e coordenado dos membros inferiores em relação às fases do ciclo de marcha. Por outro lado, quanto maior for o controle de tronco do paciente e grau de força dos membros inferiores, especialmente entre os músculos estabilizadores pélvicos e de quadril, apenas a ancoragem pélvica será suficiente para a oscilação adequada do centro de massa. Assim, o treino de marcha ficará mais próximo aos padrões de normalidade e, consequentemente, haverá maior ativação dos sistemas neuronais para o reconhecimento de respostas como: modulação de tônus, adequação da ação muscular em tempos e intensidades corretas, resposta proprioceptiva e automatização da marcha.

Superfície de apoio

A superfície de apoio corresponde à superfície de contato com a extremidade distal dos membros inferiores do indivíduo. Foram encontradas, no material pesquisado, três formas de apresentação desta variável: solo, esteira e treinador de marcha[1,26,42].

O uso do solo como superfície de apoio apresenta como vantagens a geração de maior estimulação cognitiva pela constante alteração do campo visual[14] e, principalmente, a alta especificidade de treinamento[26]. A esteira, por outro lado, oferece um ambiente controlado, adequado para o controle da velocidade de marcha, adequação dos posicionamentos articulares, e facilita a documentação da terapia no que se refere ao posicionamento de câmeras filmadoras para posterior análise da evolução da criança ou como método de pesquisa, além de não exigir amplos espaços para sua execução[42]. O paciente torna-se motivado a se autossuperar informando valores como velocidade e distância percorrida[26]. O treinador de marcha, relatado por Werner e cols.[29] e David e cols.[30], é uma superfície de apoio móvel que realiza movimentação passiva dos pés, movimentando-os de maneira semelhante ao realizado durante marcha normal. Assim como a esteira não necessita de grandes espaços para sua utilização e oferece ritmicidade e especificidade.

Assistência na execução da marcha

Em certos casos, quando o indivíduo que faz uso da RPCA não possui força ou controle muscular suficiente para posicionar os membros inferiores de maneira adequada à realização dos movimentos de marcha, é necessária a adoção de medidas auxiliares que visam contornar o problema. Essa assistência na execução da marcha foi encontrada na literatura pesquisada em quatro formas diferentes: esteira elétrica, terapeuta, treinador de marcha e robôs de marcha[29,42,43].

A assistência à marcha é realizada pela esteira elétrica no momento em que "o membro de suporte [apoio] é carregado para trás"[42], levando a crer que haja maior facilitação na realização dos rolamentos de calcanhar, tornozelo e antepé. Outros efeitos relatados do uso da esteira em relação ao solo durante a marcha na mesma velocidade são: aumento da cadência com diminuição no tempo da fase de apoio e maior amplitude de movimento de quadril, especialmente na flexão[42]. A velocidade da esteira deve ser ajustada individualmente, respeitando a cadência e o comprimento de passo de cada pessoa.

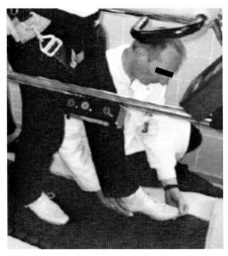

Fig. 19.9. Assistência na execução da marcha realizada pelo terapeuta (*Fonte*: Werner MAC et al., 2002).

O terapeuta promove assistência à marcha posicionando manualmente os membros inferiores do indivíduo na posição mais próxima possível ao desejado para a fase da marcha correspondente (Fig. 19.9). Contudo, apesar da maior eficácia, é um método mais desgastante ao terapeuta[29].

O treinador de marcha também atua como superfície de apoio e substitui o papel do terapeuta ao realizar a movimentação passiva ou ativo-assistida das extremidades dos membros inferiores de maneira adequada. Werner e cols.[29] relatam que o treinador de marcha não produz alteração cinemática significativa quando comparado à utilização de esteira e assistência promovida pelo terapeuta. Contudo, a eliminação da necessidade de um profissional com função exclusiva de promoção de assistência na execução da marcha torna a realização da RPCA mais barata e eficiente (Fig. 19.10).

A órtese robótica ou robô de marcha (*driven gait orthosis*), comercialmente Lokomat®, é um robô desenvolvido para treino de marcha sobre esteira, que intensifica a troca de passos, sem a necessidade de apoio dos membros por parte dos terapeutas, o que minimiza custos[43]. As crianças podem iniciar o treino a partir dos 4 anos de idade, sendo que há versões do equipamento para adultos.

As crianças, durante o treino de marcha com as pernas robóticas, têm a oportunidade de realizar uma terapia com entretenimento. Além disso, o paciente pode ser acompanhado por familiares e amigos enquanto todos observam o paciente deambular sob o estímulo do robô de forma segura[44].

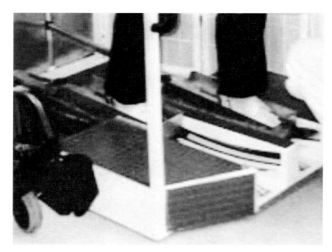

Fig. 19.10. Treinador de marcha (*Fonte*: Werner MAC et al., 2002).

A mobilidade das pernas robóticas é sincronizada com a velocidade da esteira. Há indicação para melhorar a velocidade de marcha, cadência e tempo de apoio unipodálico, nos casos de pacientes hemiparéticos, quanto maior a frequência de treinos com a órtese robótica[45]. A melhora na execução de tarefas motoras é justificada pela maior intensidade e frequência na qual é praticada, com maior semelhança aos movimentos de marcha. O robô proporciona equilíbrio de tronco, coordenação, propulsão e troca de passos de forma simétrica[45].

O treino contínuo e prolongado com a órtese robótica de marcha permite efeitos sobre o condicionamento cardiorrespiratório, com aumento do metabolismo aeróbio, e consequente diminuição da massa gorda, condições ainda limitadas na terapia convencional[45]. O recurso pode ser utilizado na recuperação de marcha no pós-cirúrgico, quando há indicação para fases de descarga de peso total e/ou parcial e treino de marcha com idosos.

Existe interação durante o treino de marcha com telas de realidade virtual, além de controle computadorizado de parâmetros lineares de marcha e gráficos de amplitude de movimento no plano sagital, para observação da mobilidade articular durante o treino de marcha e posterior comparação[18]. As pesquisas ainda são recentes no uso desse recurso na reabilitação de marcha da paralisia cerebral[18,22], acidente vascular encefálico[45] e lesão medular[28].

Os pesquisadores sugerem que mais estudos multicêntricos sejam realizados para indicar os efeitos positivos dessa nova terapia[45], bem como outros modelos de treino de marcha[44] (Fig. 19.11).

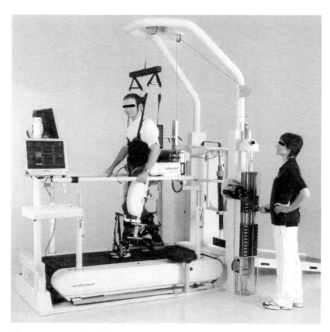

Fig. 19.11. Robô de marcha (*Fonte*: http://www.healingtherapies.info/Lokomat.jpg).

EVIDÊNCIAS CIENTÍFICAS

Crianças com paralisia cerebral não deambuladoras ou deambuladoras de pequenas distâncias

No intuito de facilitar a evolução da marcha de não deambuladores ou deambuladores de pequenas distâncias, incluindo crianças que nunca experimentaram condições de marcha, as técnicas de suspensão parcial do peso corporal foram desenvolvidas inicialmente para praticar movimentos do aparelho locomotor sobre uma esteira em velocidade lenta, com parte do peso corporal suportado por um mecanismo externo[55].

Crianças não deambuladoras (sistema de classificação da função motora grossa), GMFCS IV, apresentam resultados positivos no uso das técnicas de SPPC quando aplicadas no intuito de influenciar o controle de tronco e sustentação de posturas mais altas, propiciando facilidades no manuseio ou transferências com cadeira de rodas. Para as crianças que apresentam deambulação por pequenas distâncias, GMFCS III, há relatos de melhora nas atividades sentar, levantar, subir e descer degraus, aumento da distância percorrida, sustentação do ortostatismo sem necessidade do apoio das mãos, o que influencia a mobilidade independente no dia a dia da criança e do cuidador. Estas condições são válidas para crianças atetoides, com melhora do controle de tronco, influenciando atividades como sentar, levantar, troca de passos, andar sobre uma linha e apoio unipodálico[47].

Schindl[18] relatou em estudo de crianças com paralisia cerebral não deambuladoras, a comparação de resultados da fisioterapia convencional durante 6 meses e o acréscimo do treino de marcha em esteira com suspensão parcial de peso durante 3 meses, no mesmo grupo de crianças. Os resultados indicaram que, com o acréscimo dessa modalidade terapêutica, houve melhora na medida da função motora grossa (GMFM), categoria de pé, melhora em 50% na distância percorrida para todas as crianças e, nos relatos individuais, melhora na capacidade de subir escadas, caminhar sem apoio, ou simplesmente manter ortostatismo, atividades que, anteriormente à associação da técnica, as crianças não eram capazes de desenvolver.

Cernak e cols.[57], em um relato de caso, no uso de SPPC em ataxia cerebelar, de 13 anos de idade, sem independência para transferências e marcha, após 6 meses de tratamento, cinco vezes na semana, associado a treino de marcha no solo, apresentou capacidade de deambular na escola, realizar transferências e trocas passos na esteira sem apoio de terceiros, indicando que treinos de duração e intensidade prolongados podem resultar em efeitos funcionais. Os estudiosos ressaltam que após 3 meses de terapia ainda não havia mudanças nas capacidades funcionais avaliadas.

Apesar das indicações de melhora do método, ainda há questionamentos sobre sua efetividade em relação à permanência dos benefícios obtidos, na forma de ganhos funcionais, depois de cessados os protocolos de pesquisa, ou seja, diminuição do estímulo de marcha, especialmente para aqueles que não possuem a capacidade de deambular como uma atividade adquirida na prática diária[48].

Crianças com paralisia cerebral deambuladoras

Nas crianças deambuladoras considera-se que houve treino de equilíbrio estático para iniciação de marcha, e a aplicação do método segue o princípio de que a pessoa deve ser capaz de realizar apoio unipodálico sem o colapso em flexão do joelho e do quadril desse membro de apoio[14].

Durante a suspensão do peso corporal também há diminuição do tônus nos segmentos comprometidos, como tronco e membros inferiores. O eretor da espinha mantém maior ativação fásica muscular enquanto o paciente deambula na esteira em comparação com o solo. A ativação desses grupamentos explica a melhora do paciente na fase de apoio e consequente simetria no balanço, especialmente nos pacientes hemiparéticos[47].

O treino de marcha com suspensão parcial de peso em esteira nos quadros de hemiplegia desenvolve um padrão de marcha mais simétrico, especialmente na fase de balanço, e com menor efeito da alteração do tônus quando realizado sobre a esteira em comparação com o solo. Há menor ativação prematura dos flexores plantares, bem como menor recrutamento de tibial anterior, ou seja, diminuição da cocontração muscular, observados em análises de eletromiografia de superfície normalizada com o ciclo de marcha[47].

Estas informações são importantes, uma vez que o fortalecimento dos músculos extensores, glúteo máximo, glúteo médio, isquiotibiais, tríceps sural e eretores da espinha, é primordial para que a pessoa desenvolva capacidade de deambular[32].

Nos pacientes diplégicos, as alterações de marcha especialmente no padrão marcha agachada *(crouch gait)* advêm de encurtamento ou espasticidade de isquiotibiais, fraqueza de flexores plantares, torsões ósseas, encurtamento de flexores de quadril, fraqueza de extensores de quadril ou joelho e déficit de equilíbrio[51]. Em relação ao músculos isquiotibiais, sua ação em retroverter a pelve e estender o quadril sobrepõe-se à ação de fletir o joelho durante a marcha. Esta característica documentada na marcha dos pacientes diplégicos, na marcha agachada *(crough gait)*, influencia o posicionamento do tronco em inclinação anterior, além do aumento da flexão do quadril e dorsiflexão do tornozelo[50].

A aplicação do SPPC no grupo deambulador apresentou, em um relato de caso, após 3 semanas de intervenção, melhora na capacidade da distância percorrida devido à melhora da velocidade da marcha, e na somatória final do GMFM, devido ao benefício de um treino direcionado à tarefa[58].

Cherng e cols.[53] verificaram o efeito da associação da SPPC em diferentes sequências ou intercalado em relação ao tratamento convencional ou ao final dele, em um total de 36 atendimentos, considerando-se crianças espásticas com mesmo nível de GMFM. O estudo demonstrou melhora significativa na marcha em relação à velocidade, comprimento da passada e diminuição do período de duplo apoio e melhora nas dimensões D e F, bem como na soma final do escore no GMFM, sem alterações no tônus ou controle motor seletivo independente da forma de aplicação do protocolo de tratamento.

Mutlu e cols.[52] em estudo de revisão sistemática indicaram que o método é aplicado a diferentes níveis de GMFCS, I a IV, indicando melhoras tanto no nível de classificação funcional, quanto na *performance* de marcha e parâmetros lineares como velocidade e comprimento do passo; porém, devido à heterogeneidade dos estudos, não foi possível determinar claramente a eficácia do método. Outra revisão sistemática[54] verificou os efeitos do SPPC em crianças com PC analisando seus efeitos sobre o nível de função motora, equilíbrio, velocidade de marcha e capacidade de manter atividades de longa duração (*endurance*). As evidências são melhores em relação ao *endurance*, função motora e velocidade de marcha e menores em relação ao equilíbrio, sugerindo a necessidade de protocolos de maior duração e mais intensos em diferentes níveis de classificação na PC.

Damiano e DeJong[55], em revisão sitemática para verificar os efeitos da SPPC em população pediátrica portadora de distúrbios motores, concluíram que a eficácia do método para acelerar o desenvolvimento de marcha em crianças com síndrome de Down é bem evidenciada, porém na paralisia cerebral é insuficiente, apesar de vários estudos indicarem os resultados positivos do método. Portanto, há necessidade de estudos com maior rigor metodológico para implementar diretrizes no uso desse recurso e garantir ganhos no desenvolvimento motor.

A marcha de pessoas normais sobre a esteira geralmente apresenta maior cadência e menor comprimento de passo, quando comparada à marcha no solo. Os picos de dorsiflexão e de extensão do quadril nas fases de apoio e a excursão vertical da cabeça durante o ciclo de marcha são menores na marcha sobre a esteira, porém não apresentam diferenças significativas em relação à marcha no solo, sem alterações da ação muscular ou gasto energético. Porém, há relatos na literatura de aumento do tônus extensor, como a flexão plantar[34].

IMPLEMENTAÇÃO DA TÉCNICA

A criança com paralisia cerebral tipo espástica demonstra alterações na marcha com alterações na mobilidade articular, tempo de ação muscular, diminuição das características temporoespaciais, como velocidade e comprimento do passo, características que avaliam a funcionalidade da marcha. Os desvios de marcha mais comuns são: flexão plantar excessiva, com flexão ou hiperextensão de joelhos e flexão com rotação interna dos quadris na fase de apoio[49].

A aplicação da técnica treino de marcha em esteira com suspensão parcial de peso exige do terapeuta atenção em relação aos desvios de marcha classicamente documentados, como citado, e às condições que visam o posicionamento articular próximo a um padrão de marcha funcional: realizar o contato inicial com o calcanhar, evitar a hiperextensão de joelho na fase de apoio médio, adequar a duração das fases de apoio e balanço, evitar o aumento da extensão do quadril na fase de apoio terminal devido ao posicionamento do cinto de suspensão do corpo, não permitir que a criança permaneça sentada sobre o cinto de sustentação do corpo[1].

A escolha da fixação corporal ou a superfície de apoio depende do nível de controle do tronco, do grau de força muscular de tronco e membros inferiores e do nível de entendimento e colaboração do paciente como já explanado anteriormente.

O colete utilizado para o suporte de peso durante a terapia presta-se mais para minimizar o déficit de equilíbrio, do que necessariamente o déficit de força muscular durante o treino de marcha em crianças. A presença do colete minimiza a necessidade de ajustes posturais, fundamentais na marcha no solo, o que permite executar o treino de marcha nas crianças mais comprometidas e oferecer o refinamento dos posicionamentos articulares. Caso seja oferecido suporte de peso corporal maior que o necessário à criança de com menos gravidade motora, haverá influência negativa sobre a velocidade de marcha[44].

A quantidade de peso a ser retirada a partir do mecanismo de suspensão ainda não possui uma fórmula definida, mas seguem observações das avaliações clínicas – e funcionais. Observou-se que a suspensão maior que 30% do peso corporal não influencia o recrutamento do corpo e dos membros em assumir a mobilidade necessária[47]. Ao longo do treino com suporte do peso corpóreo, este deve ser reduzido paulatinamente, sempre que possível, para que a pessoa assuma a execução da tarefa suportando o próprio peso corporal[14].

O método permite que, com o suporte do tronco, ocorram movimentos coordenados dos membros inferiores. À medida que diminui o suporte do corpo, há aumento da demanda sobre os músculos do tronco e membros inferiores, permitindo que o paciente desenvolva estratégias mais efetivas de movimento. O paciente sente-se seguro na execução desta tarefa, o que favorece melhor prática do andar enquanto o terapeuta tem a oportunidade de observar e avaliar a execução da tarefa. Como a redução do suporte de peso é progressiva, o paciente tem oportunidade de desenvolver maior equilíbrio direcionado à postura e coordenação dos movimentos em uma atividade segura e eficiente para a execução de atividade orientada, neste caso a marcha[26].

Esta modalidade terapêutica é motivante para a maioria dos pacientes e permite o treino da marcha por um tempo maior que na terapia convencional, além de permitir a realização do treino de um ciclo completo de marcha[34]. Não foram observados efeitos adversos com uso da SPPC. É importante não fadigar a criança, pois isto pode acarretar mudanças lentas ou mesmo ausência de evolução no quadro motor, além da negação do paciente na utilização desse recurso. O ambiente é o responsável pela motivação com uso de televisão, paredes coloridas, pinturas ou objetos que sirvam como objetivos de alcance durante a terapia[45]. Considerando-se parâmetros de avaliação para verificar o nível de influência desse recurso sobre a melhora da capacidade de marcha do paciente, a literatura sugere a avaliação Gross Motor Function Measure (GMFM) na dimensão de pé e andando[52], escalas de distância percorrida, de 6 a 10 metros, análises de marcha em laboratórios de movimento[34,47]. Sugere-se acrescentar a Escala de Mobilidade Funcional (Functional Mobility Scale – FMS), para crianças de 4 a 18 anos, como parte da rotina de avaliação[56] (Ver Capítulo 2, *Fisioterapia em PC*).

Os parâmetros de marcha que sofrem maior influência com o método são aumento da velocidade, melhora na distância percorrida, diminuição do tempo de duplo suporte na fase de apoio, especialmente entre as crianças mais comprometidas[48,52].

A prática de fisioterapeutas neuropediatras enuncia que há necessidade de maior tempo de preparo do paciente para execução da terapia, participação de dois terapeutas na execução da técnica, pacientes com cognição preservada ou cooperativa, adequação das diferenças de tamanho do paciente com os cintos de suspensão. Indicam que a atenção ao posicionamento de tronco é fundamental na resposta positiva da terapia.

O relato dos pais enfatiza a melhora das crianças e solicita a terapia. Observou-se na prática clínica manutenção dos efeitos da terapia a curto e longo prazos com a fixação dos padrões de movimento adquiridos na terapia, como aquisição de marcha, melhora do equilíbrio com diminuição do número de quedas, diminuição ou mesmo retirada de auxiliares de marcha, sensação de segurança no treino de marcha devido ao apoio do cinto, oportunidade para treinar o ganho de força funcional, bem como o equilíbrio. Quando o tratamento já é executado na esteira, percebe-se melhora na simetria da marcha, comprimento da passada, melhor controle da posição de joelho, especialmente nos casos de hiperextensão, maior descarga de peso no membro parético, automatização do movimento, promoção do condicionamento cardiorrespiratório. Deve-se priorizar a execução das fases do ciclo de marcha com posicionamentos articulares o mais próximo possível do esperado nos padrões de normalidade.

■ CASO CLÍNICO

Paciente LMN, 5 anos de idade, com quadro de paralisia cerebral por anóxia perinatal, GMFCS nível II, com sequela de hemiparesia espástica à esquerda, iniciou tratamento fisioterapêutico aos 2 anos de idade, vindo a adquirir marcha independente aos 2 anos e 5 meses. Os objetivos terapêuticos traçados em conjunto com a família contemplavam a melhora do equilíbrio durante a marcha, a melhora do comprimento do passo e a independência para transferir da postura sentada no chão para a de pé sem auxílio.

Avaliação

Nível de atividade e participação

LMN apresentava marcha independente em terrenos regulares, necessitando de auxílio de terceiros durante a marcha em terrenos acidentados, principalmente em declives e transposição de obstáculos, histórico de quedas frequentes e dificuldade para correr e saltar.

Nível de estrutura e função do corpo

Durante a marcha verificou-se contato inicial com antepé à esquerda, flexão de joelho esquerdo em todas as fases da marcha, flexão de quadril ineficiente compensada por rotação externa com abdução do quadril à esquerda na fase de balanço. Apoio unipodálico diminuído à esquerda e duração da fase de balanço diminuída à direita. Fixação de tronco e diminuição do balanço do membro superior esquerdo. A transferência da postura sentada no chão para de pé necessitava de apoio em móveis ou no cuidador.

Observou-se espasticidade em MIE, no músculo gastrocnêmio grau II pela escala de Ashworth modificada, ângulo poplíteo à esquerda de 15 graus, Teste de Ely-Duncan positivo à esquerda e testes de Thomas e Galleazzi negativos.

Paciente fazia uso de tutor curto articulado à esquerda.

Instrumentos de avaliação

Durante a avaliação foram utilizados os seguintes instrumentos: teste GMFM versão 88, nas dimensões "D" e "E", pois se relacionam com a deambulação e filmagem da marcha antes e após o fim do tratamento.

A filmagem foi realizada no plano sagital, com demarcação com fita adesiva em maléolos e cabeça do hálux. Um papel milimetrado foi utilizado e o paciente caminhou três vezes (ida, volta e ida) por 5 metros. Um cronômetro também foi utilizado permitindo calcular a velocidade e a cadência do passo. Os valores do comprimento bilateral do passo e da passada foram traçados por meio do recurso de congelamento da imagem e mensuração em papel milimetrado.

Intervenção

O treino de marcha com suspensão parcial de peso utilizou uma esteira elétrica com velocidade controlada da Weslo, modelo Cadence 400 CS® com suporte para retirada de peso com ajuste hidráulico NW 300 da NOVAC® e balança digital com selo de aprovação do Inmetro.

Foram realizadas 20 sessões (três meses), duas vezes por semana com 40 minutos de duração em cada atendimento. Foram realizados alongamentos da musculatura de membro inferior (iliopsoas, retofemoral, isquiotibiais e gastrocnêmio) e logo após o treino em esteira com retirada parcial do peso. O treino foi iniciado com três séries de 3 minutos com intervalo de 1 minuto para descanso, progredindo para três séries de 5 minutos na sexta sessão e para 15 minutos diretos a partir da 13ª sessão. Durante o treino de marcha em esteira, o paciente recebia reforço verbal e auxílio manual em tornozelo para incentivar o contato inicial com o calcanhar esquerdo. Segundo o protocolo utilizado, foi retirado 30% do peso corporal e a velocidade inicial foi estipulada em 0,6 mph, correspondente a 0,26 m/s sendo gradativamente aumentada de acordo com a adaptação da criança.

Resultados

Teste GMFM-88: dimensão "D": o paciente evoluiu do escore 69,23 para 76,92, apresentando melhora importante no equilíbrio unipodal e na transferência da postura sentada em banquinho para de pé. Dimensão "E": o paciente evolui do escore 55,5 para 59,72, sendo a melhora verificada também no equilíbrio unipodal.

A análise observacional da marcha permitiu observar diminuição da velocidade da marcha de 0,98 m/s para 0,88 m/s e da cadência de 150,8 passos/min para 141,2 passos/min, evidenciando melhora do equilíbrio dinâmico. Os comprimentos dos passos e das passadas apresentaram valores menores nos testes pós-tratamento. A diminuição da diferença do comprimento dos passos direito e esquerdo, assim como da passada, evidenciou melhor simetria na marcha.

Acreditamos que os resultados alcançados se devem ao aprendizado motor baseado na teoria do GPC, melhorando a automaticidade da marcha.

AGRADECIMENTO

Equipe de fisioterapeutas da Clínica de Neuropediatria do Centro de Reabilitação Dr. Henrique Santillo – CRER, Goiânia, Goiás.

REFERÊNCIAS

1. Abrahão, F. Análise do controle motor após treino em esteira com suporte parcial de peso corporal em pacientes

com hemiplegia crônica. Tese (Doutorado em Fisioterapia) – Universidade Federal de São Carlos, São Carlos, 2005.
2. Faria CDV. Utilização do suporte de peso corporal em solo no treino de marcha do lesado medular. Acta Fisiatrica 2005; 1:21-5.
3. Leães RN. Desenvolvimento de um sistema de avaliação de marcha em simulação de hipogravidade (SAMSH). Dissertação (Mestrado em Engenharia Elétrica). Pontifícia Universidade Católica do Rio Grande do Sul, Porto Alegre, 2006:126f.
4. Roesler H, Canavezzi A, Bonamigo ECB, Haupenthal A. Desenvolvimento e teste de suporte de peso corporal instrumentalizado para o treino de marcha em esteira. Revista Brasileira de Fisioterapia 2005; 3:373-6.
5. Mackay-Lyons M. Central pattern generation of locomotion: a review of the evidence. physical therapy 2002; 1:69-83.
6. Grasso R et al. Distributed plasticity of locomotor pattern generators in spinal cord injured patients. Brain 2004; 5:1019-34.
7. Gage, JR. The gait problems in cerebral palsy. Cambridge University Press, 2004.
8. Iyer, MB, Mitz AR, Winstein C. Motor um: centros inferiores. In: Cohen H. Neurociência para fisioterapeutas 2 ed. São Paulo: Manole, 2001:209-42.
9. Dietz V. Body weight supported gait training: from laboratory to clinical setting. Brain Research Bulletin 2008; 76:459-63.
10. Machado A. Neuroanatomia funcional. Belo Horizonte: Atheneu, 1993: 221.
11. Irion JM. Panorama histórico da reabilitação aquática. In: Ruoti RG, Morris DM, Cole AJ. Reabilitação aquática. São Paulo: Manole, 2000.
12. Threlkeld AJ, Cooper LD, Monger BP, Craven AN, Haupt HG. Temporospatial and kinematic gait alterations during treadmill walking with body weight suspension. Gait and Posture 2002; 17:235-45.
13. Finch L, Barbeau H, Arsenault B. Influence of body weight support on normal human gait: development of a gait retraining strategy. physical therapy 1991; 71(11):842-56.
14. Barbeau H, Lamontagne A, Ladouceur M, Mercier I, Fung J. Optimizing locomotor function with body weight support training and functional electrical stimulation. In: Latash ML, Levin MF. Progress in motor control. Illinois: Human Kinetics, 2004:237-51.
15. Haupenthal A, Schutz GR, Souza PV, Roesler H. Análise do suporte de peso corporal para o treino de marcha. Fisioter Mov 2008; 21:85-92.
16. VIsintin M, Barbeau H, Korner-Bitensky N, Mayo NE. A new approach to retrain gait in stroke patients through body weight support and treadmill stimulation. American Heart Association. Disponível em: http://www.strokeaha.org [p. 1.122-8, mar. 1998]. Acesso em: 9/4/2008.
17. Miyai I et al. Treadmill training with body weight support: its effect on Parkinson's disease. Archives of Physical Medicine and Rehabilitation 2000; 81:849-52.
18. Schindl MR, Forstner C, Kern H, Hesse S. Treadmill training with partial body weight support in non ambulatory patients with cerebral palsy. Archives of Physical Medicine and Rehabilitation 2000; 81:301-6.

19. Ribeiro LHS, Abreu CC, De Biase ME, Almeida Júnior CS. Treino de marcha com equipamento de suspensão em pacientes com lesão medular – estudo preliminar. Med Reabil 2004; 2:25-8.
20. Barela AMF. Análise biomecânica do andar de adultos e idosos nos ambientes aquático e terrestre. Tese (Doutorado em Educação Física) – Escola de Educação Física e Esporte, Universidade de São Paulo, São Paulo, 2005: 113f.
21. Patiño MS, Gonçalves AR, Monteiro BC, Santos IL, Barela AMF, Barela JA. Características cinemáticas, cinéticas e eletromiográficas do andar de adultos jovens com e sem suporte parcial de peso corporal. Rev Bras Fisioter 2007; 1:19-25.
22. Huang H, Wolf SL, He J. Recent developments in biofeedback for ncuroniotor rehabilitation. J Neumengineering Rehabil 2001, p.3:ll.
23. Barbeau H, Visintin M. Optimal outcomes obtained with body-weight support combined with treadmill training in stroke subjects. Archives of Physical Medicine and Rehabilitation 2003; 84:1.458-65.
24. Phadke CP et al. Soleus H-reflex modulation in response to change in percentage of leg loading in standing after incomplete spinal cord injury. Neuroscience Letters 2006; 403:6-10.
25. Sullivan K, Knowton B, Dobkin B. Step training with body weight support: effect of treadmill speed and practice paradigms on poststroke locomotor recovery. Archives of Physical Medicine and Rehabilitation 2002; 83:683-91.
26. Miller EW, Quinn ME, Seddon PG. Body weight support treadmill and overground ambulation training for two patients with chronic disability secondary to stroke. Phys Ther 2002; 82:53-61.
27. Effing TW et al. Body weight-supported treadmill training in chronic incomplete spinal cord injury: a pilot study evaluating functional health status and quality of life. Spinal Cord 2006; 44:287-96.
28. Field-Fote E. Combined use of body weight support, functional electric stimulation, and treadmill training to improve walking ability in individuals with chronic incomplete spinal cord injury. Archives of Physical Medicine and Rehabilitation 2001; 82:818-24.
29. Werner MAC et al. Treadmill training with partial body weight support and an electromechanical gait trainer for restoration of gait in subacute stroke patients: a randomized crossover study. American Heart Association. Disponível em: http://www.strokeaha.org [p. 2.895-901, dez. 2002]. Acesso em: 9/4/2008.
30. David D et al. Oxygen consumption during machine-assisted and unassisted walking: a pilot study in hemiplegic and healthy humans. Archives of Physical Medicine and Rehabilitation 2006; 87:482-9.
31. Gordon K et al. The importance of using an appropriate body weight support system in locomotor training. Disponível em www.harkema.ucla.edu/bwsposter. Acesso em 14/10/2008.
32. Perry J. Análise de marcha. Barueri: Manole, 2005. v. 1: Marcha normal; v. 2: Marcha patológica.
33. Griffin T, Tolani N, Kram R. Walking in simulated reduced gravity: mechanical energy fluctuations and exchange. J Appl Physiol 1999; 88:383-90.

34. Hesse S et al. Treadmill walking with partial body weight support versus floor walking in hemiparetic subjects. Arch Phys Med Rehabil 1999; 80.
35. Anielsson A, Sunnerhagen K. Oxygen consumption during treadmill walking with and without body weight support in patients with hemiparesis after stroke and in healthy subjects. Archives of Physical Medicine and Rehabilitation 2000; 81:953-57.
36. Onelam M, Kram R. Exploring dynamic similarity in human running using simulated reduced gravity. The Journal of Experimental Biology 2000; 203:2.405-15.
37. Alliday D, Resnick R, Walker J. Fundamentos da Física. Rio de Janeiro: LTC, 1996. v. 1: Mecânica; v. 2: Gravitação, ondas e termodinâmica.
38. Ram R, Domingo A, Ferris D. Effect of reduced gravity on the preferred walk – run transition speed. The Journal of Experimental Biology 1997; 200:821-6.
39. Arela A, Stolf S, Duarte M. Biomechanical characteristics of adults walking in shallow water and on land. Journal of Electromyography and Kinesiology 2006; 16:250-6.
40. Asumoto K et al. A comparison of muscle activity and heart rate response during backward and forward walking on an underwater treadmill. Gait & Posture 2007; 25:222-8.
41. Oesler H et al. Dynamometric analysis of the maximum force applied in aquatic human gait at 1.3 m of immersion. Gait & Posture 2006; 24:412-7.
42. Lton F et al. A kinematic comparison of overground and treadmill walking. Clinical Biomechanics 1998; 13:434-40.
43. Eim et al. Feasibility of robotic-assisted locomotor training in children with central gait impairment. Developmental Medicine & Child Neurology 2007; 49:900-6.
44. Urnett BWR. Considerations for the use of an exoskeleton for extremity control and assistance when learning to walk with cerebral palsy. Dissertação (Mestrado em Engenharia Mecânica). Universidade Estadual Politécnica de Virginia, Blacksburg, Virginia, 2008: 60f.
45. Usemann B et al. Effects of locomotion training with assistance of a robot-driven gait orthosis in hemiparetic patients after stroke: a randomized controlled pilot study. Stroke 2007; 38:349-54.
46. Arbeau H. Locomotor training in neurorehabilitation: emerging rehabilitation concepts. Neurorehabil Neural Repair 2003; 17:3-11.
47. Esse S, Helm B, Krajnik J, Gregoric M, Mauritz KH. Treadmill training with partial body weight support: influence of body weight release on the gait of hemiparetic patients. J Neurol Rehabil 1997; 11:15-20.
48. Ccivatti C, Harro CC, Bothner KE. The effect of body weight supported treadmill training on gait function in children with cerebral palsy. Pediatric Physical Therapy, abstracts for the 2006 combined sections meeting: 82-3.
49. Adtka SA, Skinner SR, Dixon DM, Johanson ME. A comparison of gait with solid, dynamic, and no ankle-foot orthoses in children with spastic cerebral palsy. Phys Ther 1997; 77:395-409.
50. Tewart C, Postans N, Schwartz MH, Rozumalski A, Roberts AP. An investigation of the action of the hamstring muscles during standing in crouch using functional electrical stimulation (FES). Gait & Posture 2008; 28:372-7.
51. Oss SA, Engsberg JR. Relationships between spasticity, strength, gait, and the GMFM-66 in persons with spastic diplegia cerebral palsy. Arch Phys Med Rehabil 2007; 88:1.114-20.
52. Utlu A, Krosschell K, Spira DG. Treadmill training with partial body-weight support in children with cerebral palsy: a systematic review. Dev Med Child Neurol 2009; 51(4):268-75.
53. Herng RJ, Liu CF, Lau TW, Hong RB. Effect of treadmill training with body weight support on gait and gross motor function in children with spastic cerebral palsy. Am J Phys Med Rehabil 2007; 86:548-55.
54. Attern-Baxter K. Effects of partial body weight supported treadmill training on children with cerebral palsy. Pediatr Phys Ther 2009; 21(1):12-22.
55. Amiano DL, Dejong SL. A systematic review of the effectiveness of treadmill training and body weight support in pediatric rehabilitation. J Neurol Phys Ther 2009; 33(1):27-44.
56. Raham HK, Harvey A, Rodda J, Nattrass GR, Pirpiris M. The functional mobility scale (FMS). J Pediatr Orthop 2004; 25(5):514-20.
57. Ernak K, Stevens V, Price R, Shumway-Cook A. Locomotor training using body-weight support on a treadmill in conjunction with ongoing physical therapy in a child with severe cerebellar ataxia. Phys Ther 2008; 88:88-97.
58. Rowley JP, Arnold SH, Mcewen IR, JAMES S. Treadmill training in a child with cerebral palsy: a case report. Phys Occup Ther Pediatr 2009; 29(1):60-70.

Tratamento Neuroevolutivo – Conceito Bobath

Clarissa Byrro de Alcântara • Cláudia Maria Byrro Costa

Helenice Soares de Lacerda

INTRODUÇÃO

O tratamento neuroevolutivo Bobath é uma abordagem de resolução de problemas para avaliação e tratamento das deficiências e limitações funcionais de indivíduos com disfunções neurológicas, primordialmente em crianças com paralisia cerebral (PC) e adultos vítimas de acidente vascular encefálico (AVE) ou traumatismo cranioencefálico (TCE)[1]. Esses indivíduos apresentam disfunções da postura e do movimento que levam a limitações em suas atividades funcionais. A abordagem Bobath focaliza a análise e o tratamento de deficiências sensoriomotoras e limitações funcionais, em que fisioterapeutas, terapeutas ocupacionais e fonoaudiólogos podem atuar.

HISTÓRICO

O tratamento neuroevolutivo Bobath é uma das abordagens mais comumente utilizadas no acompanhamento de pacientes com déficit neurológico e oferece um modelo de referência durante as intervenções clínicas dos terapeutas da neurorreabilitação[2].

O casal Karel e Berta Bobath nasceu em Berlim. Karel Bobath graduou-se em medicina, e a primeira formação de Berta foi em ginástica reparadora, na qual ela desenvolveu sua percepção do movimento normal, do exercício e do relaxamento[3]. Eles fugiram de Berlim em 1938, pouco antes do início da Segunda Guerra Mundial. Em Londres, Berta Bobath tornou-se fisioterapeuta pelo Chartered Society of Physiotherapy em 1950[3] e Karel Bobath começou sua carreira trabalhando como pediatra e se especializou em paralisia cerebral[3].

Antes de 1950, a reabilitação neurológica convencional era, primordialmente, de orientação ortopédica, que promovia o uso de massagens, calor, uso de trações e técnicas de movimentos passivos e ativos com o objetivo principal de evitar deformidades, isto é, uma abordagem essencialmente compensatória[4].

Nessa época, Berta Bobath foi chamada para realizar um atendimento domiciliar de um paciente hemiplégico. Tratava-se de um pintor famoso, de 42 anos, com hemiplegia direita grave. O quadro era de membro superior extremamente rígido em flexão e com síndrome ombro-mão. Ela começou a mover o braço e a observar as respostas do corpo a esses movimentos. Havia muita resistência quando estendia o braço que estava fortemente espástico e flexionado; manuseando-o com cuidado, conseguiu alguma extensão até chegar a um limite e, gradativamente, a flexão cedia, chegando à extensão total[3]. Berta Bobath percebeu, então, que poderia influenciar e modificar o tônus muscular por meio do manuseio, sugerindo então uma nova abordagem de tratamento, que foi a base para o surgimento de novas ideias. Entre elas, podemos citar o uso da movimentação proximal influenciando o tônus das extremidades e a alteração proprioceptiva. Portanto, definiu-se, naquela época, a espasticidade como resultado de um controle neuronal do tônus e postura, associado a uma alteração proprioceptiva. Dessa forma, ela concluiu que o paciente com uma lesão central apresentava um problema sensoriomotor[5].

A partir das constatações a respeito das reações dos pacientes, Berta Bobath elaborou técnicas que acarretavam a redução da espasticidade. Berta desenvolveu um procedimento de avaliação e tratamento que era único e de grande significado para o avanço da fisioterapia e que poderia, assim, ir além das prescrições médicas usuais. Trabalhando em parceria com seu marido, descreveu o conceito como uma hipótese e iniciaram o desenvolvimento do tratamento baseado no entendimento do comportamento do movimento normal, por meio de suas observações clínicas e em pesquisas neurofisiológicas disponíveis[3,6].

Na época, a neurofisiologia era baseada em estudos com experimentação animal, realizados por Charles Sherrington (1857-1952), que mais tarde foram generalizados por John Hughlings Jackson (1835-1911) ao propor que não só os animais normais, mas inclusive o homem dispôria de uma cadeia hierárquica de comando motor. Os centros motores, de acordo com Jackson, estariam organizados hierarquicamente, de modo que os centros superiores controlariam os inferiores[7]. Na década de 1940, Arnold Gesell e Myrtle McGraw, dois conhecidos pesquisadores do desenvolvimento dos lactentes, defendiam que o desenvolvimento motor normal era atribuído ao aumento da maturação do sistema nervoso central (SNC), resultando no controle de níveis superiores sobre os reflexos de níveis inferiores. Os resultados desses experimentos e as observações davam sustentabilidade a um modelo hierárquico, no qual acreditava-se que o movimento era ativado pelos reflexos da medula, sendo que os reflexos primitivos observados ao nascimento e refinados durante a maturação eram inibidos pelos centros corticais superiores[8].

A partir desse modelo hierárquico, o casal Bobath concluiu que, após uma lesão cerebral, o aparecimento da hiper-reflexia/espasticidade era devido à perda do controle inibitório. Essa teoria levou ao desenvolvimento das posturas de inibição reflexa e dos padrões de inibição reflexa, ambos conhecidos pela sigla PIR. A Dra. Bobath utilizava os movimentos de rotação para "quebrar" os padrões anormais e assim influenciar o tônus através de *inputs* aferentes (Bobath, 1970, citado por Raine, 2009)[2].

Apesar de a Dra. Bobath ter proposto que o componente neural, a hiper-reflexia, era a principal razão para o aumento do tônus e, consequentemente, implicava a redução da capacidade motora, o que contraria os conceitos atuais de hipertonia e de comportamento motor, naquela época, ela já defendia uma abordagem holística que envolvia os aspectos sensoriais, perceptuais e adaptativos dos pacientes, assim como seus problemas motores. Além disso, Bobath destacava que deveria ocorrer a preparação do movimento para que esse fosse direcionado para uma função[9].

Algumas décadas depois, a Dra. Bobath definiu, durante uma entrevista, o conceito Bobath da seguinte forma: "É uma maneira completamente nova de pensar, observar e interpretar o que o paciente está fazendo. O terapeuta deve, então, ajustar-se aos moldes da técnica para ver e perceber o que é necessário e possível para que ele possa ser funcional. Nós não ensinamos o movimento, nós o tornamos possível[1]." Deixou também claro que o tratamento baseado nesse conceito não era um método ou uma técnica impondo limites rígidos, mas algo fluido e dinâmico. O casal Bobath criou o Centro Bobath em Londres em 1951 e, nesse mesmo ano, a Dra. Bobath iniciou os cursos de tratamento neuroevolutivo Bobath. Em 1968, o casal Bobath veio ao Brasil e, na cidade de Petrópolis, apresentou o conceito a terapeutas e médicos. A partir de então, o conceito Bobath passou a ser difundido no Brasil por meio dos cursos ministrados por Monika Muller[5].

O conceito Bobath foi uma abordagem inovadora e continua em desenvolvimento pela absorção de novos conhecimentos da neurociência, o que contribuiu fortemente para que esse tratamento apresentasse excelentes resultados na neurorreabilitação.

◻ OBJETIVOS E PRINCÍPIOS

Atualmente, o conceito Bobath pode ser entendido como uma abordagem de resolução de problemas. Ele consiste na avaliação do potencial do paciente ao realizar uma determinada tarefa funcional, por meio da observação e análise do desempenho dessa tarefa, e possibilitar, por meio do tratamento, melhor funcionalidade.

Os novos modelos do controle motor e melhor entendimento da neurociência, ocorridos nas últimas cinco décadas, implicaram uma melhora do raciocínio clínico para as práticas atuais do conceito Bobath. O potencial de um indivíduo para a sua recuperação funcional na condição de pós-lesão cerebral tem como base a habilidade de se adaptar às demandas de tarefas e do ambiente e aprender novos desafios, capacitando-o ao refinamento do seu comportamento motor[2].

A teoria atual do conceito Bobath é fundamentada na abordagem sistêmica do controle motor[1,2]. A teoria dos sistemas, baseada no trabalho de Nicolai Bernstein (1967), apregoou que para entender o controle neural do movimento era importante o conhecimento das características do sistema que está se movimentando e das forças externas e internas que agem sobre o corpo. Bernstein enfatizou o papel do sistema musculoesquelético ao considerar que a coordenação do movimento é a capacidade de controlar os graus de liberdade do organismo em movimento[8]. Recentemente, Shumway-Cook e Woollacott (2007) defenderam que a teoria do controle motor deve ser abrangente e resultado da integração de vários conceitos propostos. Elas denominaram a teoria utilizada em suas pesquisas e prática clínica "abordagem dos sistemas". Nessa teoria, reconhece-se que o movimento surge de uma interação entre o indivíduo, a tarefa e o ambiente, no qual a tarefa está sendo executada. Reconhece-se também que o indivíduo, ao executar uma tarefa, é o produto da interação dinâmica entre os sistemas de percepção, cognição e ação[8].

O conceito Bobath se pauta na visão atual do controle motor, resultado de um sistema dinâmico e flexível que sinaliza o potencial para a plasticidade como a base do desenvolvimento, da aprendizagem e da recuperação do sistema nervoso e muscular.

É possível reconhecer o conceito de plasticidade neural em vários princípios do conceito Bobath desde a sua origem na década de 1940. Por exemplo, a abordagem por meio de "facilitação/repetição" dos movimentos normais era uma forma de estimular o SNC a aprender e, ao mesmo tempo, a "inibição" era uma forma de o SNC esquecer o movimento atípico[1,10].

Outro princípio norteador da técnica refere-se à aprendizagem motora, que é descrita como uma série de processos associados com a prática, o treinamento ou a experiência que resulta em mudanças relativamente permanentes no comportamento motor[11]. Os princípios da aprendizagem motora ajudam a identificar como os terapeutas podem manipular melhor o indivíduo, a tarefa e o ambiente para influenciar a plasticidade no sistema nervoso a longo prazo, e com isso promover melhora no desempenho motor do paciente[2,11].

O processo de aprendizagem motora entre crianças e adultos é diferente, uma vez que as crianças têm diferenças nos processos cognitivos, como atenção seletiva e velocidade no processamento da informação, que aumentam com a idade. Além disso, as crianças usam estratégias diferentes para processar a informação em comparação com os adultos. Essas diferenças se manifestam em tarefas que exigem memória de trabalho visoespacial, memória de reconhecimento de objeto, de aprendizagem verbal, de copiar padrões espaciais e de níveis de atenção[12]. Esse fato é importante para não se fazer generalizações para crianças dos princípios de aprendizagem motora oferecidos a adultos jovens e vice-versa. Deve-se lembrar que os estudos que evidenciam os princípios de aprendizagem motora em crianças, principalmente com disfunção neurológica, são recentes.

Alguns princípios da plasticidade dependente da experiência são provenientes da neurociência básica e determinantes para a recuperação funcional pós-lesão. Entre eles destacam-se a especificidade, a repetição/prática, a intensidade, a relevância/motivação, o tempo, a transferência e a interferência[13]. A seguir iremos descrever cada um desses princípios.

Especificidade

Vários estudos defendem que a experiência dependente do aprendizado é fundamental para produzir mudanças significativas na conectividade neural[13,14]. Estudo de Nudo e cols. (2000), realizado com macacos, defende a hipótese de que as mudanças nos mapas de representação cortical são impulsionadas pelos aspectos específicos da tarefa, pela aquisição de habilidade motora e não simplesmente pelo resultado de uso repetitivo[15]. Então, a abordagem terapêutica deve induzir o aumento das atividades que favoreçam a habilidade motora.

Repetição/prática

Oferecer à criança apenas uma atividade específica ligada à tarefa não é suficiente para promover a plasticidade neural. A repetição da atividade aprendida é necessária para obter um nível de melhora e reorganização cerebral permanente, para que a criança continue a usar a tarefa fora da terapia e permitir futuros ganhos funcionais[13].

Estudos de aprendizagem motora têm avaliado duas condições de prática, quais sejam, a prática em bloco e a prática aleatória ou com variabilidade. Gabriele Wulf (1991)[16] demonstrou que a prática com variabilidade, com o maior nível de interferência contextual, ou seja, com ordem aleatória de tarefas, produziu transferência de desempenho mais efetiva em crianças normais com idade média de 11 anos. Isso sugere que uma sessão com esse tipo de prática com variabilidade contribui, de fato, para a eficácia do desenvolvimento do esquema motor. Portanto, o terapeuta deve oferecer um ambiente que permita à criança se engajar em um processo de solução de problemas e, com isso, capacitá-la a realizar a tarefa. O treinamento de atividades motoras específicas à tarefa, por meio de repetição com variabilidade, sempre fez parte dos ensinamentos da Dra. Bobath[1]. Entretanto, é importante considerar especificidades de crianças com déficits cognitivos graves, em que é preferível o uso da repetição pura.

A prática do todo e a prática em partes também são variáveis que podem interferir na aprendizagem motora. A prática do todo é sugerida para tarefas contínuas, como o alcance e a manipulação de objetos ou atividade recíproca e rítmica, como a marcha. Por outro lado, a prática em partes – como o próprio nome sugere – é útil em atividades que podem ser fragmentadas em tarefas discretas[2] como, por exemplo, rolar, transferir-se de supino para a beirada da cama e, daí, fazer a passagem de sentado para de pé. De acordo com o conceito Bobath, as estratégias – do todo ou das partes –, frequentemente, incluem preparação e simulação dos componentes fundamentais para a realização da tarefa[5]. Esse ponto será discutido, posteriormente, com mais detalhes quando abordarmos os casos clínicos.

Intensidade

Além da repetição, um grau de intensidade de treinamento é exigido para estimular a plasticidade. Estudos com animais e estudos utilizando a técnica de estimulação magnética transcraniana repetitiva (EMTr) em humanos demonstraram que quanto maior o número de repetições de tarefas – por exemplo, por dia – mais favorecidas são as alterações plásticas de longa duração[13]. Entretanto, vale a ressalva de que a intensidade do treinamento pode ter efeitos negativos, dependendo da quantidade de treinamento, em um determinado período, se ultrapassar um limite crítico[13]. De fato, Scharllet e cols. demonstraram, em modelo animal de isquemia cerebral, que o treinamento intensivo logo após a lesão cerebral aumentou tanto a área de lesão quanto prejudicou o desempenho funcional[17]. Os autores sugeriram que esse efeito é devido a uma excitotoxicidade na região vulnerável em volta da área isquêmica. O fato de haver um período crítico para a sensibilidade aos efeitos do *overuse* deve ser considerado na prática clínica com crianças que sofreram lesão cerebral.

Relevância/motivação

Vários estudos de aprendizado associativo demonstram que a relevância da experiência tem um papel crítico na recuperação funcional. Sabemos que as emoções modulam a força da consolidação da memória e que, motivação e atenção facilitam o engajamento da criança durante a execução da tarefa[13].

Um ambiente enriquecido e *feedback* são condições para motivar a criança[13,18]. O uso de *feedback* na terapia pode ser realizado tanto sobre as características – conhecimento do desempenho (CD) – quanto sobre o resultado – conhecimento do resultado (CR)[18].

Um estudo recente, de Hemayattalab e Rostami (2010), demonstrou que indivíduos com paralisia cerebral do tipo I têm a capacidade de aquisição e retenção de uma habilidade motora após treinamentos com *feedback* – conhecimento de resultados (CR)[18]. Curiosamente, com essa descoberta, verificou-se que o *feedback* interfere na aprendizagem de tarefas em indivíduos com PC da mesma forma que na média da população, sugerindo que as regras de *feedback* também se aplicam a indivíduos com paralisia cerebral.

Tempo

A plasticidade neural que fundamenta a aprendizagem deve ser entendida como um processo, e não como um evento isolado. A consolidação da plasticidade depende de tempo. Algumas mudanças plásticas, presentes no desenvolvimento neural, têm um período crítico para acontecer e, muitas vezes, precedem e estimulam o aparecimento de outras plasticidades[13]. Por exemplo, esse é o caso da formação de sinapses – sinaptogênese – no primeiro ano de vida[19], que contribuem fortemente para o aprendizado das habilidades motoras e cognitivas da criança ao longo da vida. Essa é uma boa explicação sobre a importância em oferecer condições favoráveis durante o processo de reabilitação da criança, nos primeiros anos de vida.

Transferência

Transferência é a capacidade da plasticidade de, devido a um treinamento, aumentar a aquisição de comportamentos simultâneos[13]. Ela consiste na capacidade de generalização, ou seja, a partir de um número restrito de experiências pode-se extrapolar para uma infinidade de situações. Dessa forma, a transferência facilita uma melhor adaptação e flexibilidade no ambiente.

Interferência

A plasticidade neural é reforçada no cérebro em desenvolvimento e é geralmente benéfica. Entretanto, ela pode também levar, em algumas situações, a uma adaptação inadequada e ser responsável por distúrbios neurológicos. A plasticidade de uma determinada experiência pode ser o agente de impedimento para a aquisição de outros comportamentos. A interferência refere-se à habilidade da plasticidade, em um dado circuito neural, de impedir a indução de nova, ou expressão de uma plasticidade, já existente, no mesmo circuito[13].

Pacientes que sofreram lesão cerebral podem desenvolver estratégias compensatórias inadequadas que são mais fáceis na realização de determinadas tarefas, do que estratégias guiadas durante o processo terapêutico.

De acordo com o conceito Bobath, que apregoa a qualidade do movimento, a plasticidade mal adaptativa ou estratégias compensatórias autoaprendidas devem ser superadas por meio de uma abordagem que estimule a recuperação funcional real. Na literatura recente, há relatos de cientistas estudiosos do controle motor que também defendem essa teoria. Levin, Kleim e Wolf (2009) sugerem que os terapeutas deveriam diferenciar a compensação motora da recuperação funcional real. A compensação é definida como novas estratégias que emergem ou substituem de forma diferente o comportamento motor original. Como exemplo, tem-se o uso excessivo do tronco durante os movimentos de alcance[20]. O termo recuperação funcional real é definido como a aquisição do comportamento motor anterior à lesão, como exemplo, os parâmetros espaço-temporais normais, ou seja, a qualidade do movimento[20]. Embora os movimentos compensatórios possam ajudar os pacientes a executar as tarefas a curto prazo, a compensação pode provocar problemas ortopédicos a longo prazo, além de limitar a capacidade de ganhos futuros na função motora.

O paciente deve ser acompanhado por uma equipe interdisciplinar que, em conjunto, deve definir os tratamentos para reduzir a sua incapacidade funcional. Uma boa equipe deve contar, por exemplo, com neuropediatra, pediatra, ortopedista, fisioterapeuta, terapeuta ocupacional, fonoaudiólogo, psicólogo, escola e cuidadores. A família é parte essencial do tratamento do paciente. Nesse sentido, deve-se fazer um trabalho integrado incentivando os familiares a adotarem uma atitude positiva em relação às perspectivas de melhora do paciente, seguindo as orientações de posicionamento e mobiliário adequado para todas as atividades funcionais do cotidiano da criança[5].

Inicialmente, o casal Bobath acreditava que era importante ensinar os movimentos seguindo a sequência dos marcos do desenvolvimento motor (Berta Bobath, 1953)[1]. Mais tarde, eles mudaram essa opinião, pois observaram que muitas habilidades sensoriomotoras desenvolviam-se ao mesmo tempo. Por exemplo, o engatinhar e a postura em pé com apoio ocorrem na mesma fase de desenvolvimento motor. Esse conhecimento trouxe significante mudança na aplicação dos conceitos terapêuticos, pois passou a focalizar o tratamento em várias posturas do desenvolvimento motor, ao mesmo tempo, em vez de seguir a sequência dos marcos motores fixos (Karel e Berta Bobath, 1984)[1]. Além disso, eles também acreditavam que, observando e descrevendo a qualidade da postura e do movimento, seria possível diferenciar o movimento típico do patológico.

Portanto, o conhecimento em relação ao movimento normal, na forma como ele se constrói, desenvolve e muda através da vida, fornece um modelo criterioso para o plano do tratamento[5]. Os profissionais devem ter capacidade de prever e antecipar a progressão das alterações posturais e movimentos atípicos que se desenvolvem a partir de um repertório neuronal limitado, para evitar que o paciente adote posturas de compensação, com estratégias de movimentos estereotipados e que levam a futuras deformidades pela repetição de movimentos patológicos.

O tratamento deve ser flexível e adaptado às variadas necessidades do paciente (Karel e Berta Bobath, 1984)[1.] A intervenção terapêutica consiste em, cuidadosamente, planejar as estratégias do tratamento direcionadas a melhorar a funcionalidade motora. A implementação do tratamento depende do resultado dessa avaliação funcional, que deve considerar o máximo de aspectos da pessoa, o contexto em que ela vive e as suas habilidades. O planejamento da intervenção origina-se dos conceitos de controle motor, aprendizagem motora e desenvolvimento motor aplicados a padrões de movimento típicos e atípicos. Os manuseios são selecionados visando amenizar as deficiências que dificultam a realização da tarefa. O tratamento pode e deve ser alterado de acordo com as respostas obtidas por meio das estratégias selecionadas. É a partir desse conhecimento que se define o número de sessões semanais necessário para conduzir o tratamento.

A facilitação do movimento é essencial para o sucesso do tratamento fundamentado no conceito Bobath[1]. Ela é uma ferramenta preciosa na avaliação e no tratamento. A facilitação do movimento é parte de um processo de aprendizagem ativo[21], no qual o paciente é capacitado para superar a inércia, para iniciar, continuar ou completar a atividade funcional. A habilidade de o terapeuta colocar as mãos corretamente no corpo do paciente, usando informação sensorial e proprioceptiva, permite o movimento se tornar mais fácil. Mas, essa facilitação nunca é passiva, pois é ela que faz com que seja possível a ativação dos grupos musculares envolvidos na execução da tarefa[1,21]. Essa habilidade do terapeuta é fundamental para o sucesso do tratamento, que será fundamentado em algumas premissas importantes que irão permitir:

a) Sentir as respostas dos pacientes às mudanças na postura ou no movimento.
b) Obter melhor controle da postura e da sinergia de movimentos, o que amplia as opções dos pacientes na seleção das ações com sucesso.
c) Limitar os movimentos inadequados que distanciam o paciente do objetivo da tarefa.
d) Inibir ou restringir os padrões motores que, se praticados, levam a deformidades secundárias, a incapacidades futuras ou a diminuição da participação na sociedade.
e) Avaliar as dificuldades que estarão ocorrendo no processamento sensorial.

Pacientes com rejeição ao toque e à pressão no corpo demonstram alterações táteis. A resistência às transições posturais e a insegurança durante o deslocamento e a transferência de peso do corpo são um sinal importante de insuficiência nos sistemas vestibular, proprioceptivo e perceptual.

A facilitação do movimento deve acarretar uma mudança no comportamento motor e, para assegurar que isso aconteça, a quantidade de facilitação deve ser reduzida durante as sessões e ao longo do processo de reabilitação[1,21]. Esse processo deve ser conduzido até que a criança seja capaz de iniciar e completar a atividade independentemente.

O sistema sensorial é crucial para modular e adequar o movimento[7]. Portanto, durante todo o manuseio, o terapeuta deve proporcionar a adequação desse sistema, que é fundamental para obter informações do ambiente em relação ao seu próprio corpo[1,5].

Os profissionais selecionam estratégias de intervenção adequadas ao estilo de vida do paciente para que ele possa levar esse aprendizado adiante, o que é essencial para a sua aprendizagem motora. Esta atividade exige uma prática diária, de forma independente ou com seus cuidadores.

Como resultado da intervenção do tratamento neuroevolutivo, o indivíduo será capaz de utilizar uma postura nova ou adquirida novamente, ou mesmo uma estratégia de movimento, que possa ajudá-lo em suas habilidades de vida mais eficientemente. Essas estratégias irão minimizar as deficiências secundárias que possam criar incapacidades ou limitações funcionais adicionais.

O tratamento neuroevolutivo Bobath continua sendo enriquecido com novas teorias e com novos modelos consistentes com evidências clínicas disponíveis a partir da natural evolução da ciência. Adicionalmente, deve-se ter consciência de que as características da população com lesões do sistema nervoso central estão em processo contínuo de mudança. Assim, a abordagem Bobath continuará buscando formas inovadoras para suprir as necessidades dos pacientes.

EVIDÊNCIAS CIENTÍFICAS

Desde o início, o casal Bobath estava interessado na eficácia da intervenção. Entretanto, o critério para verificação da eficácia da intervenção terapêutica se baseia na resposta imediata de cada paciente (Karel e Berta Bobath, 1984)[1].

Atualmente, o grande desafio dos experientes terapeutas clínicos que utilizam a intervenção Bobath para melhorar a qualidade de vida dos seus pacientes é demonstrar que o tratamento é eficaz e buscar meios objetivos para documentar os desfechos verificados na prática clínica e justificar a intervenção. A população de indivíduos com paralisia cerebral inclui diferentes níveis de gravidade e comprometimento motor. São acometidos indivíduos de diferentes idades e condições de saúde, ou seja, uma população heterogênea para a pesquisa e para a intervenção terapêutica. Portanto, ao ler um estudo envolvendo tratamento com base no conceito Bobath, devemos considerar a experiência e habilidade clínica dos terapeutas envolvidos na pesquisa, se eles estão atualizados em relação às novas teorias agregadas ao conceito, como é a realização da prática, qual é a localidade do estudo e a combinação de outras técnicas associadas ao tratamento Bobath[1,22]. A utilização de escalas classificatórias e testes funcionais, como o GMFCS (Sistema de Classificação da Função Motora Grossa), PEDI (Pediatric Evaluation of Disability Inventory), GMA (General Movement Assessment) e TIMP (Test of Infant Motor Performance), tem permitido aos terapeutas visualizar as mudanças funcionais nas crianças por meio do tratamento[1].

O estudo feito por Girolami e Campbell (1994)[23] observou que o tratamento com base no conceito Bobath para crianças prematuras consistia num protocolo de intervenção com movimentos funcionais e posturas comumente vistas em recém-nascidos a termo, como habilidade de elevar e girar a cabeça em prono, levar as mãos à boca, manter a cabeça na linha média em supino e elevar e manter os braços e pernas contra a gravidade em supino. Esse protocolo de tratamento mostrou-se eficaz para melhorar o controle postural em crianças nascidas prematuramente e tratadas durante o primeiro ano de vida.

O estudo de revisão sistemática feito pela American Academy for Cerebral Palsy and Developmental Medicine (AACPDM), escrito por Butler e Darrah (2001)[22], comparou 10 estudos publicados antes de 1990 com 11 estudos publicados entre 1990 e 2000. Com exceção da melhora imediata na amplitude de movimento dinâmico do joelho e tornozelo, esse estudo não demonstrou evidência consistente que o tratamento fundamentado no conceito Bobath alterou respostas motoras anormais, como função motora fisiológica ou qualidade do movimento. Por outro lado, esse estudo observou que nos trabalhos realizados mais recentemente, presumivelmente usando o conceito Bobath contemporâneo, há uma grande porcentagem de resultados que favorecem o Bobath do que nos estudos mais antigos.

O estudo desenvolvido por Tsorlakis e cols. (2004)[24] demonstrou que crianças com paralisia cerebral que apresentavam um grau de espasticidade de moderado a leve e foram atendidas cinco vezes por semana durante 16 semanas melhoraram sua função motora grossa mensurada pelo GMFM. De forma semelhante, Arndt e cols. (2008)[25] relataram significativa melhora na função motora grossa, medida pelo GMFM, em crianças de 4 a 12 meses com disfunção da postura e do movimento tratadas durante 3 semanas por protocolo desenvolvido para aprimorar a coativação dinâmica do tronco, uma abordagem de acordo com o conceito Bobath.

As evidências na literatura atual são inconsistentes ao afirmar que o tratamento com base no conceito Bobath apresenta maior ou menor eficácia em relação a outras abordagens para melhorar o resultado funcional dos pacientes[10]. É necessário maior número de pesquisas nessa área. Entretanto, há uma inegável arte na intervenção baseada no conceito Bobath; por isso, a base de nossa prática deve ser integrada à arte e à ciência, provendo os nossos pacientes com um tratamento excelente e com informações consistentes a suas famílias[1].

IMPLEMENTAÇÃO DA TÉCNICA

A base do tratamento é o exame e a avaliação detalhados. A avaliação começa com a identificação das habilidades e limitações de cada paciente. Esse processo de tratamento considera o indivíduo como um todo e reconhece que cada expressão da pessoa – psicológica, emocional, cognitiva, perceptiva e física – tem valor e contribui para todo nível de função. O exame focaliza a identificação de funções e suas limitações. A avaliação analisa e prioriza a eficiência da postura e movimento e formula uma hipótese de quais sistemas afetam a função. O exame e a avaliação levam ao direcionamento dos objetivos e do desenvolvimento das estratégias de tratamento, mensuráveis com as necessidades atuais de cada paciente, enquanto busca o resultado a curto, médio e longo prazos, para atingir a melhor possibilidade de inclusão do indivíduo na sociedade, por toda a sua vida.

A avaliação funcional (Quadro 20.1) foi desenvolvida com base na Classificação Internacional de Funcionalidade (CIF)[26]. A identificação da restrição da participação exige uma comunicação efetiva com a criança, seus familiares e outros cuidadores.

Avaliação funcional

Primeiramente, o terapeuta deve observar os pontos positivos da criança assim que ela chega para avaliação. Posteriormente, define juntamente com os familiares qual é a limitação funcional da criança. Por exemplo, a mãe que se queixa que o filho de 2 anos não é capaz de permanecer sentado no chão para jogar bola com o irmão, e também não é capaz de permanecer em pé apoiado no sofá para andar na lateral com o objetivo de deslocamento. Em seguida, no item observação da avaliação, verifica como a criança responde ao ambiente na atividade sugerida pelos pais descrita anteriormente. Então, a criança será facilitada pelo terapeuta a permanecer sentada em tatame no solo, com algum apoio, enquanto brinca. Assim poderemos descrever os padrões realizados pela criança durante o manuseio do brinquedo que ela escolheu. Essa observação do brincar deve ser feita em diferentes ambientes; por exemplo sentado no banco ou rolo com mesa à frente, sentado no solo com suporte de almofadas ou encostado na parede. Também devemos facilitar a postura em pé, com diferentes apoios à frente e observar como a criança brinca e tenta deslocar. Após essa observação, seremos capazes de definir melhor quais as estruturas do corpo da criança estão comprometidas e por que (item descrever as perdas e desvios dos diversos sistemas) e definir os objetivos a curto, médio e longo prazos do tratamento.

O tratamento neuroevolutivo com base no conceito Bobath é utilizado por fisioterapeutas, terapeutas ocupacionais e fonoaudiólogos. Embora as especialidades permeiam-se entre si, cada uma delas desempenha um trabalho específico relacionado com sua respectiva área de atuação. Existem aspectos comuns entre a abordagem do fisioterapeuta, terapeuta ocupacional e fonoaudiólogo no atendimento de pacientes com desordem neuromotora. O trabalho das três áreas, de acordo com o conceito Bobath, caminha no sentido de considerar o paciente com todos os seus sistemas envolvidos, prioriza a qualidade do movimento, apoia-se nos mecanismos de *feedback* e *feedforward*, na aprendizagem e controle motor e na resolução de problemas, além de considerar o contexto e a interação do paciente com o meio ambiente. Tanto o fisioterapeuta como o terapeuta ocupacional e o fonoaudiólogo têm como objetivo comum conduzir o paciente a realizar uma tarefa funcional por intermédio da intervenção.

Especificamente, o fisioterapeuta concentra o seu trabalho nos alongamentos musculares e no desenvolvimento do controle motor, incluindo o controle postural e equilíbrio, graduação da ativação muscular, coordenação motora e velocidade. Esse trabalho está sempre inserido em um contexto funcional, como trocas posturais e marcha. Avalia a necessidade do uso de órteses, andadores, muletas, cadeira de rodas e outros acessórios que se destinam a promover o alinhamento biomecânico e prevenir deformidades.

O terapeuta ocupacional utiliza como ferramenta de trabalho as atividades específicas para atingir objetivos específicos, principalmente na função dos membros superiores. Planeja e desenvolve um leque de atividades, as quais irão preparar os componentes de movimentos funcionais, componentes visuais, perceptivos, sensoriais e cognitivos para a realização de tarefas funcionais.

Por meio de uma análise detalhada da atividade, o terapeuta ocupacional decide quanto à sua aplicabilidade e eficácia, para que os objetivos funcionais sejam atingidos abrangendo todos os sistemas envolvidos. Além disso, ele direciona o seu trabalho no sentido de desenvolver a área motora global e específica, visomotora, sensorial, perceptiva e cogni-

Quadro 20.1. Ficha de avaliação

Nome:	Pontos positivos:	Sistemas orgânicos para avaliar perdas da estrutura corpo/função	
Data de nascimento:	Ver o que tem de positivo na vida funcional, na cognição, comportamento, comunicação e emocional da criança. Ver os pontos fortes na atitude da família	Controle neuromotor (funções global, da mão e oral)	Sensorial
Diagnóstico:		Tônus	Cardiopulmonar
Data:		Assimetria	
		Força muscular	Gastrointestinal (nutrição, refluxo, constipação intestinal)
		Musculoesquelético	
		ADM	Postura e equilíbrio
		Biomecânico	
		Trofismo	Regulatório – alerta/sono/modulação

Observações	Estrutura do corpo/funções corporais	Limitação funcional
Descrição de movimento e padrões realizados em resposta ao ambiente (Como ele faz isso?)	*Perdas ou desvios de estruturas do corpo ou funções do corpo (sistemas orgânicos) (Por que ele está fazendo assim?)*	*Incapacidade do indivíduo para realizar uma tarefa no ambiente (O que ele não é capaz de fazer?)*
		Descrever o que a criança ou a família desejam
		O terapeuta avalia por que o paciente não realiza esta tarefa (não consegue por dificuldades/do corpo ou/ambiente) Como favorecer para o desempenho desta tarefa? Ajustar ambiente/ou corpo

Restrição da participação: restringe a participação em um típico papel social; *Barreira contextual*: limitação na participação plena imposta por atitudes sociais, barreiras arquitetônicas, regras sociais, outros fatores externos. (Fonte: CIF – OMS – Bobath 2008.)

tiva, além de especificamente atuar no treinamento das atividades da vida diária e de vida prática do paciente. O terapeuta ocupacional desenvolve também inúmeras adaptações de materiais para potencializar os aspectos funcionais do paciente.

O fonoaudiólogo atua especificamente na área da motricidade oral, incluindo a sucção, mastigação, deglutição, respiração, fonação, linguagem e muitas vezes nas atividades de leitura e escrita, as quais estão relacionadas com a cognição. O seu trabalho baseia-se no desenvolvimento motor global, uma vez que este antecede o desenvolvimento motor e oral. Desenvolve suas atividades buscando o fortalecimento e o alinhamento biomecânico das estruturas corporais, o que favorece maior liberdade para os movimentos orais. Dessa forma, acredita-se num aprendizado motor mais próximo do normal para as funções estomatognáticas. A partir do amadurecimento dessas funções, que são trabalhadas simultaneamente com o crescimento da simbolização, espera-se alcançar o desenvolvimento da linguagem oral e escrita.

O fisioterapeuta, terapeuta ocupacional e o fonoaudiólogo devem manter-se em constante interdisciplinaridade e congruência no sentido de adicionar esforços em benefício da evolução do paciente em tratamento.

REFERÊNCIAS

1. Howle J. Neuro-developmental treatment approach: theoretical foundations and principles of clinical practice. Laguna Beach: NDTA, 2002.
2. Raine S. The Bobath concept: developments and current theorical underpinning. In: Meadows L, Raine S, Lynch-Ellerington M. Bobath concept: theory and clinical practice in neurological rehabilitation. Londres: Wiley-Blackwell. 2009: 1-22.
3. Schleichkorn J. The Bobaths: a biography of Berta and Karel Bobath. Tucson: NDTA and Therapy Skill Builders, 1992.
4. Kollen et al. The effectiveness of the Bobath concept in stroke rehabilitation. What is the evidence? Stroke 2009; 40:89-97.
5. Alcântara C, Lacerda H. Apostila do curso básico do tratamento neuroevolutivo – Bobath. Belo Horizonte, 2009.
6. Panturin E. In: Edwards S. Neurological physiotherapy. 2 ed. Churchill Livingstone, 2001.
7. Lent R. Cem bilhões de neurônios. Rio de Janeiro: Atheneu, 2001.
8. Shumway-Cook A, Woollacot MH. Controle motor: teoria e aplicações práticas. 2 ed. São Paulo: Manole, 2003.
9. Mayston MJ. The Bobath concept today. Synapse 2001: 32-5.
10. Palisano R. Research on the effectiveness of neurodevelopmental treatment. Pediatric Physical Therapy, 1991.
11. Levac D, Wishart L, Missiuna C, Wright V. The application of motor learning strategies within functionally based interventions for children with neuromotor conditions. Pediatric Physical Therapy 2009; 21:345-55.
12. Sullivan KJ, Kantak SS, Burtner PA. Motor learning in children: feedback effects on skill acquisition. Physical Therapy 2008; 88:720-32.
13. Kleim JA, Jones TA. Principles of experience-dependent neural plasticity: implications for rehabilitation after brain damage. Journal of Speech Language Hearing Reseach 2008; 51:225-39.
14. Nudo RJ. Plasticity. NeuroRx 2006; 3:420-7.
15. Friel KM, Heddings AA, Nudo RJ. Effects of postlesion experience on behavioral recovery and neurophysiologic reorganization after cortical injury in primates. Neurorehabilitation Neural Repair 2000; 14:187-98.
16. Wulf G. The effect of type of practice on motor learning in children. Applied Cognitive Psychology 1991; 5:123-34.
17. Humm J, Kozlowwski D, Bland S, James D, Schallert T. Use-dependent exaggeration of brain injury: Is glutamate involved? Experimental Neurology 1999; 157:349-58.
18. Hemayattalab R, Rostami L. Effects of frequency of feedback on the learning of motor skill in individuals with cerebral palsy. Research in Developmental Disabilities 2010; 31:212-7.
19. Bourgeois JP, Goldman-Rakic PS, Rakic P. Synaptogenesis in the prefrontal cortex of rhesus monkeys. Cerebral Cortex 1994; 4:78-96.
20. Levin MF, Kleim JA, Wolf SL. What do motor "recovery" and "compensation" mean in patients following stroke? Neurorehabilitation Neural Repair 2009; 23:313-9.
21. Ibita (2007). Theoretical Assumptions and Clinical Practice. Disponível em: www.ibita.org.
22. Butler C, Darrah J. Effects of neurodevelopmental treatment (NDT) for cerebral palsy: an AACPDM evidence report. Developmental Medicine and Child Neurology 2001; 43:778-90.
23. Girolami G, Campbell S. Efficacy of a neuro-developmental treatment program to improve motor control in infants born prematurely. Pediatric Physical Therapy 1994; 6:175-84.
24. Tsorlakis N, Evaggelinou C, Grouios G, Tsorbatzoudis C. Effect of intensive neurodevelopmental treatment in gross motor function of children with cerebral palsy. Developmental Medicine and Child Neurology 2004; 46:740-5.
25. Arndt S, Chandler L, Sweeney J, Sharkey M, McElroy J. Effects of neurodevelopmental treatment-based trunk protocol for infants with posture and movement dysfunction. Pediatric Physical Therapy 2008; 20:11-22.
26. Steiner W, Ryser L, Huber E, Uebelhart D, Aeschlimann A, Stucki G. Use of the ICF model as a clinical problem-solving tool in physical therapy and rehabilitation medicine. Physical Therapy 2002; 82:1.098-107

Parte A
Caso Clínico – Fisioterapia

Clarissa Byrro de Alcântara • Cláudia Maria Byrro Costa • Helenice Soares de Lacerda

HISTÓRIA

PH, de 4 anos e 3 meses, nasceu de 32 semanas, RNPT, de parto normal com 1.405 g, 51 cm e Apgar 6/7 em um hospital municipal de Belo Horizonte.

Sua mãe foi vítima de infecção urinária que provocou o parto prematuro pela ruptura da bolsa. PH ficou internado em UTI neonatal e necessitou de suporte ventilatório e posteriormente nutricional.

Apresentou como intercorrências infecção hospitalar, hemorragia periventricular grau III, hidrocefalia e icterícia. Foi colocada válvula de derivação ventriculoperitoneal, que foi trocada após uma ventriculite. O período de internação na UTI neonatal foi de 60 dias.

Iniciou o tratamento fisioterapêutico com 5 meses de idade e atualmente faz tratamento de fisioterapia, terapia ocupacional e fonoaudiologia.

O diagnóstico de PH é diplegia espástica moderada com componente leve de atetose distal. De acordo com o Sistema de Classificação de Função Motora Grossa (GMFCS), apresenta nível IV e, no Sistema de Classificação de Habilidades Manuais (MACS), apresenta nível 2.

PONTOS POSITIVOS

PH é uma criança feliz, comunicativa e segura e tem um bom contato social com crianças e adultos. Gosta de música e de brincar de carrinho com seu irmão mais velho sentado no solo. Dorme em sua cama no mesmo quarto que seu irmão. Estuda em escola regular da Rede Municipal de Educação Infantil e está cursando o 1º período. Possui comunicação verbal com frases completas e compreensão de comandos verbais simples. Apresenta vedamento labial e controle de saliva. Possui estratégias motoras e resolve problemas simples, como manter a postura sentada, sem apoio das mãos quando posicionado em um banco a 90 graus de flexão de quadris e joelhos e realizar atividades bimanuais. Rola de prono para supino e vice-versa, arrasta, transfere-se de prono para sentado e para a posição de quatro apoios e volta para prono.

Auxilia a colocar e retirar roupas e sapatos. Apresenta controle olho-mão, faz pinça grossa, consegue comer sozinho usando a colher e segura o copo com as duas mãos. Aceita bem o toque e as texturas dos objetos.

A sua família tem uma atitude positiva em relação ao seu tratamento, seguindo as orientações propostas e incentivando a criança nas suas conquistas.

ATIVIDADE FUNCIONAL LIMITADA

Queixas da família: "criança não é capaz de andar com auxílio sem cruzar as pernas."

"Criança não é capaz de descer de sua cama, de um sofá, de uma cadeira ou de um banco para o chão e brincar de carrinho."

"Criança não é capaz de transferir-se do chão para uma cadeira e brincar com jogo de encaixe numa mesa à frente."

"Criança não é capaz de sentada; transferir-se para de pé segurando numa mesa à frente e realizar marcha lateral para alcançar o armário de brinquedos."

OBSERVAÇÕES SOBRE A ATIVIDADE FUNCIONAL LIMITADA

Senta-se com cifose acentuada da coluna torácica e extensão da coluna cervical, ombros em rotação interna, retroversão pélvica, rotação interna de quadris, semiflexão dos joelhos, flexão plantar com eversão (Fig. 20.1).

Transfere-se para de pé com auxílio, apoiando-se numa mesa alta com acentuada flexão de tronco, rotação interna de ombros, rotação interna de quadris, retroversão pélvica, flexão plantar e com membros inferiores cruzados.

Anda auxiliado pelos ombros com retroversão pélvica, cruza os membros inferiores e faz flexão plantar (Fig. 20.2).

Não apresenta estratégia para descer do banco para o chão e alcançar o brinquedo. Com auxílio, arrasta-se para frente no banco até ficar de joelhos, apoia as mãos no chão e senta de lado. Também não

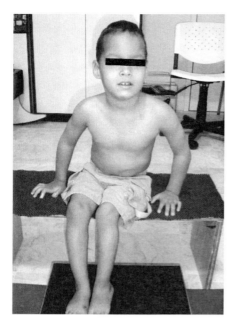

Fig. 20.1. Tronco hipotônico com cifose acentuada e extensão da coluna cervical necessitando do apoio das mãos para sentar-se independentemente.

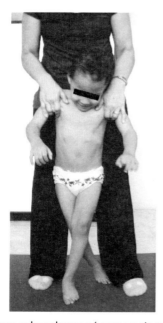

Fig. 20.2. Criança colocada em pé com apoio na cintura escapular; ao dar o passo, cruza as pernas e necessita de bastante apoio no tronco.

possui estratégia para transferir-se do chão para o banco. Apoia as mãos no banco, mas não tem força suficiente para elevar-se e sentar. Com auxílio, eleva o tronco em flexão, retroversão pélvica, adução e rotação interna de membros inferiores (não dissocia os membros inferiores) e necessita de auxílio para rodar o seu tronco e sentar no banco.

Arrasta-se em prono usando mais o membros superiores para deslocar-se e com aumento acentuado de tônus nos membros inferiores chegando muitas vezes a cruzá-los, mantendo mais peso sobre o lado esquerdo.

Apresenta dificuldades cognitivas: dificuldade de nomear e agrupar as cores e reconhecer formas geométricas, montar jogos de sequência lógica e quebra-cabeças mais elaborados de acordo com a sua idade.

A intensidade vocal está reduzida e a fala apresenta-se pouco compreensível em alguns momentos.

☐ ESTRUTURA E FUNÇÕES DO CORPO

Controle neuromotor

Tônus: hipotonia de tronco e hipertonia de membros inferiores ao movimento.

Membros superiores com leve atetose distal:
Assimetria: sentado apresenta a cabeça inclinada para o lado direito com maior descarga de peso à esquerda já apresentando uma curva (escoliose, não estruturada com convexidade a direita). Em pé não apresenta assimetrias significantes.
Força muscular neuromotora: ausência de estabilização da musculatura do tronco para manter-se retificado quando sentado no banco. Em pé com apoio apresenta estabilização inadequada na cintura pélvica para manter a pelve neutra e o quadril estendido. Falta a adequação da inervação recíproca de membros inferiores para o arrastar e durante os passos na mancha com auxílio.

Controle musculoesquelético

Amplitude de movimento (ADM passiva): limitação no final do arco de movimento dos músculos peitorais e rotadores externos do úmero, dos isquiotibiais, tríceps sural, rotadores externos e abdutores dos quadris e do tibial anterior. Essas limitações não foram mensuradas.

Alinhamento biomecânico: na postura sentada falta a adequação do alinhamento biomecânico da coluna torácica em extensão, dos ombros em rotação externa e escápulas alinhadas na caixa torácica. Não apresenta o alinhamento neutro da pelve e da articulação tibiotársica. Na postura em pé não apresenta alinhamento biomecânico da cintura pélvica em neutro e do quadril em extensão.

Trofismo: apresenta hipotrofismo da musculatura de membros inferiores.

Fraqueza muscular: apresenta fraqueza muscular dos extensores do pescoço, paravertebrais, rotadores externos do úmero, abdominais, serrátil, glúteos, rotadores externos e abdutores dos quadris, quadríceps, isquiotibiais, tríceps sural, tibial anterior e fibulares. Isso foi observado devido ao paciente não manter a postura adequada contra a ação da gravidade durante as atividades na posição sentada e em pé.

Sistemas sensoriais: apresenta alteração no sistema proprioceptivo por não ter apoio adequado dos pés no chão e dos ísquios na postura sentado. Alteração no sistema vestibular por não apresentar adequada retificação da cabeça e do corpo contra a gravidade e não estabilizar cabeça e olhos. Não apresenta insegurança gravitacional.

Sistema cardiorrespiratório: presença de alteração da caixa torácica, com elevação e eversão das costelas inferiores, provavelmente resultando em desvantagem mecânica da função diafragmática e redução da expansibilidade torácica.

Sistema gastrointestinal: ainda não foi treinado o controle de esfíncteres, não tem constipação intestinal nem refluxo.

Sistema regulatório: apresenta-se em estado de alerta durante o tratamento e dorme durante a noite toda.

Postura e equilíbrio: as reações de retificação e de equilíbrio estão alteradas na postura sentada e em pé. Também estão alteradas as reações de proteção na postura sentada e ausentes na postura de pé.

RESTRIÇÃO DA PARTICIPAÇÃO SOCIAL

Não existem limitações na participação de PH em atividades sociais, porque seus pais não deixam de incluí-lo e ele é uma criança bem aceita no meio social em que vive. Em atividades que demandam marcha e corrida apresenta limitação; apesar de ter mais 3 anos, ainda não adquiriu a marcha e não possui cadeira de rodas motorizada, o que permitiria maior independência.

BARREIRA CONTEXTUAL

Não existem barreiras contextuais porque PH ainda é uma criança que pode ser carregada no colo. Na escola e em casa possui mesa e cadeira apropriada para ele.

O uso de órtese já foi avaliado e está sendo providenciado pela família.

OBJETIVOS DO TRATAMENTO A CURTO PRAZO

Objetivos funcionais

- Melhorar a capacidade funcional da criança na postura sentada, como alcançar e manipular brinquedos sem perder o controle postural do tronco.
- Melhorar a capacidade funcional da criança nas trocas posturais, como sentado para o chão e vice-versa, sentado para de pé e marcha com apoio.

Objetivos relacionados com as deficiências para alcançar o resultado funcional

- Melhorar a estabilização do tronco por meio da coativação muscular para liberar a cintura escapular no controle dos movimentos dos membros superiores no espaço.
- Estimular o uso dos ajustes posturais automáticos – estratégias motoras na postura em pé, sentada e nas trocas posturais.
- Aumentar a ADM das articulações comprometidas para uma amplitude funcional.
- Ganhar força muscular na musculatura comprometida.
- Estimular o sistema perceptocognitivo por meio de tarefas funcionais que demandam resolução de problemas.
- Melhorar o controle postural do tronco e as reações de retificação e equilíbrio sentado e em pé.

RESULTADOS

PH foi submetido a tratamento fisioterápico em um período de 12 semanas na frequência média de três sessões semanais. Foram observados ganhos funcionais significativos durante esse período, como melhora do equilíbrio e do controle postural do tronco, possibilitando a PH realizar a transição de sentado no banco para o chão e vice-versa, manter a postura sentado no banco com bom alinhamento e estabilidade do tronco e realizar movimento de alcance, como jogar bola sem perder o equilíbrio e realizar o movimento de passar de sentado para de pé, segurando em um bastão, permanecendo em pé durante alguns segundos (Figs. 20.11 e 20.12). Com relação à marcha com apoio, houve melhora significativa, sendo que ele foi capaz de andar sozinho empurrando um bastão fazendo uso de órtese (tutor curto não articulado com a alça de cima frouxa) (Fig. 20.13). Foi observado que PH tornou-se mais seguro nas habilidades conquistadas.

Um fato importante foi o relato da mãe sobre a aquisição da transferência de subir e descer da cama para brincar no chão e ficar em pé segurando nos móveis e dar passos na lateral, o que sugere uma capacidade de transferência das aquisições funcionais para o seu ambiente.

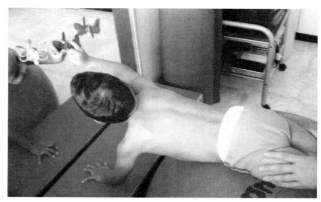

Fig. 20.4. Criança em decúbito ventral na bola com apoio de um braço no banco à frente. Mãos da terapeuta mantendo a extensão do quadril e de membros inferiores para possibilitar a extensão da coluna. A terapeuta solicitava à criança que tirasse o objeto pregado no espelho e entregasse a ela fazendo rotação do tronco com apoio do braço.

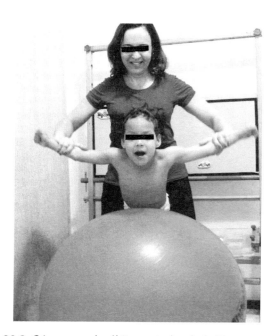

Fig. 20.3. Criança em decúbito ventral na bola. Terapeuta segurando os membros superiores da criança em rotação externa pelos cotovelos empurrando a bola e estendendo o seu tronco. Inicialmente os braços estavam ao longo do corpo da criança e à medida que a bola se movimentava os braços eram trazidos para frente em abdução. Este é um trabalho de fortalecimento dos músculos extensores do tronco e do pescoço contra a gravidade. As escápulas são aduzidas e depois mantidas estabilizadas na caixa torácica no movimento de "brincar de voar" com a criança sustentando o movimento. O quadril e os membros inferiores são mantidos estendidos durante todo o tempo desse manuseio. Durante a oscilação da bola, a criança tem que ajustar o seu corpo, sendo o sistema vestibular e as reações de equilíbrio estimuladas.

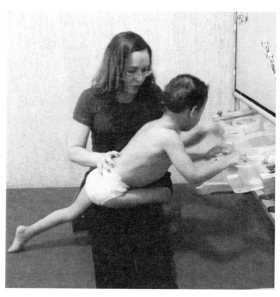

Fig. 20.5. Criança com os membros inferiores dissociados na perna da terapeuta com a tarefa de colocar peças imantadas no quadro à frente. Nessa atividade foi trabalhado alongamento de membros inferiores, controle de tronco em extensão, associado à função de alcance e manipulação de objetos de vários tamanhos e formas diferentes estimulando os aspectos cognitivos.

Nesse trabalho, o membro inferior fletido alonga o músculo tríceps sural e a perna de trás, que está estendida, alonga os extensores do quadril. Essa organização dos membros inferiores dissociados é necessária para as transições posturais, o deslocamento no chão e a marcha são difíceis para a criança executar sozinha. As mãos da terapeuta na pelve da criança garantem o alinhamento e ajudam a criança a elevar e estender o tronco para colocar a peça no quadro.

As peças do brinquedo foram colocadas dentro de recipientes de diferentes formas e tamanhos e precisavam ser agrupadas ou nomeadas, trabalhando assim os aspectos cognitivos da criança.

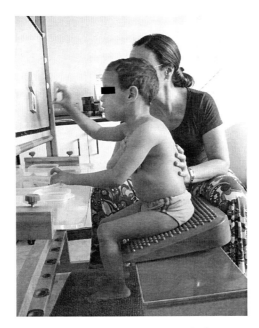

Fig. 20.6. Criança sentada em uma cunha de frente para a mesa promovendo maior transferência de peso para os pés e mobilidade pélvica. As mãos da terapeuta no gradil costal e na coluna lombar da criança, ativando nessa região a musculatura tônica lombar para extensão, possibilitam melhor qualidade nos movimentos funcionais dos membros superiores ao colocar as figuras no quadro.

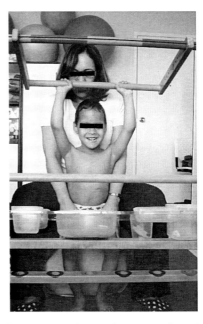

Fig. 20.7. Criança sentada no rolo segurando na haste móvel do equipamento. Inicialmente uma mão da terapeuta no abdome da criança e a outra ajudando-o a empurrar a haste para a frente e depois para cima num trabalho de força muscular contra a gravidade no plano sagital. A criança foi capaz de sustentar sozinha por alguns instantes a haste acima da cabeça com boa estabilidade da cintura escapular e da caixa torácica com o tronco estendido.

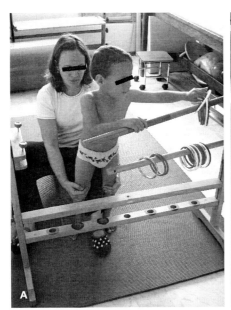
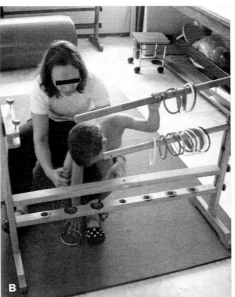
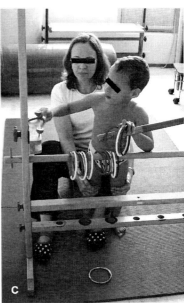

Fig. 20.8A, B e C. Criança de pé segurando com uma mão no bastão do equipamento e a outra mão segurando as argolas, separando-as por cores e tamanhos, tirando de um bastão e colocando no outro. Essa sequência de fotos mostra a terapeuta atrás da criança dando sustentação nos joelhos da criança; esse alinhamento simétrico dos membros inferiores aumenta a coativação da musculatura do tronco e a estabilidade do quadril permitindo o movimento mais organizado nos membros superiores. Quando uma argola caía no chão, a terapeuta gradualmente diminuía a sustentação nos joelhos permitindo que a criança abaixasse para pegá-la; ela foi capaz de resolver esse problema. Esse trabalho concêntrico e excêntrico da musculatura dos membros inferiores mostra a melhora do controle dos movimentos dessas extremidades.

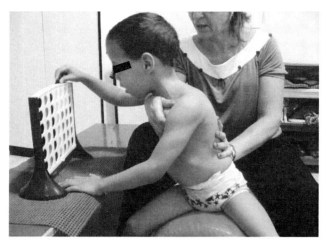

Fig. 20.9. Criança sentada no rolo com mesas ao lado. Terapeuta com uma mão nas costas e a outra à frente no esterno da criança ajudando-a no movimento de rotação do eixo corporal. O movimento no plano transverso acontecia ao transportar a peça a ser encaixada no brinquedo de um lado para o outro. O desenvolvimento dessa dinâmica coativação da musculatura flexora e extensora do tronco é fundamental para as demandas das atividades de transição.

Ao reavaliar a criança com a GMFCS após o tratamento, observamos que houve mudança no nível classificatório IV para o nível III, o que reflete a mudança no desempenho funcional verificada após a intervenção.

Portanto, o tratamento proposto fundamentado no conceito neuroevolutivo Bobath alcançou os objetivos estabelecidos a curto prazo e contribuiu para melhor participação da criança na escola e no ambiente familiar. Usando movimentos ativos conseguimos mudar os padrões de movimento e o desempenho motor da criança; essa ativa participação em terapias que promovam a motivação da criança são muito importantes para o aprendizado motor (Schmidt, 1991)[8].

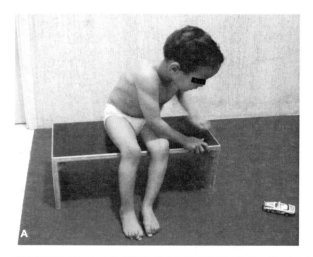

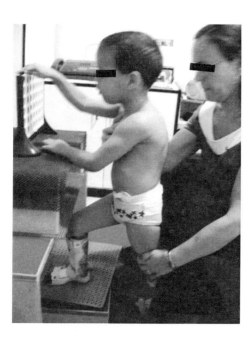

Fig. 20.10. Criança de pé com mesa à frente usando órtese com terapeuta atrás. Um membro inferior apoiado num banco e o outro apoiado no chão sendo alternados durante o trabalho de dissociação dos membros inferiores. Uma mão da terapeuta estendendo o joelho e impedindo a rotação interna e adução dessa perna e a outra no tronco ajudando a criança a manter-se retificada. Com a continuidade desse trabalho, a criança foi adquirindo controle postural do tronco sendo possível a terapeuta gradativamente tirar um pouco o seu apoio – *hands-off*.

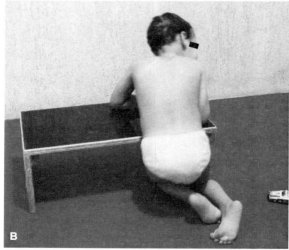

Fig. 20.11A e B. A criança foi capaz de subir e descer do banco sozinha usando as estratégias de rotação do tronco e dissociação dos membros inferiores aprendidas durante o tratamento. A rotação funcional do tronco é fundamental para o desenvolvimento das reações de equilíbrio pela variabilidade e o alto nível de respostas motoras.

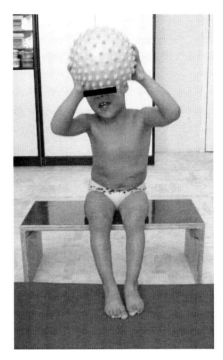

Fig. 20.12. Capaz de ter controle postural do tronco e estabilidade na postura sentada para jogar bola.

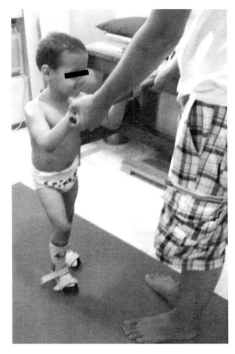

Fig. 20.13. Capaz de andar sem ajuda da terapeuta segurando num bastão.

Parte B
Caso Clínico – Terapia Ocupacional

Teresinha F. de Almeida Prado

◻ HISTÓRICO

MG nasceu em 1993, de 34 semanas de gestação, trigemelar, parto cesariano, foi o último filho a nascer. Pesava 1.760 g, obtendo Apgar 5 no primeiro minuto de vida, 6 no quinto minuto e 7 no décimo minuto. Permaneceu na incubadora 12 dias, recebendo alta hospitalar posteriormente.

◻ QUADRO CLÍNICO

Hipertonia global, hiper-reflexia, componente atáxico, movimentos globais difusos, involuntários e incoordenados especialmente de cabeça e membros superiores.

Apresentava nível II no GMFCS.

◻ DIAGNÓSTICO NEUROLÓGICO

Paralisia cerebral do tipo misto (espasticidade com componente atetoide e ataxia), causa provável de anóxia neonatal.

◻ TRATAMENTOS ESPECÍFICOS

A fisioterapia e a terapia ocupacional foram iniciadas aos 7 meses de idade e a fonoaudiologia aos 18 meses.

◻ AVALIAÇÃO FUNCIONAL DE TERAPIA OCUPACIONAL

MG foi encaminhado pelo neuropediatra para avaliação de terapia ocupacional aos 7 meses de idade, por apresentar importante atraso no desenvolvimento neuropsicomotor. Sua movimentação global era difusa, desorganizada e apresentava intensa insegurança antigravitacional ao ser movimentado.

Pudemos observar inúmeros pontos positivos no bebê, os quais possivelmente iriam contribuir para sua evolução. Entre eles, podemos citar: seu nível de alerta frente aos estímulos era satisfatório, mostrava-se interessado quando apresentado a novos objetos, manifestava inúmeras tentativas de interagir com os brinquedos, demonstrava prazer quando tocado e manuseado pela terapeuta. Sustentava contato visual com pessoas e respondia a sorrisos. A família mostrava-se interessada e disposta em providenciar o que fosse necessário para auxiliar no tratamento do bebê.

Em relação a suas atividades funcionais limitadas, o bebê não era capaz de transferir peso para os antebraços para alcançar o objeto visualizado na frente quando na postura em prono. Em supino, não era capaz de trazer ambas as mãos na linha média para tocar ou pegar o móbile pendurado no berço, nem segurar a mamadeira com ambas as mãos para levá-la à boca. Quando colocado na postura sentada, a manutenção da cabeça no espaço para visualizar o objeto de seu interesse também ficava limitada. Não era capaz de permanecer na postura sentada e dirigir as mãos para alcançar objetos à frente. A manutenção de objetos ou de alimentos tipo biscoito colocados em suas mãos também era restrita, não sendo capaz de levá-los à boca.

Quanto às observações sobre as atividades funcionais limitadas, pudemos registrar que o bebê não conseguia mudar para o plano frontal de movimento, atuando apenas no plano sagital. Observamos que o bebê mantinha o padrão de extensão umeral bilateral, o qual biomecanicamente reforçava a flexão de cotovelo impedindo o alcance de objetos na linha média. Apresentava tendência à flexão de punhos e adução de polegares.

Na tentativa de o bebê interagir com um estímulo interessante ou com o meio ambiente, aparecia intensa movimentação difusa, centralizada nos úmeros levando a abdução umeral, afastando-o ainda mais da linha média.

No que se referia à estrutura do corpo e funções corporais, observou-se uma interação atípica entre o sistema neuromuscular e o sistema musculoesquelético.

Em relação ao sistema neuromuscular, o bebê apresentava evidente atraso na orientação da linha média. Recrutava o trabalho concêntrico do trapézio superior bilateral sem oposição do antagonista, como estratégia para manter a cabeça na vertical. Notavam-se hipotonia de tronco e hipertonia das extremidades superiores associadas aos movimentos involuntários. Apresentava ineficiente cocontração da musculatura flexora e extensora de tronco para a manutenção da postura sentada. A ativação concêntrica e excêntrica do serrátil anterior, trapézio médio e romboide era ineficiente para estabilizar as escápulas na caixa torácica. Apresentava atraso no alongamento dos flexores de punhos e dos flexores superficiais e profundos dos dedos, comprometendo a ativação dos extensores de punhos e dedos, incluindo polegares.

No sistema musculoesquelético, observamos limitação nos graus de liberdade de movimentos dissociados entre os úmeros e as escápulas, e ambos os punhos tendiam ao desalinhamento biomecânico no sentido ulnar. A mobilidade articular em ambos os polegares estava diminuída.

Em relação aos sistemas sensoriais, o bebê rejeitava estímulos táteis, e o seu sistema proprioceptivo mostrava-se imaturo pela falta de experiência de suporte de peso em membros superiores. O sistema vestibular mostrava-se alterado principalmente em relação à movimentação da cabeça e do corpo no espaço, e o sistema visual mostrava-se imaturo especialmente em relação aos aspectos de integração visomotora.

Não registramos alterações em outros sistemas: gastrointestinal, cardiovascular e cardiopulmonar. O sistema regulatório era estável, mantendo seu estado de alerta durante várias horas do dia e sono durante toda a noite.

No item postura e equilíbrio, observamos que as reações de retificação, de proteção para frente e equilíbrio estavam lentificadas.

Não existia limitação de participação do bebê em atividades sociais junto à família nem barreiras contextuais, uma vez que se tratava de um bebê.

INTERVENÇÃO EM TERAPIA OCUPACIONAL

O tratamento de terapia ocupacional iniciou-se aos 7 meses de idade e foi estruturado nos princípios do tratamento neuroevolutivo – conceito Bobath. O objetivo do trabalho concentrou-se na estimulação motora global, levando o bebê a adquirir as etapas motoras compatíveis com sua idade cronológica. Tínhamos também como meta facilitar sua postura antigravitacional e as reações posturais, como equilíbrio de cabeça e tronco na postura sentada como pré-requisito para as atividades funcionais de membros superiores.

Outro objetivo imediato era desenvolver a integração visomotora de forma ordenada e sequenciada de acordo com as etapas do desenvolvimento da coordenação da dinâmica manual. Estes aspectos relacionavam-se com o uso das mãos e dedos para a aproximação, preensão e manipulação de objetos com o uso da visão. Este trabalho associado à coordenação bilateral iria estruturar a aquisição da futura escrita que, por sua vez, seria integrada à coordenação global do corpo como um todo.

A conduta adaptativa referindo-se à organização dos estímulos, a percepção das relações espaciais, incluindo a coordenação dos movimentos oculares, também faziam parte do planejamento de tratamento naquele momento.

Iniciamos o trabalho de terapia ocupacional com a utilização de posturas, manuseios e atividades específicas, buscando o controle e aprendizagem motora e o desenvolvimento do esquema corporal do bebê por meio das seguintes fontes de percepção:

- *Sensibilidade exteroceptiva*: relacionada com os receptores periféricos, proporcionando gradativamente que o bebê articulasse e desenvolvesse suas sensações informando a relação de seu corpo com o mundo externo.
- *Sensibilidade proprioceptiva*: relacionada com os músculos estriados, movimentos e posturas, buscando melhorar a qualidade do movimento e a posição no espaço antigravitacional, de acordo com reações de equilíbrio e de retificação mais ajustadas.

O trabalho de desenvolvimento do esquema corporal foi realizado por meio de atividades que possibilitassem ao bebê tomar consciência global do próprio corpo, da sua expressão espontânea de explorar os objetos ao seu redor e da aquisição da aprendizagem por tentativa e erro.

Utilizamos inúmeros recursos como rede de *lycra*, bola, rolo, *skate*, balanço e outros, para estimular o movimento e deslocamento do corpo do bebê no espaço em diferentes direções, ritmo e velocidade. Estas atividades de movimentos corporais pela experiência vivida conduziam o bebê à ação consciente do corpo no espaço, estimulando ainda seu sistema vestibular, proprioceptivo e tátil.

Todas as atividades que objetivaram desenvolver o esquema corporal foram constituídas por uma globalidade, isto é, envolvendo o corpo como um todo. Estávamos atentos para que todos os segmentos corporais agissem de forma alinhada, harmônica e dentro de padrões ajustados de movimentos durante o deslocamento do bebê no espaço. Assim, ele experimentava níveis diferentes de tônus muscular, sensações de peso do corpo sobre os membros superiores, sensação de apoio no solo, equilíbrio, ritmo e mobilização dissociada dos segmentos corporais.

MG recebia informações de sensações que provinham da superfície corporal, da tensão muscular e da percepção visual. Este conjunto de sensações, aliado à atividade cinética, provavelmente, o ajudaram a categorizar a experiência corporal relacionando o uso do seu corpo no espaço.

Gradativamente durante as sessões de terapia ocupacional foram incluídas também propostas de atividades com materiais sensoriais, como areia, massa de modelar, tinta, cereais, materiais de textura, peso e tamanhos diferentes. Estas atividades proporcionaram a estimulação do sistema sensoriomotor, que consequentemente preparava as mãos do bebê para os movimentos refinados, além de desenvolver as funções básicas cognitivas e perceptivas.

MG começou a responder positivamente do ponto de vista motor global, demonstrando resolução de muitos de seus problemas motores.

Aos 18 meses, MG controlava a cabeça no espaço, permanecia sentado sem encosto expressando melhoras significativas no controle de tronco e equilíbrio na postura sentada. Embora seus membros superiores ainda mostrassem intensa hipertonia associada a movimentos globais involuntários e desordenados, MG já era capaz de usar ambas as mãos simetricamente sem perder o controle de tronco enquanto brincava na postura sentada.

Começou a abrir as mãos para alcançar objetos ativando os extensores de punho e dedos, caracterizando progressos na funcionalidade dos membros superiores.

Durante as sessões de terapia ocupacional, eram oferecidos poucos estímulos e de forma gradativa para não prejudicar a auto-organização da criança frente à exploração e manuseio dos objetos.

Com o avanço da idade cronológica de MG e suas respostas positivas frente ao trabalho de terapia ocupacional, as atividades prosseguiram com a proposta de despertar cada vez mais sua criatividade, domínio da ação, capacidade de recepção, codificação, decodificação, análise e síntese, discriminação visual, auditiva e tátil.

Introduzimos atividades que incluíssem as funções perceptivas básicas, como imitação de gestos, identificação de gravuras, semelhanças, diferenças e livros de histórias para incrementar sua percepção visual de detalhes, a qual seria imprescindível para a identificação da posição das letras no futuro. As atividades que envolviam combinação de objetos no plano tridimensional com o bidimensional, categorização pela forma, cor, tamanho, noções de quantidade, noções de tempo e de espaço (Fig. 20.14), fundo, causa e efeito, memória visual e atenção visual, também foram muito exploradas.

Com o objetivo de inclusão de MG em escola comum, iniciou-se em torno do terceiro ano de vida, um trabalho mais dirigido e específico de contato e manuseio com os futuros materiais escolares. Considerando o nível de maturidade de preensão em cada etapa do desenvolvimento gráfico, introduzimos de forma sequenciada diferentes formatos de giz de cera, lápis de cor, caneta hidrocor e triângulos emborrachados.

Iniciamos o uso de caderno comum sem pautas para a realização de inúmeras atividades de colagem, traçados e pinturas. O caderno tornou-se uma ferramenta importante no sentido de resgatar as atividades realizadas em terapias anteriores e também seria um registro de evolução na aquisição dos traçados.

As atividades específicas de terapia ocupacional prosseguiam envolvendo o hemicorpo direito e o esquerdo, como vestir e despir bonecos, relacionar partes de objetos nos planos bi e tridimensional, montagem de bonecos, colocando diferentes partes do corpo, construção do corpo humano com massinha e outras.

MG começou então a organizar a noção de lateralidade, componente importante para o estabelecimento das relações espaciais das letras, além de ser um elemento necessário para a construção de textos da esquerda para a direita no caderno.

Aos 4 anos de idade MG foi matriculado regularmente em escola comum de educação infantil. O objetivo agora era que MG transpusesse suas aquisições cognitivas, perceptivas e motoras para a sala de aula composta por apenas 10 alunos. A metodologia pedagógica tinha como prioridade respeitar seu ritmo individual de acordo com um programa regular.

MG foi acompanhado na escola pelo terapeuta ocupacional, o qual forneceu toda assessoria necessária para facilitar a tarefa do professor e melhorar seu desempenho em sala de aula.

Foi prescrito mesa com recorte para favorecer melhor a estabilidade de cotovelos e antebraços e consequentemente melhorar a dissociação de punho e dedos para a realização das atividades gráficas.

Antiderrapante no assento da cadeira para MG não deslizar durante a entrada dos movimentos involuntários também foi orientado.

Sugerimos ao professor a colocação de uma película aderente sobre a mesa para o papel não deslizar durante a produção gráfica. A película antiderrapante estabilizava o movimento da mão direita diminuindo a incoordenação dos movimentos, favorecendo traçados mais coordenados quando a folha de papel era colocada diretamente sobre ela.

Foi ajustada a altura da mesa e da cadeira para auto-organizar a postura sentada de MG diminuin-

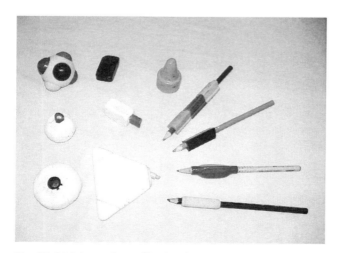

Fig. 20.14 Adaptações utilizadas durante todo o processo de aquisição gráfica de MG.

do os movimentos incoordenados e involuntários dos membros superiores. Oferecemos apoio para os pés com o propósito de melhorar a estabilidade dos membros inferiores durante as atividades gráficas.

Determinou-se a posição da criança em sala de aula para mantê-la mais simétrica e organizada, assim como a disposição dos materiais que seriam utilizados sobre a mesa com o objetivo de não deixá-los cair no chão com frequência.

Com as modificações realizadas na sala de aula, MG ganhou desempenho motor mais eficiente frente às atividades gráficas. Adquiria cada vez mais independência dos movimentos de membros superiores em relação à estabilidade do tronco na postura sentada, garantindo progressos na habilidade manual para desenhos e traçados.

Aos 6 anos de idade, suas aquisições cognitivas, perceptivas e motoras possibilitaram a passagem de MG para o pré-primário na mesma escola.

No ano seguinte, MG adquiriu escrita em letra de fôrma, entretanto sua letra mostrava-se incoordenada, mal distribuída no espaço do papel necessitando ampliação da pauta (Fig. 20.15). Revelava aglutinação de palavras dificultando a leitura posterior. Apresentava formas heterogêneas no tamanho das letras, espaços irregulares entre uma palavra e outra, a direção da escrita oscilava para cima e para baixo e letras retocadas.

MG possuía componentes cognitivos e perceptivos necessários para seu processo de aprendizagem, porém seu ritmo motor ainda era ineficiente apresentando lentidão na elaboração da escrita para suportar a demanda de atividades gráficas previstas para a primeira série. Necessitava de um tempo muito maior para desenvolver suas atividades pedagógicas em sala de aula, necessitando de supervisão dirigida do professor.

Aliada a todas essas limitações, tínhamos ainda a hipertonia dos membros superiores e os movimentos incoordenados globais que persistiam prejudicando a entrada de traçados mais coordenados essenciais para a escrita legível.

O trabalho específico de terapia ocupacional prosseguia tendo como objetivo prioritário ganhar coordenação dos traçados, graduação da força muscular aplicada sobre o lápis, respeitar o limite do papel e pautas, reprodução gráfica nos planos horizontal, vertical e oblíquo.

Incrementamos atividades de pontilhados, perfuração em isopor, alinhavos em EVA e encaixes de objetos pequenos (Figs. 20.16 e 20.17). Utilizamos jogos com pião, atividades de dedilhar objetos e de deslizamento dos dedos (Figs. 20.18, 20.19 e 20.20). Treinávamos guardar objetos do tipo fichas e bolas na palma da mão e depois devolvíamos um a um sobre uma superfície utilizando ponta de dedos (Fig. 20.21). As atividades com pinça, arame macio, fio de lã, fechar e abrir botões entre outras foram muito exploradas (Figs. 20.22, 20.23, 20.24 e 20.25).

Como estratégia para atingir essas metas iniciou-se também a utilização de moldes vazados, placa com imã delimitando o espaço a ser usado e adaptador de pautas com elástico (Figs. 20.26, 20.27, 20.28 e 20.29).

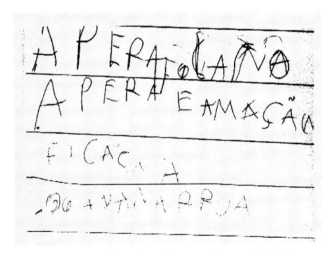

Fig. 20.15 Padrão de escrita aos seis anos de idade.

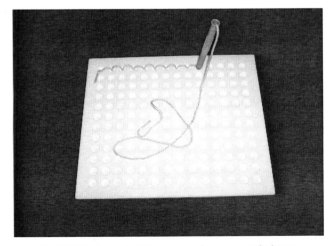

Fig. 20.16 Placa de EVA para perfuragem e alinhavo.

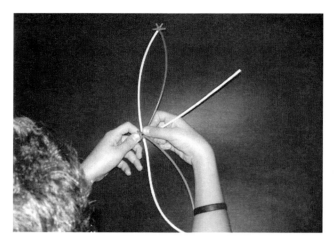

Fig. 20.17. Atividades com canudos para desenvolver as habilidades refinadas.

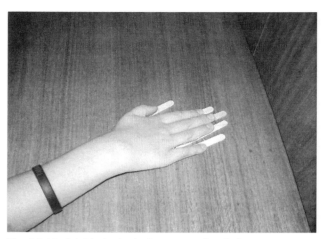

Fig. 20.20. Atividade de deslizamento dos dedos para ativar a musculatura extensora.

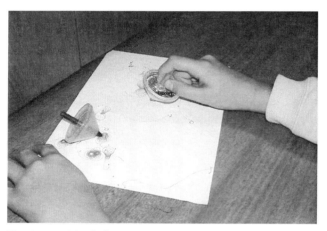

Fig. 20.18. Atividade com pião para estimular a dissociação digito manual.

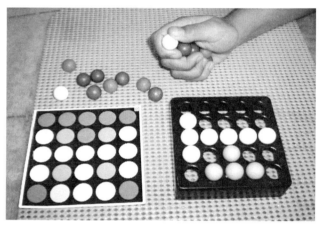

Fig. 20.21. Atividades manipulativas dentro da mão para recrutar a musculatura intrínseca e extrínseca da mão.

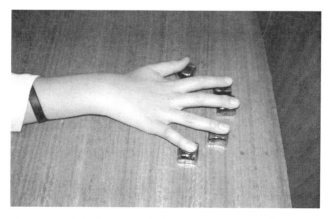

Fig. 20.19. Trabalho de controle motor entre a adução e abdução de dedos.

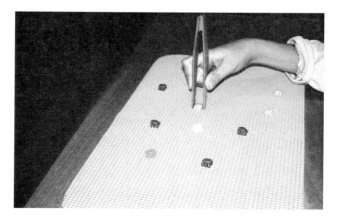

Fig. 20.22. Atividades com auxílio de pinça para desenvolver a graduação da força muscular.

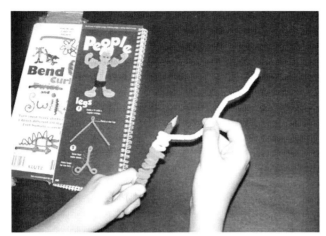

Fig. 20.23. Trabalho de dissociação entre punho e antebraço.

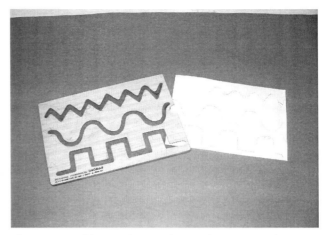

Fig. 20.26. Molde vazado para desenvolver a noção de espaço delimitado.

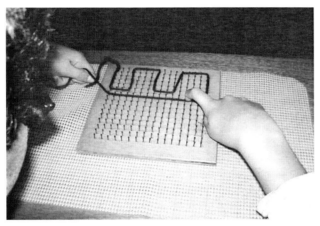

Fig. 20.24. Treinamento visomotor.

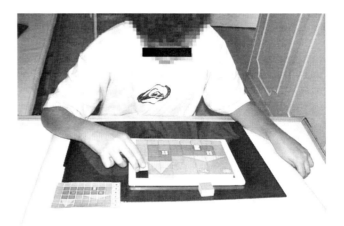

Fig. 20.27. Reprodução de modelo em placa imantada para trabalhar as noções visoperceptivas.

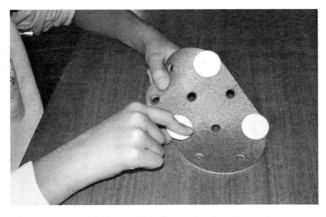

Fig. 20.25. Atividade com botões estimulando movimentos dissociados de dedos.

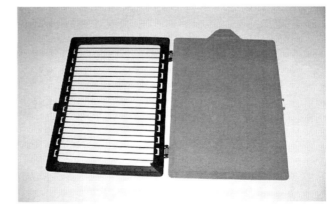

Fig. 20.28. Adaptador de pauta com elástico.

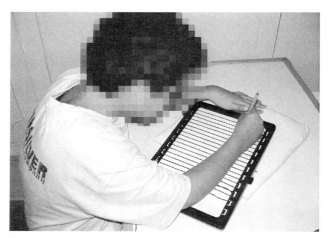

Fig. 20.29. MG treinando a escrita dentro do espaço limitado.

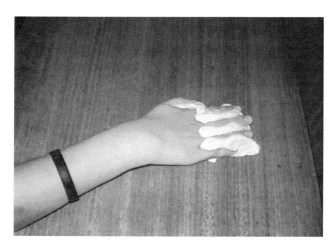

Fig. 20.30. Atividade com massa elástica ativando adutores e abdutores de dedos.

Com o investimento de tarefas específicas por meio de massa elástica, possibilitamos o desenvolvimento da atividade sinérgica dos músculos extrínsecos e intrínsecos da mão que, por sua vez, teriam um impacto direto nas habilidades manipulativas funcionais e na produção gráfica de MG (Figs. 20.30 e 20.31). Os aspectos biomecânicos e do alinhamento ósseo foram considerados em todo o repertório de atividades.

MG conseguiu alfabetizar-se efetivamente na leitura e escrita com letra de fôrma aos 7 anos de idade (Fig. 20.32).

O tamanho das letras diminuiu, as quais mostravam-se mais uniformes e organizadas no interior da pauta. O espaço entre as palavras estava mais definido tornando possível a leitura do texto. Ainda necessitava de pauta ampliada para facilitar a organização da escrita e leitura posterior. Persistia a inadequação da pressão muscular exercida sobre o lápis.

Nesta época, em março de 2000, foi submetido ao teste Gross Motor Function Measure (GMFM), apresentando como resultado o desempenho de 81,39% dos 88 itens testados.

Aos 8 anos de idade, MG continuava ganhando controle motor sobre sua movimentação global. Embora ainda buscasse ponto de estabilidade por meio da elevação da cintura escapular como estratégia para diminuir os movimentos involuntários dos membros superiores, os movimentos dissociados entre antebraço e punho se instalavam favorecendo o início da escrita em letra cursiva. O padrão de preensão do lápis comum ainda encontrava-se primitivo. Utilizava flexão de punho e o apoio do lápis se dava

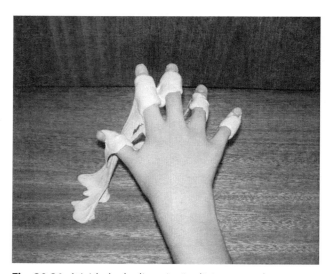

Fig. 20.31. Atividade de dissociação digito manual com auxílio da massa elástica.

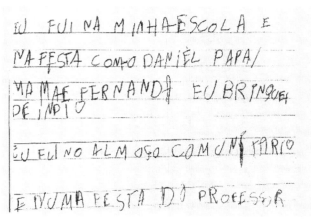

Fig. 20.32. Padrão de escrita aos sete anos de idade.

na falange proximal do indicador, prejudicando a coordenação da letra (Fig. 20.33). Foi necessário realizar adaptação com neoprene e velcro para facilitar a aprendizagem motora da preensão do lápis durante a escrita sobre a película antiderrapante (Fig. 20.34).

As letras do texto ainda mostravam-se grandes, ocupando todo o espaço interno da pauta, não apresentando diferenciação entre maiúsculas e minúsculas. Podíamos observar ainda letras retocadas, incoordenadas e alguns erros de ortografia. As ligações entre as letras que compunham as palavras do texto se definiam por prolongamentos desnecessários. Ao escrever, MG prolongava o traço que une uma letra à outra e ultrapassava o limite da pauta. Por outro lado, os espaços entre as palavras mostravam-se mais regulares e a direção da escrita mais uniforme (Fig. 20.35).

Em março de 2002, foi realizada a segunda avaliação do GMFM, no qual apresentou como resultado o desempenho de 83,9% dos 88 itens testados.

Comparando os resultados das avaliações do GMFM realizadas em março de 2000 e em março de 2002, concluímos que na dimensão sentar houve uma evolução importante, conseguindo um escore de 100%. Esse número revelou a importante aquisição postural que MG atingiu para o momento das atividades funcionais, especialmente para as tarefas de produção gráfica, uma vez que a postura sentada estável é um pré-requisito para a escrita coordenada.

Aos 9 anos de idade, MG prosseguia na mesma escola regularmente matriculado na 3ª série.

Sua letra cursiva apresentava-se mais coordenada e legível. Era capaz de respeitar o limite da pauta comum, não necessitando de espaços maiores entre elas. O tamanho das letras estava mais uniforme, já diferenciava a letra maiúscula da minúscula. Mantinha espaços regulares entre uma palavra e outra, expressando organização no texto. Os pontos de junção entre as letras estavam mais harmoniosos e houve nítida evolução na graduação da força aplicada sobre o lápis (Fig. 20.36).

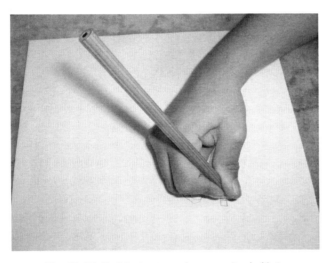

Fig. 20.33. Padrão imaturo de preensão do lápis.

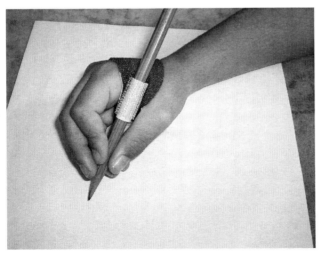

Fig. 20.34. Adaptação com faixa de neoprene e velcro aderido no lápis durante a escrita sobre a película antiderrapante.

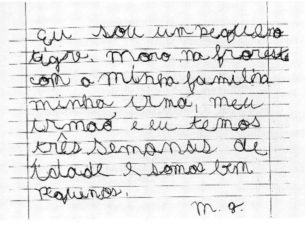

Fig. 20.35. Padrão de escrita aos 8 anos de idade.

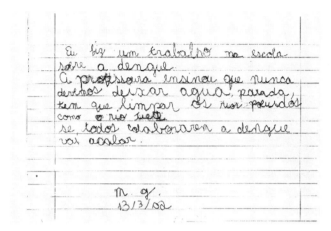

Fig. 20.36. Padrão da escrita aos 9 anos de idade.

Nesta idade, suspendemos a adaptação de neoprene no lápis comum, o uso do triângulo emborrachado, a película na mesa e o antiderrapante no assento. MG conquistou a habilidade de manter o caderno ou a folha de papel com a mão esquerda, enquanto a direita escrevia de acordo com padrões de preensão mais ajustados. Seu ritmo e velocidade durante as atividades gráficas, como elaboração de textos, atividades de cópia e ditados, progrediram visivelmente, possibilitando que MG acompanhasse o programa pedagógico em sala de aula.

O trabalho de terapia ocupacional prosseguiu e a meta a ser atingida a partir de então era de associar a velocidade e rapidez da produção gráfica à coordenação da letra, de acordo com padrões ajustados de movimentos com gasto energético adequado.

O planejamento estruturado do tratamento de terapia ocupacional conduziu MG ao domínio gradativo dos movimentos voluntários e coordenados dos membros superiores.

A diversificação de atividades apropriadas ao nível de desenvolvimento de MG aliada às posturas antigravitacionais ajustadas e aos recursos disponíveis de adaptação de materiais foram elementos essenciais para a aquisição da escrita funcional.

Atualmente com 16 anos de idade, MG mantém nível II no GMFCS. Encontra-se no primeiro ano do ensino médio em escola de metodologia alternativa. Recentemente, recebeu alta de terapia ocupacional com revisões bimestrais, tendo em vista a independência que atingiu em inúmeras atividades funcionais, incluindo atividades básicas da vida diária e prática. Mantém os atendimentos de fisioterapia, fonoaudiologia e suporte psicológico para lidar emocionalmente com suas diferenças.

Parte C
Caso Clínico – Fonoaudiologia

Renata Matos Pereira

☐ HISTÓRIA

G, nascido a termo em 23 de agosto de 2005, parto cesariano, pesava 3.220 g e media 49 cm, Apgar 7/9. Apresentou pé torto congênito bilateral, sendo submetido à correção cirúrgica com seguida alta hospitalar. Em casa, G começou apresentar problemas de alimentação, dispneias frequentes (sendo constatada a presença de laringomalácia), crises convulsivas e alterações visuais. Exames complementares sugeriram diagnóstico de síndrome de West e Arnold Chiari do tipo I. Atualmente com 4 anos, G alimenta-se via sonda gástrica e tem limitações importantes do movimento e da postura. Não senta sem apoio por longo tempo, o que justifica sua classificação no GMFCS como sendo de nível IV. É acompanhado por fonoaudiólogo, fisioterapeuta e terapeuta ocupacional.

☐ HIPÓTESE DIAGNÓSTICA

Disfunção neuromotora do tipo quadriplegia espástica grave com hipotonia de tronco.

☐ PRIMEIRO CONTATO

Aos 3 meses de idade, pesando 5 kg, G chegou ao consultório de fonoaudiologia; a queixa principal da família era a dificuldade de deglutição. A família apresentava ansiedade, insegurança e até mesmo temor frente aos cuidados com G. O acolhimento à família neste momento foi essencial para que fosse construída uma relação de confiança entre terapeuta e familiares. Estavam inseguros quanto à fragilidade da criança e duvidosos em relação à conduta terapêutica a ser adotada.

AVALIAÇÃO INICIAL

Por se tratar de um bebê de apenas 3 meses, avaliamos o aspecto motor global e o comportamento sensoriomotor oral, por meio da observação clínica e estímulos que foram propostos, relatados a seguir.

Aspecto motor global

Tônus corporal: G apresentava um tônus reduzido de MMSS e MMII, mantendo-os ao lado do corpo, não havendo tentativa em trazer as mãos à linha média do corpo, quando em supino.
Controle de cabeça: não conseguia sustentar a cabeça ou erguê-la quando de prono.
Movimentos sobre o solo: por apresentar pés tortos congênitos, usava gesso em ambos os pés, o que dificultava seu movimento, principalmente de pernas.

Aspecto sensoriomotor oral

O tônus muscular de face encontrava-se reduzido, principalmente o orbicular dos lábios, bochechas e língua. Demonstrou-se resistente ao toque, sugerindo responsividade extra e intraoral.

Ao ser avaliado quanto às funções estomatognáticas, pudemos observar incoordenação das funções de sucção/respiração/deglutição, dificuldade em retirar o leite da mamadeira com escape pela lateral da boca, o que parecia ser justificado pela ausência do vedamento labial e consequente pressão intraoral negativa insuficiente. Havia relatos de engasgos frequentes, apneias e foi constatada a existência de laringomalácia.

Era uma criança bastante chorosa, irritadiça, com pouca tolerância ao toque e às mudanças do corpo no espaço.

Foi possível perceber que a "porta de entrada" para os estímulos seriam os sensoriais: tátil, auditivo, proprioceptivo e vestibular, principalmente, pois se acalmava com o toque profundo, intensidade vocal mais suave e balanço ritmado.

PRIMEIROS ATENDIMENTOS

A estratégia utilizada no conceito Bobath valoriza a presença de um cuidador como participante ativo nas terapias. Dessa maneira, a família não só presencia as atividades propostas para o tratamento, como também se torna capaz de cuidar adequadamente da criança no dia a dia.

O tratamento priorizou a organização de G quanto à sua segurança no ambiente e relação de confiança no terapeuta. Para isso utilizamos balanço sobre a bola, com ritmo frequente e devagar; a maneira de colocá-lo no colo também influenciou, pois, com o aconchego, procuramos mantê-lo o mais fletido possível, dando maior sensação tátil e proprioceptiva em seu corpo. A posição em flexão, além de organizar a criança, favorecia a sucção (Fig. 20.37).

Aos poucos, na terapia, o choro ia dando lugar à participação de G, já levava a mão ao rosto e à boca. Estas funções são importantes para o desenvolvimento sensoriomotor oral. A família chegou a relatar que achava interessante como ele se acalmava nas sessões de terapia e chegava mais calmo em casa.

Com a permissão de G, fomos aos poucos chegando à boca e realizamos o que chamamos "técnica de tratamento digital", que é usada para adequar o tônus facial e dos órgãos fonoarticulatórios, adequar a sensibilidade extra, peri e intraoral, facilitar o movimento dos componentes da estrutura oral durante

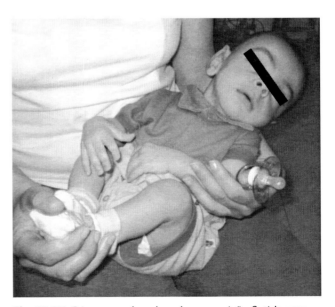

Fig. 20.37. Criança sendo colocada em posição fletida com alinhamento das cinturas pélvica e escapular; pés e mãos próximos à linha média corporal.

a alimentação, organizando e favorecendo a dissociação dos mesmos (Pêgo, 2005). Com o dedo mínimo enluvado, estimulamos a sucção não nutritiva, realizando toques sobre o dorso da língua, associados ao ritmo sobre a bola, promovendo melhor ritmo e frequência de sucção. Na utilização da mamadeira, mantivemos o mesmo ritmo e frequência, favorecendo o vedamento labial. Vale ressaltar a preocupação constante da terapeuta em manter o alinhamento biomecânico adequado (que possibilita a execução da função com menor gasto energético) e a postura de flexão de MMSS e MMII (que favorece a sucção). Aos poucos fomos acrescentando manuseios que permitissem a G vivenciar tomadas de peso nas cinturas pélvica e escapular, transferência de peso, transições de supino para de lado e depois para sentado. As atividades propiciavam experiências nos planos sagital e frontal.

OBJETIVOS ALCANÇADOS E LIMITAÇÕES

G chegou a alimentar-se via oral, fazendo uso de mamadeira e ingerindo frutas e legumes amassados (consistência pastosa). A família foi orientada quanto à posição do corpo no momento da alimentação, que recomendava cabeça alinhada, ligeiramente inclinada para frente e tronco retificado. Para o uso da mamadeira também foram sugeridas técnicas de facilitação.

O utensílio deveria estar a 90 graus em relação à face da criança. Com um dos braços, o cuidador apoia a cabeça da criança (na altura dos cotovelos), mantendo-a alinhada e ligeiramente fletida e com a mão favorecendo a extensão de tronco com braços e pernas mantidos à frente; a outra mão segura a mamadeira, sendo que os dedos indicador e polegar sustentam as bochechas, o que promove o vedamento labial, e o dedo médio apoia a mandíbula, evitando a abertura excessiva. Essa técnica facilita a sucção com menor gasto energético.

Aos 6 meses, pesando 6.100 g, G ingeria sopa de legumes e frutas amassadas de consistência homogênea, os quais eram oferecidos na colher. Suco e leite eram ministrados na mamadeira.

Embora G estivesse apresentando ganho de peso até o 8º mês, intercorrências clínicas competiam com sua evolução. A laringomalácia interferia significativamente na deglutição e o expunha a riscos de aspirações. Febres, acúmulo de secreções nas vias aéreas e internações frequentes repercutiram na ausência de ganho de peso compatível com sua idade. As frequentes internações o afastavam da intervenção da fonoaudiologia, fisioterapia e terapia ocupacional, que muitas vezes ultrapassavam 30 dias sem atendimento.

Aos 12 meses, G pesava 6.550 g. Seu primeiro ano de vida foi marcado por intervenção terapêutica que priorizou sua sobrevivência. Os manuseios e técnicas utilizadas pela fonoaudiologia (propostos pelo conceito de tratamento Bobath) visaram à organização da criança quanto aos sistemas tátil, proprioceptivo e vestibular principalmente; os posicionamentos adequados e a estimulação da região orofacial, bem como a facilitação no momento da alimentação, contribuíram para que grandes aspirações não ocorressem e diminuíssem as apneias.

Entretanto, aos 13 meses, o exame da deglutição (videodeglutograma) confirmou "disfagia neurogênica grave". Diante de um grave quadro clínico, a equipe (pediatra, neuropediatra, fonoaudiólogo, fisioterapeuta e terapeuta ocupacional) que o acompanhava, preocupada com seu ganho nutricional, decidiu que G deveria ser submetido à gastrostomia (aos 16 meses pesava aproximadamente 7 kg). Após 35 dias da cirurgia, apresentou ganho de peso significativo, passando a pesar 9.750 g.

Assim que retomou o trabalho fonoaudiológico, procurou-se recuperar as funções orais e resgatar o equilíbrio muscular. Havia encurtamento importante orbicular de lábios (superior principalmente), dos músculos da mastigação e da musculatura cervical.

A partir da cirurgia foi realizada nova avaliação e alterada a conduta terapêutica.

AVALIAÇÃO FUNCIONAL EM FONOAUDIOLOGIA – PONTOS POSITIVOS

- Na posição deitada, em supino, conseguia permanecer sem chorar e permitir a intervenção terapêutica.
- Os MMII não ficavam mais sobre o solo ao lado do corpo, o que indicava um ganho do tônus.
- Saía da posição deitado em supino para sentado, com flexão da cervical, sem deixar a cabeça pendida para trás.
- Em prono, elevava a cabeça.

- Sentado (90°/90°) em um banco com mesa à frente, ajudado pelo terapeuta, mantinha o tronco com certa retificação, facilitando o trabalho do terapeuta.
- Apesar da visão subnormal, tentava fixar o olhar.
- Tinha boa atenção auditiva, reagindo com sorriso, choro, vocalizações e expressões faciais aos estímulos sonoros, manifestando agrado ou desagrado.
- Não apresentava grandes deformidades corporais.
- Em geral, apresentava simetria adequada.
- A família sempre foi muito presente e interessada, procurando dar à criança um ambiente favorável e estímulos adequados.

ATIVIDADE FUNCIONAL LIMITADA

- Sentar em um banco (90°/90°) com as mãos apoiadas na mesa à frente, pegar um biscoito e levá-lo à boca para comer.

ESTRUTURA DO CORPO E FUNÇÃO

- *Controle neuromotor (tônus, assimetria e força muscular)*: apresenta hipotonia de tronco com hipertonia de MMSS e MMII. Falta estabilidade de cabeça, pescoço, cintura escapular, tronco e cintura pélvica para mantê-los alinhados durante o movimento funcional, devido à ausência de sinergismo entre a musculatura extensora, flexora e estabilizadora da região. Há fraqueza muscular de extensores e flexores de braço e antebraço, bem como serrátil e grande dorsal, impedindo melhor desempenho na realização do alcance e nas reações de proteção das mãos. Falta sinergismo entre os músculos orofaríngeos, músculos da língua e elevadores da laringe, dificultando a coordenação da deglutição. Há ausência do vedamento labial quando em repouso ou nas tentativas de deglutição da saliva. Apresenta fraqueza de masseter, pterigóideos lateral e medial, bucinador e orbicular dos lábios.
- *Musculoesquelética (ADM, biomecânico e trofismo)*: as amplitudes de movimento em geral estão livres quando testadas passivamente. Há limitação do movimento funcional dos braços e mãos, devido à falta de adequação neuromotora da musculatura envolvida. Há atrofia na musculatura em geral. Os pés não mantém-se alinhados em neutro. Em relação ao complexo oral, apresenta importante encurtamento dos músculos da mastigação, bucinador e orbicular dos lábios, principalmente o superior.
- *Sensorial*: na posição sentado em um banco (90°/90°), o sistema proprioceptivo encontra-se alterado, devido à falta de apoio das mãos, pelve e planta dos pés; o sistema tátil, em geral, não apresenta importantes alterações corporais, exceto na região da colocação da sonda gástrica e na face (extra, peri e intraoral) com grande responsividade tátil; há dificuldades na adequação da postura e retificação de cabeça e tronco, o que demonstra perda no sistema vestibular. A visão é subnormal.
- *Cognitiva*: apresenta limitações, principalmente no que diz respeito à percepção, atenção e discriminação visual.
- *Linguagem*: as formas de expressão são o choro e as vocalizações. A linguagem compreensiva apresenta prejuízos.
- *Postura e equilíbrio*: não se mantém sentado sozinho em um banco (90°/90°), com mesa à frente, pois falta a retificação adequada de tronco e há restrição na função dos braços, mãos e pés, para apoiar, segurar e sustentar.
- *Gastrointestinal*: alimenta-se por sonda gástrica.
- *Regulatória (alerta/atenção)*: não mantém os horários de sono e vigília adequados.

PLANO DE TRATAMENTO

Objetivos funcionais:

- Alongar a musculatura de MMSS e MMII.
- Alongar os músculos de tronco superior e região cervical.
- Ativar musculatura extensora de tronco.
- Fortalecer abdominais.
- Alongar e fortalecer músculos orofaciais.
- Adequar sensibilidade intraoral.
- Promover a deglutição segura.
- Favorecer a mastigação.
- Estabelecer controle visomotor.
- Estimular a linguagem expressiva e compreensiva.

TERAPIA

Iniciamos a terapia no solo, em supino, para o alongamento da musculatura de MMII, tronco superior, MMSS, região cervical e face, mantendo o alinhamento biomecânico (Figs. 20.38 a 20.41).

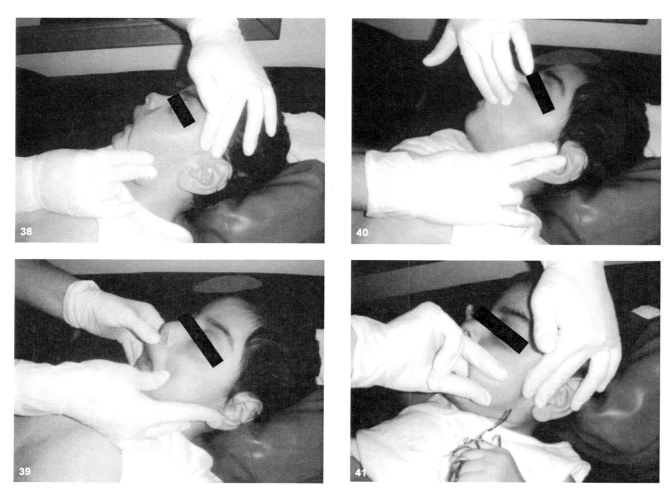

Figs. 20.38 a 20.41. Sequência de alongamento da musculatura orofacial.

Após a sequência de alongamentos, procuramos levar G a vivenciar transições do corpo no espaço, como; por exemplo, sair da posição de supino para decúbito lateral, proporcionado tomada de peso adequada na cintura escapular, com o objetivo de melhorar a estabilidade dessa região. Para facilitar, utilizamos o controle oral, para adequar a posição da cabeça. Essa postura foi trabalhada bilateralmente e, com a apresentação de um brinquedo, era estimulada a coordenação visomotora (olho-mão-objeto) e a linguagem (Fig. 20.42).

A terapia, a princípio, focalizou bastante o trabalho com cintura escapular, uma vez que a estabilidade dessa região proporcionaria melhor controle da estrutura motora oral.

O trabalho sobre a bola favorecia a adequação do tônus corporal e estimulava o sistema vestibular. Por isso, muitas das atividades propostas eram realizadas sobre a bola (Figs. 20.43 e 20.44).

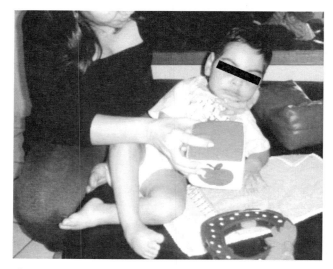

Fig. 20.42. Criança sendo trabalhada em decúbito lateral, com alinhamento das estruturas do corpo e tomada de peso na cintura escapular; o controle oral está sendo usado para proporcionar melhor alinhamento da cabeça.

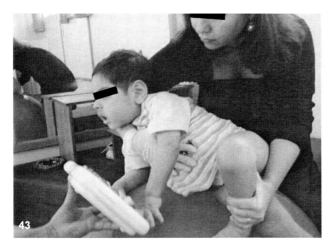

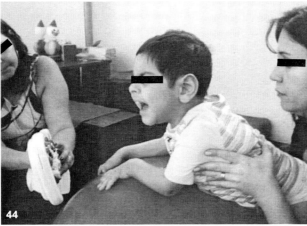

Figs. 20.43 e 20.44. Trabalho de transição da posição lateral para prono.

O cuidado em manter o alinhamento biomecânico é importante em todos os manuseios, pois favorece a qualidade do movimento e a aprendizagem motora adequada.

Outro ponto importante foi o fato de que, ao trabalhar essas transições de posturas, transferências de peso e realizar as atividades propostas, fomos proporcionando ao corpo vivenciar os planos sagital, frontal e transverso, acreditando que o complexo oral também estivesse vivendo essas sensações e experiências.

Após o trabalho global, no qual o corpo já havia experimentado sensações táteis, proprioceptivas e vestibulares, íamos direcionando a terapia para um trabalho mais específico: reabilitar as funções orais. Iniciamos com estímulos sensoriais intraorais, táteis, profundos e lentos, pois G apresentava hiper-responsividade dessa região. A técnica utilizada foi o tratamento digital oral, já numa postura mais alta, sentado em um banco (90°/90), mesa à frente com brinquedos para manipular (Fig. 20.45). Esta técnica visa à normalização da sensibilidade intraoral, estimula disparos da deglutição, que, com a repetição, vão se aprimorando e dando lugar a uma deglutição mais segura.

Em seguida, introduzimos o sabor e o cheiro, que são estímulos gustativos e olfativos e incentivam frequentes disparos da deglutição (Figs. 20.46 e 20.47). Associada a esses estímulos, usamos a manipulação laríngea, com menor pressão devido à laringomalácia, mas que promovia elevação adequada da mesma e proteção de via aérea. Para monitorar a segurança da deglutição foi feita ausculta cervical. O controle de cabeça era favorecido pelo controle oral.

Com o aumento da mobilidade de lábios, língua e bochechas e consequentes disparos da deglutição, fomos acrescentando o utensílio colher e introduzindo o alimento pastoso via oral (Figs. 20.48 a 20.50).

Com o trabalho, G foi adequando tônus, adquirindo maior estabilidade cervical e alcançando maior retificação de cabeça e tronco, o que é imprescindível para um bom controle oral (Figs. 20.48 a 20.51).

Todas as atividades propostas eram acompanhadas pela verbalização do terapeuta, que dava informações sobre o objeto que olhava e/ou tocava. A linguagem, no entanto, depende muito de aspectos cognitivos, como percepção, atenção e discriminação tanto visual quanto auditiva. Como o aspecto auditivo é melhor que o visual, temos utilizado variação no tom da voz, na intensidade e na melodia. Música tem sido um instrumento terapêutico para desenvolver sua concentração. Nas atividades procuramos estabelecer função para o objeto. A partir das voca-

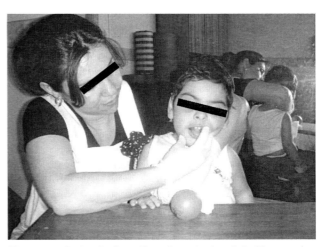

Fig. 20.45. Estimulação utilizando a técnica digital intraoral.

lizações, introduzimos sons bilabiais (/m/) e labiodentais (/v/). A linguagem compreensiva encontra-se mais desenvolvida.

Hoje, senta-se sozinho por um tempo, fica na postura de pé com o auxílio do terapeuta, pega objetos para brincar (Figs. 20.52, 20.53 e 20.54).

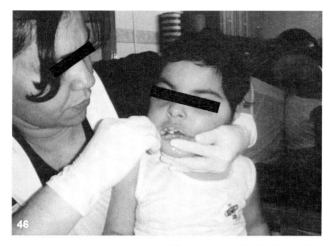
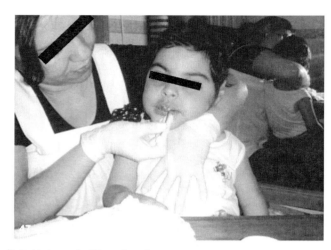

Figs. 20.46 e 20.47. Estimulação digital intraoral utilizando sabor.

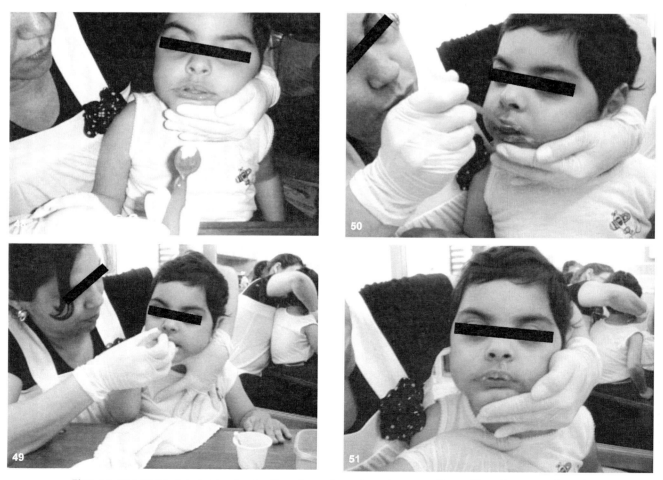

Figs. 20.48 a 20.51. Administração de alimento pastoso via oral com a colher utilizando o controle oral.

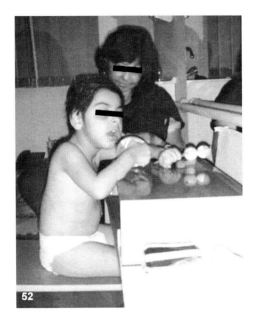 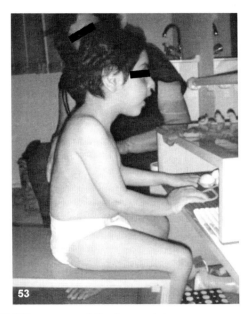

Figs. 20.52 e 20.53. Criança sentada 90º/90º com mesa à frente para brincar.

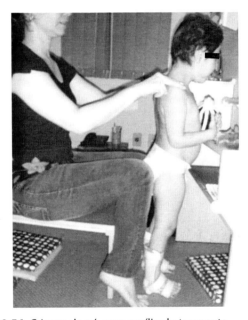

Fig. 20.54. Criança de pé, com auxílio do terapeuta, manuseando o objeto.

Os quatro anos de tratamento foram intercalados com interrupções, pois foram muitas as intercorrências, como cirurgias ortopédicas, cirurgia no quadril, período crítico com crises convulsivas etc. Isto significou regressão no tratamento e, muitas vezes, perdemos habilidades que já haviam sido conquistadas.

No momento, ainda não alcançamos a habilidade descrita como atividade limitada (fazer com que ele consiga levar um alimento à boca e comer). Entretanto, muitos dos objetivos elencados foram e estão sendo alcançados por G.

E, por fim, gostaríamos de ressaltar a importância da intervenção terapêutica que tem como foco estabelecer uma função, dentro das atividades propostas, pois, como peconiza o conceito de tratamento Bobath, estabelecer uma função gera motivação, e esta, pelo desejo em realizar a tarefa, leva a um planejamento da atividade que, por sua vez, promove o aprendizado motor.

REFERÊNCIAS

Calais-Germain B. Anatomia para o movimento: introdução à análise das técnicas corporais. São Paulo: Manole, 2002.

Giubbina CA, Assêncio-Ferreira VJ. A deglutição na paralisia cerebral. Revista Cefac 2002; 4:29-34.

Morales RC. Terapia da regulação orofacial. São Paulo: Memnon, 1999.

Müller WIM. Curso avançado no tratamento de bebês: conceito Bobath. Belo Horizonte: ABDAN, 2009.

Pêgo JA. O trabalho realizado em UTIP com bebês pré-termo e suas mães: contribuições ao método clínico fonoaudiológico. Dissertação de Mestrado, PUC, São Paulo, 2005.

Xavier C. Assistência à alimentação de bebês hospitalizados. In: Neonatologia: um convite à atuação fonoaudiológica. São Paulo: Lovise, 1999.

Woods EK. The influence of posture and positioning on oral motor development and dysphagia. San Diego: Singular, 1995.

Programa Hanen para Pais e Cuidadores da Criança com Paralisia Cerebral

Capítulo 21

Maria Cristina França Pinto

■ INTRODUÇÃO

Apesar de aplicado há 13 anos no Brasil, o programa Hanen ainda é desconhecido por boa parte da população que lida com reabilitação de qualquer tipo.

O método é dirigido a pais e cuidadores de crianças com problemas de linguagem, não importando a sua etiologia. É necessário que o profissional que aplique o método seja um fonoaudiólogo com formação Hanen.

■ HISTÓRICO

O programa foi idealizado em Toronto, no Canadá, na década de 1970, pela fonoaudióloga Ayala Manolson, que estava insatisfeita com os resultados da terapia tradicional para crianças com atraso de linguagem. Ela começou a perceber que, se bem orientados, os pais poderiam fazer o que ela fazia, com a vantagem de terem maior ligação afetiva com a criança, além de tempo ilimitado para a estimulação. O nome Hanen vem do sobrenome da família paterna de Ayala[1].

■ OBJETIVOS E PRINCÍPIOS

O Hanen foi elaborado para ser utilizado por famílias com crianças apenas com atraso de linguagem, mas ele é aplicável em crianças com qualquer patologia associada. No Canadá, é largamente difundido, e também preconizado mesmo a pais de crianças típicas, que tenham algum risco de apresentar problemas no desenvolvimento.

O método é interacionista e baseia-se no princípio de que a linguagem da criança se desenvolve no ambiente familiar, frente a estímulos contínuos e necessidades da vida diária. As oportunidades que surgem nesse ambiente natural são mais frequentes e efetivas do que as que são feitas no ambiente terapêutico. A criança pode ser estimulada na hora de acordar, tomar banho, alimentar-se, vestir-se, brincar; na verdade, a todo momento, sem que ocorram situações artificiais ou obrigatórias nesta estimulação. Para isso, é necessário que os pais aprendam a aproveitar ao máximo os momentos em que passam junto a seus filhos. Desta forma, a estimulação da linguagem será constante e prazerosa.

A grande diferença entre a terapia tradicional e o Hanen é que neste, o fonoaudiólogo não será o estimulador da criança. Os pais ou cuidadores farão esse papel na rotina diária. O fonoaudiólogo será o mediador entre os pais e as crianças.

Os profissionais que trabalham em instituições especializadas com pacientes com problemas neurológicos conhecem as dificuldades em estimular a linguagem das crianças mais comprometidas. Geralmente, elas apresentam múltiplas deficiências, sendo frequentemente difícil definir prioridades no tratamento. De forma geral, a *deficiência* é muito enfocada pelos profissionais e cuidadores e a *competência* ou habilidades da criança são menos exploradas no processo de reabilitação.

Como a deficiência motora é visível e chama a atenção dos pais e profissionais, muitas vezes, a comunicação da criança não é o foco prioritário do tratamento. Nos casos de crianças com vários comprometimentos, o trabalho fonoaudiológico geralmente fica resumido à estimulação digital na face e boca da criança e manobras para estímulo da alimentação, o que torna a criança incomunicável e cada vez mais passiva.

Devido a uma infinidade de orientações fornecidas pela equipe de reabilitação, os pais podem sobrecarregar a criança com exigências excessivas. Existe dificuldade no entendimento e objetividade acerca das orientações propostas, que muitas vezes são complexas e podem ser esquecidas ou confundidas. Como exemplo, serão relatadas situações de interação entre pais e crianças, verificadas a partir de filmagens. Em uma delas, os cuidadores colocam a criança sentada no chão em frente a um brinquedo. Quando a criança abaixa a cabeça para olhar e pegar o brinquedo, a mãe segura o queixo da criança, levantando sua cabeça e diz: "Fique com a cabeça retinha". Provavelmente, esta foi uma orientação recebida pela mãe. Entretanto, a mesma não percebe que, se o brinquedo está no chão, a criança tem que olhar para baixo, para poder brincar. Deste modo, a orientação recebida não foi contextualizada na situação de brincadeira da criança. Em outra filmagem, a mãe está sentada com a filha no colo. O pai chega perto e, como está de pé, a filha olha para ele, levantando a cabeça. Ele, na mesma hora diz: "Abaixa a cabecinha, abaixa a cabecinha...", sem perceber que a cabeça dela não está reta, pois, naquele momento, ela está olhando para ele, que está em um nível acima. Este tipo de situação é bastante comum e a filmagem da interação entre pais e filhos facilita a percepção de cuidadores e profissionais acerca de situações como estas[1].

▪ EVIDÊNCIAS CIENTÍFICAS

A entrada da criança na linguagem é uma entrada no diálogo e o diálogo é, em primeiro lugar, não verbal e necessita dos dois elementos do par para interpretar a comunicação e a sua intenção. A sua relação está sob a forma de papéis e cada diálogo é determinado pela mudança operada em cada membro do par. O conteúdo inicial do diálogo depende da interpretação dos pais, que é guiada por uma compreensão continuamente readaptada à competência da criança.

Baseado neste pressuposto, surgiu o Hanen Early Language Parent Program, que fornece à família da criança com atraso na linguagem um apoio informativo e eficaz que lhe permite ajudá-la a adquirir as competências de diálogo que suportam o desenvolvimento da linguagem.

Estudos comparando as interações entre mães e filhos com atraso de linguagem com as de mães e filhos sem atraso revelam que crianças com atraso demonstraram incapacidade de respeitar a alternância de participação no diálogo, assim como capacidade reduzida de iniciar a interação. Em resposta a estas incapacidades, os educadores acharam difícil impor a estrutura de diálogo na interação com os seus filhos e sentiram-se limitados para fornecer um *feedback* contingente aos assuntos iniciados pela criança. Assim, as mães mantiveram uma interação de cadência mais rápida, sendo menos adequadas nas suas respostas ao comportamento não verbal dos seus filhos, e mais controladoras do diálogo introduzindo novos assuntos apenas para não cessar o diálogo[2].

A intervenção para a melhora das competências de diálogo das crianças com atraso de comunicação deve promover o seu desenvolvimento linguístico, daí a defesa pela abordagem interacionista, que compreende a atenção conjunta, alternância na interação, resposta e capacidade de iniciação como processos básicos pelos quais a criança aprenderá a linguagem[2].

Em estudo com pais de crianças participantes do programa Hanen, foi realizada aplicação de questionário nos períodos pré e pós-intervenção. Os resultados revelaram que, após 2 anos de intervenção, 78% dos pais consideraram o programa útil. Mais da metade das famílias responderam que se sentiam confiantes na sua capacidade de continuar a estimular a comunicação de seus filhos, após o programa. Além disso, afirmaram ter notado mudanças na capacidade de comunicação dos filhos, particularmente nas áreas de atenção e da responsividade. Os pais relataram os seguintes aspectos positivos do programa: a dinâmica do grupo, a partilha da experiência de aprendizagem com os cônjuges, a combinação da terapeuta da linguagem com o pai-assistente treinado como líderes do grupo, a utilização do próprio vídeo para instrução individualizada durante as visitas domiciliares e a observação dos vídeos de outros pais. Os pais consideraram aspectos dificultadores a realização dos "deveres" a fazer em casa, enquanto valorizaram os comentários escritos do clínico sobre estes mesmos "deveres". Cinquenta por cento das famílias observaram também a utilidade do guia, que continuou a ser utilizado após 2 anos do programa[3].

Após a implementação do programa Hanen, as mães aprenderam a seguir a iniciativa do filho na escolha do assunto e deixaram-no iniciar a comunicação. Além disso, foram capazes de oferecer *feedback* mais contingente, sendo que as crianças tornaram-se mais ativamente envolvidas e responsivas na interação, uma vez que as mães adotaram um estilo conversacional que facilitou altos níveis de responsividade, iniciação de assuntos e alternância no diálogo com os seus filhos. A díade mãe-filho na comunicação proporcionou maior equilíbrio na alternância de participação no diálogo, o que resultou em intercâmbios conversacionais mais prolongados sobre o mesmo assunto.

No estudo desenvolvido por Neves e Costa (1997)[3], após a implementação do programa, a maioria dos pais referiu-se ao mesmo como uma orientação de "resolução de um problema", já que a informação aplicável imediatamente foi percebida como mais valiosa do que as palestras sobre aspectos técnicos da aquisição da linguagem[3]. Neste programa, além das filmagens, foi elaborado um questionário para o delineamento dos objetivos estabelecidos pelos pais, a observação das mudanças percebidas ao longo das filmagens e a comparação entre a primeira e a última sessão, cujo tempo foi de aproximadamente 9 meses. Após o programa, foi verificada tomada de consciência progressiva dos pais ao longo de todo o desenvolvimento da criança, das rotinas e dos momentos de aprendizagem; atribuição de maior importância à qualidade do diálogo em relação à quantidade; a consciência dos pais de que existem diferenças entre o tom de voz utilizado com os seus filhos e com as outras pessoas e tentativa de transformação do conteúdo da fala, de acordo com cada situação contextual, na intenção de estimular a imitação. Além disso, os pais foram capazes de distinguir entre linguagem e comunicação, preocuparam-se em estimular a criança com base em suas reais necessidades, com a possibilidade de adaptar os estímulos ao nível de expressão e compreensão da criança e corrigir seus filhos sem pressioná-los[3]. O mesmo estudo reforça a premissa de que, quando nasce uma criança com problemas, não são apenas os pais que sofrem, mas sim todo o agregado familiar. Daí, a importância do olhar diferenciado para os irmãos a fim de prevenir problemas mais sérios de desenvolvimento e, ainda, permitir que cada um tenha oportunidade para expressar-se. Foi verificada dificuldade dos pais integrarem os outros filhos no programa. A proposta consistiu em orientar os irmãos quanto à patologia e fornecer estratégias eficazes de como lidar com as dificuldades. As queixas dos irmãos consistiam em: "Ele é pequeno", "Ele não fala", "Ele não responde" ou "Começa com aquelas palavras dele". Notou-se ainda a presença constante de ciúmes ao perceberem uma atitude diferente dos pais para com o irmão. Após a análise dos vídeos junto com os pais, a reação dos irmãos variou de grande admiração do "novo filho" até a grande emoção pelas suas afirmações de genuíno conhecimento do seu irmão diferente, colaborando para a criação de uma nova dinâmica familiar. Estes achados ilustram o impacto da deficiência na rotina familiar e ressaltam a importância de expansão do programa para os outros membros da família.

Estudos sugerem adaptações do programa para bebês e crianças usando sistemas alternativos de comunicação para pais analfabetos ou pais que não falam a mesma língua da comunidade (bilinguismo ou casamento inter-raciais)[2]. Outra proposta é a adaptação de todo material escrito para material mais ilustrativo[3].

No Brasil foi feita uma adaptação dos métodos Hanen e VOE (Veja, Ouça e Espere pelo seu filho), que é derivado do programa Hanen e adaptado para a língua portuguesa por Rigoletto e Monteiro para o contexto escolar para professores de alunos com necessidades especiais entre 6 e 13 anos de idade no município de Suzano. Este programa baseia-se em três filmagens e 10 sessões de orientação, semanalmente. Ao final, foi verificado aumento no número de comportamentos comunicativos dos professores e a percepção deles acerca do valor das atividades lúdicas e a efetiva estimulação de fala e linguagem. Os professores iniciaram o programa com um comportamento comunicativo mais diretivo, baseado em ordens e respostas. Ao final, permitiram que os alunos liderassem proporcionando uma comunicação mais efetiva. Mudanças dessa mesma natureza também são verificadas quando os pais participam do programa[5,6,7].

De acordo com pesquisa realizada pela AACD (Associação de Assistência à Criança Deficiente) da cidade de São Paulo, conclui-se que o fator decisivo para que os pais finalizassem o programa Hanen foi o nível de escolaridade, sendo que a maioria dos pais apresentava de 7 a 11 anos de estudo e a minoria, nível superior. A maioria das crianças tinha de 0 a 2 anos de idade ou mais de 4 anos, apresentava quadro motor grave e situava-se nos níveis de comunicação intencional ou verbal do Hanen.

IMPLEMENTAÇÃO DA TÉCNICA

O programa é aplicável a qualquer tipo de criança, não havendo limite de idade. É necessária apenas a disponibilidade do cuidador para frequentar o curso.

No Canadá, o curso tem duração de 3 meses. No Brasil, em instituições especializadas em paralisia cerebral, a duração do programa é de 4 meses, com objetivo de suprir as demandas de famílias de crianças com maior gravidade do quadro clínico e possibilitar aos profissionais maior tempo de intervenção durante o programa.

Os grupos são formados por um fonoaudiólogo instrutor e por pais, sem a presença das crianças. O número ideal de frequentadores é de 12 casais. As reuniões são feitas uma vez por semana, com a duração de 2 horas e 30 minutos cada. O intervalo de uma semana entre cada reunião é proposital para que os pais possam aprender a aplicar o conhecimento em casa e retornar, na semana seguinte, com resultados.

Antes de começar os grupos, é feita a avaliação fonoaudiológica da criança, na qual o cuidador é esclarecido sobre o programa e verificada sua disponibilidade de comparecimento. Os pais são instruídos a participar do grupo sem a criança, não havendo limite quanto ao número de cuidadores. Às vezes, o grupo é frequentado pelo pai, mãe e babá; às vezes, pela mãe e avó. Algumas vezes, a mãe participa do grupo em um semestre enquanto o pai fica com a criança. No semestre seguinte, a situação se inverte. Quanto mais cuidadores forem instruídos, maior a possibilidade de o programa ser implementado na rotina da criança.

O material para a intervenção com os pais consiste em apostila e folhetos que são preenchidos e discutidos com o terapeuta ao longo das sessões, além de filmes canadenses legendados em português. Deste modo, cuidadores analfabetos não são enquadrados nos grupos.

O importante do Hanen são as filmagens. A mãe é filmada brincando com seu filho, da forma mais natural possível, do jeito que ela brinca em casa. Se houver outro cuidador, este fará outra filmagem. A filmagem simultânea de dois cuidadores com a criança não é adequada pois pode haver interferência na espontaneidade do comportamento de um dos cuidadores, o que pode dificultar a orientação.

No Canadá, são feitas quatro filmagens no ambiente ideal, ou seja, na casa da família. A primeira é feita antes do início do programa, quando não há interferência do fonoaudiólogo. Posteriormente, são feitas três filmagens com sugestões e interferências do profissional. Em seguida, terapeuta e pais assistem ao filme juntos para analisar os erros e acertos, traçando metas que permitam melhorar a interação e o desenvolvimento da linguagem da criança. No Brasil, a estruturação do serviço de reabilitação pode dificultar o comparecimento do fonoaudiólogo à casa de cada paciente. Nestes casos, a filmagem pode ser realizada no ambiente clínico. Na rotina do nosso serviço, são executadas três filmagens. Uma antes do início dos grupos, uma no meio do programa, cerca de 2 meses após o início, e a terceira, próxima ao fim. A partir da segunda filmagem, quando já se pode interferir na dinâmica da interação entre o cuidador e a criança, as orientações são oferecidas em reunião. No Canadá, é feita a opção de retorno privado entre os terapeutas e cuidadores. Em nosso serviço, optamos por oferecer devolutiva durante a dinâmica dos grupos, o que facilita a troca de experiências e aprendizado dos cuidadores. É importante que haja uma preparação do grupo, na criação de uma dinâmica construtiva no sentido de não expor os participantes.

O impacto das filmagens é enorme sobre os pais. É por meio delas que uma série de comportamentos que possam inibir a comunicação das crianças começa a ser percebida pelo grupo. Os pais também observam diferentes formas de agir que estimulam a comunicação e, lentamente, vão substituindo os comportamentos inibidores pelos estimuladores.

Alguns desses filmes são editados e podem servir como exemplo para futuros grupos. É recomendável que se tenham filmes ilustrativos de todo o conteúdo. Os filmes têm duração média de 3 minutos e durante os grupos passa-se no máximo 1 minuto do filme de cada paciente para que a atividade não se torne muito cansativa. Também há diversos filmes canadenses que servem para ilustrar os pontos-chaves do método.

Mesmo crianças com paralisia cerebral de grave comprometimento motor e cognitivo e sem prognóstico de fala podem ser enquadradas no programa. A base da comunicação e da interação está no vínculo afetivo mãe-filho que sempre pode ser desenvolvido, a despeito da gravidade do caso. A melhora desse vínculo pode interferir na qualidade de vida de toda a família.

Nos casos de crianças com comprometimento leve, o objetivo é desenvolver a real comunicação entre mãe e filho e, quando possível, a fala da criança. Posteriormente, a fala será expandida para todo o meio familiar e social da criança.

No caso de crianças anártricas, sem prognóstico de fala, mas com bom ou razoável nível cognitivo, poderá haver desenvolvimento da compreensão e da linguagem interna preparando a criança para futura comunicação alternativa.

A participação nos grupos possibilita que as mães de crianças acometidas por quadros de comprometimentos graves sintam-se recompensadas ao perceberem que, independente da gravidade dos problemas de seus filhos, elas podem fazer algo por eles. A troca espontânea de ideias entre os pais durante o tempo de duração do programa e a percepção de que seu problema não é o único e que cada família possui características particulares, mas também comuns, auxilia os familiares. Para facilitar a comunicação e identificação dos membros do grupo, os pais usam crachás com seus nomes escritos com letras grandes e legíveis. É exposto também um quadro informativo com fotos e nomes das crianças e seus cuidadores.

O material usado na dinâmica dos grupos consta de televisão, aparelho de DVD, filmadora, *flip chart*, cadeiras, crachás e quadro de avisos. Também são necessários livros infantis variados, pequena bacia de plástico, cartolinas, tubos de cola, tesouras, canetas coloridas, revistas para recortar, arroz, feijão, macarrãozinho, farinha e sal, para a realização de colagens, painéis, feitura de massinha entre outras atividades durante o programa. As cadeiras devem ter apoio para a escrita e são dispostas em semicírculo em torno da televisão, tornando o ambiente aconchegante.

É obrigatório que haja um intervalo para um lanche simples para facilitar a troca de ideias e comunicação entre as mães.

O primeiro assunto a ser desenvolvido nos grupos é *Como e por que seu filho se comunica*. Ele reforça a importância de os pais observarem atentamente seus filhos, principalmente seus esforços comunicativos. Como foi dito anteriormente, os pais ficam atentos às dificuldades motoras da criança e não verificam sinais sutis de comunicação. Depois de uma cuidadosa observação e, ao longo das atividades do grupo, a família passa a reconhecer esses sinais que podem ser intencionais ou reflexos, mas que não deixam de ser uma forma de comunicação.

Quando um bebê chora, ele está reclamando de alguma coisa, embora nem sempre as pistas sejam claras. Às vezes, um simples rubor no rosto pode demonstrar alegria, febre, excitação, calor, entre outros. No momento em que a mensagem é decodificada e o desejo da criança é satisfeito, imediatamente é ligado o canal da comunicação, tornando a interação mais fácil para pais e filhos.

O próximo passo no programa refere-se aos *estágios de comunicação*. Sabendo em que nível seu filho está, o pai terá mais facilidade em traçar objetivos para que a criança evolua para um estágio de comunicação mais avançado.

São quatro os estágios da comunicação ensinados aos pais:

1. *Não intencional*: 0 a 8 meses – A criança ainda não tem intenção comunicativa. O choro é a principal ferramenta de comunicação do bebê. Dos 4 meses em diante, começa a pegar objetos, explorá-los e levá-los à boca. Começa a balbuciar. No final desse estágio, procura os pais quando lhe perguntam: "Cadê o papai?", "Cadê a mamãe?". Estende os braços para ir ao colo de outros. Começa a imitar.
2. *Intencional*: 9 a 12 meses – A criança já tem intenção comunicativa. Aponta para o que quer, começa a expressar o "não", dá tchau, joga beijos, bate palmas.
3. *Verbal*: 12 a 18 meses – Começa a falar as primeiras palavras. Quando já está falando em torno de 50

vocábulos, começa a juntá-los em pequenas frases que podem ser de dois vocábulos, passando para o nível frasal.
4. *Frasal*: 19 meses em diante – Começa a construir frases com dois ou três vocábulos. A partir dos 24 meses, a criança já forma frases com quatro, cinco ou mais vocábulos. Aos 3 anos, forma sentenças e aos 5 anos, sua linguagem está quase madura.

A idade cronológica correspondente a cada estágio é um dado importante para o profissional, mas não é transmitida aos pais, a menos que ocorram perguntas objetivas sobre o assunto. Em casos com atraso significativo, ressaltar essa defasagem faz com que os pais se sintam desestimulados.

Há crianças bastante comprometidas que não atingem o primeiro estágio de comunicação. Muitas delas não fixam o olhar, não procuram a fonte sonora e não choram para comunicar fome ou desconforto. Nesses casos, o objetivo principal será desenvolver o vínculo afetivo e alguma atenção por parte da criança.

Os quatro níveis apresentados aos pais são bastante simples e fáceis de serem absorvidos por eles.

Depois de aprender os estágios e definir em qual deles seu filho se encontra, os pais vão aprender: *Qual o estilo de comportamento da criança com relação à comunicação?"*

São quatro os estilos de comportamento: passivo, tímido, sociável e independente.

A criança pode ser independente no sentido comum, mas, em relação à terminologia utilizada no método Hanen, esta denominação se refere à criança do espectro autista, que gosta de brincar sozinha, com pouca ou nenhuma solicitação aos pais. Conseguimos obter resultados mais facilmente com as crianças sociáveis e com as tímidas. Com as crianças passivas e as independentes, o retorno é bem mais lento e trabalhoso. Dependendo do estilo de comportamento da criança, a intensidade e a forma de estimulação devem ser adaptadas. No caso da criança independente, podem ser necessárias formas particulares de estimulação e interação.

O tipo de comportamento da criança pode ser de difícil classificação. Muitas vezes, elas se comportam de forma sociável em casa e tímida em ambientes estranhos. Crianças com quadros motores muito graves tendem a ser passivas. Podemos, porém, fazer com que os pais percebam que, dependendo da atitude deles, muitas habilidades podem ser modificadas na criança. Para isso, são oferecidas informações sobre a classificação dos tipos de pais, para que os mesmos tenham possibilidade de observar em qual tipo eles se reconhecem.

A classificação dos pais se baseia em comportamentos do dia a dia e em situações de brincadeiras.

No dia a dia

1. *O pai salvador*: aquele que protege o tempo todo o filho, não deixando que ele desenvolva suas potencialidades. Desta forma, a criança pode se tornar dependente e insegura.
2. *A mãe professora*: que não brinca com seu filho, mas o tempo todo ensina alguma coisa a ele. O aprendizado passa a ser visto como pesado e maçante, ao passo que na brincadeira ele acontece de forma espontânea e prazerosa.
3. *A mãe apressada*: que nunca tem tempo para brincar com seu filho. Desta forma, ele não tem oportunidade de desenvolver a linguagem. Além disso, como a presença da mãe é rara, ele passa a se relacionar mais com brinquedos do que com pessoas, apresentando comportamento antissocial.
4. *A mãe cansada*: que também não acha tempo para brincar com a criança, trazendo para ela consequências parecidas com as da mãe apressada.
5. *A mãe adequada ou afinada*: é aquela que se envolve de forma espontânea no brincar com o filho, que chega ao seu nível, como se fosse outra criança, que não cobra, observa, espera e escuta e deixa seu filho liderar.

Na brincadeira

1. *A mãe diretora*: é aquela que não permite nenhuma iniciativa do filho. Dá ordens o tempo inteiro: "Faça isso, agora, faça aquilo." É diferente da mãe professora, pois a primeira ensina ininterruptamente e a segunda tem a característica de comandar incessantemente. Talvez esse seja o tipo de mãe mais comum no início do programa. Os pais são ansiosos, as crianças, lentas, e esta é a situação ideal para o aparecimento da mãe diretora. Como resultado, veremos uma criança passiva, deprimida e sem criatividade.
2. *A showoman*: é a dona da brincadeira, comandando o espetáculo, deixando a criança no papel de mera espectadora.

3. *A espectadora*: neste caso, inverte-se o papel. A mãe não entra na brincadeira, só observa.
4. *A repórter*: aqui também, a mãe não participa da brincadeira, mas fica relatando os acontecimentos. Assim, ela tem a sensação enganosa de que a criança está aprendendo alguma coisa com seus relatos.
5. *A adequada*: já descrita anteriormente.

Os papéis descritos também podem ser vividos por terapeutas, professores ou por qualquer pessoa que faça parte das relações da criança.

Depois de aprenderem a observar a si e aos seus filhos, os pais aprenderão a respeito do processo de desenvolvimento normal e patológico da linguagem. Pouco tempo depois do nascimento, o bebê já começa a se comunicar com a mãe, por meio de carícias, gorjeios, risos, imitações, em um processo de troca e alternância de turnos, que futuramente, se transformarão num diálogo. Com a criança com deficiência, esta troca pode acontecer de forma diferente. O bebê, muitas vezes, não gorjeia ou não responde às carícias da mãe. Sua resposta pode ser quase imperceptível e é provável que a mãe realmente não a perceba. Frequentemente, a resposta é muito lenta e a mãe pode oferecer outro estímulo antes mesmo que a criança responda ao estímulo anterior. Para preencher esta lacuna na comunicação, a mãe oferece um estímulo seguido do outro, bombardeando a criança que não conseguirá ter seu turno na comunicação. Assim, o bebê, a longo prazo, se tornará passivo, dependente e sem autoestima. Para que haja efetiva comunicação, a mãe deverá aprender a observar, esperar e escutar a criança. Por meio destas ações, a mãe propiciará oportunidade para que o filho desenvolva a comunicação e tenha seu turno na brincadeira e no futuro diálogo. Pretendemos, assim, que as respostas da criança evoluam progressivamente, havendo um equilíbrio entre os turnos dela e da mãe.

O vaivém da linguagem deve ser treinado na criança com deficiência desde as primeiras brincadeiras. É importante conscientizar o cuidador acerca da importância da alternância entre ele e a criança. Há determinados brinquedos que se prestam mais ao vaivém. Este tipo de atividade ensina à criança a arte de dividir a brincadeira com os outros, desenvolvendo futuramente as regras da conversação e da socialização. Para facilitar essa alternância de turnos na brincadeira, é aconselhável que se tenha sempre dois brinquedos do mesmo tipo. Em uma atividade de brincar de fazer comidinha, por exemplo, seria mais interessante que a mãe também tivesse uma panelinha e uma colher para acompanhar e poder colaborar na execução da brincadeira, fazendo, assim, a alternância de turnos.

Deixar a criança liderar

É a primeira regra básica do método Hanen. O adulto está acostumado a assumir postura autoritária sobre a criança, não percebendo que, mesmo durante a brincadeira, uma atividade supostamente de domínio da criança, o mesmo continua sendo o líder. Na grande maioria dos filmes, observamos que são poucos os pais que respeitam as preferências dos filhos em uma brincadeira. Quase sempre, a criança deve brincar do jeito que seus pais querem. Deste modo, o prazer da descoberta e as possibilidades de iniciativa e criatividade são retirados da criança, assim como o desejo de realizar atividades de seu próprio interesse. A verdadeira comunicação deve ocorrer em situação de brincadeira em que a criança possa liderar.

Não devemos confundir o "deixe seu filho liderar" com "não coloque limites em seu filho". Toda criança precisa de limites, mas ela também precisa ser a líder em determinados momentos, principalmente na brincadeira. No dia a dia, a criança também poderá liderar, desde que não haja prejuízo da rotina.

Para que a criança possa liderar, teremos que nos adaptar à situação, colocando nossa programação prévia de lado.

Nos primeiros filmes, são poucos os pais que mantêm seus olhos à altura dos olhos de seus filhos. Muitos chegam a sentar atrás deles. Sabemos que esta posição é bastante comum em famílias de crianças com paralisia cerebral, pois facilita o controle de tronco da criança. Porém, observamos que mesmo pais de crianças capazes de sentar de forma independente costumam posicioná-las à sua frente, de costas para eles. Quando os pais sentam de frente para seus filhos, muitas vezes permanecem em um nível bem acima deles, o que dificulta a comunicação. Crianças que não falam e que apresentam prejuízos motores, costumam transmitir seus desejos e sentimentos pelo olhar e expressões faciais, o que é impossível de ser verificado quando a mãe a posiciona de costas para ela.

Outro ponto interessante é que as mães comumente não têm consciência que elas mesmas são o melhor e mais desejado brinquedo de seu filho. A criança que está nos estágios iniciais da comunicação, ainda não se interessa por brinquedos. É comum que as mães se esforcem para que seus filhos prestem atenção e brinquem com objetos que ainda não têm habilidades para brincar. Nesta fase, as crianças se divertirão e aprenderão muito mais com brincadeiras simples, por exemplo, fazer caretas, cantar ou bater palmas. Este tipo de brincadeira face a face é bastante indicado para crianças de difícil contato, sendo um excelente treino da atenção. O primeiro foco da atenção do bebê durante a amamentação é o rosto da mãe e não brinquedos ou objetos. Podemos também conseguir bons resultados com a imitação. A imitação é uma técnica que auxilia a interação com crianças que estejam nos estágios iniciais de comunicação ou que apresentem difícil contato. Devemos imitar seus movimentos ou sons emitidos. Quando imitamos uma criança, ela começa a prestar atenção em nós, percebendo que estamos atentos a ela. Nesse momento, ela passará também a nos imitar, iniciando assim o vaivém. Logo em seguida, poderemos mudar nossos gestos ou sons. Ela provavelmente continuará nos imitando, e a aquisição destes gestos e sons novos pode ser nosso objetivo final.

A repetição é extremamente importante na estimulação da criança com deficiência. Por isso, o método Hanen valoriza tanto as rotinas da vida diária.

Toda rotina tem três características: a repetição, a sequência e a previsibilidade. Esses três pontos fazem com que a criança se sinta segura, conhecedora da sequência da rotina, facilitando o seu aprendizado.

Os pais, de forma geral, apresentam dificuldade de observar na rotina diária diversas oportunidades para ensinar seus filhos. Neste processo, é importante ter disponibilidade e criatividade. As tarefas de casa podem ser uma fonte rica de aprendizagem para a criança. Nada mais divertido que nos ajudar a colocar a mesa, fazer um lanche, colocar na máquina de lavar peça por peça de roupa para depois nos ajudar a pendurar cada peça no varal.

Devemos ter sempre objetivos curtos e bem definidos, úteis e realistas, devido à possível frustração quando metas muito distantes e amplas são estabelecidas.

Os últimos tópicos descritos compreendem o segundo mandamento Hanen que é: adapte para compartilhar o momento.

Recordemos os três mandamentos:

1. Deixe seu filho liderar.
2. Adapte para compartilhar o momento.
3. Acrescente linguagem e experiência.

Nos dois primeiros mandamentos, dá-se a interação. No terceiro, desenvolve-se a comunicação. Porém, SEM BOA interação, não haverá comunicação. A não consideração dessa premissa é muito comum em cuidadores, educadores, médicos e terapeutas. O adulto, por desconhecimento, pode não deixar a criança liderar ou não se adaptar para compartilhar o momento com a mesma. Como consequência, a criança se desinteressa, o adulto insiste, a criança dispersa, e a comunicação não acontece. Se suprimirmos os dois primeiros mandamentos, o terceiro não será alcançado.

Uma das mais importantes técnicas de estimulação de linguagem é a da interpretação. Sempre que uma criança tentar comunicar algo, mesmo que seja de forma reflexa, devemos interpretar essa tentativa, isto é, devemos traduzi-la em palavras. Se a criança aponta para uma boneca e diz: "Uh!", devemos responder: "A boneca! Você quer a boneca?... boneca!" A palavra boneca deverá ser repetida de forma bem clara, três ou quatro vezes. Esta prática fará com que depois de muitas vezes, ela possa, por si só, falar "boneca" em vez de apontar e fazer "Uh!". Mesmo atos reflexos também devem ser interpretados. Por exemplo, se a criança coçar a cabeça, podemos dizer: "Ai! Minha cabeça está coçando... coçando...". A interpretação deverá traduzir os pensamentos e sensações da criança. Mesmo que você não compreenda o que a criança quer comunicar, o que não é raro, não importa, faça sua interpretação. Isto mostrará seu interesse pelo que ela está tentando comunicar e, desta forma, ela se esforçará para explicar melhor da próxima vez. O importante é não cortar o canal da comunicação.

Na segunda parte do programa, os pais aprendem como aplicar os três mandamentos Hanen na brincadeira, na música, nos livros e na arte. Todas estas formas de estimulação são analisadas e vivenciadas durante os grupos.

No início do tópico "brincar", os pais aprendem quais são os vários tipos de brincadeira. Como já sabem em que estágio de linguagem seu filho se encontra, além de conhecerem o estilo de comportamento que ele tem frente à comunicação, os pais terão maior facilidade em escolher a brincadeira adequada para a criança. Nenhuma brincadeira poderá ser desenvolvida sem que a criança esteja atenta. Nas crianças com paralisia cerebral, pode ser necessária a realização repetitiva de brincadeiras face a face, com objetivo de melhorar a atenção. Este pré-requisito deve ser trabalhado anteriormente à exploração de brinquedos.

Os pais devem ser ensinados a perceber e respeitar o estágio motor da criança. Muitas vezes, eles exigem que seus filhos explorem o brinquedo da mesma forma que crianças típicas o fazem. Querem que eles peguem do jeito correto, que cumpram a sequência adequada de movimentos. Sabe-se que, muitas vezes, isso é impossível, mas para os pais, pode ser difícil perceber os limites de seu filho naquele momento. Devemos indicar os sucessos da criança, mesmo que pequenos.

A música é um excelente meio de interação e um ótimo estímulo de comunicação para todas as crianças. Músicas com letra e melodia simples, refrão, ritmo marcado, gestos e repetições facilitam a manutenção da atenção da criança. Quando a criança for capaz de apreender parte da música, é recomendável que deixemos um espaço para que ela o preencha cantando do jeito que conseguir. Este espaço deverá ser aumentado até que a criança seja capaz de cantar a música inteira. A música terá bastante importância nos casos de crianças com maior gravidade motora e participação restrita em brincadeiras.

No tópico "livros", os pais aprendem a fazer um livro exclusivo para seus filhos. O conteúdo do livro será relativo ao gosto e à capacidade individual da criança. O livro deverá conter objetos e assuntos que a criança conheça e goste, como fotos dos familiares, de objetos, de animais, gravuras de interesse da criança.

No tópico "arte", os pais fazem painéis e colagens em cartolinas, vivenciam a feitura de massa com farinha para que possam utilizar esses recursos como ferramenta para a estimulação da linguagem em casa. Filmes desenvolvidos pelos autores do método podem ser utilizados para fornecer ideias aos cuidadores.

O programa Hanen proporciona conhecimento profundo da comunicação da criança, oferecendo à família maior domínio acerca da interação e comunicação da criança sem a constante dependência do terapeuta. Isto resulta na diminuição da ansiedade relacionada com a deficiência. É importante a manutenção das informações advindas do programa na rotina diária das crianças e seus cuidadores.

Os princípios do método Hanen foram idealizados para serem utilizados por pais, mas também apresentam ótimos resultados na fonoterapia tradicional. No Canadá, além de grupos de pais, também são realizados grupos de professores de escolas maternais, além de grupos específicos para pais de crianças autistas, de baixo e de alto rendimento.

Até a presente data, não há instrutores brasileiros habilitados para a capacitação de profissionais, sendo necessária a formação no exterior.

CASO CLÍNICO

SVN nasceu em 18 de fevereiro de 2003, apresenta paralisia diplégica espástica, GMFCS IV. Foi encaminhada para o setor de fonoaudiologia da AACD quando tinha 5 anos e 1 mês de idade para avaliação e possível encaminhamento para a escola da AACD.

Apresentou, inicialmente, boa compreensão, porém, expressão restrita, pouca intenção comunicativa, respostas de "sim" e "não" e, quando era solicitada uma escolha entre objetos apresentados a ela, respondia apontando.

A partir da avaliação fonoaudiológica realizada, foi encaminhada para a escola da AACD e para o programa Hanen, o qual frequentou entre março e julho de 2008. Ao final do programa Hanen, foram verificadas mudanças significativas tanto no perfil da criança quanto da mãe.

Inicialmente, a criança se comunicava de maneira intencional, apesar de ser de forma primitiva, por meio do apontar e de respostas de "sim" e "não". Ao final, sua intenção comunicativa estava acompanhada da emissão de uma ou mais palavras com significado (estágio de comunicação verbal).

Evoluiu de um estilo de comportamento em relação à comunicação passivo, pois apenas interagia com o outro quando solicitada, para um estilo sociável.

No dia a dia, a mãe apresentava-se como mãe salvadora, ou seja, protegia a criança, aguardando seu desenvolvimento de forma independente e automática e não sabia como brincar com ela. Ao final, apresentava-se como mãe adequada. Compreendeu melhor as limitações e potencialidades da criança e aprendeu a se comunicar, a brincar e a estimular adequadamente a sua filha. A seguir, relato da mãe:

"Eu não sabia como agir com S, pois eu só pensava na importância da fisioterapia. Achava que minha filha desenvolveria a fala espontaneamente, sem minha participação. Foi no Hanen que eu comecei a perceber que eu tinha muito o que fazer com S e que minha ajuda e participação eram fundamentais. A melhora dela dependia muito mais de mim do que das terapias. O médico, às vezes, perguntava o que ela fazia ou não conseguia fazer e eu não sabia nem responder. Foi com o que aprendi no Hanen que comecei a perceber o potencial da minha filha e perdi a ansiedade frente a ela. S está muito bem e hoje sei esperar o momento dela. Ela continua progredindo, cada dia aprende uma coisa nova. Sem dúvida, o pontapé inicial para esse desenvolvimento foi o programa Hanen para pais. Foi realmente muito bom para mim."

Com a evolução da criança após a participação no projeto Hanen, que durou 4 meses, ela desenvolveu trabalho de comunicação alternativa por 1 ano. Usou prancha de símbolos de comunicação alternativa e hoje, com o desenvolvimento da fala, consegue ser compreendida por todos sem a necessidade do uso de qualquer recurso.

REFERÊNCIAS

1. Manolson A, Ward B, Dodington N. A Hanen Centre Publication. Canada: You Make The Difference, 1995.
2. Neves SR. Um modelo de intervenção na linguagem centrada na criança e na conversação. Universidade do Porto. Jornal de Psicologia 1988; 7(1):14-9.
3. Neves SR, Costa IM. Programa Hanen de estimulação precoce em comunicação e linguagem. Temas sobre Desenvolvimento 1997; 6(32).
4. Relatório de atividades da AACD. 1 de janeiro de 2009. Página 12. Edição de quinta-feira. Página 2.888 geral.
5. Greenberg J. Learning language and loving it program. WigWag – A Publication for Hanen Certified Speech-Language Pathologists, abril, 2002.
6. Dall'Aqua MF, Takinchi N, Zorzi JL. Efetividade de um treinamento de profesores de uma escola de educação especial usando os princípios dos métodos Hanen e VOE – Veja, Ouça e Espere. Revista Cefac 2008; 10(4):433-442.
7. Pinto MCF. Perfil dos pacientes e das famílias encaminhados ao Programa Hanen. Revista Cefac 2003; 5:11-5.

Órteses para os Membros Inferiores

Valéria Cristina Rodrigues Cury

Capítulo 22

◼ INTRODUÇÃO

Órteses são dispositivos que empregam forças externas para modificar as características funcionais e estruturais do sistema neuromuscular e esquelético[1,2]. Sua confecção é realizada de forma personalizada e utiliza materiais termoplásticos, moldados a partir de um modelo confeccionado em gesso, da região corporal afetada.

Nos indivíduos com paralisia cerebral (PC), o uso de órteses tem como objetivo primário promover o alinhamento biomecânico e controlar a atividade muscular anormal e excessiva, que leva a deformidades e alterações na postura de pé e da marcha[3].

◼ HISTÓRICO

Nos EUA, o uso de órteses se iniciou durante a guerra civil, quando foi criado, na cidade de Nova York, em 1863, o Hospital for Relief of the Ruptured and Crippled, atualmente denominado Hospital for Special Surgery, especializado em cirurgias ortopédicas e tratamento de condições reumatológicas. As órteses eram inicialmente confeccionadas em couro e metal por técnicos com conhecimento prático[3].

Nos indivíduos com PC as órteses progrediram da utilização de dispositivos longos, confeccionados em ferro e acoplados à cinta pélvica, para modelos menores, mais leves e de ação mais seletiva[3].

Desde 1960, quando os materiais termoplásticos de baixo peso e moldados a alta temperatura começaram a ser utilizados para a confecção de órteses, os modelos confeccionados em ferro e couro, deformáveis facilmente, caíram em desuso. Foi iniciada a confecção de órteses de contato total, que ofereciam suporte mais adequado e eram mais facilmente escondidas sob a roupa e calçados, com melhor efeito estético[3,4]. Entretanto, estes dispositivos causaram problemas relacionados com lesões da pele e úlceras de pressão, o que estimulou o desenvolvimento de abordagem biomecânica para o desenvolvimento e implantação dos sistemas ortóticos[4].

Atualmente, a maioria das órteses desenvolvidas é confeccionada com base em princípios biomecânicos, que utiliza a combinação de sistema de força de três pontos, associada à manipulação da força de reação do solo, que atua sobre os segmentos corporais em sua interação com o ambiente. Em geral, as órteses eficientes utilizam o comprimento máximo do braço de alavanca, para reduzir a magnitude da força exigida, e envolvem a maior quantidade da superfície corporal, para reduzir a pressão sobre os segmentos em que é aplicada[5].

No Brasil, a maioria dos técnicos ortesistas possui formação prática, constituída de cursos técnicos de pequena ou média duração. Nos EUA, o técnico ortesista é um profissional de nível superior, treinado para avaliação clínica, projeto, confecção e adaptação das órteses, com conhecimento nas áreas de bioengenharia e ciências médicas. Seu papel é traduzir os objetivos de tratamento em objetivos biomecânicos, para desenhar e fabricar órteses apropriadas[5].

OBJETIVOS E PRINCÍPIOS

Bases biomecânicas e cinesiológicas

Para adequada compreensão e aplicação clínica do uso de órteses para os membros inferiores (MMII), torna-se importante a apreciação de conceitos básicos relacionados com a estrutura e a função do tornozelo e do pé.

Este complexo é composto de 28 ossos que formam 25 componentes articulares envolvendo a tíbia, fíbula e os ossos do pé e tem como função primária a promoção de mobilidade e estabilidade durante a postura de pé e marcha. A função de mobilidade envolve a absorção de choque, adaptações às diferentes superfícies e terrenos e amortecimento das forças rotacionais geradas pelas articulações proximais dos membros inferiores. A função de estabilidade exige a promoção de base de suporte estável em situações variáveis de descarga de peso, além da capacidade de funcionar como braço de alavanca rígido, gerando propulsão eficiente durante a marcha[6].

A estrutura do pé pode ser dividida em três segmentos funcionais: o retropé, que envolve os ossos tálus e calcâneo; o mediopé, composto pelo navicular, cuboide e os três ossos cuneiformes; e o antepé, composto pelos metatarsos e falanges[6,7] (Fig. 22.1).

A terminologia sugerida para descrever os movimentos observados no tornozelo e no pé refere-se aos movimentos de dorsiflexão e flexão plantar no plano sagital, aos movimentos de inversão e eversão no plano frontal e aos movimentos de abdução e adução no plano transverso[4,7].

As principais articulações do complexo tornozelo-pé relacionadas com o uso de órteses são a articulação do tornozelo ou tibiotársica, a articulação subtalar e a articulação mediotársica. Os movimentos de pronação e supinação indicam movimentos combinados das articulações citadas, sendo que, em cadeia cinética aberta, a pronação é constituída pela combinação dos movimentos de dorsiflexão, eversão e abdução, enquanto a supinação é composta pela

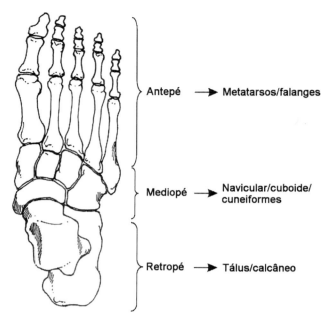

Fig. 22.1. Segmentos funcionais do pé.

associação dos movimentos de flexão plantar, inversão e adução[4,6,7] (Fig. 22.2A e B).

Durante os movimentos de pronação e supinação ocorre interação cinemática entre as articulações subtalar e mediotársica, sendo que a supinação total da articulação subtalar restringe a mobilidade do mediopé em postura denominada posição de ajustamento íntimo[6]. Em cadeia cinética fechada, a pronação e a supinação permitem o movimento da perna e do tálus em relação a um calcâneo relativamente fixo. Desta forma, durante a pronação ocorre o movimento de eversão do calcâneo, adução e flexão plantar do tálus, levando ao posicionamento da tíbia em rotação interna e tendência à flexão e valgo do joelho. Durante a supinação observa-se inversão do calcâneo, abdução e dorsiflexão do tálus, posicionamento em rotação externa da tíbia e extensão do joelho[4,7] (Fig. 22.3A e B).

O alinhamento ideal, em cadeia cinética fechada, exige o posicionamento do pé em postura neutra, ou seja, nem supinado, nem pronado. O calcâneo deve manter-se perpendicular ao solo e paralelo à bissecção vertical do terço distal da perna (± 2°) e o mediopé deve ser mantido na postura de ajustamento íntimo em relação ao retropé (Fig. 22.4). Este posicionamento é muitas vezes descrito como postura neutra da articulação subtalar ou postura de congruência máxima e pode ser obtido por meio

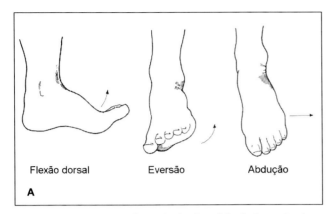
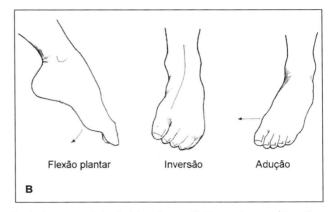

Fig. 22.2. Movimentos das articulações tibiotársica, subtalar e mediotársica em cadeia cinética aberta. **A.** Pronação: combinação dos movimentos de dorsiflexão, eversão e abdução. **B.** Supinação: combinação dos movimentos de flexão plantar, inversão e adução.

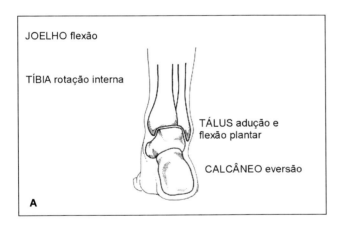

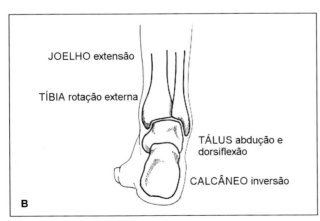

Fig. 22.3A. Movimento de pronação em cadeia cinética fechada. Verifica-se eversão do calcâneo, adução e flexão plantar do tálus, com posicionamento da tíbia em rotação interna e tendência a flexão e valgo do joelho. **B.** Movimento de supinação em cadeia cinética fechada. Verifica-se inversão do calcâneo, abdução e dorsiflexão do tálus, posicionamento em rotação externa da tíbia e extensão do joelho.

de palpação das estruturas do pé, em cadeia cinética aberta. Esta postura consiste na máxima congruência entre as articulações subtalar e talonavicular, obtida por meio da palpação da região medial e lateral da cabeça do tálus e posicionamento em dorsiflexão do quarto e quinto metatarsos, e deve ser priorizada durante o posicionamento para a realização do molde e posterior confecção da órtese para os membros inferiores[4,6,8] (Fig. 22.5).

Nos indivíduos com PC, a ação de forças anormais sobre os segmentos musculoesqueléticos pode causar alterações do mecanismo de modelamento ósseo normal, levando a desvios do alinhamento biomecânico[4]. Nestes casos, a postura de congruência máxima, obtida por meio de palpação em cadeia

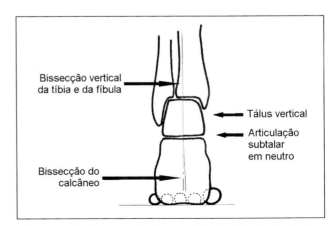

Fig. 22.4. Alinhamento ideal em cadeia cinética fechada. A bissecção vertical do calcâneo deve estar paralela à bissecção vertical da tíbia e fíbula (± 2°).

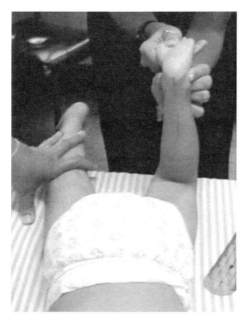

Fig. 22.5. Postura de congruência máxima obtida por meio de palpação, em cadeia cinética aberta.

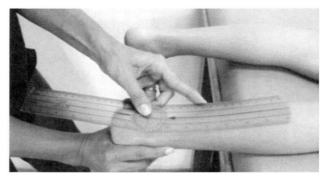

Fig. 22.6. Aumento inversão do calcâneo durante o posicionamento em congruência máxima. Verificado pelo ângulo, em varo, formado entre a bissecção vertical do calcâneo e a bissecção vertical da tíbia e fíbula.

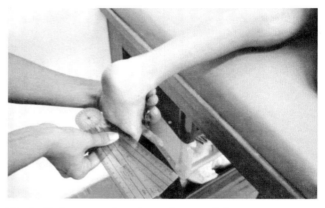

Fig. 22.7. Aumento do varismo do antepé durante o posicionamento em congruência máxima, determinado pelo ângulo formado entre o plano de alinhamento da cabeça dos metatarsos (braço móvel do goniômetro) e o plano perpendicular à linha de bissecção do calcâneo (braço fixo do goniômetro).

cinética aberta, pode revelar o estado de maturidade dos segmentos esqueléticos envolvidos e a história de uso, que informa sobre o posicionamento de pé e a realização de compensações biomecânicas durante a descarga de peso em cadeia cinética fechada. Deste modo, ao se obter a postura de congruência máxima em um indivíduo com PC, algumas alterações do alinhamento biomecânico podem ser verificadas. A primeira refere-se ao aumento da inversão do calcâneo, causado pela falha na derrotação ontogênica deste osso durante a infância, que pode estar associada ao varismo excessivo da tíbia (Fig. 22.6). Para compensar esta deformidade, a articulação subtalar prona excessivamente durante a descarga de peso, para permitir que o côndilo medial do calcâneo seja trazido para o solo. Quando o aumento do varismo do calcâneo é verificado durante o posicionamento em postura de congruência máxima, pode-se optar por realizar cunha em varo na região posterior da órtese, mantendo o calcâneo alinhado entre 3 e 5 graus do plano sagital[4,7,8]. Este posicionamento previne a pronação excessiva durante a descarga de peso.

A segunda alteração biomecânica que pode ser identificada com frequência é o alinhamento anormal em inversão do antepé, em relação ao retropé (Fig. 22.7). A causa mais provável desta deformidade refere-se à falha na derrotação ontogênica da cabeça do tálus, fazendo com que os ossos navicular e cuneiforme estejam localizados em posição mais elevada. Esta derrotação se completa no desenvolvimento típico em torno de 5 anos de idade. Quando o aumento do varismo do antepé é verificado durante o posicionamento em postura de congruência máxima, o indivíduo com frequência realiza compensação em pronação durante a descarga de peso, para trazer a região medial do antepé em direção ao chão. Alguns autores sugerem a confecção de cunha em varo localizada na superfície plantar da cabeça dos três ou quatro metatarsos mediais. Entretanto, esta compensação não deve ser realizada em crianças com menos de 3 anos[4,7,8] (Fig. 22.8).

O aspectos descritos são identificados durante a avaliação fisioterapêutica anterior à confecção do molde, relacionados com o padrão de movimento

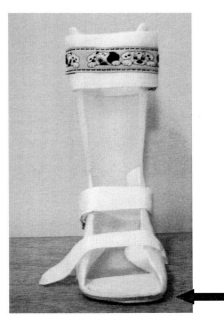

Fig. 22.8. Confecção de cunha em varo extrínseca à órtese para compensar o aumento do varismo do antepé.

do indivíduo e outros fatores relevantes abordados durante a avaliação. Considerações durante o molde e modificações no desenho da órteses devem ser programadas a partir da avaliação dessas deficiências.

Indicações

O uso de órteses tem papel importante no tratamento de indivíduos com PC. Entretanto, essa intervenção não pode ser realizada de forma isolada, sendo necessária sua aplicação integrada ao tratamento médico e de reabilitação[5].

A partir da avaliação das necessidades específicas do paciente e da programação dos objetivos de tratamento, as órteses podem ser recomendadas para prevenir e/ou remediar deficiências no nível de estrutura e função do corpo e também para favorecer o desempenho de atividades e a participação social dos indivíduos com PC[2,5].

Em 1995 foi realizada reunião da Sociedade Internacional de Protesistas e Ortesistas (ISPO), quando, em consenso, foram determinados os seguintes objetivos para o uso de órteses nos MMII de indivíduos com PC: (1) corrigir e/ou prevenir deformidades; (2) melhorar a base de suporte e a estabilidade no apoio; (3) facilitar o treino de habilidades; (4) melhorar a eficiência da marcha[5,9-11]. Esses objetivos serão explorados detalhadamente a seguir.

Corrigir e/ou prevenir deformidades

Sabe-se que na fisiopatologia das deformidades presentes nos indivíduos com PC, o primeiro evento identificado é o desequilíbrio muscular com consequente encurtamento muscular. Nesta fase, ainda não são verificadas alterações histológicas da fibra muscular, e as deformidades são denominadas dinâmicas ou móveis. Todavia, à medida que a criança cresce, o desenvolvimento da unidade musculotendinosa ocorre de forma progressivamente mais lenta que o crescimento ósseo, levando ao surgimento de contraturas. Neste ponto, ocorrem alterações estruturais nas fibras musculares e tecidos adjacentes, fazendo com que as deformidades inicialmente dinâmicas tornem-se fixas, ou seja, passíveis de correção somente por procedimentos cirúrgicos[12]. O uso de órteses é indicado para correção passiva das deformidades dinâmicas, mas não apresenta efeito na correção de deformidades fixas, contraturas e deformidades articulares e ósseas. Entretanto, essas alterações podem ser acomodadas pelas mesmas quando não há possibilidade de intervenção cirúrgica para sua correção[5] (Fig. 22.9).

Para prevenir deformidades, as órteses são frequentemente utilizadas em associação a técnicas de manuseios e alongamentos manuais. Podem também ser indicadas para posicionamento noturno, em conjunto com procedimentos para o tratamento da espasticidade e após intervenções ortopédicas cirúrgicas (Fig. 22.10A). Algumas órteses podem ser recomendadas para o ganho progressivo da amplitude de movimento (ADM) (Fig. 22.10B). Nos casos de instabilidade do quadril, as órteses de abdução são utilizadas com objetivo de centrar a cabeça femoral no acetábulo e estimular seu crescimento; todavia, não existem evidências de seu efeito na melhora da progressão desta deformidade (Fig. 22.11A e B). O uso desses dispositivos mantém o quadril em abdução e pode auxiliar também no posicionamento sentado, a partir do aumento da base de suporte[5] (Fig. 22.12).

Melhorar a base de suporte e a estabilidade no apoio

A melhora da base de suporte na postura de pé e da estabilidade corporal, durante atividades de mobilidade, podem ser favorecidas com o uso de diferentes modelos de órteses.

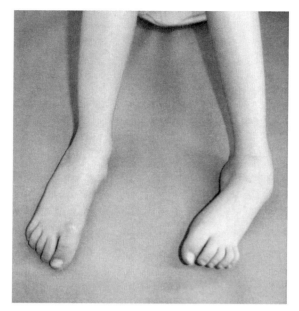

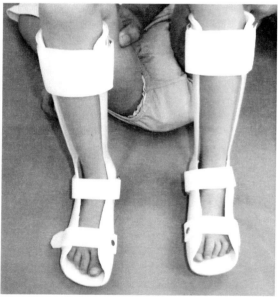

Fig. 22.9. Posicionamento com órtese suropodálica rígida para acomodar deformidade em equinovalgo no pé D e equinovaro no pé E.

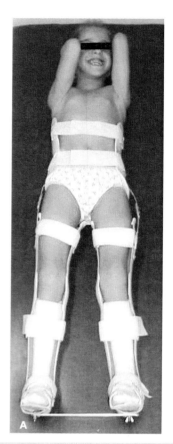

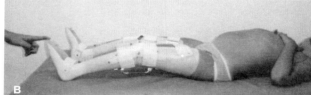

Fig. 22.10. Modelo de órtese para posicionamento noturno (**A**) e ganho progressivo da ADM de extensão do joelho (**B**).

O posicionamento de pé muitas vezes é selecionado como estratégia terapêutica para promover, além da prevenção de contraturas nos joelhos e quadris, a melhora da simetria, e deve ser proporcionado com o mínimo de desvios posturais e máxima eficiência[4]. Para tal, o uso de órteses nos membros inferiores pode ser associado a outros dispositivos e equipamentos, como estabilizadores, polainas etc.

A melhora da estabilidade durante atividades de mobilidade exige o controle adequado do equilíbrio, que é definido pela manutenção do centro de massa corporal sobre a base de suporte e envolve a postura sentada, de pé e marcha[13]. O uso de órteses nos membros inferiores pode ser indicado para proporcionar base estável e apoio plantígrado, favorecendo o desempenho qualitativo da marcha e transições de posturas[14,15].

Facilitar o treino de habilidades

As órteses suropodálicas influenciam diretamente o alinhamento dos segmentos corporais envolvidos e também interferem no posicionamento de regiões corporais superiores[5,16]. Alguns autores ressaltam a importância da realização de movimentos precisos e em adequado alinhamento biomecânico para minimizar o

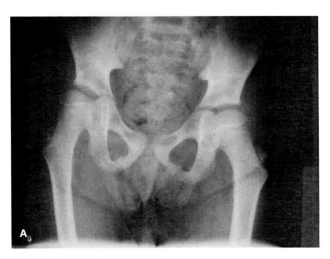

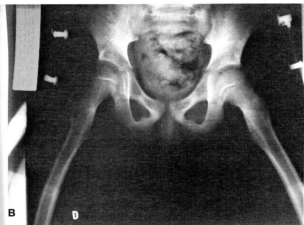

Fig. 22.11. Radiografia da articulações coxofemorais indicando posicionamento com e sem órtese. Verifica-se melhora da congruência articular à D com o uso de órtese de abdução. **A.** Posicionamento sem órtese. **B.** Posicionamento com órtese.

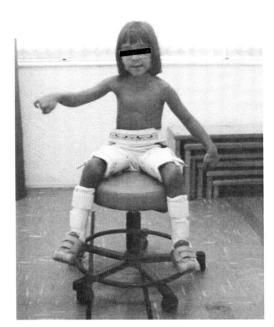

Fig. 22.12. Modelo de órtese para abdução do quadril.

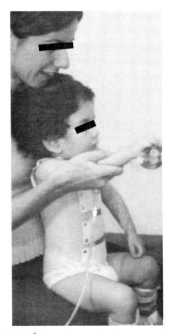

Fig. 22.13. Órtese toracolombossacral – TLSO.

risco de sobrecarga e lesões no sistema musculoesquelético e aumentar a eficiência da ação muscular[17-19]. Sabe-se que o trabalho muscular é mais eficiente quando os movimentos são executados em alavancas ósseas rígidas, em alinhamento biomecânico adequado[17,18]. A estabilização do tornozelo e do pé proporcionada pelas órteses suropodálicas pode facilitar o fortalecimento muscular e o treino de movimentos em articulações proximais, durante o tratamento de reabilitação. O uso de órtese toracolombossacral pode facilitar a liberação dos membros superiores para a execução de atividades manuais (Fig. 22.13).

Melhorar a eficiência da marcha

A marcha eficiente em indivíduos com incapacidade motor implica a realização da marcha com menor custo de O_2[20]. Indivíduos classificados nos níveis I a III do Gross Motor Function Classification System (GMFCS) e alguns classificados no nível IV devem ser encorajados a alcançar marcha eficiente como estratégia terapêutica. O uso de órteses tem como objetivo restaurar os pré-requisitos de alinhamento biomecânico e favorecer a marcha com menores compensações posturais e gasto energético.

Limitações e/ou implicações do uso contínuo de órteses

Na presença de deformidades ósseas torsionais dos membros inferiores associadas a encurtamentos musculares dinâmicos, o uso de órtese apresenta efeito reduzido na melhora da qualidade do padrão de marcha, mais especificamente, quando ocorre a marcha com os pés para dentro (ângulo pé-progressão negativo) (Fig. 22.14). Nos casos de ângulo pé-progressão positivo, as órteses apresentam efeito reduzido quando ocorre deformidade em rotação lateral da tíbia maior que 20 graus[21].

O uso continuado de órteses suropodálicas restringe a contração muscular ativa do tríceps sural, podendo acentuar a fraqueza muscular, verificada em indivíduos com PC. Deste modo, o movimento ativo de flexão plantar deve ser estimulado no contexto da sessão terapêutica. Outro aspecto importante a ser ressaltado é a privação de estímulos sensoriais táteis e texturas variadas nos pés dos indivíduos que utilizam os dispositivos com frequência. Neste caso, deve ser orientada a marcha e posicionamento de pé, estando os indivíduos sem calçados, em terrenos diversos e superfícies variadas.

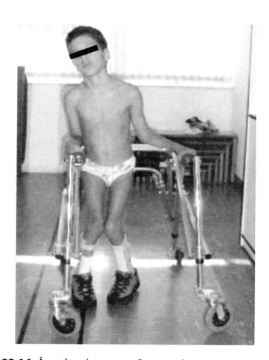

Fig. 22.14. Ângulo pé-progressão negativo como consequência do aumento da anteversão femoral, evidenciando limitação do resultado final com uso de órtese suropodálica.

Principais modelos

Diversos modelos de órteses podem ser indicados para suprir as necessidades individuais dos pacientes. A seguir serão destacados os modelos utilizados com maior frequência, em indivíduos com PC:

Palmilhas

Podem ser confeccionadas em polipropileno ou borracha (EVA) e exercem suporte para os arcos do pé (Fig. 22.15). As palmilhas de polipropileno proporcionam maior controle sobre o pé, enquanto as confeccionadas em EVA são mais flexíveis, confortáveis e oferecem alguma absorção de choque durante a marcha (Fig. 22.16). O princípio para a confecção das palmilhas também baseia-se na manutenção da postura do pé em congruência máxima, sendo muitas vezes necessário o envolvimento da região posterior do calcâneo por este dispositivo, para permitir o posicionamento adequado. A base da palmilha pode ter o comprimento completo do calçado, ou ser cortada na região proximal da cabeça dos metatarsos, para facilitar o movimento na articulação metatarsofalangeana[4,5].

As palmilhas são indicadas para indivíduos sem restrições da ADM de dorsiflexão do tornozelo, com excessiva mobilidade do pé e também quando é observado colapso em pronação durante a fase de médio apoio da marcha. Elas também exercem adequado controle do pé para crianças hipotônicas, prevenindo a pronação excessiva[3,4].

Órtese supramaleolar (SMO)

Confeccionada em polipropileno, a SMO, também denominada órtese dinâmica, proporciona

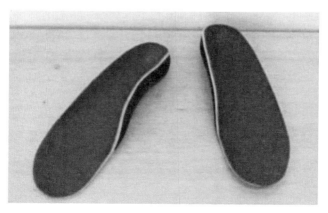

Fig. 22.15. Modelo de palmilha em EVA.

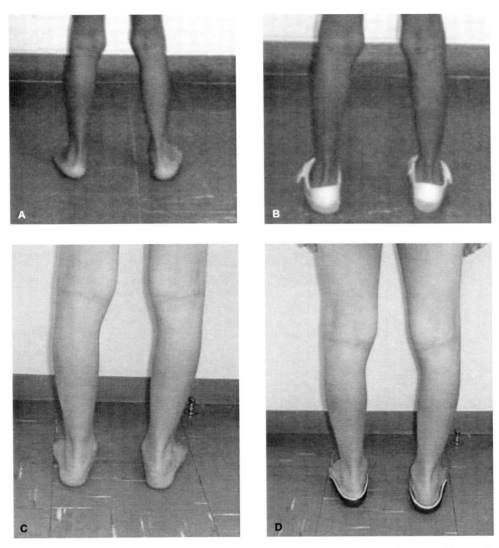

Fig. 22.16. Melhora da pronação obtida a partir da utilização de palmilha em polipropileno (**A** e **B**) e em EVA (**C** e **D**).

maior contenção do retropé e antepé que as palmilhas, e oferece maior controle dos desvios no plano frontal e transverso[22] (Fig. 22.17). É indicada para indivíduos que apresentam pronação do pé associada ao valgismo do tornozelo e por não restringir o movimento de dorsiflexão e flexão plantar no plano sagital. Não deve ser utilizada nos casos em que se observa equinismo durante a marcha[4] (Fig. 22.18).

Tutor curto rígido (TCR)

A órtese suropodálica rígida restringe o movimento do tornozelo em dorsiflexão e flexão plantar e proporciona maior estabilização dessa articulação durante o apoio, sendo indicada na presença de

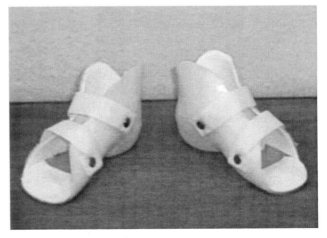

Fig. 22.17. Órtese supramaleolar (SMO).

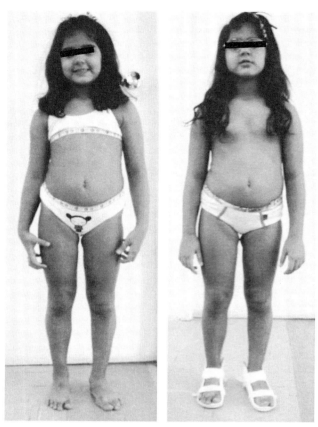

Fig. 22.18. Melhora da pronação obtida a partir da utilização de SMO.

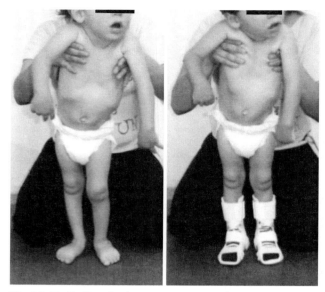

Fig. 22.19. Facilitação do posicionamento de pé por utilização de TCR.

equinismo e/ou limitações da ADM de dorsiflexão do tornozelo[23] (Fig. 22.19). Este modelo limita o movimento de rolamento anterior da tíbia sobre o tálus e exerce melhor controle sobre a posição da força de reação do solo no nível do joelho, o que previne tendências à postura em flexão dessa articulação (marcha agachada)[5] (Fig. 22.20).

Em indivíduos com maior gravidade do comprometimento motor, que não são capazes de passar espontaneamente para a postura de pé e não mantêm esta postura para brincar, ou quando é necessária a aquisição de maior estabilidade postural do tronco e da pelve, o TCR é indicado[4] (Fig. 22.21).

No caso de crianças que iniciam a aquisição da passagem entre as posturas sentada e de pé, mas tendem a fletir os joelhos quando permanecem em ortostatismo, sugerimos a confecção da órtese rígida. Neste caso, a estratégia de afrouxar levemente a tira proximal da órtese, durante o treino das transferências entre a postura sentada e de pé, simula o efeito de uma órtese articulada, pois permite o movimento anterior da tíbia sobre o pé. Esta conduta pode ser

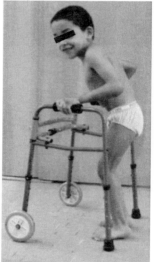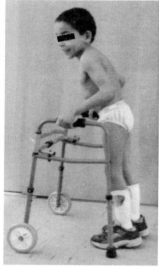

Fig. 22.20. Melhora da postura em flexão dos joelhos por utilização de TCR.

utilizada até que o indivíduo adquira adequada força muscular dos MMII e estabilidade do tronco e pelve, para possibilitar a utilização da órtese articulada, sem que ocorra o colapso em flexão dos joelhos.

No pós-operatório de cirurgias ortopédicas, o TCR pode ser indicado para prevenir a dorsiflexão excessiva e favorecer a extensão dos joelhos, sendo possível a confecção de modelo rígido com possibilidade de modificação para articulado, em momento posterior (Fig. 22.22).

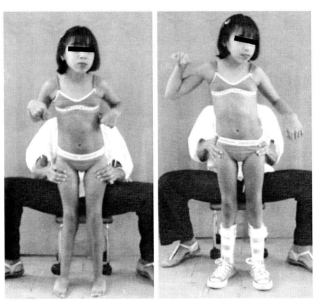

Fig. 22.21. Facilitação do posicionamento de pé por utilização de TCR.

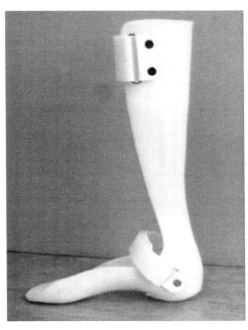

Fig. 22.23. Tutor semirrígido.

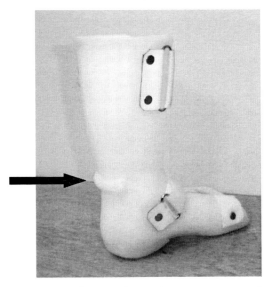

Fig. 22.22. TCR confeccionado com batente para posterior modificação em TCA.

O TCR deve apresentar-se com altura em torno de 2 cm abaixo da cabeça da fíbula do paciente e envolver os maléolos e as articulações talonavicular e calcaneocuboide, além de oferecer suporte adequado para os arcos plantares, prevenir a flexão plantar anormal durante o apoio, os desvios em abdução ou adução do antepé e em eversão e inversão excessiva do retropé[4].

Tutor semirrígido

O tutor semirrígido, denominado originalmente como *posterior leaf*, foi planejado com objetivo de limitar a flexão plantar durante a fase de balanço e permitir a dorsiflexão na fase de apoio da marcha. Seu desenho possui maior recorte na região do tornozelo e calcanhar, o que torna o material plástico mais flexível neste ponto, favorecendo tanto o movimento anterior da tíbia sobre o pé na fase de médio apoio quanto a propulsão na fase de apoio terminal da marcha[5] (Fig. 22.23). É indicado nos casos em que se observa fraqueza muscular dos dorsiflexores, com queda do pé durante a fase de balanço e ausência de equinismo importante durante a fase de apoio da marcha. Esta órtese auxilia o movimento de dorsiflexão ativa durante a marcha; entretanto, quando o paciente apresenta espasticidade da panturrilha, o tutor semirrígido pode não ser capaz de controlar a flexão plantar excessiva[5] (Fig. 22.24).

Tutor curto articulado (TCA)

O TCA é indicado na presença de equinismo e sua prescrição baseia-se na premissa de que a dorsiflexão do tornozelo é necessária para a realização de padrões de movimentos e respostas posturais mais próximas ao normal[23]. Este modelo restringe a flexão plantar e permite a dorsiflexão do tornozelo, tornan-

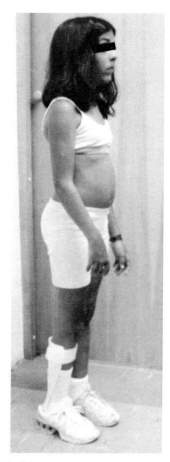

Fig. 22.24. Posicionamento com tutor semirrígido.

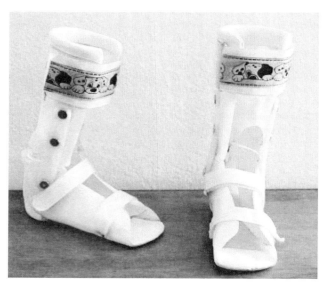

Fig. 22.25. Tutor curto articulado (TCA).

do possível o movimento de progressão da tíbia sobre o tálus durante o segundo rolamento da marcha[4] (Fig. 22.25). Quando comparada à órtese rígida, o TCA facilita a realização de transições de posturas, proporciona maior alongamento dos plantiflexores durante a fase de apoio terminal e maior geração de potência na fase de pré-balanço da marcha[24] (Fig. 22.26).

O TCA é indicado para crianças em fase pré-ambulatória ou deambuladoras. Para sua prescrição, deve ser observada, na avaliação goniométrica, amplitude de movimento de dorsiflexão do tornozelo em postura de congruência máxima do pé, correspondente a, no mínimo, + 5 graus, além de força muscular adequada da panturrilha, quadríceps e glúteos para manter o alinhamento dos MMII com os joelhos estendidos, durante a postura de pé e marcha[4]. É contraindicado nos pacientes que apresentam marcha com os joelhos em flexão (marcha agachada)[4,5].

Os mesmos critérios de alinhamento para o TCR devem ser adotados na utilização da órtese articulada, com ressalva à presença da articulação, cujo eixo deve estar localizado no ponto médio do maléolo medial e levemente anterior ao maléolo lateral, em ângulo perpendicular ao solo.

Órtese de reação ao solo

Confeccionada em polipropileno, a órtese de reação ao solo tem como objetivo favorecer a extensão do joelho durante o segundo rolamento da marcha.

Apresenta-se em três modelos: (a) segmento anterior à tíbia e ao joelho, permitindo o movimento de flexão plantar do tornozelo e restringindo a dorsiflexão; (b) segmento anterior à tíbia e ao joelho, bloqueando o movimento do tornozelo no plano sagital; (c) conformação semelhante ao TCR, com peça removível na região anterior da tíbia e do joelho[5] (Fig. 22.27A-C).

Esta órtese é indicada nos casos de marcha agachada, quando há aumento da dorsiflexão durante a marcha. Segundo Cusick (1990), alguns pré-requisitos devem ser obtidos para sua utilização: durante a avaliação goniométrica deve-se verificar restrição menor que 10 graus de flexão do joelho com o quadril estendido, ângulo poplíteo entre 0 e 30 graus, contratura em flexão do quadril menor que 10 graus. Ela é contraindicada na presença de equinismo associado à flexão dos joelhos, hiperextensão dos joelhos ou quando o indivíduo apresenta dificuldade na estabilidade do tronco e da pelve[4] (Fig. 22.28).

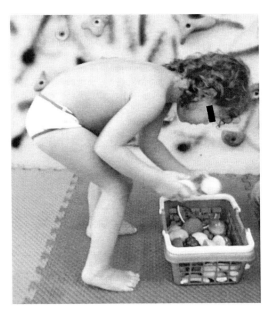
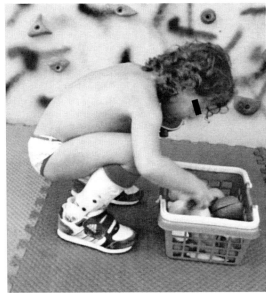

Fig. 22.26. Melhora do equinismo e facilitação da transição de postura por utilização de TCA.

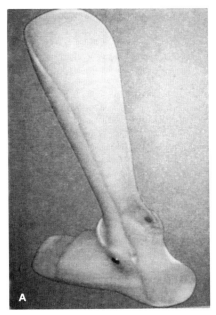
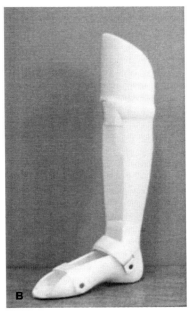
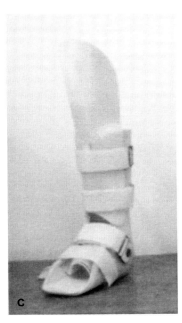

Fig. 22.27. Modelos de órtese de reação ao solo. **A.** Modelo com articulação para permitir o movimento de flexão plantar do tornozelo. **B.** Modelo rígido para limitar movimento do tornozelo no plano sagital do joelho. **C.** Modelo rígido com peça removível na região anterior da tíbia e do joelho.

Alterações no padrão de movimento relacionadas com o uso de órteses

Apesar da variabilidade observada no padrão postural e na marcha de indivíduos com PC, algumas deformidades de causa primária e secundária são verificadas com maior frequência. Crenshaw e cols. (2000) citam o aumento da inclinação da pelve, a deformidade em flexão, adução e rotação interna dos quadris, a flexão dos joelhos e equinovalgo dos pés, como alterações biomecânicas comumente observadas[25] (Fig. 22.29). O tratamento dessas deficiências é complexo e muitas vezes exige a associação de recursos terapêuticos. Neste caso, o uso de órteses

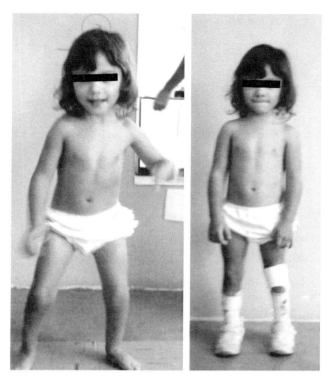

Fig. 22.28. Melhora da extensão dos joelhos com o uso da órtese de reação ao solo.

para os membros inferiores pode ser recomendado como uma possibilidade de intervenção.

A literatura descreve classificações da marcha baseadas nos aspectos qualitativos do padrão e diagnóstico topográfico de indivíduos com PC[18,26]. O conhecimento e utilização de escalas de classificação auxilia na seleção de estratégias terapêuticas e proporciona terminologia comum entre os profissionais de diferentes especialidades.

Nos indivíduos hemiplégicos, Winters e cols. (1987) classificaram as alterações da marcha identificadas no plano sagital em quatro padrões distintos, de acordo com o maior acometimento verificado no nível distal para proximal (Fig. 22.30). No tipo I observa-se a presença de equinismo dinâmico na fase de balanço da marcha que é secundário à dominância do tríceps sural comparada ao músculo tibial anterior. Neste grupo o tutor semirrígido ou o TCA podem ser indicados. No tipo II verifica-se a flexão plantar do tornozelo durante todo o ciclo da marcha, causada pelo encurtamento e/ou espasticidade do tríceps sural (tipo IIA), muitas vezes associada à hiperextensão do joelho na fase de apoio (tipo IIB). O objetivo do uso de órtese neste grupo é restabelecer a adequada dorsiflexão do tornozelo durante as fases de balanço e apoio da marcha, sendo indicada a órtese articulada. Os indivíduos classificados no tipo III apresentam, além das alterações descritas no tipo II, movimento limitado do joelho na fase de balanço da marcha. No tipo IV são observadas as alterações descritas no tipo III, associadas a aumento da rotação interna (RI), flexão e adução do quadril. Nos tipos III e IV, devido ao acometimento do quadril e joelho, podem ser recomendados, em associação ao uso de órteses suropodálicas, procedimentos ortopédicos cirúrgicos nas articulações proximais dos membros inferiores. A indicação para estes procedimentos, assim como a escolha entre os modelos rígido e articulado, baseia-se em parâmetros obtidos na avaliação do paciente, como a amplitude de movimento e o grau de força muscular, entre outros[5,18,26,27].

Em associação às alterações verificadas no plano sagital, pode ser observada, no grupo hemiplégico, tendência para a deformidade em equinovaro, causada pela associação entre equinismo e espasticidade dos músculos tibial posterior e/ou anterior. Durante avaliação fisioterapêutica, é importante identificar o grau de varismo do retropé e a presença do antepé em posição aduzida, deficiências que podem ser mais bem alinhadas com o uso de órteses (Figs. 22.31 e 22.32).

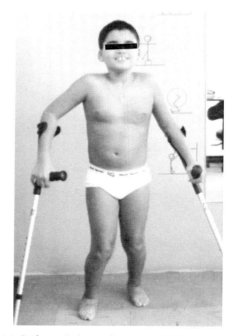

Fig. 22.29. Deformidade em flexão e adução dos quadris, flexão dos joelhos e equinovalgo dos pés.

Capítulo 22 ■ Órteses para os Membros Inferiores 373

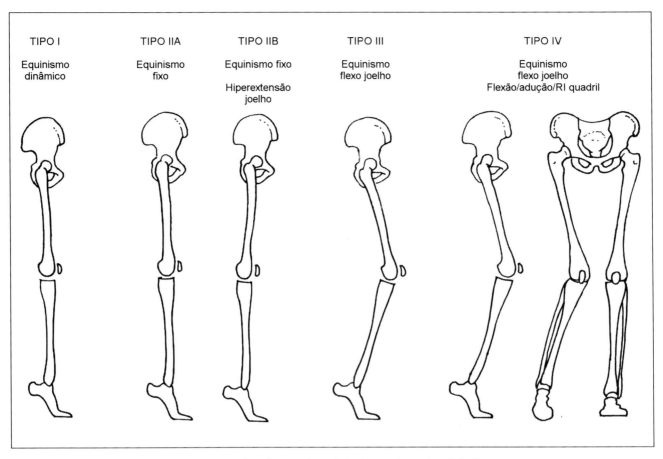

Fig. 22.30. Classificação do padrão de marcha na hemiplegia.

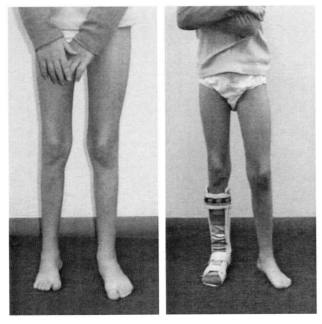

Fig. 22.31. Presença de retropé em varo e correção com o uso de TCA.

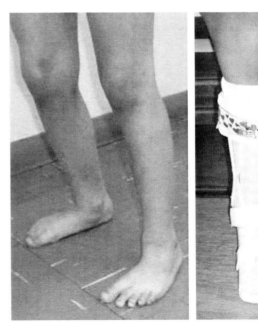

Fig. 22.32. Presença de adução do antepé E corrigida com o uso de TCA.

É frequente a verificação de discrepâncias no comprimento dos membros inferiores no grupo de crianças com hemiplegia. Nos indivíduos com discrepância de membros inferiores e sem comprometimento neurológico, a literatura descreve maior risco para problemas degenerativos na articulação sacroilíaca, processos de dor nos joelhos e coluna lombar, além da presença de postura compensatória em supinação no pé do membro inferior de menor comprimento e em pronação do membro inferior maior. A utilização de elevações no calçado é sugerida para favorecer o nivelamento da pelve e minimizar as compensações posturais[28]. Nos indivíduos hemiplégicos verifica-se, com frequência, menor comprimento do membro inferior acometido que, por um lado, facilita a liberação do pé durante a fase de balanço da marcha. Entretanto, esta alteração predispõe ao aparecimento de compensações secundárias como atitude escoliótica, obliquidade pélvica, aumento da adução e flexão do quadril associada à maior flexão do joelho no membro inferior de maior comprimento e maior abdução do quadril no membro inferior menor[5]. A utilização de elevações no calçado pode ser associada ao uso de órteses e deve ser programada em conjunto com a ortopedia.

Nas crianças com diplegia e quadriplegia são observadas deficiências semelhantes no sistema musculoesquelético e padrão de marcha, sendo que os indivíduos diplégicos tendem a possuir maior capacidade para a execução de movimentos seletivos e melhores habilidades da função motora grossa que os quadriplégicos. Nestas condições de diagnóstico topográfico, as deficiências no sistema musculoesquelético verificadas com maior frequência incluem deformidades dos ossos longos e dos pés, associadas a contraturas e encurtamentos musculotendinosos, também descritas como doença do braço de alavanca[18].

Rodda e Graham (2001) descrevem quatro padrões típicos para classificar a marcha dos indivíduos diplégicos e quadriplégicos[18] (Fig. 22.33). No tipo

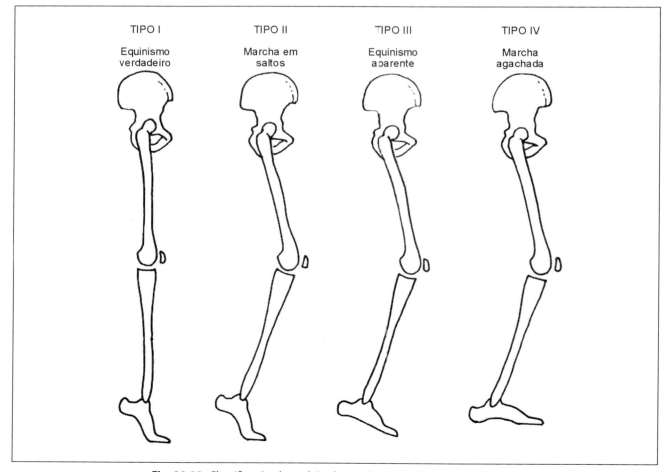

Fig. 22.33. Classificação do padrão de marcha na diplegia e quadriplegia.

I ocorre o equinismo verdadeiro, devido à espasticidade da panturrilha, levando ao aumento da flexão plantar dos tornozelos durante a fase de apoio da marcha. Os quadris apresentam extensão adequada e os joelhos podem estar hiperextendidos. No tipo II ocorre a marcha em saltos, que se caracteriza pelo equinismo dos tornozelos associado ao aumento da flexão dos quadris e joelhos, como consequência da espasticidade dos flexores plantares, isquiotibiais e/ou flexores dos quadris. Nos tipos I e II é indicada, preferencialmente, a órtese articulada. O tipo III é caracterizado pela diminuição do equinismo e geralmente ocorre após período de crescimento e aumento ponderal. Este padrão é descrito como equinismo aparente, caracterizado pela marcha em flexão dos joelhos e quadris e flexão plantar, secundária ao posicionamento das articulações proximais. Neste caso deve ser utilizada a órtese rígida, com objetivo de favorecer a extensão dos joelhos. No tipo IV ocorre a marcha agachada, quando a dorsiflexão excessiva está combinada com aumento da flexão dos joelhos e quadris. Este padrão é observado com frequência em adolescentes e pode levar à deterioração do padrão de marcha, aumento do gasto energético e risco de sobrecarga na articulação dos joelhos. A órtese rígida ou o modelo de reação ao solo é indicado[18].

As alterações no plano transverso podem interferir no ângulo da marcha, sendo este definido como o ângulo formado pela bissecção longitudinal do pé e o plano sagital. A diminuição do ângulo da marcha, ou ângulo pé-progressão negativo, caracterizada pela postura dos pés para dentro, pode ocorrer como consequência do aumento da anteversão femoral, torsão tibial interna e/ou presença de adução do antepé. O aumento do ângulo da marcha, ou ângulo pé-progressão positivo, pode ser resultado da contratura em rotação externa dos quadris, aumento da rotação tibiofibular externa e/ou pronação dos pés. Como já ressaltado anteriormente neste capítulo, o uso de órteses apresenta menor efeito na correção das alterações no plano transverso, que devem ser abordadas em conjunto com o tratamento ortopédico[4].

No plano frontal pode ser verificada a discrepância no comprimento dos membros inferiores, já descrita anteriormente, e a espasticidade e/ou contratura dos adutores. A restrição da amplitude de movimento de abdução do quadril é um dos fatores de risco para a subluxação/luxação desta articulação[5]. Esta deformidade está associada à maior gravidade da PC, sendo que indivíduos classificados nos níveis IV e V do GMFCS apresentam quatro a seis vezes maior risco de desenvolverem instabilidade do quadril, que os classificados nos níveis I e II. Órtese de posicionamento para manter os quadris em abdução e favorecer a congruência entre a cabeça femoral e o acetábulo pode ser indicada; entretanto, como já ressaltado anteriormente, não há evidências na literatura do seu efeito na prevenção e/ou correção desta deformidade[5] (Fig. 22.11).

Indivíduos classificados nos níveis IV e V do GMFCS também encontram-se em maior risco para o desenvolvimento de escoliose[5]. Entretanto, não há evidências para o controle da escoliose progressiva em indivíduos com PC, por meio do uso de órteses. Quando indicadas, sugerimos o modelo de colete toracolombossacral, já descrito anteriormente e confeccionado em polipropileno a partir de molde realizado em postura de correção máxima da curva escoliótica. Esta indicação tem como objetivo favorecer o posicionamento sentado, facilitar o controle de cabeça e permitir a liberação dos membros superiores para atividades funcionais, e não prevenir ou tratar a progressão das curvaturas espinhais[29] (Fig. 22.13).

Na presença de desordens de movimento, como a distonia ou a coreoatetose, são sugeridas órteses de contato total, que proporcionam maior contenção das estruturas do tornozelo e pé e exercem maior controle sobre os movimentos involuntários.

EVIDÊNCIAS CIENTÍFICAS

A literatura sugere efeitos positivos do uso de órteses para os membros inferiores de indivíduos com PC[30]. Em recente estudo de revisão sistemática para avaliar a eficácia do uso de órteses suropodálicas na marcha de indivíduos com PC, foram predominantemente identificados estudos com desenho transversal e classificados com escore 3, de acordo com a escala PEDro[30,31]. Esta classificação foi realizada a partir da seleção inicial de 42 estudos e representa baixa qualidade de evidência, tornando difícil o estabelecimento de conclusões de causa e efeito a partir dos resultados observados. De modo geral, os estudos verificados constituem pesquisas com mensuração única dos desfechos, não possuem procedimentos de aleatorização, exibem falta de paridade entre os grupos e ausência de mascaramento dos avaliadores[30]. Metodologicamente, a realização de estudos transversais, que apresentam comparações de indivíduos com e sem uso de órteses, facilita a realização de pesquisas científicas em uma população tão heterogênea quanto a PC, fazendo com que cada indivíduo seja avaliado como seu próprio controle. Entretanto, este desenho metodológico não proporciona informações sobre benefícios observados com o uso de órteses a longo prazo e, de modo geral, tende a avaliar desfechos restritos aos efeitos imediatos na melhora da marcha[2]. A realização de ensaios clínicos randomizados é sugerida na literatura como fonte mais forte de evidência, mas necessita de um número maior de participantes para o processo de estratificação, aleatorização e alocação entre os grupos, além da seleção de indivíduos com características similares, aspectos mais difíceis de serem operacionalizados no grupo da PC[30]. Outras limitações verificadas por esses autores se referem à diferenças entre os modelos das órteses estudadas e à falta de padronização da terminologia utilizada para descrever os dispositivos[2,30].

Para dispor os resultados verificados na literatura com o uso de órteses nos MMII de indivíduos com PC, reportaremos os desfechos observados de acordo com a Classificação Internacional de Funcionalidade, Incapacidade e Saúde – CIF (ver Capítulo 1, *Funcionalidade Humana e Reabilitação*).

A – Nível de Estrutura e Função do Corpo:
A.1 – Comprimento muscular dos MMII

Os efeitos das órteses suropodálicas no comprimento muscular foram medidos por goniometria, pela análise cinemática da marcha ou por modelos biomecânicos de análise computadorizada da marcha[30,32,33]. O uso de órteses suropodálicas rígidas ou articuladas comparado com a condição sem calçados aumentou significativamente a amplitude de movimento de dorsiflexão dos tornozelos nas fases de contato incial, medioapoio e balanço da marcha. A órtese articulada permitiu maior amplitude de movimento de dorsiflexão do tornozelo no apoio terminal que a órtese rígida ou a condição sem calçados[23].

O estudo de Thompson e cols. (2002) avaliou o comprimento muscular dos isquiotibiais durante a marcha com e sem órteses suropodálicas rígidas em 18 crianças hemiplégicas de 5 a 8 anos. Segundo os autores, nos pacientes com comprometimento motor leve, verificou-se, a partir de modelo biomecânico de análise da marcha, posicionamento da pelve em neutro, menor comprimento muscular dos isquiotibiais e maior rigidez dos músculos da panturrilha. Durante a fase de balanço terminal, quando o membro inferior encontra-se em posição de flexão de quadril e extensão de joelho máxima, os isquiotibiais estão em seu maior comprimento muscular. Na presença de encurtamento deste grupo e para favorecer o trabalho mais efetivo dos dorsiflexores do tornozelo, pode ser realizada compensação em leve flexão do joelho durante a fase de balanço terminal. O uso de órteses suropodálicas favoreceu o posicionamento do tornozelo em dorsiflexão e permitiu a extensão completa do joelho no balanço terminal, proporcionando maior comprimento muscular dos isquiotibiais. Nos indivíduos com maior comprometimento motor, a despeito da postura pronunciada em flexão do joelho, o aumento da inclinação anterior da pelve e postura em flexão do quadril fez com que esses indivíduos não apresentassem restrições do comprimento muscular dos isquiotibiais. As compensações observadas na marcha desse grupo decorrem predominantemente do encurtamento dos músculos ileopsoas e gastrocnêmio, o que levou ao aumento da flexão do joelho no contato inicial. Nesses pacientes, o uso de órtese favoreceu a extensão do joelho, mas exerceu pouca interferência no posicionamento do quadril[33].

Alguns autores verificaram os efeitos do uso de órteses na manutenção ou ganhos da amplitude de movimento e prevenção de deformidades[23,34,35]. O estudo de Buckon e cols. (2004) acompanhou indivíduos diplégicos com idade média de 8 anos que utilizaram diferentes configurações de órteses suropodálicas, por 6 a 12 horas diárias em período de acompanhamento de 9 meses. Nessas crianças não foram observadas perdas na amplitude de movimento passiva de dorsiflexão das articulações dos tornozelos, durante o período em que utilizaram as órteses[23]. O estudo de Tardieu e cols. (1988) sugere que o uso de órteses deve ser realizado por período mínimo de 6 horas diárias para prevenir o aparecimento de contraturas[35]. O estudo de Pin e cols. (2006) ressalta que o uso de órteses que proporcionam posicionamento articular em comprimento máximo por 5 a 7 horas diárias em média é mais eficaz do que técnicas de alongamento manual para o aumento da amplitude de movimento em indivíduos com PC[34].

A.2 – Tempo de ativação muscular dos MMII

Os efeitos das órteses suropodálicas na ativação muscular foram medidos por eletromiografia de superfície durante o ciclo da marcha. Os estudos de Radtka e cols. (1997) e Rethelfsen e cols. (1999) não identificaram mudanças no tempo em que o pico de ativação muscular eletromiográfica do tríceps sural ocorreu quando comparadas à utilização de órteses suropodálicas e à condição sem calçados[24,36]. O estudo de Romkes e cols. (2006) avaliou mudanças no nível de atividade muscular do tibial anterior, em indivíduos hemiplégicos que utilizaram órteses articuladas, comparadas com a condição sem calçados. Nesses pacientes foi verificada redução do pico de atividade eletromiográfica do músculo tibial anterior, quando os pacientes utilizaram as órteses. Esses resultados indicam que a mudança do padrão de movimento caracterizado na condição sem calçados, por contato inicial em flexão plantar, para a verificação do choque do calcanhar, no contato inicial, proporcionada pelo uso da órtese suropodálica, resultou na diminuição do nível de atividade muscular do tibial anterior nas fases de contato inicial, resposta à carga e balanço inicial[27].

A.3 – Gasto energético

Verifica-se grande variação na metodologia utilizada na literatura para a medida do gasto energético com o uso de órteses[23]. Os efeitos das órteses suropodálicas no gasto energético foram avaliados utilizando-se diferentes procedimentos, que incluem medidas diretas do consumo de O_2, por meio de espirometria e medidas indiretas, na qual são utilizadas diferentes fórmulas para se estimar o gasto energético, como o Índice de Custo Fisiológico, entre outros[30]. Para melhorar a validade da medida do gasto energético como um instrumento de eficácia de intervenção, as estratégias de medidas devem ser delineadas com maior consistência[23]. Entretanto, alguns estudos descrevem efeitos positivos do uso de órteses no gasto energético. Os estudos de Buckon e cols. (2004) e Maltais e cols. (2001) verificaram menor consumo de oxigênio e custo energético da marcha com o uso de órteses suropodálicas rígidas e articuladas em crianças diplégicas, classificadas pelo GMFCS nos níveis I e II[23,37].

A.4 – Tônus muscular

Na prática clínica observa-se variação na configuração de um mesmo modelo de órtese. Verificamos órteses suropodálicas que apresentam sua base plana e outras com características descritas como "redutoras do tônus"[25,36]. Esse segundo modelo é denominado TRAFO – *tone reducing ankle-foot orthoses* –, e incorpora características, como suporte para o arco longitudinal medial do pé e arco peroneal, elevação de 0,5 cm na região anterior da órtese, para reduzir o tônus, melhorar a postura em garra dos dedos e facilitar o rolamento do pé no apoio terminal, elevação de 0,5 cm entre a cabeça dos metatarsos, para reduzir o tônus excessivo em flexão plantar e inversão, além do molde do calcâneo para manter a articulação subtalar em postura neutra[22,36] (Fig. 22.40). De acordo com alguns autores, espera-se que essas características ofereçam informações proprioceptivas, favoreçam o alinhamento biomecânico e a percepção sensorial dos indivíduos, com consequente melhora do posicionamento dos MMII e da marcha[22,36]. Até o momento, não existem evidências na literatura sobre a superioridade de um modelo em relação a outro. Radtka e cols. (1997) compararam os efeitos da órtese suropodálica rígida convencional com um modelo de órtese dinâmica, com características "redutoras do tônus", na marcha de 10 crianças com idade média de 6,5 anos e diagnóstico topográfico de hemiplegia e diplegia[36]. O estudo de Crenshaw e cols. (2000) também comparou a eficácia desses efeitos na melhora de parâmetros cinéticos e cinemáticos da marcha de 8 crianças com PC diplégica e idade média de 8,4 anos[25]. Esses dois estudos não verificaram diferenças entre os modelos. É importante ressaltar que, além do número reduzido de sujeitos, não foram utilizadas medidas para a avaliação da espasticidade ou da melhora qualitativa do alinhamento biomecânico do pé e MMII, aspectos que supostamente poderiam ser modificados com a configuração apresentada por esses dispositivos. Embora a teoria sobre a capacidade da TRAFO em reduzir o tônus seja controversa, são observadas vantagens clínicas quanto ao alinhamento articular e posicionamento de pé proporcionado por elas[3].

A.5 – Funções relacionadas com o padrão de marcha

Durante a marcha normal, o movimento do tornozelo é caracterizado por três rolamentos. Durante o primeiro rolamento, após o contato inicial, é realizado o movimento de flexão plantar do tornozelo até que o pé esteja plantígrado no solo. É então iniciado o movimento de dorsiflexão do tornozelo, resultando no movimento de progressão da tíbia sobre o pé, que caracteriza o segundo rolamento. A partir desta fase, inicia-se o terceiro rolamento, ou impulso, que representa o levantamento do calcanhar na fase de apoio terminal da marcha[38,39]. Tanto o primeiro quanto o segundo rolamento do tornozelo são favorecidos pelo uso de órteses suropodálicas, além de benefícios na melhora da hiperextensão dos joelhos e prevenção da flexão plantar do tornozelo[38].

Os principais parâmetros cinemáticos identificados na literatura, que se referem à melhora qualitativa do padrão de marcha, foram redução do equinismo e aumento da dorsiflexão durante o contato inicial e a fase de médio apoio e apoio terminal[24,30]. Quando comparados os modelos rígido e articulado foram observadas maior amplitude de dorsiflexão no apoio terminal e maior geração de potência na fase de pré-balanço com a órtese articulada[24,36]. Na fase de balanço da marcha, as órteses suropodálicas favoreceram a liberação do pé e o pré-posicionamento para o contato inicial, pois permitiram melhor posicionamento em dorsiflexão do tornozelo[23].

O uso de órteses não alterou a cinética e cinemática da pelve e quadril quando comparado com a condição sem órteses[23].

B – Nível de Atividade e Participação:
B.1 – Marcha

Vários estudos também verificaram aumento do tamanho do passo e da passada e diminuição da cadência com o uso de órteses[23,27,30,36,38,40]. Entretanto, a literatura apresenta resultados conflitantes quanto à melhora da velocidade da marcha. Alguns autores justificam a ausência de diferença significativa na melhora da velocidade da marcha devido à associação entre o aumento do tamanho da passada e diminuição da cadência com o uso de órteses suropodálicas[23,36]. Outros autores identificaram melhora da velocidade da marcha com o uso das mesmas[11,22,38,40]. O estudo de White e cols. (2002) avaliou retrospectivamente os dados cinemáticos da marcha com e sem órteses, de 115 indivíduos diplégicos e hemiplégicos com idade média de 9 anos e classificados nos níveis I, II e III do GMFCS. Esses autores identificaram aumento da velocidade da marcha com o uso de órteses rígidas e articuladas. Outros aspectos verificados neste estudo foram o aumento significativo do comprimento do passo e do tempo de apoio unipodal com discreta diminuição da cadência (não significativa) durante o uso dos dispositivos. Os participantes classificados como níveis I e II do GMFCS apresentaram aumento superior na velocidade da marcha e comprimento da passada que os indivíduos classificados no nível III. Por outro lado, nestes últimos foi verificado ganho superior na porcentagem de apoio unipodal durante o ciclo da marcha do que nos indivíduos classificados nos níveis I e II[11].

Durante a análise tridimensional da marcha de indivíduos hemiplégicos que utilizaram a órtese supramaleolar (SMO), também foi verificado aumento do comprimento do passo e do tamanho da passada[22].

B.2 – Mobilidade

O desempenho de atividades motoras com o uso de órteses tem sido avaliado na literatura a partir da utilização de testes padronizados. O estudo de Maltais e cols. (2001) avaliou 10 crianças diplégicas classificadas no nível I do GMFCS e não identificou diferenças no desempenho das dimensões de pé e andando/correndo/pulando do teste Gross Motor Function Measure (GMFM) com o uso de órteses suropodálicas. Por outro lado, outros autores identificaram melhora nas mesmas dimensões deste teste quando avaliaram crianças classificadas nos diferentes níveis do GMFCS[10,14,23]. O estudo de Russell e Gorter (2005) avaliou 257 crianças com idades entre 2 e 15 anos, classificadas nos níveis I a V do GMFCS, e comparou o desempenho nas dimensões de pé e correndo/andando/pulando do GMFM nas condições com órteses e sem calçados. Esses autores ressaltaram a utilidade deste teste como instrumento clínico confiável para a avaliação da função motora grossa associada ao uso de órteses e verificaram melhora no desempenho motor grosso durante a utilização dos dispositivos, observando mudanças de maior magnitude nos níveis III e IV do GMFCS[10]. Neste mesmo estudo foi identificada maior variabilidade nos efeitos do uso de órteses em crianças classificadas no nível II do GMFCS, com alguns indivíduos apresentando piora no desempenho motor durante o uso das mesmas. Buckon e cols. (2004) também demonstraram efeitos positivos com o uso de órteses pela utilização das escalas de mobilidade da avaliação Inventário de Avaliação Pediátrica de Incapacidade (PEDI), em crianças hemiplégicas, mas não verificaram diferenças em crianças diplégicas classificadas nos níveis I e II do GMFCS. Os autores argumentam que, embora as órteses tenham melhorado a estabilidade e a eficiência do movimento, os ganhos não foram suficientes para permitir que os indivíduos diplégicos fossem capazes de acompanhar seus parceiros quando andam por distâncias curtas e longas na comunidade, para subir escadas, ou quando é necessário deambular em superfícies irregulares, aspectos da funcionalidade avaliados pela PEDI[23].

O estudo de Wilson e cols. (1997) avaliou 15 crianças com diplegia, com idades entre 2 e 5 anos, e comparou o desempenho com órteses suropodálicas rígidas e articuladas e a condição sem calçados durante a atividade de passagem de sentado para a postura de pé[15]. Os participantes foram separados em dois grupos: um que realizou a transferência em tempo normal, comparado ao grupo de controle, e outro que realizou a passagem para de pé em tempo menor que o normal. No grupo mais lento, foi observada menor amplitude de movimento ativa de dorsiflexão do tornozelo durante a transição. Este movimento foi descrito pelos autores como a estratégia mais eficiente para o desempenho da passagem para de pé, resultando na transição com maior velocidade. Os critérios de inclusão para este estudo envolveram participantes com medida de amplitude de movimento passiva de dorsiflexão do tornozelo, com o joelho em extensão maior que 5 graus, mas não foi observada correlação entre as medidas de amplitude de movimento passiva e resposta mais lenta ou rápida durante o movimento de passagem para de pé. A facilitação do movimento de dorsiflexão do tornozelo proporcionada pela órtese articulada melhorou significativamente a velocidade da transição entre o sentado e de pé. A utilização de órtese rígida, que limita o movimento de dorsiflexão do tornozelo, gerou atraso na ativação do músculo tibial anterior e transferiu a força de reação do solo posteriormente, dificultando a transição de peso dos glúteos para os pés, necessária para a execução desta atividade[15].

O estudo de Sienko Thomas e cols. (2002) comparou o desempenho de 19 indivíduos hemiplégicos com idades entre 6 e 15 anos durante a atividade de subir e descer escadas. Os dados foram comparados quando os participantes estavam sem calçados e quando utilizaram órteses suropodálicas rígidas, articuladas além do modelo de tutor semirrígido. Os autores concluíram que nenhum desses modelos inibiu a habilidade dos participantes em subir e descer escadas e, pelo contrário, favoreceu o melhor posicionamento durante a atividade. Segundo esses autores, os critérios para indicação dos diferentes modelos estudados devem considerar as características dos indivíduos hemiplégicos durante a marcha, uma vez que as diferenças verificadas durante o uso de escadas foram mínimas[41]. Atividades como o uso de rampas, a marcha em terrenos irregulares e superfícies desniveladas, são desempenhadas na rotina de indivíduos com PC e ainda não foram investigadas em relação ao uso de órteses.

Medidas do desempenho de atividades motoras associadas ao uso de órteses no contexto da vida diária de indivíduos com PC são de extrema relevância para se retratar o perfil funcional dos mesmos; entretanto, medidas que informam a participação social e que reportam os desfechos observados sob a perspectiva da família e dos participantes, além da avaliação do uso das órteses associado a outros dispositivos de suporte, ampliam a verificação do impacto desses dispositivos na funcionalidade de indivíduos com PC e devem ser realizadas com maior frequência na literatura.

IMPLEMENTAÇÃO DA TÉCNICA

O processo da avaliação fisioterapêutica relacionada com a confecção de órteses exige procedimentos iniciais de coleta de dados que irão nortear a indicação, programação dos objetivos e a realização de condutas técnicas, executadas durante a moldagem e confecção dos dispositivos.

No momento inicial da avaliação fisioterapêutica, são identificadas as alterações no sistema neuromuscular e esquelético, que podem ser abordadas ou apresentam interferência no resultado final com o uso de órteses. Este processo é realizado em consonância com os objetivos traçados pelo ortopedista e os profissionais de reabilitação que atuam com o paciente. A presença de desordens do movimento, limitações da ADM, alterações do alinhamento ósseo, dificuldades durante a movimentação seletiva, fraqueza de grupos musculares, restrições na mobilidade e na qualidade do desempenho motor grosso e marcha, é identificada, assim como as características da criança e da família e suas expectativas com o uso de órteses.

Em seguida, é sugerido o modelo de órtese mais adequado para o paciente, em acordo com o médico ortopedista, e estabelecidas, em conjunto com o técnico ortesista, condutas específicas relacionadas com o processo de moldagem e confecção. Com frequência, são programadas adaptações e/ou modificações a partir da identificação de parâmetros específicos verificados na avaliação. A confecção de cunhas no plano sagital e frontal, para favorecer o contato ideal entre a superfície plantar e o solo, pode ser realizada. Como exemplo, destacamos a confecção da órtese plantifletida e compensação com cunha no plano sagital, para proporcionar apoio plantígrado, nos casos em que se observa limitação da ADM de dorsiflexão do tornozelo e não são indicados procedimentos conservadores, como a aplicação da toxina botulínica, ou cirúrgicos, para a correção desta alteração (Fig. 22.34). Outra compensação já descrita anteriormente é a manutenção do varismo do antepé e compensação com cunha no plano frontal (Figs. 22.7 e 22.8), além da localização lateral ou medial das tiras de velcro, para favorecer o posicionamento e exercer leve tração sobre pontos específicos no pé.

A partir desse momento é confeccionado o molde e tomadas medidas específicas para a confecção da órtese (Fig. 22.35). Este processo inclui ações do fisioterapeuta e do técnico ortesista em procedimentos que implicam tanto conhecimento técnico quanto

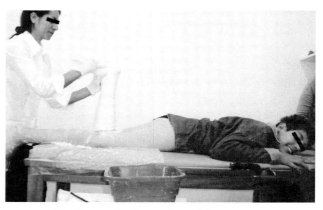

Fig. 22.35. Confecção do molde em gesso.

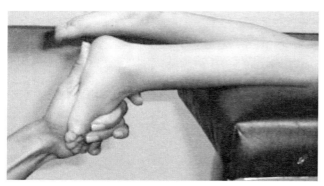

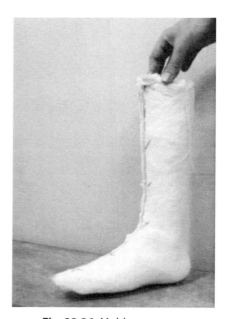

Fig. 22.36. Molde em gesso.

prático. O objetivo final é elaborar um molde que reproduza, de forma mais precisa, a postura a ser obtida com a órtese (Fig. 22.36).

Em seguida, o molde é levado para a oficina ortopédica e preenchido de gesso, para a confecção do modelo positivo, que será trabalhado para posterior laminação da órtese (Fig. 22.37).

No trabalho com o modelo positivo, o técnico ortesista garante o alinhamento biomecânico obtido durante o molde, que consiste na obtenção da postura de congruência máxima do pé, bem como os procedimentos programados para o adequado posicionamento e adaptação posterior com os dispositivos. Ocorre o processo de laminação, utilizando material

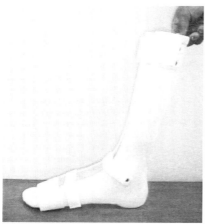

Fig. 22.34. Órtese em posição plantifletida após verificação de limitação da ADM de dorsiflexão do tornozelo.

plástico moldável a alta temperatura e início da confecção da órtese (Fig. 22.38).

Fatores importantes conferidos em seguida incluem a estabilidade da órtese quando colocada em superfície plana e o ângulo de 90 graus obtido entre a peça de suporte da tíbia, no caso das órteses suropodálicas e o solo (Fig. 22.39).

Para proporcionar o adequado alinhamento biomecânico das estruturas do tornozelo e do pé, a base do dispositivo deve apresentar conformação semelhante à do pé do paciente, sendo ressaltadas as regiões para o apoio do calcâneo e arcos plantares (Fig. 22.40). Estes parâmetros foram descritos mais detalhadamente em seção anterior deste capítulo.

A prova e entrega da órtese é realizada em conjunto com o técnico ortesista e o cuidador da criança. Neste momento, é avaliado o alinhamento biomecânico obtido com o dispositivo, que inclui a postura do pé em cadeia cinética aberta e fechada e o alinhamento dos segmentos musculoesqueléticos em ortostatismo e durante a marcha (Fig. 22.41). O produto final é avaliado conjuntamente tanto para averiguação desses aspectos, quanto para a verificação do acabamento e de fatores relacionados com a estética e o conforto. Orientações básicas sobre colocação e retirada dos dispositivos, uso associado de calçados

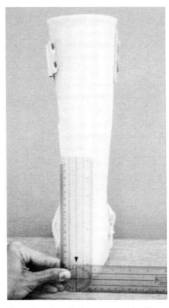

Fig. 22.39. Verificação do alinhamento da órtese evidenciado pelo ângulo de 90 graus entre a peça de suporte da tíbia e o solo.

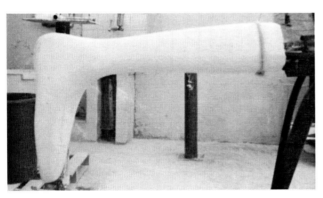

Fig. 22.37. Molde positivo.

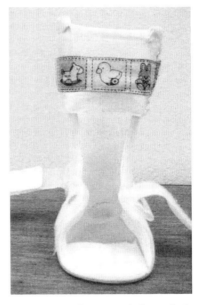

Fig. 22.40. Verifica-se configuração da base da órtese, designada para proporcionar o adequado alinhamento biomecânico das estruturas do tornozelo e pé, ressaltando as regiões para o apoio do calcâneo e arcos plantares. Este modelo é também denominado TRAFO.

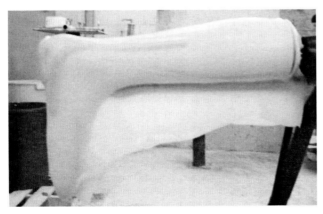

Fig. 22.38. Laminação utilizando placa de polipropileno.

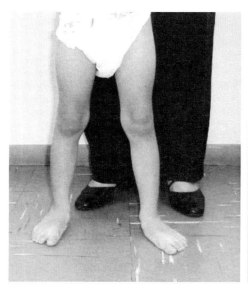 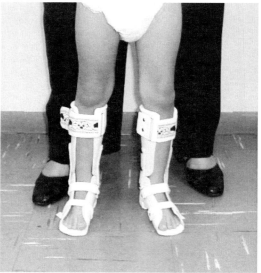 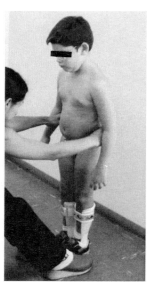

Fig. 22.41. Verificação do posicionamento do pé e alinhamento da pelve e MMII em ortostatismo.

e sugestões sobre estratégias de posicionamento são oferecidas. De modo geral, é orientada a utilização inicial em período máximo de 1 hora, sendo priorizada a postura de pé e marcha, com progressão para o uso em período médio de 6 a 8 horas por dia[35]. A abordagem integrada com o fisioterapeuta responsável pelo atendimento da criança torna-se muitas vezes necessária. No caso da verificação de pontos de pressão, o paciente é orientado a interromper imediatamente o uso dos dispositivos e retornar para reavaliação e realização de pequenos ajustes. O fisioterapeuta que trabalha com órteses deve também se disponibilizar para a realização de reavaliações e adaptações com os dispositivos a partir de mudanças observadas, em qualquer momento, no quadro global da criança. Entre as modificações realizadas com maior frequência, destacamos o bloqueio da articulação da órtese, limitando o movimento da tíbia sobre o pé, no caso dos pacientes que apresentam flexão excessiva dos joelhos durante a postura de pé e marcha (Fig. 22.42).

CASO CLÍNICO

ML é uma criança de 1 ano e 10 meses de idade, com diagnóstico de PC quadriplégica espástica, GMFCS nível III. A criança foi encaminhada para avaliação acerca da indicação do uso de órteses, com objetivo de favorecer o posicionamento de pé e treino de marcha.

Avaliação clínica

A criança é capaz de manter a postura sentada sem apoio dos MMII, rola e transfere-se de prono para sentado com ajuda. Quando posicionada de pé, observa-se postura em hiperextensão dos joelhos e pés equinovalgos (Fig. 22.43). A troca de passos é realizada com tesouramento dos MMII e diminuição da amplitude dos movimentos de flexão dos quadris e joelhos.

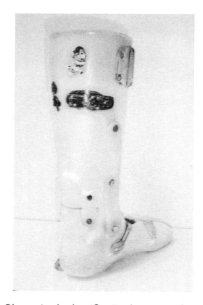

Fig. 22.42. Bloqueio da dorsiflexão do tornozelo por fixação da articulação da órtese, levando à modificação do modelo de órtese suropodálica articulada para rígida.

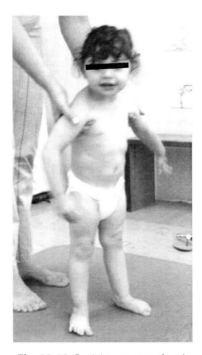

Fig. 22.43. Posicionamento de pé.

Verifica-se espasticidade dos MMII, avaliada pela escala de Tardieu[42] e documentada como escore –10/+10, para os músculos da panturrilha e 20/40 para os músculos adutores bilateralmente. Não são identificadas restrições nas amplitudes de movimentos de outras articulações. Observa-se dificuldade na realização de movimentos seletivos com os MMII e MS esquerdo.

Durante a sessão terapêutica são trabalhadas as transições entre as posturas deitada, sentada e de pé, assim como manuseios para favorecer a qualidade do alinhamento do tronco e controle postural. A introdução do uso do andador e o treino da marcha lateral são programados para facilitar a mobilidade durante atividades da rotina diária. Entretanto, as alterações do alinhamento biomecânico, espasticidade e dificuldades durante a movimentação seletiva dos MMII interferem no desempenho e estabilidade postural durante essas atividades.

Foi indicado o uso de tutor curto articulado para favorecer o alinhamento dos MMII na postura de pé e o desempenho qualitativo das atividades de mobilidade.

O uso do TCA durante as transições de posturas, realização da marcha lateral com apoio e treino com o andador, foi favorecido no contexto da sessão terapêutica e durante atividades da rotina diária.

Resultados

O uso de órteses favoreceu a melhora do desempenho qualitativo das habilidades motoras trabalhadas, proporcionou a introdução do uso do andador, possibilitou o posicionamento de pé com maior independência e a realização de marcha lateral com apoio (Fig. 22.44).

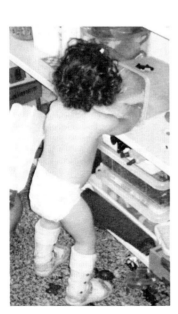
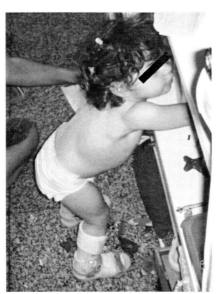
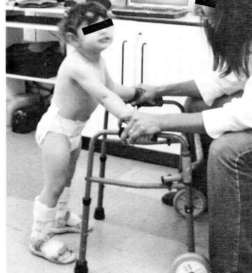

Fig. 22.44. Resultados com uso de TCA.

PERSPECTIVAS FUTURAS

O desenvolvimento de novos dispositivos pode ampliar os objetivos terapêuticos a serem obtidos. A confecção de órteses dinâmicas que possibilitem tanto a restrição quanto a facilitação de movimentos durante as diferentes fases da marcha tem como objetivo promover melhor geração de força e ação muscular mais eficiente. Órteses que favoreçam a impulsão por meio do movimento ativo de flexão plantar, durante o terceiro rolamento da marcha, e concomitantemente assistam a dorsiflexão e pré-posicionamento do pé durante a fase de balanço, promoveriam treino muscular ativo durante sua utilização. Dispositivos que promovam maior ação nas articulações proximais, como maior extensão dos joelhos e quadris, e que favoreçam o alinhamento dos membros inferiores no plano transverso, também serão de grande valia para a melhora do desempenho qualitativo e eficiência da marcha de indivíduos com PC.

REFERÊNCIAS

1. International Organization for Standartization. ISO8549-3 Prosthetics and Orthotics – Vocabulary, Part 3: terms relating to External Orthosis. ISO, Geneva, 1989.
2. Morris C. A review of the efficacy of lower-limb orthoses used for cerebral palsy. Dev Med Child Neurol 2002; 44:205-11.
3. Molnar GE. Orthotic management of children. In: Redford JB, Basmajian JV, Trautman P. Orthotics clinical practice and rehabilitation thechnology. New York: Churchill Livingstone Inc., 1995: 137-70.
4. Cusick, BD. Progressive casting and splinting for lower extremities deformities in children with neuromotor dysfunction. San Antonio, Texas: Therapy Skill Builders 1990.
5. Moris C, Dias LS. Paediatric orthotics. London: Mac Keith Press, 2007.
6. Neumann DA. Cinesiologia do aparelho musculoesquelético. Rio de Janeiro: Guanabara Koogan, 2006: 480-534.
7. Michaud TC. Foot orthoses and other forms of conservative foot care. Newton: Williams & Wilkins, 1993.
8. Tiberio D. Pathomechanics of structural foot deformities. Phys Ther 1988; 68(12):1.840-9.
9. Condie DN, Meadows CB. Report of a consensus conference on the lower limb orthotic management of cerebral palsy. Copenhagen: International Society of Prosthetics & Orthotics, 1995.
10. Russell DJ, Gorter JW. Assessing functional differences in gross motor skills in children with cerebral palsy who use ambulatory aid or orthoses: can the GMFM-88 help? Dev Med Child Neurol 2005; 47:462-7.
11. White H, Jenkins J, Neace WP, Tylkowski C, Walker J. Clinically prescribed orthoses demonstrate increase in velocity of gait in children with cerebral palsy: a retrospective study. Dev Med Child Neurol 2002; 44:227-32.
12. Graham HK. Botulinum toxin type A management of spasticity in the context of orthopaedic surgery for children with spastic cerebral palsy. Eur J Neurol 2001; 8(Suppl. 5):30-9.
13. Burtner PA, Woollacott MH, Qualls C. Stance balance control with orthoses in a group of children with spastic cerebral palsy. Dev Med Child Neurol 1999; 41:748-57.
14. Cury VCR, Mancini MC, Melo AP et al. Efeitos do uso de órteses na mobilidade funcional de crianças com paralisia cerebral. Rev Bras Fisioter 2006; 10:67-74.
15. Wilson H, Haideri NME, Song K et al. Ankle-foot orthoses for perambulatory children with spastic diplegia. J Pediatr Orthop 1997; 17:370-6.
16. Moris C, Newdick H, Johnson A. Variations in the orthotic management fo cerebral palsy. Child: Care, Helth & Development 2002; 28(2):139-47.
17. Gage JR, Novacheck TF. An update on the treatment of gait problems in cerebral palsy. J Pediatr Orthop 2001; 10:265-74.
18. Rodda J, Graham HK. Classification of gait patterns in spastic hemiplegia and spastic diplegia: basis for a management algorithm. Eur J Neurol 2001; 8(Suppl. 5):98-108.
19. Sahrmann SA. Diagnosis and treatment of movement impairment syndromes. St. Louis: Harcourt Health Sciences Company, 2002: 9-49.
20. Perry J. Gait analysis normal and pathological function. Thorofare: SLACK Incorporated, 1992: 445.
21. Vankoski SJ, Michaud SDL. External tibial torsion and the effectiveness of the solid ankle-foot orthoses. J Pediat Orthop 2000; 20(3): 349-55.
22. Romkes J, Brunner R. Comparison of a dynamic and a hinged ankle-foot orthosis by gait analysis in patients with hemiplegic cerebral palsy. Gait and Posture 2002; 15:18-24.
23. Buckon CE, Thomas SS, Jakobson-Huston S et al. Comparison of three ankle-foot orthosis configurations for children with spastic diplegia. Dev Med Child Neurol 2004; 46:590-8.
24. Rethelfsen SPT, Kay RMD, Dennis SPT et al. The effects of fixed and articulated ankle-foot orthoses on gait patterns in subjects with cerebral palsy. J Pediatr Orthop 1999; 19:470-4.
25. Crenshaw S, Herzog R, Castagno PMS et al. The efficacy of tone-reducing features in orthotics on gait of children with spastic cerebral palsy. J Pediatr Orthop 2000; 20:210-6.
26. Winters TF, Gage JR, Hicks R. Gait patterns in spastic hemiplegia in children and young adults. J Bone Joint Surg 1987; 69:437-41.
27. Romkes J, Hell AK, Brunner R. Changes in muscle activity in children with hemiplegic cerebral palsy while walking with and without ankle-foot orthoses. Gait Posture 2006; 24:467-74.
28. Schuit D, Adrian M, Pidcoe P. Effect of heel lifts on ground reaction force in subjects with structural leg-length discrepancies. Phys Ther 1989; 69(8):663-70.
29. Menezes CM, Falcon RS, Ferreira, MA. Tratamento cirúrgico da escoliose em pacientes com paralisia cerebral. In:

Fonseca LF, Lima CLA. Paralisia cerebral: ortopedia, neurologia, reabilitação. 2ª ed. Rio de Janeiro: Medbook, 2008: 259-66.

30. Figueiredo EM, Ferreira GB, Moreira RCM et al. Efficacy of ankle-foot orthoses on gait of children with cerebral palsy: systematic review of literature. Pediatr Phys Ther 2008; 20:207-23.

31. PEDro. The Physiotherapy Evidence Database criteria for inclusion on PEDro scale. Disponível em: http://www.pedro.fhs.usyd.edu.au. Acesso em janeiro de 2008.

32. Hainsworth F, Harrison MJ, Sheldon TA et al. A preliminary evaluation of ankle orthoses in the management of children with cerebral palsy. Dev Med Child Neurol 1997; 39:178-84.

33. Thompson NS, Taylor TC, McCarthy KR, Baker RJ. Effect of a rigid ankle-foot orthosis on hamstring length in children with hemiplegia. Dev Med Child Neurol 2002; 44:51-7.

34. Pin T, Dyke P, Chan M. The effectiveness of passive stretching in children with cerebral palsy. Dev Med Child Neurol 2006; 48:855-62.

35. Tardieu C, Lespargot A, Tabary C et al. For how long must the soleus muscle be stretched each day to prevent contractures? Dev Med Child Neurol 1988; 30:3-10.

36. Radtka AS, Skinner SR, Johanson ME. A comparison of gait with solid and hinged ankle-foot orthoses in children with spastic diplegic cerebral palsy. Gait Posture 2005; 21:303-10.

37. Maltais D, Bar-Or O, Gálea V, Pierrynowski M. Use of orthoses lowers the O_2 cost of walking in children with spastic cerebral palsy. Med Sci Sports Exerc 2001; 33(2):320-5.

38. Gestel LV, Molenaers G, Huenaerts C et al. Effect of dynamic orthoses on gait: a retrospective control study in children with hemiplegia. Dev Med Child Neurol 2008; 50:63-7.

39. Ounpuu S, Bell KJ, Davis RB, DeLucca PA. An evaluation of the posterior leaf spring orthosis using joint kinematics and kinects. J Pediatr Orthop 1996; 16:378-84.

40. Dursun E, Dursun N, Alican D. Ankle-foot orthoses: effect on gait in children with cerebral palsy. Disabil Rehabil 2002; 24:345-7.

41. Thomas SS, Buckon CE, Huston SJ et al. Stair locomotion in children with spastic hemiplegia: the impact of three different ankle foot orthosis (AFOs) configurations. Gait Posture 2002; 16:180-7.

42. Boyd R, Graham KH. Objective measurement of clinical findings in the use of botulinum toxin type A for the management of children with cerebral palsy. Eur J Neurol 1999; 6:23-35.

LEITURA RECOMENDADA

Cusick BD. Progressive casting and splinting for lower extremities deformities in children with neuromotor dysfunction. San Antonio, Texas: Therapy Skill Builders, 1990.

Moris C, Dias LS. Paediatric orthotics. London: Mac Keith Press, 2007.

Órteses para Membros Superiores

Capítulo 23

Raquel Etrusco Luz

INTRODUÇÃO

A paralisia cerebral tem sido caracterizada como uma deformidade neuromusculoesquelética progressiva, originada por uma lesão neurológica[1,2].

A disfunção nos membros superiores é uma consequência comum e incapacitante da paralisia cerebral[3] e pode ser caracterizada clinicamente por fraqueza muscular, déficits sensoriais, lentidão, movimentos incoordenados, alterações no tônus muscular e desuso[3,4]. As deformidades mais frequentes encontradas nos membros superiores de indivíduos com paralisia cerebral são rotação interna do ombro, flexão do cotovelo, pronação do antebraço, flexão do punho e dos dedos e adução do polegar[1,5,6].

A combinação de tais características contribui para a dificuldade na realização de funções, como alcançar, apontar, apreender, soltar e manipular objetos[3].

Limitações na função manual podem ser encontradas em todos os subtipos de PC, mas as características da incapacidade variam consideravelmente[7]. O desempenho funcional de indivíduos com PC pode ser classificado com o uso do MACS[8], que caracteriza em cinco níveis como a criança usa as mãos para realizar atividades de sua vida diária. O foco da classificação é a quantidade e qualidade do desempenho da criança, assim como a necessidade de assistência e adaptação para realizar tarefas do cotidiano. Crianças classificadas no nível I manipulam objetos facilmente e com sucesso; a qualidade da movimentação é um pouco mais comprometida no nível II, mas em ambos os casos a independência em atividades diárias está preservada. No nível III, a manipulação é feita com dificuldade e são necessárias a preparação ou adaptações das atividades para garantir a independência. Nos níveis IV e V a participação na realização de atividades é restrita, sendo necessária assistência contínua. No nível IV a criança ainda consegue desempenhar parcialmente as atividades e, no V, a assistência é total.

Indivíduos com PC do tipo hemiplégica são classificados, principalmente, nos níveis I e II, e em menor proporção, nos níveis III[7,8] e IV[7]. Indivíduos com PC diplégica, caracterizados principalmente pelo comprometimento dos membros superiores, apresentam distribuição relativamente semelhante às do tipo hemiplégico no MACS. Por outro lado, indivíduos com PC do tipo quadriplégica ou discinética apresentam maior comprometimento da função manual e se enquadram principalmente nos níveis IV e V.

HISTÓRICO

O uso de dispositivos externos ao corpo para fins de imobilização é registrado na humanidade desde o antigo Egito[9] (Fig. 23.1).

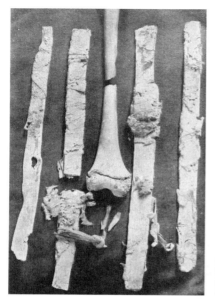
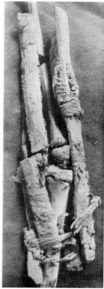

Fig. 23.1. Conjunto de dispositivos posicionados ao redor de um fêmur fraturado (antigo Egito).

Ao longo da história, esse recurso, atualmente conhecido como órtese ou *splint* (nos membros superiores), modificou-se para atender a diferentes objetivos. Foram criados diversos modelos e utilizados materiais distintos, processo que continua até os dias de hoje.

O século XX foi particularmente importante para o avanço dessa técnica. O primeiro episódio de pandemia de poliomielite foi registrado em 1905, com o aumento de casos a cada ano[10]. No fim da década de 1920, o aprimoramento de técnicas para tratamento da doença levou ao aumento da taxa de sobrevida e da demanda por procedimentos de reabilitação. O uso de *splints* logo foi adotado como recurso para o tratamento desses indivíduos, com o objetivo de manter o equilíbrio e a amplitude funcional da musculatura acometida. Desde aquela época, havia uma grande preocupação por parte dos profissionais em assegurar o máximo de independência e funcionalidade possível[10] (Fig. 23.2).

Paralelamente à incidência de doenças, os conflitos militares criavam demanda para tratamentos de reabilitação. A partir da Segunda Guerra Mundial, maior atenção foi dada ao tratamento das lesões dos membros superiores, no qual as órteses foram novamente usadas como recurso.

Os avanços tecnológicos, principalmente no que diz respeito aos materiais usados para confecção das órteses, também eram motivados em grande parte pelas necessidades militares, cujas matérias-primas acabavam por se estender a outras áreas, como a da saúde[10]. Assim, foram incorporados materiais como alumínio, gesso, polímeros e outros materiais termoplásticos, aquecidos em altas temperaturas (*plexiglas*, *lucite*, *royalite*). Desde o início do século XX, contudo, diversos materiais encontram-se disponíveis e são usados concomitantemente.

Antes da década de 1960, as órteses para os membros superiores eram fabricadas, em sua maioria, com gesso, madeira, aço, ferro ou alumínio. O processo de confecção era lento e difícil e o produto final geralmente era grande e pesado. No início da década de 1960, foram introduzidos outros materiais, os termoplásticos de alta temperatura, os quais, embora caracterizassem um avanço na produção de órteses, necessitavam de temperaturas muito elevadas para serem moldados. A confecção dos dispositivos era feita, portanto, a partir de um molde em gesso ou no próprio segmento corporal, revestido por diversas camadas de malha. O resultado ainda era de qualidade pouco satisfatória, por não conseguir acompanhar com precisão as proeminências e angulações do membro, e o acabamento era feito com metal ou com uso de lixas.

O primeiro termoplástico de baixa temperatura foi lançado em 1964[10]. Por permitir melhor adaptação ao segmento corporal e facilitar o processo de

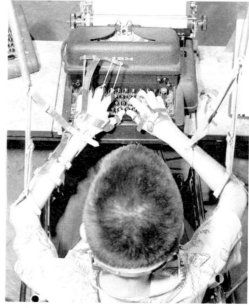

Fig. 23.2. Órteses usadas nos membros superiores de indivíduos com sequelas de poliomielite. (Reproduzida com autorização de: Fess EE. A history of splinting: to understand the present, view the past. J Hand Ther 2002; 15(2):97-132.)

confecção da órtese[11], assim como ajustes subsequentes, esse material foi rapidamente reproduzido por diversos fabricantes, os quais, ao longo do tempo, adaptaram as propriedades do material e criaram termoplásticos com diferentes características e adequados a necessidades distintas.

OBJETIVOS E PRINCÍPIOS

Bases biomecânicas e fisiológicas

Por definição, órteses atuam aplicando forças aos segmentos corporais[12]. Em geral, são aplicadas forças de reação, por meio do sistema de três pontos. Alguns modelos utilizam ainda forças ativas, com molas, elásticos, os quais conservam energia e a liberam quando sofrem deformações[12]. O princípio de alavancas também deve ser considerado durante a confecção[12-14]. Órteses posicionadas no antebraço, em geral, são exemplos de alavanca. A força distribuída ao longo do antebraço se contrapõe, sobre o eixo (punho), à força presente na porção distal, a mão. Essas forças têm a função de corrigir o desequilíbrio de forças internas, geradas por musculaturas antagonistas, ligamentos, cápsulas articulares e tecido conectivo.

Embora o princípio básico da órtese seja a geração de força, é necessário considerar o conforto do indivíduo para viabilizar o uso do dispositivo. Deve-se distribuir a força ao longo de uma superfície capaz de posicionar o segmento da maneira desejada, mas minimizar a pressão entre a órtese e o segmento corporal. Geralmente, as órteses de membros superiores ocupam dois terços do comprimento do antebraço e metade de sua altura nas bordas laterais. Entretanto, Hogan e Uditsky[14] alertam para o fato de que as proporções entre punho e mão em crianças não são necessariamente as mesmas encontradas em adultos. Além disso, a grande presença de tecido adiposo em crianças menores leva ao risco de pinçamento da pele durante a flexão do cotovelo. Dessa maneira, o profissional deve adaptar os princípios básicos às características da criança para confeccionar a órtese da maneira mais eficaz e confortável possível.

Indicações

As órteses de membros superiores são descritas na literatura como recurso complementar a um plano de tratamento amplo e interdisciplinar. Embora a implementação desse recurso fique a cargo de um profissional específico, geralmente o terapeuta ocupacional, é importante que os demais profissionais envolvidos com a criança contribuam para o processo de tomada de decisão e incentivem o indivíduo e sua família a incorporar o dispositivo em sua rotina[15].

Em geral, as órteses de membros superiores visam alcançar quatro objetivos: posicionamento, função, higiene e proteção[14].

Posicionamento

As órteses de posicionamento ou repouso visam à manutenção da musculatura em posição alongada, ganho de amplitude de movimento articular, alinhamento biomecânico e correção ou prevenção de deformidades[13,14]. A indicação de órteses para indivíduos com paralisia cerebral com o objetivo de manter alongada determinada musculatura baseia-se no pressuposto de que as contraturas presentes nesses casos estão relacionadas com a diminuição do número e comprimento dos sarcômeros em série nas fibras musculares. Essa é apenas uma das possíveis explicações para o fenômeno, que ainda não se encontra completamente esclarecido[16]. A indicação do uso de órteses pode ainda constituir um recurso para evitar ou retardar a necessidade de procedimentos cirúrgicos. Esse também é um pressuposto clínico, embora seja escassa a literatura que suporte esse tipo de raciocínio[16]. O uso de órteses de posicionamento tem sido descrito na literatura como um recurso adicional à aplicação de toxina botulínica A nos membros superiores para manutenção dos ganhos de amplitude de movimento[6,17,18].

Função

As órteses indicadas para favorecer a função devem posicionar o segmento considerando sua movimentação durante a realização de atividades. No membro superior, a órtese deve estabilizar o punho e facilitar a movimentação dos dedos[19]. Podem ser usadas para realização de diversas atividades da rotina diária ou indicadas para alguma função específica, como, por exemplo, usar o computador ou jogar *videogame*. Órteses em neoprene são mais aceitas por crianças para uso durante o dia, nos ambientes domiciliar, escolar e na comunidade. Embora não ofereçam tanta estabilidade, em função das propriedades do material, são mais ajustáveis às alterações dinâmicas dos segmentos durante a realização de atividades.

Higiene

Embora em casos mais graves possa haver complicações nas axilas ou na região ventral do cotovelo, as alterações de pele em função de dificuldades na higiene encontram-se principalmente na palma da mão[14]. Indivíduos que permanecem com a mão fechada ao longo do dia estão em risco de fissuras, cortes, descamação, odor, sangramento e dor à tentativa de realizar a limpeza da região. Sinais como vermelhidão, umidade excessiva e pedaços de pele morta entre os dedos são sinais alarmantes que podem sugerir a necessidade do uso de órteses para manutenção da mão em posição favorável à higiene. O terapeuta deve ter cuidado na escolha do modelo e do material para confecção da órtese, de modo a não potencializar os problemas de degeneração da pele, principalmente quando já se apresentam alguns dos sinais mencionados. Órteses dorsais ou de material termoplástico vazado facilitam a circulação do ar na região. Órteses pré-fabricadas de *tuboform*, desde que ofereçam posicionamento adequado, podem ser uma opção interessante nesses casos, pois a superfície de contato do dispositivo com o segmento corporal é bastante reduzida.

Proteção/comportamento

Embora não seja descrito com frequência na literatura referente a essa clientela, o uso de órteses pode ser considerado um dispositivo de restrição, visando à segurança da criança. Em casos em que a criança adquire hábitos considerados prejudiciais à sua saúde, e outras intervenções educativas não obtenham resultados satisfatórios, a imposição de uma barreira mecânica pode impedir a continuidade desse comportamento. Um exemplo seria a adoção de uma órtese que limitasse a flexão do cotovelo, impedindo, portanto, que a criança levasse a mão à boca, causando lesões à pele. É uma indicação bastante restrita, que deve ser considerada como último recurso e estar inserida em uma proposta de intervenção mais ampla, que ofereça à criança alternativas mais interessantes a esse comportamento.

Entretanto, a órtese, usada como dispositivo de contenção, tem sido amplamente utilizada e descrita na literatura como acessório da terapia de movimento induzido por restrição, em indivíduos com paralisia cerebral do tipo hemiplégica. Nesse caso, a órtese, geralmente de repouso, é confeccionada para o membro dominante, de forma a impedir o uso do mesmo e estimular a criança a utilizar o membro acometido para realizar suas atividades[20,21].

Principais modelos

Existem inúmeros modelos de órteses para os membros superiores e a escolha dos mesmos não se restringe ao diagnóstico do indivíduo, mas também às necessidades e prioridades específicas de cada um, em um dado momento do tempo. A seguir serão descritos brevemente os modelos mais citados na literatura e presentes na prática clínica com a clientela de paralisia cerebral.

Órtese de repouso (resting WHO)

Em indivíduos com paralisia cerebral, aplica-se a casos de hipertonia da musculatura flexora de punho e dedos. Trata-se de uma órtese com função de posicionamento e, portanto, é recomendada para manutenção dos flexores do punho e dos dedos em posição alongada e redução do comprimento de extensores; aumento da amplitude de extensão de punho e dos dedos, mantidos em posição funcional; alinhamento biomecânico e correção ou prevenção de deformidades (Fig. 23.3). Pode ser confeccionada em material termoplástico e aplicada sobre a superfície ventral ou dorsal do membro superior. Por ser um modelo que se estende até as pontas dos dedos, não permite uso funcional da mão. Por esse motivo, deve ser utilizada à noite ou em momentos específicos durante o dia, em que o membro superior seja pouco solicitado, como, por exemplo, ao assistir à televisão. Em indivíduos de níveis IV e V do MACS, cujo uso funcional do membro é bastante limitado e que necessitam de assistência contínua para realização de atividades funcionais, essa órtese pode ser usada por um período maior durante o dia, desde que não limite ainda mais a participação na realização dessas atividades. Segundo Aguiar e Rodrigues[19], esse é o modelo de órtese mais comumente utilizado, especialmente na superfície ventral do membro. Wilton[22] defende a confecção dessa órtese na forma mista, com um componente dorsal ao longo do antebraço e

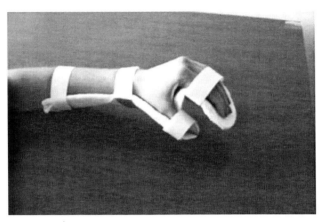

Fig. 23.3. Órtese de repouso ventral. (Reproduzida com autorização de: Noordhoek J, Loschiavo FQ. Órtese de repouso ventral para fase aguda de artrite reumatoide. Rev Bras Reumatol 2007; 47(2):121-2.)

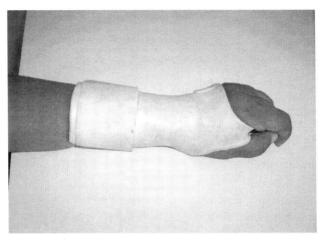

Fig. 23.4. Órtese de posicionamento do punho em extensão (*cock-up* dorsal).

parte da mão, e um ventral na mão e nos dedos. Esse desenho, em sua opinião, oferece uma alavanca mais eficiente para aplicar forças de extensão ao punho e dedos. Hogan e Uditsky[14] reforçam o argumento da vantagem mecânica das órteses dorsais e acrescentam o fator estabilidade, uma vez que o modelo dorsal acomoda-se melhor ao segmento corporal e tem menos chances de se deslocar durante o uso. Além disso, a sudorese na superfície dorsal é menor, o que torna o uso da órtese mais confortável e evita alterações na pele e odor desagradável. Por outro lado, há maior presença de proeminências ósseas na superfície dorsal, enquanto a região volar oferece amortecimento natural no antebraço e na mão.

Órtese de posicionamento do punho em extensão (cock-up, wrist hand orthosis – WHO)

Essa órtese, geralmente confeccionada em material termoplástico, alinha e posiciona o punho em posição neutra ou em leve extensão e permite livre movimentação das articulações metacarpofalangeanas e interfalangeanas, o que possibilita a funcionalidade das mãos. De uso geralmente diurno, pode ser aplicada na superfície ventral ou dorsal, mas este último desenho facilita o uso do membro superior como apoio e libera a maior parte da palma da mão para recebimento de informações sensoriais, além de facilitar a preensão e manipulação dos objetos (Fig. 23.4). Em indivíduos que apresentam adução do polegar, essa órtese pode ainda ter um componente adicional para abertura do primeiro espaço interdigital e posicionamento do polegar em abdução.

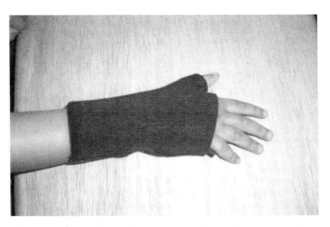

Fig. 23.5. Órtese de posicionamento do punho em extensão, confeccionada em neoprene.

A órtese confeccionada em material termoplástico promove o posicionamento estável do segmento. Contudo, atividades funcionais exigem do membro superior uma grande variedade de posturas nem sempre compatíveis com um dispositivo rígido. A confecção dessas órteses em neoprene não promove a mesma estabilidade, mas permite maior movimentação durante a realização de atividades[22] (Fig. 23.5). Assim, são dispositivos mais leves e amplamente escolhidos como órteses funcionais em indivíduos com paralisia cerebral. Geralmente, estendem-se até a metade da falange proximal do polegar, mantendo-o em extensão ou abdução.

Abdutor do polegar (thumb splint)

O polegar é responsável por cerca de 40% da função manual[1,13], a qual é afetada significativa-

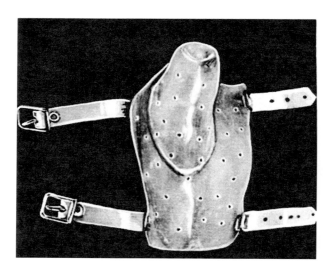
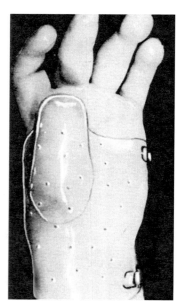

Fig. 23.6. Órtese abdutora do polegar, confeccionada em termoplástico de alta temperatura, em 1945. (Reproduzida com autorização de: Fess EE. A history of splinting: to understand the present, view the past. J Hand Ther 2002; 15(2):97-132.)

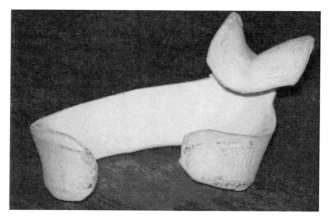

Fig. 23.7. Órtese abdutora do polegar confeccionada em termoplástico de baixa temperatura. (Reproduzida com autorização de: Rodrigues AMVN, Mancini MC, Vaz DV, Silva LC. Uso de órtese para abdução do polegar no desempenho funcional de criança portadora de paralisia cerebral: estudo de caso único. Rev Bras Saúde Matern Infant 2007; 7(4):423-36.)

mente em indivíduos com paralisia cerebral que apresentam deformidade em adução do polegar (polegar incluso). Existem diversos modelos de órteses, em neoprene ou material termoplástico, que visam ao alinhamento funcional do polegar, principalmente em indivíduos que apresentam o polegar aduzido (Figs. 23.6 e 23.7). Em geral, essas órteses agem abrindo o primeiro espaço interdigital e posicionando o polegar em abdução e extensão, possibilitando a oponência[14,23]. Promovem mudanças em estrutura e função do corpo, como o aumento da amplitude de movimento, alongamento de tecidos moles, e melhora da preensão e manipulação, mas também visam à melhora nos componentes de atividade e participação, uma vez que são utilizadas durante a realização de atividades funcionais para possibilitar ou aprimorar o desempenho da criança[23].

Abdutor do polegar com supinador do antebraço

As órteses para abdução e oponência do polegar confeccionadas em neoprene, especialmente aquelas que envolvem circunferencialmente os ossos do carpo metacarpo, podem, ainda, acomodar um componente dinâmico para a supinação, como uma faixa elástica ou tira de neoprene que se insere na região tenar da mão, estende-se em espiral ao longo do antebraço, tracionando o segmento para a supinação, e fixa-se no terço distal do braço. Esse dispositivo não é eficiente para indivíduos que apresentam contraturas ou hipertonia grave[14] (Fig. 23.8).

Esses são os modelos adotados com maior frequência em indivíduos com paralisia cerebral. Outros modelos, menos usados, ou menos descritos na literatura para essa clientela, são:

- *Serpentine splint*: impede adução do polegar, alinha o punho em posição neutra e facilita a supinação do antebraço (Fig. 23.9).

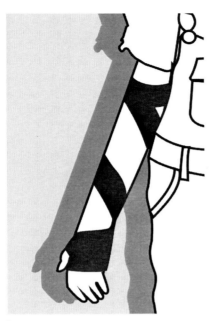

Fig. 23.8. Órtese abdutora do polegar com componente para supinação do antebraço.

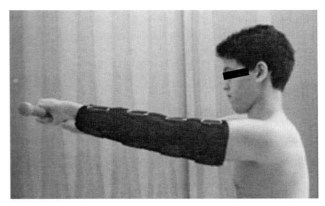

Fig. 23.10. Polainas extensoras para os membros superiores.

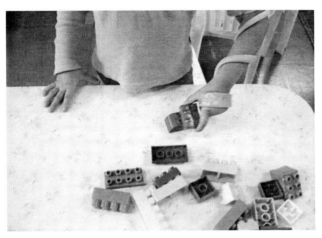

Fig. 23.9. *Serpentine splint*.

- Extensor de cotovelo (calhas, polainas, *soft elbow splint*): impede a flexão do cotovelo; bastante utilizado para posicionamento durante as sessões de reabilitação (Fig. 23.10).

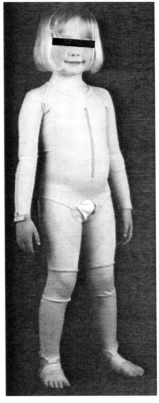

Fig. 23.11. A *lycra* pode envolver tronco e membros, ou um dos segmentos isoladamente. (Reproduzida de: Jobskin Ltd, Michigan, USA.)

A literatura descreve ainda o uso de órteses de *lycra* em indivíduos com hipotonia, atetose, ataxia e espasticidade (Fig. 23.11). Essas órteses podem ser inteiriças, envolvendo tronco e membros, ou limitar-se a determinados segmentos. Sua função primordial é promover estabilidade necessária para a movimentação distal de membros, mas também visam à redução de espasticidade, ganho de amplitude de movimento e melhora na função manual[24,25]. Contudo, são dispositivos caros, difíceis de serem colocados e nem sempre confortáveis. Assim, constituem um recurso disponível para a equipe de reabilitação, a qual deve avaliar se os benefícios gerados pelo uso realmente superam os aspectos negativos.

Outro recurso amplamente discutido na literatura é o *casting*, que consiste no uso de gesso ou fibra de vidro para imobilização prolongada do membro na posição desejada[26-28]. Essa intervenção, realizada na forma seriada, tem o objetivo de aumentar o comprimento da musculatura e amplitude de movimento articular e prevenir ou corrigir contraturas por meio de alongamento suaves e prolongados[22,27,28]. Outra forma de *casting* é a inibitória, cujos objetivos são a redução de espasticidade pela privação de *inputs* sensoriais em receptores cutâneos e musculares[22,28] e a estabilização proximal para ganho de controle da movimentação distal[28]. O *casting* é mais amplamente utilizado em reabilitação nos membros inferiores de indivíduos com paralisia cerebral.

EVIDÊNCIAS CIENTÍFICAS

Em análise realizada sobre as revisões sistemáticas disponíveis na literatura com relação ao uso de órteses (*casting* e *splints*) para os membros superiores em indivíduos com paralisia cerebral[27], os autores ressaltaram a escassez de ensaios clínicos randomizados de qualidade, assim como criticaram as próprias revisões sistemáticas realizadas anteriormente. Entretanto, disponibilizaram indícios de evidências sobre esse tipo de intervenção.

Autti-Rämmo et al.[27] selecionaram dois ensaios clínicos randomizados[26,30] (ECR) e um estudo antes-depois[31] que utilizavam *casting* para os membros superiores. Nos dois ECRs, o *casting* foi usado para posicionamento do punho em extensão, permitindo a movimentação dos dedos. No estudo de Copley[31], foram analisados diversos modelos de *casting* nos membros superiores. Pela descrição dos estudos, essa intervenção não foi avaliada como um recurso isolado, mas como complemento ao tratamento de fisioterapia ou terapia ocupacional. O tempo de uso diário do dispositivo não ficou claro. O *casting*, aliado a outras intervenções, parece ter um efeito a curto prazo na qualidade e na amplitude de movimento nos membros superiores de indivíduos com PC dos tipos hemiplégica e tetraplégica, mas é difícil afirmar que a melhora observada seja de relevância clínica e estética. O *casting* tem a desvantagem de limitar a realização de atividades bimanuais; portanto, a opção por esse recurso deve ser bem avaliada.

Com relação às órteses do tipo *splint*, Autti-Rämmo et al.[27] analisaram um estudo de caso único[32] e dois estudos antes-depois[33,34] que avaliaram o uso de diferentes modelos de órteses para o punho e polegar, com relação aos desfechos de preensão, controle dos movimentos, uso bimanual e postura do membro superior. A partir da análise desses estudos, Autti-Rämmo et al.[27] sugeriram que o uso de órteses nos membros superiores de indivíduos com PC deve ser específico para cada tarefa, embora reconheçam a inviabilidade dessa estratégia, que implicaria trocas constantes, de acordo com a atividade a ser realizada. Segundo Autti-Rämmo et al.[27], a partir dos estudos analisados, indivíduos com comprometimento motor grave parecem se beneficiar mais do uso de órteses. Não foram encontradas evidências de ensaios clínicos randomizados de qualidade que descrevessem o efeito de órteses de membro superior em desfechos de atividade e participação.

Os autores concluem, por fim, que há escassez de evidências sobre o efeito de órteses em indivíduos com paralisia cerebral. Embora reconheçam a heterogeneidade dessa clientela e a dificuldade de realização de ensaios clínicos randomizados em um tipo de intervenção que é, por princípio, específico para cada indivíduo, Autti-Rämmo et al.[27] afirmam que é possível desenvolver estudos de qualidade, como os realizados para investigar o uso do *casting*, principalmente de membros inferiores.

Estudos preliminares, como os de Burtner et al.[35], apontam vantagens no uso de órteses dinâmicas, em detrimento dos modelos totalmente estáticos, em indivíduos com paralisia cerebral. Esses autores basearam-se em achados recentes de estudos que detectaram, a partir do uso de órteses, a redução na ativação muscular da musculatura antagonista, no caso, extensores de punho, e aumento de carga na musculatura proximal do membro superior. Burtner et al.[35] desenvolveram, então, um estudo que comparou grupos de crianças típicas e aquelas que apresentavam diagnóstico de hemiplegia espástica. Foram avaliadas a atividade eletromiográfica e os desfechos de preensão, pinça e destreza nesses indivíduos sem órtese e com o uso de órteses dos tipos estática e dinâmica que mantinham o punho em extensão. Embora a amostra do estudo tenha sido pequena, e os sujeitos da pesquisa tenham utilizado a órtese apenas no momento da coleta de dados, os resultados foram congruentes com a literatura, uma vez que conseguiram identificar no grupo de crianças com hemiplegia a redução de sobrecarga na musculatura do ombro e o aumento dos escores em preensão e destreza com o uso da órtese dinâmica, quando comparada ao modelo estático ou à ausência de órtese. Vaz et al.[36], ao investigarem essa mesma população, identificaram uma alteração na curva comprimento-tensão nas musculaturas extensora e flexora do punho, de maneira que esses indivíduos apresentam maior torque com o punho fletido, o que, por sua vez, limita a realização de diversas atividades funcionais. Para impedir que essa situação se configure, é necessário que a musculatura flexora seja mantida em posição alongada e que haja intervenção específica para fortalecimento dos extensores. Caso os achados de Burtner et al.[35] sejam confirmados em estudos mais consistentes, a órtese dinâmica pode vir a constituir um recurso bastante interessante para indivíduos com paralisia cerebral que apresentem limitação na função manual.

Os resultados indicaram ainda que todas as crianças, de ambos os grupos, apresentaram menor ativação muscular no antebraço com uso da órtese estática. Embora sejam necessários estudos posteriores, esse resultado deve ser levado em consideração em casos de uso prolongado de dispositivos estáticos, que levariam ao risco de atrofia muscular.

Diante da ausência de evidências conclusivas que comprovem ou não a eficácia desse tipo de intervenção, os profissionais de reabilitação baseiam suas condutas em estudos de caso único e em dados empíricos de sua própria experiência clínica.

É necessário o envolvimento dos profissionais de reabilitação na leitura crítica da literatura e na realização de novos estudos que possam disponibilizar evidências significativas quanto ao uso de órteses nos membros superiores de indivíduos com paralisia cerebral. Em sua Classificação Internacional de Funcionalidade, Incapacidade e Saúde[29], a Organização Mundial de Saúde recomenda que não sejam realizadas inferências sobre os níveis de atividade e participação a partir de informações de estrutura e função do corpo. Dessa maneira, faz-se necessário, ainda, que sejam realizados estudos que investiguem a relação entre o uso de órteses de membros superiores e desfechos funcionais, classificados nos níveis de atividade e participação.

IMPLEMENTAÇÃO DA TÉCNICA

A Classificação Internacional de Funcionalidade, Incapacidade e Saúde[29] classifica as órteses como fatores contextuais. Para que esses dispositivos cumpram sua função de facilitadores, é necessário que o profissional realize uma extensa investigação com a criança, a família e a equipe envolvida no tratamento, para considerar as expectativas e as reais possibilidades de atendê-las. É função do profissional de saúde informar a todos a respeito de evidências recentes sobre a intervenção, os procedimentos e o custo envolvidos no processo. Além disso, é importante avaliar a receptividade da família e, principalmente, da criança, para implementação e uso do recurso nos diversos ambientes.

Avaliação

Definida a pertinência do uso da órtese como parte do plano de tratamento da criança, o terapeuta deve iniciar os procedimentos de avaliação. De maneira a estruturar as expectativas da família com relação à intervenção, pode-se utilizar um instrumento de avaliação de atividade e participação, como o PEDI ou a COPM, entre outros. A avaliação dos componentes de estrutura e função do corpo deve incluir a existência de hipertonia, amplitude de movimento articular passiva e ativa, força muscular e a presença ou não de controle motor seletivo no segmento em questão, o que pode ser operacionalizado pelo uso de instrumentos de avaliação da função do membro superior, como, por exemplo, o QUEST. O uso do MACS pelos profissionais da equipe e pela família possibilita uma análise congruente sobre a função manual do indivíduo e orienta a tomada de decisão e o planejamento da intervenção.

Confecção

Além dos princípios biomecânicos mencionados anteriormente, a confecção de órteses deve observar alguns aspectos. Deve-se evitar a inclusão desnecessária de articulações. Para isso, as extremidades da órtese não devem se estender para além de articulações às quais o movimento seria permitido. Além disso, o dispositivo deve acomodar propriedades anatômicas, como os arcos da mão e a dupla obliquidade por eles gerada[14]. Com relação à clientela infantil, é importante que o profissional considere o nível funcional da criança e seu estágio de desenvolvimento, para adequar o modelo da órtese às atividades que a criança já realiza ou visa realizar com ajuda do dispositivo. Por exemplo, uma criança que faça uso de bengalas ou andadores talvez tivesse dificuldade em utilizar uma órtese funcional para posicionamento do punho, confeccionada em material termoplástico. Forrações podem ser utilizadas para oferecer mais conforto à criança, embora muitas vezes dificultem o processo de limpeza e, com frequência, favoreçam o surgimento de odores desagradáveis. As forrações autoadesivas podem dificultar a realização de reajustes posteriores. Para prevenir o excesso de sudorese, a família pode ser orientada a adotar algum tipo de malha aplicada sobre a pele antes da colocação da órtese. O uso de materiais atraentes, como termoplásticos, neoprene e velcros de cores diferentes, além de adesivos, pode facilitar o processo de aceitação da órtese pela criança, principalmente se ela for encorajada a participar da escolha.

Acompanhamento

Logo após a confecção, o profissional deve orientar e treinar a família e, se possível, a criança para a colocação da órtese. São necessárias também orientações quanto ao tempo de uso e aos procedimentos de limpeza. Os responsáveis pela criança devem ser orientados a retirar a órtese após os primeiros 30 minutos de uso para observação do membro e identificação de possíveis pontos de pressão que precisem ser corrigidos. É importante marcar uma reavaliação logo após os primeiros dias de uso, mesmo que não haja queixas com relação ao uso. Reavaliações periódicas também fazem parte da intervenção, e essa informação deve ser transmitida aos pais antes da confecção da órtese. Ajustes serão sempre necessários, em função do crescimento e também das mudanças nos objetivos de tratamento e nas expectativas funcionais da criança.

CASO CLÍNICO

R, 4 anos, sexo feminino, tem diagnóstico de paralisia cerebral do tipo hemiplégica espástica esquerda, e encontra-se em tratamento de terapia ocupacional na frequência de uma vez por semana. A família se queixa do fato de R ter dificuldade em pegar alguns brinquedos porque não consegue abrir a mão esquerda e virar a palma da mão "para fora".

Além disso, a mãe afirma que tem investido na participação da criança em tarefas como alimentação e vestir, mas que R tem se frustrado pela dificuldade na movimentação do braço esquerdo. Nessas situações, a mãe relata posicionar a mão da criança junto ao objeto, para que ela desempenhe as tarefas com a mão direita.

Devido à necessidade de ajustes frequentes para facilitar o desempenho funcional de R, família e terapeuta classificaram sua função manual no nível III do MACS. Segundo a opinião dos familiares, se ela mantivesse a mão aberta e o polegar "apontado pra cima", conseguiria aumentar o uso do membro superior esquerdo e realizar as tarefas com mais facilidade e menos assistência.

A avaliação de terapia ocupacional revelou que a criança apresenta extensão ativa de punho até a posição neutra. Além disso, com o punho estabilizado a 20 graus de extensão, R consegue estender os dedos. Entretanto, a criança não coordena esses movimentos ao tentar apreender e soltar algum objeto. R não apresenta nenhum prejuízo cognitivo e frequenta a escola regular.

Em reunião com a família e a equipe, optou-se pelo uso de uma órtese para o membro superior, como recurso adjunto às demais intervenções terapêuticas.

A opção por um determinado modelo de órtese é resultado de extenso processo de reflexão e análise de informações por parte do profissional. Assim como poderia ser feita a opção pelo não uso da órtese, a escolha de um determinado modelo também não é unânime e pode exigir diversas tentativas até que se chegue ao resultado esperado.

No caso analisado, optou-se pela órtese de posicionamento do punho em extensão, confeccionada em neoprene, com um componente dinâmico, de material elástico, disposto ao longo do antebraço para favorecer a supinação. Em repouso, o antebraço de R assumiu uma posição neutra que possibilitou o uso do membro para apoio de objetos como pratos, copos, papéis, entre outros, além de favorecer o desempenho de atividades bimanuais necessárias para o vestir, a alimentação e o brincar. Naturalmente, o uso da órtese foi contextualizado em um plano de tratamento que compreendia outras intervenções simultâneas. A criança aceitou bem o dispositivo e a família mostrou-se satisfeita com o mesmo.

REFERÊNCIAS

1. Carlson MG, Athwal GS, Bueno RA. Treatment of the wrist and hand in cerebral palsy. J Hand Surg [Am] 2006; 31(3):483-90.

2. Morris C. Cerebral palsy. Paediatric orthotics: orthotic management of children. London: Mac Keith Press, 2007: 85-100.

3. Boyd RN, Morris ME, Graham HK. Management of upper limb dysfunction in children with cerebral palsy: a systematic review. Eur J Neurol 2001; 8(Suppl 5):150-66.

4. Eliasson AC, Forssberg H, Hung YC, Gordon AM. Development of hand function and precision grip control in individuals with cerebral palsy: a 13-follow-up year study. Pediatrics 2006; 118(4):e1.226-36.

5. Fehlings D, Rang M, Glazier J, Steele C. An evaluation of botulinum-A injections to improve upper extremity function in children with hemiplegic cerebral palsy. J Pediatr 2000; 137(3):331-7.

6. Wallen M, O'Flaherty SJ, Waugh MC. Functional outcomes of intramuscular botulinum toxin type A and occupational therapy in the upper limbs of children with cerebral palsy: a randomized controlled trial. Arch Phys Med Rehabil 2007; 88(1):1-10.

7. Arner M, Eliasson AC, Nickasson S, Sommerstein K, Hägglund G. Hand function in cerebral palsy. Report of 367 children in a population-based longitudinal health care program. J Hand Surg [Am] 2008; 33(8):1.337-47.

8. Eliasson AC, Krumlinde-Sundholm L, Rösblad B et al. The Manual Ability Classification System (MACS) for children with cerebral palsy: scale development and evidence of validity and reliability. Dev Med Child Neurol 2006; 48(7):549-54.

9. Smith GE. The most ancient splints. Br Med J 1908; 1(2465):732-34, 736-1, 736-2.

10. Fess EE. A history of splinting: to understand the present, view the past. J Hand Ther 2002; 15(2):97-132.

11. Parent-Weiss N. Upper-limb orthoses. In: Morris C, Dias L (eds.). Paediatric orthotics: orthotic management of children. London: Mac Keith Press, 2007: 34-43.

12. Morris C. Biomechanical principles. In: Morris C, Dias L (eds.). Paediatric orthotics: orthotic management of children. London: Mac Keith Press, 2007: 4-12.

13. Fess EE, Philips CA. Hand splinting: principles and methods. 2 ed. St Louis: Mosby, 1987: 317.

14. Hogan L, Uditsky T. Pediatric Splinting: selection, fabrication, and clinical application of upper extremity splints. San Antonio (TX): Therapy Skill Builders, 1998: 181.

15. Morris C, Gryfakis N, El-Shammaa M, Dias L. Assessment. In: Morris C, Dias L (eds.). Paediatric Orthotics: orthotic management of children. London: Mac Keith Press, 2007: 13-27.

16. Wiart L, Darrah J, Kembhavi G. Stretching with children with cerebral palsy: what do we know and where are we going? Pediatr Phys Ther 2008; 20(2):173-8.

17. Wasiak J, Hoare B, Wallen M. Botulinum toxin A as an adjunct to treatment of the upper limb in children with spastic cerebral palsy. Cochrane Database Syst Rev 2004; (4):CD003469.

18. Speth LA, Leffers P, Janssen-Potten YJ, Vles JS. Botulinum toxin A and upper limb functional skills in hemiparetic cerebral palsy: a randomized trial in children receiving intensive therapy. Dev Med Child Neurol 2005; 47(7):468-73.

19. Aguiar IF, Rodrigues AMVN. O uso de órteses no tratamento de indivíduos com paralisia cerebral na forma hemiplégica espástica: uma revisão bibliográfica. Temas Desenvolv 2002; 11(63):45-51.

20. Bonnier B, Eliasson AC, Krumlinde-Sundholm L. Effects of constraint-induced movement therapy in adolescents with hemiplegic cerebral palsy: a day camp model. Scand J Occup Ther 2006; 13(1):13-22.

21. Dickerson AE, Brown LE. Pediatric constraint-induced movement therapy in a young child with minimal active arm movement. Am J Occup Ther 2007; 61(5):563-73.

22. Wilton J. Casting, splinting, and physical and occupational therapy of hand deformity and dysfunction in cerebral palsy. Hand Clin 2003; 19(4):573-84.

23. Rodrigues AMVN, Mancini MC, Vaz DV, Silva LC. Uso de órtese para abdução do polegar no desempenho funcional de criança portadora de paralisia cerebral: estudo de caso único. Rev Bras Saúde Matern Infant 2007; 7(4):423-36.

24. Gracies JM, Marosszeky JE, Renton R et al. Short-term effects of dynamic lycra splints on upper limb in hemiplegic patients. Arch Phys Med Rehabil 2000; 81(12):1.547-55.

25. Nicholson JH, Morton RE, Attfield S, Rennie D. Assessment of upper-limb function and movement with cerebral palsy wearing lycra garments. Dev Med Child Neurol 2001; 43(6):384-91.

26. Law M, Cadman D, Rosenbaum P, Walter S, Russel D, DeMatteo C. Neurodevelopmental therapy and upper-extremity inhibitive casting for children with cerebral palsy. Dev Med Child Neurol 1991; 33(5):379-87.

27. Autti-Rämö I, Suoranta J, Anttila H, Malmivaara A, Mäkelä M. Effectiveness of upper and lower limb casting and orthoses in children with cerebral palsy: an overview of review articles. Am J Phys Med Rehabil 2006; 85(1):89-103.

28. Lannin NA, Novak I, Cusick A. A systematic review of upper limb extremity casting for children and adults with central nervous system motor disorders. Clin Rehabil 2007; 21(11):963-76.

29. Organização Mundial de Saúde (OMS)/Organização Panamericana de Saúde (OPAS). CIF – Classificação Internacional de Funcionalidade, Incapacidade e Saúde. Universidade de São Paulo, 2003: 325.

30. Law M, Russell D, Pollock N, Rosenbaum P, Walter S, King G. A comparison of intensive neurodevelopmental therapy plus casting and a regular occupational therapy program for children with cerebral palsy. Dev Med Child Neurol 1997; 39(10):664-70.

31. Copley J, Watson-Will A, Dent K. Comparative effects of three hand splints on bilateral hand use, grasp, and arm-hand posture in hemiplegic children: a pilot study. Occup Ther J Res 1983; 3:75-92.

32. Exner CE, Bonder BR. Comparative effects of three hand splints on bilateral use, grasp, and arm-hand posture in

hemiplegic children: a pilot study. Occup Ther J Res 1983; 3:75-92.

33. Flegle JH, Leibowitz JM. Improvement in grasp skill in children with hemiplegia with the MacKinnon splint. Res Dev Disabil 1988; 9(2):145-51.

34. Reid DT, Sochaniwskyj A. Influences of a hand positioning device on upper-extremity control of children with cerebral palsy. Int J Rehabil Res 1992; 15(1):15-29.

35. Burtner P, Poole JL, Torres T et al. Effect of wrist hand splints on grip, pinch, manual dexterity, and muscle activation in children with spastic hemiplegia: a preliminary study. J Hand Ther 21(1):36-42.

36. Vaz DV, Mancini MC, Fonseca ST, Vieira DS, Pertence AEM. Muscle stiffness and strength and their relation to hand function in children with hemiplegic cerebral palsy. Dev Med Child Neurol 2006; 48(9):738-33.

LEITURA RECOMENDADA

Caetano EB, Caetano MBF. Anatomia funcional do punho e da mão. In: Pardini A, Freitas A. (orgs.). Traumatismos da mão. 4 ed. Rio de Janeiro: MedBook, 2008; 1:9-80.

Hogan L, Uditsky T. Pediatric Splinting: selection, fabrication, and clinical application of upper extremity splints. San Antonio (TX): Therapy Skill Builders, 1998: 181.

Terapia Manual

Parte A
Método Maitland: Mobilização Articular em Crianças com Paralisia Cerebral (PC)

Mônica Bicalho Alves de Souza

HISTÓRICO

Desenvolvido por Geoffrey Douglas Maitland, em Adelaide, Austrália, no início dos anos 1950, o conceito Maitland de fisioterapia manipulativa, como se tornou conhecido, enfatiza uma maneira específica de pensamento, de avaliação contínua, de arte da fisioterapia manipulativa ("saiba como, quando e que técnica praticar, e se adapte à situação individual do paciente") e um comprometimento total com o paciente. Maitland, especialmente por meio do modo de pensamento e do processo de avaliação contínua, estabeleceu a fundação para o desenvolvimento das definições e descrições contemporâneas do processo fisioterapêutico. Durante sua prática o paciente é examinado em intervalos frequentes durante a sessão, para possibilitar que o manipulador avalie o resultado do tratamento. O terapeuta continua ou altera sua técnica de acordo com a presença ou não de mudança[1].

Trata-se de um método de avaliação e tratamento que está difundido em todo o mundo, devido à sua eficácia no tratamento de disfunções articulares tanto da coluna vertebral como das articulações "periféricas". O criterioso sistema de avaliação proposto por Maitland foi incorporado pela fisioterapia moderna, e as técnicas de tratamento podem ser graduadas de acordo com o estágio da patologia, o que torna a manipulação muito confortável para os pacientes que sofrem de problemas da coluna vertebral ou dos membros[2].

Desde o início dos anos 1970, tem-se observado aumento no uso de técnicas de mobilização pelos fisioterapeutas. A primeira indicação para seu uso são as disfunções articulares mecânicas, nas quais ocorrem restrições na mobilidade articular acessória levando a dor ou limitação do movimento ativo fisiológico[3]. Mobilização pode ser definida simplesmente como ADM (amplitude de movimento) articular passiva[4]. Maitland relata que a mobilização articular é mais efetiva quando direcionada para restaurar estruturas em sua posição normal em uma articulação ou em uma posição que não cause dor para que o movimento ocorra em amplitude articular completa sem dor, para alongar uma articulação tensa por dor, para restaurar a ADM e para aliviar a dor com o uso de técnicas especiais[4,5]. A mobilização articular tem sido usada na avaliação e no tratamento de pacientes que apresentam incapacidades musculoesqueléticas da coluna e das extremidades. Mais recentemente Cochrane[4] sugeriu a mobilização como uma forma apropriada de tratamento para algumas restrições articulares que ocorrem em crianças com paralisia cerebral (PC).

OBJETIVOS E PRINCÍPIOS

Inicialmente iremos definir mobilização articular como é usada tradicionalmente em adultos com disfunções musculoesqueléticas, para discutir seus vários efeitos, descrever contraindicações e precauções e discutir a eficácia desse tratamento como relatado na literatura pesquisada[3]. Em seguida discutiremos a aplicabilidade da mobilização articular em crianças com PC.

Usada de maneira ampla, a mobilização articular é uma expressão geral que se refere a qualquer forma ativa ou passiva de se mover uma articulação. O termo define-se de maneira mais específica como qualquer técnica de movimento passivo que utilize movimentos repetitivos ou movimentos articulares oscilatórios.

Movimentos acessórios são movimentos articulares que ocorrem para que todos os movimentos ativos em qualquer amplitude possam ocorrer. Esses movimentos incluem deslizamentos, rolamentos, distrações e compressões. Movimentos articulares descritos como *joint play movements* geralmente são considerados movimentos que podem ser produzidos por uma força externa, mas que o indivíduo é incapaz de reproduzir ativamente. Na aplicação clínica de mobilização articular, a atenção é focalizada nos *joint play movements*, quando somados aos movimentos fisiológicos[4].

Quando discutimos o tema mobilização articular, é importante relembrar algumas considerações que dizem respeito ao movimento articular. A primeira é o fato de que não temos superfícies articulares planas, geralmente elas apresentam conformação ovoide ou selar. Outro fator que deve ser ressaltado é que as articulações podem se apresentar em posição de repouso (*loose packed position*), quando a cápsula e os ligamentos se encontram relaxados e o espaço articular está aumentado (Fig. 24.1B), ou em posição de não repouso (*close packed position*), quando a cápsula articular e os ligamentos se encontram tensionados e as superfícies articulares estão mais próximas. Nesta última, a articulação se encontra travada de forma que não se consegue nenhum movimento. Na articulação glenoumeral, a posição *closed packed* é considerada quando se tem uma combinação de abdução e rotação externa. Movimentos ativos ou passivos nessa posição resultam em maior compressão articular; movimentos em uma posição mais aberta geram distração. Tipicamente, técnicas de mobilização são realizadas em posição *loose packed*.

É interessante também ressaltar que os movimentos articulares se dão de três formas: *rotação* (*spin* – rotação em torno do próprio eixo; um único ponto da face articular gira sobre um único ponto na outra face articular); *rolamento* (*roll* – rolamento de uma superfície articular sobre a outra, isto é, vários pontos de uma articulação entram em contato com vários pontos de outra articulação); e *deslizamento* (*slide* – deslizamento de uma superfície articular sobre a outra, isto é, um ponto de uma articulação entra em contato com vários pontos de outra articulação)[6,7] (Figs. 24.2 e 24.3).

Deve-se ressaltar ainda o princípio do côncavo-convexo pelo qual o rolamento sempre ocorrerá na mesma direção do movimento. De acordo com esse princípio podemos concluir que se a articulação côncava se move sobre a convexa, o rolamento e o deslizamento ocorrem na mesma direção e que, se a articulação convexa se move sobre a côncava, o rolamento e o deslizamento ocorrem em direções opostas (Fig. 24.4). Quando o úmero é abduzido ou fletido, a cabeça do úmero rola em direção superior e desliza em direção inferior. A lassidão da cápsula inferior permite que o movimento para baixo ocorra. O deslizamento inferior ficará restrito se ocorrer adesão ou restrição capsular na porção inferior da cápsula (Fig. 24.1)[4,8].

As técnicas de mobilização de Maitland são frequentemente graduadas da seguinte forma[3,4]:

Grau 1 (I): movimento de pequena amplitude, realizado no início do arco do movimento (Fig. 24.5).

Gau 2 (II): movimento de grande amplitude, realizado no início do arco do movimento, mas que não atinge o limite da amplitude normal do movimento (Fig. 24.5).

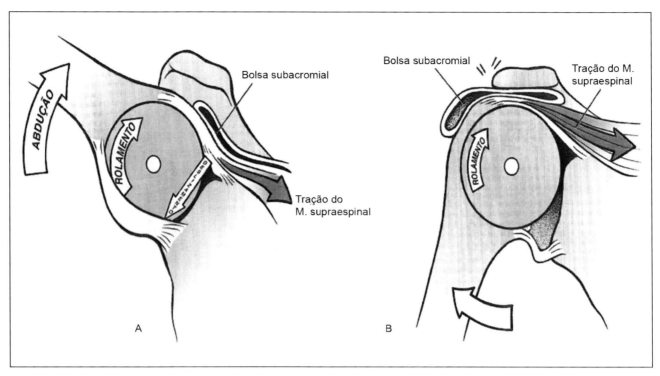

Fig. 24.1. Artrocinemática da articulação do ombro durante a abdução. A fossa glenoide é côncava e a cabeça do úmero é convexa. **A.** Artrocinemática de rolamento e deslizamento típica de uma face articular convexa, movendo-se sobre uma face articular côncava relativamente estacionária. **B.** Consequências de um rolamento sem deslizamento compensatório suficiente (*Fonte*: Neumann DA. Cinegiologia do Aparelho musculoesquelético: fundamentos para a reabilitação física. Rio de Janeiro: Guanabara Koogan, 2006).

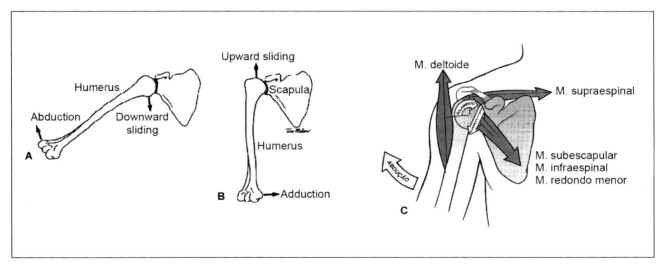

Fig. 24.2. Deslizamento de superfícies articulares. **A.** Abdução do úmero deve ser acompanhada de deslizamento inferior da cabeça do úmero na fossa glenoide. **B.** Adução de úmero é acompanhada de deslizamento superior da cabeça do úmero (*Fonte*: Norkin CC. Joint structure and function: a comprehensive analysis. 2nd ed., 1992). **C.** Durante a abdução ativa de ombro, a linha de força do deltoide rola a cabeça do úmero para cima. O músculo supraespinal rola a cabeça do úmero para abdução e comprime a articulação para maior estabilidade. Os outros músculos do manguito rotador deslizam a cabeça do úmero para baixo para se contrapor à translação exercida para cima (*Fonte*: Neumann DA. Cinegiologia do aparelho musculoesquelético: fundamentos para a reabilitação física. Rio de Janeiro: Guanabara Koogan, 2006).

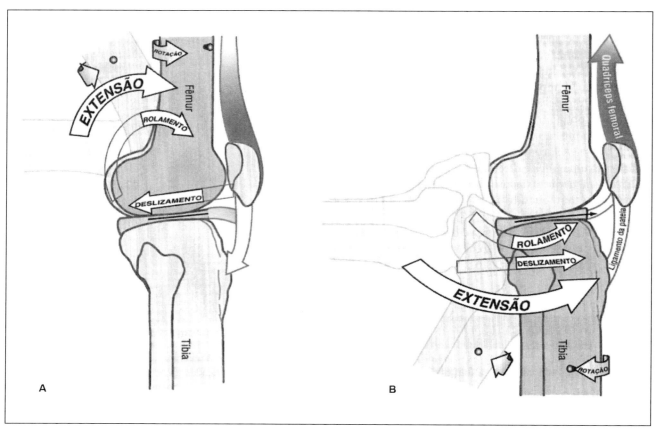

Fig. 24.3. A extensão do joelho mostra uma combinação de rolamento e deslizamento com artrocinemática giratória. O côndilo do fêmur é convexo e o platô tibial é ligeiramente côncavo. **A.** Extensão fêmur sobre tíbia (joelho). **B.** Extensão tíbia sobre fêmur (joelho). (*Fonte*: Neumann DA. Cinesiologia do aparelho musculoesquelético: fundamentos para a reabilitação física. Rio de Janeiro: Guanabara Koogan, 2006.)

Grau 3 (III): movimento de grande amplitude, realizado no final do arco do movimento (Fig. 24.5).

Grau 4 (IV): movimento de pequena amplitude, realizado no final do arco do movimento; quando esse grau de mobilização é usado, a técnica deve ser realizada de forma lenta e rítmica, de maneira que seja possível para o paciente usar contração muscular voluntária para evitar que o terapeuta utilize a técnica[1] (Fig. 24.5).

Grau 5 (V): refere-se à manipulação de pequena amplitude, com um *thrust* de alta velocidade aplicado a uma articulação no seu limite de amplitude de movimento, e realizada tão rapidamente que o paciente não pode se prevenir contra a execução do movimento. Essa manipulação representa a progressão da mobilização porque proporciona um rápido alongamento articular, sempre acompanhada de um som (*cracking*)[1,9] (Fig. 24.5).

A expressão terapia manual é usada tanto para se referir a procedimentos de mobilização (graus I a IV) quanto de manipulação (grau V).

Kessler e Hertling descreveram três critérios para a seleção do grau a ser usado na aplicação clínica da mobilização: "o grau de dor ou espasmo muscular protetor durante a mobilização passiva (irritabilidade), o grau de restrição do movimento articular e a habilidade e experiência do operador". Os graus numericamente menores são usados em condições de dor e os graus numericamente maiores são usados para alongar a cápsula articular. Oscilações rítmicas da articulação podem ser usadas durante a mobilização articular. Estas oscilações podem ocorrer tanto em grandes como em pequenas amplitudes produzidas em uma frequência de 2 a 3 por segundo. Elas são realizadas geralmente na direção do movimento acessório[1,10].

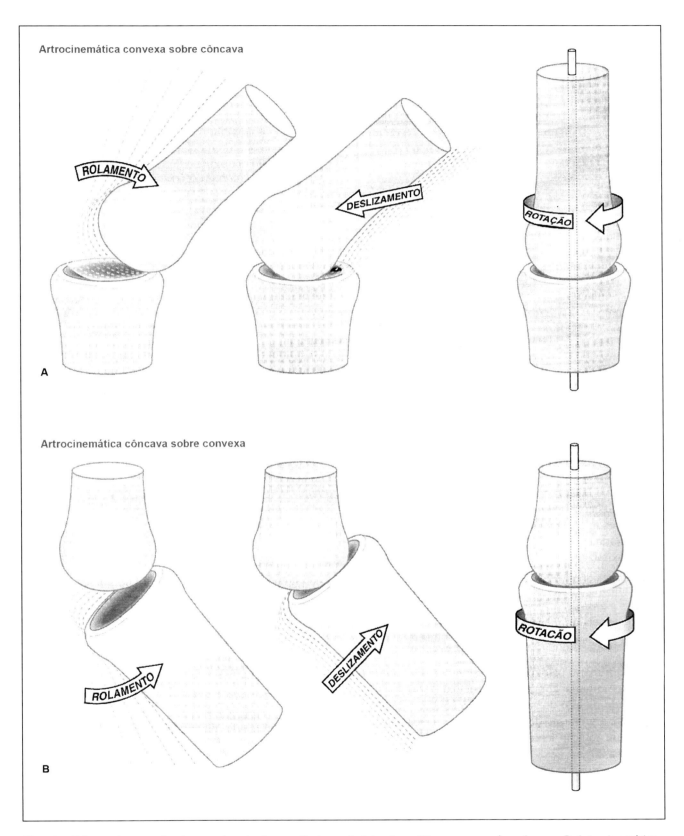

Fig. 24.4. Três movimentos fundamentais entre faces articulares. **A.** Artrocinemática convexa sobre côncava. **B.** Artrocinemática côncava sobre convexa (*Fonte*: Neumann DA. Cinegiologia do aparelho musculoesquelético: fundamentos para a reabilitação física. Rio de Janeiro: Guanabara Koogan, 2006).

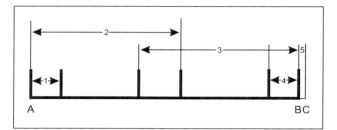

Fig. 24.5. Graus de movimento articular. **A.** Início da amplitude de movimento. **B.** Limite da amplitude de movimento disponível, se normal ou limitada. **C.** Limite anatômico da amplitude de movimento (*Fonte*: Kessler RM, Hertling **D.** Management of common musculoesqueletal disorders: physical therapy, principles and methods. Philadelphia, PA: Harper&Row, Publishers Inc, 1983: 22).

Disfunção articular mecânica

Disfunção é um termo não específico usado para descrever um desvio do normal. No caso de disfunção articular, ocorre tanto desvio do movimento normal esperado ou dor acompanhando o movimento[11]. Existem diferentes causas para a disfunção articular mecânica. Por exemplo, a disfunção articular mecânica pode ser causada por fibrose capsular, adesão ligamentar, edema articular, subluxação e desarranjo intra-articular. Disfunção espinhal tem sido relacionada com a lesão discal, com ou sem envolvimento da raiz nervosa, desarranjo ou adesão articular da articulação zigoapofisária, hipermobilidade segmentar e subluxações[1,9,12].

Nem todos os tipos de disfunções articulares podem ser tratados pela terapia manual. Uma avaliação cuidadosa do tipo de disfunção envolve procedimentos de avaliação detalhados. Os sinais e sintomas específicos de um paciente permitem ao terapeuta desenvolver o diagnóstico e determinar as diretrizes do tratamento. A análise cuidadosa dos dados clínicos guia a progressão do tratamento.

A terapia manual tem se mostrado mais efetiva quando direcionada para a disfunção articular mecânica na qual ocorre restrição do movimento acessório causado pela tensão capsular ou ligamentar ou por aderência[13]. A avaliação, portanto, inclui testes de movimentos acessórios particularmente para aquela articulação a fim de determinar a presença de dor e/ou resistência, presentes ao movimento[1,5]. Resistência ao movimento é tipicamente produzida tanto por tensão capsuloligamentar ou por espasmo muscular[5]. Habilidade e experiência são necessárias para perceber esses sinais e sintomas quando são avaliados pequenos movimentos associados às articulações periféricas e vertebrais. A habilidade e a confiança para "sentir" esses pequenos movimentos têm sido questionadas por alguns autores[14] e sustentadas por outros[15,16].

Razões para os efeitos da mobilização articular

Os mecanismos pelos quais a mobilização articular e a manipulação ocorrem não são conhecidos; entretanto, várias hipóteses têm sido propostas a partir da expansão do conhecimento de neurologia dos tecidos moles e articulações, biomecânica e patologias. Embora as razões para o tratamento tenham sido desenvolvidas para as áreas que recebem maiores atenções da pesquisa (p. ex., mobilização e manipulação espinhal), as razões propostas para esses efeitos podem ser aplicadas às articulações periféricas[3].

Mecanismos neurofisiológicos para a redução da dor e do espasmo muscular

O estudo da neurologia articular fornece subsídios para a compreensão do efeito dos movimentos passivos na modulação da dor. Os tipos I, II e III de mecanorreceptores localizados nas cápsulas articulares e ligamentos são estimulados por movimentos articulares ativos e passivos[17]. O tipo IV de nociceptores está completamente inativo em situações normais, mas é estimulado por estresse mecânico excessivo ou por fatores químicos irritantes. A teoria dos portões da dor, postulada por Melzack e Wall (1965), propôs que uma barreira aferente dos receptores articulares podem modular o *input* aferente nociceptivo pela inibição ocorrida primariamente em nível espinhal mas influenciada por algumas conexões pelos centros superiores[19].

Técnicas de mobilização passiva podem ser um meio de ativar os tipos I e II de mecanorreceptores, levando à redução da dor e dos espasmos musculares reflexos[11]. O tipo III de mecanorreceptores (encontrados apenas em cápsulas e ligamentos de articulações periféricas) pode ser ativado por um alongamento forte ou por técnicas de *thrust* e pode apresentar efeito inibitório nos músculos ao redor[11,17].

Zusman (1986) discorda das teorias citadas e considera, com suporte em várias referências, que os movimentos passivos realizados em uma articulação podem inibir a contração reflexa tanto em músculos locais quanto em músculos distantes dessa articulação[19]. Estudos realizados em ratos descerebrados confirmam que a atividade aferente produzida por movimentos passivos no final da ADM de joelho e cotovelo provoca um efeito inibitório na contração muscular reflexa[20,21]. Estes achados embasam o uso de mobilização articular em crianças com disfunções do SNC, pois se questionava se a mobilização articular poderia causar aumento da atividade reflexa nessas crianças.

Movimentos passivos no final da amplitude podem reduzir o *input* periférico para o SNC, além de reduzir a dor, por meio de dois mecanismos. O primeiro ocorre devido a uma redução temporária na pressão intra-articular, levando à diminuição da tensão na cápsula articular. Esta diminuição da tensão pode se dar tanto pela diminuição do líquido no espaço articular como pelo estiramento das fibras de colágeno. O segundo mecanismo ocorre devido à adaptação de terminações encapsuladas nas terminações dos nervos nas articulações e ao estímulo mecânico do alongamento prolongado do tecido mole periarticular.

Contraindicações e precauções gerais do método Maitland

Cummings e Araújo (2000)[2] e Grieve (1989)[25] especificaram 7 contraindicações à *mobilização* realizada em qualquer um de seus graus:

1. Osteoporose.
2. Fraturas recentes.
3. Compressão na medula espinhal.
4. Compressão de cauda equina (que produza distúrbios na função urinária e/ou fecal).
5. Doenças ativas nas vértebras (doenças ósseas ou malignas envolvendo a coluna vertebral).
6. Tonturas posicionais quando há rotações ou extensão de pescoço.
7. Dor intensa nas raízes dos nervos (somente tração).

Cummings e Araújo (2000)[2] descrevem também algumas precauções e contraindicações quanto à *manipulação*, isto é, a realização do grau V de Maitland.

1. Dor não diagnosticada, não explicada e não proveniente de incidentes.
2. Grande sobrecarga psicológica.
3. Suspeita de osteoporose (fisiológica em idosos).
4. Espondilite anquilosante ativa.
5. Espondilolistese, se produzir sinais e sintomas.
6. Instabilidade vertebral (não fazer grau 5 naquele nível).
7. Primeiros meses de gestação devido à lassidão ligamentar e nos dois meses finais de gestação.
8. Invasão intraforaminal (hérnia, osteófitos, calo ósseo).
9. Irritação aguda da raiz nervosa.
10. Compressão aguda de raiz nervosa.
11. Adolescentes e crianças.
12. Síndrome do chicote aguda.
13. Artrite reumatoide ativa.

Cabe ressaltar que, conforme já mencionado, quando descrevemos o uso da terapia de Maitland em crianças não encontramos referências teóricas suficientes. Por esta razão, as contraindicações descritas se aplicam especificamente ao paciente adulto, e ao utilizarmos a técnica em crianças, devemos utilizá-la como parâmetro inicial associado sempre à detalhada avaliação do caso.

■ IMPLEMENTAÇÃO DA TÉCNICA

Como esforço para minimizar o risco para o paciente, vários princípios importantes devem ser seguidos. A aplicação inicial da técnica deve ser gentil. Avaliação dos sinais e sintomas deve ser feita continuamente durante o tratamento. Qualquer mudança nestes sinais e sintomas deve ser usada para monitorar e guiar a progressão do tratamento (por exemplo, o terapeuta deve monitorar continuamente a resposta do paciente e da articulação que está sendo tratada). A presença de dor ou de espasmo muscular afeta a aplicação da técnica. A habilidade do terapeuta de reconhecer a presença de espasmo muscular enquanto realiza um movimento acessório em pequena amplitude é, entretanto, um fator de essencial segurança.

As técnicas de tratamento são escolhidas com base nos movimentos de deslizamento, translação e rotação particulares da artrocinemática da articulação e da direção da restrição do movimento[13]. O grau de movimento escolhido para o tratamento é baseado no efeito desejado e na irritabilidade (isto é, em qual tipo de dor é provocada) da articulação tratada. Graus I e II são usados para tratar a dor, graus III a V são usados para aumentar a ADM.

Apesar de a literatura que pesquisa a eficácia da mobilização articular periférica ser extremamente limitada, existem algumas evidências que sustentam sua eficácia. Beverley acredita que a mobilização articular periférica seja mais amplamente usada que a mobilização de coluna para crianças com paralisia cerebral[3].

Implementação do método Maitland em crianças com PC

Mesmo em crianças com desenvolvimento típico, existem evidências que sugerem que a mobilização articular deve ser contraindicada. Para crianças com desordens no SNC, como a paralisia cerebral, fatores de risco adicionais devem ser considerados. Para melhor entender tanto a indicação como as precauções para o uso de mobilização em crianças, o desenvolvimento musculoesquelético será resumidamente descrito tanto para crianças com desenvolvimento típico e como para crianças com PC.

Considerações sobre desenvolvimento

Na criança com desenvolvimento típico, o crescimento muscular é estimulado pelo crescimento esquelético como resultado do aumento na distância imposta ao músculo ligado ao osso em crescimento. Somado a isto, os músculos esqueléticos aumentam em resposta ao crescimento ósseo[27]. Tais alterações nos músculos podem se desenvolver se os músculos antagonistas estiverem paralisados ou fracos, como ocorre nos casos de crianças com PC ou em crianças com espasticidade/hipertonia secundárias a traumatismo craniano. Quando o músculo agonista não cresce normalmente, contraturas musculares ocorrem como resultado[28]. Similarmente, mudanças no músculo podem ter efeito em ossos e articulações; por exemplo, contraturas musculares podem levar à diminuição do movimento articular com possível subsequente conversão de parte da cartilagem articular em tecido fibroso[29].

A cartilagem de crescimento está presente em três locais na criança em desenvolvimento: na placa epifisária, na superfície articular e na apófise ou inserção tendinosa[30]. Injúrias em cada um desses pontos, como resultado de estresse repetitivo característico de algumas atividades esportivas, têm sido descritas na literatura[30,31]. Durante o estirão de crescimento que ocorre nas crianças com desenvolvimento típico, pode haver aumento real da tensão musculotendinosa nas articulações, perda de flexibilidade e aumento na injúria causado pelo excesso de uso[30].

A placa epifisária de crescimento tem sido descrita como sendo particularmente vulnerável à tensão tanto linear quanto torsional[31].

Sabe-se que o crescimento muscular ocorre de forma mais lenta em indivíduos com PC[32], e que pesquisas realizadas em ratos normais e espásticos sugerem que "os músculos espásticos" crescem mais lentamente que os músculos normais em relação ao crescimento ósseo[33].

A característica-chave da patologia musculoesquelética na paralisia cerebral é a falha no crescimento longitudinal do músculo esquelético. As condições para um crescimento muscular normal são alongamentos regulares de músculos relaxados associados às condições de descarga de peso fisiológicas. Em crianças com PC, o esqueleto muscular não relaxa durante a prática de atividades devido à espasticidade e ao fato de que essas crianças apresentam baixos graus de atividade devido à sua fraqueza muscular e pobre equilíbrio. A patologia musculoesquelética é muito mais complexa e danosa que simplesmente o desenvolvimento de contraturas musculares. Torções dos ossos longos, instabilidade articular e alterações degenerativas precoces na descarga de peso são comuns e debilitantes, e adultos jovens com PC comumente apresentam dor devido à alterações articulares degenerativas[26].

O desenvolvimento musculoesquelético de crianças com injúrias do SNC congênitas ou adquiridas, particularmente aquelas que resultam em espasticidade, é diferente do de crianças que apresentam desenvolvimento típico. Alterações no crescimento muscular e ósseo ocorrem como resultado do efeito prolongado da espasticidade. De acordo com Bleck[34], a contratura de cápsulas articulares ocorre secundária à imobilidade, que resulta da espasticidade.

Princípios gerais da mobilização articular em indivíduos com espasticidade

Não existe nenhuma sugestão na literatura fisioterápica de que a manipulação seria uma forma apropriada para tratamento de crianças com disfunções no SNC (sistema nervoso central); na realidade, é muito comum observar contraindicações para o uso de manipulações em crianças com problemas no SNC[25]. Entretanto, devemos prestar atenção às diferentes definições de formas de manipulação articular, além de lembrar que a terapia manual se refere tanto à mobilização quanto à manipulação, conforme descrito.

Enquanto a tensão capsular pode ser um achado primário que justifique o tratamento de mobilização articular em pessoas com incapacidades musculoesqueléticas, esta não é a única preocupação para os indivíduos com paralisia cerebral espástica. Quando os achados associados de encurtamentos musculares, hiperatividade reflexa ao estiramento, deformidades esqueléticas e fraquezas musculares são considerados, o uso de mobilização para aumentar ou restaurar a mobilidade articular não é tão simples. Além disso, clínicos podem ponderar sobre o potencial impacto da aplicação de forças mecânicas repetitivas em crianças.

Em bebês e crianças jovens com déficits neuromotores, toda a amplitude de movimento pode frequentemente ser facilitada por meio de tratamentos neurofisiológicos sem a necessidade de mobilização articular, porque as restrições capsulares ainda não se desenvolveram.

Cochrane, em seu estudo sobre mobilização em membros superiores de crianças com disfunções do SNC, sugere que as limitações de mobilidade articular presentes nas crianças mais velhas com longos períodos de imobilidade do ombro, devido à espasticidade e à falta de desenvolvimento da dissociação escapuloumeral, podem levar à aderência capsular e à restrição do movimento articular. Ela propõe que a mobilização articular, usada em conjunto com formas neurofisiológicas de tratamento, pode ser indicada para essas crianças. A criança com espasticidade nos músculos do tronco e ombro tipicamente apresenta limitações na abdução, flexão e rotação externa do úmero. Mobilização das articulações acromioclavicular, esternoclavicular e escapulotorácica é necessária para alcançar toda a amplitude de movimento do ombro. A autora pondera, entretanto, que é difícil diferenciar disfunções capsulares de restrições de movimento causadas por tensão muscular em pacientes com espasticidade[4].

Todas as técnicas de terapia manual consideram a necessidade de avaliações tanto "subjetivas" quanto "objetivas" antes de se iniciar o tratamento. A avaliação subjetiva se baseia predominantemente no modelo da dor, com o examinador questionando natureza, localização e gravidade da dor. O uso de avaliação subjetiva em crianças com desordens do SNC é problemático por duas razões. Primeiro, a dor não é uma queixa comum das crianças com PC, exceto em alguns casos de subluxação ou luxação de quadril. Nestes casos, é duvidoso o uso de mobilização, pois luxações devem ser reduzidas por meio de procedimentos cirúrgicos[35]. Segundo, porque várias crianças são incapazes de se comunicar adequadamente devido às alterações de fala e à deficiência mental associada.

Resumindo, as restrições capsulares que ocorrem nas articulações de crianças mais velhas com PC podem ser indicações para o uso de procedimentos de mobilização articular. Cautela deve ser tomada, pois a técnica recomendada para uma tensão articular crônica é um procedimento vigoroso em grau IV de movimento. Como Cochrane alerta, deve-se ter cuidado para não se impor um estiramento muito rápido aos músculos ao redor da articulação ou em outras áreas do corpo, uma vez que se pode causar aumento temporário da espasticidade na área a ser tratada[4]. Kessler e Hertling (1983) relatam que para aderências crônicas, o grau IV de mobilização articular é o indicado, mas que inicialmente deve-se começar pelos graus I e II antes de se realizar um tratamento mais vigoroso[8].

A presença de placas de crescimento imaturas é outra razão para se ter cautela durante a mobilização. Se for necessário usar mobilização articular em crianças jovens ou em crianças em fase de estirão de crescimento, devem-se usar apenas mobilizações com oscilações gentis para evitar a produção de dor ou espasmo muscular reativo durante o tratamento[4].

Procedimentos de mobilização articular apropriados podem ser incorporados facilmente junto com outras formas de exercícios terapêuticos. As técnicas podem ser realizadas, por exemplo, com a criança posicionada no colo do terapeuta, sobre o rolo ou a bola. O objetivo do terapeuta é facilitar o alongamento, a rotação de tronco, além da tomada e distribuição de peso. Um lado da articulação é estabilizado de forma que uma superfície articular possa ser movimentada em relação à outra. Geralmente, a posição de cadeia cinética aberta é usada para mobilização; o terapeuta pode trabalhar utilizando a cadeia cinética fechada de uma articulação ou a amplitude final do movimento articular. Distração das superfícies articulares pode ser usada com outros movimentos acessórios para permitir maior grau de liberdade de movimento e conforto para o paciente[4].

Várias crianças mais velhas com PC desenvolvem limitações da mobilidade torácica e da extensão, flexão lateral e rotação da coluna lombar. Tipicamente, extensão, abdução e rotação externa de quadril estão restritas. Diminuição da mobilidade articular da coluna, pelve e quadris pode causar limitações compensatórias na ADM de joelhos, tornozelos e pés. Quando a hipomobilidade articular leva à disfunção capsular, a mobilização pode ser uma técnica efetiva para ganho de amplitude de movimento[4].

Com grande conhecimento sobre mobilização e seu uso em combinação com a abordagem neurofisiológica, o terapeuta pode ter em suas mãos um instrumento de grande valor para a avaliação e tratamento das disfunções ortopédicas nas crianças com déficits neurológicos.

Contraindicações ao uso de mobilização articular em indivíduos com PC

Embora argumentos possam ser usados em relação à cautela no uso conservador de mobilização articular periférica em crianças mais velhas com restrições secundárias à espasticidade, existe um número de incapacidades do desenvolvimento nas quais a mobilização articular e, particularmente, a manipulação espinhal devem ser fortemente contraindicadas.

Em crianças com paralisia cerebral tipo atáxica ou atetoide, as articulações tendem a estar hipermóveis. Hipermobilidade na coluna dessas crianças pode cursar com instabilidade cervical; pesquisadores têm notado que movimentos rápidos e repetitivos de pescoço parecem acelerar a progressão da instabilidade cervical em crianças com PC atetoide[36,37].

Técnicas utilizadas

Manipulação vertebral
Avaliação do alinhamento da coluna

Sempre que se vai utilizar alguma técnica manipulatória na coluna, uma detalhada avaliação deve ser realizada. É por meio dessa avaliação que conseguiremos estabelecer a técnica ou as técnicas que deverão ser utilizadas em cada caso e em cada sessão. Uma adequada avaliação engloba a observação dos movimentos da coluna em ortostatismo (flexão anterior, estensão e flexão lateral) e na posição sentada (rotação), além de avaliação palpatória do posicionamento e mobilidade das vértebras com o paciente em prono. Vale ressaltar a importância de um adequado treinamento do terapeuta para que seja capaz de realizar essa avaliação e posteriormente a realização das técnicas. Além disso, também é de extrema importância adequar a técnica à idade e ao quadro de cada criança em que se pretende utilizar a técnica de Maitland, lembrando sempre as particularidades das crianças com PC e as diferenças entre crianças e adolescentes.

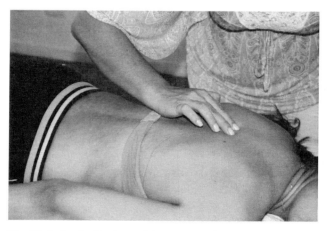

Fig. 24.6. Avaliação do posicionamento das vértebras torácicas por meio da palpação.

Pressão posteroanterior

Seu uso é indicado nos casos em que a dor é igual nos dois lados, em áreas onde há mudanças notáveis nos ossos e em caso de presença de dor ou espasmo protetor.

Pressão transversa

Sua indicação se dá quando na avaliação se observa desvio nos processos vertebrais (neste caso, deve-se empurrar na direção do desvio, se não funcionar deve-se tentar o oposto) ou dor unilateral (empurrar na direção da dor). Esta técnica é mais útil na coluna lombar superior que na inferior.

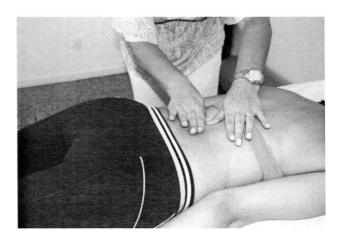

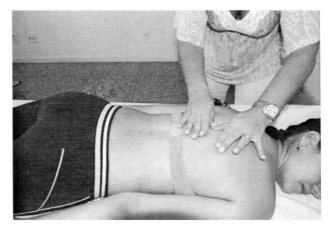

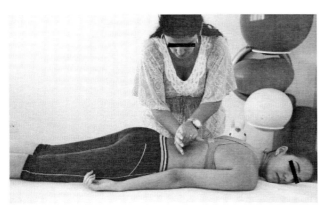

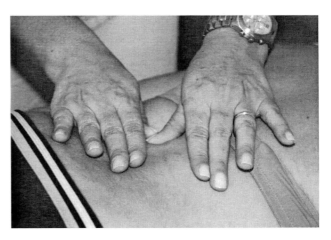

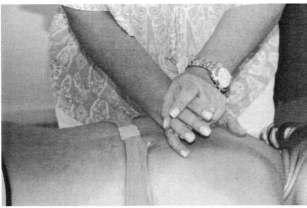

Fig. 24.7. Paciente em prono, terapeuta ao lado do paciente posiciona o osso pisiforme sobre o processo espinhoso procurado. A colocação da mão é feita conforme mostra a figura. Os cotovelos são levemente flexionados, a cabeça e o tronco superior do terapeuta ficam centrados sobre a coluna vertebral do paciente. Depois de achar o melhor posicionamento no processo espinhoso, o terapeuta exerce pressão sem perder o contato com a pele do paciente. Movimento oscilatório é obtido com movimento em plano vertical da cabeça e tronco superior do terapeuta.

Fig. 24.8. Paciente deitado em prono com polegares sobre a bacia. Terapeuta fica do lado direito do paciente (para empurrar para a esquerda). Terapeuta posiciona o polegar esquerdo contra o processo espinhoso, antebraço inclinado de forma que a primeira articulação metacarpofalangeana (MCF) está acima do polegar. A ponta do polegar direito é colocada perpendicularmente sobre a unha do polegar esquerdo; os dedos direitos são relaxados sobre o dorso da mão esquerda (veja nas figuras acima). O movimento é gerado empurrando o polegar esquerdo em direção transversal ao polegar esquerdo.

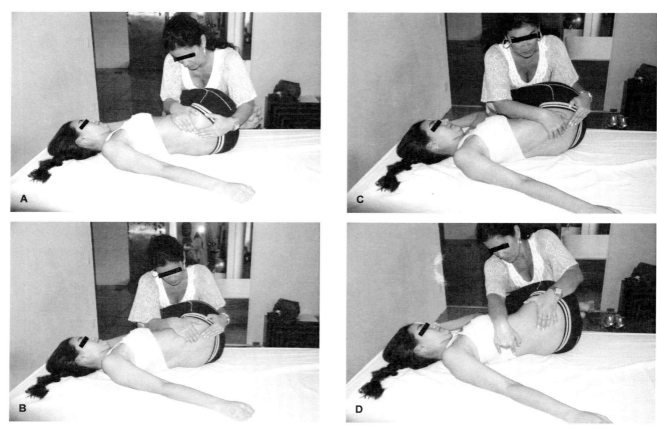

Fig. 24.9. Nesta figura pode-se ver uma adaptação realizada pela terapeuta na técnica de rotação lombar de Maitland. Com a paciente em supino, membros inferiores fletidos e apoiados lateralmente no tronco da terapeuta, em **A** e **B** inicialmente é feito um alongamento miofascial dos músculos lombares. Em **C**, por meio do movimento do corpo da terapeuta para cima e para baixo (cranial e caudal em relação à paciente), observa-se aumento e diminuição da amplitude da rotação lombar (rotação com flexão). Em **D** podemos observar que, por meio do posicionamento de suas mãos, a terapeuta promove maior alongamento muscular lombar.

Rotação lombar

A rotação lombar é utilizada mais frequentemente em casos de dor lombar, mas podemos utilizá-la também com o objetivo de ganho de mobilidade lombar. Esta técnica não e indicada para indivíduos com PC.

Mobilizações de MMSS

Mobilização de úmero

Ver Figs. 24.10 a 24.12.

Mobilizações de MMII

Pelve

Mobilização posteroanterior de sacro (PA de sacro)

A PA de sacro deve ser realizada com o objetivo de ganhar mobilidade anteroposterior de sacro. Ela pode ser feita no sacro como um todo ou de forma unilateral, como mostram as Figs. 24.13 e 24.14. A escolha de uma técnica ou outra vai depender do que foi encontrado na avaliação.

Rotação de sacro (volante do sacro) (Fig. 24.15)
Rotação posterior de ilíaco

Deve-se utilizar esta técnica quando se observa que o ilíaco está rodado porteriormente ou anteriormente. Se o ilíaco está rodado posteriormente, pode-se usar a rotação posterior, pois, se ela está bloqueada, ao tratar rodando posteriormente, os tecidos são liberados e a articulação é reposicionada para que o movimento ocorra de forma mais livre (Fig. 24.16).

Distração coxofemoral (distração longitudinal da espinha ilíaca anterior – ASI)

Paciente em supino, próximo a um lado da mesa. Perna mais próxima da borda com flexão de quadril e

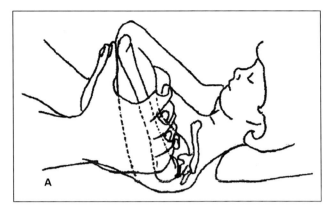

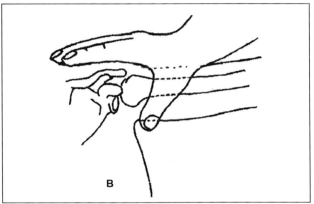

Fig. 24.10A. Deslizamento inferior do úmero com a criança em supino. **B.** Deslizamento inferior com a criança na posição sentada, ombro abduzido a 90 graus (*Fonte*: Cochrane CD. Joint mobilization principles: considerations for use on child with central nervous system dysfunction. Physical Therapy 1987; 67(7):1.105-9).

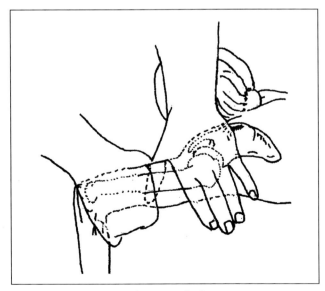

Fig. 24.11. Deslizamento anterior do úmero com a criança em prono (*Fonte*: Cochrane CD. Joint mobilization principles: considerations for use on child with central nervous system dysfunction. Physical Therapy 1987; 67(7):1.105-9).

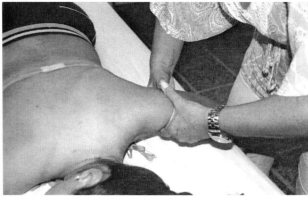

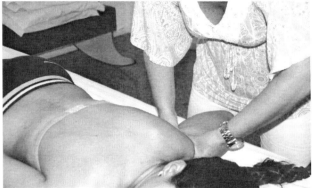

Fig. 24.12. Mobilização de úmero com paciente em prono.

joelho. Terapeuta de frente para a cabeça do paciente, e sentado na borda lateral do pé do paciente. Dedos fechados atrás do joelho. Deve-se pedir ao paciente que deixe a perna para fora, relaxada. Deve-se trazer o joelho um pouco para trás e, então, o terapeuta se inclina para trás. Terapeuta apoia sua perna fora da mesa em uma superfície firme para maximizar a técnica de mobilização. O movimento de mobilização consiste em balançar a cabeça do terapeuta; com essa atitude, sente-se o movimento primeiro no joelho do paciente. Com maior inclinação do corpo do terapeuta, o movimento é sentido na bacia, sacro e, finalmente, na coluna lombar. Quando se pretende usar a manipulação (grau V), deve-se localizar o movimento em determinada área e subitamente puxar de volta ao final do movimento[2] (Figs. 24.17 e 24.18).

Rotação coxofemoral (Fig. 24.19)
Mobilização tíbia-fíbula

O objetivo desta mobilização é realizar dissociação entre a tíbia e a fíbula, além de aumentar a mobilidade intra-articular. O paciente deve ser posicionado em supino com o membro inferior (MI) que vai ser trabalhado em flexão de quadril e joe-

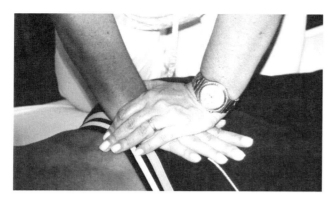

Fig. 24.13. PA sacro.

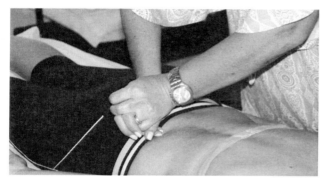

Fig. 24.14. PA unilateral de sacro.

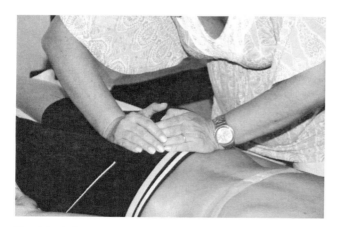

Fig. 24.15. Paciente em prono, com terapeuta posicionado do lado oposto ao sacro elevado, de frente para a cabeça do paciente. Mão cefálica, com apoio em pisiforme sobre o sacro proeminente, dedos apontando para os pés do paciente, mão caudal sob divisa inferior/lateral oposta do sacro com cotovelo na mesa entre as coxas do paciente. Mão cefálica empurra direto para baixo e mão caudal empurra em linha com o antebraço.

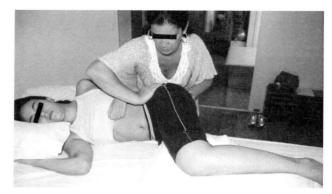

Fig. 24.16. Paciente em decúbito lateral na beirada da cama, pernas fletidas simetricamente com travesseiro entre elas para que a paciente fique bem relaxada. O ilíaco a ser rodado deve estar posicionado para cima. Mão cefálica do terapeuta posicionada no topo anterior do ilíaco, com dedos apontados para o terapeuta. Mão caudal na tuberosidade isquiática da paciente. Terapeuta usa seu corpo para fazer a rotação, encontrando o ângulo com maior mobilidade. O eixo de movimento do terapeuta é médio-esterno, diretamente sobre a mobilidade do ilíaco.

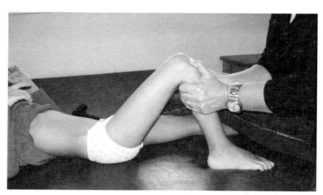

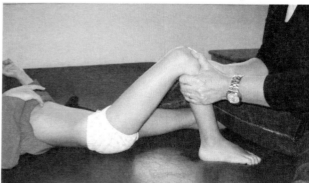

Fig. 24.17. Na criança é possível adaptar a posição do terapeuta à postura mostrada na figura, pela dificuldade de a criança se manter parada em uma mesma posição. Não se deve fazer pressão da perna do terapeuta na perna do paciente que não vai ser manipulada. Em adolescentes já é possível utilizar a postura descrita inicialmente. Após posicionado, segurar com as duas mãos na região posterior do joelho do paciente e tracionar inclinando seu corpo para trás e balançando sua cabeça. Observe sempre onde você quer mobilizar.

Capítulo 24 ■ Terapia Manual   413

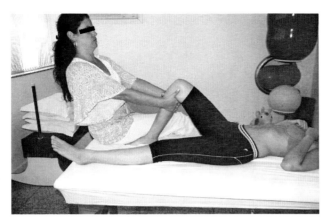

Fig. 24.18. Posição do terapeuta durante a distração coxofemoral.

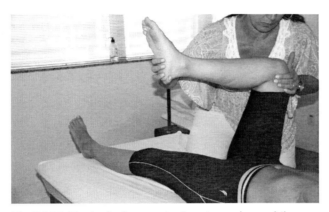

Fig. 24.19. Manipulação em rotação externa de quadril. Deve-se posicionar o quadril em 90 graus de flexão e levar a perna ao máximo possível de rotação externa. Ao sentir resistência ao movimento, deve-se relaxar a tensão um pouco; em seguida, realizam-se movimentos repetidos, mas em pequena amplitude no sentido da rotação externa. Outra forma de ganhar ADM de rotação externa é com as mãos posicionadas conforme a figura, realizar resistência no joelho (em direção caudal) e no pé (região lateral) e pedir ao paciente para empurrar contra sua resistência.

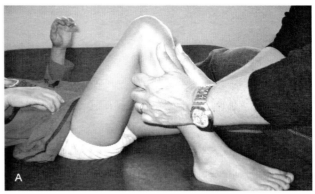

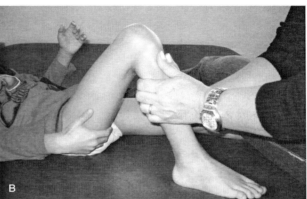

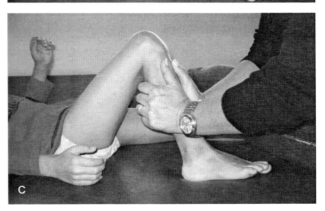

Fig. 24.20. Mobilização tíbia-fíbula. **A.** Mobilização posterior da fíbula em relação à tíbia, realizada na porção proximal da perna. **B.** Mobilização anterior da fíbula em relação à tíbia, realizada na porção proximal da perna. **C.** Mobilização posterior da fíbula em relação à tíbia, realizada no terço medial da perna.

lho (*loose packed position*: +/– 25 graus flexão joelho e 10 graus flexão plantar). O outro MI fica estendido. O terapeuta senta de frente para a criança, segura com suas mãos na panturrilha. Uma mão abraça a tíbia, mantendo-a fixa, enquanto a mão lateral abraça a fíbula, segurando em ambas as mãos na porção anterior da perna com sua região tenar e a porção posterior da perna com a ponta/polpa de seus dedos. Deve-se manter fixa a mão da tíbia e realizar movimentos anteroposteriores com a mão da fíbula. Iniciar na porção proximal da perna e, à medida que for percebendo que melhora o movimento, deslizar a mão inferiormente, até a porção distal da perna (Fig. 24.20).

Mobilização tálus

O objetivo desta mobilização é aumentar a ADM de dorsiflexão, além de ganhar mobilidade intra-articular. O paciente deve ser posicionado em supino com o membro inferior (MI) que vai ser trabalhado em flexão de quadril e joelho. O outro MI fica estendido. O terapeuta senta de frente para a criança, a mão medial abraça o tornozelo em sua porção ventral,

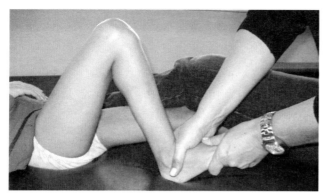

Fig. 24.21. Mobilização de tálus com o paciente em supino.

mantendo-a em ligeira flexão plantar (*loose packed position*: +/− 10 graus flexão plantar, em posição neutra de inversão/eversão), enquanto a mão lateral segura o antepé para manter a angulação da flexão plantar. A mão posicionada no tornozelo realiza movimentos rítmicos de compressão em direção ao apoio (Fig. 24.21).

Mobilização tibiotársica

Paciente em decúbito dorsal, joelho fletido e perna para fora da maca. A primeira forma de posicionamento das mãos: as duas mãos do terapeuta seguram o tálus proximalmente, exercem força de tração, perpendicularmente à superfície articular côncava durante a mobilização. Na segunda forma de posicionamento das mãos, o terapeuta usa uma mão para estabilizar o tálus na superfície ventral e a outra mão segura o calcâneo com a borda ulnar e dedos para realizar a manipulação (Fig. 24.22).

Mobilização de calcâneo

A mobilização de calcâneo tem como objetivo melhorar sua mobilidade. Com o paciente em supino, as mãos do terapeuta devem abraçar o calcâneo (Fig. 20.23A) e realizar movimentos circulares do mesmo (Fig. 20.23B e C).

Mobilização metatarsofalangeana

Esta mobilização tem como objetivo ganhar mobilidade entre as articulações metatarsofalangeanas (Fig. 24.24).

▢ CASO CLÍNICO

A seguir será apresentado o caso clínico de uma criança que não é portadora de PC, mas como

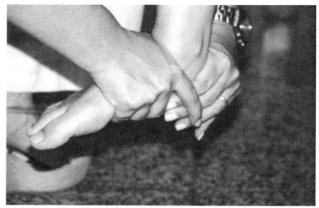

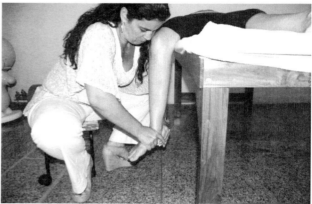

Fig. 24.22. Mobilização tibiotársica.

a aplicação da técnica ajudou muito no trabalho, a partir dele podemos extrapolar para os casos de PC. É importante compreender após uma adequada avaliação em que momento e com qual objetivo deve-se usar cada uma das técnicas apresentadas.

Criança OK, 2 anos, nascida em 26/3/2008, de parto cesariano, com 38 semanas. Ao nascimento, Apgar 1º min: 9 e 5º min: 9, apresentou grande esforço respiratório, devido ao quadro de pneumonia, sendo encaminhada ao CTI, onde permaneceu por 2 meses. Presença de refluxo nos primeiros meses de vida, ausência de quaisquer outros quadros clínicos. À alta apresentava-se muito hipotônica, com vômitos frequentes e dificuldade de deglutição. Apresenta-se sem diagnóstico definido, com suspeita de alteração do braço curto do cromossomo 15. Iniciou fisioterapia em janeiro de 2009 em outra instituição. Foi avaliada por mim no final de abril de 2009. À avaliação, como mostrado nas Figuras 24.25 e 24.26, pudemos observar:

- *Pontos positivos*: mãe presente, colaboradora, ciente das dificuldades da criança e disposta a

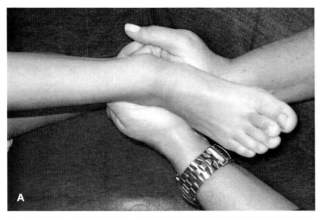
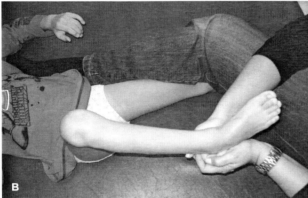
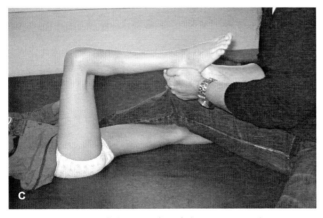

Fig. 24.23A a **C.** Mobilização de calcâneo com paciente em supino.

ajudar no processo da reabilitação. Criança com boa cognição, bom contato, responde bem aos comandos embora não consiga responder bem se a resposta for motora.
- *Habilidades funcionais*: em prono, mostrava-se incapaz de elevar tronco e cabeça, ausência de apoio em mãos, pobre estensão de tronco, pobre distribuição de peso nos antebraços, manutenção da postura de abdução e rotação esterna de MMII, ausência de ativação de abdominais, além de praticamente nenhuma ativação de glúteos. Não se mostrava capaz de rolar, virar para supino, estender-se com apoio em seus braços. Sentada, quando colocada, pois não era capaz de realizar transferências sozinha, ficava sentada no sacro, com tronco muito cifótico, abdução e rotação esterna dos MMII, hiperextensão de cabeça. Nesta postura também era incapaz de realizar transferências e, na maior parte do tempo, precisava usar as mãos para apoio lateral. De pé, conforme Figura 24.27, apresenta pobre controle e estensão de tronco, excessiva hiperextensão de joelhos, pés muito pronados, tibiotársica muito estendida.
- Danos nos sistemas relacionados com a estrutura do corpo e função:
  - *Controle postural e equilíbrio*: ausência de reações de retificação e equilíbrio em todas as posturas avaliadas.
  - *Sistema regulatório/cognitivo*: criança apresenta-se sem distúrbios regulatórios e com boa cognição, tranquila, interage bem com o ambiente.
  - *Sistema neuromuscular*: presença de hipotonia generalizada, força muscular diminuída de forma global, tanto em membros superiores quanto em membros inferiores.
  - *Sistema musculoesquelético*: presença de leves encurtamentos em gastrocnêmios e isquiotibiais. Presença de importante falta de mobilidade articular e muscular, principalmente em coluna e pelve.
  - *Sistema sensorial*: criança com insegurança gravitacional.
  - *Sistema cardiopulmonar*: costelas ainda muito horizontalizadas para a idade, pobre expansibilidade.
  - *Sistema gastrointestinal*: dificuldade na deglutição, pobre nutrição.
- A criança não foi submetida ao GMFCS, uma vez que não é portadora de PC e esse sistema só é usado nessa patologia (Figs. 24.25 a 24.27).
- *Tratamento realizado*: todo o trabalho foi realizado com o objetivo de ganho de mobilidade em coluna, pelve e caixa torácica, para então trabalharmos a melhora do controle de tronco, reações de retificação e equilíbrio, mudanças de posturas realizando transferências, ortostatismo, marcha etc. Como estamos aqui para falar sobre Maitland, ressalto o uso de algumas técnicas já descritas, adaptando-as para esta criança, pois é uma criança pequena

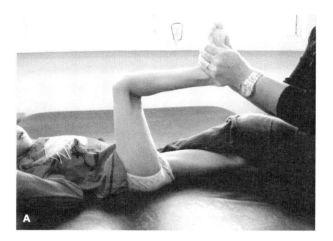
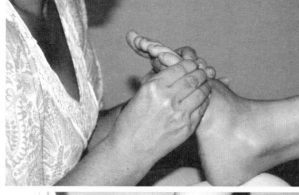
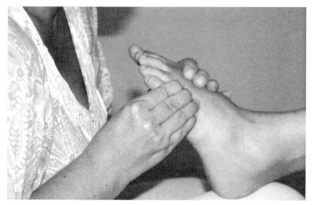
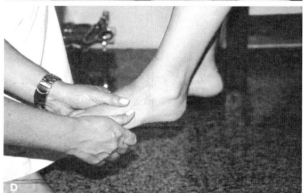
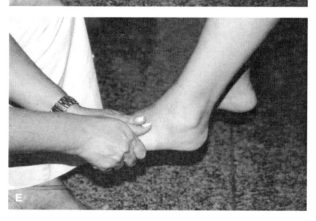

Fig. 24.24. A mobilização metacarpofalangeana pode ser realizada com o paciente em supino (como mostram as figuras **A**, **B** e **C**) ou com o paciente sentado (como mostram as figuras **D** e **E**). Com o paciente em decúbito dorsal, a mão do terapeuta que estabiliza deve segurar a cabeça do metatarso com o polegar na superfície plantar do pé e o indicador na superfície dorsal. A mão que estabiliza mantém o metatarso na posição, e a mão que manipula realiza movimentos na direção dorsal (**C**) e plantar (**B**). Quando o paciente estiver sentado (**D** e **E**), o terapeuta deve apenas inverter suas mãos colocando seus polegares na superfície dorsal e os indicadores na superfície plantar.

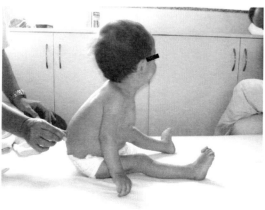
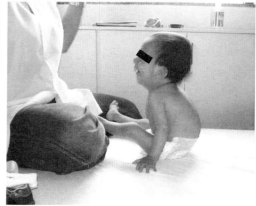

Fig. 24.25. Criança na postura sentada. Observar o aumento na base de suporte, a importante cifose de tronco e a hiperextensão de cabeça.

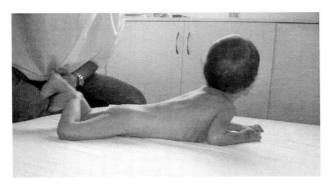

Fig. 24.26. Criança em prono. Observar a pobre ativação muscular global, o precário apoio em cintura escapular, a hiperextensão de cabeça e a postura em abdução e rotação externa de membros inferiores.

e quadro da criança, minha avaliação não poderá ser realizada como preconizado por Maitland (para mais detalhes, ver Leitura Recomendada); precisarei fazer adaptações à técnica.

É importante sempre pensar na mobilização articular como uma técnica complementar no tratamento das crianças com distúrbios no sistema nervoso central, especialmente nos indivíduos com PC (Figs. 24.29 e 24.30).

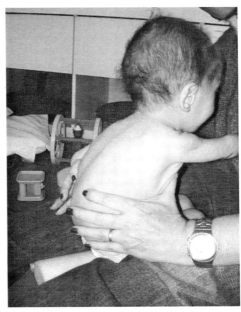

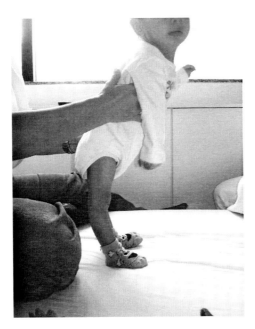

Fig. 24.27. Criança de pé. Observar o pobre controle de tronco, ausência de extensão de quadril, hiperextensão de joelhos e tornozelos.

e, por isso, torna-se necessária a mudança no posicionamento de minhas mãos, conforme mostrado nas Figuras 24.27 e 24.28. Acho também importante ressaltar que, apesar de estar usando técnicas de Maitland em minha atividade, tenho que ter sempre em mente que estou lidando com uma criança com distúrbio no controle do movimento e da postura; por este motivo, tenho sempre que pensar em função durante a minha prática. Preciso também lembrar que, de acordo com a idade

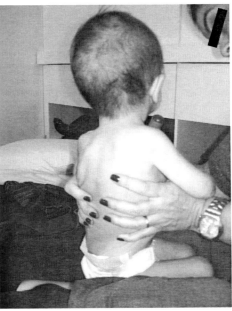

Fig. 24.28. Mobilização do tronco em extensão; em seguida, em extensão e rotação.

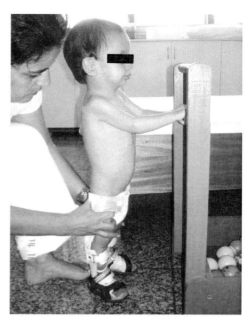

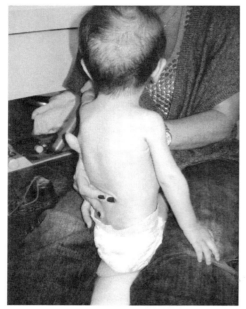

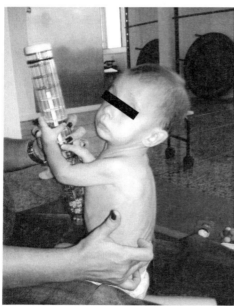

Fig. 24.29. Realização da técnica de mobilização posteroanterior de vértebra. Notar que a criança foi posicionada sentada em ísquios (anteriormente havia sido trabalhada a mobilidade pélvica), sendo realizada apenas a mobilização com o dedo médio da terapeuta; em associação foi oferecida uma atividade funcional para a criança com o objetivo de ela se manter mais organizada em seu tronco e membros superiores.

Fig. 24.30. Criança sendo trabalhada em ortostatismo. Importante ressaltar também o uso das órteses em pés (AFO) para se conseguir melhor alinhamento biomecânico em ortostatismo e consequentemente melhor alinhamento de tronco com melhor ativação muscular.

REFERÊNCIAS

1. Maitland GD. Maitland's manipulação vertebral. 7 ed. Rio de Janeiro: Elsevier, 2007.
2. Cummings GS, Araújo RC. Apostila: Fisioterapia por manipulação articular – Abordagem de Maitland, julho de 2000.
3. Lundgren B. Joint mobilization for children with central nervous system disorders: indications and precautions. Physical Therapy 1991.
4. Cochrane CD. Joint mobilization principles: considerations for use in child with central nervous system dysfunction. Physical Therapy 1987; 67(7):1.105-9.
5. Maitland GD. Peripheral manipulation. Boston: Butterworth Publishers, 1977.
6. Norkin CC. Joint structure and function: a comprehensive analysis. 2 ed. 1992.
7. Neumann DA. Cinegiologia do aparelho musculoesquelético: fundamentos para a reabilitação física. Rio de Janeiro: Guanabara Koogan, 2006.
8. Kessler RM. Management of common muscoloesqueletal disorders: physical therapy, principles and methods. Philadelphia, PA: Harper & Row, Published Inc, 1983.
9. Wells PE. Manipultive procedures. In: Wells PE, Franpton V, IBowsher D (eds.). Pain management in physical therapy. Least Norwalk: Appleton & Lange, 1988: 181-217.
10. Kessler RM, Hertling D. Management of common musculoesqueletal disorders. Physical therapy, principles and methods. Philadelphia, PA: Harper&Row, Publishers Inc, 1983: 22.
11. Parts SV. Mobilization of the spine. Phys Ther 1979; 59:989-95.
12. Cyriax JH. Textbook of orthopedics medicine: diagnosts of soft tissue lesions. 6 ed. Baltimore, Md: Williams & Wilkins, 1975; 1.
13. Hertling D, Kessler RM. Management of common musculoeskeletal disorders: physical therapy principles and methods. Philadelphia, Pa: JB Lippincot Co, 1990.

14. Matyas TA. Bach TM. The reliability of selected techniques in clinical arthrometrics. Australian Journal of Physiotherapy 1985; 31:175-99.
15. Jull G. Bogduk N. Marsland A. The accuracy of manual diagnosis of cervical zygapophysical joint pain syndromes. Med J Aust 1988: 233-6.
16. Evans DH. The reliability of assessment parameters; accuracy of palpation technique. In: Grieve GP (ed.). Modern manual therapy of the vertebral column. New York: Churchill Livingstone Inc., 1986: 498-502.
17. Wyke BD. The neurology of joints. Annals of the Royal College of Surgeons of England 1967; 41:25-50.
18. Melzack R, Wall PD. Cited by Zusman M. Spinal manipulative therapy: review of some proposed mechanisms and a new hypothesis. Australian Journal of Physiotherapy 1986; 32:89-99.
19. Zusman M. Spinal manipulative therapy: review of some proposed mechanisms and a new hypothesis. Austhralian Journal of Physiotherapy 1986; 32:89-99.
20. Baxendale RH, Ferrell WR. The effect of knee joint afferent discharge on transmission in flexion reflex pathways in decerebrate cats. J Physiol 1981; 315:231-42.
21. Baxendale RH, Ferrell WR. Modulation of transmission in forelimb flexion reflex pathways by elbow joint afferent discharge in decerebrate cats. Brain Res 1981; 221:393-6.
22. Wood L, Ferrel LWR. Fluid compartmentation and articular mechanoreceptor discharge in the cat knee joint. QJ Exp Physiol 1985; 70:329-35.
23. Grigg. Greespan BJ. Response of primate joint afferent neurons to mechanical stimulation of the knee joint. J Neurophysiol 1977; 40:1-8.
24. Millar J. Flexion-extension sensitivity of elbow joint afferents in the cat. Exp Brain Res 1965; 27:209-14.
25. Grieve GP. Contra-indications to spinal manipulation and allied treatments. Physiotherapy 1989; 75:445-53.
26. Graham HK, Selber P. Musculoskeletal aspects of cerebral palsy. The Journal of Bone and Joint Surgery 2003; 85-B(2):157-66.
27. O'Dwyer NJ, Neilson PD, Nash J. Mechanisms of muscle growth related to muscle contracture in cerebral palsy. Med Child Neurol 1989; 31:543-52.
28. Bax MCO, Brown JK. Contratures and their therapy. Dev Med Child Neurol 1985; 27:423-4.
29. Sinclair D. Human growth after birth. 5 ed. Oxford: Oxford University Press, 1989.
30. Micheli LJ. Overuse injuries in children's sports: the growth factor. Clin North Am 1983; 14:337-60.
31. Speer DP, Braun JK. The biomechanical basis of growth plate injuries. The Physician and Sportsmedicine 1985; 13:72-8.
32. Staheli LT, Duncan WR, Schaefer E. Growth alterations in the hemiplegic child. Clin Orthop 1968; 60:205-12.
33. Ziv I, Blackburn N, Rang M. Muscle growth in normal arid spastic mice. Dev Med Child Neurol 1984; 26:9-99.
34. Bleck EE. The hip in cerebral palsy. Orthop Clin North Am 1980; 11:79-104.
35. Samilson RL, Tsou P, Aamoth G, Green WM. Dislocation and subluxation of the hip in cerebral palsy: pathogenesis, natural history and management. J Bone Joint Surg 1972; 54:86-7.
36. Bobath K. Deficiência motora em crianças com paralisia cerebral. São Paulo: Manole, 1989.
37. Ebara S, Hadara T, Yamazaki Y et al. Unstable cervical spine in athetoid cerebral palsy. Spine 1989; 14:115-9.
38. Diamond LS, Lynne D, Sigman B. Orthopedic disorders in patients with Down's syndrome. Orthop Clin North Am 1981; 12:57-71.
39. Pueschel SM, Scola FH. Epidemiologic, radiographic and clinical studies of atlantoaxial instability in individuals with Down syndrome. Pediatrics 1989; 80:555-60.

LEITURA RECOMENDADA

Maitland GD. Maitland's manipulação vertebral. 7 ed. Rio de Janeiro: Elsevier, 2007.

Maitland GD. Peripheral manipulation. Boston: Butterworth Publishers, 1977.

Neumann DA. Cinegiologia do aparelho musculoesquelético: fundamentos para a reabilitação física. Rio de Janeiro: Guanabara Koogan, 2006.

Parte B
Reeducação Postural Global

Natália Hermeto Mendes Braga

HISTÓRICO

O método RPG, que significa reeducação postural global, foi criado pelo fisioterapeuta francês Phillippe Emmanuel Souchard na década de 1970[1,2]. Souchard trabalhou 10 anos com François Meziers, terapeuta francesa, criadora do método antiginástica e preconizadora da ideia de cadeias musculares, um dos princípios do RPG. Mezieres acreditava que os problemas musculoesqueléticos e algumas disfunções orgânicas provinham de encurtamentos das cadeias posterior e inspiratória[1,2]. Souchard ampliou esses conceitos e descreveu outras cadeias musculares, além de posturas específicas para o tratamento das retrações ou encurtamentos dos musculares compreendidos pelas mesmas. Deste modo, foram denominadas as cadeias anterointerna do quadril, anterior do ombro e anterointerna do braço, subdivisões da cadeia anterior, e mantidas as cadeias posterior e inspiratória.

Segundo os princípios do método RPG, cada cadeia é tratada por meio de uma postura específica, para alongar os grupos musculares encurtados, tônicos, que têm tendência ao encurtamento, e fortalecer os músculos fásicos, antagonistas aos hipertônicos, que têm tendência à fraqueza[1,2].

OBJETIVOS E PRINCÍPIOS

Princípios do RPG

O método RPG apresenta três princípios norteadores que se relacionam com as cadeias musculares e com os objetivos do tratamento. São eles:

1. Os músculos estáticos hipertônicos devem ser alongados. Isto significa que a musculatura estática, quando sofre uma disfunção, tende ao encurtamento, e por isto deve ser alongada, para que haja melhora da dor, da postura e, consequentemente, da função do indivíduo[1,2].
2. Deve-se evitar o bloqueio em inspiração. Segundo Souchard[1,2], os músculos responsáveis pela inspiração normalmente são encurtados em todas as pessoas, principalmente naquelas que apresentam dores e alterações posturais. Logo, devem ser sempre alongados, o que vai ocorrer durante o trabalho respiratório na execução das posturas para tratamento.
3. Devem-se evitar as rotações internas, ao mesmo tempo em que se corrigem as lordoses de todo o corpo[1,2]. Segundo Souchard[1,2], devido às alterações posturais, dores e funções normais do indivíduo, as pessoas têm tendência a desenvolver encurtamento da musculatura rotadora interna de membros superiores e inferiores. Quando estes grupos musculares são colocados sob tensão para que sejam alongados, as compensações naturais são realizadas por meio de hiperlordoses, principalmente nas regiões cervical e lombar. Logo, um dos princípios do método RPG durante a realização das posturas é evitar que essa compensação ocorra, por meio do alongamento em cadeia e do adequado posicionamento do paciente[1,2].

Conceito de hegemonias

Souchard considera que existem hegemonias que governam nosso corpo[1,2]. São elas: respiratória, alimentar, estática e sexual[1,2].

A função hegemônica mais importante é a respiratória. Sem ela não vivemos, e para executá-la é necessário o trabalho de contração muscular do diafragma e escalenos, motores primários da inspiração e dos músculos acessórios, como esternocleidomastóideo, serrátil anterior, peitorais, paravertebrais torácicos etc.[1,2].

A segunda função hegemônica é a alimentar, uma vez que sem alimentação não sobrevivemos. Para realizá-la são necessários músculos fortes, como os da cadeia anterointerna do ombro e anterior do braço[1,2]. A terceira função é a estática, realizada pelos músculos tônicos, de contração lenta, como os paravertebrais[1,2]. A quarta função é a sexual, importante para a perpetuação da espécie[1].

Conceito de cadeias musculares

A existência das cadeias está relacionada com as funções hegemônicas e com os princípios da RPG, pois músculos que trabalham constantemente precisam ser alongados, de forma a realizar seu trabalho adequadamente. Para que sejam alongados, devem ser utilizadas posturas, que colocam em tensão as cadeias musculares[1,2]. Souchard descreve as seguintes cadeias: inspiratória, anterointerna do ombro, anterior do braço, cadeia posterior e anterointerna do quadril[1,2].

A cadeia inspiratória é formada pelos músculos diafragma e escalenos, motores primários da inspiração e músculos acessórios, como esternocleidomastóideos, serrátil anterior, peitorais, paravertebrais torácicos etc.[1,2]. A cadeia anterointerna do ombro é formada pelos músculos subescapular, peitorais maior e menor[1,2]. A cadeia anterior do braço compreende todos os músculos flexores do ombro, cotovelo, punho e mão[1,2]. A cadeia posterior é composta por todos os músculos posteriores do corpo, como paravertebrais, glúteos, isquiotibiais, tríceps sural e pelos músculos da planta do pé. A cadeia anterointerna do quadril é formada pelo iliopsoas e pelos adutores[1,2].

A noção de globalidade no método RPG

A noção de globalidade foi introduzida no método RPG a partir do momento em que se entendem que as alterações não são causadas pelo encurtamento de músculos individualmente, mas pelo encurtamento de grupos de músculos. As retrações, ou encurtamentos, provocam compensações. Ao se tratar essas compensações por meio do alongamento em posturas, não há como o indivíduo lançar mão dessas "compensações", por isto o método é chamado campo fechado, global, sendo, portanto, eficaz em termos de alinhamento postural global[1,2].

Souchard defende que os músculos das cadeias devem ser alongados enquanto seus antagonistas serão automaticamente fortalecidos, pela existência da relação agonista-antagonista e pelo mecanismo do reflexo miotático inverso, no qual, se um grupo de músculo é alongado, seu antagonista é automaticamente fortalecido[1,2].

EVIDÊNCIAS CIENTÍFICAS

Shumway-Cook e Woollacott[3] observam que a atividade postural envolve o controle da posição do corpo no espaço com finalidades de orientação e estabilidade. A orientação postural é a capacidade de manter uma relação adequada entre os segmentos do corpo e entre o corpo e o ambiente para realizar determinada tarefa. A estabilidade postural refere-se à capacidade de manter o centro de massa projetado dentro dos limites da base de suporte dos segmentos corporais.

Aferências de receptores plantares e proprioceptivos fornecem ao sistema nervoso informações necessárias ao controle postural[4]. Alterações desses mecanismos neuromusculares provocadas por traumas ou danos encefálicos podem causar dano articular e alterações posturais permanentes[4]. O alongamento e a consciência postural promovidos pela RPG possibilitam a melhora da postura, podendo também melhorar a função da marcha e outras atividades de vida diária.

Vanicola e cols.[5] ressaltaram e descreveram a importância de métodos que visam à melhora da postura, como *biofeedback* somatossensorial e visual, prática mental e física. Um exemplo da utilização de *feedback* somatossensorial para a melhoria do alinhamento corporal é uma prática por meio da qual a pessoa que possui um desalinhamento corporal apoia-se numa parede contendo uma saliência vertical alinhada, para que então possa comparar seu alinhamento com a estrutura e fazer a autocorreção[5]. O *biofeedback* visual refere-se à utilização da visão para correção postural.

Salgado e Oshiro[6] estudaram os efeitos do método RPG em uma paciente de 19 anos, com diagnóstico de paralisia cerebral tipo quadriparesia distônica com componentes atetoides e espasmódicos e marcha em agachamento. O objetivo era verificar eletromiograficamente a mudança da ativação muscular do reto femoral, vasto lateral e medial, adutores, bíceps femoral e semitendinoso após uma sessão de RPG por meio da postura "rã no chão". A paciente foi avaliada em repouso, durante o teste neurológico, em ortostatismo e marcha antes e após a sessão em postura de rã no chão, níveis 1, 2 e 3. Os eletrodos foram conectados em pontos motores dos músculos citados. Após o atendimento, foram feitas novas medidas e verificou-se melhora qualitativa e quantitativa da marcha, com aumento da velocidade, amplitude e harmonia dos passos. O tônus também melhorou com redução da atetose axial. Os autores concluíram que por meio do uso da técnica RPG postura rã no chão os músculos foram capazes de desenvolver contrações mais organizadas e eficazes, melhor qualidade de movimento, marcha ou atividades.

Gomes e colaboradores[7] avaliaram os efeitos da técnica de RPG (dez sessões durante 8 semanas) em um paciente que apresentava hemiparesia devido a um AVE há 5 anos quando iniciado o tratamento. O paciente apresentava boa cognição segundo o Mini-exame do Estado Mental e comprometimento motor moderado. Os resultados mostraram boa evolução na postura, melhora da base de apoio e melhora do equilíbrio e marcha, segundo relato do paciente.

Teodori e colaboradores[4] observaram que uma sessão de RPG equilibrou as pressões de contato plantar e localização do centro de força em um indivíduo com história de entorse de tornozelo. Foi utilizada uma plataforma de pressão Tekscan-Matscan, com apoio bipodal livre e olhos abertos. Percebeu-se após 30 dias tendência à recuperação da assimetria.

Um dos itens trabalhados pelo método RPG é a tração cervical e lombar, também chamada de *pompage*. Dishman e Bulbulian observaram que a tração lombar em flexão significantemente diminuía a atividade do motoneurônio alfa, medida pela amplitude do reflexo de Hoffman nos gastrocnêmios em indivíduos normais. Este achado sugere que a tração pode diminuir a atividade do motoneurônio alfa. Este estudo, entretanto, foi realizado em indivíduos sem lesão neurológica, e um estudo similar não foi realizado em indivíduos com PC.

As evidências apresentadas ilustram os efeitos do método RPG em indivíduos com PC. Novos estudos, no entanto, são necessários para que haja evidências suficientes que apontem a efetividade do método em indivíduos com PC.

IMPLEMENTAÇÃO DA TÉCNICA

Avaliação

Na RPG, a avaliação é feita por meio do exame postural e do exame de retrações apresentadas pelo paciente. Retrações significam encurtamentos.

No que se refere ao pé, se uma pessoa apresenta pé plano, tem uma retração anterior, pois o músculo tibial anterior encurtado causa abaixamento do arco plantar. Se, ao contrário, os músculos da planta do pé, formadores da cadeia posterior, estiverem encurtados, levarão ao pé cavo[1,2].

Com relação ao joelho, se a pessoa apresenta geno valgo, também terá encurtamento da cadeia anterior, pois os adutores, estando encurtados, provocam o deslocamento medial dos fêmures, causando o valgismo. Se, ao contrário, apresenta geno varo, terá uma retração da cadeia posterior[1,2].

Na coluna vertebral, a hiperlordose lombar é causada por retrações das cadeias anterior e posterior, pois paravertebrais e iliopsoas encurtados causarão seu aumento[1,2]. A hipercifose torácica significa retração da cadeia anterior, o que aumenta a convexidade posterior dorsal. A retificação da torácica, por sua vez, significa uma retração da cadeia posterior, pelo encurtamento dos paravertebrais dorsais[1,2]. A coluna cervical retificada é resultado de encurtamento da cadeia anterior, e a mesma com hiperlordose e protrusão resulta de encurtamento das cadeias anterior e posterior[1,2].

O exame dessas retrações e o exame complementar, no qual são feitas perguntas a respeito do problema do indivíduo e avaliadas suas compensações, a partir das quais são feitas a escolha postural, estão representados na Fig. 24.31.

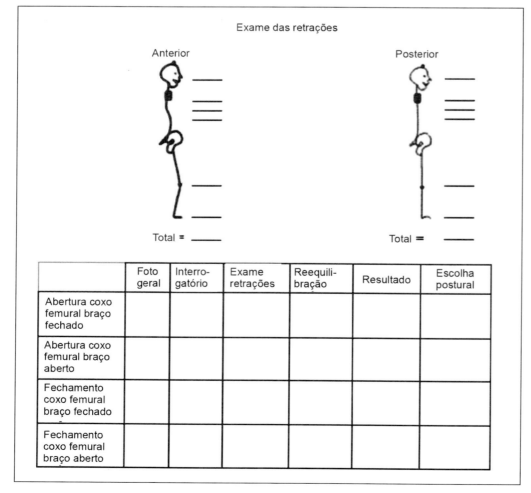

Fig. 24.31. Exame físico do paciente (*Fonte*: Souchard[1,2] citado por Braga[9]).

A partir da utilização desse protocolo de avaliação, o terapeuta realiza a avaliação postural do paciente e marca na coluna "foto geral" a impressão inicial que tem da postura do mesmo, já observando se suas retrações são predominantemente da cadeia anterior ou posterior. Na coluna "interrogatório", o paciente é questionado sobre a posição ou situação na qual ocorre sua queixa ou dificuldade. Na coluna "exame das retrações", o terapeuta registra as retrações e alterações presentes nas cadeias musculares, o que é feito analisando cada segmento do corpo, conforme a Fig. 24.31 (exame das retrações). Depois, o terapeuta soma essas retrações e coloca o total no devido espaço, o que o ajudará na decisão da melhor postura a ser utilizada para tratamento do paciente. Na coluna "reequilibração", o terapeuta procura corrigir as alterações encontradas e então observa e anota se o paciente tem pequenas compensações, grandes compensações ou impossibilidade de realização da postura e movimento, registrando esses achados nesta coluna. Deste modo, são definidas as posturas mais indicadas para o tratamento desses indivíduos[1,2].

Intervenção

A partir da avaliação são selecionadas as posturas mais apropriadas para cada paciente. Esta seleção tem como base a presença de retrações em cadeias específicas, verificadas a partir da avaliação.

As posturas existem para tratamento das cadeias, que tendem a ficar retraídas de acordo com patologias específicas.

As posturas são derivadas das cadeias anterior e posterior. Na cadeia anterior, são trabalhadas as seguintes posturas: rã no chão, de pé no centro e de pé contra a parede. Os músculos da cadeia posterior são trabalhados a partir das posturas rã no ar, sentada e de pé inclinada para a frente[1,2].

Na colocação do indivíduo em "posturas", o terapeuta sempre o posiciona corretamente e pede que o paciente respire profundamente durante todo o trabalho. O objetivo é, por meio da respiração (sendo que a ênfase maior é dada à expiração), que o terapeuta evidencie as compensações que o paciente irá fazer e tente corrigi-las, alongando dessa forma o grupo de músculos hipertônicos (encurtados) e fortalecendo o grupo de músculos fracos. Todo esse processo ocorre durante a realização das "posturas" da RPG. Como o terapeuta evita que ocorram compensações por parte do paciente, e caso elas ocorram, o terapeuta deve corrigi-las, posicionando os membros adequadamente, o método é chamado "campo fechado"[1,2].

Postura rã no chão

Nesta postura (Fig. 24.32), e em todas as outras, o paciente é solicitado a realizar uma respiração profunda, enfatizando a expiração, durante todo o tempo da sessão. O fisioterapeuta coloca uma *pompage* ou tração lombar e posiciona os membros superiores e inferiores em rotação externa. Ao mesmo tempo, observa as compensações do paciente, como, por exemplo, protrusão de ombros ou hiperlordoses cervical e lombar, não o deixando realizar essas compensações. A técnica progride com extensão de joelhos e abdução de ombros, ou os braços permanecem ao lado do corpo, conforme o que foi encontrado na avaliação. Essa postura é indicada para iniciar sessões de RPG, ou para tratar pacientes que apresentam quadro com muita dor[2].

Postura de pé no centro

Nesta postura (Fig. 24.33), o paciente é solicitado a realizar uma respiração profunda, enfatizando a expiração, durante todo o tempo da sessão. O fisioterapeuta coloca uma mão no occipital e outra no sacro, posicionando os membros superiores e inferiores em rotação externa. Ao mesmo tempo, observa as compensações do paciente, como protrusão de ombros, hiperlordoses cervical e lombar, não o deixando realizar essas compensações. A técnica progride com extensão de joelhos. É indicada para tratar indivíduos com retração da cadeia anterior, no

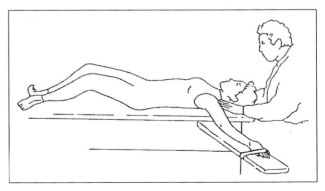

Fig. 24.32. Postura rã no chão (*Fonte*: Souchard[1,2] citado por Braga[9]).

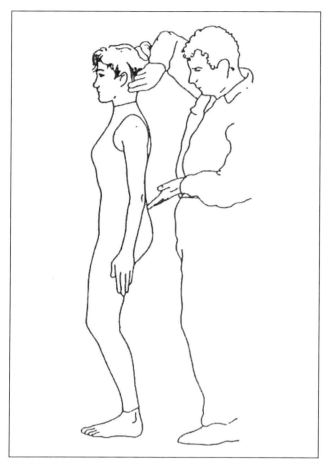

Fig. 24.33. Postura de pé no centro (*Fonte*: Souchard[1,2] citado por Braga[9]).

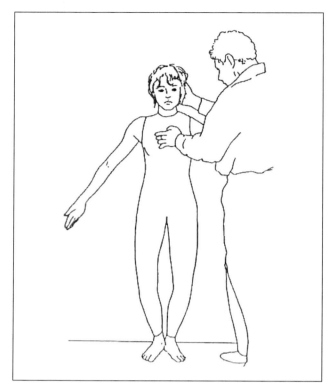

Fig. 24.34. Postura de pé contra a parede (*Fonte*: Souchard[1,2] citado por Braga[9]).

final de uma sessão, ou para propiciar melhor consciência da postura[2].

Postura de pé contra a parede

Nesta postura (Fig. 24.34), o paciente é solicitado a realizar uma respiração profunda, enfatizando a expiração, durante todo o tempo da sessão, contra a parede. O fisioterapeuta posiciona os membros superiores e inferiores em rotação externa. Ao mesmo tempo, observa as compensações do paciente, não o deixando realizar essas compensações. A técnica progride com extensão de joelhos. É indicada para tratar indivíduos com retração da cadeia anterior e que apresentem grande tensão nos músculos trapézios superiores ou dor nos ombros[2].

Postura rã no ar

Nesta postura (Fig. 24.35), o paciente é solicitado a realizar uma respiração profunda, enfatizando a expiração, durante todo o tempo da sessão. O fisioterapeuta realiza uma *pompage* ou tração lombar e posiciona os membros superiores e inferiores em rotação externa. Um apoio, fixado na parede, atrás e acima do paciente, é colocado para dar sustentação aos pés do paciente, proporcionando flexão de quadris e joelhos, para alongamento da cadeia posterior. O terapeuta observa as compensações do paciente, não deixando que elas ocorram. A técnica progride com extensão de joelhos. É indicada para tratar indivíduos com retração da cadeia posterior[2].

Postura sentada

Nesta postura (Fig. 24.36), o paciente é solicitado a realizar uma respiração profunda, enfatizando a expiração, durante todo o tempo da sessão, sendo que o paciente é colocado sentado. O fisioterapeuta apoia uma mão no occipital e outra no sacro, enfatizando que os membros superiores e inferiores devem ficar em rotação externa. A coluna deve permanecer alinhada, mantendo suas curvas fisiológicas, sem que ocorram compensações. A técnica progride com extensão de joelhos. É indicada para tratar indivíduos com retração da cadeia posterior e escoliose vertebral[2].

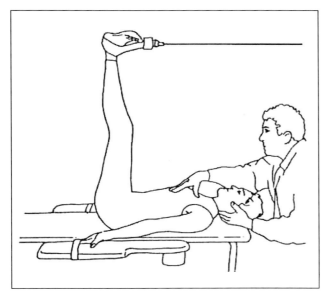

Fig. 24.35. Postura rã no ar (*Fonte*: Souchard[1,2] citado por Braga[9]).

apoia uma mão no occipital e outra no sacro, enfatizando que os membros superiores e inferiores devem ficar em rotação externa. A coluna deve permanecer alinhada, mantendo suas curvas fisiológicas, sem que ocorram compensações. O terapeuta pede que o paciente faça força contra sua mão, mas não tão forte, pois o terapeuta é quem "vencerá", levando seu tronco para frente e para baixo. É indicada para tratar indivíduos com retração da cadeia posterior e hérnias de disco lombar[2].

As posturas sem carga (deitadas) são mantidas por um tempo longo, pois acredita-se que, assim, a efetividade do alongamento é maior (aproximadamente 20 minutos).

As posturas com carga (de pé) visam a maior correção postural e maior consciência postural e corporal. Como são de maior carga, devem ser feitas por curtos períodos de tempo, como, por exemplo, 2 a 3 minutos[1,2].

RPG em indivíduos com PC

Devido à grande demanda de atenção e controle postural, necessários para o desempenho das posturas utilizadas na RPG, sua aplicabilidade é maior em indivíduos mais velhos, sem déficits cognitivos

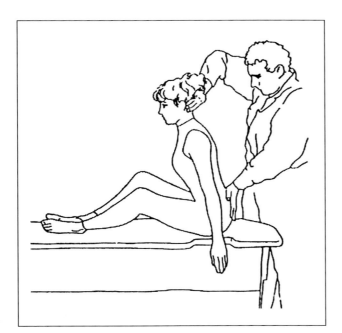

Fig. 24.36. Postura sentada (*Fonte*: Souchard[1,2] citado por Braga[9]).

Postura de pé inclinada para frente

Nesta postura (Fig. 24.37), o paciente é solicitado a realizar uma respiração profunda, enfatizando a expiração, durante todo o tempo da sessão, sendo que o paciente é colocado de pé, com flexão de quadris e inclinação anterior do tronco. O fisioterapeuta

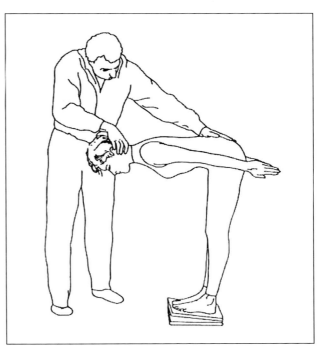

Fig. 24.37. Postura de pé inclinada para a frente (*Fonte*: Souchard[1,2] citado por Braga[9]).

e classificados no GMFCS nos níveis I, II e III. Em alguns casos, as posturas podem ser realizadas de forma adaptada ou em tempo reduzido.

A utilização da técnica possibilita o trabalho de percepção corporal e controle postural, associado ao alongamento das cadeias musculares. Em acréscimo, a necessidade de favorecer a funcionalidade de indivíduos com PC reforça a necessidade de associar as técnicas do RPG a outras abordagens terapêuticas, programadas de acordo com as necessidades específicas dos pacientes.

REFERÊNCIAS

1. Souchard PE. Reeducação postural global (método do campo fechado). São Paulo: Cone, 1986.
2. Curso de Reeducação Postural Global, São Paulo, outubro de 1993 e fevereiro de 1994.
3. Shumway-Cook A, Woollacortt MH. Controle motor: teoria e aplicações práticas. Barueri: Manole, 2003.
4. Teodori RM, Guirro Oliveira EC, Santos RM. Fisioter Mov 2005; 18(1):27-35.
5. Vanicola MC, Teixeira L, Arnoni CP, Matteoni SPC, Villa F, Júnior NV. Reeducação da postura corporal. Grupo de Estudo e Pesquisa em Atividade Motora Adaptada/Escola de Educação Física e Esporte da USP. Brasil Motriz, 2007; 13(4):305-11.
6. Salgado V, Oshiro M. RPG® em neurologia: análise eletromiográfica dos resultados. SBRPG®. Jornal RPG® Notícias 2008; 20.
7. Gomes BM, Nardoni GCG, Lopes PG, Gdoy E. O efeito da técnica de reeducação postural global em um paciente com hemiparesia após acidente vascular encefálico. Acta Fisiátrica 2006; 13(2):103-8.
8. Dishman J, Bulbuian, R. Spinal reflex attenuation associated with spinal manipulation. Spine 2000; 25(19):2.519-25.
9. Braga NHM. Apostila teórica da disciplina Recursos Terapêuticos Manuais do curso de Fisioterapia da PUC-MG, 2009.

Parte C
Osteopatia

Natália Hermeto Mendes Braga

HISTÓRICO

O termo osteopatia origina-se do grego *osteon*, osso, e *pathos*, efeitos que vêm do interior[1]. A técnica teve origem nos EUA e foi criada por Andrew Taylor Still[1]. Still, desde jovem, aliviava suas fortes dores de cabeça e náuseas apoiando a nuca em uma corda estendida entre duas árvores. Tornou-se médico em Kansas e, ainda jovem, perdeu seus três filhos e vários pacientes num surto de meningite que atingiu sua cidade[1]. Revoltado diante de sua impotência, decidiu estudar novas formas de tratar seus pacientes[1].

Em junho de 1874, Still atendeu uma criança que apresentava diarreia. Observou que seu abdome estava frio e a parte inferior de seu tórax, muito quente. Ao apalpar a parte inferior de sua coluna torácica, avaliou que estava muito rígida. Então manipulou esta região e, no dia seguinte, observou que a criança estava curada[1]. A partir daí, Still começou a divulgar seus conhecimentos e criou, em 1892, The American School of Osteopathy, em Kisksville[1].

A quiroprática surgiu na mesma época, criada por um comerciante chamado David Daniel Palmer. Esse conjunto de processos usa basicamente técnicas de *thrust*, ou manipulação articular para tratamento, mas tem princípios semelhantes aos da osteopatia[1]. A técnica de *thrust* é uma técnica na qual o terapeuta aborda segmentos articulares ou articulações específicas do paciente, por meio de procedimentos de alavanca curta, em pequena amplitude de movimento e alta velocidade, frequentemente produzindo ruído articular, após sua execução. Nessa técnica é comum ocorrer o chamado efeito de cavitação, no qual há redução da pressão articular e aumento do espaço entre superfícies articulares[2].

OBJETIVOS E PRINCÍPIOS

Técnicas da osteopatia

A partir dos ensinamentos de Still, várias formas de tratamento osteopático de tecidos moles surgiram, entre elas[1]:

1. Técnica de energia muscular.
2. Técnica de Jones.
3. Técnica de relaxamento miofascial.
4. *Stretching*.
5. Terapia craniossacral.
6. Técnicas de manipulação (*thrust*).

Técnica de energia muscular

Nesta técnica, criada por Fred Mitchell, o terapeuta coloca a musculatura a ser tratada em posição de ligeiro alongamento e pede ao paciente que faça uma contração submáxima contra a resistência do terapeuta. Tem por objetivo principal o relaxamento muscular[3] (Fig. 24.38).

Técnica de Jones

Nesta técnica o objetivo principal é o alívio de dor provocado por pontos de tensão ou pontos-gatilho. Os pontos-gatilho são considerados pontos hiperirritáveis que podem estar localizados no músculo, tendão, ligamento e na fáscia. São causados por disfunção na contração muscular e causam dor referida[4]. Estão presentes na síndrome miofascial. O músculo a ser tratado é pressionado e mantido numa posição de encurtamento e relaxamento por 90 segundos. Logo depois o membro deve voltar para a posição neutra. Simons e Travell[4,5] mapearam todos os músculos do corpo, localizando os pontos-gatilho e suas respectivas áreas de dor referida. Melzack e

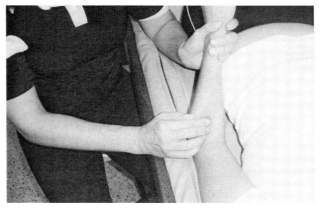

Fig. 24.39. Técnica de Jones: durante esta técnica o terapeuta faz pressão sobre o ponto doloroso e busca a amplitude de movimento onde a dor diminui ou desaparece, geralmente numa posição de encurtamento muscular. Neste ponto o terapeuta permanece fazendo a pressão por 90 segundos. Após o término da técnica o terapeuta volta passivamente o membro trabalhado para a posição neutra. O objetivo é redução da dor e relaxamento muscular (*Fonte*: Braga NHM, 2009).

Wall (1988), citados por Chaitow e Lieberson[6], observaram que quase 80% dos pontos-gatilho se situam nas mesmas posições dos pontos da acupuntura utilizados pela medicina tradicional chinesa (Fig. 24.39).

Técnica de relaxamento miofascial

Nesta técnica, o terapeuta trabalha relaxando as tensões que se acumulam no corpo, causando disfunções e alterações posturais[3]. O movimento é delicado e não invasivo. Em alguns processos se assemelha à massagem.

Stretching

É uma técnica rítmica de relaxamento muscular. Tem por objetivo favorecer o relaxamento e aumentar do aporte sanguíneo. O terapeuta segura o grupo muscular a ser tratado de forma que o contato de sua mão seja perpendicular às fibras do mesmo. Mantém esta pressão por alguns segundos e relaxa, repetindo o procedimento de três a quatro vezes, ou até sentir que o músculo obteve o relaxamento desejado[7] (Fig. 24.40).

Terapia craniossacral

Esta técnica, criada pelo osteopata William Sutterland, tem por objetivo promover o equilíbrio da circulação liquórica ao mobilizar os ossos do crânio e a região sacral, promovendo o equilíbrio das tensões e, consequentemente, redução da dor e das disfunções[3] (Fig. 24.41).

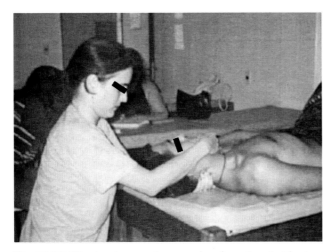

Fig. 24.38. Técnica de energia muscular: durante esta técnica o terapeuta solicita que o paciente faça uma contração submáxima contra uma resistência imposta por ele. Tem por objetivo produzir relaxamento muscular e ganho temporário de amplitude de movimento (*Fonte*: Braga NHM, 2009).

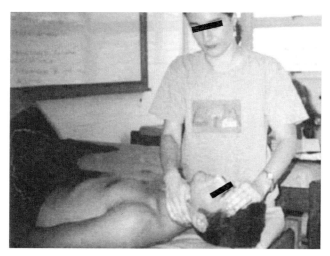

Fig. 24.40. Técnica de stretching dos músculos espinhais cervicais (*Fonte*: Braga NHM, 2009).

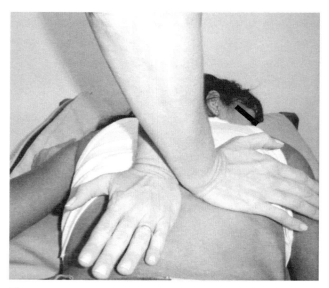

Fig. 24.42. Técnica de manipulação torácica (*Fonte*: Braga NHM, 2009).

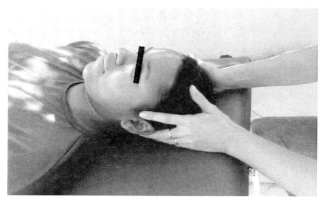

Fig. 24.41. Técnica de terapia craniossacral.

Técnicas de manipulação (thrust)

As técnicas de manipulação ou *thrust* são acompanhadas pelo efeito de cavitação[2]. Este efeito é caracterizado pela redução da pressão e aumento do volume do espaço articular, que ocorre pela transformação do líquido sinovial em gases, especialmente gás carbônico e nitrogênio. Estas técnicas podem ou não produzir ruído articular ao serem executadas (Fig. 24.42).

Princípios da osteopatia

Os princípios descritos a seguir referem-se a pressupostos teóricos nos quais a osteopatia foi desenvolvida e são usados para nortear a intervenção e justificar os benefícios adquiridos com a utilização da técnica.

A estrutura governa a função

A estrutura representa as diferentes partes do corpo. O ser humano é único e indivisível, e a função é a atividade de cada uma dessas partes. Se a estrutura está em harmonia, a enfermidade não pode se desenvolver, mas ela o fará se a estrutura estiver comprometida[1].

A unidade do corpo

Uma alteração numa parte do corpo repercutirá em outra, pois o ser humano é único e indivisível. Por exemplo, se a pessoa apresenta um trauma na coluna, tem que compensar com o movimento da cabeça, para manter a horizontalidade do olhar[1].

A autocura

O corpo é capaz de se curar se não há obstáculos do ponto de vista linfático, nervoso ou vascular[1].

A regra da artéria é absoluta

"Se um local é bem irrigado, a doença não pode se instalar"[1]. Este princípio, de acordo com os osteopatas, significa que se o indivíduo apresenta boa postura, o funcionamento corporal será normal. Se a pessoa apresenta desalinhamento postural no pé, por exemplo, a coluna poderá ser afetada, já que o corpo é um todo, de acordo com o princípio da unidade. Pelo princípio da autocura, os osteopatas afirmam que, se há algo no corpo desalinhado, este desalinhamento predispõe ao desenvolvimento de patologias, e, se esta estrutura for tratada, será realinhada, e normalmente o corpo encontrará seu processo de cura[1].

EVIDÊNCIAS CIENTÍFICAS

Vários ensaios clínicos têm sido feitos no sentido de se estudar os efeitos da manipulação e outras técnicas osteopáticas no corpo humano, sob diversos aspectos.

Vernon e cols.[8] verificaram que a manipulação cervical em indivíduos sintomáticos provocou aumento da liberação de endorfinas na corrente sanguínea. Sanders e cols.[9], no entanto, não observaram esse aumento. Os indivíduos do estudo de Sanders e cols.[9], no entanto, eram assintomáticos. Teodorzyc-Injeyan e cols.[10] encontraram diminuição de citocinas pró-inflamatórias após a manipulação da coluna lombar. No entanto, ao medirem a concentração de substância P, não encontraram redução da concentração dessa substância. Estes fatos justificam o alívio da dor produzido após a manipulação.

É bem conhecido o trabalho de Mierau e cols. (1979), citado por Lewit[11], em que eles observaram, na avaliação radiológica de indivíduos saudáveis, o aumento do espaço articular e a diminuição da resistência à tração das superfícies articulares na articulação metacarpofalangeana após a manipulação.

Há autores que verificaram aumento da atividade muscular[12-14] e outros que mostram diminuição da mesma após as técnicas de manipulação ou *thrust*[15,16]. Sabe-se que o espasmo muscular provoca redução dos potenciais cerebrais evocados[19]. A manipulação parece reverter o processo do espasmo muscular e favorecer a restauração da magnitude dos potenciais evocados[17].

Korr[18] acreditava que a manipulação poderia atuar favorecendo o aumento da mobilidade articular estimulando as fibras musculares aferentes tipo I e II, o que provocaria a inibição da atividade do motoneurônio gama. Os mecanismos pelos quais esses efeitos ocorrem ainda não estão claros, mas parece haver ativação dos receptores articulares localizados nas facetas articulares vertebrais quando a manipulação é efetuada, o que promove inibição da atividade muscular. A conexão entre esses receptores e os neurônios motores pode justificar esse efeito[19].

Borges e Dagmar[20] avaliaram os efeitos das técnicas osteopáticas em uma paciente hemiplégica. A paciente foi submetida a avaliação clínico-funcional/ baseada na análise da postura e do movimento, e a uma avaliação baseada na escala de Ashworth[21]. Foi realizada antes e após a sessão a fotometria para análise postural, utilizando-se marcadores de dimensão, marcadores adesivos, câmera digital Photo PC 750Z, Megapixel Zoom Digital Câmera (Epson®) e simetrógrafo. A paciente apresentava restrições na articulação do tornozelo, que foram tratadas por meio da inibição dos músculos fibulares, tibial anterior e manipulação do cuboide, navicular e cabeça da fíbula. A patela e trocânter maior foram mobilizados e o músculo psoas foi alongado. A articulação toracolombar, a vértebra T5 e o ilíaco direito foram manipulados. A paciente apresentava tendência a apoiar seu peso no lado esquerdo, não acometido pela hemiplegia, sendo observada melhora nesse aspecto após a sessão osteopática. Na parte inferior do corpo, no entanto, só foi observada melhora do alinhamento horizontal da pelve à direita. Os autores consideram que a técnica osteopática tem, assim, efeitos positivos no sentido da melhora da postura, que tende a se alterar no paciente hemiplégico[20].

Albuquerque-Sendin e cols.[22] testaram se a manipulação da articulação talocrural era capaz de alterar a estabilidade em indivíduos normais. Ao contrário do que foi observado por Borges e Dagmar[20], os autores não encontraram modificação da estabilidade postural após a manipulação.

Duncan e cols.[23] avaliaram os efeitos das técnicas osteopáticas (relaxamento miofascial e terapia craniossacral), comparados às técnicas de acupuntura e grupo de controle no tratamento de indivíduos com paralisia cerebral moderada a grave. Para avaliar os resultados usaram as avaliações Gross Motor Function Measurement (GMFM) e Functional Independence Measure for Children (FMI-Children). Foram tratados 11 indivíduos com idade entre 20 meses e 11 anos. Os indivíduos tratados pelas técnicas osteopáticas tiveram significativa melhora em relação ao grupo tratado com acupuntura em termos de melhora da mobilidade e função.

Duncan e cols.[24] também perguntaram aos pais de crianças com paralisia cerebral se o tratamento osteopático ou por meio de acupuntura foi efetivo para seus filhos com relação à melhora do uso de braços e pernas, melhora do sono, função e humor. Noventa e seis por cento dos pais concordaram com a melhora nesses aspectos, tanto no grupo tratado por osteopatia, quanto no grupo tratado por acupuntura.

Davis e cols.[25] encontraram correlação entre restrições fasciais e de mobilidade e o grau de espasticidade de crianças com paralisia cerebral. Estes dados são importantes, visto que podem facilitar o trabalho osteopático no sentido de favorecer a redução da espasticidade.

Wu e cols.[26] avaliaram os efeitos da técnica de digitopressão (acupuntura) em indivíduos com paralisia cerebral obstétrica. Os parâmetros avaliados foram inteligência, linguagem, salivação, preensão da mão, adução do polegar, *turnover*, sentar-se, levantar-se, andar, marcha do tipo "em tesoura", abdução do ombro, extensão do cotovelo, extensão do punho, rotação para trás do antebraço, abdução do quadril, elevação da perna estendida, extensão de joelho e dorsiflexão do tornozelo. Houve diferença pré e pós-tratamento com melhora em todos os itens avaliados, exceto inteligência. É interessante notar que para Melzack e Wall, citados por Chaitow[6], 80% dos pontos de acupuntura coincidem com os pontos-gatilho, que podem, então, ser tratados com as técnicas osteopáticas de Jones. Faltam estudos, no entanto, que possam confirmar os efeitos da técnica de Jones no tratamento de indivíduos com paralisia cerebral.

Pollard e cols.[27] examinaram os efeitos da manipulação cervical e sacroilíaca na amplitude de movimento (ADM) de flexão do quadril. Os autores observaram aumento da ADM nos dois casos, havendo maior aumento no grupo submetido à manipulação da região cervical. Os autores atribuíram esta melhora na relação da dura-máter com o crânio e a sacroilíaca (mesma relação justificada pela técnica osteopática da terapia craniossacral). Esta teoria, apesar de ser ainda especulativa, fornece justificativa plausível para os efeitos periféricos obtidos por terapeutas manuais quando utilizam técnicas centrais. Estes efeitos, no entanto, não foram estudados em indivíduos com paralisia cerebral, o que faz com que mais pesquisas sejam necessárias nesses indivíduos.

IMPLEMENTAÇÃO DA TÉCNICA

A alteração de tensão da coluna lombar é um achado comum em indivíduos com dor lombar[28]. Fisioterapeutas utilizam comumente testes de mobilidade acessória para encontrar estas áreas de maior tensão e guiar seus respectivos tratamentos. Esta identificação serve como guia para que segmentos hipomóveis devam ser manipulados ou mobilizados e os hipermóveis não devam receber qualquer procedimento por meio da terapia manual. Entretanto, alguns estudos, como o de Latimer e cols.[28], mostraram que a confiabilidade das mãos humanas para detectar hipomobilidade da coluna é baixa, sendo que o procedimento atualmente usado para avaliação de indivíduos com dor é a reprodução dos sintomas que um teste de movimento acessório produz, e a partir daí é realizada a técnica de mobilização ou manipulação para alívio de dor.

Em outros segmentos corporais, como ombro, dedos da mão e pés, é possível detectar hipomobilidades articulares. As técnicas de *thrust* são então aplicadas com objetivo de melhorar a mobilidade acessória e consequente ganho de ADM. De forma simplificada, mesmo não sendo possível perceber hipomobilidade de um osso ou superfície articular, mas havendo restrição de ADM fisiológica, pode ser aplicada a técnica de *thrust*. Entretanto, podem ser também empregadas nessas restrições técnicas de energia muscular ou de relaxamento miofascial, que são mais suaves e, portanto, mais indicadas para tratamento de indivíduos com paralisia cerebral. Todas estas técnicas podem ser utilizadas também para alívio de dores, em quaisquer articulações.

Implementação da técnica em indivíduos com paralisia cerebral

Entre as técnicas descritas neste capítulo, o relaxamento miofascial é utilizado com maior frequência em indivíduos com PC. Os procedimentos podem ser executados antes da realização de alongamentos musculares com o objetivo de obter maior amplitude de movimento (ADM), por meio da abordagem no nível das fáscias e não apenas dos músculos. Geralmente, associa-se o relaxamento miofascial à manipulação articular e ao alongamento muscular, o que proporciona maior efetividade no ganho de ADM.

As técnicas de energia muscular e de Jones têm aplicabilidade mais reduzida nas crianças mais novas, devido à dificuldade de cooperação das mesmas para a realização de contração muscular ativa, forte e isolada de um grupo muscular específico, assim como pela dificuldade em relatar locais específicos de dor. Nas crianças mais velhas, adolescentes e adultos com PC, essas técnicas apresentam maior aplicabilidade.

A técnica de manipulação (*thrust*) não é indicada para crianças pequenas pelo risco, descrito por Maitland, de a manipulação repetida oferecer maior risco de hipermobilidade articular (ver Parte A deste capítulo). Entretanto, esta técnica pode ser utilizada em adultos com PC, quando se observa redução de mobilidade articular em algum local da coluna.

REFERÊNCIAS

1. Ricard F, Sallé J. Tratado de osteopatia – teórico e prático. São Paulo: Robel, 1996: 322p.
2. Gibbons P, Tehan P. Spinal manipulation: indications, risks and benefits. Journal of Bodywork and Movement Therapies 2001; (2).
3. Gould JA. Fisioterapia na ortopedia e medicina do esporte. São Paulo: Manole, 1993: 691p.
4. Simons DG, Travell J, Simons LS. Dor e disfunção miofascial. Manual dos pontos-gatilho. Membros superiores (vol 1). São Paulo: Artmed, 2006: 512 p.
5. Simons DG, Travell J, Simons LS. Dor e disfunção miofascial. Manual dos pontos-gatilho. Membros inferiores (vol 2). São Paulo, Artmed, 2006 512 p.
6. Chaitow L, Lieberson C. Técnicas de energia muscular. São Paulo: Manole, 2001: 176 p.
7. Braga NHM. Apostila teórica da disciplina Recursos Terapêuticos Manuais do curso de Fisioterapia da PUC-MG, 2009.
8. Vernon H, Dhami MSI, Howley T, Annett R. Spinal manipulation and beta-endorphin: a controlled study of the effect of a spine manipulation on beta-endorphin levels in normal subjects. Journal of Manipulative and Physiological Therapeutics 1986; 9:115-23.
9. Sanders G, Reinert O, Tepe R, Maloney P. Chiropractic adjustive manipulation on subjects with acute low back pain: visual analog pain scores and plasma beta-endorphin levels. Journal of Manipulative and Physiological Therapeutics 1990; 13:391-5.
10. Teodorzyc-Injeyan J, Stephen H, Ruegg R. Spinal manipulation reduces inflammatory cytokines but not substance P production in normal subjects. Journal of Manipulative and Physiological Therapeutics 2006; 29:14-21.
11. Lewit K. A manipulação na reabilitação do sistema locomotor: Santos: 2000: 346.
12. Murphy BA, Dawson NJ, Slack JR. Sacroiliac joint manipulation decreases the H-ref lex. Electromiog Clin Neurophysiol 1995; 35:87-94.
13. Suter E, McMorland G, Herzog W, Bray R. Conservative lower back treatment reduces inhibition in knee-extensor muscles: a randomized controlled trial. J Manipulative Physiol Ther 2000; 23:76-80.
14. Keller TS, Colloca CJ. Mechanical force spinal manipulation increases trunk muscle strength assessed by electromyography: a comparative clinical trial. J Manipulative Physiol Ther 2000; 23:585-95.
15. Herzog W, Scheele D, Conway P. Electromyographic responses of back and limb muscles associated with spinal manipulative therapy. Spine 1999; 24:146-52.
16. Dishman D, Bulbulian R. Spinal reflex attenuation associated with spinal manipulation. Spine 2000; 25:2.519-25.
17. Zhu S, Haldeman CYJ, Hsieh P et al. Do cerebral potentials to magnetic stimulation of paraspinal muscles reflect changes in palpable muscle spasm, low back pain, and activity scores? Journal of Manipulative and Physiological Therapeutics 2000; 23:458-64.
18. Korr IM. Proprioceptors and somatic dysfunction. J Am Osteopath Assoc 1975; 74:638-50.
19. Pickar JG. Neurophysiological effects of spinal manipulation. The Spine Journal 2002; 2:357-37.
20. Borges BLA, Dagmar T. Análise da postura ortostática no hemiplégico após tratamento osteopático: estudo de caso. Intellectus (revista acadêmica digital do grupo Polis Educacional), 2008: 1-12.
21. Bohannon RW, Smith MB. Interrater reability of. A modified Ashworth scale of muscle spasticity. Physical Therapy 1987; 67:206-7.
22. Albuquerque-Sendin F, Fernandéz-delas-Penas C, Santos-Dey-Rey M, Martin-Vallejo FJ. Immediate effects of bilateral manipulation of talocrural joints on standing stability in healthy subjects. Manual Therapy 2008: 1-6.
23. Duncan B, McDonough-Means S, Worden K, Schnyer R, Andrews J, Meaney FJ. Effectiveness of osteopathy in the cranial field and myofascial release versus acupuncture as complementary treatment for children with spastic cerebral palsy: a pilot study. The Journal of the American Osteopathic Association 2008; 108(10):559-70.
24. Duncan B, Barton L, Edmonds D. Parental perceptions of the therapeutic effect from osteopathic manipulation or acupuncture in children with spastic cerebral palsy. The Journal of the American Osteopathic Association 2004; 43(4):349-55.
25. Davis MF, Worden KC, Dawson D, Meaney FJ, Duncan B. Confirmatory factor analysis in osteopathic medicine: fascial and spinal motion restrictions as correlates of muscle spasticity in children with cerebral palsy. J Am Osteopath Assoc 2007; 107(6):226-32.
26. Wu X, Bai G, Wen J, Yang J. Evaluation on the therapeutic effects of digital acupoint pressure for obstetric spastic cerebral palsy. J Trad Chin Med 2005; 25(4):247-51.
27. Pollard H, Ward G. The effect of upper cervical or sacroiliac manipulation on hipflexion range of motion. J Manipulative Physiol Ther 1998; 21(9):611-6.
28. Latimer J, Lee M, Goodsell M, Maher C, Wilkinson B, Adams R. Instrumented measurement of spinal stiffness. Manual Therapy 1996; 4:204-9.

Parte D
Cadeias Musculares

Cláudia de Almeida Ferreira Diniz

▪ HISTÓRICO DA TÉCNICA

Cadeias musculares são circuitos anatômicos que geram as atividades estática e dinâmica e as compensações biomecânicas no corpo humano (disponível em www.cadeiasmusculares.com.br; acesso em 5.2.2010).

A técnica de tratamento conhecida como cadeias musculares foi desenvolvida na França, a partir de 1975, por Léopold Busquet, fisioterapeuta osteopata, que foi diretor do Colégio de Sutherland, em Paris e Bruxelas, de 1968 a 1979. Busquet foi influenciado pelos trabalhos de Françoise Mézières e de Godelieve Denys-Struyff. Françoise Mézières, fisioterapeuta, foi a primeira a valorizar o trabalho em cadeias, ao propor, em 1947, a existência de uma cadeia posterior com músculos que faziam unicamente a extensão[1]. Em seguida, Madame Struyff, fisioterapeuta e osteopata, ampliou a compreensão sobre a operação das cadeias ao propor seis circuitos musculares que integravam o funcionamento corporal ao comportamento psicológico[2]. Para Busquet, a análise rigorosa das cadeias até então propostas evidenciava incoerências anatômicas e funcionais que o incentivaram a fazer uma leitura atenta da anatomia para, no final, confirmar o funcionamento do corpo humano em um sistema de canais que ele descreve de modo completo e preciso. (Informações transmitidas pelo autor em comunicação pessoal com a autora deste artigo, em 2010.)

Busquet partiu, então, da proposição de Suzanne Piret e Marie-Madeleine Beziers, que descreveram sistemas musculares retos e cruzados, no trabalho intitulado *A coordenação motora*, e formulou a hipótese de inscrever estes sistemas em linhas retas e oblíquas sobre o arcabouço muscular do corpo, para verificar se chegariam a configurar as cadeias que ele acreditava existirem.

Esta hipótese foi colocada em teste pela verificação acurada da anatomia humana a fim de confirmar a existência de tais circuitos que precisavam atender aos requisitos de apresentarem continuidade de plano e de direção, de se estenderem da cabeça aos pés e de serem capazes de produzir toda a coreografia de movimentos. Assim, após a confirmação pela anatomia, foram propostos três tipos de cadeias musculares: as cadeias de flexão, as de extensão e as cruzadas[3].

As cadeias de flexão e de extensão têm direção anatômica reta e estão localizadas em partes opostas do corpo. As cadeias de flexão são duas, direita e esquerda, e estão localizadas predominantemente na face ventral do corpo, são compostas pelos músculos cujas fibras têm trajeto e localização conforme representado na Figura 24.43, e são responsáveis pelo enrolamento do corpo em flexão.

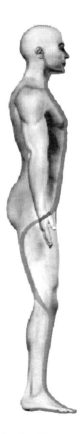

Fig. 24.43. Cadeia de flexão. A imagem representa a cadeia localizada à direita do corpo (reproduzido com a permissão de Léopold Busquet).

As cadeias de extensão, compostas também por uma à direita e outra à esquerda do corpo, estão predominantemente localizadas na face dorsal do corpo e realizam o movimento de desenrolamento em extensão. Os músculos que as compõem estão representados na Figura 24.44.

As cadeias cruzadas têm direção oblíqua e são denominadas conforme a sua função principal: as de fechamento são principalmente anteriores e são compostas pelos músculos cujas fibras coincidem com a representação da Figura 24.45; as de abertura são principalmente posteriores e estão representadas na Figura 24.46. Trabalhando aos pares, uma anterior com outra posterior, são responsáveis pelos movimentos de torção.

Atuando de modo combinado, as cadeias de flexão junto com as cruzadas de fechamento asseguram a realização dos movimentos dos membros em direção à linha média do corpo, enquanto a ação

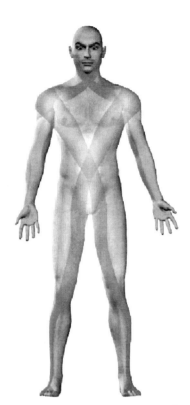

Fig. 24.45. Cadeias cruzadas anteriores (reproduzido com a permissão de Léopold Busquet).

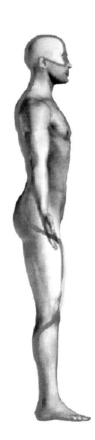

Fig. 24.44. Cadeia de extensão. A imagem representa a cadeia localizada à direita do corpo (reproduzido com a permissão de Léopold Busquet).

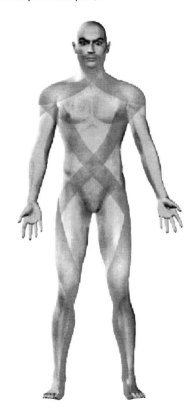

Fig. 24.46. Cadeias cruzadas posteriores (reproduzido com a permissão de Léopold Busquet).

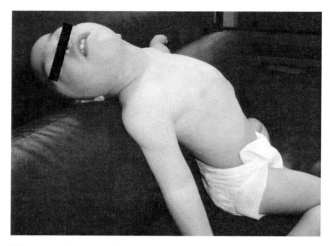

Fig. 24.47. Postura ilustrativa de inativação da cadeia muscular de flexão observada durante a movimentação espontânea da criança.

combinada das cadeias de extensão e das cruzadas de abertura move os membros para longe dela. No conjunto, elas são capazes de assegurar a existência da totalidade dos movimentos.

Além das cadeias musculares, este método propõe a existência de uma cadeia estática conjuntiva, da qual participa todo o tecido conjuntivo do corpo e que, por continuidade anatômica, transmite as tensões produzidas pelas vísceras e pelo sistema nervoso a várias regiões do corpo.

Desde 2008, Léopold Busquet mudou o nome do método das cadeias musculares para método das cadeias fisiológicas. Esta expressão é mais precisa e aplica-se, além das cadeias musculares, a outras três cadeias: osteomuscular estática, visceral e neurovascular.

◻ OBJETIVOS E PRINCÍPIOS

O método das cadeias musculares parte do princípio de que se deve utilizar uma atitude terapêutica diferente, na qual compreender a lógica das compensações biomecânicas é necessário antes de liberá-las. O fato de as cadeias se estenderem por todo o corpo justifica e explica o mecanismo de instalação das compensações biomecânicas nos diversos segmentos corporais.

O objetivo do método é preservar ou restituir o equilíbrio estático e dinâmico ao sistema musculoesquelético, corrigindo as compensações biomecânicas por meio do reequilíbrio das fontes de tensões musculares, articulares, viscerais e cranianas.

O método pode ser aplicado a pacientes de qualquer idade, o que é importante no tratamento da paralisia cerebral, pois lesões no sistema nervoso central ocorridas nos períodos pré ou perinatal podem determinar alterações musculoesqueléticas desde os primeiros meses de vida e estas alterações podem ter efeitos deletérios sobre a mobilidade e a funcionalidade desses indivíduos. Abordar precocemente tais alterações pode ser decisivo para melhorar o prognóstico motor das crianças[4].

◻ EVIDÊNCIAS CIENTÍFICAS

Por se tratar de um método desenvolvido a partir da observação prática do comportamento do corpo durante a realização dos movimentos, este método fundamenta-se na lógica da anatomia e da fisiologia. A verificação da continuidade anatômica entre os músculos que compõem as cadeias está disponível em qualquer atlas de anatomia[5]. O agrupamento funcional dos músculos também é autorizado pela neurofisiologia, uma vez que existem vias descendentes no sistema nervoso central específicas aos músculos flexores, como o trato reticuloespinhal, e aos extensores, como o tracto vestibuloespinhal[6].

Além disso, relatos de pesquisadores do controle motor confirmam o comportamento do sistema muscular na forma de cadeias. Em seus estudos sobre coordenação motora, o neurofisiologista Nicolai A. Bernstein lançou um questionamento acerca da dificuldade de controlar a grande quantidade de variáveis envolvidas na realização dos movimentos de maneira coordenada, que ficou conhecido como "o problema dos graus de liberdade"[7]. Segundo ele, seria inviável controlar individualmente todos os elementos envolvidos durante o tempo todo. Foi, então, proposto que as variáveis individuais do sistema motor fossem organizadas em grandes agrupamentos funcionais denominados sinergias ou estruturas coordenativas[7,8]. Durante a realização dos movimentos, os graus de liberdade internos desses agrupamentos funcionais estariam restritos e o conjunto seria controlado como se tivesse poucos graus de liberdade, o que reduziria o número de decisões de controle necessárias[7]. Juntamente com o conceito de estruturas coordenativas, Tuller, Turvey e Fitch (1982) introduziram a expressão *muscle linkage*, que pode ser traduzida como ligação muscular em cadeia, e afirmam tratar-se de um grupo de músculos que atravessa várias articulações e que é constrangido a atuar como uma unidade funcional simples[9,10].

Embora não exista na literatura um estudo que relacione diretamente as definições mencionadas com o conceito de cadeias musculares, como foram definidas pelos fisioterapeutas franceses, percebe-se que estas definições vão de encontro ao conceito dos circuitos anatômicos que definem as cadeias musculares, pois deles participam músculos adjacentes cujas fibras mantêm a mesma direção e, por isso, podem se comportar como um grande músculo capaz de produzir simultaneamente movimentos em vários segmentos corporais. Além disso, os movimentos globais que a ativação das cadeias produz ilustram o comportamento do grupo de músculos como uma unidade funcional simples, como proposto por Tuller, Turvey e Fitch (1982).

Desta forma, verifica-se que o conceito de cadeias musculares encontra substrato teórico que o fundamenta, mesmo não tendo sido criado a partir da metodologia científica, nem de evidência científica. O autor do método não tem como prioridade a publicação de artigos que comprovem a eficácia de sua técnica. Para ele, o sucesso obtido nos tratamentos clínicos de seus pacientes e o reconhecimento internacional pelos fisioterapeutas treinados em reproduzir seu método são mais importantes.

IMPLEMENTAÇÃO DA TÉCNICA

O tratamento clássico do método parte de uma avaliação detalhada, durante a qual todo o corpo em posição ortostática é examinado para identificar desvios posturais. Em seguida, testes específicos do método colocam em alongamento cada uma das cadeias, a fim de verificar se a harmonia de cada movimento está mantida. Quando esta harmonia é perdida, os testes de alongamento deixam perceber as zonas de tensão e desvios. O terapeuta, então, busca compreender a lógica dos resultados, valorizando a história do paciente, a presença de cicatrizes e os outros problemas de saúde.

A partir desta compreensão, institui-se o tratamento cujos princípios são técnicas de relaxamento e de alongamento para liberação de zonas-chave de tensão ou para harmonizar o funcionamento das cadeias musculares.

Com os testes, dois resultados podem ser obtidos: a cadeia muscular se libera, permitindo o alongamento harmonioso, ou a cadeia muscular resiste e não permite ser alongada. No primeiro caso, a reeducação da função motora não enfrentará obstáculos musculoesqueléticos e poderá ser efetivada com o uso de outras técnicas neurofuncionais. No segundo, o não alongamento da cadeia muscular indica um mecanismo de proteção das tensões internas do organismo, que cabe ao terapeuta descobrir. Identificada e tratada a causa das tensões, a reaplicação dos testes deverá produzir como resultado o movimento harmonioso da cadeia muscular que se permitirá alongar.

Em paralisia cerebral, a experiência clínica da autora desta seção do capítulo indica que, para garantir a viabilidade e a efetividade dos testes, é necessário adaptar as posturas de exame ao nível de controle postural e à funcionalidade dos indivíduos, uma vez que a inabilidade para permanecer em postura estática sentada ou de pé é muito frequente. Além disso, por tratar-se de quadros em que há lesão do neurônio motor superior, a gravidade do comprometimento motor poderá inviabilizar a realização dos testes, que, nesses casos, não serão fidedignos nem com a adaptação das posturas.

Mesmo assim, em todos os casos, a forte fundamentação do método das cadeias musculares na anatomia e na neurofisiologia permite verificar o modo de operação das cadeias por meio da análise da movimentação espontânea dos indivíduos. Um examinador treinado no método será capaz de reconhecer os sinais de disfunção das cadeias musculares em qualquer decúbito e também durante a atividade funcional espontânea dos indivíduos. Estas adaptações não comprometem a interpretação do terapeuta acerca do quadro motor avaliado. Contrariamente, significam que o terapeuta se mantém atuante na busca por compreender a lógica dos resultados. As Figuras 24.48 e 24.49 mostram disfunções das cadeias identificadas pela análise da movimentação funcional.

Nos casos de paralisia cerebral em que a dificuldade de alongamento ou de ativação da cadeia muscular é verificada, a experiência da autora desta seção do capítulo indica que o terapeuta precisa, outra vez, adaptar as técnicas originais às demandas motoras de cada caso, para fornecer a estabilização postural que cada indivíduo necessita e para ajus-

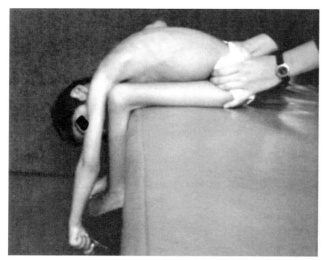

Fig. 24.48. Postura sentada com apoio ilustrativa de inativação da cadeia muscular de extensão.

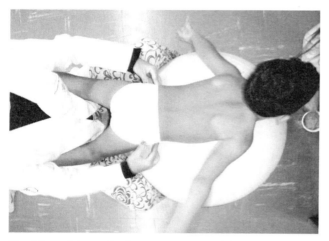

Fig. 24.49. Adaptação de postura para viabilizar a ativação das cadeias cruzadas posteriores em uma criança quadriparética, sem controle postural para permanecer de pé.

tar os contatos manuais de modo individualizado, a fim de garantir que os mesmos resultados propostos pela técnica original sejam atingidos.

Para a harmonização do funcionamento das cadeias musculares, os resultados clínicos da autora desta seção mostram que é bastante efetiva a realização de movimentos funcionais de maneira ativa, utilizando os movimentos globais produzidos pelas cadeias musculares. Para tal, é necessário que o terapeuta selecione uma ou mais tarefas que, para serem executadas, exijam a realização do movimento da cadeia desejada, sem esquecer de contextualizar a atividade num ambiente lúdico e motivador.

Mesmo com estes cuidados, algumas técnicas que exigem participação ativa e controlada dos indivíduos tornam-se inviáveis nos casos mais graves de paralisia cerebral ou naqueles em que o nível perceptocognitivo encontra-se muito comprometido. Além disso, nos casos de paralisia cerebral por malformações extensas do sistema nervoso central, as tensões originadas nas estruturas neuromeníngeas podem determinar compensações descendentes no sistema musculoesquelético que não permitem o retorno ao funcionamento harmonioso das cadeias, mesmo após a aplicação das técnicas. Nestes casos, o tratamento tornar-se-á uma batalha constante do terapeuta contra a instalação de deformidades musculoesqueléticas, e o prognóstico pode ser mais reservado.

CASO CLÍNICO

O caso clínico apresentado é de uma criança do sexo masculino, nascida a termo, de trabalho de parto inicialmente vaginal, com tentativa de fórceps, mas que, por parada de progressão, foi convertido em cesariana. A criança nasceu deprimida, com contagem Apgar no 1º minuto igual a 2 e no 5º minuto igual a 3. Não assumiu padrão respiratório e foi encaminhada à UTI neonatal com 10 minutos de vida. O quadro evoluiu com sepse precoce e crise convulsiva no segundo dia de vida. A alta hospitalar ocorreu no 17º dia.

Iniciou tratamento fisioterapêutico com 1 ano e 1 mês de idade, com diagnóstico cinético-funcional de quadriparesia espástica com componente atetoide. Ao exame realizado aos 5 anos de idade, foi observada a presença de hipertonia flexora nos membros superiores e inferiores, condizente com a hiperativação das cadeias musculares de flexão e cadeias de fechamento, conforme Figura 24.50.

A mesma postura é observada também quando a criança é colocada na posição de pé com apoio, como mostrado na Figura 24.51.

Como o objetivo do tratamento implicava melhorar a funcionalidade na posição de pé para alcançar a marcha independente, o tratamento envolveu a utilização de condutas que estimulassem a ativação voluntária das cadeias antagonistas, no caso as cadeias de extensão e de abertura. A Figura 24.53 apre-

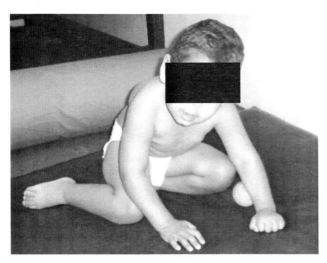

Fig. 24.50. Postura típica de hiperativação das cadeias musculares de flexão e cadeias de fechamento.

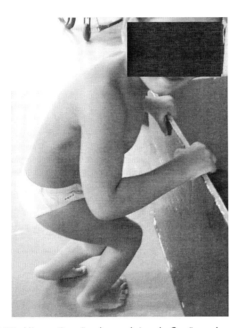

Fig. 24.51. Hiperativação das cadeias de flexão e de fechamento, na posição de pé com apoio.

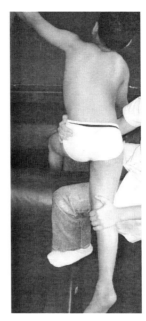

Fig. 24.52. Sugestão de posicionamento para ativar as cadeias de extensão e cruzada posterior. A atividade solicitada é alcançar um objeto posicionado na lateral do corpo, acima da altura do ombro. A adaptação está na utilização de equipamentos terapêuticos para fornecer estabilidade postural, nos contatos manuais específicos para as necessidades do paciente e na introdução de movimentação funcional ativa como forma de ativar as cadeias antagonistas para reduzir a hiperativação das cadeias de flexão e de fechamento.

senta uma sugestão de posicionamento e atividade que permite ativar essas cadeias, como ilustração da adaptação que precisa ser realizada para viabilizar a utilização desse método no tratamento da paralisia cerebral.

Os resultados obtidos com a aplicação cuidadosa do método das cadeias musculares são positivos para a melhora das condições musculoesqueléticas dos indivíduos com paralisia cerebral. Por se tratar de uma abordagem global, este método aumenta a produtividade do atendimento fisioterapêutico quando reduz o tempo destinado aos alongamentos musculares, que frequentemente são numerosos nos indivíduos com PC.

REFERÊNCIAS

1. Nisand M. La méthode Mézières, un concept révolutionnaire. Josett Lion, 2005: 286 p.
2. Denys-Struyff G. Cadeias musculares e articulares: o método GDS. São Paulo: Cimos, 1995: 133.
3. Busquet L. As cadeias musculares. Belo Horizonte: Edições Busquet, 2001; 4:236.
4. Fucs MMB, Svartman C, Kertzman PF. Tratamento do quadril luxado e subluxado na paralisia cerebral. Revista Brasileira de Ortopedia 1998; 33(1):15-9.
5. Netter FH. Atlas de anatomia humana. Porto Alegre: Artes Médicas, 2000.
6. Lundy-Ekman L. Neurociência – fundamentos para a reabilitação. Rio de Janeiro: Elsevier, 2008: 477.
7. Kelso JA, Tuller, B. A dynamical basis for action systems. In: Gazzanaga MS (ed.). Handbook of cognitive neuroscience. New York: Plenum Press, 1984: 321-56.

8. Bernestein N. The co-ordination and regulation of movements. Oxford: Pergamon Press, 1967.
9. Schenau GJvI, Van Soest AJ. On the biomechanical basis of dexterity. In: Latash ML, Turvey MT (eds.). Dexterity and its Development. Mahwah: Lawrence Erlbaum Associates, Inc, Publishers, 1996: 305-38.
10. Tuller B, Turvey MT, Fitch, H. The Bernestein perspective II: the concept of muscle linkage or coordinative structure. In: Kelso JAS. Human motor behavior. Hillsdale: Lawrence Erbaum Associates, Publishers, 1982: 253-70.

LEITURA RECOMENDADA

Recomenda-se a leitura dos quatro volumes da série *As cadeias musculares* e dos quatro volumes da série *As cadeias fisiológicas* escritos por Léopold Busquet e Michele Busquet.

Reabilitação Aquática na Paralisia Cerebral

Andréa de Jesus Lopes • Wellington Fabiano Gomes

Henrique de Alencar Gomes

HISTÓRICO

Historicamente o uso da água como recurso terapêutico, por meio de banhos de imersão, é antigo. Houve expansão do uso na Grécia e Roma antigas, seguida por um período de supressão da hidroterapia entre os séculos XV e XVII e seu ressurgimento com ênfase na reabilitação motora com a I e a II Guerra Mundial[1-3]. Atualmente, a hidroterapia tem sido defendida como um recurso útil e benéfico em várias doenças e condições de saúde, incluindo as desordens neuromusculares.

Os termos empregados para descrever o tratamento aquático são constantemente confundidos. Para evitar tal situação, utilizamos a recente descrição de Bender e cols. (2005) para definição dessas práticas[4]. A hidroterapia é um termo genérico que se refere a qualquer terapia pela água e engloba o uso de piscina terapêutica, turbilhões, balneoterapia, duchas, entre outros[1,2,4]. A hidroterapia é então uma intervenção terapêutica que pode ser realizada por diversos profissionais da saúde. Quando a hidroterapia é realizada pelo fisioterapeuta, o termo mais recente e coerente para designar tal intervenção é fisioterapia aquática (FA), que se baseia no uso do exercício associado aos efeitos fisiológicos da imersão. É um recurso terapêutico, uma forma de cinesioterapia em imersão na água aquecida. Entende-se por cinesioterapia o tratamento com o movimento, seja ele passivo ou ativo, de forma livre ou resistida[1,2,5,6]. A FA incorporou os recentes avanços do conhecimento de avaliação físico-funcional, do modelo funcional de reabilitação difundido pela Classificação Internacional de Funcionalidade, Incapacidade e Saúde (CIF), da prática baseada em evidências e experiência clínica de profissionais que já atuam há vários anos em piscinas terapêuticas. Além disso, considera os princípios físicos da água e efeitos fisiológicos da imersão para elaborar planos de tratamentos dos pacientes na piscina terapêutica[1,2,5,6].

A reabilitação aquática (RA) é um termo mais amplo que engloba o uso da hidroterapia por diversos profissionais da reabilitação, incluindo fisioterapeutas, educadores físicos, terapeutas ocupacionais, psicólogos e pedagogos. Os objetivos podem ser diversos, de acordo com o enfoque dado pelo profissional, tais como explorar e melhorar a motricidade e funcionalidade, promover o relaxamento e o bem-estar, favorecer a estimulação sensorial e a reabilitação vestibular, desenvolver ou aprimorar a comunicação verbal e não verbal e, ainda, promover a interação com o meio, a socialização ou a natação adaptada[1,4-6].

Nas últimas décadas, é crescente a indicação da hidroterapia como recurso complementar ou alternativo para a reabilitação, por ser um ambiente prazeroso, motivante e que conta com altos índices de aceitação e adesão ao tratamento[5,7].

Apesar de o exercício na água ser utilizado na reabilitação neurológica há vários anos, ainda não existe um respaldo teórico consistente, e somente nos últimos anos têm surgido mais e melhores estudos na área. Portanto, a utilização do meio líquido como facilitador no processo de reabilitação ainda exige evidências científicas sobre as vantagens, desvantagens, consequências e precauções na utilização, e principalmente estudos clínicos para comprovar sua eficácia e analisar a relação custo-benefício da técnica.

Neste capítulo apresentaremos uma visão panorâmica da reabilitação aquática, expondo os diferentes métodos, técnicas e principalmente seus efeitos terapêuticos. Diversos cursos de capacitação nos métodos citados ocorrem frequentemente em diversas cidades brasileiras, mas esperamos que o leitor seja capaz de reconhecer as indicações, os efeitos e os resultados clínicos esperados e o nível de evidência científica de publicações na área da RA.

OBJETIVOS E PRINCÍPIOS

A RA é um recurso valioso que pode ser único ou preferencialmente concomitante ao trabalho no solo em pacientes com paralisia cerebral (PC). É possível distinguir três estratégias de RA em pacientes com PC: a) exploração das etapas do desenvolvimento neuropsicomotor com treino de atividades funcionais; b) atuação em pré-requisitos de habilidades motoras por meio da analise de tarefas, treinando seus componentes; c) abordagem por métodos específicos de hidroterapia.

Independentemente da estratégia e recursos adotados pelo terapeuta, o tratamento é benéfico quando as vantagens superam as desvantagens. As vantagens da RA ocorrem quando os objetivos do tratamento são alcançados, e as desvantagens englobam o alto custo ou risco diante de condições clínicas adversas, e estes fatores podem contraindicar a técnica de forma absoluta ou relativa. Os objetivos norteiam as indicações da RA e foram sintetizados no Quadro 25.1, de acordo com a literatura[1,2,5,6].

Ao considerarmos as vantagens da RA, os efeitos psicológicos merecem destaque. A independência na água fornece uma vantagem social e coloca a pessoa em posição de igualdade, seja deficiente ou não. O paciente demonstra maior confiança e autoestima[8]. Ele se sente capaz de fazer algo, o que contribui para valorizar suas potencialidades, e não suas deficiências. Além disso, a refração distorce a imagem e "esconde" deficiências[1,8], facilitando principalmente a abordagem com crianças, e adolescentes que já sofreram algum preconceito. A diminuição da dor e o conforto térmico aumentam a autoconfiança para realizar movimentos, sendo extremamente útil em condições álgicas em crianças incluindo pós-operatório de tenotomias, osteotomias, artroplastia de Girdlestone, artrodese, alongamentos e transferências tendinosas.

O trabalho em grupo em piscina é indicado principalmente para crianças menores e com a presença e participação dos pais. Tal intervenção viabiliza maior troca de experiências, socialização, motivação, encorajamento da criança e familiares[8]. As desvantagens do trabalho em grupo englobam a restrição de uso de algumas técnicas, a exigência de maior supervisão para evitar movimentos imprecisos e indesejáveis, a dificuldade relativa de supervisionar os exercícios em grupos grandes e manter o adequado controle da segurança e a concentração do paciente.

Fernandes e Costa (2006) descrevem o meio líquido como um meio com várias possibilidades de ações e movimentos. A água é mais que uma superfície de apoio, é um espaço para emoções, aprendizados e relacionamentos com o outro, consigo e com a natureza[9]. Esse meio fornece ao indivíduo experiências e vivências novas e variadas, favorecendo a percepção sensorial e a ação motora[10].

Diante dos fundamentos de teorias contemporâneas, da importância do ambiente e da tarefa no desenvolvimento do humano, entende-se que o meio aquático possa criar oportunidades para a criança explorar o meio e assim adquirir novas habilidades e desenvolver-se nos aspectos motor, cognitivo, afetivo e social[11]. Apesar do ambiente aquático não ser o ambiente funcional dos seres humanos, ele proporciona uma realidade diferente. Dessa forma, é possível promover maior estimulação sensorial e exploração da movimentação voluntária (Fig. 25.1). A liberdade aos movimentos permite que o paciente vivencie movimentos novos e repita movimentos que em ambiente terrestre seriam difíceis ou até impossíveis[3,8]. Isso acontece, por exemplo, com pacientes que apresentam fraqueza muscular significativa (grau 2).

Quadro 25.1. Síntese dos objetivos da reabilitação aquática na paralisia cerebral

- Facilitar a execução de movimentos que são difíceis ou impossíveis de serem realizados fora da água e, assim, estimular e melhorar a motricidade voluntária
- Manter ou aumentar a força e a resistência muscular
- Manter ou aumentar a amplitude de movimento (ADM) das articulações e flexibilidade tecidual (prevenir ou combater contraturas e deformidades)
- Manter ou melhorar o desempenho em atividades funcionais, trabalhando componentes do treino funcional
- Encorajar a realização de atividades relacionadas com a alguma tarefa
- Melhorar as habilidades necessárias para a execução de atividades de vida diária (AVD)
- Treinar a coordenação, equilíbrio e estratégias motoras, visando manter ou melhorar o controle motor e postural
- Facilitar o manuseio/deslocamentos do paciente em várias direções
- Facilitar o ortostatismo e a marcha
- Estimular as etapas do desenvolvimento
- Melhorar a capacidade cardiorrespiratória
- Propiciar maior estimulação sensorial e exploração da mobilidade potencial pelo uso de um ambiente rico em estímulos e que permite maior liberdade de movimento (maior aferência sensorial-térmica, tátil, pressórica, proprioceptiva e vestibular)
- Promover rica estimulação sensorial e combater quadros de aversão tátil ou privação sensorial
- Promover o relaxamento e assim diminuir a resistência ao movimento nos pacientes com hipertonia
- Aliviar a dor e espasmos musculares
- Reduzir o edema e a rigidez articular em condições pós-operatórias
- Promover a reabilitação precoce, em condições pós-cirúrgicas ou uso de imobilizações, mesmo quando ainda não existe liberação de descarga de peso no membro
- Diminuir as forças compressivas nas articulações e ossos, viabilizando treino de ortostatismo e marcha, mesmo quando ainda está liberada apenas carga parcial de peso no membro
- Melhorar a autoestima e a sociabilidade
- Favorecer adesão ao tratamento
- Reforçar a autoestima, proporcionando ao paciente maior confiança para alcançar sua máxima independência funcional e explorar seu potencial
- Realizar atividade lúdica e prazerosa – o maior empenho e satisfação
- Facilitar a interação do paciente com pais, terapeuta e ambiente
- Ser uma modalidade de fisioterapia alternativa para manter a estimulação e/ou atividades terapêuticas fora de um ambiente convencional de tratamento

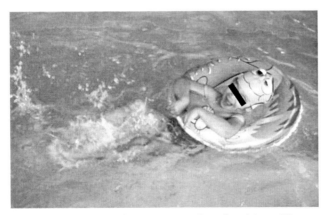

Fig. 25.1. Exploração da movimentação voluntária na RA. Atividade prazerosa ao vivenciar movimentos diferentes.

Espera-se então que a repetição do movimento e a experiência sensoriomotora iniciada na piscina facilitem o aprendizado em ambiente terrestre e contribuam para melhoria do controle motor e ganhos funcionais. Entretanto, vários estudos demonstram, por meio de análise da eletromiografia subaquática, algumas diferenças no recrutamento durante movimentação ativa. A principal explicação parece ser a ausência da força gravitacional[12,13]. Sendo assim, a controvérsia gira em torno da viabilidade de transferir para o solo os ganhos obtidos na piscina, visto que o movimento treinado apresenta características cinemáticas, cinéticas e eletromiográficas diferentes. Logo, a transferência de ganhos entre os ambientes aquático e terrestre ainda é um ponto conflitante na literatura e entre profissionais experientes na área.

Do ponto de vista prático, verifica-se que o treinamento aquático possibilita experiências motoras e sensoriais diversas, o que parece contribuir para o aumento do repertório motor do indivíduo. Tem-se a possibilidade de repertório motor mais amplo na construção das ações funcionais, quando comparadas ao treinamento exclusivo em ambiente terrestre.

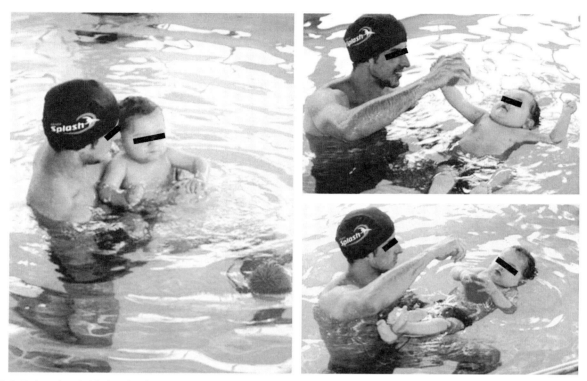

Fig. 25.2. Treino de atividades de alcance e manipulação de objetos: ampliando a experiência sensoriomotora a partir da motivação da criança.

Assim, todas as novas informações sensoriais e vivências motoras experimentadas na piscina serão de alguma forma ferramentas disponíveis, aumentando o repertório de possibilidades motoras no ambiente gravitacional funcional. A Fig. 25.2 ilustra o treino de atividades com membros superiores durante tarefa de alcance e manipulação de objetos. A partir do interesse e da motivação, facilitados pelo meio hídrico, é possível experimentar movimentos e ampliar o repertório motor.

As contraindicações da FA estão relacionadas principalmente com as condições hemodinâmicas e clínicas dos pacientes. Doenças ou instabilidades clínicas graves podem impedir os exercícios em piscina terapêutica pelo alto risco de complicações devido às solicitações sistêmicas da atividade. Alterações dermatológicas contagiosas, incontinência urinária ou fecal sem formas sistematizadas de esvaziamento também estão na lista das restrições para acesso à piscina[1,2,5,14].

As contraindicações absolutas incluem hidrofobia, alterações cutâneas por doenças dermatológicas ou efeito adverso de medicações, estados febris, infecção urinária, doença infectocontagiosa, hipertensão arterial sistêmica ou hipertensão intracraniana não controladas, falência respiratória ou cardíaca, crises convulsivas não controladas, desmaios/vertigens não controlados. Entre as contraindicações relativas estão o medo e a ansiedade, que podem ser decorrentes da pouca adaptação ao meio, aversão tátil extrema, dificultando o toque e a realização das manobras, hipersensibilidade cutânea, alterações esfincterianas, contornadas pelo uso de vestimentas especiais, esvaziamento prévio ou reeducação vesicointestinal, capacidade vital extremamente baixa, processo inflamatório ou infeccioso em atividade, alterações cognitivas e/ou comportamentais significativas, uso de aparelhos auditivos e lentes de contato ou ainda presença de feridas, podendo ser utilizados curativos oclusivos[1,2,5,14].

A FA é realizada em piscinas especialmente projetadas para os atendimentos. Recomenda-se que a piscina terapêutica esteja situada em um ambiente fechado e coberto, com água aquecida e tratada por um dos diferentes sistemas disponíveis. Preferencialmente deve possuir rampa de acesso ou elevadores, corrimão nas bordas, ter profundidade de aproximadamente 120 cm. São piscinas menores e mais rasas do que as indicadas para prática de natação, nas quais o fisioterapeuta utiliza-se de vários métodos, técnicas, manuseios e equipamentos, mantendo-se estável e minimizando a sobrecarga postural durante os procedimentos[1,2,5]. A água da piscina deve ser tratada seguindo as normas estabelecidas pela vigilância sanitária. Desníveis na piscina ou uso de tablados para elevar o piso são opções para realizar atividades em ortostatismo ou marcha em crianças menores. Alguns profissionais utilizam polainas ou similares para estabilizar o membro inferior e garantir o treino de ortostatismo. Entretanto, tal recurso muitas vezes não viabiliza deslocamentos e treino de marcha por não englobar o complexo tornozelo-pé. Para conseguir treinar marcha, alguns fisioterapeutas aquáticos trabalham o paciente em uso de órtese tornozelo-pé. Deve ser usada a órtese do paciente e também meias antiderrapantes, porém isso compromete a durabilidade da órtese com desgaste de velcros e arrebites.

Alguns pesquisadores e fisioterapeutas questionam a utilização da FA pelos altos custos da implementação e manutenção de uma piscina terapêutica. Em contrapartida, outros autores têm sugerido que pacientes submetidos à FA reduzem o período total ou otimizam os ganhos com o programa de reabilitação[4,5]. Acreditamos que para alcançar os benefícios da fisioterapia aquática é essencial compreender as propriedades da água, os efeitos da imersão e do exercício em piscina terapêutica, as indicações e contraindicações da atividade, saber definir o melhor método a ser usado (ou combinação de métodos) e manter-se atualizado sobre as evidências dos resultados obtidos com tal intervenção fisioterapêutica.

Os princípios da RA englobam o reconhecimento ou manipulação das propriedades físicas da água, dos efeitos fisiológicos da imersão e da hidrocinesioterapia. Os efeitos da hidrocinesioterapia e dos vários métodos de hidroterapia são obtidos pela somatória entre a aplicação dos princípios físicos (térmicos e hidrodinâmicos) e os efeitos terapêuticos dos exercícios com o corpo em imersão em diferentes níveis de água[1,2,5,6,15,16]. O entendimento das propriedades da água e os efeitos da imersão são fundamentais para o profissional que deseje atuar na reabilitação aquática, mas isso não será o foco deste capítulo. Na literatura recomendada incluímos livros tradicionais que exploram tais temas.

Um organismo em imersão está sujeito a várias forças físicas sobre ele e às consequências das suas ações e reações. A graduação do nível de imersão corporal favorece o dimensionamento de carga e solicitação muscular[3,5,17,18]. Os efeitos térmicos são percebidos em temperaturas entre 33 e 39°C e são equivalentes aos efeitos da termoterapia superficial.

Os efeitos hidrodinâmicos advêm da ação e manipulação das propriedades físicas da água, que englobam pressão hidrostática, empuxo, tensão superficial, turbulência, viscosidade, resistência da água ao movimento e interferência da velocidade do movimento e da área de contato de objetos e equipamentos utilizados[1,2,5,6,15,16]. O fisioterapeuta aquático usa essas propriedades quando realiza os procedimentos terapêuticos com o paciente imerso.

Durante a imersão em piscina aquecida, ocorre o ajuste corporal hemodinâmico, pois a temperatura corporal durante os exercícios pode chegar a duas vezes a temperatura basal. Durante os exercícios, estima-se que 20% a 30% da energia seja transformada em trabalho e o restante em calor, exigindo uma adequada termorregulação. O fator térmico é benéfico para auxiliar o relaxamento muscular, mas também justifica a contraindicação em casos febris e infecciosos. Tem-se observado que algumas técnicas que utilizam movimentos mais lentos e amplos, aliadas à imersão em água aquecida, auxiliam o relaxamento muscular[1,2,5,6,15,16].

Tradicionalmente, a intervenção em piscina é relacionada com a diminuição do tônus[1,2,5,6]. Entretanto, atualmente o maior entendimento das propriedades teciduais dos tecidos inertes e contráteis permite compreender que a maior facilidade para os movimentos é justificada pela diminuição da rigidez tecidual e também pela diminuição da atividade muscular, com consequente relaxamento[4,7,8,15,16]. Isso pode ser decorrente dos efeitos térmicos, aumento do limiar de excitabilidade, maior suporte fornecido pelo meio, o que facilita os movimentos e permite aumentar os graus de liberdade de movimentos. Esta é uma explicação plausível, uma vez que restringir movimentos pode ser uma estratégia compensatória ou adaptativa para facilitar o controle motor já deficitário em pacientes neurológicos[11].

Durante os exercícios em água aquecida ocorrem algumas modificações fisiológicas no corpo. Inicialmente, ocorre aumento da frequência cardíaca seguido de normalização ou até redução dela. Além disso, ocorre aumento da frequência respiratória e da circulação periférica, o que acarreta maior suprimento de sangue para o músculo e, consequentemente, aumento do metabolismo muscular e da taxa metabólica, aumento da quantidade de retorno do sangue ao coração, diminuição de edema pela pressão hidrostática e redução da sensibilidade dos terminais nervosos, causando relaxamento muscular geral[1,2,6,8,15,16].

Por meio de brincadeiras, são fornecidos estímulos externos que contribuem para o desenvolvimento motor e cognitivo de bebês e crianças com desenvolvimento típico ou atípico. A prática aquática auxilia a aquisição da independência e personalidade, podendo influenciar o processo de aquisição da linguagem[19,20]. Para as crianças transforma-se também num momento de lazer e prazer, e é possível também contribuir para um melhor desenvolvimento da cognição, comunicação, socialização, além da motricidade.

A FA é um método alternativo ou complementar na reabilitação de crianças, adolescentes e adultos com desordens neuromusculares, incluindo pacientes com PC, independentemente da topografia de acometimento e disfunções e limitações apresentadas. As propriedades físicas da água, aliadas aos efeitos da imersão e do exercício terapêutico, possibilitam obter ganhos físicos e funcionais enquanto o paciente se sente motivado; o meio é prazeroso, lúdico, altamente estimulante, oferecendo um bombardeio sensorial por meio da temperatura, pressão, sistema vestibular, proprioceptivo e também muscular. Os efeitos da flutuação reduzem a carga no esqueleto axial, sendo possível utilizar tal modalidade em condições pós-operatórias e até mesmo iniciar o treino de marcha precocemente e de forma segura, evitando efeitos do desuso prolongado e não aceitação do paciente e combatendo o edema pelo efeito principalmente da pressão hidrostática, além de aliviar a dor[2,7,15,16]. A piscina proporciona um ambiente favorável para a participação ativa e envolvimento do paciente, motivação e caráter lúdico, permitindo desenvolver componentes essenciais e habilidades básicas para melhora do equilíbrio, motricidade e funcionalidade em solo[8,21]. A transferência de ganhos entre os ambientes aquático e terrestre ainda é fonte inexplorada de estudos. Por isso, é interessante associar a terapia aquática ao trabalho convencional de solo.

Infelizmente, o meio aquático não favorece bom controle na qualidade e precisão dos movimentos. O ambiente não fornece a estabilização adequada, permite reações associadas que interferem na qualidade do movimento realizado, mas apresenta diversos pontos positivos. Os profissionais envolvidos na reabilitação do paciente com PC devem considerar as metas e objetivos traçados e analisar o contexto para, então, decidir sobre a indicação ou não da RA. Teorias mais modernas destacam a importância de oferecer oportunidades motoras diversas, a importância da informação sensorial proveniente de diversas vias, considerando que o movimento é fruto do sistema sensoriomotor e da integração/convergência das informações para propiciar o aprendizado motor e melhora do controle da postura e movimento, essenciais para pacientes com PC[11]. A RA possibilita obter ou otimizar ganhos motores e funcionais. A água valoriza as potencialidades, permitindo ao paciente com PC explorar sua motricidade, utilizando seu potencial motor e possibilitando maior exploração do meio.

Várias pessoas que são incapazes de realizar exercícios, participar ativamente de atividades no solo, podem ser capazes de exercitar-se na água, mantendo ou aumentando o condicionamento geral, mobilidade e força. A água aquecida permite que os músculos relaxem e as articulações se movam mais facilmente; a movimentação ainda pode ser facilitada pelo uso de suportes para flutuação e algumas técnicas. O principal meio de locomoção na água não é o andar. O deslocamento é realizado flutuando na posição horizontal, e muitos pacientes inábeis para andar são exímios nadadores. O início desta conquista se dá, na maioria das vezes, pelo contato com a piscina terapêutica nas primeiras sessões de reabilitação.

O programa de fisioterapia aquática de crianças e adolescentes com hemiplegia e diplegia geralmente engloba atividades de marcha. Durante o treino de marcha podem ser feitos deslocamentos, perturbações ao equilíbrio e atividades envolvendo os membros superiores. Também pode ser feito o treino para aquisição ou aprimoramento de componentes específicos visando maior habilidade para marcha. Esse treino deverá estar de acordo com a etapa do desenvolvimento e potencial funcional do paciente. Crianças com quadriplegia têm a oportunidade de treinamento do controle cervical e de tronco, facilitação do rolar com uso de tapetes flutuantes de borracha e também alívio de quadros álgicos em quadris dolorosos luxados ou não. Pacientes adultos com

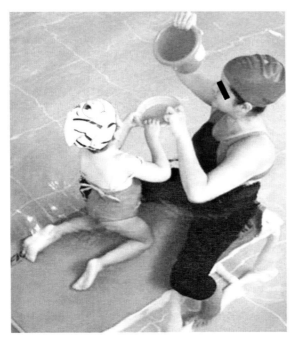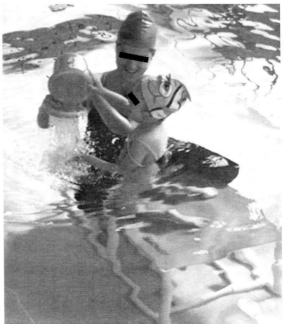

Fig. 25.3. Fisioterapia aquática direcionada para aquisição de habilidades motoras – controle pélvico na posição de joelhos.

PC poderão se beneficiar com abordagens para tratamento de problemas ortopédicos que são comuns neste grupo e também programas de condicionamento físico para manter ou melhorar a aptidão física e combater o sedentarismo e suas repercussões negativas para a saúde. Nas sessões de FA é possível contribuir para aquisições de habilidades motoras, como o controle de cabeça e de tronco, rolar, controle pélvico na posição de joelhos e treino de marcha. A Fig. 25.3 ilustra tal possibilidade de treino.

Algumas crianças se beneficiarão com a entrada dos pais na piscina, principalmente nas primeiras sessões, para transmitir maior confiança e facilitar a adaptação ao meio[8]. Essa opção só deve ser considerada se os pais se sentirem confortáveis na água e não houver risco de passarem insegurança ou medo para a criança. Caso contrário, compensa o risco de algumas sessões com choro, comportamento de birra e pouca participação até maior adaptação da criança. Neste período, recomendam-se sessões de menor duração e que não envolvam atividades de imersão do rosto.

Alguns materiais poderão ser usados em RA: módulos para alternância de alturas (plataformas), brinquedos e jogos, flutuadores diversos, boia-espaguete, boia-circular, rolos, colar, colete, tapete flutuante, *step*, trampolim, escadas, paralelas ou bicicletas subaquáticas, tornozeleiras, caneleiras, pranchas, aros e pinos, luvas e paletas. Diferentes tipos de hidrocinesioterapia poderão ser executados na piscina terapêutica: passivo, ativo, alongamento, diagonais, relaxamento, exercícios resistidos, aeróbicos ou proprioceptivos, treino de equilíbrio, estímulo ao desenvolvimento neuropsicomotor (estimular/facilitar aquisições motoras), treino funcional de marcha ou para membros superiores[1,2,5,6]. A maioria dos métodos propostos são adaptações de métodos no solo e/ou aplicação direta das propriedades da água e efeitos da imersão e exercício.

▪ EVIDÊNCIAS CIENTÍFICAS

A literatura clássica apresenta um consenso sobre os efeitos em diversas áreas de atuação, inclusive na reabilitação. Entretanto, as informações são empíricas e baseadas no respaldo teórico, porém com pouca cientificidade. A FA vem sendo cada vez mais aceita pelos pacientes neurológicos e seus familiares, tornando-se um importante recurso terapêutico disponível para os profissionais da área[1,5,6,21]. Embora os estudos sobre tratamento hidroterapêutico sejam limitados, muitos profissionais o utilizam, mais comumente os fisioterapeutas. As evidências a partir da prática clínica são comuns entre profissionais que atuam na RA de pacientes com PC. A satisfação do cliente também merece destaque; entretanto, ainda existe uma escassez de evidências científicas na área.

A escassez de estudos que comprovem a eficácia e a importância da RA em pacientes com PC talvez se justifique pela dificuldade de se estabelecer um desenho de pesquisa envolvendo os vários fatores que podem influenciar o processo de desenvolvimento da criança. Tais fatores incluem dificuldade no pareamento de amostras por idade, nível socioeconômico, grau de escolaridade da mãe e outros aspectos ambientais que possam interferir no desenvolvimento da criança.

Kelly e Darrah (2005) afirmam que apesar dos benefícios teóricos do exercício aquático, pouca pesquisa tem sido feita sobre seus efeitos As vantagens e desvantagens da RA já são expostas na literatura tradicional, entretanto é imprescindível atualmente adotar uma prática clínica baseada em evidência. Para isso, é necessário identificar e apreciar criticamente as evidências científicas disponíveis, que deverão ser aliadas à experiência profissional e às preferências do cliente[22]. Sabemos que o efeito placebo em intervenções em piscina é alto e, para maior valorização desta modalidade terapêutica, é preciso esforço por parte dos profissionais para construir o conhecimento e obter o reconhecimento dos demais membros da equipe sobre a eficácia da RA.

Alguns estudos confirmam os vários benefícios do meio aquático em crianças com desordens neuromusculares[9,19,20]. Estudos mostram que crianças submetidas à estimulação aquática apresentam melhores habilidades relacionadas com a tarefa e o ambiente aquático, como ação de braços, pernas e posição corporal[23]. No entanto, considerando a especificidade das tarefas treinadas e o ambiente em que as mesmas se desenvolveram, talvez a transferência de tais habilidades para o contexto ambiental fora da água seja difícil[24,25]. Novos estudos deverão ser desenvolvidos para investigar esta hipótese.

Kelly e Darrah (2005) revisaram a literatura quanto aos exercícios em solo e aquáticos como intervenções terapêuticas para crianças com PC e discutiram o potencial dos exercícios na água como uma opção de exercício para esse grupo de crianças[22]. Em um estudo de caso único, Peganoff (1984) realizou intervenção por meio de natação em um paciente com PC de 14 anos durante oito semanas, na frequência de duas vezes por semana. O resultado encontrado foi a melhora da autoimagem e da ADM de flexão e abdução do ombro[26]. Em estudo realizado por Thorpe e Reilly (2000) foi observada melhora nos escores do Índice de Gasto Energético, na Medida de Função Motora Grossa (GMFM), na força muscular, velocidade de marcha e autopercepção de melhora. Os autores conduziram um estudo de caso único, em que houve intervenção três vezes por semana, durante 10 semanas, caracterizada por exercícios resistidos em membros inferiores e caminhada na água[27].

Hutzler e cols. (1998) realizaram um ensaio clínico controlado não aleatório com 46 crianças entre 5 e 7 anos de idade. A intervenção proposta teve a duração de 6 meses e foi composta por exercícios no solo feitos uma vez por semana e aquáticos utilizando a natação adaptada duas vezes por semana. Os autores encontraram aumento significativo na capacidade vital, sendo 63% no grupo com intervenção aquática contrastando com 23% do grupo de intervenção terrestre[28].

A revisão feita por Kelly e Darrah (2005) a partir desses três estudos indica efeitos positivos da FA. Contudo, a informação é limitada devido ao fraco rigor metodológico apresentado. As autoras da revisão concluem que o exercício aquático apresenta propriedades peculiares que podem reduzir os riscos associados à imposição de carga e engajar mais facilmente exercícios de força e/ou aeróbicos do que os tradicionais exercícios em solo[22].

No estudo de Fragala-Pinkham e cols. (2008), a amostra foi composta por 16 crianças com incapacidades relacionadas com o desenvolvimento, com idade de 6 a 11 anos, incluindo crianças com PC, transtorno autista, mielomeningocele etc. O treinamento durou 14 semanas e foi realizado duas vezes por semana, incluindo atividades de natação, corrida e jogos, além de exercícios de fortalecimento com resistência da água, espaguetes e halteres. Os principais desfechos mensurados foram andar/correr, força muscular isométrica e habilidades motoras. Melhorias significantes no andar/correr foram observadas, mas não para os outros desfechos secundários. As autoras concluíram que crianças com incapacidades podem melhorar sua *endurance* cardiorrespiratória após um programa de exercício aeróbico aquático em grupo[29].

Na revisão de Geytenbeek (2002) sobre a efetividade da hidroterapia, fica evidente a diversidade de indicações da hidroterapia: situações clínicas como dor, alterações ortopédicas e neurológicas, pós-operatórios e principalmente uma gama de alterações na grande esfera das doenças reumáticas. Os objetivos da fisioterapia aquática geralmente estão voltados para a melhora da força muscular, da ADM, do equilíbrio corporal, da funcionalidade e da qualidade de vida dos pacientes[7].

Apesar do aumento positivo dos escores nos instrumentos de autoestima e independência funcional verificados no estudo de Dorval e cols. (1996), os achados sugerem que o programa aquático experimental não foi significativamente diferente do programa convencional. Esse achado acende a discussão sobre custo-benefício da RA. Entretanto, vale ressaltar que a amostra foi composta por apenas 20 pacientes com PC divididos aleatoriamente em dois grupos, com frequência de apenas uma vez na semana para os exercícios aquáticos[30].

Para determinar a efetividade de intervenções aquáticas em crianças com déficits motores, Getz e cols. (2006) realizaram uma revisão sistemática da literatura. Merece destaque o fato de apenas 11 estudos entre 173 terem preenchidos os critérios para inclusão. O método mais comumente usado foi o Halliwick. Clinicamente, esta revisão mostra que existem evidências sugestivas de melhora na função respiratória de crianças com PC. Para melhor entendimento dos efeitos na atividade e participação, futuras pesquisas de boa qualidade metodológica devem ser realizadas. Nesta revisão, sete artigos relataram melhora na função corporal e sete no nível de atividade. Dois de quatro estudos que investigaram desfechos relativos à participação descreveram efeitos positivos. Nenhum artigo relatando efeito negativo da RA neste ou em outros estudos foi encontrado[31].

Com o objetivo de verificar o efeito da FA na funcionalidade e tônus de crianças com tetraparesia espástica, Bonomo e cols. (2007) conduziram um estudo clínico com seis crianças com PC, considerando a PEDI (parte 1) e a Escala de Ashworth como desfechos. A intervenção foi realizada duas vezes por semana, com duração de 40 minutos por sessão e totalizando 20 sessões em piscina aquecida a 33°-34°C. O protocolo utilizado consistiu no relaxamento com método Bad-Ragaz passivo, mobilização das articulações mais acometidas, dissociação de cinturas e mobilização de tronco e membros e treino de marcha lateral e frontal. As autoras verificaram que o tônus se manteve inalterado antes e após o programa, e houve melhora funcional significativa visto pelo escore bruto da escala PEDI[32].

Aidar e cols. (2007) analisaram os efeitos de 16 semanas de intervenção em 21 crianças com PC tipo espástica e atetósica. A frequência das intervenções foi de duas vezes por semana, com duração máxima de 45 minutos. Foram utilizados para avaliação o PEDI, na seção de função social, e uma escala de habilidades manuais. Houve melhoras significativas na parte da função social nos alunos que foram submetidos a atividades físicas aquáticas. O estudo concluiu que há indícios de que a prática de exercícios físicos aquáticos contribui para melhora motora, na função social e para maior independência funcional da criança com PC[33].

Tsutsumi e cols. (2004) destacam os benefícios da natação adaptada em pacientes neurológicos e a possibilidade de manter os pacientes em atividade física continuada, prevenindo complicações futuras e, sobretudo, estimulando a sua qualidade de vida e integração social. Os autores ressaltam que atividades físicas esportivas são vitais para indivíduos com sequelas neurológicas, principalmente aqueles que não participam mais de programas regulares de reabilitação[34].

Conclui-se que a RA é uma opção de intervenção relevante para pacientes com PC e alguns estudos têm mostrado benefícios da sua prática sobre aspectos importantes de saúde. Apesar disso, a literatura especializada ainda é restrita. Os reais efeitos, bem como possíveis metodologias de trabalho para a população com PC, ainda carecem de esclarecimentos.

IMPLEMENTAÇÃO DA TÉCNICA

A avaliação é fundamental para o sucesso da reabilitação, incluindo a aquática. Inicialmente é preciso identificar se o paciente apresenta alguma contraindicação absoluta ou relativa para ser submetido às técnicas de RA. Tais contraindicações têm base nos efeitos fisiológicos da imersão.

As vantagens da RA são obtidas quando o terapeuta tem a habilidade de usufruir ou manipular as propriedades físicas da água e os efeitos da imersão, aliados ao uso de técnicas de RA. A habilidade de nadar não é necessária para a RA. A natação adaptada pode inclusive ser um dos desfechos ao final do programa de reabilitação.

O Quadro 25.2 apresenta um modelo resumido de avaliação da fisioterapia aquática com os principais tópicos a partir da prática clínica dos autores e da literatura[1,2,5,6,8,14].

Para contornar a contraindicação de RA por alterações cutâneas decorrentes de ferimentos localizados e não infectados, podemos usar curativos impermeáveis. Para isso, várias marcas já estão disponíveis e permitem inclusive o início da fisioterapia aquática nos primeiros dias de pós-operatório, assim que tenhamos liberação para retirada da imobilização gessada ou órtese.

Às vezes, algumas crianças choram demonstrando sinais de medo ao entrar na piscina, o que não necessariamente significa hidrofobia. Em muitos casos, a criança não teve experiências prévias e a presença ou entrada dos pais na piscina lhe proporcionará segurança e facilitará o processo de adaptação ao meio aquático. As crises convulsivas devem estar controladas e é preciso que a criança não apresente sinais de insuficiência respiratória ou cardíaca grave, visto que a imersão cria uma condição restritiva para a expansibilidade da caixa torácica, podendo dificultar a respiração. Além disso, com a imersão ocorre aumento da pressão intra-abdominal e intratorácica e aumento do retorno venoso, contribuindo para aumento da pré-carga no coração e aumento da pressão e volume de ejeção cardíaca[1,15,16].

A hipersensibilidade cutânea ao cloro se manifesta por vermelhidão, coceira ou fissuras na pele. Tal problema pode ser minimizado pelo tratamento adequado da água com dosagens adequadas do produto e é totalmente contornado pelo sistema de ionização.

Para viabilizar o acesso de pacientes com incontinência urinária e fecal, algumas fraldas especiais e calções de silicone estão disponíveis no mercado. Os profissionais devem atentar inclusive para a qualidade dos maiôs e sungas usados pelas crianças. Deve-se solicitar que os elásticos devem estar sempre firmes o suficiente para evitar qualquer vazamento em caso de evacuação inesperada. A passagem pelo chuveiro antes da entrada na piscina favorece o esvaziamento da bexiga e deve ser um hábito de todos os usuários.

Entre os métodos e as técnicas de RA mais usados em pacientes com PC, podemos citar Bad-Ragaz, método Halliwick e adaptação de técnicas de estimulação de etapas do desenvolvimento psicomotor e diversas formas de hidrocinesioterapia. A seleção de técnicas passivas ou ativas dependerá da avaliação fisioterapêutica. Recentemente, têm surgido novas propostas interessantes, como a psicomotricidade aquática e a terapia ocupacional aquática, que propõem a estimulação sensorial, explorando o ambiente aquático, rico em estímulos, incluindo tátil vestibular, proprioceptivo, térmico[9,10].

O método de Bad-Ragaz foi desenvolvido na Suíça em 1960 e desde então vem sendo aprimorado. É uma técnica executada exclusivamente com o corpo na posição horizontal. Visa o fortalecimento, reeducação muscular, alongamento de tronco, relaxamento e controle do tônus, propriocepção e analgesia[1,2]. São utilizados padrões em diagonal espiral, parecidos com o método Kabat, e também flutuadores circulares para sustentação do paciente, daí o nome de método de anéis de Bad-Ragaz. Os flutuadores usados incluem colar cervical, flutuador pélvico e de tornozelos. As técnicas podem ser passivas ou ativas. As técnicas ativas dependem da compreensão e cooperação do paciente, e algumas se tornam inviáveis em crianças com desordem neuromuscular. São utilizados movimentos de aproximação e afastamento do paciente do fisioterapeuta, que se torna o ponto fixo, estabilizador do movimento. A Fig. 25.4 exemplifica movimentos de aproximação e afastamento envolvendo a participação da criança, uma adaptação da técnica de Bad-Ragaz.

Bad-Ragaz é uma técnica individualizada e mais comumente empregada em adultos. Propõe trabalho com resistência máxima, manuseios específicos e corretos associados a comando verbal e princípios de estabilização rítmica e irradiação[1,2]. São utilizadas as propriedades da água para se criar um programa de resistência para execução dos padrões. Propõe trabalho com resistência máxima, manuseios específicos e corretos associados a comando verbal e princípios de estabilização rítmica e irradiação. São utilizadas as propriedades da água para se criar um programa de resistência para execução dos padrões. Existem as correntes americana e europeia, mas o interessante para o profissional é escolher a técnica adequada às necessidades do paciente. Na PC, é possível e útil utilizar as técnicas de alongamento e padrões de tronco, principalmente em pacientes hemiplégicos.

Grupos de pais são uma possibilidade de direcionar atividades que favoreçam aquisições motoras, socialização, troca de experiências e principalmente fortalecimento da interação terapeuta-criança-pais. Nesse tipo de trabalho, a mãe ou o pai (ou responsável com vínculo afetivo com a criança) entra na piscina com a criança enquanto o terapeuta instrui e

Quadro 25.2. Modelo de avaliação fisioterapêutica aquática

Nome: _____ Data: ___/___/___
Diagnóstico clínico: _____ Diagnóstico topográfico: _____
Data de nascimento: ___/___/___ Sexo: ( ) F ( ) M
Idade cronológica: _____ Idade corrigida: _____

Pais ou responsáveis: _____ Tel.: _____
Tel. de contato para emergência: _____
Médico (referência): _____ Tel.: _____ Especialidade: _____

Presença de contraindicações (absolutas ou relativas)
( ) Hidrofobia ( ) Infecção urinária ( ) Febre presente ou recente ( ) Alterações cutâneas
( ) Hipersensibilidade cutânea ou respiratória ao cloro ( ) Doenças infectocontagiosas
( ) Falência respiratória/cardíaca ( ) Crises convulsivas
Último episódio:_____ Controlada ou não?_____
( ) Incontinência urinária ( ) Incontinência fecal ( ) Desmaios/vertigens não controladas ( ) Outras: _____

Se apresentar alguma contraindicação absoluta, encaminhar para o devido controle e agendar retorno

Anamnese
Histórias da moléstia atual, história pregressa e outros aspectos relevantes
Queixas e expectativa (pais e criança, sempre que possível)
Doenças associadas: _____
Cirurgias prévias: ( ) Não ( ) Sim. Qual? _____ Uso de medicamentos: ( ) Não ( ) Sim. Qual? _____
Terapias prévias: ( ) Não ( ) Sim. Qual? _____ Terapias concomitantes: ( ) Não ( ) Sim. Qual? _____
Escores obtidos em instrumentos padronizados (sempre que possível)
GMFCS: _____ GMFM: _____ PEDI: _____

Atividades aquáticas prévias:
( ) Natação para bebês ( ) Natação infantil ( ) Hidroterapia ( ) Nenhuma ( ) Outra. Qual? _____
Nado: ( ) sem habilidade ( ) desloca-se com segurança ( ) um ou mais estilos sem treinamento
( ) estilos com técnica usual ou adaptada

Avaliação em solo

Avaliação física e funcional (ADM, força, tônus, capacidade funcional, órteses e auxílios para locomoção, equilíbrio sentado e ortostático, habilidades motoras, controle cervical e de tronco e outros marcos motores)

Disfunções, limitações e restrições apresentadas (enumerar, sempre que possível)

Características da dor (quando presente).
Intensidade (0-10): _____ Sinais: _____

Dados vitais: PA: ___×___ mmHg FC: ____ bpm FR: ____ irpm Temperatura: ____°C

Objetivos do programa:

Avaliação na água

Tipo de entrada na piscina: _____

Atitude do paciente na água:
Medo d'água: ( ) Sim ( ) Não Submersão: ( ) Boca ( ) Rosto ( ) Total ( ) Não ( ) NT
Expiração dentro d'água: ( ) Boca ( ) Nariz ( ) Ambos ( ) Não ( ) NT
Flutuação: _____ Controle das rotações: _____
Outras observações com o paciente imerso: _____

Conduta inicial:

Evolução:

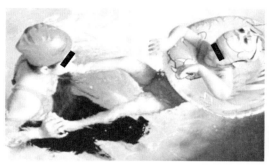 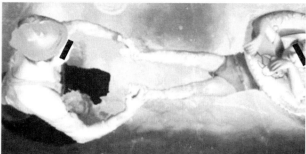

Fig. 25.4. Movimentos de aproximação e afastamento envolvendo a participação da criança.

direciona algumas atividades. Apesar das limitações técnicas, é possível observar ganhos de movimentos específicos, melhor habilidade motora e até aquisições de marcos motores do desenvolvimento infantil. Além disso, os pais podem aprender a explorar oportunidades de lazer e estimulação constante do filho. A contraindicação absoluta para a participação no grupo é o medo de piscina apresentado por alguns pais e facilmente percebido pela criança.

A hidrocinesioterapia pode ser considerada o carro-chefe do trabalho do fisioterapeuta aquático. Saber selecionar e conduzir programas de exercícios na água é uma arte, porém a ciência deve guiar nosso raciocínio clínico. É preciso inicialmente definir a graduação de força em solo e também na água; em seguida, a seleção dos exercícios de forma coerente com os objetivos da RA, como alongamento, movimentação passiva, fortalecimento com exercícios assistidos por flutuadores ou terapeuta, exercícios ativos ou resistidos (manipulando propriedades, principalmente a turbulência pelo aumento da velocidade ou uso de resistência manual dada pelo terapeuta). O programa também pode focalizar o treino de condicionamento, treino de equilíbrio e marcha ou, então, treino priorizando atividades para membros superiores[1-3,6].

O método Halliwick promove a facilitação da flutuação e controle da rotação do corpo na água. Tem caráter lúdico e favorece a adaptação do paciente ao meio aquático. O conceito é muito popular em reabilitação neurológica e pediátrica e é frequente e erroneamente chamado de *Bobath na água*, visto que não se destina exclusivamente para a finalidade terapêutica ou somente neuropediátrica, além de ter princípios e etapas próprios.

O método Halliwick foi desenvolvido por James McMillan (1949) e tem sua base nos princípios da hidrostática, hidrodinâmica e nas reações do corpo humano quando imerso em água. É uma abordagem proposta para diferentes faixas etárias e visa proporcionar o controle da respiração e do equilíbrio, potencializando habilidades motoras e auxiliando a recuperação motora[1,2,5,6,8,31]. A água, como meio para a atividade, pode ser explorada em aspectos terapêuticos e recreacionais. Recreacionalmente são envolvidos movimentos mais amplos, enquanto terapeuticamente esses padrões são mais refinados. Tal método valoriza as habilidades dos pacientes na água e não suas limitações. O programa envolve o controle da respiração, cuidados e segurança na piscina, entradas, saídas e apoios, controle do equilíbrio, rotações transversais, sagitais, longitudinais e combinadas, uso do empuxo, atividades em grupos, uso de jogos e música, avaliação por nível de habilidade e outros[1,8]. Não são usados flutuadores e a técnica é dividida em 10 estágios, sendo também conhecida como programa de 10 pontos, descritos a seguir:

1. *Ajuste mental*: adaptação ao meio líquido para desenvolver a confiança na água. Neste estágio treina-se o ajuste à água, à situação e ao instrutor (no caso de RA, o fisioterapeuta). É necessário controlar a respiração e estar relaxado no ambiente aquático.
2. *Controle da rotação sagital ou desprendimento ou restauração do equilíbrio*: treina-se o movimento de rotação na água para restauração do equilíbrio. Objetiva também levar o rosto para uma posição de respiração segura e desenvolver a independência no ambiente aquático. Assim, o praticante se torna mental e fisicamente independente na água.

Todas as etapas de controle rotacional são extremamente importantes para o desenvolvimento do controle de tronco e melhora do equilíbrio global em crianças hemiplégicas. Devido à diferença na densidade corporal entre os dimídios, existe uma tendência natural em rodar sob a perna não afetada e, deste modo, perder a estabilidade na água.

3. *Controle da rotação transversal ou vertical*: o foco do treino é o movimento em torno do eixo transversal do corpo (da posição deitada, para posição em pé).
4. *Controle da rotação lateral (ou longitudinal)*: ênfase para o treino de movimentos que usam a coluna vertebral como eixo, como o rolar – decúbito ventral para decúbito dorsal.
5. *Controle da rotação combinada*: combinação das duas anteriores, sendo executada em um único movimento.
6. *Empuxo*: esse princípio mostra que é possível flutuar, o que deixa o praticante mais seguro, mas para vivenciar este princípio é importante ter controle respiratório. Após seu aprendizado, a flutuação contribui bastante para o relaxamento corporal, o que é benéfico e desejável principalmente em pacientes hipertônicos.
7. *Equilíbrio em quietude*: é treinada a flutuação em uma posição de respiração segura e estável para poder descansar. Assim, o praticante é capaz de manter a posição do corpo enquanto flutua em descanso, fazendo pequenos ajustes quando há turbulência.
8. *Deslizamento na turbulência ou deslize turbulento*: o praticante não se movimenta, fica em flutuação enquanto o instrutor (terapeuta) o faz deslizar na água através da turbulência criada pelo mesmo.
9. *Progressão simples*: o praticante faz remadas curtas, com movimentos das mãos junto ao corpo. Esta e a próxima etapa começam a ser aplicáveis quando o objetivo é o ensino da natação.
10. *Movimento do Halliwick ou braçada básica*: aqui já é esperado que o praticante consiga dar algumas braçadas. Em decúbito dorsal, os braços são movimentados lenta e amplamente sobre a água.

A Fig. 25.5 ilustra a aplicação do método Halliwick em pacientes com paralisia cerebral. A flutuação ainda é assistida pelo fisioterapeuta e a criança já demonstra total controle da respiração e controle da rotação lateral.

◼ CASO CLÍNICO

Descrição do caso

MNF, sexo feminino, 5 anos de idade, diagnóstico clínico de paralisia cerebral quadriplégica espástica, GMFCS V, apresenta hipertonia dos quatro membros, nistagmo ocular, sem controle de tronco e cabeça, com locomoção restrita à cadeira de rodas guiada por acompanhante. Paciente sem comunicação ou resposta a estímulos visuais, déficit de manutenção da postura sentada, no equilíbrio e orientação

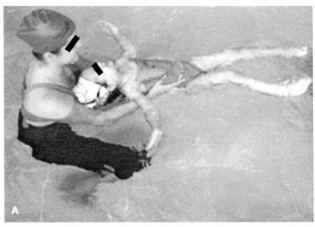

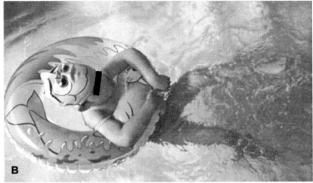

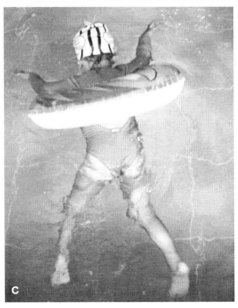

Fig. 25.5. Treinamento de flutuação (**A**) e controle de rotações (**B**, **C**) segundo o método Halliwick.

espacial. Observados tônus muscular aumentado e amplitude de movimento reduzida, principalmente em membros superiores. Paciente dependente também para as transferências e função de membros superiores e inferiores.

A FA, recurso eleito como parte do tratamento, foi executada em piscina terapêutica adequada. A temperatura da água durante o tratamento sempre esteve entre 32° e 33°C. Os materiais utilizados foram um *step*, brinquedos em geral e flutuadores. As sessões foram realizadas uma vez por semana com duração de 45 minutos cada, totalizando oito sessões entre o primeiro atendimento e a reavaliação. Além das sessões de atendimento na piscina terapêutica, também foi realizado o treinamento no solo.

Na avaliação físico-funcional, as reações de endireitamento, equilíbrio e proteção nas posições supino, prono, sentado, gato e bípede encontravam-se ausentes. Já para a manutenção das posturas de supino, prono, sentado e em pé, a criança necessitava de suporte. Em pé, a criança apresentava base alargada e centro de gravidade deslocado anteriormente com os membros superiores em flexão. Foram observados problemas respiratórios frequentes, pouca interação com o ambiente, movimentos parafuncionais da boca, sialorreia, hipertonia muscular, perímetro cefálico reduzido, encurtamento muscular de flexores de cotovelo, flexores de quadril, isquiossurais, flexores plantares e adutores de quadril.

O objetivo do tratamento fisioterapêutico era reduzir a incidência de problemas respiratórios, aumentar a interação com o ambiente, aumentar a amplitude de movimento de extensão de cotovelo, extensão de quadril, dorsiflexão e abdução de quadril, promover na paciente a manutenção da cabeça em linha média na posição prono e sentada e também evitar deformidades de quadril, pés e coluna. A criança não realiza nenhuma mudança de decúbito. Orientar os familiares, incluindo visitas domiciliares, também fazia parte dos objetivos específicos.

Conduta da fisioterapia aquática

Os exercícios realizados na água enfatizavam alongamentos tanto das musculaturas de membros superiores quanto dos membros inferiores, realizados passivamente pelo terapeuta e mantidos por 30 segundos. Exercícios de controle cervical e de tronco eram realizados com deslocamento anteriores, posteriores e laterais com a paciente em pé no *step* ou sentada. Com a paciente sentada no *step*, a terapeuta estabilizando sua pelve, realizavam-se exercícios de desequilíbrios, com o objetivo de melhora do controle de tronco, para treino de equilíbrio e consequente fortalecimento de abdominais e paravertebrais, proporcionados por movimentos em sentido anterior e posterior.

As Figs. 25.6 e 25.7 ilustram exercícios de controle cervical e de tronco, que foram aliados ao pro-

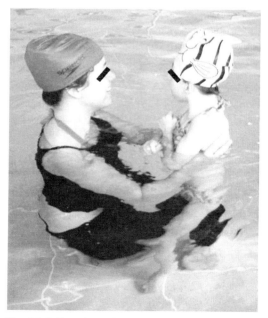
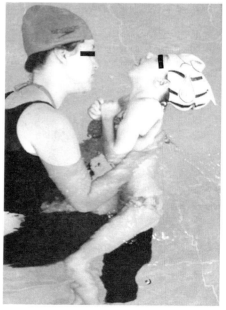

Fig. 25.6. Exercícios de controle cervical e de tronco em criança com PC – quadriplegia espástica.

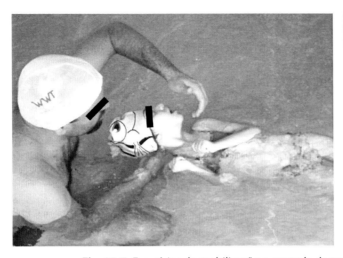 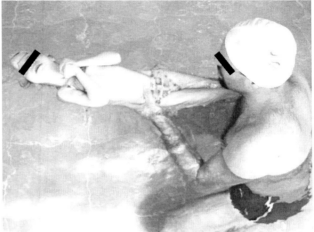

Fig. 25.7. Exercícios de mobilização e controle de tronco em criança com PC – quadriplegia espástica.

grama de movimentação passiva e alongamentos nas sessões de fisioterapia aquática.

Os brinquedos eram úteis no sentido de trabalhar com os membros superiores na linha média. Os exercícios sempre foram realizados de forma recreativa, com estimulação verbal. Ao final da sessão, era realizada uma série de relaxamento muscular. Nenhum método foi escolhido como exclusivo. A opção foi mesclar diferentes princípios e técnicas dos variados métodos já discutidos.

Resultados

Durante os atendimentos, pôde-se observar que a criança apresentou gradativamente maior interação com o ambiente aquático e a terapeuta. Houve relato de satisfação dos pais. Os quadros de problemas respiratórios diminuíram com melhora no padrão respiratório, sem gerar prejuízo ao ritmo ou desencadear sinais de esforço respiratório.

Obtivemos melhora nas amplitudes de movimento, principalmente para extensão de cotovelos, com ADM que apresentava déficit de 58 graus e evoluiu para 28 graus à direita e de 78 para 30 graus à esquerda, após o programa de oito sessões de FA aliado à fisioterapia em solo.

AGRADECIMENTO

À fisioterapeuta Núbia Carelli Pereira Avelar pelas informações sobre o caso clínico exposto e aos alunos do LERA/UFVJM.

REFERÊNCIAS

1. Ruoti RG, Morris DM, Cole AJ. Reabilitação aquática. São Paulo: Manole, 2004: 417.
2. Becker BE, Cole AJ. Comprehensive aquatic therapy. Boston: Butterworth-Heinemann, 1997: 184.
3. Duarte M, Ervilha U. Princípios físicos da interação entre ser humano e ambiente aquático. São Paulo: USP, 2001: 1-51. Disponível em: http://www.usp.br/eef/lob/mario01.pdf (acesso em fevereiro de 2010)
4. Bender T, Karagülle Z, Bálint GP, Gutenbrunner C, Bálint PV, Sukenik S. Hydrotherapy, balneotherapy, and spa treatment in pain management. Rheumatol Int 2004; 25(3):220-4.
5. Campion MR. Hidroterapia: princípios e prática. São Paulo: Manole, 2000: 334.
6. Bates A, Hanson N. Exercícios aquáticos terapêuticos. São Paulo: Manole, 1998: 320.
7. Geytenbeek J. Evidence for effective hydrotherapy. Physiotherapy 2002; 88(9):514-29.
8. Campion MR. Hydrotherapy in paediatrics. 2 ed. Oxford: Butterworth-Heinemann, 1991: 266.
9. Fernandes JRP, Costa PHL. Pedagogia da natação: um mergulho para além dos quatro estilos. Revista Brasileira de Educação Física e Esporte 2006; 20(1):5-14.
10. Teixeira-Arroyo C, Oliveira SRG. Atividade aquática e a psicomotricidade de crianças com paralisia cerebral. Motriz 2007; 13(2):95-105.
11. Shummay-Cook AS, Woollacott MH. Controle motor: teoria e aplicações práticas. 2 ed. Barueri: Manole, 2003: 610.
12. Kaneda K, Wakabayashi H, Satoand D, Nomura T. Lower extremity muscle activity during different types and speeds of underwater movement. J Physiol Anthropol 2007; 26(2):197-200.
13. Masumoto K, Takasugi S, et al. Electromyographic analysis of walking in water in healthy humans. J Appl Physiol Anthropol Human Sci 2004; 23(4):119-27.
14. Barbosa AD, Camargo CR, Arruda BS, Israel VL. Avaliação fisioterapêutica aquática. Fisioterapia em Movimento 2006; 19(2):135-47.

15. Degani AM. Hidroterapia: os efeitos físicos, fisiológicos e terapêuticos da água. Fisioterapia em Movimento 1998; 11(1):91-106.
16. Caromano FA, Filho MRT, Candeloro JM. Efeitos fisiológicos da imersão e do exercício na água. Fisioterapia Brasil 2003; 4(1):61-6.
17. Harrison R, Bulstrode S. Percentage weight-bearing during partial immersion. Physiother Pract 1987; 3:60-3.
18. Kruel LF. Peso hidrostático e freqüência cardíaca em pessoas submetidas a diferentes profundidades de água. Dissertação de mestrado. Universidade Federal de Santa Maria, Santa Maria (RS), 1994.
19. Moreno JA, De Paula L. Estimuación acuática para bebés. Revista iberoamericana de Psicomotricidad y Técnicas Corporales 2005; 20:53-82.
20. Pinto RFV. Actividade acuática infantil – Portugal vs Espana: el camino a recorrer. In: Moreno JAM. II Congreso Internacional de Actividades Acuáticas. Instituto de Ciencias del Deporte, 23-25 de setembro de 2005.
21. Mcmanus BM, Kotelchuck M. The effect of aquatic therapy on functional mobility of infants and toddlers in early intervention. Pediatric Physical Therapy 2007; 19:275-82.
22. Kelly M, Darrah J. Aquatic exercise for children with cerebral palsy. Developmental Medicine & Child Neurology 2005; 47:838-42.
23. Filho EX, Manoel EJ. Desenvolvimento do comportamento motor aquático: implicações para a pedagogia da natação. Rev Bras Ciências e Mov 2002; 10(2):85-94.
24. Krakauer JW, Mazzoni P, Ghazizadeh A, Ravindran R, Shadmehr R. Generalization of motor learning depends on the history of prior action. PLoS Biol 2006; 4(10):e316. (DOI:10.1371/journal.pbio.0040316)
25. Silva JO, Martins JC, Morais RLS, Gomes WF. Influência da estimulação aquática no desenvolvimento de crianças de 0 a 18 meses: um estudo piloto. Fisioterapia e Pesquisa 2009; 16(4):335-40.
26. Peganoff SA. The use of aquatics with cerebral palsied adolescents. Am J Occup Ther 1984; 38:469-73.
27. Thorpe DE, Reilly M. The effect of an aquatic resistive exercise program on lower extremity strength, energy expenditure, functional mobility, balance and self-perception in an adult with cerebral palsy: a retrospective case report. J Aquat Phys Ther 2000; 8:18-24.
28. Hutzler Y, Chacham A, Bergman U. Effects of a movement and swimming program on vital capacity and water orientation skills of children with cerebral palsy. Dev Med Child Neurol 1998; 40:176-81.
29. Fragala-Pinkham M, Haley SM, O'Neil ME. Group aquatic aerobic exercise for children with disabilities. Dev Med Child Neurol 2008; 50(11):822-7.
30. Dorval G, Tetreault S, Caron C. Impact of aquatic programmes on adolescents with cerebral palsy. Occup Ther Int 1996; 3:241-61.
31. Getz M, Hutzler Y, Vermeer A. Effects of aquatic interventions in children with neuromotor impairments: a systematic review of the literatute. Clinical Rehabilitation 2006; 20:927-36.
32. Bonomo LMM, Castro VC, Ferreira DM, Miyamoto ST. Hidroterapia na aquisição da funcionalidade de crianças com paralisia cerebral. Revista Neurociências 2007; 17(2):125-30.
33. Aidar FJ, Silva AJ, Reis VM, Carneiro AL, Vianna JM, Novaes GS. Atividades aquáticas para portadores de paralisia cerebral severa e a relação com o processo ensino-aprendizagem. Fit Perf J 2007; 6(6):377-81.
34. Tsutsumi O, Cruz VS, Chiarello B, Junior DB, Alouche SR. Os benefícios da natação adaptada em indivíduos com lesões neurológicas. Revista Neurociências 2004; 12(2):82-6.

LEITURA RECOMENDADA

Sanz M, Sanz M. Tu hijo y el agua. Vergara Editor. 176p.

Filho PG. Psicomotricidade relacional em meio aquático. São Paulo: Manole, 2003: 100 p.

Ribas DIR, Israel VL, Manfra EF, Araujo CC. Estudo comparativo dos parâmetros angulares da marcha humana em ambiente aquático e terrestre em indivíduos hígidos adultos jovens. Rev Bras Med Esporte 2007; 13(6):371-5.

Associação Internacional de Halliwick (International Halliwick Association): http://www.halliwick.org

Brazilian Halliwick Therapy Network: http://www.halliwickbrasil.fst.br

Associação Americana de Fisioterapia – Seção de Fisioterapia Aquática (Aquatic Physio Therapy Section – APTA): http://www.aquaticpt.org

Watsu: http://www.waba.edu; www.watsubrasil.com

Índice Remissivo

A

AASI (aparelho de amplificação sonora individual), 98, 99
ABILHAND-kids, 292
Ação muscular, 135
- isocinética, 135
- isométrica, 135
- isotônica, 135
Acelerometria, 291
Adequação postural, 248
AHA (the assisting hand assessment), 291
AIMS (Alberta Infant Motor Scale), 20
Alinhamento da coluna, 408
Alongamentos, 161-165
- caso clínico, 165
- evidências científicas, 163
- histórico, 161
- implementação da técnica, 164
- objetivo e princípios, 161
Ambiente, sistema de controle, 248
Andador, 259
Anticonvulsivantes, equoterapia, 122
Aparelho(s)
- auditivo retroauricular, 100
- musculação, 150
- pilates, 199
Apoios
- braços, 256
- pés, 257
Asma, equoterapia, 122
Assento, 253
Ataxia, 128
Atividade(s)
- física, 146
- vida diária (AVDs), 48
Audição, deficiência, 95-102
Autocuidado, habilidades funcionais, 54
Autoimagem, 145
Auxílios
- mobilidade, 248
- vida diária e prática, 248

B

Bandagem terapêutica, 231-244
- avaliação, 238
- caso clínico, 241
- conceitos, 233
- definição, 232
- estimulação tegumentar, 234-236
- evidências científicas, 237
- exemplos, 239
- funções, 232
- histórico, 231
- mecânica, 232
- objetivos e princípios, 232
- orientações e cuidados, 232
- sistema tegumentar, 233
- therapy taping, 238
Bengalas, 260
Bicicleta, 150
Bilinguismo, 99
Brincadeira/brincar, 49

C

Cadeias musculares, 420, 432-437
- caso clínico, 436
- evidências científicas, 434
- histórico, 432
- implementação da técnica, 435
- objetivos e princípios, 434
Cadeira
- posicionamento, 253
- rodas, 253
Calcâneo, mobilização, 414
Cavalo, equoterapia, 115-129
Cegos, auxílios, 248
Centro de força, 190
CHEQ (children's hand experience questionnaire), 292
Ciclo alongamento-encurtamento, 139
CIMT, 284, 288, 293
Cintura escapular, avaliação, 251
Classificação internacional
- funcionalidade, incapacidade e saúde para crianças e jovens, 7
- incapacidade e desvantagem (CIDID), 4
- incapacidade e saúde (CIF), 5
Coluna/tronco, avaliação, 251
Comportamento visual, 86
Composição muscular, 136
Computador, acesso, 248, 270
Comunicação aumentativa e alternativa (CAA), 248, 264
- caso clínico, 279
- computador, acesso, 270
- evidências científicas, 275
- gráficos, 267
- histórico, 265
- implementação da técnica, 277
- objetivos e princípios, 266

455

- produção da escrita, 278
- recursos, 268
- seleção, técnicas, 272
- símbolos, 267

Comunicação, sistema de classificação funcional, 38
Condicionamento físico, 143, 151
- avaliação, 148
Corpúsculos
- Meissner, 234
- Pacini, 234
- Ruffini, 234
Creep, 162
Cuidador, assistência
- autocuidado, 56
- função social, 57
- mobilidade, 56

D

Deambulação, 308
Deficiência auditiva e paralisia cerebral, 95-102
- avaliação, 97
- - anamnese, 97
- - emissões atoacústicas, 97
- - retestagens, 98
- caso clínico, 101
- diagnóstico, 96
- princípios e objetivos, 96
- reabilitação auditiva, 97, 99
- - dispositivos, 99
- tratamento auditivo, 98
Deglutição, reflexo, 33
Desempenho, avaliação dos fatores que interferem, 50
Desnutrição, equoterapia, 123
Diazepínicos, equoterapia, 122
Dinamometria
- isocinética, 148
- manual, 148
Diplegia, marcha, 374
Discinético, 128
Discos de Merkel, 234
Disfagias orofaríngeas, clínica, 32
Disfunção articular mecânica, 404
Dispraxia, 173
Distração coxofemoral, 410

E

Educação, 48
Elasticidade, 162
Eletroestimulação neuromuscular, 105-112
- caso clínico, 112
- evidências científicas, 108
- histórico, 105
- implementação da técnica, 108
- princípios e objetivos, 106

Emissões otoacústicas (EOAs), 97
Encosto, 255
Epilepsia, equoterapia, 122
Equipamentos (posicionamento/mobilidade), 253
Equoterapia na paralisia cerebral, 115-112
- abordagens sensoriomotoras, 128
- análise do cavalo, 118
- aspectos motivacionais, 127
- avaliação, 124
- biomecânica do cavalo, 120
- caso clínico, 128
- evidências científicas, 124
- histórico, 116
- integração sensorial e processamento neural, 126
- interdisciplinaridade, 124
- movimentos cinesioterapêuticos, 125
- neuroplasticidade, 117
- objetivos e princípios, 117
- precauções/contraindicações, 122
- - asma, 122
- - desnutrição, 123
- - encurtamento dos músculos adutores, 122
- - epilepsia, 122
- - escolioses, 123
- - hidrocefalia e uso de derivação ventriculoperitoneal, 123
- - idade menor que dois anos, 122
- - instabilidade atlantoaxial (IAA), 123
- - luxação de quadril, 123
- - mielomeningocele, 122
- - transtornos de comportamento e hiperatividade, 123
- - uso de neurolépticos, diazepínicos e anticonvulsivantes, 122
- tratamento, 124
Escala de mobilidade funcional (FMS), 16, 19
Escola, 48
Escolioses, equoterapia, 123
Espasticidade, 128
Espasticidade muscular, 145
Estabilizador
- dinâmico, 258
- estático, 258
Estimulação
- elétrica funcional (FES), 106
- tegumentar, 235, 236
Exercício com resistência manual, 149

F

Fibra muscular, 136
Fisioterapia e paralisia cerebral, 13-29
- atuação, 14
- avaliação, 15

- casos clínicos, 25
- componentes musculoesqueléticos, 22
- escalas classificatórias, 16
- marcha, 22
- prognóstico da função motora, 17
- testes, 20
- - caminhada de 6 minutos, 21
- - marcha rápida de 10 metros, 22
- - time up and go, 22
- tratamento, 23
Fixação corporal, 306
Fonoaudiologia em paralisia cerebral, 31-41
- caso clínico, 39
- comunicação, sistema de classificação funcional, 38
- disfagias orofaríngeas, clínica, 32
- linguagem, clínica, 36
- motricidade orofacial, clínica, 31
Força muscular, 134, 144
- treinamento, 142
Fortalecimento muscular, 133-158
- ação muscular, 135
- caso clínico, 154
- composição muscular, 136
- condicionamento físico, 143, 151
- - avaliação, 149
- - programa, 153
- elaboração do programa de treinamento, 150
- evidências científicas, 144
- função muscular, 134, 135
- - avaliação, 146
- histórico, 133
- manobra de Valsalva, 153
- objetivos e princípios, 134
- programa, 152
- propriedades estruturais e neuromusculares, 137
- recursos terapêuticos, 149
- torque articular, 134, 140
- treinamento de força muscular, 142
Função
- manual, treinamento intensivo, 283-298
- - ABILHAND-kids, 292
- - acelerometria, 291
- - AHA (the assisting hand assessment), 291
- - avaliação, 290
- - bimanual, 286
- - caso clínico, 295
- - CHEQ (children's hand experience questionnaire), 292
- - CIMT, 284, 288, 293
- - especificidade, 289
- - evidências científicas, 287
- - GAS (goal-attainment scale), 292
- - HABIT, 288, 293

- - histórico, 283
- - objetivos e princípios, 284
- - PEDI (inventário de avaliação pediátrica de incapacidade), 292
- - teste Jebsen-Taylor, 291
- motora grossa, 145
- muscular, 134, 135
- - avaliação, 146
- social, habilidades funcionais, 55
- visomotora, desenvolvimento, 81
- - cinco meses de idade, 83
- - comportamento visual, avaliação, 86
- - desenvolvimento, 82
- - dois meses de idade, 83
- - doze meses de idade, 84
- - efeitos dos padrões posturais atípicos de movimento no uso funcional da visão, 85
- - nove–dez meses de idade, 84
- - problemas visuais na paralisia cerebral, 85
- - quatro meses de idade, 83
- - seis meses de idade, 84
- - sete–oito meses de idade, 84
- - sistema vestibular e proprioceptivo, 85
- - três meses de idade, 83
Funcionalidade humana e reabilitação, 3-11
- classificação internacional e funcionalidade, incapacidade e saúde (CIF), 5
- - crianças e jovens, 7
- prática clínica, implicações, 7
- relato de caso, 8

G

GAS (Goal-Attainment Scale), 292
GMFCS (sistema de classificação da função motora grossa), 16, 50
GMFM, 21, 26
Goniométrica, avaliação, 251
Gráficos, 267
- bliss, 267
- PCS, 268
- PECS, 267
- PIC, 267

H

HABIT, 288, 293
Hegemonias, 420
Hemiplegia, marcha, 373
Hidrocefalia, equoterapia, 123
Hiperatividade, equoterapia, 123
Hipotonia, 128
Histerese, 162

I

Iluminação do meio ambiente, 88
Índice de gasto energético, 145
Instabilidade atlantoaxial (IAA), equoterapia, 122
Intervenção visomotora na paralisia cerebral, 81-93
- aspectos do desenvolvimento da função visual, 81
- atuação do terapeuta ocupacional, 91
- caso clínico, 91
- comportamento visual, avaliação, 86
- contraste do material e das atividades, 89
- desenvolvimento visomotor normal, 82
- efeitos dos padrões posturais atípicos de movimento no uso funcional da visão, 85
- evidências científicas, 86
- iluminação do meio ambiente, 88
- posicionamento da criança, 89
- problemas visuais na paralisia cerebral, 85
- sistema vestibular e proprioceptivo na função visomotora, 85

J

Jebsen-Taylor, teste de função manual, 291
Joelhos, avaliação, 251

L

Libras, 99
Linguagem, clínica, 36
Lúdico, modelo, 213-229
- avaliação, 214
- caso clínico, 224
- histórico, 213
- intervenção, 223
- objetivos e princípios, 213
Luvas de neoprene, 261
Luxação do quadril, equoterapia, 123

M

MACS (Manual Ability Classification System), 50
Manipulação vertebral, 408
Manobra de Valsalva, 153
Marcha, 146
- assistência, 307
- diplegia, 374
- hemiplegia, 373
- quadriplegia, 374
Medidas antropométricas, 252

Mesa, 257
Mielomeningocele, equoterapia, 122
Mobilidade, habilidades funcionais, 55
Mobilização articular: método Maitland, 399-418
- calcâneo, 414
- caso clínico, 414
- contraindicações/precauções, 405, 408
- desenvolvimento da criança, considerações, 406
- disfunção articular mecânica, 404
- efeitos, 404
- espasticidade, 407
- histórico, 399
- implementação da técnica, 405
- manipulação vertebral, 408
- mecanismos neurofisiológicos para a redução da dor e do espasmo muscular, 404
- metatarsofalangiana, 414
- objetivos e princípios, 400
- pelve, 410
- rotação lombar, 410
- tálus, 413
- tibiotársica, 414
- úmero, 410
Motricidade orofacial, clínica, 31
Movimento, velocidade, 139
Musculação, 150
Músculos adutores (encurtamento), equoterapia, 122

N

Neurolépticos, equoterapia, 122
Neuroplasticidade na equoterapia, 117

O

Oralismo, 99
Órteses, 248
- membros inferiores, 359-384
- - alterações no padrão de movimento, 371
- - bases biomecânicas e cinesiológicas, 360
- - caso clínico, 382
- - comprimento muscular dos MMII, 376
- - evidências científicas, 375
- - funções relacionadas com o padrão de marcha, 377
- - gasto energético, 377
- - histórico, 359
- - implementação da técnica, 379
- - indicações, 363
- - limitações/implicações, 366
- - marcha, 378
- - mobilidade, 378

- - palmilhas, 366
- - perspectivas futuras, 384
- - reação ao solo, 370
- - supramaleolar (SMO), 366
- - tempo de ativação muscular dos MMII, 377
- - tônus muscular, 378
- - tutor
- - - curto articulado (TCA), 370
- - - curto rígido, 368
- - - semirrígido, 369
- membros superiores, 387-396
- - abdutor do polegar com supinador do antebraço, 392
- - acompanhamento, 396
- - avaliação, 395
- - bases biomecânicas e fisiológicas, 389
- - caso clínico, 396
- - Cock-up, Wrist Hand Orthosis (WHO), 391
- - confecção, 395
- - evidências científicas, 394
- - histórico, 388
- - indicações, 389
- - posicionamento, 389
- - resting WHO, 390
- - thumb splint, 392
Osteopatia, 426
- evidências científicas, 429
- histórico, 426
- implementação da técnica, 430
- princípios, 428
- técnicas, 427
- - energia muscular, 427
- - Jones, 427
- - manipulação (thrust), 428
- - relaxamento miofacial, 427
- - stretching, 427
- - terapia craniossacral, 428

P

Palmilhas, 366
Paralisia cerebral
- alongamentos, uso, 161
- bandagem terapêutica, 231
- deficiência auditiva, 95-102
- - avaliação, 97
- - diagnóstico, 96
- - princípios, 96
- - reabilitação auditiva, 97, 99
- - tratamento auditivo, 98
- eletroestimulação neuromuscular, 105-112
- equoterapia, 115-129
- fisioterapia, 13-29
- - avaliação, 15
- - casos clínicos, 25

- - componentes musculoesqueléticos, 22
- - escalas classificatórias, 16
- - marcha, 22
- - prognóstico da função motora, 17
- - testes, 20
- - - caminhada de 6 minutos, 21
- - - marcha rápida de 10 metros, 22
- - - timed up and go, 22
- - tratamento, 22
- fonoaudiologia, 31-41
- - caso clínico, 39
- - disfagias orofaríngeas, clínica, 32
- - linguagem, clínica, 36
- - motricidade orofacial, clínica, 31
- - sistema de classificação funcional da comunicação, 38
- fortalecimento muscular, 133-158
- intervenção visomotora, 81-92
- - objetivo, 81
- - princípios, 81
- programa Hanen para pais e cuidadores, 349-358
- terapia ocupacional, 45-59
- - atividades da vida diária, 48
- - avaliação, 46
- - brincar, avaliação, 49
- - casos clínicos, 52
- - classificações, uso, 50
- - escola, avaliação, 48
- - fatores que interferem no desempenho, avaliação, 50
- - intervenção, planejamento, 50
- treinamento intensivo da função manual, 283-298
Participação social, 146
PEATE (potencial evocado auditivo de tronco encefálico), 97
PEDI (inventário de avaliação pediátrica de incapacidade), 48, 292
Pele, 233
- bandagem terapêutica, 235
- inervação, 234
- sensações, 234
Pelve
- avaliação, 251
- mobilização, 410
Pés
- avaliação, 251
- movimentos, 361
- segmentos funcionais, 360
Pesos livres, 150
Pilates, 189-210
- acessórios, 199
- aparelhos, 199
- - barril, 204
- - cadeira, 202
- - cadillac, 201

- - reformer, 201
- - wall unit, 202
- atividade e participação, 197
- caso clínico, 204
- estrutura e função do corpo, 195
- evidências científicas, 195
- exercícios e aparelhos, 197
- histórico, 189
- método, 194
- objetivos e princípios, 190
- - centro e força, 19
- - concentração, 192
- - contrologia, 193
- - movimento fluido, 192
- - precisão, 193
- - respiração, 194
- - princípios atuais, 194
- solo, 197
Plasticidade, 162
- cerebral, 117
Polainas, 260
Postura, avaliação, 251
- chão, 423
- de pé contra a parede, 424
- de pé inclinada para frente, 426
- de pé no centro, 423
- rã no ar, 424
- sentada, 424
Potência muscular, 134
Prática baseada em evidências em reabilitação (PBE), 71-78
- implementação, competências, 74
- - busca da evidência, 75
- - divulgação, 77
- - elaboração da pergunta clínica, 75
- - integração com a prática clínica, 77
- - leitura crítica, 77
- necessidade do uso, 73
Pressão
- posteroanterior, 409
- transversa, 409
Programa Hanen para pais e cuidadores, 349-358
- caso clínico, 357
- evidências científicas, 351
- histórico, 349
- implementação da técnica, 352
- objetivo, 349
Projetos arquitetônicos para acessibilidade, 248
Próteses, 248

Q

Quadril
- avaliação, 251
- luxação, equoterapia, 123
Quadriplegia, marcha, 374

R

Reabilitação
- aquática, 439-453
- - caso clínico, 451
- - evidências científicas, 445
- - histórico, 439
- - implementação da técnica, 447
- - objetivos e princípios, 440
- auditiva de crianças com paralisia cerebral, 97, 99
- cavalo (equoterapia), 115-129
- funcionalidade humana, 3-11
- paralisia cerebral, 13
- prática baseada em evidência (PBE), 71-78
- - divulgação, 77
- - implementação, competências, 74
- - integração com a prática clínica, 77
- - leitura crítica, 77
- - necessidade do uso, 73
- teorias, 61-69
- - neuromaturacional, 62
- - sistemas dinâmicos, 65
Reeducação postural global, 419-426
- avaliação, 422
- cadeias musculares, 420
- evidências científicas, 421
- hegemonias, 420
- histórico, 419
- intervenção, 423
- postura
- - chão, 423
- - de pé contra a parede, 424
- - de pé inclinada para frente, 425
- - de pé no centro, 423
- - rã no ar, 425
- - sentada, 424
Reflexo de deglutição, 33
Relaxamento ao estresse, 162
Resistência
- elástica, 150
- muscular, 134
Rotação
- coxofemoral, 411
- lombar, 410
- sacro, 410
RPG, ver Reeducação postural global

S

Sacro, mobilização, 410
SFA (School Function Assessment), 49
Símbolos, 267
- arbitrários, 267
- compostos, 267
- ideográficos, 267
- pictográficos, 267
Síndrome do bebê sacudido, 91

Sistema(s)
- classificação funcional
- - comunicação, 38
- - motora grossa (GMFCS), 16
- dinâmicos, abordagem, 65
- - histórico, 66
- - implicações no tratamento da criança, 67
- - pressupostos básicos e implicações, 66
- - reflexões, 69
- tegumentar, 233
SMO (órtese supramaleolar), 366
Stretching, 427
Superfície de apoio, 307
Suporte parcial do peso corporal (SPPC), 301
Surdos, auxílios, 248

T

Tálus, mobilização, 413
Tecnologia assistiva, 247-281
- comunicação alternativa, 264-281
- - caso clínico, 279
- - evidências científicas, 275
- - histórico, 265
- - implementação, 277
- - objetivos e princípios, 266
- mobilidade, posicionamento, adaptações, 247-263
- - avaliação, 251
- - casos clínicos, 261
- - equipamentos, 253
- - - andador, 259
- - - apoio de braços, 256
- - - apoio de pés, 257
- - - assento, 253
- - - bengalas, 250
- - - cadeira de posicionamento/rodas, 253
- - - encosto, 255
- - - estabilizador estático e dinâmico, 258
- - - luvas de neoprene, 261
- - - mesa, 258
- - - polainas, 260
- - - tilt, 256
- - evidências científicas, 250
- - histórico, 247
- - implementação da técnica, 251
- - objetivos e princípios, 249
Terapias
- integração sensorial na paralisia cerebral, 169-186
- - avaliação, processo, 175
- - caso clínico, 183
- - evidências científicas, 174
- - histórico, 169

- - objetivos e princípios, 169
- - problemas, sinais sugestivos, 172
- manual, 399-438
- - cadeias musculares, 432-438
- - mobilização articular: método Maitland, 399-418
- - osteopatia, 426-431
- - reeducação postural global, 419-426
- neuromaturacional, 62
- - histórico, 62
- - implicações no tratamento da criança, 64
- - pressupostos básicos e implicações, 62
- - reflexões, 64
- ocupacional em paralisia cerebral, 45-59
- - atividades de vida diária (AVDs), 48
- - avaliação, 46
- - brincar, avaliação, 49
- - casos clínicos, 52
- - classificações, uso, 50
- - desempenho, avaliação dos fatores que interferem, 50
- - escola, avaliação, 48
- - intervenção, planejamento, 50
- - intervenção visomotora, 91
- suspensão parcial de peso corporal, 301-312
- - assistência na execução da marcha, 307
- - caso clínico, 311
- - componentes básicos, 303
- - estabilização, 305
- - evidências científicas, 308
- - fixação corporal, 306
- - histórico, 301
- - implementação da técnica, 310
- - objetivos e princípios, 303
- - redução, tipo, 304
- - superfície de apoio, 307
Tesoura adaptada, 53
Testes
- AIMS (Alberta Infant Motor Scale), 20
- caminhada de 6 minutos, 21
- GMFM, 21
- Jebsen-Taylor de função manual, 291
- marcha rápida de 10 metros, 22
- muscular manual (TMM), 147
- timed up and go, 22
Tilt, 256
Tônus muscular, 145
Tornozelos, avaliação, 251
Torque articular, 134, 140
Transtornos
- comportamento, equoterapia, 123
- discriminação sensorial, 173
- modulação sensorial, 172
- posturais, 173

Tratamento neuroevolutivo – conceito de Bobath, 315-347
- avaliação funcional, 322
- caso clínico
- - fisioterapia, 325-330
- - fonoaudiologia, 340-347
- - terapia ocupacional, 331-340
- especificidade, 317
- evidências científicas, 321
- fisioterapia, 325-330
- histórico, 315
- implementação da técnica, 322
- intensidade, 318
- interferência, 319
- objetivos e princípios, 317
- relevância/motivação, 318
- repetição/prática, 318
- tempo, 319
- transferência, 319

Treinamento
- força muscular, 142
- - programa, elaboração, 150
- intensivo da função manual, 283-298
- - ABILHAND-kids, 292
- - acelerometria, 291
- - AHA (the assisting hand assesment), 291
- - avaliação, 290
- - bimanual, 286
- - caso clínico, 295
- - CHEQ (children's hand experience questionnaire), 292
- - CIMT, 284, 292
- - evidências científicas, 287
- - GAS (goal-attainment scale), 292
- - HABIT, 293
- - histórico, 283
- - objetivos e princípios, 284
- - PEDI (inventário de avaliação pediátrica de incapacidade), 292
- - teste Jebsen-Taylor, 291
Tutor
- curto articulado, 369
- curto rígido (TCR), 367
- semirrígido, 369

U

Úmero, mobilização, 410

V

Veículos, adaptações, 248
Viscoelasticidade, 162
Visual, desenvolvimento, 82

REABILITAÇÃO EM PARALISIA CEREBRAL

REABILITAÇÃO EM PARALISIA CEREBRAL

Valéria Cristina Rodrigues Cury
Fisioterapeuta. Mestre em Ciências da Reabilitação pela Universidade Federal de
Minas Gerais (UFMG). Formação no Conceito Bobath, Reeducação Postural e Método Pilates.

Marina de Brito Brandão
Terapeuta Ocupacional. Doutoranda em Ciências da Reabilitação pela UFMG, Mestre em
Ciências da Reabilitação (UFMG) e Especialista em Terapia Ocupacional:
Desenvolvimento Infantil. Professora Assistente da Universidade FUMEC. Coordenadora do
Núcleo de Ensino e Pesquisa da Associação Mineira de Reabilitação (AMR).

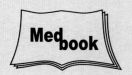

Reabilitação em Paralisia Cerebral
Direitos exclusivos para a língua portuguesa
Copyright © 2011 by
MEDBOOK Editora Científica Ltda.

NOTA DA EDITORA: As autoras desta obra verificaram cuidadosamente os nomes genéricos e comerciais dos medicamentos mencionados; também conferiram os dados referentes à posologia, objetivando informações acuradas e de acordo com os padrões atualmente aceitos. Entretanto, em função do dinamismo da área de saúde, os leitores devem prestar atenção às informações fornecidas pelos fabricantes, a fim de se certificarem de que as doses preconizadas ou as contraindicações não sofreram modificações, principalmente em relação a substâncias novas ou prescritas com pouca frequência. As autoras e a editora não podem ser responsabilizadas pelo uso impróprio nem pela aplicação incorreta de produto apresentado nesta obra.

Apesar de terem envidado o máximo de esforço para localizar os detentores dos direitos autorais de qualquer material utilizado, as autoras e os editores desta obra estão dispostos a acertos posteriores caso, inadvertidamente, a identificação de algum deles tenha sido omitida.

Editoração Eletrônica: REDB – Produções Gráficas e Editorial Ltda.

CIP-BRASIL. CATALOGAÇÃO-NA-FONTE
SINDICATO NACIONAL DOS EDITORES DE LIVROS, RJ

C988r

Cury, Valéria Cristina Rodrigues
 Reabilitação em Paralisia Cerebral / Valéria Cristina Rodrigues Cury, Marina de Brito Brandão. - Rio de Janeiro : Medbook, 2011.
 480p.

 Inclui bibliografia
 ISBN 978-85-99977-54-5

 1. Paralisia cerebral - Pacientes - Reabilitação. 2. Paralisia cerebral - Tratamento. 3. Lesão cerebral - Pacientes - Reabilitação. I. Brandão, Marina de Brito. II. Título.

10-4201.   CDD: 616.836
          CDU: 616.8-009.11

23.08.10   27.08.10   021093

Reservados todos os direitos. É proibida a duplicação ou reprodução deste volume, no todo ou em parte, sob quaisquer formas ou por quaisquer meios (eletrônico, mecânico, gravação, fotocópia, distribuição na Web, ou outros), sem permissão expressa da Editora.

MedBook Editora Científica Ltda.
Rua Mariz e Barros, 711 – Maracanã
20270-004 – Rio de Janeiro – RJ
(21) 2502-4438 e 2569-2524
contato@medbookeditora.com.br – medbook@superig.com.br
www.medbookeditora.com.br

Dedicatória

A Deus, que me capacita
Meus pais, que me apoiam e amparam
Meus amores, Teu e Gabriel

Valéria Cristina Rodrigues Cury

Aos meus pais, cujas qualidades os fazem as
pessoas mais importantes da minha vida

Marina de Brito Brandão

Colaboradores

Adriana Martins Gomes
Fonoaudióloga Especialista em Audiologia e Mestre em Fonoaudiologia. Coordenadora da Clínica Parlare – Fonoaudiologia e Reabilitação Auditiva. Professora do Curso de Especialização em Audiologia da PUC-Minas e FEAD-Minas. Responsável Técnica no Centro Mineiro de Reabilitação Auditiva (CEMEAR).

Alcendino Cândido Jardim Neto
Fisioterapeuta pela Universidade Estadual de Goiás. Mestrando em Engenharia Biomédica pela Universidade Federal do Rio de Janeiro.

Aline Cristina de Souza
Fisioterapeuta. Especialista em Fisioterapia Aplicada às Disfunções Neurológicas. Mestre em Ciências da Reabilitação pela UFMG.

Amélia Augusta de Lima Friche
Fonoaudióloga. Docente do Curso de Fonoaudiologia da UFMG. Mestre em Saúde Pública pela UFMG. Doutoranda em Saúde Pública (UFMG).

Ana Paula de Sousa
Fisioterapeuta. Formação no Conceito Bobath e Método Pilates.

Ana Paula Pereira de Melo
Terapeuta Ocupacional. Mestranda em Ciências da Reabilitação pela UFMG. Especialista em Terapia Ocupacional: Desenvolvimento Infantil (UFMG). Formação no Conceito Bobath.

Andréa de Jesus Lopes
Fisioterapeuta. Mestre em Ciências da Reabilitação pela UFMG. Especialista em Fisioterapia Ortopédica Esportiva e Neurológica pela UFMG. Formação em Técnicas de Fisioterapia Aquática. Docente do Centro Universitário Newton Paiva. Coordenadora e Ministrante de Cursos de Educação Continuada em Reabilitação na ProFuncional.

Andrew M. Gordon
PhD, Professor of Movement Science and Neuroscience and Education, Department of Biobehavioral Sciences. Teachers College, Columbia University, New York, USA.

Bruno Amaral Assis
Fisioterapeuta Especialista em Pediatria com Ênfase em Hipoterapia. Formação no Conceito Bobath. Professor do Curso de Especialização em Neurologia e Neuropediatria da UNI-BH.

Camila Rocha Simão
Fisioterapeuta Especialista em Fisioterapia Pediátrica pela Universidade Presidente Antonio Carlos (UNIPAC). Formação no Método Pilates.

Cintya Maria Louza Gondim
Fisioterapeuta do Centro de Reabilitação e Readaptação Dr. Henrique Santillo (CRER). Especialista em Fisioterapia Neurológica pela Universidade de Brasília (UNB). Formação no Conceito Bobath.

Carla Menezes da Silva
Fonoaudióloga Clínica. Especialista em Motricidade Oral CFFa. Mestre em Fonoaudiologia pela PUC-SP. Doutoranda em Ciências Aplicadas à Saúde do Adulto pela UFMG. Docente do Curso de Fonoaudiologia da PUC-Minas.

Cláudia de Almeida Ferreira Diniz
Fisioterapeuta. Mestre em Ciências da Reabilitação. Especialista em Recursos Terapêuticos Manuais e Reeducação Postural Sensoperceptiva, Formação em Cadeias Musculares de Léopold Busquet.

Cláudia Maria Byrro Costa
Fisioterapeuta. Formação no Conceito Bobath. Mestre em Ciências Biológicas e Fisiologia pela UFMG. Professora Assistente do Curso de Fisioterapia da PUC-Minas e da Faculdade de Ciências Médicas de Minas Gerais.

Cecília Ferreira de Aquino
Fisioterapeuta. Mestre em Ciências da Reabilitação pela UFMG.

Clarissa Byrro de Alcântara
Fisioterapeuta. Formação no Conceito Bobath. Coordenadora-Instrutora do Curso Básico do Tratamento Neuroevolutivo – Conceito Bobath.

Cristiane de Abreu Tonelli Ricci
Terapeuta Ocupacional e Fisioterapeuta. Professora do Curso de Fisioterapia da Faculdade Pitágoras. Formação no Conceito Bobath. Especialista em Fisioterapia Pediátrica com Ênfase em Hipoterapia pela Universidade Presidente Antônio Carlos. Mestranda em Saúde da Criança e do Adolescente pela UFMG.

Daniela Virginia Vaz
Fisioterapeuta. Professora Assistente do Departamento de Fisioterapia da EEFFTO da UFMG. Doutoranda em Psicologia Experimental no Center for the Ecological Study of Perception and Action, University of Connecticut, EUA.

Elyonara Mello de Figueiredo
Fisioterapeuta. Professora Adjunta do Departamento de Fisioterapia da EEFFTO da UFMG. Doutora em Ciências pela Universidade de Boston, EUA.

Fabiano Botelho Siqueira
Fisioterapeuta. Mestre em Ciências da Reabilitação pela UFMG. Especialista em Fisioterapia Ortopédica e Esportiva (UFMG).

Flávia Martins Gervásio
Mestre em Ciências da Saúde pela UFG-UNB. Docente no Curso de Fisioterapia da Universidade Estadual de Goiás. Coordenadora do Laboratório de Movimento da Universidade Estadual de Goiás. Fisioterapeuta no Centro de Reabilitação e Readaptação Dr. Henrique Santillo (CRER).

Helenice Soares de Lacerda
Fisioterapeuta. Formação no Conceito Bobath. Coordenadora-Instrutora do Curso Básico do Tratamento Neuroevolutivo – Conceito Bobath.

Heloiza Z. Goodrich
Terapeuta Ocupacional em São Paulo. Mestre em Terapia Ocupacional pela Universidade de Alabama, em Birmingham, Illinois.

Henrique de Alencar Gomes
Fisioterapeuta. Mestrando em Ciências da Reabilitação pela UFMG. Ministrante de Cursos de Educação Continuada em Reabilitação na ProFuncional.

Juliana de Melo Ocarino
Fisioterapeuta. Doutora em Ciências da Reabilitação pela UFMG. Mestre em Ciências da Reabilitação (UFMG).

Lívia C. Magalhães
Terapeuta Ocupacional. Doutora em Educação. Professora Titular do Curso de Terapia Ocupacional pela UFMG.

Marcela Guimarães Cavalcanti Ribeiro
Médica. Especialista em Neuropediatria pela Fundação Hospitalar de Minas Gerais (FHEMIG). Membro do Conselho Técnico Científico. Professora do Curso Avançado de Equoterapia da Associação Nacional de Equoterapia (ANDE).

Maria Cristina França Pinto
Fonoaudióloga – Terapeuta Hanen.

Maria Cristina de Oliveira
Terapeuta Ocupacional. Mestre em Ciências Médicas pela Unicamp.

Maria Fernanda Mafra Pereira
Terapeuta Ocupacional. Formação no Conceito Bobath. Especialista em Terapia Ocupacional Aplicada à Neurologia. Integrante da Escola de Educação Especial – Avivar.

Maria Inês Paes Lourenção
Especialista em Terapia da Mão pela Faculdade de Medicina da Universidade de São Paulo (USP). Mestre em Ciências da Saúde (USP). Doutora em Ciências da Saúde (USP).

Maria Madalena Moraes Sant'Anna
Mestre em Distúrbios do Desenvolvimento pela Universidade Presbiteriana Mackenzie.

Marina de Brito Brandão
Terapeuta Ocupacional. Doutoranda em Ciências da Reabilitação pela UFMG. Mestre em Ciências da Reabilitação (UFMG) e Especialista em Terapia Ocupacional: Desenvolvimento Infantil (UFMG). Professora Assistente da Universidade FUMEC. Coordenadora do Núcleo de Ensino e Pesquisa da Associação Mineira de Reabilitação (AMR).

Marisa Cotta Mancini
Terapeuta Ocupacional. Professora Titular do Departamento de Terapia Ocupacional da EEFFTO da UFMG. Doutora em Ciências pela Universidade de Boston, EUA. Pós-Doutorado no Center for the Ecological Study of Perception and Action (CESPA), University of Connecticut, EUA.

Mônica Bicalho Alves de Souza
Mestranda em Ciências da Reabilitação pela UFMG. Especialização em Fisiologia e Biomecânica do Movimento (Universidade Veiga Almeida) e em Fisioterapia Respiratória (FCMMG). Formação no Conceito Bobath e Maitland. Professora da Universidade FUMEC.

Natália Hermeto Mendes Braga
Fisioterapeuta. Mestre em Ensino pela PUC-Minas. Professora do Curso de Fisioterapia da PUC-Minas.

Nelson Morini Junior
Mestre em Reabilitação pela UNIFESP-EPM. Especialista em Traumatologia pela UNIMEP. Instrutor Internacional do Método Kinesio Taping.

Paula Silva de Carvalho Chagas
Fisioterapeuta. Professora Adjunta da Faculdade de Fisioterapia da Universidade Federal de Juiz de Fora. Doutora em Ciências da Reabilitação pela UFMG.

Priscila Carvalho e Silva
Fisioterapeuta. Especialista em Fisioterapia Neurológica pela UFMG. Formação no Conceito Bobath e Método Pilates.

Raquel Etrusco Luz
Terapeuta Ocupacional. Especialista em Desenvolvimento Infantil.

Rosana Ferreira Sampaio
Professora Associada do Departamento de Fisioterapia da UFMG. Doutora em Saúde Pública e Pesquisadora do CNPq.

Sabrina Oliveira Viana
Fisioterapeuta. Especialista em Ativação de Processos de Mudança na Formação Superior do Profissional de Saúde (ENSP/MS). Mestre em Ciências da Reabilitação pela UFMG.

Tatiana Pessoa da Silva Pinto
Fisioterapeuta. Especialista em Fisioterapia com Ênfase em Neurologia pela UFMG. Mestre em Ciências da Reabilitação (UFMG). Formação no Conceito Bobath e Método Pilates.

Teresinha F. de Almeida Prado
Terapeuta Ocupacional. Instrutora Sênior de Terapia Ocupacional do Conceito Neuroevolutivo Bobath. Especializada em Psicopedagogia.

Thales Rezende de Souza
Fisioterapeuta. Especialista em Fisioterapia com Ênfase em Ortopedia e Esportes pela UFMG. Mestre e Doutorando em Ciências da Reabilitação (UFMG).

Valéria Cristina Rodrigues Cury
Fisioterapeuta. Mestre em Ciências da Reabilitação pela UFMG. Formação no Conceito Bobath, Reeducação Postural e Método Pilates.

Viviane Cardoso Sampaio
Fonoaudióloga e Psicóloga. Especialista em Motricidade Orofacial com Enfoque em Disfagia – CEFAC-MG. Especialista em Psicopedagogia pela Faculdade São Luís. Especialista em Psicologia Médica – Psicossomática pela UFMG. Fonoaudióloga da AMR.

Wellington Fabiano Gomes
Fisioterapeuta. Mestre em Ciências da Reabilitação pela UFMG. Especialista em Fisioterapia Ortopédica Esportiva. Professor Efetivo na Universidade Federal do Vale do Jequitinhonha e Mucuri (UFVJM) Coordenador do Laboratório de Estudos em Reabilitação Aquática (LERA). Formação em Técnicas de Fisioterapia Aquática.

Apresentação

É uma honra termos sido, entre tantos, distinguidos para prefaciar este belo trabalho.

Guardadas as devidas proporções, pedir a alguém para apresentar um livro é como pedir a este alguém que apresente um de nossos filhos. Dedicamos ao nosso livro todo o conhecimento e a experiência adquiridos ao longo da nossa vida profissional, acrescentando amor, carinho e, sobretudo, zelo. Segundo Caldas Aulete, zelo refere-se a empenho e cuidados excessivos dispensados ao desempenho de determinadas tarefas, deveres e obrigações. Vigiar com o máximo cuidado, interesse e até mesmo com uma dose de ciúme. Por estas e outras, achamos difícil nos manifestar nas páginas iniciais desta obra. Por outro lado, conhecendo e convivendo quase que diariamente com as autoras, nos tornamos mais à vontade para nos expressarmos.

São muitas as vantagens que os invernos e os cabelos brancos trazem. Entre elas, nos levam além de protagonistas, expectadores aguçados dos fatos e, por que não dizer, da vida? Acompanhamos as dras. Valéria e Marina há muito tempo.

Valéria chegou ainda quase de tranças ao ambulatório de Paralisia Cerebral do Hospital das Clínicas da UFMG pedindo para ficar. Ficou. Desde então, seguimos seus passos e pudemos testemunhar sua ascensão pessoal e profissional meteórica tanto na sua Diferencial, como também no seu curso em Chicago com o dr. Luciano Dias e em seu mestrado na área de Ciências da Reabilitação da UFMG.

Marina, nós nos conhecemos em Uberlândia, por ocasião de uma reunião científica. Profissional já pronta e trabalhando na AACD. Desde o primeiro momento, não foi difícil reconhecê-la como uma pessoa única. Seu interesse em pesquisas, colocações claras, posições bem definidas nos fizeram pensar em como convencê-la a transferir-se para Belo Horizonte. Não demorou e, não mais que de repente, lá estava ela. Nós, seus amigos, o Núcleo de Ensino e Pesquisa da AMR, seus professores do curso de mestrado concluído na área de Ciências da Reabilitação da UFMG e seus alunos da FUMEC agradecemos.

Não são, entretanto, as qualidades, os elogios nem mesmo esta obra que tornam as dras. Valeria e Marina diferentes. O que as distingue são a abnegação e a dedicação devotadas às crianças diuturnamente, estas sim merecedoras de toda atenção.

Acompanhamos de perto o nascimento deste livro. Os seus objetivos, as primeiras ideias, as primeiras linhas, as primeiras formas e os primeiros capítulos. A escolha destes últimos e de seus autores feita de maneira criteriosa visou sempre à procura e à valorização do conhecimento e da experiência de cada um em sua respectiva área. A seção I, dedicada aos Conceitos Básicos, e a seção II, dedicada às Abordagens e Técnicas de Tratamento, traduzem de modo claro a preocupação das autoras com a apresentação de vários métodos, seguindo sempre os princípios de tratamento da criança com paralisia cerebral. Estes princípios mudaram pouco nas últimas décadas, enquanto os métodos mudam constantemente. O conhecimento e o entendimento dos princípios de tratamento da criança com paralisia cerebral são os fatores que possibilitam e permitem o desenvolvimento de novos métodos. A fidelidade aos princípios de tratamento é a tônica desta obra, que já nasce forte, vigorosa e destinada a ocupar um lugar de destaque.

Há muitos anos, o Prof. José Henrique da Mata Machado, hoje não mais entre nós, afirmava que no campo da Ciência *recebemos de alguém e temos que passar para alguém*.

E é isso o que Valéria, Marina e todos os demais colaboradores têm muito a passar.

Dr. Cesar Luiz Ferreira Andrade Lima

Prefácio

Nossa motivação inicial ao organizar o livro *Reabilitação em Paralisia Cerebral* partiu da observação da escassez de informações acerca dos diferentes métodos e técnicas voltados para o tratamento de indivíduos com paralisia cerebral. Tal escassez parece decorrer não somente do fato desta literatura advir de procedência estrangeira, mas também da compartimentalização na provisão de informações.

De um modo geral, o conhecimento na área de reabilitação é transmitido por meio de cursos práticos ou manuais com descrições de procedimentos terapêuticos. Tais informações são úteis para facilitar o emprego da técnica utilizada de forma detalhada, entretanto não fornecem subsídios acerca dos pressupostos teóricos que norteiam tal intervenção ou das evidências científicas de eficácia da mesma. Por outro lado, informações advindas de artigos científicos centrados na comparação e análise de eficácia de intervenções, não incluem descrição aprofundada dos procedimentos de implementação da técnica, bem como da diversidade das necessidades verificadas na prática clinica. Deste modo, torna-se necessário que o profissional de reabilitação agrupe diferentes fontes de informação, o que dificulta, ou até mesmo inviabiliza a utilização de diferentes abordagens.

A excelência na prestação de serviços em reabilitação requer equilíbrio entre a obtenção de conhecimentos científicos e o aprimoramento e eficiência na implementação de técnicas. O lidar com alunos e profissionais de reabilitação, tanto no contexto clínico quanto acadêmico, possibilitou-nos observar a dificuldade encontrada pelos mesmos para buscar informações acerca de diferentes técnicas terapêuticas, avaliar a eficácia das mesmas, escolher entre as diversas opções e implementá-las em sua prática clinica. Desta forma, vimos a importância de elaborar um material que agrupasse essas informações de forma clara, objetiva e centrada nas particularidades de nossa clientela.

Reabilitação em Paralisia Cerebral tem como propósito ser um instrumento de consulta para profissionais de Fisioterapia, Fonoaudiologia e Terapia Ocupacional e auxiliar a tomada de decisões clínicas no tratamento de indivíduos com paralisia cerebral. A obra foi subdividida em duas seções. Na seção I, tivemos por objetivo fornecer informações teóricas das distintas especialidades bem como das principais bases teóricas em reabilitação e princípios da prática baseada em evidências. Na seção II, foram abordadas técnicas comumente utilizadas no atendimento ao indivíduo com paralisia cerebral visando relatar, de forma equilibrada, as bases teóricas e evidências científicas que respaldem sua utilização, assim como informações acerca da implementação.

Nosso intuito foi contemplar a diversa gama de técnicas disponíveis para o tratamento de reabilitação, sabendo que importantes abordagens não puderam ser contempladas nesta obra. Escolhemos incluir técnicas tradicionalmente utilizadas em reabilitação, abordagens recentemente propostas para esta clientela e aquelas com potencial de aplicação para indivíduos com paralisia cerebral. Para tanto, alguns cuidados foram tomados tanto na escolha dos colaboradores como no formato do conteúdo apresentado. No sentido de homogeneizar a apresentação do conteúdo, propiciando ao leitor maior organização e fluidez das informações, contamos com o empenho e dedicação dos colaboradores na produção e na revisão do material. Este trabalho em parceria culminou na apresentação de informações relevantes e aprofundadas em cada capítulo. Registramos nosso agradecimento a todos os colaboradores da obra.

Esperamos que esta obra auxilie na formação e capacitação dos diferentes profissionais de reabilitação e que seja um ponto de partida para a maior produção científica na área. Além disso, desejamos que a disponibilização de tais informações possa contribuir para a provisão de serviços de reabilitação de qualidade, centrados nas necessidades de crianças e adolescentes com paralisia cerebral e de suas famílias.

Valéria Cristina Rodrigues Cury
Marina de Brito Brandão

Sumário

SEÇÃO I – CONCEITOS BÁSICOS, 1

Capítulo 1
Funcionalidade Humana e Reabilitação, 3
    Aline Cristina de Souza
    Sabrina Oliveira Viana
    Rosana Ferreira Sampaio

Capítulo 2
Fisioterapia em Paralisia Cerebral, 13
    Valéria Cristina Rodrigues Cury

Capítulo 3
Fonoaudiologia em Paralisia Cerebral, 31
    Carla Menezes da Silva
    Amélia Augusta de Lima Friche

Capítulo 4
Terapia Ocupacional em Paralisia Cerebral, 45
    Marina de Brito Brandão
    Ana Paula Pereira de Melo

Capítulo 5
Bases Teóricas em Reabilitação, 61
    Paula Silva de Carvalho Chagas
    Daniela Virginia Vaz

Capítulo 6
Prática Baseada em Evidências em Reabilitação, 71
    Marisa Cotta Mancini
    Elyonara Mello de Figueiredo

SEÇÃO II – ABORDAGENS E TÉCNICAS DE TRATAMENTO, 79

Capítulo 7
Intervenção Visomotora na Paralisia Cerebral, 81
    Teresinha F. de Almeida Prado

Capítulo 8
Deficiência Auditiva e Paralisia Cerebral, 95
    Viviane Cardoso Sampaio
    Adriana Martins Gomes

Capítulo 9
Eletroestimulação Neuromuscular, 105
    Maria Inês Paes Lourenção

Capítulo 10
Equoterapia na Paralisia Cerebral, 115
    Marcela Guimarães Cavalcanti Ribeiro
    Bruno Amaral Assis
    Cristiane de Abreu Tonelli Ricci

Capítulo 11
Fortalecimento Muscular e Condicionamento Físico, 133
    Tatiana Pessoa da Silva Pinto
    Valéria Cristina Rodrigues Cury
    Thales Rezende de Souza

Capítulo 12
Uso de Alongamentos, 161
> Juliana de Melo Ocarino
> Cecília Ferreira de Aquino
> Fabiano Botelho Siqueira

Capítulo 13
Terapia de Integração Sensorial na Paralisia Cerebral, 169
> Lívia C. Magalhães
> Heloiza Z. Goodrich
> Maria Cristina de Oliveira

Capítulo 14
Método Pilates, 189
> Ana Paula de Sousa
> Camila Rocha Simão
> Valéria Cristina Rodrigues Cury

Capítulo 15
Modelo Lúdico, 213
> Maria Madalena Moraes Sant'Anna

Capítulo 16
Bandagem Terapêutica, 231
> Nelson Morini Junior

Capítulo 17
Tecnologia Assistiva, 247
> *Parte A*
> **Mobilidade, Posicionamento, Adaptações, 247**
> Ana Paula Pereira de Melo
> Priscila Carvalho e Silva
>
> *Parte B*
> **Comunicação Alternativa, 264**
> Maria Fernanda Mafra Pereira
> Viviane Cardoso Sampaio

Capítulo 18
Treinamento Intensivo da Função Manual, 283
> Andrew M. Gordon
> Marina de Brito Brandão

Capítulo 19
Terapia de Suspensão Parcial de Peso Corporal, 301
> Flávia Martins Gervásio
> Alcendino Cândido Jardim Neto
> Cintya Maria Louza Gondim

Capítulo 20
Tratamento Neuroevolutivo – Conceito Bobath, 315
> Clarissa Byrro de Alcântara
> Cláudia Maria Byrro Costa
> Helenice Soares de Lacerda

Capítulo 21
Programa Hanen para Pais e Cuidadores da Criança com Paralisia Cerebral, 349
> Maria Cristina França Pinto

Capítulo 22
Órteses para os Membros Inferiores, 359
> Valéria Cristina Rodrigues Cury

Capítulo 23
Órteses para Membros Superiores, 387
> Raquel Etrusco Luz

Capítulo 24
Terapia Manual, 399
> *Parte A*
> **Método Maitland: Mobilização Articular em Crianças com Paralisia Cerebral (PC), 399**
> Mônica Bicalho Alves de Souza
>
> *Parte B*
> **Reeducação Postural Global, 419**
> Natália Hermeto Mendes Braga
>
> *Parte C*
> **Osteopatia, 426**
> Natália Hermeto Mendes Braga
>
> *Parte D*
> **Cadeias Musculares, 432**
> Cláudia de Almeida Ferreira Diniz

Capítulo 25
Reabilitação Aquática na Paralisia Cerebral, 439
> Andréa de Jesus Lopes
> Wellington Fabiano Gomes
> Henrique de Alencar Gomes

Índice Remissivo, 455